现代麻醉基础与临床实践

张抗抗 等 主编

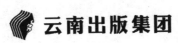
云南出版集团

YNK 云南科技出版社

·昆明·

图书在版编目（CIP）数据

现代麻醉基础与临床实践／张抗抗等主编. —昆明：
云南科技出版社，2021.8
ISBN 978-7-5587-3674-2

Ⅰ.①现… Ⅱ.①张… Ⅲ.①麻醉学 Ⅳ.①R614

中国版本图书馆 CIP 数据核字（2021）第 158745 号

现代麻醉基础与临床实践
XIANDAI MAZUI JICHU YU LINCHUANG SHIJIAN
张抗抗　等　主编

责任编辑	洪丽春　曾　芫　张　朝
助理编辑	龚萌萌
封面设计	刘初晓
责任校对	张舒园
责任印制	蒋丽芬

书　　号	ISBN 978-7-5587-3674-2
印　　刷	山东道克图文快印有限公司印刷
开　　本	787mm×1092mm　　1/16
印　　张	43.5
字　　数	1006 千字
版　　次	2021 年 8 月第 1 版
印　　次	2021 年 8 月第 1 次印刷
定　　价	88.00 元

出版发行	云南出版集团　　云南科技出版社
地　　址	昆明市环城西路 609 号
电　　话	0871- 64114090

编　委　会

前　言

　　近年来,在临床麻醉学发展的基础上,麻醉学的工作范围与领域不断地扩展,其基础理论和专业知识日渐充实完善。随着新理论、新知识、新技术的应用和发展,麻醉学的现代化进程不断加快。

　　本书涵盖了麻醉学领域的基础知识和临床外科常用的麻醉技术。基础知识部分对全身麻醉、局部麻醉、椎管内麻醉等内容进行了介绍,外科常用的麻醉技术主要是对神经外科、心胸外科、普外科、泌尿外科、耳鼻喉科、口腔颌面外科等各科常见手术麻醉的方法选择与实施进行了详细的介绍,清晰展示了与其有关的操作要领、注意事项。

　　本书在编写过程中,将目前国内外最新的概念、学说、理论、观点、成果和技术融入其中,力求做到先进性、科学性、实用性于一体。可作为我国麻醉科各级医师的参考用书。

　　本书在编写过程中查阅了大量参考文献,虽经反复讨论、修改和审阅,但由于编者水平所限仍难保无疏漏或偏颇,如有不妥之处敬请广大读者批评指正。

目　录

第一章　静脉全身麻醉

第一节　静脉麻醉方法

直接将麻醉药注入静脉内而发生全身麻醉作用称静脉麻醉。早在19世纪末法国人静脉注射水合氯醛取得麻醉效果,但真正开始推广还始于速效巴比妥类药的出现,也只六七十年时间。多因麻醉诱导及苏醒迅速而舒适,易为患者所接受:由于静脉麻醉药入血后不能及时消除、控制困难,难以满足复杂、长时间手术的要求,所以单一静脉麻醉只能适用于简单体表手术麻醉诱导、心律转复及门诊患者的处置等。但高效镇静、镇痛、安定类药及肌松药的出现,均可辅助静脉麻醉药进行复合麻醉,以满足各种复杂手术,使静脉麻醉的应用日益扩大。近年来,新型静脉麻醉药的出现,由于显效快,消除迅速,又无蓄积作用,有利于麻醉控制,接近吸入麻醉效应更扩大了静脉麻醉的适应范围。

一、硫喷妥钠静脉麻醉

1.适应证

临床上广泛用于复合麻醉。常配合肌松药做静脉快速诱导进行气管插管术也可配合吸入麻醉诱导,以降低脑压或眼压。单独应用只适于不需肌肉松弛的小手术。静脉滴入多用于辅助局部麻醉或硬膜外阻滞麻醉。由于迅速使咬肌松弛,导致舌后坠,易引起或加重呼吸困难,对麻醉后气道可能有阻塞的患者,如颈部肿瘤压迫气道颏胸粘连、咽喉壁脓肿及开口困难等,禁忌使用。为了避免激发喉痉挛,对口咽部或盆腔、肛门、阴道、尿道内手术,在无气管插管时也应避免应用此药。此外,对呼吸、循环功能障碍的患者,如肺水肿、心力衰竭及严重休克的患者,也不宜应用。严重肝、肾功能障碍的患者要慎重应用。对巴比妥类药有过敏史和支气管哮息的患者,可加重哮喘发作,应禁忌。

2.实施方法

(1)单次注入法:是把一定量的硫喷妥钠,经静脉一次注入的方法,可使患者在短时间内意识消失并使某些反射与呼吸受到一时性抑制,多与肌肉松弛药并用行气管插管术。

(2)分次注入法:是经静脉间断分次注药的方法,即单纯用硫喷妥钠麻醉进行手术。当术者将手术准备工作完成后,开始静脉穿刺,用2.5%硫喷妥钠溶液先缓缓注入4~5mL,待患者意识消失(睫毛反射消失)时,再缓缓注入同等剂量,密切观察呼吸情况。切皮时患者有反应,如手指屈曲活动或肌肉张力增加时,再追加首次剂量的1/3~2/3量。总剂量应在1.0~1.5g,最多不超过2g,否则将引起术后清醒延迟。此法多用于短时间(30min以内)的手术,如脓肿切开或清创等不需肌肉松弛的小手术。由于硫喷妥钠早期使下颌关节松弛,容易发生舌后坠现象,所以麻醉前应垫高患者肩部,使头部后仰。由于喉反射较为敏感,一般禁用口咽通气管。当需要短时间肌肉松弛时,如关节脱位手法复位,可并用加拉碘铵20~40mg溶于2.5%硫喷妥钠溶液10mL内,缓慢注入后,再准备2.5%硫喷妥钠溶液10mL,根据入睡程度适量增加,这样肌松药作用集中,硫喷安钠也不易过量,效果满意。加拉碘铵对呼吸抑制虽差,但用量较大时(成人达80mg),也可使呼吸抑制,应予注意。

3. 注意事项

硫喷妥钠静脉麻醉时,其深、浅变化较为迅速,应严密观察,以免发生意外。常见的意外为呼吸抑制,主要决定于注射速度。所以麻醉时应准备麻醉机,以便进行人工呼吸或辅助呼吸。对心血管功能不良者可引起血流动力学改变,可使用小浓度(1.25%)、小剂量缓慢注入或改用其他静脉麻醉药。虽然麻醉过程极平稳,但偶尔可出现反流或舌后坠造成窒息,所以,麻醉中头部不应垫枕头。此麻醉本身不会产生喉痉挛,但却使副交感神经处于敏感状态,一旦给以局部或远隔部位如直肠刺激,可造成严重喉痉挛导致窒息,应高度警惕。如药液漏至皮下,可引起局部皮肤坏死,一旦发生药液外漏时,应迅速用1%普鲁卡因溶液10mL进行局部浸润,并做热敷使局部血管扩张,加速药液吸收,以免皮肤坏死。如误注入动脉内,可造成动脉痉挛和肢体缺血性挛缩或坏死,临床表现为剧烈疼痛,注射的肢体末梢苍白、发冷,应立即停止注药,改用2%普鲁卡因溶液5mL动脉注入,并做臂神经丛阻滞等。

二、羟丁酸钠静脉麻醉

1. 适应证

临床上可与吸入或其他静脉麻醉药进行复合麻醉,适用于大部分需要全身麻醉的手术。因其对循环、呼吸干扰较小,更适合小儿或体弱及休克患者的麻醉。单独应用镇痛效果太差,常需辅以硫喷妥钠基础麻醉或给一定剂量的哌替啶或吩噻嗪类药强化麻醉。也可与局部麻醉或硬膜外麻醉复合应用。对精神过度紧张的患者,还可在入手术室前给药,达到基础麻醉的效果。近年来还用于重危患者或心脏病患者手术的麻醉诱导。更适宜于气管插管困难不能用肌松药,并需保持自主呼吸的患者麻醉插管。用表面麻醉配合羟丁酸钠,既可松弛咬肌,又能避免患者插管痛苦。如患者嗜酒已显示酒精慢性中毒、肌肉不时抽搐、癫痫患者及原因不明的惊厥患者,皆应禁忌。恶性高血压、心动徐缓、低钾血症、完全性房室传导阻滞或左束支传导阻滞的患者应慎用。

2. 实施方法

麻醉前用药多选用哌替啶1～2mg/kg及阿托品0.5mg肌内注射。羟丁酸钠首次用量成人0.06～0.08g/kg,小儿0.1～0.125g/kg,缓慢滴注后5min左右患者逐渐入睡,10min左右进入睡眠状态,睫毛及角膜反射消失,瞳孔不大,眼球固定,下颌松弛,咽喉反射抑制,如配合气管黏膜表面麻醉,可顺利进行气管插管。麻醉后20～30min,血压中度升高,脉搏稍缓。由于羟丁酸钠镇痛作用微弱,疼痛刺激偶尔可引起心律失常或锥体外系反应,因此,羟丁酸钠在临床上已很少单独应用,宜与麻醉性镇痛药或氯胺酮等复合应用才能产生满意的麻醉效果。羟丁酸钠一次用药可维持60min左右,再次用药量为首次剂量的1/2。一般在首次用药后1h左右补充为宜。如待苏醒后再予补充,需加大剂量,且易出现躁动。长时间手术可以多次反复给药,很少出现耐药现象,最大用量以不超过10g为宜。

3. 注意事项

起效较慢,剂量过大或注射过快,可出现屏气、呕吐、手指不自主活动和肌肉抽动现象,多可自动消失。必要时用硫喷妥钠静脉注射。也可出现呼吸抑制,需行辅助呼吸或控制呼吸。

三、氯胺酮静脉麻醉

1. 适应证

氯胺酮静脉麻醉用于各种短暂的体表手术,例如烧伤创面处置、骨折复位、脓肿切开、外伤或战伤的清创及各种诊断性检查,例如心血管、脑血管、泌尿系统造影等操作,尤其适合于小儿麻醉。也可作为局麻、区域性麻醉的辅助用药,以达到完全镇痛。近年来国内已广泛用氯胺酮、地西泮、肌松药进行复合麻醉,扩大了临床各科手术的适应证,而且不受年龄限制。还可用于心血管功能不全、休克及小儿等患者。未经控制的高血压、颅内高压患者,胸或腹主动脉瘤、不稳定性心绞痛或新近发生的心肌梗死、心力衰竭、颅内肿瘤或出血、精神分裂症等患者,均应禁忌使用。又因氯胺酮保持咽喉反射、增强肌张力,所以在口腔、咽喉、气管手术时应慎用。

2. 实施方法

麻醉前用药需用东莨菪碱抑制分泌,用地西泮或氟哌利多减少麻醉后精神异常。根据给药方式不同,可分为下列两种方法:

(1)单次注入法:除小儿可应用肌内注射外,一般多采用静脉注射,平均剂量为 $0.5 \sim 3mg/kg$,$30 \sim 90s$ 显效,维持 $5 \sim 15min$。肌内注射平均剂量为 $4 \sim 10mg/kg$,$3 \sim 5min$ 后入睡,维持 $10 \sim 20min$,镇痛效果可达 $20 \sim 40min$,多次追加时,剂量有递减趋势。用药后先出现脉搏增快,继而血压上升,即为进入外科麻醉期的体征,有时出现无意识的活动,肌张力增强,常与手术操作无关。

(2)连续静脉滴注法:单次注入诱导后,用 0.1% 浓度的氯胺酮溶液静脉滴注维持滴速为 $2 \sim 5mg/(kg \cdot h)$,适合不需肌肉松弛的手术。氯胺酮总量不宜超过 $20mg/kg$,手术结束前提前停药,以免苏醒延迟。

3. 注意事项

(1)饱食患者,仍有发生误吸的可能应予重视。

(2)麻醉中有时出现一过性呼吸抑制,也为剂量过大所致,在重症衰弱患者较为多见。偶尔出现喉痉挛现象,给予氧气吸入及停止刺激即可缓解。

(3)单独应用氯胺酮,苏醒时常有精神异常兴奋现象,甚至有狂喊、躁动、呕吐或幻觉、噩梦等现象。因此,麻醉前并用适量巴比妥类、氟哌利多、吗啡或丙嗪类药,多能减轻精神异常,地西泮对减少噩梦的发生率有效。同时术后应避免机械刺激,保持安静也很重要。苏醒前偶尔有舌后坠及喉痉挛现象,均应妥善安置体位,保持气道通畅。

四、丙泊酚静脉麻醉

丙泊酚是一种新型速效静脉麻醉药,作用快,维持时间短,恢复迅速平稳,易于控制,使静脉麻醉扩大了使用范围。

1. 适应证

丙泊酚用药后起效快,苏醒迅速且无困倦感,定向能力可不受影响,故适于非住院患者手术。也可用于 2h 以上的较长时间麻醉。丙泊酚可使颅内压眼压下降,术后很少发生恶心、呕吐。抑制咽喉部位反射,可减轻喉部手术操作时的不良反应,且使声带处于外展位。其保护性反射在停药后可很快恢复。随着人们对丙泊酚研究的日益深入,应用领域越来越广泛。丙泊酚用于心脏手术具有很好的效果。多采用连续静脉滴注,给药逐步达到麻醉所需深度,且多与麻醉性镇痛药合用。并且丙泊酚可降低脑的等电位,对脑的保护作用更优于硫喷妥钠。对心肌收缩性的影响也较后者为少,但尽量避免单次快速注射。丙泊酚用于小儿麻醉中是安全有效的。但也有研究表明,小儿注药部位疼痛发生率很高,占 20%～25%。选用肘部大静脉给药能明显减少这一不良反应。颅脑手术麻醉,丙泊酚可有效地降低颅内压、脑代谢及脑血流,并可保持脑灌注量。丙泊酚还用于 ICU 的危重患者。对需长时间机械呼吸支持治疗的气管插管患者具有良好镇静效应。长时间滴注很少蓄积,停药后不像咪达唑仑延续镇静而很快清醒,必要时可迅速唤醒患者。在危重患者应用丙泊酚可降低代谢和需氧量及增加混合静脉血氧饱和度。在高动力型患者可减少扩血管药及 β 受体阻滞药。由于镇痛效果差,常需与阿片类镇痛药配伍用。恶心、呕吐患者用 10mg 丙泊酚会显著好转。孕妇及产妇禁用。

2. 实施方法

(1)麻醉诱导:静脉注射丙泊酚 2.5mg/kg,于 30s 推入,患者呼吸急促;78% 出现呼吸暂停。2mg/kg 于 40s 推入,呼吸暂停明显低于上述报道,故芬太尼 5μg/kg 静脉注射后再静脉注射丙泊酚 0.8～1.2mg/kg 效果更好。同时丙泊酚对心血管系统有一定抑制作用。表现为血压下降、心率减慢,但能维持正常范围。丙泊酚对心率动脉压的影响比等效剂量的硫喷妥钠弱,但作用强于硫喷安钠,能有效抑制插管时的应激反应。

(2)麻醉维持:丙泊酚维持麻醉滴注开始量 140～200μg/(kg·min);10min 后 100～140μg/(kg·min);2h 后 80～120μg/(kg·min);手术结束前 5～10min 停药。如用于心脏手术,则用芬太尼 20μg/kg 诱导后,以 6mg/(kg·h)输入丙泊酚,10min 后减为 3mg/(kg·h)维持。丙泊酚的血脑平衡时间短,更便于随手术刺激的强弱随时调整镇静强度。如果整个手术过程都需要镇静,可用丙泊酚持续滴入。而当术中需患者清醒与其合作或病情需要精确控制镇静深度时,随时停药或减量,可迅速唤醒患者。这是其他镇静药所不能比拟的优点。

(3)镇静维持:在 ICU 用于镇静时开始 5min 滴注 5μg/(kg·min);每 5～10min 逐渐增加 5～10μg/(kg·min)直至达到镇静的目的。维持轻度镇静的滴速为 25～50μg/(kg·min);深度镇静为 50～75μg/(kg·min)。

(4)复合麻醉:丙泊酚问世以来已用于全凭静脉麻醉。如将丙泊酚与氯胺酮合用于全凭静脉麻醉,发现此种配伍能提供稳定的血流动力学状态。且患者不伴有噩梦及异常行为发生,认为丙泊酚能有效地减少氯胺酮的不良反应。此二药用于全凭静脉麻醉是一种较理想的结合。

3. 注意事项

丙泊酚虽有许多优点,但应强调它有较强的呼吸抑制作用。因此,对使用丙泊酚的患者应进行 SpO₂ 监测,并由麻醉医生使用。另外,丙泊酚不应和任何治疗性药物或液体混用,可混于 5% 葡萄糖溶液中行静脉滴注。在清醒状态下做静脉注射时,为减轻注射部位疼痛,可于溶液中加入 1% 利多卡因溶液 1～2mL。

五、依托咪酯静脉麻醉

适应证:当患者有心血管疾病、反应性气道疾病、颅高压或合并多种疾病要求选用不良反应较少或对机体有利的诱导药物时,最适合选择依托咪酯,具有血流动力学稳定性。其主要用于危重患者的麻醉。诱导剂量 0.2～0.3mg/kg,可用到 0.6mg/kg,既无组胺释放,又不影响血流动力学和冠状动脉灌注压。对心脏外科冠脉搭桥手术、瓣膜置换手术、冠心病患者、心复律患者、神经外科手术、外伤患者体液容量状态不确定时可用依托咪酯诱导。依托咪酯持续输注时,血流动力学稳定,可维持自主通气。

六、咪达唑仑静脉麻醉

咪达唑仑是常用的苯二氮䓬受体激动剂。可用于术前镇静用药,以及区域麻醉或局部麻醉术中镇静和术后应用。其优点是抗焦虑、遗忘和提高局麻药致惊厥阈值。但咪达唑仑更适于麻醉诱导,用量0.2mg/kg,老年患者咪达唑仑剂量宜小,要降低20%以上。若与阿片类药物和(或)吸入性麻醉药合用时,先0.05~0.15mg/kg诱导,再以0.25~1mg/kg速度持续输注。足以使患者产生睡眠和遗忘作用,而且术毕可唤醒。注意事项:咪达唑仑主要问题是呼吸抑制,用于镇静或麻醉诱导时,可能发生术后遗忘及镇静过深或时间过长,可用氟马西尼拮抗。

七、右旋美托咪定

右旋美托咪定是高度选择性的α_2受体激动剂,具有镇静、催眠和镇痛作用。右旋美托咪定目前被批准用于短时间(<24h)术后镇静。它主要作用于蓝斑的α_2受体,对呼吸影响小。右旋美托咪定对血压有双相作用:血药浓度较低时,平均血压降低;血药浓度较高时,血压则升高。心率和心排出量呈剂量依赖性降低。镇静时先给予负荷剂量2.5~6.0μg/kg(超过10min),然后以0.1~1μg/(kg·min)输注。

八、阿片类静脉麻醉

自20世纪中叶大剂量吗啡静脉麻醉用于临床心脏手术以来,阿片类静脉麻醉引起普遍的重视。特别是对心血管抑制极轻,镇痛效能显著,非常适宜于严重心功能不全患者的心脏手术。20世纪末新型强效合成麻醉性镇痛药芬太尼静脉麻醉用于心脏手术,由于不良反应较吗啡少,且国内已能生产,迅速得以推广。近年来又有不少新型强效麻醉性镇痛药也已陆续用于静脉麻醉。阿片类静脉麻醉由于肌肉紧张,术中又可能知晓及术后不遗忘,临床上多复合肌松药及镇静安定药,实际上也是静脉复合麻醉。有时也可复合吸入麻醉,明显地降低吸入麻醉药的MAC。

1. 吗啡静脉麻醉

吗啡静脉麻醉主要指大剂量吗啡(0.5~3.0mg/kg)静脉注入进行麻醉。突出的优点为对心肌抑制较轻,术中及术后镇痛效果很强,抑制呼吸效应,便于控制呼吸或应用呼吸机。其缺点除了一般性阿片类静脉麻醉的缺点外,静脉注入过快,剂量大于1mg/kg容易出现周围血管阻力下降及释放组胺引起血压下降,虽持续时间不长,但对个别心功能不全患者可能引起危险,需及时输液或用缩血管药。注入过快也可能兴奋迷走神经,出现心动过缓,需用阿托品拮抗。另一个突出的缺点为剂量过大(多见于1.5mg/kg以上),注射后偶尔出现周围血管收缩,血压剧升,可能为代偿反应,促使去甲肾上腺素释放。且不能用追加吗啡剂量以降低血压,必须用恩氟烷或七氟烷吸入、静脉注射氯丙嗪或扩血管药来拮抗。此外,吗啡剂量超过3mg/kg,常使术后引起暂时性精神失常、消化道功能紊乱及尿潴留等,所以,近年来已逐渐为芬太尼静脉麻醉所代替。

2. 芬太尼静脉麻醉

大剂量芬太尼静脉注入对血流动力学的影响多与剂量及心脏功能有关。睡眠剂量个体差异很大,常需要6~40μg/kg,一般动脉压、肺动脉压及心排出量均不改变,术后3~6h即可苏醒。超过3mg可使心率变慢,但只轻度降低心排出量、血压、体血管阻力及增加每搏量。缺血性心脏病患者给予20μg/kg时可使平均压轻度下降。芬太尼5μg/kg静脉注射后再注射地西泮10mg可引起血压显著下降,主要是由于降低体血管阻力所引起,特别对心脏病患者更明显。同样,在芬太尼静脉麻醉后再给N_2O吸入,也可显著减少心排出量及增加体血管阻力、肺血管阻力及心率。且其机制不明,应予注意。总之,单纯芬太尼静脉注入对血流动力学影响不大,也不释放组胺及产生扩血管作用,更不抑制心肌。还能降低心肌耗氧量。血浆中消除半衰期及维持时间也比吗啡短,遗忘作用及抗应激作用也比吗啡强,如全麻诱导时气管插管引起心动过速及高血压反应的发生率也远较吗啡为少。所以,近年来已取代吗啡麻醉。由于麻醉时间不但决定于芬太尼的药代动力学而且还决定于剂量、注药次数及与其他药的相互作用,如辅用咪达唑仑可增强及延长芬太尼抑制呼吸的时间,因此,麻醉设计时根据不同的病情及手术方法确定剂量及复合用药。

(1)适应证:与吗啡静脉麻醉适应证相类似。

(2)实施方法:①基本方法以40~100μg/kg静脉注射诱导,注入半量后即给泮库溴铵0.08~0.12mg/kg,然后将余下芬太尼注入,进行气管插管。术中如出现瞳孔稍有变大、结膜或颜面充血、流泪、皱眉、微动或轻度血压上升、心排出量增加等麻醉变浅改变时,应随时追加芬太尼及肌松药。肌松药也可用加拉碘铵或维库溴铵代替泮库溴铵。此法最适于体外循环下心内手术,特别对心功能不全的患者术后又需要用呼吸机辅助呼吸者;②芬太尼复合神经安定药静脉麻醉,一般芬太尼剂量可以显著减少,如先用咪达唑仑2mg静脉注射,再用芬太尼10~30μg/kg及琥珀胆碱或泮库溴铵静脉注射,进行气管插管,术中随时追加1/3~1/2剂量或吸入七氟烷、异氟烷。如心功能良好,成人可用2.5%硫喷妥钠溶液5~10mL代替咪达唑仑静脉注射。心功能不全者应以羟丁酸钠40~60mg/kg代替地西泮;③辅助其他全身麻醉,早在20世纪中叶已有N_2O全身麻醉时补充静脉注射芬太尼的报道,目前广泛应用的吸入麻醉药如氟烷、七氟烷等镇痛效果稍差,更常辅用小剂量芬太尼0.1~0.2mg静脉注射。各种静脉复合麻醉也常补充芬太尼0.1~0.3mg。由于对呼吸抑制程度个体差异很大,所以术中应注意呼吸管理,术后也应注意呼吸恢复情况。

3.阿芬太尼静脉麻醉

阿芬太尼能够迅速穿透脑组织,所以,阿芬太尼在血浆中的浓度比舒芬太尼和芬太尼稍高即可达到血浆和中枢神经系统的平衡。这种特性可以解释在应用镇静催眠药前或与其同时应用,小剂量阿芬太尼10~30μg/kg静脉注射有效。阿芬太尼25~50μg/kg静脉注射和较小睡眠剂量的镇静催眠药配伍用,常可有效预防喉镜检查及气管插管时明显的血流动力学刺激。对于短小手术,可通过阿芬太尼0.5~2.0μg/(kg·min)输注或间断单次静脉注射5~10μg/kg补充应用。在同时应用强效吸入麻醉药的平衡麻醉中,相对较低的血浆阿芬太尼浓度可降低异氟烷MAC 50%。为避免残余的呼吸抑制作用,在手术结束前15~30min,应减少阿芬太尼的输注或重复给药剂量。

4.舒芬太尼静脉麻醉

诱导更为迅速,在术中和术后能减轻或消除高血压发作,降低左室搏功,增加心排出量且血流动力学更稳定。舒芬太尼诱导剂量2~20μg/kg,可单次给药或在2~10min内输注。在大剂量用法中,舒芬太尼的总剂量为15~30μg/kg。麻醉诱导期间大剂量阿片类药引起肌肉强直,可导致面罩通气困难。这表明用舒芬太尼3μg/kg行麻醉诱导期间的通气困难是由于声门或声门以上的呼吸道关闭所致。同时补充应用的药物可显著影响对舒芬太尼的需要。如对于行冠状动脉手术的患者,丙泊酚诱导剂量(1.5±1)mg/kg和总维持量(32±12)mg/kg可减少舒芬太尼诱导剂量(0.4±0.2)μg/kg和总维持量(32±12)mg/kg,依托咪酯和阿片类药联合应用能提供满意的麻醉效果,且血流动力学波动较小。应用舒芬太尼0.5~1.0μg/kg和依托咪酯0.1~0.2mg/kg行麻醉诱导能保持血流动力学稳定性。在平衡麻醉中,用舒芬太尼1.0~2.0μg/(kg·h)持续输注维持麻醉,既保持了阿片类药麻醉的优点,又避免了术后阿片作用的延长。

5. 瑞芬太尼静脉麻醉

瑞芬太尼作用时间很短,为了维持阿片类药作用,应该在初始单次给药之前或即刻,即开始输注0.1~1.0μg/(kg·min)。可有效抑制自主神经、血流动力学以及躯体对伤害性刺激的反应。瑞芬太尼麻醉后苏醒迅速,无不适,最具可预测性。

瑞芬太尼的应用使苏醒迅速,且无术后呼吸抑制。以(0.1±0.05)μg/(kg·min)的速度输注,自主呼吸及反应性可恢复,且其镇痛作用可维持10~15min。一项随机、双盲、安慰剂对照研究证实,在局部麻醉下进行手术的门诊患者,瑞芬太尼以0.05~0.1μg/(kg·min)持续输注,同时单次给予咪达唑仑2mg,可产生有效的镇静及镇痛作用。在开颅术中以瑞芬太尼(1μg/kg)静脉注射后继续以维持量0.5μg/(kg·min)输注,复合丙泊酚及66%氧化亚氮应用,可提供满意的麻醉效果及稳定的血流动力学,且术后可迅速拔管。在瑞芬太尼麻醉苏醒期,应考虑到在麻醉苏醒前或即刻应用替代性镇痛治疗。有报道用瑞芬太尼麻醉做腹部大手术,围手术期应用吗啡0.15mg/kg或0.25mg/kg静脉注射,或芬太尼0.15mg,并不能立即完全控制术后疼痛。氯胺酮0.15mg/kg静脉注射,维持2μg/(kg·min)的应用,可以减少腹部手术中瑞芬太尼及术后吗啡的应用,且不增加不良反应的发生。

小剂量瑞芬太尼输注缓解术后疼痛也已取得成功。在腹部或胸部手术,应用丙泊酚75μg/(kg·min)和瑞芬太尼0.5~1.0μg/(kg·min)行全身麻醉后,持续输注瑞芬太尼0.05μg/(kg·min)或0.1μg/(kg·min),可提供充分的术后镇痛。

第二节　静脉复合麻醉

任何一种静脉麻醉药很难达到全身麻醉的基本要求,即神志消失、镇痛完全、肌肉松弛及抑制神经反射,且不少静脉麻醉药常有蓄积作用,不能用于长时间手术,会刺激血管引起疼痛及形成血栓,甚至还可出现过敏反应。但近年来静脉麻醉用药还出现了不少具有高选择性的强效镇痛药、速效催眠药新型肌肉松弛药及各种抑制神经反射的神经阻滞药、神经节阻滞药,均可使麻醉者有可能充分利用各药的长处,减少其剂量,以补不足之处。这种同时或先后使用多种全麻药和辅助用药的方法统称为复合麻醉,也有称平衡麻醉或互补麻醉。所有麻醉用药全经静脉径路者,也可称为全凭静脉复合麻醉。

一、静脉复合麻醉药的选择及配方

静脉复合麻醉需要经静脉应用多种静脉麻醉药及辅助用药。静脉麻醉药进入静脉,不易迅速清除。停药后不像吸入麻醉药可经气道排出或迅速清出。因此,应选择短效、易排泄、无蓄积的静脉麻醉药,同时满足全麻四要素的基本原则。静脉复合麻醉的配方应该因人而异。要尽量少用混合溶液滴注,以避免因不同药代动力学的麻醉药出现不同的效应,致消失时间不同,从而使调节困难,容易混淆体征。或者持续滴注一种药物,再分次给其他药物较易控制。一旦出现不易解释的生命体征改变,首先应停止静脉麻醉用药,必要时可改吸入麻醉,以明确原因,便于处理。

二、静脉复合麻醉深度的掌握

静脉复合麻醉的麻醉深度已很难按常用的全麻分期体征进行判断。需根据药代动力学、药效动力学及剂量,结合意识、疼痛、肌松及血流动力反应分别调整相关用药。首先要熟悉各药的最低有效滴速(简称 MIR),即此滴速可使半数受试者对疼痛刺激有运动反应。切忌单纯加大肌松药剂量,掩盖疼痛反应及恢复知晓。并可因手术产生过度应激反应,使患者遭受极大痛苦。这种情况已屡见不鲜,应从中吸取教训。还要避免大量应用有蓄积作用的麻醉药,如长期应用硫喷妥钠或地西泮可使术后数天不醒。所以,麻醉者必须具备丰富的全麻经验及深知用药的作用时间。

三、静脉麻醉过程中的管理

静脉复合麻醉处理得当,对机体影响极小,但麻醉管理常不比吸入麻醉简单,处理不当,同样引起较严重并发症。首先应用套管针穿刺静脉并保持静脉径路通畅。持续滴注时更应保持滴速稳定并避免输液过多。此外,应密切注意气道通畅及呼吸管理,并遵循吸入麻醉时应注意的事项。几种麻醉药复合应用还应注意交互作用。需依赖于麻醉者的经验、过硬的技术及扎实的基本功。

四、神经安定镇痛麻醉及强化麻醉

神经安定镇痛麻醉也是复合麻醉。法国学者拉波里提出一种麻醉方法,不但阻断大脑皮质,而且也阻断某些外来侵袭引起机体的应激反应,如自主神经及内分泌引起的反应,并称之为"神经节阻滞"或"神经阻滞",配合人工低温曾称之为"人工冬眠",主要应用以吩噻嗪类为主的"神经阻滞剂",即冬眠合剂。临床麻醉时并用神经阻滞剂,可增强大脑皮质及自主神经的抑制,所以称为强化麻醉。由于吩噻嗪类药对机体的作用机制过于广泛,对血流动力学影响又较大,常混淆临床体征及增加麻醉与麻醉后处理的困难。Janssen 提出神经安定镇痛术概念,并用于临床麻醉,也称神经安定麻醉。主要用神经安定药及强效镇痛药合剂,使患者处于精神淡漠和无痛状态,20 世纪中叶开始应用依诺伐(即氟哌利多、芬太尼合剂),迅速得以推广,也属于静脉复合麻醉范畴。

1. 强化麻醉

主要应用吩噻嗪类药增强麻醉效应,使全麻诱导平稳,局麻患者舒适。

(1)适应证:强化麻醉多适于精神紧张而施行局部麻醉的患者,尤其对甲状腺功能亢进症和颅脑手术时可降低代谢,还有促进降温的优点。应用东莨菪碱麻醉或氧化亚氮麻醉时,常采用强化麻醉,以增强其麻醉效果。

(2)实施方法:主要用药为氯丙嗪 1mg/kg 或冬眠合剂 1 号(M_1)即氯丙嗪 50mg,异丙嗪 50mg 及哌替啶 100mg(共 6mL),也有用二氢麦角毒碱 0.9mg 代替氯丙嗪,称冬眠合剂 2 号

（M_2）。此外,还有乙酰丙嗪、二乙嗪等代替氯丙嗪者。一般多在麻醉前1h肌内注射或入手术室后麻醉前将合剂或氯丙嗪置于5%葡萄糖溶液250mL中快速滴入或分次从滴壶内输入。然后再进行各种麻醉。

（3）注意事项:①强化麻醉常使全麻患者术后苏醒迟缓,而且意识清醒后保护性反射又不能同时恢复。一旦出现呕吐,可能误吸而造成窒息的危险。此外,强化麻醉后过早地翻动患者,容易引起直立性低血压,都增加麻醉后护理的困难,也是近年来应用逐渐减少的原因;②由于强化麻醉后周围血管扩张,头部受压过久,易产生麻醉后头部包块,即局部水肿,继而脱发。因此,术中、术后应不断变换头部位置,并对受压处给以按摩;③强化麻醉中氯丙嗪等用量,应不超过2mg/kg。如麻醉失败或麻醉效果不确实时,应及时地改换麻醉方法,切不要盲目增加冬眠合剂用量而增加术后并发症或意外;④椎管内及硬膜外麻醉和腹腔神经丛阻滞时并用氯丙嗪等合剂,可使血压明显下降,偶尔遇到升压困难者,可造成死亡。主要由于氯丙嗪,乙酰丙嗪等具有抗肾上腺素作用,脊椎及硬膜外麻醉或腹腔神经丛阻滞可使交感神经阻滞,二者并用后一旦血压剧降,有可能使肾上腺素类药无效而出现意外。为安全起见,椎管内及硬膜外麻醉时禁用氯丙嗪等药。

2.神经安定麻醉

基本上类似强化麻醉,是增强麻醉效应的辅助措施,并能减少术后的恶心、呕吐等不适反应。

（1）适应证:类似强化麻醉,更常作为复合麻醉中重要辅助用药,偶尔也可用于创伤或烧伤换药时的镇痛措施。有帕金森病（震颤麻痹症）、癫痫史者及甲状腺功能低下患者等禁用。

（2）实施方法:麻醉时肌内注射或静脉注射神经安定类药及强效镇痛药,目前最常用的前者为氟哌利多0.1~0.2mg/kg或咪达唑仑0.1~0.2mg/kg,后者为芬太尼0.1~0.2mg或喷他佐辛（镇痛新）30~60mg。也有用氟哌利多芬太尼合剂依诺伐,但复合麻醉中应用仍根据需要以分开静脉注射为合理,因为氟哌利多作用时间长,而芬太尼作用时间较短。

（3）注意事项:芬太尼注入速度过快,偶尔出现胸腹壁肌肉僵硬引起呼吸抑制,则需用琥珀胆碱配合控制呼吸拮抗之。氟哌利多用量过大时,偶尔出现锥体外系反应,可经静脉注入异丙嗪10mg或氯丙嗪5~10mg即可制止,必要时可重复给予。术后适当应用哌替啶,常可起到预防作用。术后出现呼吸抑制或呼吸暂停,多为芬太尼用量过多,可用纳洛酮0.2mg静脉注入即可解除。

第三节 靶控输注静脉麻醉

近年来,随着计算机技术的飞速发展和在临床医学中的广泛应用,麻醉技术也朝着更加安全、可靠,易于管理,可控精确的目标发展。靶控输注静脉麻醉就是"数字化麻醉管理"的典型代表。靶控输注的发展使静脉麻醉更加方便,易于控制。

一、靶控输注的概念及基本原理

靶控输注（TCI）是指将计算机与输液泵相连,根据以群体药代药效动力学参数编制的软件,通过直接控制"靶部位"血浆或效应室的麻醉药物浓度,从而控制及调节麻醉深度的静脉输注方法。TCI 与传统用药方法最大的不同是不再以剂量为调整目标而是直接调整靶浓度,使麻醉医师能像使用吸入麻醉药挥发器那样任意调节静脉麻醉药血药浓度成为可能。TCI 的基本原理即 BET 方案根据药物的三室模型原理,为了迅速并准确维持拟达到的血药浓度,必须给予负荷剂量,同时持续输注从中央室消除的药物剂量,并且加上向外周室转运的药物剂量,这就是著名的 BET 输注方案。很显然,如果按照上述 BET 给药模式来计算非常复杂,只能通过计算机模拟。计算机控制的药物输注能够成功地达到相对稳定的靶浓度,麻醉医师可以根据临床反应来增加或降低靶浓度。

二、TCI 系统的组成及分类

完整的 TCI 系统主要有以下几个组成部分。①药动学参数:已经证明正确的药物模型以及药动学参数;②控制单位:计算药物输注速度,如控制输注泵的软件和微处理器;③连接系统:用于控制单位和输注泵连接的设备;④用户界面:用于患者数据和靶控浓度(血浆或效应室浓度)的输入。

目前,大多数 TCI 系统仍处于临床实验阶段,主要原因在于,这些输注设备对输注药物没有进行统一的标准化设置。此外,提供 TCI 的输液泵种类和安全功能也有待进一步研究。由 Kenny 等设计的 Diprefusor 系统是首个面市的 TCI 系统,它是将计算机及其控制软件整合到输液泵的中央处理器,该系统结构紧凑、使用方便、可靠性高。但是,该系统仍具有一些缺陷,只能用于丙泊酚,不能用于 15 岁以下儿童,且只有一个适于年轻健康成年人的参数可以设定。根据靶控部位的不同可以将 TCI 分为血浆 TCI 和效应室 TCI 两种模式。而根据是否依赖机体反馈信息还可将 TCI 系统分为开放环路系统和闭合环路系统。

血浆 TCI 模式是以药物的血浆浓度为靶控目标的输注方法,开始给予一定的负荷量,当血浆计算浓度达到预定的靶浓度时即维持在这一浓度。效应室浓度随之逐渐升高,将迟滞一定时间(相对于血浆浓度)后最终与血浆浓度平衡一致。这种方法适合于平衡时间较短的药物,同时也适合于年老体弱的患者,因其负荷量较小,循环波动较小。而对于平衡时间长的药物则会导致诱导缓慢。效应室 TCI 模式则是以药物的效应室浓度为靶控目标的输注方法,给予负荷量后暂时停止输注,当血浆浓度与效应室浓度达到平衡一致时再开始维持输注。与血浆靶控相比,使用同一药物时平衡时间短、诱导快,负荷量较大而使循环波动较大。

因此适合于年轻体健的患者。开放环路 TCI 是无反馈装置的靶控,仅由麻醉医师根据临床需要和患者生命体征的变化来设定和调节靶浓度。闭合环路 TCI 则通过一定反馈系统自动调节靶控装置,根据反馈指标的变化自动调整输注剂量和速度。这样就提供了个体化的麻醉深度,克服了个体间在药代学和药效学上的差异,靶控目标换成了患者的药效反应而不是药物的浓度,最大限度地做到了按需给药,从而避免了药物过量或不足以及观察者的偏倚。例如通过脑电双频谱指数(BIS)指标来反馈调控丙泊酚的 TCI,是目前比较成熟的方法之一。在使用闭合环路 TCI 时要注意反馈指标是否真实、准确,不可盲目相信单一指标而忽略综合评估,避免由于干扰因素造成麻醉深度不当。

三、TCI 技术的临床应用

与传统的静脉麻醉技术相比,TCI 有如下优点:

(1)操作简单,易于控制、调整麻醉深度,安全、可靠;理论上能精确显示麻醉药物的血中或效应器(大脑)部位的浓度。

(2)提供平稳的麻醉,对循环和呼吸的良好控制,降低了麻醉意外和并发症。

(3)能预知患者的苏醒时间,降低术中知晓和麻醉后苏醒延迟的发生率。鉴于 TCI 的给药模式,最适合应用起效时间和消退时间均很短的药物,即 $Tk_{1/2}eO$ 和 $T_{1/2}CS$ 值较小的药物。$Tk_{1/2}eO$ 是指恒速给药时,血浆和效应室浓度达平衡的时间(效应室药物浓度达到血浆浓度 50% 所需的时间)其意义是可以决定起效快慢。如果持续输注(或停止输注)5 个 $Tk_{1/2}eO$,可以认为效应室的药物浓度达到稳态(或药物基本消除)。

时量相关半衰期($T_{1/2}CS$)是指维持某恒定血药浓度一定时间(血药浓度达稳态后)停止输注后,血药浓度(作用部位药物浓度)下降 50% 所需的时间。它不是定值,而是随输注剂量时间的变化而变化。其意义是可以预测停药后的血药浓度。采用这两个参数较短的药物才能达到诱导、恢复都十分迅速的目的,又利于在麻醉过程中根据需要迅速调节麻醉深度,真正体现出 TCI 的特点。

目前临床使用的麻醉药物中,以瑞芬太尼和丙泊酚的药代动力学特性最为适合。其他药物如咪达唑仑、依托咪酯、舒芬太尼、阿芬太尼、芬太尼也可以用于 TCI,但其效果不如前二者。至于肌肉松弛药,由于其药效与血浆浓度关系并不密切,而且药代动力学并非典型的三室模型,因此,目前不主张使用 TCI 模式,而以肌松监测反馈调控输注模式为宜。

TCI 适用的手术种类:TCI 技术可以应用于目前大多数手术的临床麻醉。TCI 的特点是起效快、维持平稳且可控性好、恢复迅速彻底,因此更加适用于时间短而刺激强度大且变化迅速的手术,例如支撑喉镜下手术、眼科手术、口腔科手术、腹腔镜检查及手术、气管镜检查及手术、胃镜检查、肠镜检查、胆管镜手术、门诊日间手术等。

TCI 临床应用的注意事项:

(1)选择适合的患者和手术。

(2)尽量选择 $T_{1/2}keO$ 和 $T_{1/2}CS$ 小的药物。

(3)要结合患者的具体情况选择 TCI 模式(血浆靶控或效应室靶控)。

(4)手术过程中不要以单一靶浓度维持,而应根据手术刺激强度和患者的反应来及时调节靶控浓度。

(5)一定要从麻醉开始就使用靶控输注,而不要中途加用靶控输注(由于靶控输注有负荷量)。

(6)靶控装置具有自动补偿功能(即换药后可以自动补充换药期间的药量),不需要手动追加或增大靶浓度。

(7)手术结束前根据手术进程和药物的 $T_{1/2}CS$ 选择停止输注的时机,不宜过早。

(8)注意静脉通路的通畅和注射泵的工作状态,一旦静脉阻塞或注射泵有故障,患者会发生术中知晓。

四、TCI 系统性能的评估

计算机预期浓度与实际血药浓度的一致性反映了 TCI 系统的性能。影响系统性能的因素如下。

1.系统硬件

系统硬件主要指输液泵的准确性。目前临床上大多数输液泵的机电化设计已经比较完善,因此来源于系统硬件的误差率很小。

2.系统软件

系统软件主要指药代动力学模型数学化的精度。因为药代模型涉及极为烦琐的运算,运用计算机模拟运算则可以大大提高精确度,而且目前迅猛发展的计算机处理器已经完全可以精确到位。

3.药代动力学的变异性

药代动力学的变异性是影响 TCI 系统准确性的最主要来源。包括两个部分,一是所选择的药代模型本身有其局限性,表现为所使用的药代模型(如开放型三室模型)并不能说明药物在机体中的药代学特征,即使运用个体的药代学参数也不能对浓度进行准确的估计。虽然三室模型是 TCI 系统应用最为广泛的药代模型,但是也有其应用的局限性。如模型假设药物进入房室内即均匀分布,而事实上并非如此。个体的生物学变异性或患者生理状态的不同均能改变药代学特性,从而导致模型对浓度预测值的误差。二是 TCI 系统的药代参数只是对群体的平均估计,与个体实际的药代参数之间有着相当的差距。目前已证实生物学的差异性使 TCI 系统的误差不可能低于 20%。由于缺少静脉麻醉药物浓度的快速测定方式,缺乏广泛接受的针对不同性别、年龄及生理状态的国人的药代模型和药代参数,以及缺乏对静脉麻醉药及阿片类药物敏感而可靠的药效学监测指标,目前的 TCI 仍有诸多不足之处。但其实现了麻醉药由经验用药到定量化用药的跨越,从而提高了麻醉质量及麻醉用药的安全性和合理性。随着计算机辅助麻醉的理论基础及相关知识的发展和进一步完善,TCI 的临床应用范围必将越来越广。

第二章　局部麻醉与神经阻滞

第一节　概　述

局部麻醉也称部位麻醉(Regional Anesthesia),是指在患者神志清醒状态下,局麻药应用于身体局部,使机体某一部分的感觉神经传导功能暂时被阻断,运动神经传导保持完好或同时有程度不等的被阻滞状态。这种阻滞应完全可逆,不产生明显的组织损害。局部麻醉优点在于简便易行、安全性大、患者清醒、并发症少和对患者生理功能影响小。

成功地完成一项局部麻醉,要求麻醉医师掌握局部解剖结构及局麻药药理学知识,并能熟练进行各项局部麻醉操作,另一方面,麻醉医师应加强与患者的沟通,在麻醉前给患者介绍此类麻醉的优缺点,选用的原因及操作步骤,使患者有充分思想准备,从而能够更好配合。

一、局部麻醉分类

常见的局部麻醉有表面麻醉(Topical Anesthesia)、局部浸润麻醉(Infiltration Anesthesia)、区域阻滞(Field Block)、神经阻滞(Nerve Blockade)四类。后者又可分为神经干阻滞、硬膜外阻滞及蛛网膜下隙神经阻滞。静脉局部麻醉(Intravenous Regional Anesthesia)是局部麻醉另一种形式。整形科医师在吸脂术中应用的肿胀麻醉(Tumescent Anesthesia)实际上也是一种局部麻醉技术。

二、局部麻醉的特征

与全身麻醉相比,局部麻醉在某些方面具有其独特的优越性。首先,局部麻醉对神志没有影响;其次,局部麻醉还可起到一定程度的术后镇痛的作用;此外,局部麻醉还有操作简便、安全、并发症少、对患者生理功能影响小、可阻断各种不良神经反应、减轻手术创伤所致的应激反应及恢复快等优点。

但是临床上局部麻醉与全身麻醉往往相互补充,我们不能把这两种麻醉方式完全隔离开来,而应该视之为针对不同患者所采取的具有个性化麻醉方案的一部分。如对于小儿、精神病或神志不清患者,不宜单独使用局部麻醉完成手术,必须辅以基础麻醉或全身麻醉;而局部麻醉也可作为全身麻醉的辅助手段,增强麻醉效果,减少全麻药用量。

三、术前用药及监测

(一)术前用药

局部麻醉前用药主要包括镇静催眠药、镇痛药,抗组胺药及抗胆碱能药等。其主要目的在于消除患者紧张情绪;减轻操作时的不适感,尤其在置入穿刺针、寻找异感或使用神经刺激仪时;镇静催眠使患者遗忘掉围手术期经历;并可提高局麻药惊厥阈值。

常规镇静剂量的苯二氮卓类药物及巴比妥类药物并不能达到提高惊厥阈的效果,只有当其剂量足以使神志丧失时方能达到此目的,但此时常出现呼吸、循环抑制,并可能掩盖局麻药试验剂量反应及局麻药（如丁哌卡因）心脏毒性的早期症状。

（二）监测

局部麻醉下患者需要与全身麻醉相同的监测手段，诸如 ECG、无创血压计及脉搏氧饱和度仪。更重要的是注意观察潜在局麻药中毒症状，麻醉医师在用药后应经常与患者交谈以判断患者精神状态，并始终保持高度警觉。同时也应监测阻滞范围，尤其是椎管内注射神经毁损性药物时。

四、设备

局部麻醉需要准备好穿刺用品及抢救用品。穿刺用品主要包括消毒液、敷料、穿刺针、注射器、局麻药液、神经刺激仪及连接穿刺针与注射器的无菌连接导管。若须连续阻滞，尚需准备专用穿刺针及其相配的留置导管。抢救用品包括简易呼吸器、面罩、吸引器、通气道、气管导管、喉镜及抢救药品。

（一）穿刺针

穿刺针长度与阻滞部位深度有关，穿刺针粗细则与穿刺时疼痛和组织损伤等有关，为减轻穿刺时疼痛，尽量选用细的穿刺针，同时短斜面穿刺针较长斜面穿刺针损伤神经概率小。尚有一种绝缘鞘穿刺针在神经刺激仪定位时使用。

（二）神经刺激仪

1. 机制

神经刺激仪是利用电刺激器产生脉冲电流传送至穿刺针，当穿刺针接近混合神经时，就会引起混合神经去极化，而其中运动神经较易去极化出现所支配肌肉颤搐，这样就可以通过肌颤搐反应来定位，不必通过穿刺针接触神经产生异感来判断。

2. 组成

包括电刺激器、穿刺针、电极及连接导线。

（1）电刺激器：电刺激器要求电压安全、电流稳定、性能可靠。理想的电刺激器采用直流电，输出电流在 $0.1 \sim 10.0$ mA 间，能随意调节并能精确显示数值，频率为 $0.5 \sim 1$ Hz。

（2）两个电极：负极通常由鳄鱼夹连接穿刺针，使用前须消毒，正极可与心电图电极片连接，粘贴于肩或臀部。

（3）穿刺针：最好选用带绝缘鞘穿刺针，以增强神经定位的准确性，一般穿刺针亦可应用。

3. 定位方法

神经刺激仪用于神经定位时和常规神经阻滞一样须摆放体位、定位、消毒铺巾，进针后接刺激器。开始以 1mA 电流以确定是否接近神经，1mA 电流可使距离 1cm 范围内的运动神经去极化，然后调节穿刺针方向、深度及刺激器电流，直至以最小电流（$0.3 \sim 0.5$ mA）产生最大肌颤搐反应，说明穿刺针已接近神经，此时停针，回抽注射器无血和液体后注入 2mL 局麻药，若肌颤搐反应减弱或消失，即得到进一步证实。如果注药时伴有剧烈疼痛提示有可能为神经内注射，此时应退针并调整方向。

4. 适用范围

神经刺激器多用于混合神经干定位，除可用于一般患者外，更适用于那些不能合作及反应迟钝的患者，但操作者仍须掌握局部解剖及操作技巧，以确定穿刺部位及穿刺方向，只有在穿刺针接近神经时神经刺激仪才能帮助定位。

五、局部麻醉并发症

每一种局部麻醉方法因其解剖结构不同,而相应有特殊并发症,下面主要介绍使用穿刺针穿刺及注射局麻药而引起的具有共性的问题。

(一)局麻药的不良反应

主要涉及局麻药过敏、组织及神经毒性、心脏及中枢神经系统毒性反应。

(二)穿刺引起的并发症

1. 神经损伤

在进行穿刺时可直接损伤神经,尤其伴异感时。Slender(1979)及 Winchell(1985)报道经腋路臂丛阻滞时神经损伤发生率分别为2%和0.36%,而有异感时发生率更高。使用短斜面穿刺针及神经刺激仪定位可减少神经损伤发生率。穿刺时还应避免神经束或神经鞘内注射。

2. 血肿形成

周围神经阻滞时偶可见血肿形成,血肿对局麻药扩散及穿刺定位均有影响,因而在穿刺操作前应询问出血史,采用尽可能细的穿刺针,同时在靠近血管丰富部位操作时应细心。

3. 感染

操作时无菌原则不严格或穿刺经过感染组织可将感染进一步扩散,因此有局部感染应视为局部麻醉禁忌证。

第二节　表面麻醉

将渗透作用强的局麻药与局部黏膜接触,使其透过黏膜而阻滞浅表神经末梢所产生的无痛状态,称为表面麻醉。表面麻醉使用的局麻药难以达到皮下的痛觉感受器,仅能解除黏膜产生的不适,因此表面麻醉只能在刺激来源于上皮组织时才有效果。黏膜细胞的指状突起与邻近细胞交错形成功能性表面,局麻药容易经黏膜吸收;皮肤细胞排列较密,外层角化,吸收缓慢而且吸收量少,故表面麻醉通常只能在黏膜上进行。但一种复合表面麻醉配方恩纳软膏(EMLA)为5%利多卡因和5%丙胺卡因盐基混合剂,皮肤穿透力较强,可用于皮肤表面,可以减轻经皮肤静脉穿刺和置管的疼痛,也可用于植皮,但镇痛完善需 45~60min。

一、表面麻醉药

目前应用于表面麻醉的局麻药分两类:羟基化合物和胺类。

临床上应用的羟基化合物类表面麻醉药是芳香族和酯类环族醇,如苯甲醇、苯酚、间苯二酚和薄荷醇等,制成洗剂、含漱液、乳剂、软膏和铵剂,与其他药物配伍用于皮肤病、口腔、肛管等治疗,与本章表面麻醉用于手术、检查和治疗性操作镇痛的目的并不一致。

本章讨论的胺类表面麻醉药,分为酯类和酰胺类。酯类中有可卡因、盐酸己卡因(Cyclaine)、苯佐卡因(Benzocaine)、对氨基苯甲酸酯(Butamben)和高水溶性的丁卡因(Tetracaine)。酰胺类包括地布卡因(Dibucaine)和利多卡因(Lidocaine)。另外尚有既不含酯亦不含酰胺的达克罗宁(Dyclonine)和盐酸普莫卡因(Pramoxine)。达克罗宁为安全的可溶性表面麻醉药,刺激性很强,注射后可引起组织坏死,只能作表面麻醉用。

混合制剂 TAC(Tracaine,Adrenaline,Cocaine)可通过划伤的皮肤而发挥作用,由 0.5% 丁卡因,10% ~11.8% 可卡因,加入含 1∶200000 肾上腺素组成,在美国广泛用于儿童皮肤划伤须缝合时的表面麻醉,成人最大使用安全剂量为 3~4mL/kg,儿童为 0.05mL/kg。TAC 不能透过完整皮肤,但能迅速被黏膜所吸收而出现毒性反应。为避免毒性反应及成瘾性,研究不含可卡因的替代表面麻醉剂,发现丁卡因—去氧肾上腺素的制剂与 TAC 一样可有效用于皮肤划伤。

二、操作方法

(一)眼科手术

角膜的末梢神经接近表面,结合膜囊可存局麻药 1~2 滴,为理想的给药途径。具体方法为患者平卧,滴入 0.25% 丁卡因 2 滴,嘱患者闭眼,每 2min 重复滴药 1 次,3~5 次即可。麻醉作用持续 30min,可重复应用。

(二)鼻腔手术

鼻腔感觉神经来自三叉神经的眼支,它分出鼻睫状神经支配鼻中隔前 1/3;筛前神经到鼻侧壁;蝶腭神经节分出后鼻神经和鼻腭神经到鼻腔后 1/3 的黏膜。筛前神经及鼻神经进入鼻腔后部位于黏膜之下,可被表面麻醉所阻滞。

方法:用小块棉布先浸入 1∶1000 肾上腺素中,挤干后再浸入 2% ~4% 利多卡因或 0.5% ~1% 丁卡因中,挤去多余局麻药,然后将棉片贴于鼻甲与鼻中隔之间约 3min。在上鼻甲前庭与鼻中隔之间再贴第二块局麻药棉片,待 10min 后取出,即可行鼻息肉摘除,鼻甲及鼻中隔手术。

(三)咽喉、气管及支气管表面麻醉

声襞上方的喉部黏膜、喉后方黏膜及会厌下部的黏膜,最易诱发强烈的咳嗽反射。喉上神经侧支穿过甲状舌骨膜,先进入梨状隐窝外侧壁,最后分布于梨状隐窝前壁内侧黏膜上,故梨状隐窝处施用表面麻醉即可使喉反射迟钝。

软腭、腭扁桃体及舌后部易引起呕吐反射,此处可以使用喷雾表面麻醉,但应控制局麻药用量,还应告诫患者不要吞下局麻药,以免吸收后发生毒性反应。咽喉及声带处手术,施行喉上神经内侧支阻滞的方法是:用弯喉钳夹浸入局麻药的棉片,慢慢伸入喉侧壁,将棉片按入扁桃体后梨状隐窝的侧壁及前壁 1min,恶心反射即可减轻,可行食管镜或胃镜检查。

咽喉及气管内喷雾法是施行气管镜、支气管镜检查,或施行气管及支气管插管术的表面麻醉方法。先令患者张口,对咽部喷雾 3~4 下,2~3min 后患者咽部出现麻木感,将患者舌体拉出,向咽喉部黏膜喷雾 3~4 下,间隔 2~3min,重复 2~3 次。最后用喉镜显露声门,于患者吸气时对准声门喷雾,每次 3~4 下,间隔 3~4min,重复 2~3 次,即可行气管镜检或插管。

另一简单方法是在患者平卧头后仰时,在环状软骨与甲状软骨间的环甲膜做标记。用 22G 3.5cm 针垂直刺入环甲膜,注入 2% 利多卡因 2~3mL 或 0.5% 丁卡因 2~4mL。穿刺及注射局麻药时嘱患者屏气、不咳嗽、吞咽或讲话,注射完毕鼓励患者咳嗽,使药液分布均匀。2~5min 后,气管上部、咽及喉下部便出现局部麻醉作用。

(四)注意事项

(1)浸渍局麻药的棉片填敷于黏膜表面之前,应先挤去多余的药液,以防吸收过多产生毒

性反应。填敷棉片应在头灯或喉镜下进行,以利于正确放置。

（2）不同部位的黏膜吸收局麻药的速度不同:一般说来在大片黏膜上应用高浓度及大剂量局麻药易出现毒性反应,重者足以致命。根据 Adriani 及 Campbell 的研究,黏膜吸收局麻药的速度与静脉注射相等,尤以气管及支气管喷雾法局麻药吸收最快,故应严格控制剂量,否则大量局麻药吸收后可抑制心肌,患者迅速虚脱,因此事先应备安复苏用具及药品。

（3）表面麻醉前可注射阿托品,使黏膜干燥,避免唾液或分泌物妨碍局麻药与黏膜的接触。

（4）涂抹于气管导管外壁的局麻药软膏最好用水溶性的,应注意其麻醉起效时间至少需1min,所以不能期望气管导管一经插入便能防止呛咳,于清醒插管前,仍须先行咽、喉及气管黏膜的喷雾表面麻醉。

第三节　局部浸润麻醉

沿手术切口线分层注射局麻药,阻滞组织中的神经末梢,称为局部浸润麻醉。

一、常用局麻药

根据手术时间长短,选择应用于局部浸润麻醉的局麻药,可采用短时效(普鲁卡因或氯普鲁卡因)、中等时效(利多卡因、甲哌卡因或丙胺卡因)或长时效局麻药(丁哌卡因或依替卡因)。

二、适应证

适用于体表短小手术、创伤性检查和治疗技术。

三、禁忌证

（1）局麻药过敏。
（2）精神状态异常者和不合作患者。
（3）主要区域感染。

四、操作方法

取 24～25G 皮内注射针,针头斜面紧贴皮肤,进入皮内以后推注局麻药液,造成白色的橘皮样皮丘,然后取 22G 长 10cm 穿刺针经皮丘刺入,分层注药,若需浸润远方组织,穿刺针应由上次已浸润过的部位刺入,以减轻穿刺疼痛。注射局麻药液时应加压,使其在组织内形成张力性浸润,与神经末梢广泛接触,以增强麻醉效果。

五、注意事项

（1）注入局麻药要深入至下层组织,逐层浸润,膜面、肌膜下和骨膜等处神经末梢分布最多,且常有粗大神经通过,局麻药液量应加大,必要时可提高浓度。肌纤维痛觉神经末梢少,只要少量局麻药便可产生一定的肌肉松弛作用。

（2）穿刺针进针应缓慢，改变穿刺针方向时，应先退针至皮下，避免针干弯曲或折断。

（3）每次注药前应抽吸，以防局麻药液注入血管内。局麻药液注毕后须等待 4~5min，使局麻药作用完善，不应随即切开组织致使药液外溢而影响效果。

（4）每次注药量不要超过极量，以防局麻药毒性反应。

（5）感染及癌肿部位不宜用局部浸润麻醉。

第四节　静脉局部麻醉

肢体近端上止血带，由远端静脉注入局麻药以阻滞止血带以下部位肢体的麻醉方法称静脉局部麻醉。静脉局部麻醉首次由 August Bier 于 1908 年介绍，故又称 Bier 阻滞，主要应用于成人四肢手术。

一、作用机制

肢体的周围神经均有伴行血管提供营养。若以一定容量局麻药充盈与神经伴行的静脉血管，局麻药可透过血管而扩散至伴行神经发挥作用。在肢体远端缚止血带以阻断静脉回流，然后通过远端建立的静脉通道注入一定容量局麻药以充盈肢体静脉系统即可发挥作用，通过这种方法局麻药主要作用于周围小神经及神经末梢，而对神经干的阻滞作用较小。

二、适应证

适用于能安全放置止血带的远端肢体手术，受止血带安全时限的限制，手术时间一般在 1~2h 内为宜，如神经探查、清创及异物清除等。如果并发有严重的肢体缺血性血管疾患则不宜选用此法。下肢主要用于足及小腿手术，采用小腿止血带，应放置于腓骨颈以下，避免压迫腓浅神经。

三、操作方法

（1）在肢体近端缚两套止血带。

（2）肢体远端静脉穿刺置管：据 Sorbie 统计，选择静脉部位与麻醉失败率之间关系为肘前 > 前臂中部、小腿 > 手、腕、足。

（3）抬高肢体 2~3min，用弹力绷带自肢体远端紧绕至近端以驱除肢体血液。

（4）先将肢体近端止血带充气至压力超过该侧肢体收缩压 100mmHg，然后放平肢体，解除弹力绷带。充气后严密观察压力表，谨防漏气使局麻药进入全身循环而导致局麻药中毒反应。

（5）经已建立的静脉通道注入稀释局麻药，缓慢注射（90s 以上）以减轻注射时疼痛，一般在 3~10min 后产生麻醉作用。

（6）多数患者在止血带充气 30~45min 以后出现止血带部位疼痛。此时可将远端止血带（所缚皮肤已被麻醉）充气至压力达前述标准，然后将近端止血带（所缚皮肤未被麻醉）放松。无论在何情况下，注药后 20min 内不可放松止血带。整个止血带充气时间不宜超过 1~1.5h。

若手术在 60~90min 内尚未完成，而麻醉已消退，此时须暂时放松止血带，最好采用间歇放气,以提高安全性。恢复肢体循环 1min 后,再次充气并注射 1/2 首次量的局麻药。

四、局麻药的选用与剂量

利多卡因为最常用的局麻药,为避免药物达到极量又能使静脉系统充盈,可采用大容量稀释的局麻药。以 70kg 患者为例,上肢手术可用 0.5% 利多卡因 60mL,下肢手术可用 0.25% 利多卡因 60~80mL,一般总剂量不要超过 3mg/kg。丙胺卡因和丁哌卡因也成功用于静脉局部麻醉。0.25% 丁哌卡因用于 Bier 阻滞,松止血带后常可维持一定程度镇痛,但有报道因心脏毒性而致死亡的病例。丙胺卡因结构与利多卡因相似,且入血后易分解,故其 0.5% 溶液亦为合理的选择。氯普鲁卡因效果亦好,且松止血带后氯普鲁卡因可被迅速水解而失活,但约10% 患者可出现静脉炎。

五、并发症

静脉局部麻醉主要并发症是放松止血带后或漏气致大量局麻药进入全身循环所产生的毒性反应。所以应注意:①在操作前仔细检查止血带及充气装置,并校准压力计;②充气时压力至少超过该侧收缩压 100mmHg 以上,并严密监测压力计;③注药后 20min 以内不应放松止血带,放止血带时最好采取间歇放气法,并观察患者神志状态。

第五节　颈丛阻滞技术

一、解剖学基础

每个颈神经均分为前支和后支,后支向后行走,支配颈部和头后面的肌肉及皮肤。颈丛是由 $C_{1~4}$ 神经的前支构成,位于肩胛提肌和中斜角肌的前方、第 1~4 颈椎的前外侧和胸锁乳突肌的深面。颈丛支配颈深部和浅部结构,其中 C_1 神经为纯运动神经,支配枕下三角区肌肉的运动,没有支配皮肤的感觉分支。颈部皮肤的感觉是由 $C_{2~4}$ 神经前支和后支的皮支以连续皮肤节段形式支配。

颈丛的皮支(枕小神经、耳大神经、颈横神经和锁骨上神经)是从胸锁乳突肌后方的深筋膜穿出,分布在颈部和头部后面的皮肤。枕小神经(C_2、C_3)沿胸锁乳突肌后缘上行,并发出皮支分布在颈部上外侧、耳郭上端和枕部的皮肤。耳大神经(C_2、C_3)是沿胸锁乳突肌的后缘向前上方走行,继之分为前、后两支,前支司理面部后下部分皮肤的感觉,后支司理乳突上部和耳郭下端皮肤的感觉。颈横神经(C_2、C_3)是从颈外静脉下方穿出向前走行,司理下颌骨至胸骨之间颈部前外侧部分皮肤的感觉。锁骨上神经(C_3、C_4)也是从胸锁乳突肌后缘走出,然后向外下方走行,司理颈下区至肩锁关节以及第 2 肋骨以上胸前区皮肤的感觉。

颈丛的深支主要为运动神经,支配颈部深层的肌肉以及肩胛提肌、舌骨下肌和膈肌。但颈丛的深支也可传递浅感觉和深部组织(肌肉、骨骼和关节)的本体感觉。其中 C_1 神经前支的部分纤维伴随舌下神经走行,然后在颈动脉鞘的前面离开舌下神经下降为颈襻上根,C_2、C_3 神经前支的纤维经过联合发出降支,称为颈襻下根。上、下根半环状软骨弓高度,在颈动脉鞘浅面合成颈襻,由颈襻发出分支支配舌骨下肌群的上、下部,所以在甲状腺手术需要切断舌骨下肌时,大多选在该肌的中份进行,以免损伤神经。

二、适应证

(一)手术麻醉

软组织探查和活体组织检查,同侧甲状腺和甲状旁腺手术,颈动脉内膜剥脱术。

(二)疼痛治疗

颈丛分布区疼痛性疾病的诊断和治疗。

三、阻滞操作技术

首先实施颈浅丛阻滞,以减轻颈深丛阻滞操作所致的患者不适。

(一)颈浅丛阻滞技术

患者的头部伸展和颈部屈曲,头转向阻滞侧的对侧。操作者用触摸定位手的手指绷紧颈部的皮肤,以显露胸锁乳突肌后缘。从乳突到第6颈椎横突结节划一条直线,将穿刺进针点标记在该连线的中点,此乃颈浅丛在胸锁乳突肌后缘后方发出分支的交汇点。

在皮肤消毒之后,采用25号穿刺针在进针点做局部麻醉药皮丘,然后将穿刺针垂直刺入皮下组织内 2~3cm。在回抽试验无血和脑脊液后,将穿刺针沿胸锁乳突肌后缘在上、下方向进行调整实施"扇形"浸润注射,浸润注射的范围是进针点上方和下方 2~3cm。所需的局部麻醉药液用量为 10~20mL,每次调整穿刺进针方向后注射局部麻醉药液 3~5mL。

(二)颈深丛阻滞技术

患者的体位同颈浅丛阻滞。在乳突尖至 C_6 颈椎横突之间做第1条连线,C_6 颈椎横突是位于环状软骨上缘的水平线上。在第1条连线后方1cm处做第2条平行线,在该平行线上,C_2 颈椎横突位于乳突下方2cm处,C_3 颈椎横突位于 C_2 颈椎横突下方1.5cm处;C_4 颈椎横突位于 C_3 颈椎横突下方1.5cm处。采用记号笔在相对应的皮肤穿刺进针部位做标记。

采用22号穿刺针,分别自第2、第3、第4颈椎横突水平垂直于皮肤刺入穿刺针,然后向内和向尾侧方向推进穿刺针,直至穿刺针前端触及颈椎横突的骨质。向尾侧方向进针的目的是防止穿刺针不慎进入椎间孔引起硬脊膜外间隙阻滞或蛛网膜下隙阻滞。当穿刺针触及颈椎横突时,常常可诱发出异感或获得刺破椎前筋膜的明显落空感。如果穿刺针是处于正确位置,在无支持的情况下,其仍可保持与皮肤相垂直的位置。在回抽试验无血和脑脊液后,在3个穿刺进针点分别注入局部麻醉药液 2~4mL,一般可获得满意的麻醉效果。颈丛阻滞成功后可实施单侧颈部手术。

由于预部的椎旁间隙相互沟通,所以局部麻醉药液可相当容易地扩散到相邻的区域。因此在一个部位(C_3 或 C_4 颈椎横突)注入大容量(6~8mL)的局部麻醉药液常常即可获得完善的颈深丛阻滞效果。在注射药物的过程中,可用手指按压 C_5 颈椎横突,以防止局部麻醉药液向尾侧扩散导致不必要的臂丛阻滞。

四、并发症和注意事项

(1)由于穿刺操作中必须让患者配合,因此手术前用药或手术中镇静处理的程度应尽可能轻。因为苯二氮䓬类药物可能会使患者的定向力丧失,所以一般不主张应用。

（2）在穿刺操作中，必须保持朝尾侧方向推进穿刺针，以防止穿刺针误入硬脊膜外间隙或蛛网膜下隙。另外，尚须避免穿刺进针太深，以防止穿刺针进入椎间孔内。如果穿刺针刺破硬脊膜囊而将局部麻醉药误注入蛛网膜下隙内，患者则可迅速出现全脊髓麻醉的症状。

（3）注射药物前应进行回抽试验，并注入 1mL 的试验剂量，以免将局部麻醉药误注入颈外静脉或椎动脉内。将局部麻醉药液 0.25mL 注入椎动脉内即可迅速导致患者出现中枢神经系统毒性反应症状。

（4）在通过一针穿刺实施颈深丛阻滞时，亦可采用神经刺激器协助完成操作。将穿刺针与神经刺激器相连接，并在 C_5 颈椎横突处按常规操作方法将穿刺针刺入。出现三角肌收缩说明穿刺针足位于 C_5 神经根附近。在注射药物的过程中，可采用手指按压 C_5 颈椎的远端。

（5）颈深丛阻滞的最常见并发症是颈交感神经链和喉返神经阻滞，在极少数患者，此并发症可导致患者呼吸窘迫。另外，颈深丛阻滞中尚有发生膈神经阻滞的可能，所以 1d 内仅能实施一侧颈深丛阻滞，尤其是肥胖或伴有慢性呼吸功能衰竭的患者，并且必须监测动脉血氧饱和度。

（6）在颈丛阻滞中，其他面部神经麻痹的现象较为罕见，并且常常为一过性。舌咽神经（第Ⅸ对脑神经）阻滞时患者可出现吞咽不能、唾液分泌过多、舌后部麻木；迷走神经（第Ⅹ对脑神经）阻滞时患者可出现发音困难，副神经（第Ⅺ对脑神经）的脊髓根阻滞时患者可出现胸锁乳突肌麻痹、发音困难和吞咽不能；舌下神经（第Ⅻ对脑神经）阻滞时患者可出现舌偏斜。

（7）颈丛阻滞的其他少见并发症有：迟发性感染、局部血肿、阻滞作用持续时间过长、颈部叩击痛、慢性肌肉痉挛等。

（8）在应用含有肾上腺素的利多卡因实施颈丛阻滞时，60% 的患者可出现心动过速。如果在局部麻醉药液中加用可乐定，则可降低患者心动过速的发生率。所以，在颈丛阻滞中和阻滞后，建议监测患者的血压和心电图（包括 ST 段的情况），尤其是老年患者或动脉粥样硬化患者。

第三章　椎管内麻醉

第一节　腰　麻

腰麻或称脊麻是蛛网膜下隙阻滞麻醉或脊椎麻醉的简称。是将局麻药注入蛛网膜下隙以使神经前后根受阻滞而产生麻醉效果的技术。腰麻设备简单,用药量少而麻醉效果确实,止痛完善,肌肉松弛好,为手术操作能创造良好的条件为其特点。

一、适应证

临床上主要适用于膈平面以下的手术,以下腹部、下肢、盆腔及会阴部手术效果较好,最常用。是甲亢、气道炎症、肝肾疾患及妇产科肥胖者患者的最适宜的麻醉。由于穿刺针制作越来越微细,细针、细导管对组织损伤小,用药量少,使脊麻在临床上的应用正在不断扩大。

二、禁忌证

对于不合作者;中枢神经疾病,如颅内高压症、癫痫、脊髓肿瘤;穿刺部位有感染;腰椎有畸形;严重毒血症(如晚期肠梗阻)、全身衰竭及各种休克等患者禁用腰麻。长期用降压药者、严重高血压、严重动脉硬化、心脏病(尤其心力衰竭、心功能在 1 级以上)、严重贫血(Hb < 60g/L)及外伤大出血、血容量不足等患者,一般不宜选用。年龄过大(> 70 岁)、小儿(< 6 岁)、呼吸困难、腹内巨大肿瘤及产妇患者慎用。

三、麻醉前准备

术前 12h 禁食。术前晚灌肠。麻醉前镇静药量要重。阿托品可减轻腰麻的反应。患者入手术室后监测血压、脉搏、呼吸和 SpO_2。

四、方法

1. 类型

根据手术野所要求的麻醉范围,可分为如下几类。

(1)高位腰麻:麻醉平面在胸$_6$以上,在胸$_{1\sim5}$神经之间。

(2)中位腰麻:麻醉平面在胸$_{6\sim10}$之间。

(3)低位腰麻:麻醉平面在胸$_{10}$以下。用于盆腔及下肢手术。

(4)单侧腰麻:麻醉范围仅局限于患侧。

(5)鞍麻:又叫鞍区麻醉。仅骶尾神经被阻滞。仅适用于肛门、会阴部手术。

(6)连续腰麻:穿刺成功后,置以腰麻导管。近年应用有增多趋势。

2. 穿刺部位

成人不得高于腰$_2$小儿不得高于腰$_3$常选用腰$_{3\sim4}$间隙此处蛛网膜下隙最宽(终池),脊髓也在此形成终丝,穿刺较易成功。腰$_{2\sim3}$或腰$_{4\sim5}$间隙成功率相对较低,故少用。

取两髂嵴连线与脊柱相交点为腰₄棘突或腰₄间隙。穿刺体位取侧卧位和坐位。

（1）侧卧位：背部靠近手术台边缘，并与地面垂直，肩关节与髋关节在一条直线上，患者尽量前屈，头下垫枕，双手抱屈膝，脊柱强度屈曲，使腰部尽量后突、腰椎间隙增宽。

（2）坐位：于鞍麻和特殊情况时，取坐位，弯腰，胸前伏，腹内收，双足最好放在手术床上，低头，双手抱膝。手术床应为水平位，麻醉药液注入后根据手术需要，于患者转为仰卧时调整平面至固定为止。

3. 操作技术

打开腰麻包，戴消毒手套，要严格执行无菌操作，消毒皮肤范围合乎要求，上至肩胛下角，下至尾骨尖。拿、接、穿刺、注药注意无菌观念。穿刺点用 0.5%～1% 普鲁卡因或 0.5%～1% 利多卡因做皮丘，并浸润皮下、骶棘肌和棘间韧带等，常采用直入法，侧入法少用。

（1）直入穿刺法：用左手拇、食指固定皮肤，右手把握持针穿刺，当针尖刺入棘上韧带后，换手持针，左手持针身，右手持针柄，于患者背部垂直推针前进，左手背紧紧贴住患者皮肤，给进针以对抗力量，以防"失手"，穿刺过快过猛，而造成刺伤脊髓或马尾神经。穿刺针经过皮肤、皮肤下组织、骶棘肌、棘上韧带、棘间韧带、黄韧带、硬膜外腔、硬脊膜、硬脊膜下腔、蛛网膜、蛛网膜下隙。当针尖刺入黄韧带后阻力增加，随后突然感阻力消失（第 1 次落空感），示针尖已进入硬膜外腔，再前进穿过硬脊膜及蛛网膜（二者粘为一层），又出现阻力消失感（第 2 次落空感），即进入蛛网膜下隙。拔出针芯，如有脑脊液（CSF）流出，即穿刺成功。若进针较快时，仅能感到一次落空感，即已进入蛛网膜下隙。

（2）侧入穿刺法：于棘突间隙中点旁开 1.5cm，做支丘并浸润各层，穿刺针与皮肤成 75° 角，对准棘突间孔刺入，经黄韧带、硬脊膜而达蛛网膜下隙。本法可避开棘上韧带及棘间韧带，适用于韧带钙化的老年人、脊椎畸形或椎间隙不清的肥胖患者。当直入法失败时，也可改用本法。

4. 注药前核对

注药前应经两人核对药名、浓度、剂量及有无变质等，了解其比重，以便根据手术需要给药量，然后抽取所需剂量。

5. 腰麻局麻药比重

系药液与 CSF 比重的关系。CSF 比重为 1.006～1.009。将腰麻药比重分为重轻和等比重 3 种。每种局麻药用于腰麻都可起作用。

6. 注入局麻药

若 CSF 回流通畅后，左手固定穿刺针，右手将重比重局麻药在 20～30s 缓慢注入。轻轻翻身仰卧；单侧腰麻采取侧卧位，患肢向下；鞍麻采取坐位。应以针刺法测定麻醉平面，即用细针头从下肢向腹、胸方向轻刺，以痛觉的改变与消失，测定麻醉平面的高低，并暴快（在 5min 内）按手术需要适当调节体位，达到满意的麻醉范围。

7. 调节麻醉平面

麻醉平面是指腰麻后皮肤痛觉消失的最高界限。麻醉平面的调节是麻醉医师的基本功，要求在短时间内，将麻醉平面限制在手术所需范围内，以避免发生意外。腰麻平面最高以不超过胸₄为宜。除患者的身高、腰部弯曲度、腹内压力和妊娠等因素外，调节麻醉平面应考虑以下的影响因素。

（1）局麻药比重与体位的关系：局麻药比重是影响脊麻平面的重要因素之一。2.5% 普鲁卡因,0.75%布比卡因,0.5%辛可卡因生理盐水,1%丁卡因溶于生理盐水与脑脊液的比重相等,故称为等比重溶液。高于此浓度为重比重溶液;低于此浓度的为轻比重溶液。脊麻大都使用重比重液,目前多用等比重液。如用重比重液时,床头摇低 15°~20°,使药液在蛛网膜下隙迅速移动,平面升高;当平面升至低于所需手术平面 2 个脊神经节段时,即将床头摇平。若头低位过久或斜面过大时,易使平面上升过高而出现险情。丁卡因即使在 30min,布比卡因 2h 左右,麻醉平面仍有可能因体位变动而向头端扩散,应予注意。这是利用重比重液下沉,轻比重液上浮的特性和原理,体位的变动,可使蛛网膜下隙的局麻药液在一定范围内移动。37℃体温,CSF 比重为 1.003(0.003 偏高),>1.015 属重比重。要使局麻药变为重比重液,可加入 10%的葡萄糖液 0.3~0.5mL。临床上常用重比重液,便于控制和调节平面。0.75%布比卡因加入 5%~10%葡萄糖,配成 0.5%布比卡因,比重略高于 CSF,使平面不致过高。若用轻比重液,只将床尾摇低 15°~20°,可使平面升高,其方法与重比重液正好相反。

(2)局麻药剂量与平面的关系:即同一药物,剂量大时,平面高;反之亦然。

(3)局麻药的浓度与平面的关系:当药液的容积固定时,浓度越大,平面越高;反之亦然。

(4)局麻药的容积(量)与平面的关系:当麻药的浓度固定时,容积越大,平面越高;反之亦然。

(5)穿刺针的斜面朝向:向头侧时,平面较高;反之就低。

(6)注药速度与平面的关系:若过快时,所得麻醉平面高,消失亦快;反之亦然。

(7)穿刺椎间隙的高低与平面的关系:穿刺部位高,所得麻醉平面高;反之亦然。

(8)穿刺针粗细与平面的关系:穿刺针细,平面易升高;反之则低。

(9)局麻药的效能:局麻药的性能不同,平面高低不同。如利多卡因,浸润扩散性能强,平面易升高。

(10)年龄与平面的关系:年龄越小,平面越高。青少年的麻醉平面较成人为高。

五、麻醉管理

1. 加强监测

常规监测血压、脉搏、呼吸,每 5~10min 一次,用监测仪连续监测。

2. 防治心血管不良反应

凡恶心呕吐者,并脉细者,大多是血压下降或平面过高而使中枢缺氧所致,应排除腹内探查引起牵拉反应等原因,及时、主动处理。

(1)低血压的处理:除控制性低血压外,当血压有下降时,加快输液、输血速度,或麻黄碱 15~30mg,静脉注射或肌内注射,面罩吸氧。如麻黄碱效果不佳时,改用苯福林 0.3~0.5mg 静脉注射,使收缩压维持在 80mmHg 以上。必要时,要告诉手术医师,共同处理,包括暂停手术,以保证术中安全。

(2)预防血压下降措施:①局麻药中加血管收缩药,局麻药皮丘时加用麻黄碱 5~15mg,以对抗血压下降;②预防体位性低血压,麻醉操作完后,协助患者轻轻翻身平卧,不使体位发生大的变动;③头高位,平面过高时,摇高床头;④麻醉操作前应先输液,术中及时补充液体和血容量等。

3. 严密观察呼吸

严密观察呼吸如出现呼吸困难、发绀等呼吸受抑制或平面超过胸以上时,面罩吸氧或行辅助呼吸。如呼吸停止时,则行气管内插管,人工呼吸,及对症处理。

4.填写麻醉记录单

填写麻醉记录单要求如下:

(1)麻醉最高平面栏:至少有3次以上的麻醉平面测定记录(术前、术中和术后)。

(2)局麻药栏:麻醉药应写清药名、辅助剂、比重和重量等。例如:0.75%布比卡因1.5mL+10%葡萄糖1mL;重比重;即0.45%布比卡因(11.25mg)。

(3)麻药方法栏:写清麻醉方法:患者体位、穿刺部位、穿刺针斜面方向、注射速度时间、注药后体位及维持时间(依次顺序用简明符号记录)。例如:腰麻(方法)→侧(体位)→腰$_{3\sim4}$(穿刺点)→头(针斜面)→30s(注药时间)→头低15°(注射后体位)→2°(维持时间)。

(4)作用范围栏:麻醉范围测定。脊神经在躯体皮肤上具有一定的支配范围,腰麻时,可借助躯体皮肤痛觉消失的范围,以判断脊神经麻痹的范围。

5.腰麻后头痛防治

头痛多在麻醉作用消失后24h内出现,2~3d最剧烈,7~14d消失,一般认为是脑脊液通过针孔丢失,使颅内压降低所致。也可能与局麻药中含的杂质刺激有关,目前仍不清。

(1)预防方法:为降低脊麻头痛发生率,应采取:①选细穿刺针,针孔小,脑脊液外漏少。也可使用微细导管做连续腰麻,使用最低有效浓度,略高于等比重液,徐徐注入,术后头痛发生率显著减少,脑脊液的丢失又能以注入容量取代,故目前倡导应用。新推荐用25~27G细针(Whitacre脊麻针),使头痛发生率从10%降至2.5%~3%;②避免反复穿刺;③麻药浓度不要过高;④术中适当补充液体;⑤麻醉送回病房后,去枕平卧6~8h。

(2)治疗:腰麻后头痛的治疗方法:①平卧,平卧时症状减轻,坐、立、活动加剧;②补液,2000~3000mL/d,会减轻头痛;③对症,针刺太阳、风池等穴;服镇痛镇静药物。如可卡因0.03g、阿司匹林0.6g合用;④腰部硬膜外腔充填,硬膜外,穿刺成功后,注入生理盐水30mL,1次/d,2次或3次有效。自家血3~25mL注入硬膜外隙,也有效。但要注意无菌,应用时慎重。

6.尿潴留的处理

肛门、会阴、下腹及盆腔手术的患者常发生,与手术刺激有关。若发生尿潴留,改变体位,精神疗法,鼓励患者自行排尿;热敷下腹部;针刺中极、关元、三阴交等穴;一般经以上处理可自行排尿,若上述方法无效时导尿。

7.神经并发症的防治

神经损伤和下肢瘫痪也称马尾综合征。是腰麻少见的并发症,一旦发生后果十分严重。表现为下肢运动、感觉长时间不恢复,大小便失禁,尿道括约肌麻痹,恢复缓慢。处理如下。

(1)机械性损伤:因技术性问题,直接神经损伤少见,可能多为药物粘连性蛛网膜炎所造成。亦可为无菌操作不当引起。预防:①注意局麻药物配制的浓度、渗透压和药物的纯度;②严格无菌技术,尽量减少对穿刺针的接触。药液中尽量不要应用肾上腺素;③麻醉中不要使血压长时间处于低水平状态;④腰麻操作要轻柔,勿使用暴力,针尖进蛛网膜下隙要防止手失控。详细记录穿刺操作时感觉异常及注射局麻药时有无痛觉,有助于术后判断神经症状的原因。

治疗:①在精神疗法的基础上大量用维生素B_1、维生素B_{12};②有急性炎症时可给予激素治疗;③理疗、推拿、按摩和锻炼走路等。

(2)脑神经麻痹:偶尔发生,外展神经失能多见。发生在腰麻后3~12d,脑脊液丢失,使颅内压降低为其主要原因。一旦发生,对症处理,主要是复视,多数患者1个月内恢复。

六、失败原因及对策

腰麻的失败率较高为2%～5%,其原因如下。

1. 穿刺困难

穿刺困难多见于老年、肥胖和脊椎畸形者。可用侧入法穿刺,多易成功。

2. 高平面脊麻

若腰麻麻醉平面超过胸,脊神经称高平面脊麻。

(1)原因:①患者脊柱短小,而腰麻药剂量仍用成人量,没有减量;②麻药剂量大;③麻醉容积大;④患者应用重比重麻醉时,患者头部过低;⑤注药速度过快;⑥穿刺针口斜面向头端;⑦患者的身体情况差,准备不足等;⑧麻醉平面控制不当:麻醉平面的调节和固定不熟悉或没掌握好。

(2)临床表现:高平面脊麻使胸脊神经和膈神经遭受抑制,有血压下降,心动徐缓,呼吸抑制;如麻醉平面超过颈,膈神经受阻滞时,则呼吸停止。恶心呕吐为腰麻并发症,较常见,如麻醉平面过高,发生率也提高。

(3)处理:麻醉平面过高一出现,立即处理。①吸氧,必要时辅助呼吸,或气管内插管辅助呼吸;②输液输血,血压降低时,加快输液输血速度;③升压药,如麻黄碱10～15mg,静脉注射或甲氧明5～10mg滴注,必要时多巴胺输注。心搏骤停时心肺脑复苏。

3. 平面不当

平面过高作用易在短时间内消失,平面过低则达不到手术要求,或有手术操作牵拉反应,患者不适。可应用麻醉性辅助药物,如哌替啶50mg加异丙嗪25mg静脉注射等。

4. 药物不当

因药物方面造成麻醉失败的病例很多,如:

(1)药物失效:药物失效或错用。用前要仔细检查核对。

(2)剂量不足:药量不足,或药物未完全注入蛛网膜下隙。针斜面没有完全在脊髓腔内,脑脊液回流不畅。注药前后,都要轻轻回抽,如脑脊液回流通畅,可证明药液确实完全注入蛛网膜下隙。

(3)加入血管收缩药过多:加入血管收缩药确有延长药效之功能,但加用血管收缩药过多时也影响麻醉效果。要切实精确掌握血管收缩药剂量。

5. 患者情况

患者也是影响麻醉效果的因素。

(1)精神刺激:精神所受刺激大,如截肢患者,要用辅助药配合呈睡眠状态,可取得满意效果。

(2)产妇:产妇用药量要小,且在麻醉操作时,将床头摇高10°～15°。

(3)拮抗局麻药:碱性脑脊液可破坏或对抗局麻药的作用。

6. 环境的影响

如室温过高,易发生药物吸收过快而致中毒反应。应注意调整室温。

第二节　骶管阻滞麻醉

局麻药从骶裂孔注入骶管腔内以阻滞骶神经的方法,叫作骶管阻滞麻醉,又称骶部硬膜外麻醉,简称低麻。骶麻为最早开始应用的硬膜外阻滞,除麻醉骶脊神经外,还可麻醉部分腰段、胸段脊神经。分为单次法和持续法。由于较为安全,效果确实,伤及硬脊膜和脊髓的危险性很小,目前在会阴部手术麻醉、小儿外科麻醉和疼痛治疗等应用广泛。

一、适应证

适用于肛门直肠、阴道、会阴部、下肢、尿道手术,以及婴幼儿及学龄前儿童的腹部手术及术后镇痛,产科镇痛及慢性疼痛治疗等。

二、禁忌证

穿刺部位感染,凝血机制障碍或应用抗凝剂及解剖标志不清等。

三、解剖部位

骶裂孔和骶角是骶管穿刺术的重要解剖标志。

1.定位法

先扪清尾骨尖,沿中线向头端摸,距尾骨尖 4～8cm 处,可触及一弹性的凹陷,即为骶裂孔。其两侧可触及突起如豆状物的骨质隆起,即为骶角。两骶角连线中点的凹陷点即为穿刺点。此点相当于第4、第5两块骶骨的背面正中。髂后上棘连线在第2骶椎平面,是硬脊膜囊的终止部位,骶麻穿刺如超过此线,即误入蛛网膜下隙,而有发生全脊麻的危险。从骶裂孔到此线的距离平均47mm,最长75mm,最短19mm。骶裂孔与髂后上棘呈一等边三角形。

2.穿刺法

低裂孔穿刺,由浅入深分别经过皮肤、皮下组织、骶尾韧带、低骨。骶管容积 12～65mL,平均25～30mL。须注意在成人中有较大个体差异。

四、麻醉前准备

同腰麻。即禁食,复苏设备准备,抗惊厥药物,麻醉前颠茄类药物准备,开放上肢静脉通路等。

五、操作方法

1.单次骶管阻滞

单次骶管阻滞是经骶裂孔一次将局麻药注入骶管腔。

(1)体位:患者侧卧位、膝关节尽量向腹部屈曲;或俯卧位,在耻骨联合下垫枕头,让患者两腿略分开,内旋双踝,可使骶部突起更高一些,臀部肌肉放松。或利用手术台将躯体和下肢放低,使骶部突出,便于穿刺。

(2)穿刺:严格无菌操作,戴消毒手套,皮肤严格消毒后铺巾,局麻药做皮丘,以 7 号针头垂直刺进皮肤,针尖向头改变方向,与皮肤呈45°刺入,经皮下、骶尾韧带有阻力突然消失的感觉(落空感),即示进入骶管腔,将针尖减至与皮肤成10°～15°,再向前推进2cm即可。

(3)注药:抽吸无回血、无脑脊液,将针尖固定,注射空气或生理盐水无阻力时,可注入试验量 3～5mL,观察 5min,无腰麻征象,即可将其余诱导量局麻药,全部缓慢注入。注速不宜过快。每 30s 注入 10mL,边注药边时刻观察是否出现急性药物毒性征象。

2. 持续骶管阻滞

方法与硬膜外法相同。穿刺点选腰$_{4～5}$或腰$_5$～骶$_1$间隙,导管置入骶管腔即可。也可用 16 号直针将针斜面磨短,边缘不过于锐利,自低裂孔穿刺,与单次法穿刺操作相同,然后置入导管。

六、用药

选用作用时间长、不良反应少的局麻药,常用药浓度较胸腰段硬膜外麻醉为低。1%～1.5% 利多卡因 15～20mL 或 0.2%～0.25% 丁卡因 20～30mL 或 0.25% 丁哌卡因 10～15mL;或 0.5% 耐乐品 10～20mL。

若经腰$_{4～5}$或腰$_5$～骶$_1$持续骶麻,如腹会阴联合切口或子宫全切等手术,采用两点穿刺时,药量较小,仅 10～15mL 即可;若经阴道做子宫全切手术,有良好的肌松条件,才能方便手术操作,用药浓度要高,可用 2% 利多卡因 15～20mL 或 0.2%～0.33% 丁卡因 15～20mL;若为单次骶麻需 25～30mL,但不能超过一次局麻药的极量;老年人、体弱者用药量酌减。小儿按年龄和体重计算药量。

七、注意事项

1. 穿刺困难或失败

骶裂孔大小和形状变异较多,易造成穿刺困难或失败,应注意穿刺部位骨性标志的确定和操作要领。

2. 出现腰麻症状

注药后出现腰麻症状,主要是骶管腔的终止部位低于髂后上棘,穿刺针虽然进入低管不深,也可穿破硬脊膜囊。将骶麻诱导剂量的局麻药误注入蛛网膜下隙引起。故注药前要先用试验量,无腰麻症状时,再注入诱导总药量,决不可忽视,以免造成意外。一旦发生全脊麻,患者很快呼吸停止,血压极度下降,应维持气道通畅,控制呼吸,静脉输液,升压药物如麻黄碱等升压。

3. 骶麻阻滞范围有限

较高手术范围的麻醉难以达到。临床上也有用大诱导容量的麻醉药物做骶麻,获得较高的麻醉平面,行下腹部手术,这在小儿成功率较高,而成人则失败率高,难以保证患者的麻醉效果和安全,还是选下腹部硬膜外麻醉变好。

4. 骶管反应

单次法骶麻时,用试验量无反应,但当注入诱导量药液时,注后立即或于数分钟内出现毒性反应,称为骶管反应。患者头昏头胀、意识消失及牙关紧闭等表现,或肌张力高度增加,或惊厥、抽搐等,甚至发绀,屏气。立即给予吸氧、平卧,可于数分钟后自行缓解,意识恢复。重者应立即给予镇静、镇痛药物,如咪达唑仑 10mg 或哌替啶 50mg 静脉注射。有发绀者,应面罩下吸氧或辅助呼吸。

发生原因可能是注药速度较快,或注入量较大,迅速进入血循环,出现毒性反应。或是注药过敏,因刚注完药即发生以上反应。也可能为骶管内压力过大所引起的神经反射。故推注药物时速度应缓慢,可预防骶管反应。

5. 血压下降

骶麻时血压下降轻微,持续时间也较短。处理同腰麻或硬膜外麻醉。

6. 尿闭

尿潴留是骶麻常见的并发症,同腰麻处理。

7. 骶管感染

骶管位置近肛门,卫生环境较差。若消毒不严,可引起感染、发热、骶骨疼痛。按感染予以处理。

8. 阻滞范围局限

一般阻滞范围比较局限,对较高手术范围的麻醉要求难以达到。

9. 骶管反应率高

全身中毒发生率较高。

10. 局麻药用量较大

局麻药用量较大如丁哌卡因的最大剂量 2mg/kg,利多卡因 4mg/kg,为注射无误时的最大剂量。

11. 失败率高

达 5% ~15% 。

第三节　脊麻—硬膜外联合麻醉

脊麻—硬膜外联合麻醉(CSEA),于1981 年 Brownridge 首先应用,是近十几年来兴起的一种椎管内阻滞的新技术,正在国内外麻醉中日益普及。因为 CSEA 综合了脊麻(SA)和硬膜外麻醉(EA)的优点,弥补了两种麻醉方法的各自弊端。将"可靠"的脊麻与"灵活"的硬膜外麻醉技术联合应用,达到取长补短的功效。

一、效果评价

1. 脊麻的优缺点

(1)优点:①操作简单;容易掌握;②腰骶神经根阻滞充分,成功率高,在99% 以上;③起效快;④局麻药用量少,减少了局麻药对心血管及神经系统毒性的潜在危险;⑤效果可靠,阻滞完善,肌肉松弛满意;⑥经济,是目前临床麻醉技术中最具经济效益者。

(2)缺点:①麻醉时间有限,不能随意延长;②平面不易控制,出现高平面或低平面阻滞;③术后头痛发生率高;④不能行术后镇痛等。

2. 硬膜外麻醉的优缺点

(1)优点:①节段性麻醉,使麻醉范围限制在手术区域;②无头痛;③血压下降较轻,引起的心血管不良反应小;④可控性强,麻醉时间长,麻醉有可延时性,满足长时间手术的需要;⑤术后镇痛,可留管行疼痛治疗。

(2)缺点:①起效慢,诱导时间长;②操作技术要求高,技术掌握较有难度且有骶神经阻滞不全;③药物用量大,达到麻醉的剂量为脊麻的 4 ~ 10 倍;④有一定的阻滞不全发生率;常需用辅助药;局麻药再吸收可能出现寒战及中毒性全身反应;⑤可发生致命的严重并发症全脊麻。

3. CSEA 的优点

CSEA 是将脊麻与硬膜外麻醉有机结合的一种新麻醉技术。综合了 SA 与 EA 两种麻醉方法的优点,与单纯脊麻与硬膜外麻醉比较,CSEA 的特点如下:

(1)起效快,作用迅速可靠,缩短了麻醉诱导时间。

(2)阻滞完善,肌肉松弛完全,效果确切。

(3)用药量少,减少了局麻药用量过大引起的不良反应。

(4)可控性强,麻醉时间不受限制。

(5)并发症少,术后头痛发生率降低,心血管不良反应的发生率也降低。

(6)阻滞平面的可控性强,易于控制。

(7)对机体生理干扰轻,镇痛完善,呼吸、循环平稳、牵拉应激反应少。

(8)术后镇痛方便、效果良好。

4. CSEA 存在的问题和争议

CSEA 作为一种新技术,具有许多优点,但也存在着以下问题和争议:

(1)设备上要求较高:对穿刺针的选择有一定要求。脊麻针长度比硬膜外针长 12mm。

(2)操作复杂:操作较单纯脊麻或硬膜外麻醉复杂,有一定难度。

(3)脊麻针尖受损或脱落金属粒子:脊麻针通过硬膜外针时,有可能使脊麻针尖受到损伤、折断或有金属粒子脱落,但未见临床和实验报告。

(4)导管误入蛛网膜下隙:导管经脊麻针穿破孔处误入蛛网膜下隙。已有类似报道。

(5)局麻药漏入蛛网膜下隙:硬膜外腔的局麻药有可能通过脊麻针穿孔漏入蛛网膜下隙。

(6)无脑脊液回流:硬膜外穿刺针不在硬膜外腔,腰穿针自硬膜外侧腔通过;或是腰麻针被神经根或结缔组织阻塞等。也有硬膜外腔置管困难出现。

二、适应证

CSEA 在临床上有较好的应用前景,是安全可靠的麻醉方法之一。保证了安全,提高了麻醉质量。据文献报道,目前应用在以下手术中:

1. 肾移植

在泌尿外科同种异体肾移植术中应用。

2. 产科

剖宫产中应用最多,也是首先在产科开始应用的新型椎管内阻滞法技术。

3. 妇科

子宫切除术等腹盆腔手术。

4. 骨科

髋及下肢骨科手术。

5. 其他

结肠、直肠手术、前列腺手术、疝修补术、外周血管手术、截肢等及以下长时间手术。

6. 术后镇痛

适用于术后镇痛病例。

三、禁忌证

脊柱畸形,穿刺部位有感染,严重大失血、休克、垂危、脱水、循环功能不全、严重高血压、严重贫血出血倾向、脊髓腔内有肿瘤者,应为禁忌证。过度肥胖,穿刺有困难者,精神病以及精神紧张,不合作者,为相对禁忌证。

四、麻醉前准备

1. 急救复苏准备

术前做好急救准备,必须将麻醉机、氧气、气管插管、急救药品等急救复苏用具,准备齐全。

2. 麻醉前准备

术前准备同腰麻。入手术室后监测血压、脉搏和 SpO_2。连续心电监测等。开放静脉输液通路。

3. 穿刺物品准备

穿刺准备同腰麻。

五、操作技术

1. CSEA 发展

1982 年 Coates 推广 CSEA。1992 年 Lifschitz 和 Jedeikin 发明"背扎"Tuohy 针,使 CSEA 技术逐渐成熟。2004 年 Abenstein 在美国第 55 届 ASA 年会上评价优点较多。从历史上看有 4 种方法:

(1)单针单椎间隙穿刺法:为向硬膜外腔插入细针,给局麻药后将针再刺入脊椎蛛网膜下隙,再注入局麻药。

(2)双针双椎间隙穿刺法:在一椎间隙置入硬膜外导管,而在另一椎间隙(一般为相邻椎间隙),进行脊麻,近年来也有在同一椎间隙分别进行硬膜外和脊麻穿刺。

(3)针内针(双针)单椎间隙穿刺法:1982 年首先用于骨科,1984 年用于妇产科,1991 年用于产科止痛,最近又发展了双导管单椎间隙技术,目前推荐用 Whitacre 针,经硬膜外针内用脊麻针穿刺至蛛网膜下隙,腰麻后拔出脊麻针,向头向置入硬膜外导管 3~4cm。为目前临床上常用方法。

(4)针旁针(针并针)单椎间隙穿刺法:使用一特殊装置,在硬膜外针侧方焊接或在硬膜外针管上附一腰麻针导引管,可避免硬膜外导管误经脊麻针穿破的硬膜外孔误入蛛网膜下隙,也可避免腰麻针通过硬膜外针时金属小粒脱落或针尖损伤。

2. CSEA 设备的改进

为了避免 GSEA 上述的缺点发生,对其进行了改进。

(1)降低穿刺针的直径:采用 25 号以下细针,尤其是铅笔头型者,已显著降低头痛发生率。

(2)针背眼:在硬膜外针斜面处增加一个背眼,脊麻针从此眼穿刺,提高成功率,减少脊麻针经过硬膜外针斜面时的受损。

(3)针尖形状:将切割形改为笔状针、锥尖针等对硬膜组织损伤小,头痛发生率低。

3. CSEA 操作技术

其技术操作与硬膜外的常规操作相似,在硬膜外针进入硬膜外腔后,先以脊麻针经硬膜外针穿破硬膜进入蛛网膜下隙,见脑脊液流出后,注入脊麻药,注完药后退出腰穿针,置入硬膜外导管备用。硬膜外注药的时机、用药量要根据脊麻平面、手术时间等具体情况而定。

(1)穿刺点:以手术部位要求选择,中下腹部手术,于 $L_{1~2}$ 或 $L_{2~3}$ 间隙,用 17G 穿刺针常规硬膜外穿刺成功后,用脊麻针从硬膜外针中穿入到蛛网膜下隙,脑脊液流出,注入脊麻药后拔出脊麻针,再将硬膜外导管头向置入 3~4cm,当脊麻作用开始消退、血压开始升高,患者有轻度疼痛,或患者有牵拉反应、肌肉紧张时,经硬膜外导管注入 2% 利多卡因 3mL 试验量,5min 后追加 2% 利多卡因 8~12mL 诱导量。

(2)CSEA 用药:与脊麻和硬膜外麻醉的用药无太大差别。用药先用脊麻,而硬膜外用于确保效果和术后镇痛。①脊麻药,0.5% 丁卡因重比重液 2.2~2.5mL(7.0~12.5mg),注药速度 50~70s;或 0.5% 布比卡因重比重液 2mL(0.75% 布比卡因重比重液 1~2mL,即 7.5~15mg);或 2% 利多卡因 2~6mL(40~120mg),尽量避免应用;或 0.5%~1% 罗哌卡因;②硬膜外药,2% 利多卡因 20mL + 1% 丁卡因 5mL;或 0.75% 布比卡因 5~10mL。根据手术需要硬膜外用药,大部分手术不用,需用时,给药时间距蛛网膜下隙注药时间,为 60~80min。

(3)辅助药:①芬太尼 0.025~0.1mg 加入局麻药内,也可用舒芬太尼,因其对呼吸有抑制作用,应用时注意监护;②哌替啶:25mg~50mg 静脉注射;③咪达唑仑 2~5mg,静脉注射,必要时给药。

(4)效果:CSEA 起效时间比连续硬膜外麻醉缩短 6.1min,用药量明显少于连续硬膜外组,效果获 100% 成功。

六、麻醉管理

1. 加强监测

麻醉期间合理应用局麻药,密切监测生命体征,术中监测心率、血压、ECG 和 SpO_2。

2. 观察麻醉平面

阻滞范围较腰麻或硬膜外广泛,因经硬膜外导管注入局麻药。借助注入硬膜外试验量,观察阻滞平面,判断硬膜外导管的位置。如给 2% 利多卡因 2~5mL,阻滞平面升高 2 个节段,证明导管在硬膜外腔,若 >2 个节段或更高,警惕误入蛛网膜下隙的可能。硬膜外注药应先注入试验量。

3. 并发症

CSEA 并发症同脊麻及硬膜外,也有特有的并发症。若有血压下降时,通过输血、补液及静脉注射麻黄碱纠正。反复操作,易引起脑膜炎,要加强设备的消毒和无菌操作观念。头痛的发生率很低,出现时予以处理。

4. 补充血容量

入手术室后,开放静脉,缓慢输注乳酸钠平衡盐液,扩容。已注入腰麻药后,变换体位时,应考虑到对阻滞平面和血压的影响。产妇剖宫产时,采取左侧位,头下垫 3 个枕头,肩下垫 1 个 3L 袋的方法,抬高上胸段脊髓,重比重液不易向头侧扩散。

第四章　吸入全身麻醉技术

吸入全身麻醉是利用一定的设备装置使麻醉气体通过肺泡进入血液循环,作用于中枢神经系统而产生全身麻醉效应的一种麻醉方法。由于其实施需要相应的设备和装置及操控技术,故只有熟练掌握吸入麻醉的基本概念与操作系统,方能将吸入麻醉技术安全有效地应用于临床。

第一节　吸入麻醉方式及影响因素

一、吸入麻醉方式的分类

(一)按照流量分类

1. 低流量吸入麻醉

低流量麻醉是指新鲜气流量小于分钟通气量的一半,一般小于2L/min。由于该法能减少麻醉药的用量并可得到较好的麻醉效果,故目前临床常用。但仅在半紧闭式和紧闭式两种方式下,且有 CO_2 吸收装置时方能应用低流量吸入麻醉。

2. 高流量吸入麻醉

新鲜气流量通常大于4L/min,虽可保证吸入麻醉药浓度的稳定,但由于对环境污染重,耗费大,故目前少用。

(二)按照使用的回路分类

1. 开放式

开放式回路为最早、亦是最简单的麻醉回路。系统与患者之间无连接,不增加气道阻力,无效腔小,可适用于婴幼儿。但由于需要较大的新鲜气流,且无密闭性,对空气的污染严重,不能实行控制呼吸,现已不用。

2. 半开放式

半开放式为部分气体重复吸入,经典的回路为 Mapleson 系统。如前所述,以 Bain 回路应用最为广泛,新鲜气流量达到分钟通气量的2倍能完全避免 CO_2 重复吸入,行控制/辅助呼吸时,其效率在五个系统中为最高。

3. 紧闭式

紧闭回路中新鲜气体流量等于患者体内耗氧量,可视为一种定量麻醉,麻醉中可精确计算出所需补充的各种气体流量。呼出气体全部通过 CO_2 吸收罐,然后混合新鲜气流再全部重复吸入,但一般不宜用于婴幼儿。

4. 半紧闭式

本方式的特点是一部分呼出气体通过逸气阀排出回路,另一部分通过 CO_2 吸收罐后与新鲜气流混合被重复吸入。由于此方式浪费药物,并污染空气,如气流量过小及吸入氧浓度不高时可引起缺氧,现已少用。

二、影响因素

(一)CO_2吸收

1.回路的设置

麻醉回路的设置为CO_2重复吸入程度的关键性因素,在使用回路进行不同手术的麻醉时,尤其是各个不同年龄阶段,需首先考虑CO_2重复吸入程度对患者生理的影响。

2.CO_2吸收罐

一般麻醉机中CO_2吸收罐内为碱石灰,分为钠、钙与钡石灰,在吸收CO_2过程中发生化学反应,以将其清除。吸收剂的湿度、效能、颗粒的大小、吸收罐的泄漏等因素均可影响CO_2的吸收。

(二)新鲜气流量

在各种通气方式中,对新鲜气流量大小的要求不一,欲达不同重复吸收程度,首先须调整新鲜气流量。同时,为按需调控诱导与苏醒速度,在通气过程中也可调整新鲜气流量。

(三)呼吸回路

1.完整性

呼吸回路的完整性是防止出现意外的首要条件,由于系统中均存在多个接头以及控制装置,而接头的脱落常可造成严重的医疗意外,故一般麻醉机均配有监测回路是否完整的装置,但麻醉科医师的观测及检查更为重要,对呼吸次数与胸廓起伏度的观察最为直接,此外尚需结合其生命体征的实时监测结果。

2.通畅性

回路中有多个活瓣,在其出现堵塞时,可出现张力性气胸、气压伤等严重情况,亦导致CO_2不断被重复吸入。

第二节　吸入麻醉的实施

一、吸入麻醉的诱导

(一)良好的麻醉诱导要求

(1)用药简单无不良反应。

(2)生命体征平稳。

(3)具有良好的顺行性遗忘、止痛完全、肌肉松弛。

(4)内环境稳定、内分泌反应平稳。

(5)利于麻醉维持等。

(二)吸入麻醉的诱导方法

1.慢诱导法

慢诱导法即递增吸入麻醉药浓度。具体实施:麻醉诱导前常规建立静脉通道;将面罩固定于患者的口鼻部,吸氧去氮后打开麻醉挥发罐,开始给予低浓度的吸入麻醉药,每隔一段时间缓慢增加全麻药的浓度至所需麻醉深度MAC,同时检测患者对外界刺激的反应。如果需要可插入口咽或鼻咽通气导管,以维持呼吸道通畅。浓度递增式慢诱导法可使麻醉诱导较平稳,但同时诱导时间延长,增加兴奋期出现意外的可能性。

2.快诱导法

快诱导法即吸入高浓度麻醉药。具体实施:建立静脉通道,使用面罩吸纯氧去氮,然后吸入高浓度气体麻醉药,在患者意识丧失后可用呼吸气囊加压吸入麻醉气体,但压力不宜过高,避免发生急性胃扩张引发呕吐甚至导致误吸。直至达到所需麻醉深度。快速诱导中若使用高浓度、具有刺激性(如异氟醚)吸入麻醉药,可出现呛咳、分泌物异常增加以及喉痉挛等反应,伴有脉搏血氧饱和度(SpO$_2$)一过性下降。

3.诱导时间的长短

诱导时间的长短主要取决于新鲜气流的大小及不同个体对麻醉气体和氧的摄取率。起始阶段可因下列因素缩短:

(1)适当大的新鲜气流以加速去氮及麻醉药的吸入。

(2)选择合适的吸入麻醉药(对呼吸道刺激小、血/气分配系数低者)。

(3)快速增加吸入麻醉药浓度,以加速其达到预定浓度。

(4)逐步减少新鲜气流量。

4.小儿吸入麻醉诱导

吸入麻醉药在小儿诱导中有避免肌肉及静脉注射时的哭闹,诱导平稳、迅速等优点;但在诱导过程中,由于小儿合作性差,故诱导时需特殊处理。

(1)术前用药可使小儿较容易接受面罩诱导,可保持患儿在安静状态下自主呼吸吸入麻醉药。

(2)药物选择:七氟烷血/气分配系数低,诱导迅速,且无明显气道刺激性,气味较易被小儿接受,麻醉诱导迅速,是目前进行小儿吸入全麻诱导的较佳选择。地氟烷血/气分配系数较七氟烷低,但对呼吸道有刺激性,单独诱导时容易发生呛咳,屏气,甚至喉痉挛。异氟烷对呼吸道刺激性最大,同样可引起呛咳,屏气,喉或支气管痉挛,不宜用于小儿麻醉诱导。恩氟烷与异氟烷是同分异构体,其为强效吸入全麻药,对呼吸道刺激性较小且能扩张支气管,哮喘患儿亦可选择。但恩氟烷对呼吸、循环抑制程度较重,且高浓度下可诱发脑电图棘波,故诱导时尽量避免。氟烷无刺激性,药效强,在早期常用于小儿诱导,但其血/气分配系数高,起效慢,且对器官存在毒性作用,故已少用。

(3)注意事项:①小儿合作性差,对面罩扣压存在恐惧感,术前用药可使其较易接受;较大患儿则在实施过程中给予安慰以及提示;②在患儿进入深度镇静状态下,可适当手控加压通气,使其迅速进入麻醉状态,避免兴奋期躁动及呕吐等不利因素加重诱导风险;③小儿宜选择快诱导法,缩短诱导时间,减少诱导期间出现的各种并发症。

二、吸入麻醉的维持和苏醒

(一)吸入麻醉的维持

应注意吸入麻醉诱导与维持间的衔接,并力求平稳过渡。气管插管后立即给予肌松药,同时可吸入30%~50%N$_2$O及0.8~1.3MAC挥发性麻醉药。吸入麻醉期间应保持患者充分镇静、无痛、良好的肌松,遏制应激反应,血流动力学平稳。吸入麻醉药本身虽具有肌松作用,但为满足重大或特殊手术所需的良好肌松,如单纯加深吸入麻醉深度以求达到所需的肌松程度,可能导致麻醉过深、循环过度抑制。此时需静脉定时注射肌松药以维持适当肌松。挥发性麻醉药与非去极化肌松药合用时可产生协同作用,明显强化非去极化肌松药的阻滞效应,故二者合用时应适当减少肌松药的用量。

（二）因人按需调控吸入麻醉深度

术中应根据术前用药剂量与种类及个体反应差异、患者基础情况、手术特点与术中对手术伤害性刺激的反应程度予以调控麻醉深度,维持平稳的麻醉需以熟练掌握麻醉药理学特性为基础,并充分了解手术操作步骤,能提前 $3 \sim 5min$ 预测手术刺激强度,及时调整麻醉深度,满足手术要求。目前低流量吸入麻醉是维持麻醉的主要方法。在不改变患者分钟通气量时,深度麻醉的调控主要通过调节挥发罐浓度刻度和增加新鲜气流量。

（三）吸入麻醉后苏醒

术毕应尽快促使患者苏醒,恢复自主呼吸及对刺激的反应,尤其呼吸道保护性反射,以达到拔除气管导管的要求。麻醉后恢复速度主要取决于麻醉药的溶解度。在麻醉后恢复过程中,随着通气不断清除肺泡中的麻醉药,回到肺部的静脉血与肺泡之间可逐渐形成麻醉药分压梯度,此梯度驱使麻醉药进入肺泡,从而对抗通气使肺泡内麻醉药浓度降低的趋势。溶解度较低的吸入麻醉药如异氟烷,对抗通气清除麻醉药的作用比溶解度较高的氟烷更为有效,因为溶解度较高的氟烷在血液中的储存量更大,而在同一麻醉时间及分压下可有更多的异氟烷被转运回肺泡。肺泡内氟烷的分压下降速度较七氟烷慢,而后者又慢于地氟烷。吸入麻醉诱导及加深麻醉的速度亦受此特性的影响,其速度为地氟烷 > 七氟烷 > 异氟烷。

吸入麻醉药的清除速度决定患者苏醒的快慢,因此目前常用吸入全麻药在手术结束前大约 15min 关闭挥发罐,N_2O 可在手术结束前 $5 \sim 10min$ 停用。但此(15min)仅为相对的时间概念,需根据手术时间长短、年龄、性别、体质状况等个体差异灵活调整。手术结束后,应用高流量纯氧迅速冲洗呼吸回路内残余的吸入麻醉药。当肺泡内吸入麻醉药浓度降至 0.4MAC(有报道为 0.5 或 0.58MAC)时,约95%的患者可按医生指令睁眼,即 MAC awakegs。吸入麻醉药洗出越快越彻底越有利于患者平稳的苏醒,过多的残留不仅可导致患者烦躁、呕吐、误吸,且抑制呼吸。在洗出吸入性麻醉药时,静脉可辅助给予:①镇痛药(如氟比洛芬脂)等,以增加患者对气管导管的耐受性,有利于尽早排除吸入麻醉药,减轻拔管时的应激反应;②$5 - HT_3$ 受体拮抗剂(如恩丹西酮和阿扎西琼),防止胃内容物反流;③肾上腺素能受体阻断剂和选择性 β_2 受体拮抗剂(如美托洛尔、艾司洛尔),减轻应激反应所致的不良反应;④钙离子拮抗剂(如尼卡地平、硝苯地平、尼莫地平),改善冠脉循环、扩张支气管、抑制心动过速。力求全身麻醉患者苏醒过程安全、迅速、平稳、舒适,减少并发症及意外。

三、吸入麻醉深度的判断

麻醉深度是麻醉与伤害性刺激共同作用于机体而产生的一种受抑制状态的程度。术中应维持适度的麻醉深度,防止麻醉过深或过浅对患者造成不良影响,满足手术的需要,保证患者围术期的安全,因此如何正确判断吸入麻醉的深度显得至关重要。

（一）麻醉深度临床判断

PlomLey 于 1847 年首先明确提出"麻醉深度"的概念,并将其分为三期:陶醉期、兴奋期和深麻醉期。1937 年 Guedel 根据乙醚麻醉时患者的临床表现描述经典乙醚麻醉分期:痛觉消失期、兴奋谵妄期、外科手术期、呼吸麻痹期。对于乙醚麻醉而言,Guedel 的麻醉分期临床实用,可明确地界定患者的麻醉深度。而随着现代新型吸入麻醉药、静脉全麻药、镇痛药及肌松药的不断问世及广泛使用,Guedel 的麻醉深度分期便失去其临床意义,麻醉深度的概念及分期与临床中使用的不同麻醉药物密切相关。

(二)麻醉深度分期

现临床通常将麻醉深度分为浅麻醉期、手术麻醉期和深麻醉期,对于掌握临床麻醉深度有一定参考意义。术中密切观察患者,综合以上各项反应做出合理判断,并根据手术刺激的强弱及时调节麻醉深度,以适应手术需要。

(三)麻醉深度的临床检测

麻醉中可应用脑电图分析麻醉深度,但因其临床实施中影响因素较多,并未推广应用,为克服其缺陷,近年发展形成的双频指数(BIS)脑电图分析,认为其对判断麻醉深度有较大实用价值。BIS 的范围为 0～100,数字大小表示大脑抑制程度深浅,脑电双频指数虽来自大脑神经细胞的自发性电活动,但很多因素均可影响 BIS,所以用其判断麻醉深度并不十分可信。将体感诱发电位(SEP)、脑干听觉诱发电位(BAEP)用于麻醉深度监测亦为研究热点。利用中潜伏期脑干听觉诱发电位监测全身麻醉下的意识变化,以手术刺激下的内隐记忆消失作为合适麻醉深度的监测标准均正在研究中。人工神经网络(ANN)是近年发展起来的脑电分析技术,根据 EEG 4 个特征波形 a、β、γ、δ 的平均功率作为其频谱的特征参数,再加上血流动力学参数如血压、心率以及 MAC 等数据,利用 AR 模型、聚类分析和 Bayes 估计理论,最终形成 ANN 参数代表麻醉深度,其临床应用有待进一步探索。2003 年 Datex – Ohmeda 公司推出 S/5TMM – Entropy 模块,第一次将熵值数的概念作为监测麻醉深度的一种手段,并在临床麻醉中应用。其他如复杂度和小波分析法、患者状态指数(PSI)、功率谱分析(PSA)、唾液 cGMP 含量分析等方法,均处在临床研究阶段,可能具有良好的发展前景。

(四)麻醉深度的调控

在手术过程中随着麻醉与伤害性刺激强度各自消长变化,相对应即时麻醉深度处于动态变化之中。麻醉深度调控目的是使患者意识丧失,镇痛完全,无术中知晓,但也不能镇静过度;同时需保持血压、心率、酸碱、电解质、血糖、儿茶酚胺等内环境正常稳定;提供满足手术要求的条件。因此,临床麻醉中需及时、实时监测,依据个体差异,按需调控麻醉深度,达到相对"理想麻醉深度"。

四、吸入全身麻醉的优缺点

吸入全身麻醉具有作用全面、麻醉深度易于监控、保护重要生命器官等优点。但同时兼有污染环境、肝肾毒性、抑制缺氧性肺血管收缩、恶心、呕吐及恶性高热等缺点。静脉全麻诱导迅速、患者舒适、对呼吸道无刺激、苏醒迅速、无污染、不燃不爆、操作方便及不需要特殊设备,但可控性不如吸入麻醉药。当药物过量时不能像吸入麻醉药那样通过增加通气予以"洗出",而只能等待机体对药物的代谢和排除,对麻醉深度的估计往往依赖于患者的临床表现和麻醉医生的经验,而缺乏如监测体内吸入麻醉药浓度相类似的直观证据。

第三节　低流量吸入麻醉技术

一、低流量吸入麻醉的实施

低流量吸入麻醉是在使用重复吸入型麻醉装置系统、新鲜气流量小于分钟通气量的一半（通常少于 2L/min）的条件下所实施的全身麻醉方法。此法具有操作简单，费用低，增强湿化、减少热量丢失、减少麻醉药向环境中释放，并可更好评估通气量等优点。实施麻醉中应监测吸入 O_2、$P_{ET}CO_2$ 及挥发性麻醉气体浓度。

（一）低流量吸入麻醉的操作过程

（1）在低流量输送系统中，麻醉药的溶解度、新鲜气流量等可影响蒸发罐输出麻醉药（FD）与肺泡内麻醉药浓度（FA）之间的比值。同时为节省医疗花费，要求对麻醉实行相对精确地控制，麻醉医师可根据气流量、麻醉时间和所选的麻醉药估计各种麻醉在费用上的差别。

（2）根据上述各因素可采取以下麻醉方案：在麻醉初期给予高流量，而后采取低流量；在麻醉早期（摄取量最多的时间段）给予较高的气流量（4~6L/min），继而随着摄取量的减少逐渐降低气流量；麻醉诱导后 5~15min 内给予 2~4L 的气流量，随后气流量设定在 1L/min。

（二）麻醉深度的调控

在低流量吸入麻醉过程中，当新鲜气流量下降后，新鲜气体中和麻醉回路内吸入麻醉药浓度之差增加。回路内与新鲜气流中麻醉气体浓度平衡有一定的时间滞后，可用时间常数 T 表示。

新鲜气流量越小，时间常数越大。回路内麻醉气体的成分比例发生变化达到稳定越滞后，此时应采取措施及时调控麻醉深度，如静脉注射镇静、镇痛药及增加新鲜气流量等。在麻醉过程中呼吸回路内 O_2 的浓度可下降，其原因有：①新鲜气体成分不变而流量减少时；②新鲜气体流量不变而 N_2O 浓度增加时；③成分和流量不变而麻醉时间延长时。因而在麻醉中必须提高新鲜气流中的氧浓度并予以连续检测。

为保证吸入气中的氧浓度至少达到30%，采取：①设定低流量：50% $volO_2$（0.5L/min），最低流量：60% $volO_2$（0.3L/min）；②快速调整氧浓度至最低报警限以上：将新鲜气流中的氧浓度提高 10% vol 及 N_2O 浓度降低 10% vol。

（三）苏醒

低流量吸入麻醉时间较长，在手术即将结束时，关闭挥发器和其他麻醉气体的输入，同时将新鲜气体流量加大（4L/min 以上，纯氧），便于能迅速以高流量的纯氧对回路系统进行冲洗，降低麻醉气体浓度，尽早让患者恢复自主呼吸，必要时采用 SIMV 模式以避免通气不足或低氧血症，促使患者尽快苏醒。

二、实施低流量吸入麻醉的并发症

1. 缺氧

低流量麻醉时，如果吸入混合气体，吸入气中新鲜气流越少，气体重复吸入的比例越高，而实际吸入氧浓度降低。因此为确保吸入气中氧浓度在安全范围内，新鲜气体流速降低时，新鲜气中的氧浓度应相应提高。机体对 N_2O 的摄取随时间的延长而减少，$N_2O:O_2$ 为 1:1，麻醉

60min 后，N_2O 的摄取量为 130mL/min，而氧摄取量保持稳定，为 200~250mL/min。在麻醉过程中，血液中释放出的氮气因麻醉时间的延长亦可导致蓄积，从而降低氧浓度。

2. CO_2 蓄积

进行低流量麻醉时，回路中应有效清除 CO_2，此为必不可少的条件。钠石灰应用时间长短主要取决于重复吸入程度和吸收罐容积。因此在实施低流量麻醉时应先观察吸收罐中钠石灰的应用情况，及时更换，以避免 CO_2 蓄积，同时应连续监测 $PerCO_2$ 浓度，及时发现并纠正 CO_2 蓄积。

3. 吸入麻醉药的过量和不足

挥发性麻醉药的计算与新鲜气体容量有关，现已很少将挥发罐置于环路系统内。因其在低新鲜气流时，较短时间内可使吸入麻醉药浓度上升至挥发罐设定浓度的数倍，易导致吸入麻醉气体的蓄积。同时如果新鲜气体的成分不变，由于 N_2O 的摄取呈指数性下降，吸入气体的 N_2O 和 O_2 的浓度可持续性变化，此时若 N_2O 的摄取处于高水平，其浓度则下降；如摄取减少，则浓度升高；若新鲜气流提早减少，同时氧浓度提高不当，则可能出现 N_2O 不足。挥发罐设置于环路外时，挥发气与吸入气中吸入麻醉药的浓度有一定梯度，后者取决于新鲜气体的流速。如使用低流量新鲜气流，以恒定的速度维持麻醉 30min 后，肺泡中氟烷的浓度仅为挥发罐设定浓度的 1/4。因而必须向通气系统供应大量的麻醉气体以满足需要。在麻醉早期，用低流量新鲜气流无法达到此目的，可应用去氮方法清除潴留的氮，因此在麻醉的初始阶段 15~20min 内，应使用 3~4L/min 以上的新鲜气流，此后在气体监测下可将新鲜气流调控至 0.5~1L/min，以策安全。当新鲜气流量少于 1L/min 时，应常规连续监测药物浓度，应用多种气体监测仪对麻醉气体成分进行监测，可增加低流量吸入麻醉的安全性，便于该技术的掌握和推广。

4. 微量气体蓄积

(1) 存在于人体和肺部的氮气约为 2.7L。以高流量新鲜气体吸氧去氮，在 15~20min 内可排出氮气 2L，剩余量则只能从灌注少的组织中缓慢释放。在有效去氮后麻醉系统与外界隔离（即紧闭循环式），1h 后氮气浓度大于 3%~10%。长时间低流量麻醉，系统内氮气可达 15%。甲烷浓度的大量升高可影响红外分光监测氟烷浓度。但只要不存在缺氧，N_2 与甲烷的蓄积可不损害机体或器官功能。

(2) 具有血液高溶解度或高亲和力的微量气体，如丙酮、乙烯醇、一氧化碳等，此类气体不宜用高流量新鲜气流短时间冲洗清除。为保证围术期安全，在失代偿的糖尿病患者、吸烟者、溶血、贫血、紫质症以及输血的患者中进行低流量麻醉时，新鲜气流量不得低于 1L/min。

(3) 吸入性麻醉药的降解产物在长时间低流量麻醉时，如七氟烷的降解复合物 $CF_2[=C(CF_2)OCH_2F]$ 估计可达 60ppm，其最大值易导致肾小管组织的损害。七氟烷是否引起潜在性的肾损害尚需进一步研究，目前建议吸入七氟烷或氟烷时流速不应低于 2L/min，以确保可持续缓慢冲洗潜在的毒性降解产物。

第五章　气道管理技术

第一节　气道的应用解剖生理

呼吸系统由呼吸道(也称气道)和肺两部分组成。呼吸道又可分为上呼吸道与下呼吸道。临床上将口、鼻、咽、喉部称为"上呼吸道";将气管、支气管及其肺内分支支气管称为"下呼吸道"。从口、鼻到终末端的呼吸性细支气管的整个气道对于肺泡气体的传入和导出极为重要。临床麻醉中,麻醉医师采用各种工具或方法确保气道畅通是维持患者生命安全的前提条件,而熟悉气道的应用解剖生理是保障气道通畅及处理困难气道的重要基础。

一、颌面、口、齿

(一)颌面

颌和面的解剖结构与麻醉诱导期应用麻醉面罩的紧贴性或气管内插管操作有着密切的关系。退缩的下颌、大嘴、高大突起的鼻子、男性大胡子等特殊解剖结构可影响麻醉面罩与面部的紧贴性,易致麻醉诱导期不能维持有效的通气和氧合。颞颌关节功能失常、三叉神经痛或部分头痛等疾病可出现张口疼痛和障碍,在气管插管操作中易出现张口度不理想或颞颌关节脱臼,术后疼痛可能加重。

(二)口和口咽

观察口唇和舌部的颜色与形态,有时还可能发现某些潜在的疾病,如贫血、白血病和早期鳞癌等。嘱患者发"啊"声,观察软腭、腭垂或舌的形态。舌偏移可发生在某些颅神经功能不全患者中。舌过大或突出(巨舌症)可妨碍气管插管操作。婴儿舌体相对肥大,麻醉时舌体易阻塞咽部,必须使头后仰,将下颌向前托起,略张口,使舌体离开咽后壁,麻醉维持可使用口咽通气管或气管内插管以保持气道通畅。用压舌板压下舌体,观察口咽腔是否存在增殖体、扁桃体增生和炎症。检查位于上颌第二臼齿处的唾液腺开口,观察是否有异常分泌物。

(三)齿和义齿

观察牙齿排列结构,检查是否存在牙周炎、龋齿、松动齿、齿残缺零乱不全、门齿过长或前耙、全口无牙、全口义齿等。对所有检查到的牙齿异常,应在麻醉前记录于麻醉术前访视单上,并告知患者麻醉期间有可能引起牙损伤,征得患者同意。插管前采用适宜的牙模保护有可能避免牙损伤。麻醉诱导前理应常规将义齿摘下,但在诱导前临时摘除全口义齿有时反而会影响麻醉面罩的密闭程度或喉镜显露声门,若需保留义齿应警惕义齿移位或脱落。对无牙婴儿或取下全口义齿的患者,应使口张开或置入口咽通气管后再行面罩加压通气。对牙齿有松动者,插管时动作应轻柔。

二、鼻腔

鼻与口都是呼吸道的起始部分。鼻又是嗅觉器官,包括外鼻、鼻腔和鼻窦三部分。鼻孔至喉腔为上呼吸道,包括鼻腔(鼻孔至鼻中隔末端)、鼻咽腔(鼻中隔末端至软腭下缘)和咽腔(软腭至喉)三个解剖部位。鼻腔具有多种解剖生理功能,包括流通空气、清洁空气、加温和湿化空气以及嗅觉、发声与反射等。气管内插管后上述的鼻功能将有一定的改变。

(一)鼻道和鼻腔

鼻道在成人长约 10~14cm,由鼻中隔分隔为左、右二腔,每一鼻腔有前和后两个鼻孔。鼻前孔与外界相通,鼻后孔与鼻咽腔和口咽腔相通。咽腔是鼻呼吸和口鼻呼吸的共同通道,在咽腔的下方为喉腔,是呼吸道中最狭窄的部位,犹如瓶颈。每一侧鼻腔由顶、底、内侧及外侧壁四部分所组成。

1. 鼻顶壁

鼻顶壁较狭窄,由鼻骨、额骨、筛骨筛板、蝶骨等构成,属不能移动的部位,遇到暴力可引起骨折。筛骨的筛板较薄弱,与颅前窝相邻,并有嗅神经通过。当外伤致筛骨筛板骨折时,即为颅底骨折,常伴有嗅神经损伤、嗅觉障碍、脑膜和鼻腔顶部黏膜损伤,临床可出现出血和脑脊液鼻漏。鼻腔顶部特别是鼻中隔前上区的黏膜具有来自上颌动脉分支极丰富的血管丛分布,称"鼻易出血区"或"Little 区",一旦遇到损伤,极易引起严重出血(约 90% 的鼻出血发生于此)。经鼻气管内插管的导管选择过粗,鼻孔将受到持续压力,可能会发生鼻黏膜坏死。鼻前部的软骨区属可活动的部位。前鼻孔的直径比鼻后孔大,呼吸困难时前鼻孔可显著扩大,即所谓鼻翼翕动现象。

2. 内侧壁

内侧壁为两侧鼻腔的间隔,称鼻中隔,由骨质与软骨两部分构成,一般都偏位于一侧,以偏左侧者多见,在成人两侧鼻腔不对称者占 75%。鼻中隔严重偏位者可致通气障碍,此即为鼻中隔偏斜症。

3. 外侧壁

在外侧壁上悬挂上、中、下三个突出的鼻甲,分别称为上鼻甲、中鼻甲和下鼻甲。各鼻甲的下方裂隙分别称为上鼻道、中鼻道和下鼻道。各鼻甲与鼻中隔之间的空隙称为总鼻道。施行经鼻气管内插管或插入鼻咽通气管时,强调导管必须沿下鼻道(即鼻底部)插入,然后经 90°转弯向下抵达鼻咽腔和喉腔。沿下鼻道置管的方法:患者取仰卧位,气管导管或通气管与面部呈 90°垂直方向插入,即可沿下鼻道插入鼻咽腔。相反,如果将导管向鼻顶部方向(与鼻外形呈平行方向)插入,则极易引起 Little 区损伤而严重出血。同理,在施行经鼻吸引管操作时,如果不慎而擦伤鼻顶部的出血区,同样会引起严重出血。有人建议在鼻道内操作前先使用血管收缩剂,可减少出血机会。此外,如果患者正在施行抗凝药治疗,则禁忌经鼻腔插入任何导管(包括通气管、胃管和气管导管),因极易引起凶猛的鼻出血,一旦发生需用填塞法止血。

(二)鼻窦

鼻泪管以及颅骨额窦、筛窦、鼻窦等均开口于鼻腔。鼻腔插管时有可能将鼻腔细菌经窦口进入窦腔而引起窦感染,也可能促使鼻息肉阻塞窦口而引起感染;偶尔也可因咽腔与中耳之间的气压发生改变而造成咽鼓管阻塞性感染。

(三)鼻的神经分布

鼻内外壁的皮肤和黏膜均由三叉神经的上、中、下分支的末梢支分布。因此,鼻腔内手术可以在黏膜表面麻醉下施行;也可在鼻外三叉神经分支阻滞麻醉下施行。

三、咽腔

咽腔是一个漏斗状肌性管道,上起自颅底,下至第6颈椎下缘(在环状软骨水平),与食管相延续,全长约12cm。咽腔的后壁扁平,贴附于6个颈椎椎体前面;前壁由上而下分别与鼻腔、口腔和喉腔相通,以软腭与会厌上缘为界,区分为鼻咽腔、口咽腔和喉咽腔三部分。

(一)鼻咽腔

鼻咽腔是鼻腔鼻后孔向后方的直接延续,上达颅底,下至软腭平面,长度约为2.1cm,左右径约为1.5cm;顶壁呈拱顶状,后壁黏膜内有丰富的淋巴组织集聚,称"咽扁桃体";向下与口咽部借鼻咽峡相通。鼻咽峡位于软腭游离缘与咽后壁之间,在吞咽动作时关闭。鼻咽部侧壁上有"咽鼓管咽口",呈三角形开口,位于下鼻甲平面后方约1.0cm处。鼻咽部的前、上、后方均有明显隆起,称"咽鼓管圆枕"。经鼻插管时,如果导管过硬或弯度不够,可能被隆起的圆枕所阻挡。鼻咽部引起气道梗阻的主要原因是扁桃体肿大。

(二)口咽部

口咽部是口腔向后方的延续部,位于软腭与会厌上缘平面之间,经咽峡与口腔或鼻咽部相通。咽峡由软腭的游离缘、两侧的腭舌弓和舌根围绕而成。其前壁不完整,主要由舌根构成。舌根后部正中有一矢状位黏膜皱襞连至会厌,称为"舌会厌正中襞",该襞的两侧凹陷处称"会厌谷",该谷是异物易滞留处。舌会厌正中襞也是使用弯型喉镜片显露声门时的着力点。口咽部引起气道梗阻的主要原因是颏舌肌松弛引起的舌后坠。

(三)喉咽部

喉咽腔位于喉口及喉的后方,是咽腔的最下部比较狭窄的部分,上起于会厌上缘平面,下至第6颈椎体下缘平面,与食管相延续。向前经喉口与喉腔通连。喉向后膨出于喉咽部的中央位,由此在喉口的两侧各形成一个深窝,称"梨状隐窝",是异物易滞留的部位,也是盲探插管时比较容易损伤的部位。由于喉上神经的内支在梨状隐窝的黏膜下方经过,因此将局麻药涂布于梨状隐窝表面,可产生声带以上的喉表面麻醉,适用于施行喉镜和支气管镜检查。

在喉咽的后下方与食管上括约肌之间形成了漏斗状的"下咽部",一些解剖学者将下咽部和喉咽部合为一体称为喉咽部。下咽部位于杓状软骨和环状软骨的后方和下方。下咽部长约3.5cm,上界是杓状软骨的上缘平面,下界为食管上括约肌平面,前壁是覆盖有黏膜的杓状软骨(上3/7),前下是覆盖着黏膜的环状软骨骨板(下4/7),侧面是梨状隐窝的下部,后方是下括约肌的脊,它向下缩窄为食管上括约肌。

喉罩就是根据喉咽部的形状设计的。喉罩尖端置入下咽部,气囊充气后可封闭食管上端,喉罩充填了整个喉咽部,此时喉罩的中部前方对向喉口以便通气。

四、喉

(一)喉的位置

喉位于颈前部、喉咽部的前方,上与喉咽部相通,下与气管相通。喉借韧带和肌肉,上与舌骨相连,下与胸骨相连,后方与咽紧密连接。喉于吞咽、发音或头部左右转动时,可随之向上、下、左、右移动。

喉的位置于成人上界正对第4、5颈椎体之前,下界平对第6颈椎体下缘;女性略高于男性。小儿比成人高,随年龄增长,喉的位置逐渐下降。

（二）喉软骨

喉以软骨为支架,包括关节和肌肉,内衬黏膜。软骨包括3块单个的软骨:甲状软骨、环状软骨和会厌软骨以及3块成对的软骨:杓状软骨、小角状软骨和楔状软骨。

1. 甲状软骨

甲状软骨形若僧帽,前面由两块板状软骨拼成,其前角的上端向前突出,称为"喉结",喉结上端的中央呈凹陷状,叫"甲状软骨切迹"。甲状软骨板的后缘呈游离,向上和下各形成突起,称"上角"和"下角"。上角较长,借韧带与舌骨大角相连;下角较短粗,其尖端的内侧面有小关节,与环状软骨构成关节。

2. 环状软骨

在甲状软骨的下方,构成喉的底座,也是气管的开口,前部较狭扁,叫"环状软骨弓",后部较宽,叫"环状软骨板"。弓的位置平对第6颈椎,是颈部重要的体表标志。板的上缘有一对小关节面,与杓状软骨相连。环状软骨的下缘与气管相连,是气管软骨支架中唯一完整的软骨环,对支撑气管上口的张开起着重要的作用,若受到损伤,可引起气管上口狭窄。麻醉快诱导辅助环状软骨压迫法(Sellick手法)是预防误吸的常用方法。由于环状软骨的完整性,向后压迫时气道不会塌陷,而食管上端和下咽部受压密闭,可有效地防止或减少胃内容物的反流。

3. 会厌软骨

会厌软骨是上宽下窄呈叶片状的软骨,下端狭细部称"会厌软骨茎",附着于甲状软骨前角的内侧面;舌面稍拱起对向舌根和舌骨,喉面稍凹对向喉前庭。会厌舌面的上部与舌根的黏膜形成位于中线"舌会厌正中襞",与舌根两侧的黏膜形成"舌会厌外侧襞"。三条皱襞间的一对凹陷称为"会厌谷"。置入弯型喉镜片时,必须深达舌会厌正中襞,使皱襞中的舌会厌韧带拉紧,才能翘起会厌而显露声门。麻醉医师采用直接喉镜暴露时能否看到会厌对判断插管的困难程度十分有用。

4. 杓状软骨

杓状软骨是一对略呈三角形的软骨,尖向上,底向下,与环状软骨板下缘构成环杓关节。杓状软骨基底向前方突起,称声突,有声韧带附着;向外侧较钝的突起叫肌突,是环杓侧肌和环杓后肌的附着处。气管内插管可引起杓状软骨脱位,症状主要是声嘶、咽喉痛及不适或进食呛咳等。

5. 小角状软骨

小角状软骨为一对细小的软骨,位于杓状软骨尖端,包在杓会厌皱襞内。

6. 楔状软骨

楔状软骨是一对小棒状软骨,位于小角状软骨的前外侧,也包在杓会厌襞内,表面膨隆称楔状结节。杓会厌襞是喉口后壁的重要标志,有经验的麻醉医师在用喉镜暴露声门时,只要能分辨出杓会厌襞就能正确地完成气管插管。

（三）环甲膜

环甲膜由弹性纤维膜片构成,分布于甲状软骨前角后面连至环状软骨上缘和杓状软骨声带突之间,左右环甲膜大致形成上窄下宽近似圆锥的形状。其上缘游离,前附于甲状软骨前角的后面,后附于杓状软骨声带突,称"声韧带",即"声带",是发音的主要结构。其前部增厚,称"环甲韧带"。环甲膜的位置浅表,易被扪及,在上呼吸道梗阻的紧急情况下进行急救时,经环甲膜用粗针穿刺气管,或部分切开环甲膜,可建立临时的呼吸通道。

(四)喉腔

1. 喉腔

喉腔是指会厌至环状软骨下缘之间的腔隙,由喉软骨支架围成,平均长 4~6cm。喉腔上经喉口与喉咽部相通。喉口朝向后上方,由会厌软骨上缘、杓会厌襞和杓间切迹围成。喉腔下通声门与气管。喉腔黏膜与咽和气管黏膜相连。

2. 喉腔皱襞

在喉腔的两侧壁可见喉黏膜形成的两对皱襞。上方的一对叫"前庭襞",又称"室襞"(也称"假声带");下方的一对称为"声襞",又名"声带"。室襞与声襞之间向外突出的间隙,称"喉室"。两侧声襞与杓状软骨基底部之间的裂隙,即"声门裂",简称"声门",是气管插管必经之路,是喉腔中最狭窄的部位。小儿的喉腔呈漏斗状,最狭窄的部位在声门裂下方的环状软骨水平。

(五)声门裂(声门)

1. 声门裂

声门裂可分为膜间部和软骨间部,前 3/5 为膜间部,位于两侧声襞之间;后 2/5 为软骨间部,位于杓状软骨之间。声门裂的长度在男性约为 22mm,女性约为 18mm。声门裂呈前低后高约为 17° 的角度。在平静呼吸时,声门裂的膜间部呈前窄后宽的三角形,软骨间部呈长方形;深呼吸时,杓状软骨外转,声门裂开大呈菱形,此时通过声门裂可看到 2~3 个气管软骨环。

2. 声带

声带由层列的鳞状上皮细胞覆盖,这是声带可发生表皮样癌的原因。气管内插管后,声带较容易因损伤而出现息肉形成,一般多发生在会厌的后 1/3 部位,这与气管导管压迫杓状软骨声带突的内侧面有关;在气管内插管浅麻醉下,频繁吞咽和咳嗽动作也可导致喉过度活动,致声带表面擦伤和溃疡,在愈合期时可出现纤维组织化,结果是息肉形成;手术后并发息肉形成的表现是慢性声音嘶哑。

(六)喉的括约肌功能

喉是发声器官,但还具有喉肌活动功能以发挥气道的活瓣作用,具体有以下四方面作用:

1. 提高胸内压

在剧烈咳嗽或喷嚏动作时,需通过喉的关闭以提高胸膜腔内压来完成。

2. 提高腹内压

在小便、大便或提举重物等动作时,需要首先关闭喉以保持膈肌固定,然后再开始腹肌收缩,这样才能有效提高腹内压以完成上述动作。

3. 改善肺泡通气的有效性

吸气时,声门开启和气管支气管扩张,使气流顺利进入肺泡;呼气时,先有声门关闭和气管支气管收缩动作,以促使无效腔气逆流回入肺泡,然后再开启呼气,以排除无效腔气。提示喉在肺泡通气的有效性方面起着重要的作用。

4. 反射性关闭气道

机体受到内源性机械或化学刺激,或外源性疼痛刺激时,表现为全身肌肉收缩或痉挛,其中也包括喉内肌、气管支气管系平滑肌、喉外肌和胸壁肌等收缩,其结果是喉痉挛,表现为气道顽固性关闭,对正压通气产生抵抗,对阿托品治疗完全无反应。由于喉肌是一种特殊型内脏肌,具有随意肌和不随意肌的双重功能,因此应用神经肌肉接头阻滞药可使之完全松弛。

插管刺激或喉部的操作刺激可引起喉痉挛,这也是气道梗阻的常见原因。喉痉挛的处理应强调预防为主,首先要避免在低氧和二氧化碳蓄积或者麻醉深度不足的情况下刺激喉部黏膜。轻度的喉痉挛一般在刺激解除后可自行缓解。中度痉挛需麻醉机面罩加压给氧,必要时以短效的麻醉药加深麻醉,并辅助通气;重度喉痉挛在处理时,必须十分迅速地加深麻醉,甚至可加用肌松剂以解除痉挛,必要时行紧急气管内插管以解除梗阻;当情况更危急或麻醉药物和器械不具备时,可用粗针头等锐器紧急行环甲膜穿刺,然后再准备行气管内插管或气管切开术。

(七)喉的神经支配

喉的主要支配神经是喉返神经和喉上神经的内外分支。喉上神经的外支支配环甲肌的运动。其他喉肌的运动由喉返神经支配。喉上神经和喉返神经都是迷走神经的分支。

1.喉上神经

喉上神经也称上喉神经,自迷走神经发出,在咽外侧,沿颈内动脉后内侧下行,至舌骨大角平面分为喉内、外支。喉内支在舌骨大角处转向内前方,伴喉上动脉穿甲状舌骨膜进入喉内,支配声门裂以上喉黏膜的感觉。因会厌喉面黏膜的感觉受喉上神经内支支配,反应极为敏感,临床上在用直喉镜片挑起会厌压迫其喉面时,易诱发喉痉挛及咳嗽;而会厌舌面黏膜由舌咽神经舌支支配,反应较为迟钝,故使用弯喉镜片插入会厌谷刺激会厌舌面时,不易导致喉痉挛及咳嗽。喉上神经外支伴随甲状腺上动脉行向前下方,在甲状腺侧叶上极的上方约1cm处,神经与动脉分开,即转向内侧分支支配环甲肌和咽下缩肌。在舌甲膜处阻滞喉上神经,再结合施行咽喉壁和气管内黏膜表面麻醉,可致声带完全麻痹,由此可提供极为优良的清醒气管插管局部麻醉。喉上神经阻滞也可用于治疗喉结核性溃疡、癌浸润等疾病引起的喉痛症。

2.喉返神经

喉返神经也称下喉神经。左或右喉返神经的走行不同。由下向上抵达喉内,支配声带以下水平的气管感觉,以及喉内面的全部肌肉运动。

(1)右喉返神经:来自迷走神经,在锁骨下动脉处绊绕锁骨下动脉而抵达颈部,在食管与气管的间沟中上行至喉。

(2)左喉返神经:来自迷走神经,左侧的下喉神经是真正的喉返神经,它在主动脉弓紧挨动脉导管韧带(即闭塞的动脉导管)处绕过后,向上抵达颈部,此后的行径与右喉返神经相同。左侧喉返神经容易在某些手术中(如甲状腺切除、动脉导管未闭结扎等)受到损伤,或容易被扩张的主动脉瘤压迫而受损,由此可在拔除气管内导管后出现声嘶和呼吸困难,应予以警惕。施行上喉神经和下喉神经阻滞,结合颈丛神经阻滞,可使喉切除手术顺利地在单纯神经阻滞麻醉下完成。喉罩尖端置入下咽部,与气管内插管操作相比避免了对喉和气管内分布的喉上神经和喉返神经机械性刺激,对循环系统干扰较少。

(3)喉返神经的运动纤维支配环甲肌以外的喉内肌;感觉纤维支配声带以下的喉黏膜。一侧喉返神经损伤可致声带麻痹和声音嘶哑;双侧同时损伤则可发生失声、呼吸困难,甚至窒息。手术中颈部的过度旋转或过伸,或气管套囊过度充气,都有可能压迫喉返神经终末支,偶尔可出现单侧声带麻痹。甲状腺手术中损伤喉返神经时,一般以外展神经先于内收神经变性,故声带先处于内收关闭位;如果为两侧喉返神经同时损伤,则可出现呼吸困难,甚至窒息而致猝死。声带内收以伤后最初 12~24h 为最明显,随后内收神经纤维也相继变性,声带才处于中间位而不能活动。

(八)小儿喉解剖特点

根据手术和病情需要,小儿如同成人一样可接受气管内插管,但存在解剖上的区别。总的来说,小儿气管插管较成人困难,尤其对新生儿施行经鼻气管插管可能困难更大。这与小儿的喉解剖与成人有显著区别有关。

1.喉位置

比成人高,随着年龄增长而逐渐下降。新生儿的环状软骨下缘平齐颈 4 椎体下缘,6 岁时降至颈 5 水平,13 岁时始达到成人位,即颈 6 平面。一般,声门裂比环状软骨高 1 ~ 2 个椎体,故新生儿的声门裂在 3 ~ 4 颈椎水平,13 岁后才达到成人第 5 颈椎水平。

2.会厌

新生儿的会厌相对较宽、僵硬呈 U 形或 V 形,新生儿的舌骨紧挨于甲状软骨,舌体较大,故会厌常被舌根组织压向咽腔,使会厌与喉之间呈 45°倾斜;用弯型喉镜片一般不易做到抬起会厌看到声门,采用直型喉镜片挑起会厌才容易看到声门。而成人会厌扁平、有弹性,成人的舌骨与甲状软骨之间有较大距离,舌体相对较小,会厌活动度较大,且呈竖直位置,因此显露声门较新生儿容易。

3.环状软骨

婴儿的环状软骨窄细,呈前高后低的倾斜位,且是整个上气道中最狭窄的部位。从上向下看喉,婴儿的喉呈漏斗状,即环状软骨的内径比声门裂者小。因此,有时可遇到导管前端虽已通过声门裂,但继续推进时可遇到阻力或不能通过。成人的环状软骨呈水平位,上气道中最狭窄的部位在声门裂。

4.杓状软骨

在婴儿,杓状软骨的声带突占声带全长的 1/2,因骨性部分较多,声门裂相对较小;在成人则仅 1/3。在婴儿,声带突向喉腔内倾斜,因此声带呈凹位;在成人声带呈水平位。

5.黏膜

小儿声门下的黏膜与其基底组织呈疏松连接,血管淋巴组织丰富,尤以婴幼儿为明显,因此比成人容易发生声门及声门下水肿并发症。

五、气管和支气管

(一)气管

(1)气管的上端从环状软骨下缘(相当于第 6 颈椎平面)开始,下行进入胸腔,抵达第 4 胸椎下缘(相当于胸骨角)水平时分叉为左、右主支气管。在直立位时,气管下端达第 5 胸椎,深吸气时可达第 6 胸椎。

(2)成人气管的长度为 10 ~ 14cm,平均 10.5cm,内腔横径约 1.6cm。小儿气管短细,新生儿声门至气管隆嵴的长度仅 4cm。

(3)气管大约由 15 ~ 20 块后正中方有缺损的 U 形软骨组成,缺损处由扁平纤维性膜和一层平滑肌补充形成气管后壁。气管软骨环之间有环韧带相连。气管内插管、气管切开术等偶尔可撕裂气管后壁导致气管纵隔瘘。

(4)气管的分叉部称"气管叉",位相当于胸骨角水平,或第 2 肋软骨平面,在其末端的内面呈向上隆起,称"气管隆嵴"。隆突的黏膜下有丰富的迷走神经末梢支配,极为敏感,遇吸痰管或支气管导管刺激易导致剧咳、支气管痉挛,或迷走心脏反射引起血压下降、心动过缓甚至心搏骤停。只有深麻醉或完善的黏膜表面麻醉才能使隆突反射消失。

（5）自上门齿至隆突的距离,中等体型成人男性约为 26～28cm、女性为 24～26cm、婴儿约为 10cm。

（6）支配气管的副交感纤维来自迷走神经的喉返神经气管支;交感纤维来自胸交感干。两者主要分布于气管的平滑肌和黏膜。

（二）支气管

气管下端自隆突部起,分为右主支气管及左主支气管。

1.右主支气管

（1）右主支气管短而粗,走向陡直,成人长约 2～3cm,内腔横径约为 1.5cm,它与气管中轴延长线的夹角约为 25°～30°,较为陡直,因此,气管导管插入过深（或异物）较容易进入右主支气管。

（2）右肺上叶的支气管开口距气管隆嵴很近,仅 1～1.5cm。因此,若右支气管插管稍深,可能阻塞上叶支气管的开口而引起右肺上叶的不张。所以,行右支气管插管时,须调整好导管的位置以确保右肺上叶呼吸音的存在。

2.左主支气管

（1）左主支气管较细长而走向稍斜,长度约为 4.9cm,内腔横径约为 1.1cm,它与气管中轴延长线的夹角约为 40°～50°,其上方有主动脉弓跨越,后方与食管交叉。

（2）左肺上叶支气管的开口距气管隆嵴较远,故异物或气管导管较不易进入。

（三）气管的一般规律

气管各部位长度和内径的特点为:①气管的长度约为右主支气管的 5 倍,左主支气管的 2 倍;②左主支气管的长度为右主支气管的 2 倍;③左右主支气管下方的夹角为 65°～80°。

六、上呼吸道三轴线

1.三轴线的定义

自口腔或鼻腔至气管之间存在三条解剖轴线,彼此相交成角。

（1）口轴线（OA）:自口腔（或鼻腔）至咽后壁的连线。

（2）咽轴线（PA）:从咽后壁至喉的连线。

（3）喉轴线（LA）:从喉至气管上段的连线。

2.三轴线之间的关系

仰卧位时,OA 与 LA 互成直角,PA 与 LA 呈锐角。为使气管内插管操作达到显露声门的目的,需要通过屈颈、头伸展、压舌、提下颌和压喉等动作使这三条轴线尽量重叠成一条线;枕部垫高 10cm 而肩部位置不变可将咽、喉轴线接近重叠,再将头部后伸,经口轴线通过喉镜可看到声门。但是"三轴一线"体位是比较难于实现的,而可视喉镜在三线成角的情况下仍能在显示器得到清晰地声门视野,并可明显降低显露喉部所需的上提用力。

麻醉医师借气道将麻醉气体送入肺泡,同时保证正常的氧气运输。为进行合理的气道控制,麻醉医师用气管插管等设备直接介入上呼吸道和下呼吸道来获得气道通路。麻醉前对呼吸系统进行全面检查与评估,可避免一些在操作过程中可能遇到的麻烦和困惑。

第二节 人工气道用具及气道通畅的维持

维持患者足够的通气和氧合是气道管理的根本目的。人工气道用具可以帮助医师管理气道，维持气道通畅，保证患者氧供。本节对临床气道管理实践中的多种气道管理用具和维持气道通畅的方法进行简要介绍。

一、人工气道用具

鼻导管、面罩和口咽及鼻咽通气管是临床常用的人工气道用具，其中面罩的种类繁多包括简单面罩、部分重复吸入面罩、无重复吸入面罩和麻醉通气面罩等。

（一）鼻导管

鼻导管是最常应用的低流量供氧装置，患者耐受性好，其两个尖端分别插入患者两个鼻孔进行供氧。原理是以鼻咽部作为储氧腔，只要患者鼻腔通畅，即便患者用口呼吸也可提升吸入氧浓度。气体流量设定范围可以从 $0.25 \sim 6L/min$，氧流量大于 $4L/min$ 时应湿化吸入气体以免黏膜干燥。吸入气体流量每增加 $1L/min$，大约可提高吸入氧浓度（FiO_2）4% 左右。也就是说给予 $1L/min$ 鼻导管吸氧，可使吸入氧浓度可达到 0.24 左右；$2L/min$ 时，FiO_2 可达到 0.28 左右；以此递增，$6L/min$ 时，FiO_2 可达到 0.44 左右；此后继续增加氧流量，也很难使吸入氧浓度明显提高，并且会给患者带来不适感。

（二）简易吸氧面罩

简易吸氧面罩是一种低流量供氧装置，相对鼻导管以鼻咽腔作为储氧腔，简易面罩罩体内增加了 $100 \sim 200mL$ 的储氧空间，提高了供氧效率。其有两个侧孔可使新鲜空气进入和呼出气体排出。氧流量在 $5 \sim 8L/min$ 时，FiO_2 可达到 $0.4 \sim 0.6$。使用简易面罩时氧流量若低于 $5L/min$ 有可能出现重复吸入和 CO_2 蓄积。氧流量大于 $8L/min$ 时，由于储氧空间饱和，再增加氧气流量也不能使 FiO_2 明显增加。氧流量 $5 \sim 6L/min$，FiO_2 可达到 0.4 左右；$6 \sim 7L/min$，FiO_2 可达到 0.5 左右；$7 \sim 8L/min$，FiO_2 可达到 0.6 左右。

（三）部分重复吸入吸氧面罩

低流量供氧系统下，要想 FiO_2 高于 60%，可以使用部分重复吸入面罩。部分重复吸入吸氧面罩有一个容量为 $600 \sim 1000mL$ 的储氧袋。患者呼气时前三分之一的呼出气体会进入储氧袋中（这部分气体基本来自解剖无效腔，含氧较高，二氧化碳含量较低），下一次呼吸时，这部分气体可以降低空气对吸入氧的稀释作用。氧流量设置应等于或大于 $8L/min$，并且在整个通气过程中确保储氧袋贮气囊保持膨胀状态，才可以达到较高的 FiO_2，并能在一定程度上防止二氧化碳重复吸入。氧流量 $6L/min$，FiO_2 大约可达到 0.6 左右；$7L/min$，FiO_2 大约可达到 0.7 左右；$8L/min$，FiO_2 大约可达到 0.8 左右。

（四）无重复吸入吸氧面罩

无重复吸入面罩与部分重复吸入面罩相比，增加了 3 个单向活瓣。两个活瓣分别位于面罩的两侧使呼出气体排出并阻止空气进入，第 3 个单向活瓣位于面罩与储氧袋之间用来阻止呼出气体进入储氧袋。

这样防止二氧化碳重复吸入，防止呼出气和吸入空气稀释吸入氧浓度。氧流量设置范围为 $10 \sim 15L/min$，可以使 FiO_2 接近 1.0。

(五)经鼻持续气道正压(CPAP)面罩

CPAP 面罩适用于轻度气道梗阻和阻塞性睡眠呼吸暂停综合征的患者。轻微镇静即可耐受良好,可进行吸入麻醉,但鼻部密封有时比较困难,只能辅助通气,很难独立完成预充氧任务。

(六)麻醉通气面罩

麻醉通气面罩用于密封患者气道,输送混合气体用来进行预充氧、通气、氧合或麻醉。可以在相对密闭的状态下通气,从而达到预充氧的目的。高出面部罩体是面罩的主要结构,既增加了储氧空间,也增加无效腔。可塑性罩体用以适合面部结构,其密封圈有两种类型:一种是临床常用的充气型密封圈;另一种是不能充气的橡胶或塑料密封圈。22mm 的标准接口位于罩体的顶端,可与辅助通气球囊、麻醉机和呼吸机的呼吸回路相连接。面罩接口周围的小钩是面罩固定头带的固定点,有助于面罩紧贴面部,提高密封效果。面罩设计适应面部轮廓,在鼻部有一切迹,双侧的弧度可以适应颊部隆起的颧骨,选择正确的面罩型号,并且应有多种尺寸大小面罩备用,才能保证面罩通气顺利实施。现临床常用的一次性透明塑料面罩采用高容量、低压力气垫,面部利于密封。但颏部曲度很小,有时维持密闭会略微有些困难。透明面罩体的基底平坦,密封圈柔软,适合不同的脸型,并附有注气口,用以调节密封圈压力。

(七)口咽通气管和鼻咽通气管

为了达到完善的预充氧或面罩通气效果,口咽通气管和鼻咽通气管是简单易行且不可或缺的辅助工具。

1. 口咽通气管

口咽通气管可以改善口咽部通气空间,用于保持气道的通畅防止舌后坠,便于吸痰,也可当作牙垫来使用。口咽通气管可供选择的尺寸的范围覆盖新生儿到成人,由塑料、金属或橡胶等材质制成。与牙齿接触的咬合部位宽度应足够与两到三颗牙齿接触,这样牙齿咬合压力才能够均匀分配到所接触的牙齿上。口外端有一圈突出的外缘可防止吞咽和插入过深,口内端的曲度适应口、舌、咽后部的解剖。

Guedel 口咽通气管是椭圆形塑料质地,以防止损伤口咽组织。门齿咬合处材料经加强处理,防止患者咬扁通气管,通气管内壁沿着咽部被一条塑料脊加强,防止塌陷。通气管呈管道状,口咽部黏膜不易阻塞或突入通气管道内,易于保持口咽通气管通畅,是临床最常用的口咽通气管类型。

插入方法:可利用压舌板压迫舌体后,在通气管外口指向足的方向下置入口咽部。也可不用压舌板下置入,先将通气管外口指向头的方向(即弯面向上)插入口腔,然后一边旋转通气管 180°、一边推进通气管直至咽腔。此时,舌背恰好躺卧于通气管的弯度之中。

操作要点:①口咽通气管的插入操作较容易,但对清醒或浅麻醉患者可能出现恶心、呕吐、呛咳、喉痉挛和支气管痉挛等反射,因此,只适用于非清醒患者、麻醉深度恰当的患者或昏迷患者;②不恰当的安置通气管,反而会将舌根推至咽腔而加重阻塞,或引起喉痉挛,或引起牙、舌体和咽腔损伤,特别对长时间安置通气管患者,需定时检查其位置是否正确;③如果患者不能开口,又不宜插用鼻咽通气管时,可先用两个压舌板置入后臼齿之间,利用杠杆作用撬开口腔,然后再置入口咽通气管。

Berman 咽通气管由一个中脊连接的两个水平板构成。水平板是扁平的,与 Guedel 通气管相比牙齿接触面积较大。Berman 通气管设计为可活动的上板和下板以铰链相连,可以将舌根抬起,但这种通气管由于插入咽部较深,可能触及会厌而诱发喉痉挛。Ovassapian 口咽通气管有一个大的向前的凸缘可推开舌体,在门齿水平有一较大开口,便于进行纤维支气管镜气管插管操作。

2.鼻咽通气管

鼻咽通气管是用塑料或软橡胶等材质制成的不同长度和内径的柔软而弯曲的筒形通气管道,置入鼻腔后刺激小,患者更容易耐受。近端圆形外缘可防止鼻咽通气管滑入鼻孔并控制插入深度。

使用鼻咽通气管前,应充分润滑,并检查患者鼻孔的大小、通畅性、是否有鼻息肉和明显的鼻中隔偏曲。置入鼻咽通气管时,应轻柔操作以防止鼻中隔前下部的黏膜内 Little 区血管丛损伤出血。应用丁卡因或去氧肾上腺素滴入或喷雾可以使黏膜血管收缩,降低出血风险。如果鼻咽通气管全部插入后患者出现咳嗽或刺激反应,应该将其退出 1～2cm,防止鼻咽通气管尖端刺激会厌或声带。若鼻咽通气管插入后患者气道仍梗阻,在排除通气管堵塞的情况下,可能是由于鼻咽通气管太短,远端出口不能越过舌根,应及时更换较长或大一号鼻咽通气管。

操作要点:①选择通畅的一侧鼻孔置入。对鼻中隔移位的患者,选用外鼻孔较小的一侧插入,因移位一侧鼻孔一般都较大;②通气管表面需先涂以利多卡因油膏润滑。插入前需在鼻腔内滴入血管收缩药如麻黄碱或4%可卡因,以减少鼻腔出血;③鼻咽通气管的插入长度一般可按鼻尖至外耳道的距离推算,这样通气管的前端位置恰好在会厌的上方;④鼻咽通气管必须沿下鼻道腔插入,即通气管的插入方向必须保持与面部完全垂直,严禁指向鼻顶部方向(筛窦 Little 区)插入,否则极易引起凶猛的鼻出血;⑤插入动作应轻巧、柔和、缓慢,遇有阻力不应强行插入,可稍稍轻柔旋转导管直至无阻力感后再继续推进;⑥鼻咽通气管的并发症包括鼻出血和鼻咽部损伤、或胃内容物误吸,可在通气管管腔内置入细吸引管,保持随时吸引以做预防;⑦疑有颅底骨折的患者绝对禁用鼻咽通气管,有可能插入颅腔或引起颅腔感染。

二、气道通畅的维持

(一)维持气道通畅的基本方法

头后仰、抬颏和(或)托下颌技术是维持气道通畅的基本方法。其中托下颌的技术尤为重要。对于无面罩通气困难的患者,单手扣面罩,即单手将面罩紧贴在患者面部,简单抬颏,头后仰,不需要托下颌;同时另一手挤压呼吸囊即可获得良好通气。与单手抬颏相比,双手托下颌更为有效,此时患者仰卧位,头后仰伸展,操作者在患者头部,双手紧握下颌的上升支,着力点恰好在耳垂下方,用力向上向前推起,下门齿移至上门齿的前方,同时双手扣面罩;助手挤压呼吸囊。通气不良的患者推荐采用双手托下颌扣面罩,或者采用置入口咽通气管或鼻咽通气管并单手抬颏扣面罩或双手托下颌扣面罩的通气方法。如果上述方法仍不能维持良好通气,这就需要寻求助手帮助,一人继续双手托下颌扣面罩,另一人手控呼吸囊加压通气,双人做最大努力的通气支持。

(二)面罩通气

气道管理是临床麻醉医师在实施麻醉和急救过程中的首要任务,是围手术期麻醉管理的基础,如果没有充分保证呼吸道的通畅,任何麻醉都是不安全的。在气道管理过程中,面罩通气是最基本也是最重要的技术。全麻插管前首先要保证患者的通气,如果插管失败,面罩通气又是很重要的急救措施。因此,麻醉医师应该熟知困难面罩通气(difficult mask ventilation,

DMV)的原因、熟悉预测和评估的指征、掌握面罩通气的方法和技巧。

1. DMV 的定义

DMV 是指有经验的麻醉医师在无他人帮助的情况下,经过六次以上或超过一分钟的努力,仍不能获得合适的面罩通气。DMV 分级有助于围手术期面罩通气的管理,其判断标准更加客观,便于临床试验数据的对比,使得麻醉医师间交流更为准确。

2. DMV 相关危险因素

男性、体重指数较高、打鼾或睡眠呼吸暂停病史、蓄络腮胡、无牙、年龄大于等于 55 岁、Mallampati 分级 Ⅲ 或 Ⅳ 级、下颌前伸能力受限和气道肿块或肿瘤等均是 DMV 相关危险因素。这些预测 DMV 的独立因素应该在术前气道评估中记录在案。同一个患者风险因素越多,DMV 发生概率就越大。但某单一因素导致 DMV 的特异性和敏感度尚未通过研究得出。预测可能 DMV 的患者中大部分通气是顺畅的(假阳性)。但预测出存在潜在问题者,将使得准备更加充分,有利于更好地制订方案,降低 DMV 的发病率和病死率。

3. 围手术期 DMV 的常见原因

DMV 的原因大致可以分为操作方面原因和与气道相关的原因。严重胸廓畸形或脊柱后凸侧弯限制胸廓伸展亦可能造成 DMV。操作有误、设备不佳、体位没有处在最佳位置、某些药物的副作用、气道部分或全部梗阻等因素都可能单独或联合起作用,导致 DMV 的发生。

(1)操作方面的原因:①操作者缺乏经验;②面罩大小不当,包括蓄络腮胡、颌面部解剖异常等与面罩不匹配;③头颈部没有处于最佳位置;④按压环状软骨不当;⑤药物相关因素,如阿片类药物诱导声门紧闭、琥珀酰胆碱诱导咀嚼肌僵直、麻醉深度不足或缺乏肌松药。

(2)气道相关的原因:上呼吸道梗阻和下呼吸道梗阻都可能影响面罩通气。

上呼吸道梗阻:①舌或会厌病变;②病态肥胖和睡眠呼吸暂停患者咽部软组织过多;③扁桃体肿大;④口、腭骨、咽或喉部肿瘤;⑤气道水肿,如反复插管、创伤引起以及血管性水肿;⑥喉痉挛;⑦外部压迫,如颈部大肿块或大血肿。

下呼吸道梗阻:急性支气管痉挛、气管或支气管肿物、前中纵隔肿瘤、僵直肺、异物、气胸和支气管胸膜瘘等。

4. 围手术期 DMV 的处理

如果术前评估患者存在多种 DMV 风险因素,例如重度鼾症的患者合并有肥胖、下颌前伸受限、无牙等诸多因素,最安全的办法是维持清醒状态,表面麻醉下置入喉罩或气管插管。如果术前评估患者存在的 DMV 风险因素不是很严重,考虑到患者的舒适度,此类患者可以在保留自主呼吸的前提下适度镇静催眠,如给予右美托咪定、七氟烷吸入诱导或少量咪达唑仑、芬太尼加表面麻醉等。同时要准备好各种应急方案,既提高患者的舒适度又最大限度地降低困难气道发生的风险。

麻醉准备阶段应该全面检查面罩通气管理的设备,包括检查麻醉机,备好合适型号的面罩、口咽通气管和(或)鼻咽通气管、喉罩、喉镜叶片、可视喉镜以及纤维支气管镜等,准备抢救通气工具如环甲膜穿刺装置,明确备选方案,安排一名有经验的助手等。面罩大小应适合操作医师的手部和患者的面部,并且感觉舒适。面罩的上缘应放置于鼻梁之上,防止压迫眼球。操作者手的拇指和食指环绕呈"C"形,缺口处应超过面罩纵向中线,便于对面罩同侧半部分施压密封,拇指负责鼻部区域的密封,食指负责口部区域的密封,通过这两个手指实现面罩与面部轮廓的整体密封;没有牙齿的患者,面颊凹陷导致面罩与脸部不匹配,可放置口咽通气管或鼻咽通气管改善通气。中指、无名指和小指呈"E"形,中指和无名指的力点在下颌骨降支骨质,起"仰头"和"抬颏"和开放气道作用;并使面部向面罩迎合,加强面罩密封效果;小指力点在下颌角处骨质,起"托下颌"作用。同时另一手挤压呼吸囊。根据胸腹部起伏、潮气量、呼吸音、生命体征和对氧合与通气的监测结果(如呼气末二氧化碳和脉搏血氧饱和度监测)综合判断面罩通气效果。如果正压通气无法实施,考虑可能存在上呼吸道梗阻、肌肉张力过高妨碍胸廓扩张,肺顺应性下降或气道阻力增加等因素。这时应采用口咽通气管或鼻咽通气管、并通过仰头、抬颏或双手托下颌尽可能改善面罩通气。单人单手扣面罩难以维持面罩通气时,可使用双手托下颌扣面罩并加压辅助通气。

维持气道通畅时应选择恰当的人工气道用具和技术,同时也要考虑到造成面罩通气困难的原因是由于对工具熟悉程度不够,还是工具本身存在局限性;是由于临床判断不够准确,还是临床逻辑思维存在问题。总之,按照标准流程和紧急预案正确应用这些各种人工气道用具维持气道通畅,是气道管理的首要问题。

第三节　气管导管与支气管导管

一、气管导管

气管导管历经百余年的发展,现已成为最经典、最可靠、最常用的人工通气道,广泛用于临床麻醉和气道管理。气管导管可以建立确切的人工气道,防止分泌物、血液和反流的胃内容物误吸入气管与支气管;也可以实施正压通气,便于吸除气道分泌物,减少气道解剖无效腔;并且可作为心搏骤停期间急救给药途径。最初的气管插管是硬质无气囊气管导管,Trendelenburg于1871年发明充气套囊气管。1917年,Magill 红色橡胶气管导管用于临床。1964年的气管导管和套囊整合在一起的聚乙烯(PVC)气管导管用于临床,但其套囊容量小,必须采用高充气压才能完全密封气道,使气道黏膜缺血损伤的可能性增加,故不适宜用于长期留置气管导管的患者。选择此型套囊气管导管,应尽可能选用患者允许的最大型号气管导管,套囊才能达到最佳密封效果。目前临床常用的气管导管均采用椭圆形高容量低压弹性套囊,充气后形状与气管解剖结构相吻合,气道密闭效果较好,损伤和并发症相对较少,不容易导致气管壁出血坏死,故气管导管可留置较长时间。但此类型套囊较容易破损,与气管壁接触贴合也不是非常紧密,套囊充气后囊壁易形成细小皱褶,有液体渗入风险;且此套囊,呼吸道创伤的发生率亦稍多于低容量高压气囊型导管。

以气管导管内径(ID)进行编号是目前的标准方法。而法制编号法(Fr)是:导管外径(mm)×3 = 气管导管法制编号(Fr),多与内径编号同时标记在导管上。成人导管壁厚度多数大约为1mm 左右。气管导管壁厚度对低龄或气道狭窄患者尤为重要,因此内径≤6.0mm 的气管导管应以 mm 为单位标记其外径。气管导管的选择应考虑患者年龄、身高、性别、插管途径、鼻腔通畅度、留置导管时间长短等因素。根据泊肃叶定律,气管导管的通气阻力与管腔半径的四次方成反比,与导管长度成正比,选择较大口径气管导管可使气道阻力明显降低。气管导管长度一般在 28～32cm,随内径增加其长度逐渐延长,导管套囊近端附近有黑色线条或黑色环形标志,用来确定导管进入声门的最大长度,声门最好处于两条环形黑线之间。需要长期留置气管导管者宜选择高容量低压气囊导管。

(一)单腔气管导管

气管导管一般由橡胶、塑料、有机硅等材料制成。橡胶导管,由于相对较硬,组织相容性较差,现在已很少使用。硅胶气管导管质地柔软,组织相容性好,可反复使用,但价格昂贵。目前临床常用的一次性气管导管由聚氯乙烯(PVC)材料制成。

1. 标准的气管导管

标准的气管导管包括以下组成:①气管导管远端斜面开口,角度约为 38°左右,一般开口朝向左侧;②尖端有开口的称为 Murphy 气管导管,尖端无开口的称为 Magill 气管导管。Murphy 孔可以在气管导管尖端堵塞或打折时维持通气;而 Magill 气管导管的套囊与导管尖端距离较近,减少通气过程中气管导管尖端接触气管壁并损伤气管黏膜的风险;③远端附有袖套状充气套囊;④近端有与呼吸器连接的衔接管,其直径统一为 15mm;⑤套囊由细导管与测试小气囊连接,借以了解套囊的胀缩及其充气压力;⑥小儿气管导管在距前端 2cm 与 3cm 处分别标有单个或双个黑圈标记,其目的在于指导导管插入气管的长度,以防止插入过深。有些小儿导管壁上还涂有一条能放射显影的纵向黑线,在 X 线下可显影,借以了解导管在气管内的位置。6 岁以下的小儿多采用无套囊气管导管,以增加使用安全性,这与小儿气道狭窄部在环状软骨处有关。

2. 导管的直径、弯度与长度

(1)气管导管的直径有内径与外径(mm)之分,内径介于 2.5～11mm;其长度按 cm 计算。经口或经鼻气管导管都有半径为 14cm ± 10% 的弯度;弯度与导管内径有关,鼻腔气管导管内径 <6mm 者则无上述弯度。口腔与鼻腔气管导管前端斜口的角度分别为 45°和 30°,经口导管前端的斜面都向左侧方向开口;经鼻导管的斜面则有向左或向右侧开口两种。

(2)气管导管的标号通常有三类:①按导管的内径(ID)标号,各号之间相差 0.5mm,均印在导管的外壁上,这是目前最常用的标准标号方式;②按导管的法制(F)标号:F 为导管的外周径值,F = 导管外径(mm)×3.14。F 在导管外壁上均用双号数字 10、12、14、16 直至 42 编号标记;③以 Magill 专利号编号,按 00～10 标记。

3. 气管导管选择

(1)对气管导管的口径和长度,应根据患者的年龄、插管途径、性别和身材等因素进行选择,一般成人导管长度以稍长于唇至环状软骨水平或稍下处(相当于气管中段)的长度为佳。

(2)可参考下列选择气管导管(ID):①成年男子可较同年龄的女子大 0.5～1.0mm;②发音低沉者可较发音尖细者大 0.5mm;③经鼻导管口径需比经口导管小 0.5～1.0mm,成人一般用 6.5～7.5mm。

(二)套囊

气管导管套囊是气管导管的防漏气装置。临床上有带套囊导管与不带套囊导管(简称"平管")两类。

1. 设置充气套囊的目的

①为施行控制呼吸或辅助呼吸提供气道无漏气的条件;②防止呕吐物等沿气管导管与气管壁之间的缝隙流入下呼吸道(误吸);③防止吸入麻醉气体从麻醉通气系统外逸,维持麻

醉平稳。

2. 套囊的结构

由"充气套囊""套囊细导管"及"套囊内压测试小囊"三部分组成,套囊均设于导管的前端,其长度因导管长度不同而有区别,一般为2~4.5cm,与导管前端的距离为1cm。套囊导管一般仅适用于成人和6岁以上的较大儿童,这与套囊可增加导管外径有关。因此,套囊导管不适用于声门、气管内径细小的新生儿、婴幼儿和6岁以内的小儿,此类小儿只能使用不带套囊的平管。使用平管完成气管插管后,可用浸渍液状石蜡油的纱布条,在明视或手指探触下,有次序地围绕气管导管的周围至梨状窝进行填塞以防漏气(称"咽喉填塞防漏法")。本法也适用于充气套囊突然破裂而又无法临时更换气管导管的特殊场合。

3. 套囊的充气技术

充气量应适中,合理的充气量应是既能控制囊内压不超过30mmHg,又能达到完全防漏和防误吸的效果。充气量过大,气囊内压超过气管黏膜毛细血管正常平均动脉压(32mmHg)时,可导致局部气管黏膜和纤毛迫性缺血,拔管后可致气管黏膜坏死脱落,纤毛活动停止3~5d,甚至形成局部溃疡,痊愈后可致气管环形瘢痕性狭窄。套囊的充气量不宜固定不变,临床上应以在缓慢不间断充气的情况下,直至挤压麻醉机贮气囊时喉部刚刚听不到漏气声为准。具体的充气技术有以下两种。

(1)套囊最小漏气充气技术:为避免囊内压过高引起并发症的可能性,近年来套囊最小漏气的充气技术又再次得到重视,其方法是:先将套囊充气直至听不见漏气声以后,再缓慢逐渐回抽出气体,直至在吸气期时能刚刚听到细微的漏气声为止。此后,为补充漏出的气体量,需要补充注入适量囊内气体,但仍以始终保持能听到细微的漏气声为准。此即为套囊最小漏气的充气技术,可使气管损伤程度降至最轻。

(2)套囊无漏气充气技术:套囊最小漏气的充气技术不适用于反复出现误吸、肺顺应性差、采用高呼气末正压通气(PEEP)等需要高压通气的患者。此时需要采用套囊无漏气充气技术,方法是:在上述套囊最小漏气的充气技术基础上,再往套囊内慢慢注入小量气体,边注气边倾听,直至听不到漏气声为止。此后,再定时测定囊内压,待囊内压降低时需重复注入少量气体。

4. 套囊种类

根据套囊的充气容量大小,可分高压或低压套囊二种,分别称为高压低容量套囊和低压高容量套囊。

(1)高压低容量套囊:其体积较短小,充气容量也较少,具有低容量和低顺应性的特点。套囊充气后,套囊与气管壁的接触面较小,因此可使局部气管壁的黏膜承受高达180~250mmHg的压力,才能产生有效封闭的效果。这样,局部气管壁的原有C外形将丧失,而变为内径缩窄的细管形;更重要的是高压套囊内压远远超过气管黏膜毛细血管灌注压(正常为25~35mmHg),由此可导致气管黏膜缺血、发炎、出血和溃疡形成,同时也可压迫气管后方的食管壁。持续的气管壁缺血,其最终结果是导致气管扩张、肉芽肿形成;或引起气管塌陷、气管壁坏死、气管狭窄;有些患者可出现气管—食管瘘形成,甚至腐蚀无名动脉。因此,目前已基本废弃不用高压容量套囊。

(2)低压高容量套囊:其体积较长大,充气容量也较大,具有较大容量和较高顺应性的特点。在正确充气套囊下,套囊呈匀称性香肠式膨胀外形,与气管的原形比较吻合而不致使气管变形,气管壁受压的范围较广,囊内压相对较低,气管黏膜毛细血管血流受阻较轻。低压容量套囊为目前普遍通用的套囊型。但应注意,套囊内压大于25mmHg时,就有可能引起气管黏膜血流受阻。因此,尽管采用低压容量套囊,也必须重视套囊充气原则:充气应适度,以达到既不漏气,又不影响气管黏膜血流为准。

5. 套囊的应用注意事项

①重视经常检查套囊内压,套囊一般都与测试小囊相连接,触诊测试小囊张力可随时粗略了解套囊的充气程度或漏气情况。尽管使用低压套囊,其囊内压也可能小于25mmHg,但气管黏膜结构与功能仍可能出现某些影响,表现为局部组织学损伤和纤毛活动受抑制,其影响程度与套囊与气管壁的接触范围与时间长短有密切关系;②对肺顺应性小和气道阻力大的患者,需要较高的套囊内压才能达到密封气道的目的,此时低压高容量套囊可能已不适用,需要采用高压低容量套囊;③N_2O全身麻醉时,由于N_2O能缓慢透过套囊塑料壁,随着麻醉时间延长,套囊内容量和压力均会相应逐渐增高。因此,在施行长时间N_2O麻醉时,更需要随时检查套囊容量,以防囊内压过高。有人建议利用麻醉环路系统内的混合气体充胀套囊(即不用空气),可防止此类过膨胀现象的发生;④长时间插管后囊内压可逐渐降低,但其降低程度与时间无相关性,可能与注入囊内的空气缓慢弥出塑料薄膜有关,需随时检查补注气体;⑤施行正压通气期间,当气道压超过囊内压时,囊内压可出现间断性增高;在呛咳、过度通气,或患者的自主呼吸与呼吸机对抗时,可见囊内压暂时性增高。

6. 套囊内压和容积的监测方法

综上所述可知,套囊内压与气管导管的选择合适与否有密切关系,施行定时监测和随时调整很有必要。方法是:将套囊测试小囊通过三通开关与一个弹簧血压计和空注射器相互连接,在完全密封的条件下,在吸尽咽喉腔内的分泌物后,通过操纵三通开关,利用注射器抽吸出套囊内的气体即可得知囊内的容积,再回注入气体即可测试囊内压。囊内压以维持吸气时为22mmHg($30cmH_2O$);呼气时为15mmHg($20cmH_2O$)而无漏气为理想,其测定值都相对较小于实际值,因尚有一小部分气体遗留在囊和测试细管内。

(三)特殊气管导管

为了适应神经外科、口腔科、耳鼻喉科和头颈外科等手术的特殊需要,一些特殊气管导管被用于临床麻醉。

1. 加强型气管导管

加强型气管导管的管壁内镶有螺旋形金属圈或尼龙螺旋形丝圈,目的在防止导管折曲或压扁。适用于头过度屈曲的坐位手术,或俯卧位手术,也适用于气管造口插管患者。相对PVC气管导管来说,该类导管比较柔软,插管时可能需要管芯或弹性探条引导。加强型气管导管可防止气管导管扭结而造成的气道梗阻,虽然有钢丝增加强度,可是一旦被咬瘪后不能自己回弹恢复原有形状,应需要特别注意,因此放置牙垫非常必要。

2. RAE(Ring – Adair – Elwyn)

预成型气管导管 RAE 预成型气管导管是为了适应患者面部轮廓而进行了特殊改良,便于头颈部手术时气管导管与麻醉呼吸机回路连接,并减少气管导管变形扭结产生气道梗阻的危险。

同时其特殊形态也可减少气管导管对咽喉部的压迫损伤。RAE 气管导管型号多样,可有套囊或无套囊,可满足儿童和成人需要。

3. NIM - EMG 神经监测气管导管

NIM - EMG 气管导管有加强型和普通 PVC 型。该导管套囊的上方,声门水平两侧各有两条电极,可连接 NIM - Response 术中神经监测系统,可在麻醉手术过程中监测喉返神经和迷走神经功能。甲状腺切除等头颈部手术时如果手术操作接近喉返和迷走神经,NIM - Response 术中神经监测系统就会报警;亦可用于术中探测喉返神经和迷走神经,指导手术操作,减少手术损伤神经危险。

4. 激光手术专用导管

20 世纪 70 年代激光手术技术飞速发展,尤其广泛应用于气道手术中。激光用于呼吸道手术时,需要特别注意,有可能发生气管导管起火燃烧的严重事件。激光束可直接点燃气管导管烧伤气道,亦可由燃烧的切除组织吸入导管,间接引燃导管。大多数气管导管由 PVC 制成,但 PVC 为易燃材料,不应暴露于手术激光之下。激光手术气管导管应以金属条和细薄棉布包裹,或导管由不可燃材料制成。气管导管的套囊在激光手术中最易损坏,可套囊内注入盐水,以吸收能量,防止套囊被激光烧穿;锡纸包裹气管导管,也有抗激光效果。金属和硅胶质地的双套囊的抗激光气管导管安全性更好。

5. Evac 气管导管

机械通气相关肺炎增加平均住院日,增加医疗费用,同时也会增加院内病死率。有报道表明,发生机制可能与声门下套囊上区间分泌物聚集,并漏入套囊下进入肺有关。为此,Evac 气管导管在单腔气管导管基础上设计增加了一个吸引通道,开口于套囊上方,以间断吸痰,防止口腔内病原微生物进入肺内引发肺炎。

6. Parker 尖端柔软型气管导管

Parker 尖端柔软型气管导管曲线型的尖端柔软而富有弹性,似"鹰嘴状",遇到组织阻挡时,柔软的弹性尖端会弹开,从而改变运动方向,向阻力小的方向移位,不容易卡在气道组织结构上而产生切割性损伤。Parker 尖端柔软型气管导管与管芯类插管辅助设备或纤维支气管镜配合使用进行气管插管时,导管也更容易被引导进入声门。

二、支气管导管

肺隔离气管导管可置于左或右主支气管,实施肺隔离和单肺通气,现有三类用于临床:双腔支气管导管(Double - Lumen Tube, DLT)、支气管封堵导管(Bronchial - Blocking Tube, BB)和单腔支气管导管。

(一)双腔支气管导管

双腔支气管导管最早于 1949 年应用于临床,是目前最常用的肺隔离气管导管。

1. Carlens 双腔管

Carlens 双腔管是左侧支气管双腔气管导管。左管开口于远端进入左侧支气管,右管开口于距远端 6~8cm 处的右侧管壁,其下方有舌状隆突钩,骑跨于隆突上,用来辅助双腔管的放置并最大限度地避免导管移位。导管远端在隆突钩处 45°向左弯曲便于进入左侧支气管;两开口上方各有一个套囊,用于封闭左主支气管和主气道。隆突钩也带来一些问题,包括增加插管难度和引起咽部损伤、隆突钩折断、由隆突钩引起的导管错位和全肺切除时影响术者操作。

2. White 双腔管

White 双腔管是右侧支气管双腔导管。结构与 Carlens 双腔管相似,左管开口于主气道,右管向右弯曲15°,便于进入右侧支气管,远端有一侧口,是右肺上叶通气口。

Carlens 双腔管和 White 双腔管均为橘红色医用橡胶制品,质地较硬,可反复消毒使用;高容量高压套囊不能被纤维支气管镜观察到,不便于使用纤维支气管镜进行双腔管定位;其质地较硬的隆突钩,对气管隆嵴形成较大刺激,现已很少用于临床。

3. Robertshaw 双腔支气管导管

Robertshaw 双腔管于 1962 年被应用于临床,是目前应用最广的双腔气管导管。其结构与 Carlens 双腔气管导管和 White 双腔气管导管相似,但无隆突钩,插管操作相对容易,但导管位置不易固定牢靠,翻身后应再次确认导管位置。

最初的 Robertshaw 双腔支气管导管也是橘红色橡胶制品,可重复使用,分为左侧和右侧支气管导管。质地较硬,插管时造成的气管损伤,而且吸痰管及纤维支气管镜的置入也比较困难。20 世纪 80 年代开始,一次性透明聚氯乙烯(PVC)材料制成的 Robertshaw 双腔支气管导管面市,管腔为 D 形,内径较 Carlens 管大,减少了气道内阻力,并且易于吸痰操作。其分为左侧及右侧两种,其中右侧双腔管在小套囊上有卵圆形的侧孔,以供右上肺通气。双腔管应用大容量低压套囊,且支气管套囊为蓝色,便于纤维支气管下检查定位。在主气管和支气管套囊旁设置不透射线的环状标记,特别在右支气管双腔导管的支气管套囊附近右肺上叶的开口处也设置了标记,可通过 X 线或纤维支气管镜检查导管的位置。通常成人应用 35Fr、37Fr、39Fr 和 41Fr 四种型号即可;现有最细的双腔管为 26Fr(Rusch),可以用于约 8 岁儿童;也有 28Fr 和 32Fr(Mallinckrodt Medical)用于 10 岁以上儿童。

(二)支气管封堵导管

支气管封堵导管近年来不断发展完善,从早期的 Fogarty 血管取栓导管到 Univent、Arndt 和 Cohen 等,对肺隔离技术进行了创新性的完善和补充。

1. Univent 支气管封堵导管

Univent 封堵管于 1982 年面市。管壁内有一通道,内置可调整深度封堵引流管。使用时,先将导管插入气管,然后在纤维支气管镜引导下,将封堵管置入左或右支气管,套囊充气封闭一侧支气管,可防止患侧肺内容物侵入健侧肺。

套囊排气,即可恢复双肺通气。Univent 支气管封堵导管相对双腔管来说易于插管和定位;术后若需继续呼吸机治疗时无须换管;可选择性进行肺叶封堵;术中可对非通气侧肺实施 CPAP。但是支气管封堵引流管的内径较小,有时手术侧肺排气萎陷较慢,且术侧支气管内的血及分泌物不易吸出。

2. Arndt 支气管封堵导管

具有特殊引导线,封堵导管远端套囊为低压高容型。7F 型号长度为 65cm,9F 型号导管长度 78cm,管腔内有一根柔软的尼龙丝,在远端开口处形成一个柔软的圈套。套在纤维支气管镜上,引导和定位封堵目标支气管。退出引导线,管腔可用于吸痰、吸引排气加速封堵肺叶萎陷,也可对封堵肺叶实施 CPAP。但引导线一旦拔出,就不能再放回。如果术中 Arndt 支气管封堵导管脱出或移位很难恢复,只能更换新导管再次封堵。

3. Cohen 支气管封堵导管

Cohen 封堵管由美国麻醉医师 Edmond Cohen 发明,长 62cm,外径为 9F,远端具有 3cm 长的软尼龙质地的可旋转角度尖端;近端有一角度调节轮,逆时针旋转角度调节轮可使其远端弯曲 90°以上。其更容易进入目标支气管,实施封堵和隔离。

（三）单腔支气管导管

单腔支气管导管是安置于支气管内的单腔导管。特点为管体细长，套囊短。为了保证右肺上叶的通气，右支气管导管前段套囊分两段，中间有一侧口对应右肺上叶支气管开口。随着双腔支气管导管和支气管封堵管技术的发展和完善，单腔支气管导管应用已越来越少，但在气管隆嵴切除及重建等特殊手术的气道管理中，仍能发挥其特殊作用。

第四节　气管内插管方法

在处理气道前，特别是气管内插管前，应首先评估上、下呼吸道的解剖结构及通畅程度，目的是对面罩通气及气管内插管的难易程度做出判断。其次是结合手术部位选择插管径路（经鼻腔、口腔或气管切开造口），并明确气管内插管的适应证与禁忌证，保障气管内插管的质量与安全。因此气管内插管前均应进行上呼吸道评估。做好思想上、人员上和物质上的充分准备，方可降低和消除由此产生的相关风险，以达到安全施行气管内插管的目的。

无论行静脉麻醉或吸入麻醉均有一个使患者从清醒状态转为可以进行手术或操作的麻醉状态的过程，这一过程称为全麻诱导。全麻诱导是预测无明确困难气道的患者气道处理时常用的诱导方式，而对于预测为困难气道的患者，则更多地采用清醒镇静表面麻醉或保留自主呼吸的浅全麻。采用何种诱导方法以及选用哪些药物，主要取决于患者的病情以及对面罩通气和气管内插管的困难程度和风险的估计，同时也应考虑麻醉医师的经验和设备条件。

一、气管内插管的适应证、禁忌证及优缺点

（一）适应证

1. 手术麻醉适应证

手术麻醉适应证指手术麻醉患者的生命安危取决于是否采用气管内插管，否则禁忌在全麻下手术，包括：①全麻颅内手术；②胸腔和心血管手术；③俯卧或坐位等特殊体位的全麻手术；④ARDS 患者全麻手术；⑤呼吸道难以保持通畅的患者（如颌面部、颈部、五官科等全麻大手术，颈部肿瘤压迫气管患者，重度肥胖患者等）；⑥腹内压增高频繁呕吐（如肠梗阻）或饱胃的患者；⑦某些特殊麻醉，如并用降温术、控制性降血术等；⑧需用肌松药的全麻手术；⑨简化麻醉管理也可选择气管内插管，如时间长于 2h 的任何全麻手术以及颌面部、颈部和五官科等中小型全麻手术等，这取决于麻醉医师个人技术经验和设备条件。

2. 危重病症

危重病症包括气道保护能力丧失如昏迷患者、严重呼吸功能障碍如而无创处理无效的患者以及严重循环功能障碍如心搏骤停患者等。

（二）禁忌证

（1）喉水肿、急性喉炎、喉头黏膜下血肿等在插管创伤时可引起严重出血，禁忌气管内插管，除非急救。

（2）呼吸道不全梗阻者有插管适应证，但禁忌全麻快速诱导插管。并存出血性血液病（如

血友病、血小板减少性紫癜症等)者,插管创伤易诱发喉头声门或气管黏膜下出血或血肿,继发呼吸道急性梗阻,因此宜列为相对禁忌证。主动脉瘤压迫气管者,插管可能导致动脉瘤破裂,宜列为相对禁忌证;如果需要施行气管内插管,动作需熟练、轻巧,避免意外创伤。鼻道不通畅如鼻咽部纤维血管瘤、鼻息肉或有反复鼻出血史者,禁忌经鼻气管内插管。麻醉者对插管基本知识未掌握、插管技术不熟练或插管设备不完善者,应列为相对禁忌证。

(三)优缺点

(1)可有效保持呼吸道通畅,便于清除气管支气管内分泌物。

(2)对呼吸功能不全或喉反射不健全患者,可有效施行辅助呼吸或控制呼吸,避免胃膨胀并发症。

(3)对胸腔内手术患者或需要呼吸治疗患者,可按需施行各类正压通气。

(4)允许手术者将患者安置在任何体位(俯卧、侧卧、坐位和头低脚高位等),患者不致产生过分的通气障碍。

(5)允许麻醉科医师远离患者继续有效操控麻醉与通气。

二、气管内插管方法

气管内插管方法有多种,大致有三种分类方法。临床上常规的插管方法是明视经口插管法,其他方法主要为病情需要或为特殊插管患者而设计,可酌情选用。

(一)明视经口气管内插管法

经口气管内插管是将气管导管通过口腔、咽腔与声门插入下呼吸道的气管内或支气管内而建立人工呼吸道的一种方法。它是临床上建立人工呼吸道中最基本、最普遍的操作技术。明视经口气管内插管法为麻醉科医师必须熟练掌握的一项基本技能,要求做到安全、正确、无损伤。

1. 插管前的准备

(1)气管导管的选择:成人与儿童气管导管的选择标准不同。

①成人:男性成人一般需用内径 7.5～8.5mm 的导管,女性成人需用内径 7.0～8.0mm 的导管。

②儿童:气管导管内径需根据年龄大小和发育状况来选择,也可利用公式做出初步估计,选择内径(mmID)=4.0+(年龄/4)的气管导管(适合 1～12 岁)。另外需常规准备上下各一号的导管,根据具体情况再最后选定内径最适合的导管。值得注意的是如果选择加强型气管导管,由于其外径粗于标准的气管导管,所以宜选择内径小约 0.5mm 的导管。

(2)导管插入深度:是指从门齿至气管导管尖端的距离。成人导管插入深度一般在女性为 20～22cm,男性为 22～24cm。1～12 岁的儿童导管插入深度可根据年龄用公式估计,经口插管的深度(cm)=12+(年龄/2),并根据儿童发育状况适当调整插入深度。一般认为气管导管最佳深度为导管尖端位于气管的中部,成人一般在气管导管套囊过声门约 2～3cm 即可。

2. 气管内插管操作

(1)预充氧:在给予麻醉药物之前,可紧闭面罩下以 6L/min 以上氧流量给患者平静呼吸 3min 以上或连续做 4 次以上深呼吸,即达到去氮预充氧的目的。

(2)全麻诱导:常规地静脉注射插管剂量的镇静催眠药、镇痛药及肌松药,使患者达到神志消失、肌肉完全松弛、呼吸停止和镇痛良好的状态,同时在纯氧辅助/控制呼吸后,应用喉镜明视声门下施行气管内插管。必要时也可在清醒表麻下实施。

（3）气管内插管头位：插管前可调整手术台高度，使患者颜面与麻醉者胸骨剑突平齐，以便操作。患者平卧，利用软枕使患者头垫高约10cm，头部置于"嗅物位"的位置，肩部贴于手术台面，麻醉者用右手推患者前额，使寰枕关节部处于后伸位，以使上呼吸道口、咽、喉三轴线重叠成近似一条轴线，同时张口稍许，以利于弯型喉镜置入。如未张口，应用右手推下颌并用拇指拨开下唇，防止喉镜置入时下唇卷入损伤。

（4）气管内插管操作：包括喉镜显露声门和插入气管导管，以下详述常用的 Macintosh 弯型喉镜操作方法。

①喉镜显露声门：显露声门是气管内插管术的关键步骤。左手持喉镜置入口腔前，用右手拇指将患者下唇推开，以免喉镜抬会厌时将下唇和舌尖夹垫于下切牙与喉镜片之间而引起损伤。用左手持喉镜沿口角右侧置入口腔，将舌体稍推向左侧，喉镜片移至正中位，顺着舌背的弧度置入。在操作过程中，应动作轻柔，逐步暴露，首先暴露腭垂，继续深入可见会厌的边缘，镜片深入至舌根与会厌交界处后，上提喉镜，即可看到声门裂隙。部分患者声门较高，在暴露过程中只能看到喉头而无法显露声门，此时可请助手在环状软骨处采用 BURP 手法下压，以利显露声门。在喉镜暴露的过程中，着力点应在喉镜片的顶端，并用"上提"喉镜的力量来达到显露声门的目的。切忌以上门齿作为喉镜片的着力支点，用"撬"的力量去显露声门，否则极易造成门齿脱落损伤。而直型喉镜片的着力点与弯型喉镜不同，在看到会厌边缘后应继续推进喉镜越过会厌的喉侧面，然后上提喉镜，以直接抬起会厌的方式显露声门。

由于存在口咽腔的解剖弧度与插管轨迹，经口腔喉镜直视下气管内插管一般直接利用导管的自然弯曲度进行，也可将金属管芯预先置入导管内，使导管塑成所需弯度，以便于插入气管内。

②插入气管导管：右手以执笔式持气管导管，将导管前端对准声门后，轻柔地采用旋转推进的方法插入气管内，避免使用暴力。如果患者存在自主呼吸，则在患者吸气末声门外展最大位时顺势将导管轻柔地插过声门而进入气管，一旦进入声门，立即拔去管芯，推入导管进入声门。导管插入气管后，置入牙垫并小心退出喉镜，套囊充气。连接呼吸回路，进行试通气。确认导管位于气管内后，妥善固定导管。

（5）确诊气管导管插入气管内的方法：气管导管插入后，应立即确诊导管是否在气管内，而没有误入食管。直视下看到气管导管在声带之间置入和纤维支气管镜检查可见气管环及隆突是判断导管位于气管内的可靠指标。在呼气末二氧化碳监测仪上可见连续4个以上不衰减的正常波形是判断气管导管在气管内的最可靠指标。下列指征也可作为辅助判断指标，但有时并不可靠：①人工通气时可见双侧胸廓对称起伏，听诊双肺可听到清晰的呼吸音且双侧一致；②按压胸部时，导管口有气流；③吸气时透明导管管壁清亮，呼气时管壁可见明显的雾气；④患者如有自主呼吸，接麻醉机后可见呼吸囊随呼吸而胀缩。

（二）明视经鼻气管内插管法

明视经鼻气管内插管是指先将气管导管前端插入鼻前庭，通过手感盲探将导管穿过下鼻道或总鼻道，再穿出后鼻孔进入咽腔，然后左手持喉镜从口腔暴露声门，直视下将导管插入气管内的方法。

1.适应证

（1）为手术操作提供便利条件：如经口腔气管内插管会影响术野，或增加术者操作难度，如下颌骨骨折、口腔肿瘤等。

（2）需长期机械通气者：如呼吸功能不全需长期带管行呼吸机治疗的清醒患者，经鼻插管较经口腔插管的耐受性好，且有利于张口、闭口运动和吞咽等。

2. 禁忌证

经鼻插管禁用于颅底骨折、广泛面部骨折、鼻腔不明原因出血、多发性鼻息肉、正在使用抗凝药、鼻腔闭锁、鼻咽纤维血管瘤、鼻骨骨折、菌血症倾向（如心脏置换或瓣膜病）以及全身出凝血障碍等患者。

3. 经鼻气管内插管的准备工作

（1）鼻腔准备：尽可能选择较通畅的一侧鼻侧实施操作。插管前两侧鼻腔务必应用黏膜血管收缩药与黏膜表面麻醉，一方面使鼻腔空间扩大，有利于置入直径较粗的导管，并降低插管摩擦阻力；另一方面可减少或避免黏膜损伤出血，还能减少或降低患者的不适和痛苦。

（2）气管导管的选择：成人选择 ID（6.0～7.0）mm 的气管导管，一般成年男性选择 ID（6.5～7.0）mm 的导管，成年女性选择 ID（6.0～6.5）mm 的导管。专用的经鼻气管导管或尖端较软的气管导管可降低鼻腔损伤的风险。

（3）气管导管的润滑：将气管导管前端及气囊外侧涂抹润滑剂或 2% 利多卡因凝胶，以降低鼻腔沿途插入的阻力及损伤。

（4）其他设备：备好鼻腔插管钳、吸引器以及吸痰管，一旦鼻腔出血流向咽腔应及时吸出。

4. 操作方法

可在全麻快速诱导后或清醒表麻下实施操作。患者头后仰，操作者右手持气管导管以与面部垂直的方向插入鼻腔，沿鼻底部经下鼻道出鼻后孔至咽腔。切忌将导管向头顶方向推进，以免引起严重的出血。此步骤应轻柔操作，遇到异常阻力时应停止，以避免损伤。遇阻力时轻柔旋转导管或改用较细导管或改用另一侧鼻腔。鼻翼至耳垂的距离相当于鼻孔至咽后腔的距离。当导管推进至咽腔后，用左手持喉镜置入口腔暴露会厌。当显露声门后，右手在鼻外握持气管导管继续前行，并调整管尖方向，以便对准声门，再顺势插入。窥视导管气囊根部已完全进入声门下约 2～3cm 即可。若经调整后仍无法对准声门时，则可用插管钳经口夹住导管前端，将其送入气管内。目前有条件的单位一般均采用纤维支气管镜引导下实施该操作。

（三）盲探经鼻气管内插管法

盲探经鼻气管内插管完全是靠手感和听诊气流声音进行的，并在其引导下逐渐接近声门而插入气管。本法适用于张口困难、颞颌关节强直、颈椎损伤和口颏颈胸部联合瘢痕形成使头颅无法后仰以及其他无法从口腔置入喉镜进行插管的患者。气管导管出后鼻孔之前的方法与明视经鼻插管法者相同，鼻腔盲探气管内插管要点是务必保留患者的自主呼吸，宜在较浅的全麻下或采用清醒表麻下实施，一方面依靠自主呼吸气流引导插管，一方面自主呼吸又能满足自身机体氧合需求，创造安全的插管条件。

根据导管内的呼吸气流声的强弱，来判断导管与声门之间的相对位置和距离。导管口越正对声门，气流声音越响；反之，越偏离声门，声音越轻或全无。操作者以右手握持导管的后端，左手托住患者头枕部，并侧耳倾听导管内的呼吸音，当右手将导管缓慢推进时，因导管尖端逐渐接近声门，呼吸音也随之增强，说明导管插入方向正确，待导管内可闻到最清晰的呼吸音时，导管尖端正在声门口处，应在患者吸气时将导管推进，使导管进入气管内。

导管推进过程中如果遇到阻力，同时呼吸气流声中断，提示导管前端已误入梨状窝，或进入舌根会厌间隙,将导管后退至呼吸音最强处,通过左右或上下移动头位来调节咽腔内导管尖端的方向,使管尖向声门处靠拢,并再次注意导管内气流声,一旦气流声顺畅,可迅速将导管插入气管内。如插管失败,可再次调整头位,并依据气流声继续尝试。

若导管插入一定深度仍无阻力,且导管内气流声音随导管逐渐推进而消失,说明导管直接误入食管。此时缓慢后退导管,至听到呼吸音最强时停止,说明导管尖端已退出食管而接近声门,然后使头过度后仰,颈椎前凸,必要时可将套囊充气,可使导管前端上抬,同时继续根据气流声将导管推进。

(四)盲探经口气管内插管法

本法多采用清醒插管方式,最适用于部分张口障碍、呼吸道部分阻塞、颈项强直、颈椎骨折脱臼、颈前瘢痕挛缩、喉结过高、颈项粗短或下颌退缩的患者,其基本方法有两种:鱼钩状导管盲探插管法和手指探触引导经口插管法。

1. 鱼钩状导管盲探插管法

插管前利用导管芯将气管导管弯成鱼钩状,经口插入,利用呼吸气流声作引导进行插管,方法与经鼻盲探插管者基本相同。本法成功的关键在良好的表面麻醉和恰如其分的导管弯度。

2. 手指探触引导经口插管法

术者运用左手食指插入口腔,通过探触会厌位置以作为插管引导。此法适用于多数插管困难病例。本法要求术者有一定长度的食指,同时需要完善的表面麻醉和患者的合作。

具体操作方法如下:①利用导管芯将气管导管弯成鱼钩状;②施行口咽喉头及气管黏膜表面麻醉;③患者取仰卧自然头位;术者站在患者右侧,面对患者;④嘱患者张口,牵出或伸出舌体,作深慢呼吸,并尽量放松颈部、口底和嚼肌肌肉;⑤术者用左手食指沿右口角后白齿间伸入口腔抵达舌根,探触会厌上缘,并尽可能将会厌拨向舌侧。如果术者食指不够长,则可改作轻柔按压舌根的手法;⑥用右手持导管插入口腔,在左手食指引导下对准声门,于深吸气之末插入声门。

(五)逆行导引气管内插管法

1. 适应证

当经喉气管内插管失败,而声门未完全阻塞的情况下,可以施行逆行气管内插管术。可在清醒加药物镇静状态或全身麻醉状态下完成逆行导引经口或经鼻气管内插管。尽管其成功率较高,但无经验者操作费时,创伤较大,患者较痛苦,有时还会遇到困难。因此,一般只是将它作为其他插管方法失败后的插管手段。

2. 操作方法

首先用导针行环甲膜穿刺,然后经导针往喉方向将细导引丝或细导引管(也可用硬膜外导管替代)置入气管,并通过咳嗽反射,使导丝逆行通过声门抵达口或鼻咽腔,再用小钩将它从口或鼻孔牵出,或用钳夹出口腔,顺导丝套入气管导管,顺势推入声门。若导管尖端受阻于前联合处而不能顺利通过,可适当放松导丝,旋转导管,轻柔地将导管送入声门。

3. 并发症

并发症包括插入导丝不成功、穿刺出血、血肿形成和气压伤等;其他潜在并发症与经皮环甲膜穿刺术和标准经喉气管内插管术相同。

三、支气管内插管方法

随着胸腔手术的发展,要求术中将两肺隔离并能进行单肺通气。通常有三种器具可以为麻醉期间提供单肺通气:双腔气管导管、单腔支气管堵塞导管(如 Univent 单腔管系统)和单腔支气管导管。双腔气管内插管是大多数胸科手术患者首选的肺隔离技术。

(一)支气管内插管的适应证

1. 绝对适应证

绝对适应证包括:①防止患侧肺脓、血等污染健侧肺。健侧肺被脓、血污染可导致严重的肺不张、肺炎、脓毒血症甚至死亡;肿瘤或患侧肺切口所致出血可能导致健侧肺被淹;②支气管胸膜瘘、支气管胸膜皮肤瘘等病变妨碍健侧肺的通气;③巨大的单侧肺大疱或囊肿在正压通气时有破裂的危险,造成张力性气胸;④行单侧支气管肺泡灌洗的患者。在这些情况下,肺隔离能有效防范危险的发生。

2. 相对适应证

为使术侧肺萎陷,暴露手术野,方便手术操作,避免手术器械导致的肺损伤及改善气体交换等情况均是肺隔离的相对适应证。包括:胸主动脉瘤切除、肺叶切除(尤其是肺上叶)、胸腔镜检查、食管或脊柱手术以及一侧肺创伤手术等。

(二)支气管内插管的禁忌证

对气道内存在沿双腔导管通路上有任何病变(如气道狭窄、肿瘤、气管支气管断裂等),或气道外存在压迫(如纵隔肿瘤、主动脉弓动脉瘤)时,均应列为禁忌。相对禁忌证有:①饱胃者;②疑有误吸高度危险者;③正在施行机械通气的危重患者(这类患者不能耐受因换管操作需要短暂停止机械通气的情况);④估计不能在直视下完成气管内插管的插管困难病例;⑤证明左主支气管呈帐篷式抬高、且与总气管呈 90°以上角度者(这种情况不仅左主支气管内插管特别困难,且容易发生左主支气管损伤)。

(三)支气管内插管的方法

1. 导管种类的选择

双腔气管导管内含两个腔,可分别为一侧肺通气。常用的双腔管包括 Carlens 双腔管和 Robertshaw 双腔管两种,Robertshaw 双腔管更常用。

2. 导管侧别的选择

过去通常建议将双腔管的支气管端置入非手术侧,即右侧手术选择左侧双腔管,而左侧手术选择右侧双腔管,可增加双腔管位置正确的概率并减少其对手术的干扰。但因右侧主支气管长度较短,且右上肺支气管开口解剖变异很大,因此右侧双腔管的准确对位非常困难,在左侧胸内手术选择右侧双腔管时存在右上肺通气不足的危险。所以目前的观点认为,尽量选择左侧双腔管,只有当存在左侧双腔管禁忌时才选用右侧双腔管。左侧双腔管的禁忌证包括左主支气管狭窄、左主支气管内膜肿瘤、左主支气管断裂、气管外肿瘤压迫左主支气管及左主支气管分叉角度过大(至 90°左右)等。

3. 导管型号的选择

选择的原则是使用最大适合型号的双腔管,可降低通气阻力并有利于吸痰操作及纤维支气管镜检查。双腔管的型号选择与患者的身高、体重有明显的相关性。目前临床上一般成年男性用 39Fr、37Fr 号;而成年女性用 37Fr 号,体格矮小者可用 35Fr 号。

4. 插管前准备

插管前首先检查双腔管的两个套囊是否漏气，连接管是否正确连接。使用水溶性润滑剂充分润滑导管前端及套囊，以减轻插管损伤并保护套囊免受牙齿划破。一般需将充分润滑的可弯曲硬质管芯插入长管腔内，使长管尖端塑形至符合患者咽喉部弯曲的弯度。

5. 插管操作

麻醉诱导及喉镜暴露与单腔管气管内插管相似。对于左侧双腔管，暴露声门后，将双腔管远端弯曲部分向前送入声门，当双腔管前段通过声门后，拔出管芯，轻柔地将双腔管向左侧旋转90°，继续送管至感到轻微阻力。置入导管的深度与患者身高之间具有高度的相关性。当双腔管到达正确位置时，身高170cm的患者的平均深度是29cm，身高每增加或减少10cm，导管的深度增加或减少1cm。但这只是经验判断，正确的位置判断有赖于仔细的听诊及纤维支气管镜检查。

6. 双腔管位置的确定

双腔管插入后，先充气主套囊，双肺通气，以确认导管位于气管内。然后充气支气管气囊，观察通气压力，听诊两侧呼吸音变化调整导管位置。先进行几次正压通气，双侧应均能听到清晰的呼吸音。若只能听到一侧呼吸音，则说明导管插入过深，两侧导管开口均进入了一侧主支气管。若一侧肺尖听不到呼吸音，则表明双腔管过深阻塞了上叶支气管开口。此时应松开套囊，每次将双腔管退出1~2cm，直至双肺闻及清晰的呼吸音。当双腔管到达正确位置后，夹闭一侧连接管，夹闭侧胸廓无运动，也听不到呼吸音，而对侧可见明显的胸廓运动并可闻及清晰的呼吸音，此时打开夹闭侧管腔帽时，应无气体漏出。

当临床征象判断双腔管位置不正常时，以左侧双腔管为例，存在三种情况：①插入过浅，两侧导管均在气管内；②插入过深，两侧导管均进入左主支气管；③也是插入过深，但两侧导管（至少是左侧管）进入右主支气管。当右侧导管夹闭时，如果左侧管过深进入左主支气管，则仅能闻及左侧呼吸音，若进入右主支气管，仅右肺可闻及呼吸音。若插入过浅，则两侧肺均能闻及呼吸音。在上述三种情况，若夹闭左侧管并将支气管套囊充气，则支气管套囊会阻塞右侧管的通气，造成两肺呼吸音全部消失或非常低沉。此时若将支气管套囊放气，则双腔管进入左肺过深时，仅能在左侧闻及呼吸音；若左侧管过深进入右侧管，则仅能在右侧闻及呼吸音；若双腔管插入过浅时，双肺均能闻及呼吸音。即使插管后双腔管对位良好，但因咳嗽、改变体位和（或）头位及手术操作影响等因素均可导致双腔管移位，故在围手术期当气道压力或患者的氧合状况发生变化时，均应确认双腔管的位置。使用纤维支气管镜定位是最可靠的方法。

7. 纤维支气管镜定位

多项研究证实，即使根据听诊等判断双腔管对位良好，仍有25%~78%的患者经纤维支气管镜检查后发现其位置不当。因此单凭听诊常无法正确判断双腔管的位置，纤维支气管镜检查才是快速、准确判断双腔管位置的金标准。

对于左侧双腔管，因左右管开口末端距离为69mm，而普通人左主支气管的平均长度为50mm，所以通过右管若未看到蓝色套囊的上缘，则往往提示导管过深，左肺上叶开口很可能已被阻塞。而只要能看到蓝色套囊的上缘刚好在隆突之下，则左肺上叶被阻塞的可能性就很小。故左侧双腔管的正确位置为通过右侧管腔可直接观察到气管隆嵴，同时可见蓝色套囊的上缘刚好位于气管隆嵴之下，而经左侧管腔末端能看到左肺上下两叶的开口。

对于右侧双腔管，从左侧管可看到气管隆嵴及右侧管进入右主支气管。而通过右管可看到右肺中下叶支气管的次级隆突,并且通过右管上的右上肺通气孔看到右上肺叶开口。

(四)支气管内插管的潜在并发症

1. 通气/灌注比失调

施行支气管内插管最常见的并发症为低氧血症。动脉血氧饱和度下降可能与:①右上肺支气管开口被堵塞引起;②可能与单肺通气继发通气/血流比失调有关,原先双肺通气量进入单侧肺,易致通气过多而相对血流不足,因而肺分流增加。解决的方法是增加 FiO_2 达 1.0,同时降低潮气量和增加通气频率(借以保持相同的分钟通气量);③可能与应用挥发性麻醉药有关,后者可抑制低氧性肺血管收缩(HPV),引起未通气侧肺血管扩张,同样引起肺分流量增加。解决的方法是尽量降低挥发性麻醉药的吸入浓度(1MAC 以下)或停用,改用静脉麻醉药;④在单肺通气中,通气侧肺吸入 $FiO_2 = 1.0$;非通气侧肺用纯氧充气,并保持 $5cmH_2O$ CPAP,则持续性低氧血症并不多见。

2. 导管位置不正确

最常见的原因是导管选择过长,以致插入主支气管太深,可出现气道阻塞、肺不张、肺膨隆不能和萎陷、氧饱和度降低。导管选择过粗则不能插入主支气管也可引起导管位置不正确。解决方法:选择适合的导管,应用纤维支气管镜引导插管。

3. 气管支气管破裂

气管支气管破裂是一个危险的并发症,与操作者缺乏经验、探条的应用不恰当、反复粗暴试插、存在气管支气管异常、气管导管或支气管导管套囊过度膨胀、手术缝合致拔管困难、手术切断导管前端以及组织脆变等因素有关。对气管支气管破裂的确诊可能存在一定的困难,临床征象多数仅为缓慢进行性的出血、发绀、皮下气肿、气胸或肺顺应性改变,有时难以据此做出明确的诊断。对该并发症应从预防着手:讲究探条的质量;支气管导管套囊充气不超过 2~3mL;移动患者体位或头位时,应先放出套囊气体;在处理和切断支气管前,应先放出套囊气体,仔细稍稍退出导管的位置;手术结束拔管应是十分容易,拔管无须用暴力,拔管后应检查支气管导管的完整性等。

4. 其他并发症

其他并发症包括损伤性喉炎、肺动脉流出道阻塞所致的心搏骤停、肺动脉缝线误缝于双腔管壁等。拔管期可发生轻微出血、黏膜瘀斑、杓状软骨脱臼、喉头和声带损伤,偶尔可发生断牙等。

(五)经气管内单腔管的支气管封堵管(Univent 封堵管)

将单腔气管导管与支气管封堵管结合,其单腔管口径大,便于吸引和通气。目前成人最常应用的是 Univent 单腔管系统,简称为"Univent 导管"。

1. 适应证

(1)预计术后须行机械通气的患者:如肺功能差、预计术中有肺损伤、需要大量输血或输液以及预计手术时间长的患者,应用单腔支气管堵塞导管进行肺隔离可以避免术后换管带来的危险。

(2)胸椎手术:术中需要变换体位,应用单腔支气管堵塞导管可以避免导管移位。如果气道严重变形,可能会影响双腔管的放置,而对支气管堵塞导管的影响则很小。

(3)双肺手术:如果双肺都需要阻塞,如双肺手术或待定的手术,最好选用单腔支气管堵塞导管。

2. 禁忌证

因不能对任意单侧肺行间歇正压通气和吸引功能,所以不适于 ARDS 患者的手术。

3. 操作方法

单腔支气管堵塞导管的插管途径和操作方法,基本与经口气管内插管法者相同,不同之处包括如下。

(1)插管前必须用听诊器仔细作双侧肺呼吸音听诊,右侧插管者要重点听两肺锁骨下区的呼吸音,作为插管后右肺上叶呼吸音变化的参考。

(2)插管前先将活动性套管完全回缩至导管体内,插入导管至气管内。通过连接管上的自封闭隔膜孔,插入纤维支气管镜。将单腔管向手术侧旋转 90°,直视下将支气管阻塞器送入手术侧支气管内。此时将支气管阻塞器的蓝色套囊充气,观察套囊位置是否正好位于隆突下。封堵器位置合适后,应注意其近端刻度,近端小帽应处于封闭状态,以免回路气体泄漏。单肺通气时,将支气管阻塞器套囊充气(最好在纤维支气管镜直视观察下),并移除近端小帽以加速隔离肺内气体逸出。盲视下放置支气管阻塞器多难以成功,尤其是左主支气管,此外盲视操作容易引起气管损伤,发生出血甚至气胸的可能。

(3)支气管阻塞器套囊充气后,检查气囊压力,用听诊法判断阻塞肺是否完全阻塞,如阻塞侧肺呼吸音消失,气囊放气后呼吸音恢复,证明套囊位置正确,否则需再次调整。

(4)确定内套管位置后,把内套管外管固定帽移至外管末端,内套管固定在主管的固定带上。

4. Univent 导管的优点

(1)Univent 导管插管的难度与普通单腔管类似,但更易于获得肺隔离,保障患者的安全。

(2)在定位过程中可以通过单腔管持续供氧。

(3)在术后需机械通气时不需要换管,从而避免了换管的风险,而胸椎手术术中需要变换体位时,应用 Univent 导管可以避免导管移位。

(4)可以选择性地阻塞一侧肺的某个肺叶,可明显减少单肺通气对机体氧合功能的影响,避免术中低氧血症的发生。

(5)术中也可通过支气管阻塞器对非通气侧行持续气道正压通气(CPAP),改善术中低氧血症。

5. Univent 导管的缺点

(1)因支气管阻塞器的内径较小,故病变侧肺萎陷时间长。此时可将支气管阻塞器套囊放气,并将呼吸机断开,使气管导管与大气相通,手术医师缓慢地挤压术侧肺,将气体排出,然后重新将支气管阻塞管套囊充气,达到隔离目的。

(2)萎陷侧肺重新充气时间长,此时应松开支气管阻塞器套囊,通过主通气管对术侧肺进行正压通气,使术侧肺缓慢复张。

(3)阻塞器导管管腔很细,易被血液、痰液阻塞,可采用负压吸引清除分泌物。

(4)支气管阻塞器套囊为高压气囊,长时间使用应注意避免气道损伤。

(5)术中支气管阻塞器套囊有时会有小的漏气。

(六)独立的支气管阻塞器

1. Fogarty 取栓管

Fogarty 取栓管内有一硬质管芯,将导管前端弯成一定的弧度后,可较为方便地控制取栓管的运动方向,通过旋转比较容易进入一侧支气管。进入合适位置后,在直视下向套囊内充气0.5~1mL,封闭手术侧支气管。确认支气管阻断状况后,将取栓管与气管导管固定在一起。本装置的最大缺点在于无法引流隔离肺,此外套囊为低容量高压套囊,长时间充气可导致黏膜损伤,应尽量减少充气量,达到刚好能封闭支气管即可。

2. Arndt 支气管封堵导管

Arndt 封堵导管是一种独立的阻塞导管,远端有一椭圆形或圆形的低压高容蓝色气囊和一可便于定位的引导线。导管中间有一细小的管腔可行吸引、吹氧、高频通气等操作,管腔内有一根柔软的尼龙管芯。近端有一调节阀和指示气球,分别起调节引导线和注气后判断气囊的压力作用。

首先常规插入单腔气管导管。然后将连接器与气管导管连接。经连接器上的阻塞器开口置入支气管阻塞器,再将纤维支气管镜通过连接器的纤维支气管镜开口插入,并将阻塞器前端的线圈套在纤维支气管镜上。继续插入纤维支气管镜,在进镜的同时将支气管阻塞器带入目标支气管。待患者改侧卧位并最后确认好支气管阻塞器的位置正确无误后,拔出引导线。若行肺叶阻塞时,向阻塞器套囊内注气2~3mL即可,若行一侧全肺阻塞,则需要注入5~8mL空气方能达到阻塞效果。

第六章　困难气道处理

　　根据2013年,中华医学会麻醉学分会颁布的《困难气道管理指南》对困难气道(Difficult Airway)的定义是:具有五年以上临床经验的麻醉医师在面罩通气或气管插管时遇到了困难(上呼吸道梗阻),或两者兼有的一种临床情况。气道管理与麻醉安全和质量密切相关,困难气道是引起麻醉相关死亡和伤残最重要的原因,约有30%的麻醉相关死亡事件与气道管理不当有关。临床医师在面对某一具体患者时,应根据患者具体情况、自身技术水平以及所掌握的医疗资源综合分析,制订适合自己的困难气道处理流程。气道管理失败是引起麻醉相关死亡和伤残的最重要原因,在麻醉相关索赔案例中,主要原因是医务人员没有正确的实施气道管理。困难气管插管不会威胁生命,但是困难通气可造成致命后果。

第一节　困难气道的分级、分类与原因

一、困难气道的分级

　　1. 困难面罩通气(Difficult Mask Ventilation,DMV)
　　(1)困难面罩通气:有经验的麻醉医师在无他人帮助的情况下,经过多次或超过一分钟的努力,仍不能获得有效的面罩通气。
　　(2)面罩通气分级:根据通气的难易程度将面罩通气分为四级,1~2级可获得良好通气,3~4级为困难面罩通气。喉罩的应用可改善大部分困难面罩通气问题。
　　2. 困难气管插管(Difficult Intubation,DI)
　　(1)困难喉镜显露:使用常规喉镜,经过多次努力后仍不能看到声带的任何部分(Cormack – Lehane喉镜显露分级Ⅳ级)。
　　(2)困难气管插管:无论存在或不存在气管病理改变,气管插管需要多次努力,更换喉镜片或调换操作者(Cormack – Lehane 喉镜显露分级Ⅱ~Ⅲ,发生率1%~18%)。
　　(3)插管失败:在多次插管努力后未能插入气管导管(Cormack – Lehane 喉镜显露分级Ⅲ~Ⅳ级,发生率0.05%~0.35%)。

二、困难气道的分类

　　1. 根据有无困难面罩通气将困难气道分为非紧急气道和紧急气道
　　(1)非紧急气道:仅有困难气管插管而无困难面罩通气的情况。患者能够维持满意的通气和氧合,允许有充分的时间考虑其他建立气道的方法。
　　(2)紧急气道:只要存在困难面罩通气,无论是否合并困难气管插管,均属紧急气道。患者极易陷入缺氧状态,必须紧急建立气道。其中少数患者"既不能插管也不能通气",可导致脑损伤和死亡的严重后果。
　　2. 根据麻醉前气道评估将困难气道分为已预料的困难气道和未预料的困难气道
　　(1)已预料的困难气道:包括明确的困难气道和可疑的困难气道,前者包括明确困难气道

史、严重烧伤瘢痕、重度阻塞性睡眠呼吸暂停综合征等,后者为仅评估存在困难危险因素者。两者的判断根据患者实际情况及操作者自身的技术水平而定,具有一定的主观性。对已预料的困难气道患者,最重要的是维持患者的自主呼吸,预防发生紧急气道。

(2)未预料的困难气道:评估未发现困难气道危险因素的患者,其中极少数全麻诱导后出现困难气道,需常备应对措施。

三、困难气道的原因

自口腔(或鼻腔)至气管之间可划为三条解剖轴线,彼此相交成角。气管插管时,为达到显露声门的目的需使这三条轴线尽量接近。正常情况下,通过调整头位,在喉镜暴露下能使上呼吸道三条轴线非常接近。当声门显露不佳时,还可采用外部按压喉结的方法以帮助显露声门。若三条轴线不能充分接近,无法显露声门,则可发生气管插管困难。通常,发生气道困难的因素大致包括气道解剖变异、张口度局部或全身性疾患影响、创伤后致解剖结构畸形等几个方面。

1.解剖因素

(1)入口:限制导管进入咽部的因素,在鼻部(鼻息肉、骨刺、鼻骨畸形)或口(大舌、肿瘤、小下颌、腭部狭窄)的异常。

(2)视野:用直接喉镜无法看清喉部组织结构的因素(舌底张力大无法压缩肿瘤、瘢痕、喉结高、咽部多余软组织)。

(3)目标:影响导管插入声门的病理因素(声门息肉、肿瘤、瘢痕等造成声门移位)。

2.疾病因素

(1)气道解剖生理变异:主要指先天性或出生后发育过程中出现的解剖异常,表现为短颈、下颌退缩、龅牙、口咽腔狭小、高腭弓、上颌骨前突、错位咬合、下颌骨增生肥大、会厌过长或过大等。

(2)局部或全身性疾患影响:①肌肉骨骼病:颈椎强直、颞下颌关节强直、弥散性骨质增生和茎突舌骨韧带钙化等;②内分泌病:肥胖、肢端肥大症、甲状腺肿大和糖尿病等;③炎症:感染性炎症有坏疽性口炎、扁桃体周围脓肿、会厌炎、喉水肿等;非感染性炎症较常见有类风湿疾病和关节强直性脊柱炎;④肿瘤:上呼吸道或邻近部位如咽喉、会厌、舌体、舌根、口底和颌面部的肿瘤等。

(3)创伤后致解剖结构畸形:①口腔颌面部创伤引起上呼吸道出血、异物阻塞;②口腔颌面创伤伴有颈椎损伤;③下颌骨骨折后发生舌后坠、牙列错位和牙关紧闭;④头面部手术后发生口腔、咽喉、颌面部组织缺损、移位以及瘢痕粘连挛缩;⑤多次接受放射治疗后咽喉组织广泛粘连固定;⑥头面部烧伤愈合后瘢痕增生出现小口畸形、颏胸粘连。

(4)其他:一些生理病理方面的变化如饱食、妊娠、循环功能不稳定、呼吸功能不全等因气道解剖发生改变或麻醉诱导药物使用受限可潜在地增加气道管理的难度。饱食患者易发生胃内容物反流引起窒息。产妇体内的高雌激素水平引起舌体、咽喉充血肿胀,造成喉镜下暴露困难。

第二节　困难气道的评估

麻醉前气道评估十分重要,有助于选择合适的麻醉诱导方法和气管插管技术,尽可能地降低发生气道困难的风险。传统上,人们往往对预计有直接喉镜气管插管困难的患者进行气道评估。事实上,对预计有面罩通气、放置喉罩和其他后备措施困难的患者进行气道评估同样重要。目前预测气道困难有多种方法,但是即使是最严格、周密的预测也不能完全检测出每一例气道困难病例。

一、面罩通气困难

面罩通气需要做到严密地覆盖口鼻并且打开气道。与面罩通气困难有关的因素有:年龄>55 岁、体重指数(body mass index,BMI)>26kg/m²、打鼾史、络腮胡子、牙齿缺损等(同时满足以上两项就有 >70% 的敏感性和特异性)。此外还有颌面部异常、下颌后缩或前突、阻塞性睡眠呼吸暂停。

二、气管插管困难

1. 病史

手术前访视患者和复习病史非常重要,是早期估计潜在性困难气管插管和避免发生严重意外的最好方法。在手术前访视中,需重点了解患者既往有无困难气管插管等情况。

(1)有无插管困难经历、气道手术史、头颈部放射治疗史、过敏或感染史、张口呼吸、声音改变、打鼾或睡眠呼吸暂停综合征等。如果患者曾有过困难气管插管的病史,在查阅病历和询问病史时应特别注意以下四个重要问题,以弄清困难气管插管的性质、程度和处理方法:气管插管的困难程度及所采用的解决办法;直接喉镜操作期间患者的体位;气管插管所用的器械;操作者对患者既往所采用的气管插管方法是否熟悉。

(2)有无睡眠异常表现如睡眠不安宁、翻来覆去、剧烈踢腿等,小儿可出现颈伸长、头后仰的睡姿以帮助开放咽部气道,还可能有梦游或与阻塞相关的遗尿症状。

(3)有无小儿进食时间延长、吞咽时伴呛咳或作呕。

(4)有无呼吸困难或不能耐受运动病史、慢性疾病状况及相关治疗措施。

2. 一般体检

(1)检查有无鼻腔堵塞、鼻中隔偏斜、门齿前突或松动。

(2)检查有无口腔、颌面及颈部病变。

(3)检查两侧颞下颌关节情况。

(4)检查颏、舌骨、甲状软骨突出位置是否居中。

(5)某些骨科、神经外科和正颌装置比如牵引器、外固定支架和箍牙器等。

(6)经鼻气管插管要检查鼻腔通畅情况。

(7)有时络腮胡子会掩盖某些困难气道的解剖学特征,需引起重视。

3. 外部骨性标志测量

(1)上下切牙间的距离:指最大张口时上下切牙间的距离,即为张口度。正常值应≥3cm(2 指);<3cm,有插管困难的可能;小于 2.5cm 则喉罩置入困难。

(2)下颌骨长度:主要为下颌体的长度。下颌骨长度小于 9cm,易有插管困难。

（3）甲颏间距：甲颏间距是指患者头部后仰至最大限度时，甲状软骨切迹至下颌骨颏突间的距离。甲颏间距大于或等于 7.0cm，插管无困难；在 6~6.5cm 间，插管有困难，但可在喉镜暴露下插管；小于 6cm（3 指），则 75% 无法用喉镜进行插管。

甲颏间距过短时，患者喉头位置较高，下颌骨间隙较小，直接喉镜下舌体易遮挡视线而造成声门暴露困难。联合使用 Mallampati 试验（<7.0cm 以及 3~4 级）显著增加特异性（97%），但是降低了敏感性（18%）。

（4）胸颏间距：头部后仰至最大限度时，下颌骨颏突至胸骨上缘切迹间的距离，此距离<12.5cm，插管有困难。

（5）颈部活动度：可用颈部屈伸度和颈部关节伸展度来衡量。颈部屈伸度是指患者作最大限度地屈颈到伸颈的活动范围。正常值大于 90°，从中立位到最大后仰位可达 35°；小于 80°，插管有困难。颈部关节伸展度可通过拍摄 X 线侧位片、CT 和 MRI 检查来进行测量。颈部活动度减小时，易造成插管困难。

4. 特殊试验和评分

（1）下颌前伸度试验：下颌前伸度是下颌骨活动性的指标，能反映上下门齿间的关系。如果患者的下门齿前伸能超出上门齿，通常气管内插管是容易的。如果患者前伸下颌时不能使上下门齿对齐，插管可能是困难的。下颌前伸的幅度越大，喉部的显露就越容易，下颌前伸的幅度小，易发生前位喉而致气管插管困难。

（2）Mallampati 试验：临床广为采用的气道评估方法。患者坐在麻醉医师的面前，用力张口伸舌至最大限度（不发声），根据所能看到的咽部结构，给患者分级。Ⅰ级：可见软腭、咽腭弓、腭垂；Ⅱ级：可见软腭、咽腭弓、腭垂部分被舌根遮盖；Ⅲ级：仅见软腭；Ⅳ级：未见软腭。分级愈高插管愈困难，Ⅲ级，特别是Ⅳ级属困难气管插管。该分级是一项综合指标，其结果受到患者的张口度、舌的大小和活动度以及上腭等其他口内结构和颅颈关节运动的影响。

（3）Cormack - Lehane 喉镜显露分级：根据直接喉镜暴露下喉头结构的可见度进行分级：Ⅰ级，声门完全显露；Ⅱ级，仅见声门的后半部；Ⅲ级，仅见会厌；Ⅳ级，未见会厌。其中Ⅲ、Ⅳ级往往有气管插管困难。

Yentis 和 Lee 在 Cormack - Lehane 的基础上又建立了改良 Cormack - Lehane 喉镜显露分级。其中，Ⅱb 往往预示着气管导管通过声门困难。目前，改良 Cormack - Lehane 喉头显露分级已被越来越广泛应用。

（4）Wilson 危险评分：Wilson 等把体重、颈部活动度、下颌活动度、下颌退缩和龅牙作为 5 个危险因子来评估气道，每个因子都有 0，1，2 三种评分，总分为 0 至 10 分。≥2 分则有 75% 的困难插管可能，有 12% 假阳性的可能。

5. X 线头影测量

（1）下颌骨舌骨间距：下颌骨下缘至舌骨切迹间的距离。有研究报道女性为（24.4±15.4）mm，男性为（33.8±21.4）mm，通常，插管困难易发生在"长下颌骨舌骨间距"者。

颅面角和线的异常：在 X 线头影测量图上，后鼻嵴至咽后壁垂直距离，代表咽腔直径，数值减小，易有插管困难；另外，前颅底长度、上下颌骨与颅底的关系角、上下颌骨的关系角的异常也均会导致鼻咽腔、口咽腔气道容积的变化而造成插管困难。

（2）软组织因素：三维 CT 和 MRI 检查可以测量鼻咽、咽腔、喉腔和气管等部位的软组织及空间结构改变。

6. 影像学动态检查

（1）荧光镜检查：咽喉组织的位置和运动，骨性构造对软组织运动的干扰，记录坐位或仰卧位的图像。

（2）X线片上模拟口、咽和喉三条轴线能够达到相互接近的程度。正常人头部在寰枕关节上尽量后仰时，口轴和咽轴能达到接近重叠的程度。此时若再进一步屈曲颈部，将使口、咽和喉三条轴线最大限度接近，从而有利于气管插管操作。

7. 喉镜和内镜检查

（1）准备好血压、脉搏血氧饱和度和心电图监护仪、麻醉机和吸引器、常用麻醉药物、急救复苏药物和器械等，开放静脉。

（2）口咽部包括舌基底部、会厌喷雾表面麻醉后，使用喉镜评估舌基底大小、会厌移动度和喉部视野以及后鼻孔情况。

（3）使用直接喉镜了解舌软组织可压缩性，如患者能够耐受，可观察其会厌和喉部情况，若视野良好，则表明直接喉镜插管没有问题。

（4）上述检查仍有疑问，可进一步实施喉头表面麻醉，如用局麻药喷雾，必要时给予辅助镇静药物等，然后，经鼻或口插入纤维光导镜观察喉部结构，若能清晰观察到图像，则提示完成插管可能。

（5）应注意，喉部表面麻醉后3~4h内不能进食。

三、后备方案困难

1. 喉罩置入困难

喉罩已成为困难气道常规后备方案之一。张口小于2.5cm时喉罩置入困难，张口小于2.0cm时无法置入；口腔和咽喉部肿块（比如双侧扁桃体肿大）等也影响喉罩置入。

2. 环甲膜切开和气管切开困难

如果考虑环甲膜切开或气管切开就要仔细检查患者喉与气管的解剖情况。根据患者的肥胖程度、是否有颈前部肿块、气管是否偏移、颈后仰度、放射治疗史以及是否有外固定支架的影响等判断环甲膜切开或气管切开的可行性。

第三节　困难气道的处理流程

一、非插管建立气道

（一）面罩

任何时候都要牢记"通气第一"的原则。无论气道条件如何，应给每个患者纯氧面罩通气同时向上级医师求助。使患者的头部和颈部处于"嗅花位"。双人面罩通气（一人托住患者下颌并压住面罩，另一人挤压呼吸囊）。建议使用口咽或鼻咽通气道时动作轻柔，以免出血。面罩通气失败最主要的原因是无法打开上呼吸道，此时可考虑置入口咽或鼻咽通气道。

（二）喉罩

喉罩（Larygeal Mask Airway,LMA）是过去几十年气道装置中最重要的发明之一。作为介于面罩和气管插管之间的一种通气道被普遍用于全身麻醉术中呼吸道的管理,可以保留自主呼吸也可行正压通气。置入合适的喉罩将有效保证 >90% 患者的通气和供氧。

（三）食管气管联合导管（Esophageal Tracheal Combitube,ETC）

ETC 是一兼有食管封堵器和常规气管导管特征的一次性双腔导管,是一种在紧急状态下使用的通气工具。不论导管尖端插入食管还是气管导管都可选择合适的通气管道进行通气。研究表明,使用食管气管联合导管通气患者的氧合、通气功能与使用气管导管的患者相似,但是食管气管联合导管具有较高的失败率和并发症发生率。

二、困难气管插管

（一）插管方式

1. 气管插管与外科气道

一般来说,气管插管具有成功率高、风险性小和操作简便的优点,常被作为建立气道管理的首选方法。但是,某些情形下如上呼吸道脓肿、喉部创伤、因疾患或创伤致口咽部严重畸形和急症气道存在,可考虑选择外科气道方式,施行气管切开术或环甲膜切开术。

2. 清醒与非清醒

预计有困难气道时须考虑采用清醒插管,对于不合作或同时患有颅内高压、冠心病、哮喘的患者,则应权衡插管困难与清醒插管的风险,给予全面考虑。清醒插管法具有以下优点:①保留自主呼吸,维持肺部有效的气体交换;②气道反射不被抑制,降低了误吸引起窒息的危险;③保持肌肉的紧张性,使气道解剖结构维持在原来位置上,更有利于气管插管操作;④不需要使用吸入麻醉药和肌松药,在某些高危患者中可避免这些药物引起的不良反应。清醒插管没有绝对的禁忌证,除非患者不能合作(如儿童、精神迟缓、醉酒及好斗的患者),或者患者对所有局部麻醉药有过敏史。

（二）麻醉前用药

1. 苯二氮䓬

类苯二氮䓬类药物具有很好的缓解焦虑、遗忘、镇静和催眠作用。由于咪达唑仑易于调控剂量,成为最常使用的药物。咪达唑仑起效迅速,作用时间短,此药除镇静及解除焦虑作用外还有良好的遗忘功效,临床较为常用。如与芬太尼合用作为清醒镇静气管插管时麻醉用药,清醒插管前静脉注射咪达唑仑 0.025 ~ 0.05mg/kg 和芬太尼 0.05 ~ 0.1mg,可减轻患者因插管操作导致的不适及应激反应,并在术后可遗忘插管的过程。但用药后需密切检测血压及呼吸的状况,以防不测。

2. 右美托咪定

右美托咪定具有镇静和镇痛作用,以 0.2 ~ 0.7μg/kg,输注 10min 以上,适用于清醒镇静气管插管。对呼吸没有明显的抑制作用。

3. 阿片类药物

这类药物有良好的镇静作用,达到一定的血浆浓度时具有良好的镇咳作用,可以抑制咽喉反射,有助于预防气道操作时发生的咳嗽和干呕。但可能引起呼吸减慢,增加患者低氧血症和高碳酸血症的发生。

芬太尼静脉注射 $1 \sim 2\mu g/kg$ 后 $2 \sim 3min$ 起效,持续时间 $0.5 \sim 1h$,是困难插管最常用的药物。瑞芬太尼是一种超短效的麻醉药,由血浆和组织的酯酶代谢,半衰期 $9min$。在 $0.05 \sim 0.3\mu g/(kg \cdot min)$ 的使用范围内起效时间为 $1min$,持续作用时间为 $5 \sim 10min$。由于该药具有呼吸抑制和肌肉僵硬的风险,不建议用于单次注射。

4. 抗胆碱药

尽管有很多种联合用药方案,但一致目的是保持气道干燥。分泌物过多会导致以下两个问题:不管是用直接喉镜还是纤维支气管镜都可能模糊视野;在气道表面麻醉时由于分泌物的存在会阻止局部麻醉药到达相应的部位,影响局部麻醉药的效果。

临床以阿托品及东莨菪碱较为常用。阿托品用药后可有口干不适,在慢性阻塞性肺部疾病患者使痰液干稠,不易排出,并可促使小儿体温升高。东莨菪碱对老年人易引起谵妄等不良反应(可能需要 $3 \sim 7d$ 完全康复),限制了它的临床应用。格隆溴铵 $0.1 \sim 0.2mg$ 静脉或肌内注射给药,起效迅速,持续时间 $2 \sim 4h$,不良反应少。由于抗胆碱药能阻断分泌物的释放,但无法清除已经聚集的分泌物,因此最好在麻醉前 $1h$ 给药。

5. 鼻黏膜血管收缩药

鼻咽部和鼻黏膜的血管分布很丰富。经鼻插管时,鼻咽部的充分表面麻醉以及相应区域的血管收缩十分必要。常用的药物是 4% 的可卡因或 2% 利多卡因与 1% 去氧肾上腺素混合液,这些药物涂抹于鼻咽部后可产生良好的局部麻醉和血管收缩的作用。

(三)人员和设备

1. 人员需要

至少一名专业人员作为助手参与困难气道管理。对于高危患者建议有一名熟悉建立外科气道的医师在场,当患者处于紧急情况时,能及时实施气管切开或环甲膜切开。

2. 监护设备

在麻醉诱导过程中要常规监护心电图、无创血压、脉搏氧饱和度、呼气末二氧化碳波形。心电图可以连续显示患者的心脏活动(如心率和心律变化、心脏传导阻滞和心肌缺血);脉搏氧饱和度监测可以早期发现低氧血症;二氧化碳波形图出现连续五个波形则证实气管插管在气管内。

3. 困难气道设备车

每个麻醉科均应配备困难气道设备车。困难气道设备车是一个便于移动的配有专门处理困难气道设备的单元。内容包括可视喉镜、纤维支气管镜和光棒等各种插管工具、各种型号和分类的气管导管、各种紧急通气设备(如喉罩等)、环甲膜或气管切开包和简易呼吸器。另外还需备有各种型号注射器、无菌敷料包、消毒剂、胶布等。有条件医院可配备高频通气设备。困难气道设备车应由专人负责,定期检查并补充和更换设备,使各种器具处于备用状态并有明显的标记。

(四)气道表面麻醉

1. 鼻咽和口咽部位麻醉

(1)喷雾技术:将局部麻醉药加入喷雾器中,与氧气源(流量 $8 \sim 10L/min$)相连。具有长喷头的喷雾器可以将局部麻醉药喷到咽喉和声门区。每次喷雾操作持续不超过 $10s$,间隔 $20s$ 后再进行下一次喷雾,交替。口腔内剩余药物也必须吸出,以避免被胃肠道吸收导致中毒。另外,黏膜自动喷雾器(Mucosal Atomization Device,MAD)是一种操作简单的乳化装置,配有合适的注射装置,里面装有一定量的局部麻醉药,可以很快变成雾状向口咽部喷洒。7% 利多卡因喷雾剂(商品名利舒卡)也比较常用,临床效果也很好,方法如下:①患者张口,发"啊……"音,用利舒卡做舌背、软腭、咽喉部喷雾;②置入喉镜片,轻轻提起舌根,在患者深吸气时,用喷雾器对准喉头作喷雾,可施行会厌及声门区的麻醉;③经鼻盲探插管时,可经气管导管插入一根细导管,在患者深吸气时做喷雾,以施行咽喉部、声门以及气管黏膜的麻醉。

(2)雾化技术:超声雾化器装入 4% 利多卡因 5mL,连接氧气(6 ~ 8L/min)。喷雾的大小依赖于氧流量和雾化器的型号。超声喷雾的优点是便于操作和使用安全,尤其适用于颅内压增高、眼部受伤和严重冠心病的患者。若无特殊设备,还可采用以下方法:患者保持坐位,用血管钳把浸润 5% 可卡因 2mL 的纱条填充入两侧鼻孔。然后口底滴入 2% 利多卡因 4 ~ 6mL 乳胶,患者含漱液在口咽部,大约 1min 后,轻柔置入吸引导导管至咽后壁,吸出多余的胶体并同时评价呕吐反射是否减弱。如果需要可再滴入 2 ~ 4mL 乳胶。

2. 经喉注射麻醉(环甲膜穿刺)

经喉麻醉的理想体位是颈部过伸的仰卧位。在这种体位下很容易暴露颈部侧面的肌肉,使环状软骨及其上下的结构可以很容易触及。首先确定环甲膜位置,无菌准备后,用 1% 利多卡因浸润皮肤及皮下组织。持 22 号套管针(后连接 5mL 针筒装有 2% ~ 4% 利多卡因 4mL)刺入环甲膜。向后、尾部方向推送,用空气抽吸实验来验证穿刺针位置是否已进入气管内。一旦证实穿刺针前端位于气管内,再向前推进外套管同时拔除穿刺针和针筒。外套管上重新连接针筒进行空气抽吸试验,确定外套管的正确位置。要求患者深吸气,在吸气末注入 2% ~ 4% 利多卡因 4mL,随后嘱患者充分咳嗽,有助于局部麻醉药扩散。

经喉注射麻醉的并发症和禁忌证类似于逆行插管。潜在的并发症是出血(皮下和气管内)、感染、皮下气肿、纵隔气肿、气胸、声带损伤和食管穿孔。禁忌证包括颅内压和眼内压增高、伴有严重心脏病、颈椎骨折未固定的患者。

三、常用的困难气管插管设备和技术

目前用于困难气管插管的装置有数十种之多,按照插管原理大致可分为三类:气管导管引导装置、声门上通气设备和可视喉镜。

(一)气管导管引导装置

1. 弹性探条

橡胶弹性探条(Gum Elastic Bougie,GEM)在英国已成为辅助插管的首选装置,在美国也应用广泛。Eschmann 探条 60 ~ 70cm 长,5mm 外径,前端弯成 35°呈"J"形。当患者咽喉入口不能完全暴露时,橡胶探条能帮助插管。保持探条向前,到达中线附近避免其进入食管或梨状窝。当探条进入气管并沿气管软骨环滑行时有"咔哒感"(Click Sign);当探条进入遇到阻力(Hold Sign),说明探条前端抵达隆突或总支气管,刻度为 20 ~ 40cm。最后在探条引导下插入气管导管,将气管导管逆时针旋转 90°有助于插管成功。最后确诊无误退出弹性探条。Frova探条是最新设计的中空的导管引导装置,不仅可用于插管,还可用于更换气管导管。其末端呈角状,有两个侧孔。包装中有与之配套的套管,连接标准接头可用于机械通气。Aintree 气道转换导管(Aintree Intubation Catheter,AIC)为中空的通气/交换探条,允许直接内置纤维支气管镜。探条内径 4.7mm,56cm 长,尖端 3cm 允许纤维支气管镜外露,便于定位引导。操作时先插入喉罩,再通过喉罩置入内置纤维支气管镜的 AIC,纤维支气管镜定位后推入 AIC 至声门下,然后拔出纤维支气管镜和喉罩,在 AIC 引导下插入气管导管。

2. 可视光导芯类

可视光导芯的发展经历了 2 个阶段。1979 年出现了带有目镜的硬质光导芯,但需要配合普通喉镜使用。1983 年出现了纤维光导芯喉镜,此后便得到快速推广和发展。Shikani Optical Stylet 喉镜具有普通纤维支气管镜的优点,又具有一定硬度和可塑性,操作简单。Flexible Airway Scope Tool 是一种与 Shikani Optical Stylet 相类似的可视光导芯系统,其柔韧性更强,使经鼻插管成为可能。Bonfils fiberscope 采用 5mm 光导芯,通过磨牙后途径置入患者喉腔,使用该装置只要轻微调整会厌位置即可将 6.5mm 以上气管导管直接置于声带前。Bonfils fiberscope 适用于颈椎病及张口受限患者。

3. 纤维支气管镜

纤维支气管镜(Fiberoptic Bronchoscopy)体细且柔软,可随意弯曲,对周围组织刺激性小,插管成功率高,纤维支气管镜处理困难气管插管的成功率在 92% ~ 98.5%,是现在困难气管插管处理中最可行的方法之一。把清醒纤维支气管镜插管按径路分为经鼻气管插管和经口气管插管两种,详细的实施过程和注意事项如下。

(1)纤维支气管镜经鼻插管:开始鼻腔置镜,确定下鼻甲位置,纤维支气管镜的前端向下沿鼻底部送入。推进纤维支气管镜并保持前端于视野中央。出后鼻孔进入口咽部时,嘱患者深呼吸或伸舌以打开视野空间。纤维支气管镜的前端尽可能地接近会厌,此时助手快速从置入的导管中喷洒利多卡因。在喷入局部麻醉药时负压吸引通路关闭,直到喷注后至少 30s 方可接通吸引管路。喷注的局部麻醉药到达黏膜会引起患者呛咳,此时视野暂时受影响。纤维支气管镜的前端沿会厌下方进入,可看到声门。再次喷洒局部麻醉药,此时可直接对声门喷射利多卡因,可能需要两次到三次直到声带运动减弱。推送纤维支气管镜进入声门,如果可能控制在吸气相时进入较理想。见到气管环后,朝着气管隆嵴的方向继续推进纤维支气管镜,小心不要碰到气管壁,以免影响视野。再次喷射局部麻醉药以麻醉气管壁和气管隆嵴。这时经鼻腔放置纤维支气管镜完成。引导插入气管导管的过程是整个纤维支气管镜操作过程中刺激最强的环节,所以在插管开始前追加镇静药物。涂抹润滑胶于导管与鼻的接口处,不要涂抹整根导管以避免过滑影响操作。通常要告诉患者在导管进入时可能的不适感。从鼻咽部沿纤维支气管镜干轻柔推送气管导管,在进入声门前导管逆时针旋转 90° 可避免导管的前端顶在声带或杓状软骨上。

(2)纤维支气管镜经口插管:可应用气管插管专用通气道(比如 Ovassapian 通气道)或由助手用直接喉镜推开舌根,将镜杆放于正中线,可明显缩短插管操作时间,提高患者的安全性。用 5% 利多卡因软膏涂抹在通气道的表面,缓慢放置通气道至口底。在开始前进行轻柔的吸引。然后穿过通气道推进纤维支气管镜。当纤维支气管镜的前端超出了通气道时即进入口腔。看见会厌,继续推进纤维支气管镜,直到前端通过声门进入气管。如果气道表面麻醉不充分,可以逐步喷洒利多卡因完善表面麻醉。轻柔地通过通气道插入气管导管,手指边旋转导管边前进(不要在导管外周或手指上涂抹润滑,否则旋转会困难),沿镜杆推送导管直到通过声门进入气道。当导管的前端到达隆突上 2 ~ 3cm 处时,退出纤维支气管镜和专用通气道。应用纤维支气管镜可窥视到气管环及气管隆嵴,通常退出纤维支气管镜时可同时确定导管的位置。

(3)纤维支气管镜插管失败的原因有以下几种:①缺少培训和经验;②分泌物或血的存

在;③物镜和聚焦镜积雾;④局麻不完善;⑤会厌偏大、口咽部肿瘤水肿或炎症、颈椎严重弯曲畸形等;⑥肿瘤、感染、放疗或外伤、手术引起的气道解剖变异;⑦气管导管推入气管困难的原因有局麻不佳、镜杆与导管内径的差距过大、气管移位或异常;⑧镜杆退出困难:镜杆误入导管的侧孔、导管偏细与镜杆紧贴而润滑不足。

4. 光棒

光棒(Light Wand)透视技术用于气管插管早在20世纪50年代就有报道。Trachlight TM由手柄、光棒、导芯组成。光棒是一根可弯曲的导管,前端装有灯泡。操作者手持手柄,将气管导管套在光棒上,置入患者喉部,可在患者颈前部见到明亮光点下移,为盲探插管提供了一个可视指标,因而能有效地提高困难插管的成功率。在有咽喉部结构明显异常、过度肥胖、颈部瘢痕的患者中,Trachlight TM的使用受到了限制。Trachlight TM技术仍属于盲探技术,但对于无法使用纤维支气管镜(如急救室、救护车或气道内分泌物和血液较多)时尤为有用,且操作简单。

(二)声门上通气设备(各种喉罩、喉管等)

喉罩作为一种常用的通气工具在临床上应用已十分广泛,在紧急或非紧急状态下,它都可被用于气道困难的患者中。喉罩可在患者的喉口周围形成一个封闭圈,能有效地克服上呼吸道梗阻,维持自主或正压通气。用LMA Classic盲探插管成功率不高,可通过喉罩插入一根ID 6.0mm的气管导管或弹性探条,再以探条作引导插入内径更大的气管导管。此外,还可联合使用纤维支气管镜和喉罩将探条插入气管,再引导气管导管。此后,各种插管型喉罩不断被开发。插管型喉罩(LMA – Fastrach TM)是专门为盲探插管或纤维支气管镜引导插管而设计的喉罩,由LMA Classic改良而来。其管道设计成弯曲状,更符合气道的解剖。前端还连有15mm的标准接头和金属手柄,有助于人工通气和插管。LMA – Fastrach TM导引经口气管内插管成功率为95%~97%。视频插管型喉罩(LMA – Ctrach TM)则在插管型喉罩基础上加了一个可拆卸的液晶显示屏,操作的方式类似于LMA – Fastrach TM,据报道能显著增加插管成功率,但往往由于需要调整喉罩位置以获得理想声门部图像,插管时间较LMA – Fastrach TM更长。

(三)视频喉镜

视频喉镜对传统直接喉镜进行改良,并整合了视频系统。视频喉镜不需要直视(Non – Line – of – Sight)声门,能有效克服大部分困难气道问题,如张口受限、颏胸粘连、小口、强直性颈椎疾患等,是过去几十年另一项重大的发明,也常用于常规气管插管,操作简便、更易暴露声门、插管成功率高,可减轻心血管反应和咽喉损伤。视频喉镜根据有无气管导管引导通道可分为两类。

1. 无引导通道的视频喉镜

GlideScope视频喉镜(便携式)是其中的代表。GlideScope将传统的喉镜片整合入双色光源和摄像头,整个系统分为视频喉镜和监视器两部分。GlideScope镜片仅1.8cm厚,前端60°成角,有利于显露声门,在监视器图像引导下使气管插管操作更加容易。

2. 有引导通道的视频喉镜

Pantax Airway Scope(AWS – S100)是便携式的视频喉镜。整合了液晶屏和一次性使用的弯曲镜片。其主要特点为弯曲镜片一侧具有气管导管引导通道。操作时,根据液晶屏显示的声门图像,将气管导管由通道内送入气管即可。由于具有气管导管引导通道,因而操作可单人完成。Pantax Airway Scope 显著提高了 Cormack – Lehane Ⅲ级以上的困难气道插管成功率。

(四)逆行引导插管

逆行引导插管(Retrograde Guided Intubation)已被成功运用于临床多年,尤其在那些患有严重颌面创伤、颞下颌关节强直和上呼吸道肿块、出血的插管困难患者中十分有用。成功率高,但可有环甲膜撕裂、出血、声带损伤等严重并发症。

操作方法:①清醒插管者给予镇静药和舌、咽喉和气管内局部麻醉,全麻或常规诱导插管失败者继续面罩通气;②用适当粗细的薄壁针,针尖向头倾斜30°,经环甲膜或环气管膜刺入气管,斜面向上,抽得空气;③经穿刺针置入引导钢丝或塑料细管(可用连硬导管);④经口或鼻拉出引导钢丝(或硬膜外导管);⑤将引导导管缚在导管尖端的侧孔上,一手拉紧引导导管,一手送气管导管入气管内。Freund 等人把一根较硬的中空探条通过逆行导引管,从口或鼻引导进入气管,然后拔除逆行导引管,以此中空探条来引导气管插管,它的优点在于可为气管导管的进入提供一条更直接的通路。一种改良的逆行插管法是在环状软骨水平下方进行气管穿刺,使得气管导管更易被牵拉进入气管,还可避免出血、声带损伤等并发症的发生。Cook 公司设计了成套的逆行引导插管装置,可用于内径5mm以上的气管导管。

四、建立外科气道

(一)环甲膜穿刺

高频通气是处理面罩或喉罩通气困难最简便方法,在通气困难及氧饱和度急骤下降的紧急情况下,应用环甲膜穿刺套管针经环甲膜刺入气管,留置套管在气管内,接上手控高频通气机进行通气,暂时缓解缺氧和二氧化碳潴留,然后再做气管切开等进一步处理。

(二)环甲膜切开

通气无法插管,无法通气的情况下,将导致进行性氧饱和度下降。这时必须紧急开放患者气道。紧急情况下,环甲膜切开比气管切开更为简便、迅速,并发症更少。推荐使用微创环甲膜切开术,当无法获得微创环甲膜切开装置时,则应考虑外科环甲膜切开术。12岁以下的小儿术后声门下狭窄的发生率显著增高,因此环甲膜切开术被列为禁忌。如患者肥胖,环甲膜摸不清楚,可用超声定位引导穿刺。

(三)经皮扩张气管切开

1985年Ciaglia等首先将经皮扩张气管切开术(Percutaneous Dilational Tracheotomy,PDT)应用于临床,起初其使用多个直径不同的组织扩张器,从小型号开始依次扩张颈前组织,完成扩张气管造口费时较长。在随后的几年里在应用过程中不断改进,愈加方便快捷。目前,根据扩张方法和器具的不同可分为单步经皮旋转扩张气管切开术、改良单步扩张技术、导丝扩张钳技术等,其中最常使用的是导丝扩张钳法。经过大量实践,经皮扩张气管切开术具有操作简单、并发症少、术后颈部瘢痕不明显等优点,是一种适合麻醉医师操作的微创手术。

导丝扩张钳法气管切开包主要包括一把气管切开刀、一个气管穿刺针(似14号的静脉套管针大小)、一根钢丝、一个中空的扩张器、一把内设有凹槽可夹持钢丝并能在钢丝上滑动的特制扩张钳和一个导管芯内有管道能通过钢丝的气管切开导管。通常,选择第2~3或第3~4气管软骨环间作为切口。操作时,用刀切开皮肤,在切口处置入穿刺针深达气管内,再把钢丝通过穿刺针插入气管,拔出穿刺针并留置钢丝,然后,经钢丝插入扩张器在气管软骨环间作初步扩张,以使特制的扩张钳能顺着钢丝插入气管软骨环间作进一步的横向扩张,最后,经钢丝引导插入气管切开导管。

五、困难气道处理流程

（一）已预料的困难气道

通过麻醉前评估,判断患者存在困难气道时,分析困难气道的性质,选择适当的技术,应该做到:①告知患者这一特殊风险,使患者及其家属充分理解和配合,并在知情同意书上签字;②麻醉前应确定气管插管的首选方案和至少一个备选方案,当首选方案失败时迅速采用备选方案;③在轻度的镇静、镇痛和充分的表面麻醉下(包括环甲膜穿刺气管内表面麻醉),保持自主呼吸,面罩给氧;④纤维支气管镜下清醒插管;⑤显露不佳者,尽量采用本人熟悉的技术和气道器具,首选微创方法清醒气管插管;⑥如果纤维支气管镜清醒插管不成功,则应该考虑气管切开等有效方法建立气道,或者暂停手术,待总结经验并充分准备后再次处理。

（二）未预料的困难气道

应该做到:①对于全身麻醉诱导后遇到的通气困难,应立即寻求帮助;②同时努力在最短的时间内解决通气问题如面罩正压通气(使用口咽或鼻咽通气道),置入喉罩等声门上通气设备改善通气;③如果通气氧合情况良好,可以尝试一些特殊的设备如可视喉镜、插管喉罩等设备协助插管;④如果插管失败,切勿反复尝试,考虑唤醒患者后选择清醒气管插管;⑤如果通气氧合情况恶化,立即外科建立气道,以保证患者生命安全。

六、处理困难气道的注意事项

处理困难气道的注意事项如下。

（1）每个麻醉科要根据本科室的人员和设备情况,按照上述困难气道处理流程的思路制订出自己简便可行的处理流程,在科室内定期宣教培训,并挂在困难气道设备车上,以便准确及时地执行。

（2）每个麻醉科都应该准备一个困难气道设备车或箱,内容包括上述紧急和非紧急气道工具,可以结合本科室的具体条件有所调整,但应当至少有一种紧急气道工具。

（3）平时要加强各种气道方法与工具的培训,使每一位麻醉医师都可以熟练掌握除直接喉镜以外的至少一种气道处理方法。

（4）气道处理尤其是已预料的困难气道处理要制订完备的计划,除了按上述的气道流程处理外,还应明确和强调以下四点:首选气道方法(最适用、最熟悉的)、备选方法(至少一种)、以上方法失败时的通气方法与其他处理方法(唤醒患者、取消手术等)、紧急气道处理方法(LMA、联合导管等)。要有所侧重,层次突出,切忌各种困难气道方法轮番尝试而毫无重点的策略。

（5）完善的人员准备对于困难气道的处理至关重要。对于已预料的困难气道,应确保至少有一位对困难气道有经验的高年资麻醉医师主持气道管理,并有一名助手参与。对于未预料的困难气道,人员和工具往往准备不足,应尽快请求帮助,呼叫上级或下级医师协助处理。

（6）麻醉医师应当熟悉各种困难气道方法的适应证与禁忌证,在处理困难气道时要选择自己最熟悉和有经验的技术。

（7）各种建立气道的方法形式不同,目的均是维持通气与氧合,气道处理过程中要密切监测患者的 SPO_2 变化,当其降至 90% 时要及时面罩辅助给氧通气,以保证患者生命安全为首要目标。患者只会死于通气失败，而不会死于插管失败。

（8）气道操作注意动作轻柔，尽量减少损伤，以免组织水肿、出血等进一步增加插管困难或演变为紧急气道。

（9）当插管失败后，要避免同一个人采用同一种方法反复操作的情况，应当及时分析，更换思路和方法或者更换人员和手法。各种气道方法特点不同，单一方法不可能解决所有的气道问题，两种甚至多种方法联合应用常可发挥最大的作用。

（10）完整的困难气道处理过程包括气道的建立、患者自主气道的恢复以及后续的随访与处理。困难气道患者的拔管可以理解为困难气道处理逻辑上的延伸，麻醉医师要制订一套方案来保证拔管时的安全。理想的拔管方法应该是待患者自主呼吸完全恢复，在可控、分步且可逆的前提下拔除气管导管。麻醉医师应评估、随访并处理经过困难气道处理后可能有潜在并发症的患者。

（11）麻醉医师应该在麻醉记录中记录患者存在困难气道，并对其特征进行描述。麻醉医师有必要将以上信息告知患者（或家属），为以后处理提供指导。

（12）气道处理不仅要求熟练掌握各种困难气道工具，亦要求能冷静处理紧急气道，更重要的是要有处理气道的正确思路，对气道有计划、有准备、有步骤地预防、判断和处理，以维持通气和氧合为第一任务，积极预防紧急气道的发生。

第四节　困难气道患者的拔管术

拔除气管导管是麻醉过程中一个非常关键的阶段，尽管拔管相关并发症大多较轻微，但有些并发症可造成严重后果甚至死亡，麻醉医生面临巨大的挑战。过去 20 余年，由于各国困难气道管理指南的发布和普及以及多种气道管理工具的不断出现与更新，气管插管相关并发症和病死率得到明显降低。然而，同时期气管拔管相关严重并发症的发生率并无明显改变。由于循证依据的缺乏，气管拔管指南的制订和普及相对滞后。

与困难气管插管的识别和处理相比，麻醉医生对气管拔管重要性的认识常常不足。缺乏有效的气管拔管策略、对气管拔管的困难程度和风险评估不足以及气管拔管方案的失败是造成气管拔管相关并发症的常见原因。因此，必须规范气管拔管的策略和方法以降低气管拔管并发症，提高的安全性。

一、气道拔管危险因素的评估

（一）气道危险因素

1. 困难气道

患者诱导期间已预料的和未预料的，以及手术过程中可能会加剧的困难气道。包括病态肥胖、阻塞性睡眠暂停综合征以及饱胃的患者等。

2. 围术期气道恶化

插管时气道正常，但在围术期发生变化。例如，解剖结构的改变、出血、血肿、手术或创伤导致的水肿以及其他非手术因素。甲状腺手术、颈动脉剥离术、口腔颌面外科手术、颈深部感染、颈椎手术、血管性水肿、颅后窝手术、气管切除术以及长期气管插管的患者需要特别注意，因为拔管后再次气管插管往往比第一次插管更加困难，且常常合并面罩通气困难。

3.气道操作受限制

插管时气道在可操作范围内，术后因为各种固定装置导致气道操作困难或无法进行，如与外科共用气道、头部或颈部活动受限（下颌骨金属丝固定、植入物固定和颈椎固定等）。

（二）一般危险因素

患者的整体情况也需要引起关注，它们可能使拔管过程变得复杂，甚至延迟拔管。包括呼吸功能受损、循环系统不稳定、神经或神经肌肉接头功能受损、低温或高温、凝血功能障碍、酸碱失衡以及电解质紊乱。

（三）手术的特殊要求

部分手术要求患者平稳苏醒，避免呛咳和躁动。咳嗽和躁动可以使血压升高造成血肿、气道受压和伤口裂开；眼内压和颅内压的升高可破坏手术的效果甚至造成手术失败；心血管系统的改变可导致严重的心肌缺血。

（四）人为因素

工具准备不充分、缺乏经验或助手以及与患者沟通障碍等。

二、气管拔管的分类

根据气管拔管危险因素的评估结果，可将气管拔管分为"低风险"和"高风险"拔管。

（一）"低风险"拔管

"低风险"拔管指常规拔管操作，患者的气道在诱导期间无特殊，手术过程中气道保持正常，如拔管后需要再次气管插管容易，患者常规禁食且不存在一般危险因素。

（二）"高风险"拔管

"高风险"拔管指患者存在术前困难气道、术中气道恶化、术后插管受限、饱胃、合并一般风险因素等一项或多项气管拔管危险因素，拔管后常需要再次插管且再次插管困难的情况。

三、拔管准备

拔管准备是检查并优化气管拔管条件，以降低气管拔管风险，减少并发症。

（一）评价并优化

气道情况手术结束拔管前需要重新评估并优化气道情况，并制订拔管失败情况下的补救措施以及重新插管计划。

1.上呼吸道

拔管后有上呼吸道梗阻的可能性，故拔管前需要考虑面罩通气的可行性。可以使用普通喉镜、可视喉镜或纤支镜检查有无水肿、出血、凝血块、外伤或气道扭曲。但是需要注意，气道水肿可在气管拔管后快速进展而造成严重的上呼吸道梗阻，因此不可盲目依赖评估结果。

2.喉

套囊漏气试验可以用来评估声门下口径，判断有无气道水肿。以套囊放气后可听到明显的漏气声为标准，如果合适的导管型号下听不到漏气的声音，常常需要推迟拔管。如果有临床症状提示存在气道水肿，即便套囊放气后能听到声音，也需要警惕。

3. 下呼吸道

下呼吸道因素也会限制拔管的实施。例如下呼吸道外伤、水肿、感染、气管软化以及大量分泌物等。如果术中氧合不满意,胸部 X 线片有助于排除支气管插管、肺炎、肺气肿或其他肺疾病。纤支镜可评估喉部、气管和支气管的解剖及功能状况。

4. 胃胀气

胃胀气可能压迫膈肌而影响呼吸,在实施面罩正压通气或声门上通气时,经鼻或经口胃管减压是明智的。

(二)评估并优化患者的一般情况

拔管前肌肉松弛药的作用必须被完全拮抗以最大限度地保证足够的通气,并使患者的气道保护性反射完全恢复,便于排出气道的分泌物。维持血流动力学稳定及适当的有效循环血量,调节患者的体温、电解质、酸碱平衡及凝血功能至正常范围,提供良好的术后镇痛,防止气道不良反射的发生。

(三)评估并优化拔管的物质准备

拔管操作与气管插管具有同样的风险,所以在拔管时应准备与插管时相同水平的监护、设备。另外,与外科医师及手术团队的充分沟通也是拔管安全的重要保障。

四、实施拔管

气管拔管是一个选择性过程,拔管前的评估和准备是非常重要的。拔管后的目标是保证患者维持有效的通气,避免气道刺激。气管拔管可以理解为气道管理逻辑上的延伸,拔管前麻醉医生要制订一套方案来应对拔管失败的突发情况,拔管时准备与插管时相同水平的监护、设备与人员,确保在最短的时间内对患者进行有效通气或再插管,保证拔管时的安全。方案的制订要依据手术、患者情况以及麻醉医师的技术和经验综合判断。目前没有一个标准化的拔管策略可应对所有的情况,拔管执行者需要根据具体的情况做出具体分析。理想的气管拔管方法应该是待患者自主呼吸完全恢复,在可控、分步且可逆的前提下拔除气管导管。

拔管需要注意的问题

1. 氧储备

拔管前需建立充分的氧储备,以维持拔管后呼吸暂停时机体的氧摄取,同时可以为进一步气道处理争取时间。

2. 体位

尚无证据表明某一种体位适合所有的患者,目前主要倾向于头高脚低位和半侧卧位。头高脚底位尤其适用于肥胖患者,左侧卧头低位常用于饱胃患者。

3. 吸引

口咽部非直视下吸引可能会引起软组织损伤,理想情况应该在足够麻醉深度下使用喉镜辅助吸引,特别是那些口咽部存在分泌物、血液及手术碎片污染的患者。对于气道内存在血液的患者,因存在凝血块阻塞气道的可能性,吸引时应更加小心。进行下呼吸道吸引时,可使用细的支气管内吸痰管。

4. 肺复张措施

保持一定的呼气末正压(PEEP)及肺活量呼吸等肺复张措施可暂时性地减少肺不张的发生,但对术后改善肺不张作用不大。在吸气高峰同时放松气管导管套囊并随着发生的正压呼气拔出气管导管可产生一个正压的呼气,有利于分泌物的排出,并减少喉痉挛和屏气的发生率。

5. 牙垫

牙垫可防止麻醉中患者咬合气管导管导致气道梗阻。在气管导管阻塞的情况下,用力吸气可迅速导致肺水肿。一旦发生咬合,迅速将气管导管或喉罩套囊泄气,因气体可从导管周围流出,避免了气道内极度负压的产生,可能有助于防止梗阻后肺水肿的发生。

6. 拔管时机

根据拔管时机可将气管拔管分为清醒拔管和深麻醉下拔管。清醒拔管总体上来说更安全,患者的气道反射和自主呼吸已经恢复。深麻醉拔管能减少呛咳以及血流动力学的波动,但是可增加上呼吸道梗阻的概率。深麻醉拔管是一种更高级的技术,常应用于气道容易管理且误吸风险较低的患者。

插管困难患者或颈部手术可能损伤喉返神经或有气管塌陷危险者的拔管必须谨慎,拔管后有可能再度出现呼吸困难而需要再次插管,将会面临更加严重的困难气道;由于术后的水肿、颜面部结构的改变以及术后的包扎使得面罩通气几乎不可能实施。由于担心会破坏修补后口咽和鼻咽的解剖,通气道可能也无法使用。为了确保拔管安全,麻醉医师应考虑以下两个问题。第一,套囊放气后导管周围是否漏气? 第二,如果患者在拔管过程中出现气道梗阻,紧急通气包括外科建立气道是否可行? 第三,在患者完全清醒后拔管还是在患者恢复神志前拔管? 如果以上问题已有充分准备则可尝试拔管。

充分供氧并吸尽患者气道分泌物和胃内容物。必要时可以应用少量气管扩张剂和短效 β_1 受体阻滞剂如艾司洛尔有助于改善患者呼吸和循环情况。确认患者已完全清醒并且没有残留肌松作用,潮气量和每分通气量基本正常,SpO_2 维持 95% 以上。只要没有禁忌,拔管时可让患者半卧,这样能最大限度增加功能残气量和减少气道梗阻。应采用通气引导导管拔管,如喷射通气管(Cook 气道交换导管)或纤维支气管镜。这样,拔管后保留的通气引导导管还可保证供氧又能随时再次引导插管。用鼻胃管或光索等作为引导导管也可起到相应效果。拔管动作要轻柔,先试将气管导管退至声门上,观察有无气管狭窄或塌陷,然后再将气管导管缓慢拔除。若无特殊情况则最后将通气引导导管拔出。如出现舌后坠可尝试口咽通气道、鼻咽通气道或喉罩。少数患者可能出现喉水肿或喉痉挛,通过加压供氧,肾上腺素雾化吸入等处理,症状一般都能缓解。如症状持续加重甚至出现呼吸困难应考虑再次插管或气管切开。

第七章 麻醉对应激反应的影响

麻醉对应激反应的影响从术前用药时已经开始,术前用药可减少患者的心理应激。术中麻醉用药和各种麻醉技术以及术后镇痛均可影响应激反应。

一、静脉麻醉药

(1)依托咪酯:静脉麻醉药中,依托咪酯对肾上腺皮质功能影响最明显。它主要通过抑制 11β 羟化作用和 17α - 羟化作用而抑制肾上腺皮质激素生成,结果抑制了皮质醇和醛固酮的分泌。临床主要用于麻醉诱导和持续输注 ICU 患者镇静,单次静脉诱导剂量就可以产生肾上腺皮质功能抑制,如果持续输注 $1\sim2h$,皮质醇产生受抑制将达 24h。所以,麻醉剂量的依托咪酯会降低手术的应激反应。但是,重症患者用依托咪酯镇静,由于抑制了皮质醇的分泌而使病死率增加。然而,常规手术用依托咪酯诱导,并没有因为其肾上腺皮质功能抑制作用而对术后产生不良影响,动物实验资料也支持这一临床观察结果。

(2)咪达唑仑:在新生小牛肾上腺皮质细胞的培养实验中,发现地西泮和咪达唑仑也可以抑制皮质醇的产生。咪达唑仑能够减少外周手术和上腹部手术的皮质醇反应。另有资料表明,咪达唑仑可能通过作用于下丘脑—垂体部位而影响皮质醇的释放。

(3)丙泊酚:临床剂量的丙泊酚对体外培养的大鼠垂体细胞的 βEnd 释放有抑制作用。βEnd 是中枢性神经肽,应激反应时升高,有中枢性镇痛作用。丙泊酚对其作用的临床资料尚无报道。

(4)硫喷妥钠的作用部位在高位中枢,对应激性血流动力学改变有良好的抑制作用。最近还发现硫喷妥钠能够抑制脊髓的伤害性传递,由于在脊髓发现了 $GABA_A$ 受体。所以,硫喷妥钠可能有脊髓水平激活抗伤害性传入的作用。

(5)氯胺酮是具有镇痛作用的静脉麻醉药,对疼痛性刺激有一定的抑制作用。但是,氯胺酮麻醉不能抑制下丘脑—垂体—肾上腺轴的分泌,所以,麻醉时最好复合用药。

二、吸入麻醉药

吸入麻醉药对围术期内分泌和代谢反应影响不大。在手术开始前能够减少儿茶酚胺的分泌,较高的吸入浓度可抑制表浅手术的心血管反应。然而,在大手术临床剂量的吸入麻醉药却不能减少交感肾上腺和垂体激素以及代谢的反应。

三、大剂阿片类药

吗啡对下丘脑—垂体—肾上腺轴反应有抑制作用,静脉给予吗啡 1mg/kg 能降低腹部手术的内分泌反应,4mg/kg 可抑制 CPB 开始前的激素反应。但由此产生的苏醒延迟难以让患者接受。早期的研究显示,盆腔和上腹部手术静脉给予芬太尼 $50\mu g/kg$ 可阻止应激激素反应达 $1\sim3h$,给予 $100\mu g/kg$ 能完全抑制胆道手术的应激激素分泌。但是,患者术后呼吸抑制明显,临床上很少将如此大剂量的芬太尼用于心脏以外的手术。大剂量芬太尼麻醉通常用于心脏手术,术中循环稳定,因术后多采用机械通气达数小时,所以不涉及术后呼吸抑制问题。大剂量的芬太尼或舒芬太尼可降低 CPB 开始前一段时间的内分泌和代谢反应。但是,CPB 开始后,低温、血液稀释和非搏动性血流等因素激发了内分泌反应,大剂量阿片类麻醉对其不能产生影响。

四、椎管内应用阿片类药

硬膜外或蛛网膜下隙给予阿片类能够提供良好的术后镇痛效果。盆腔或上腹部手术,硬膜外给予吗啡对代谢反应无影响,只能稍微减轻应激激素的释放,控制应激反应的效果不如硬膜外给予局麻药明显。这为应激反应的神经机制提供了证据,因为阿片类能够提供良好的镇痛效果是由于它阻滞了躯体感觉冲动传入,但是,下丘脑—垂体刺激仍然发生主要是:由于它缺少交感阻滞的特性。

五、局部麻醉

静脉注射利多卡因可降低麻醉诱导气管插管时的心血管反应。利多卡因等酰胺类局麻药具有一定的抗感染作用,可能会降低前炎细胞因子的分泌。酯类局麻药如普鲁卡因低浓度静脉给药有中枢抑制和镇痛作用,可降低应激反应。现在普遍认可的激发围术期应激反应的两个主要因素是神经冲动传入和创伤引起的局部细胞因子释放。神经冲动传入包含内脏神经和躯体神经的冲动传入,局部麻醉不能够完全阻断内脏神经的冲动传入。目前,还没有资料证明局部神经阻滞能够减少前炎细胞因子的释放。若要消除神经内分泌反应,必须同时阻滞内脏神经和躯体神经的冲动传入,这种同时阻滞只在若干手术部位能够实现,如盆腔、四肢和眼部。即使是硬膜外阻滞也不能抑制上腹部和胸部手术的垂体激素释放。但是交感神经的阻滞却可以降低儿茶酚胺—血糖反应。

六、非甾体抗感染药

非甾体抗感染药有抗感染、解热、镇痛作用,硬膜外与局麻药合用能够轻度降低前炎细胞因子的释放和应激反应。

七、α_2 肾上腺素受体激动药和 β 肾上腺素受体阻断药

α_2 受体激动药可直接抑制交感神经系统活性,明显降低儿茶酚胺反应以及由交感神经兴奋引起的其他激素和代谢反应。β 受体阻断药通常用于因交感神经系统兴奋引发的生理改变,在围术期常用来控制心率,以减轻心肌氧耗。

八、围术期应激反应调节的临床意义

从以上讨论的麻醉的各个方面对应激反应的影响可以看出,应用恰当的麻醉技术可以对围术期应激激素引起的短暂性生理改变予以调控,如血压升高、心动过速和血糖升高等的控制。但是,最根本的问题是降低或消除应激反应能否降低术后病死率和发病率,目前尚没有足够充分的临床研究资料证实这一问题。

第八章 麻醉与循环管理

第一节 麻醉与循环

一、心脏

(一)血液循环

心脏的跳动推动血液流经全身,将营养和氧气输送给器官,并从此处运走废物和 CO_2,并保证了体内各种激素和调节物质的运输。心脏是推动血流的器官,是循环系统的原动力。循环系统的生理是麻醉学的重要基础理论。

(二)心肌

心肌具有兴奋性、收缩性、传导性和自动节律性的特性。才能使心脏不断地进行有规律的舒缩活动(心搏)。心搏一次构成一个心动周期。先见两心房收缩,继而舒张;当心房开始舒张时,两心室同时收缩;然后心室舒张,接着心房又开始收缩。

(三)兴奋传导

心搏起源于窦房结,位于上腔静脉与右心房的上部连接处。兴奋由此下传导,一方面沿心肌纤维,另一方面沿心内特殊传导系统(房室结、房室束及浦肯野纤维),传导到全部心室肌纤维而引起收缩。心脏的兴奋过程可产生电位变化,用心电图描记器记录下来就是心电图。

(四)心排出量

心排出量(CO)是指心室每分钟射出到周围循环的血量。每一次心室收缩射出的血量称为每搏量(SV)。故心排出量(CO) = SV × 心率。心脏指数(CI)表明了心排出量与体表面积的关系,即 CI = (CO)/体表面积(BsA)。正常 70kg 成人 CO 平均为 5 ~ 6L/min,CI 为 2.5 ~ 3.5L/(min. m²)。左、右心室的 SV 为 60 ~ 90mL/次。心率为 60 ~ 100/min。

1. CO 变化的原因

引起 CO 变化有众多原因。CO 增加的原因:①心率增快(一定范围内);②左心室容量增加(前负荷增加);③回心血量增多;④周围血管扩张所致后负荷减少;⑤动静脉瘘;⑥内源性和外源性儿茶酚胺增加。CO 减少的原因是:①兴奋副交感神经,心率减慢;②前负荷降低;③后负荷增加;④心肌收缩性减退等。

2. 心率的调节

心率快慢取决于窦房结的自律性。受神经和体液两个外因因素的控制。兴奋交感神经,心率增快;兴奋副交感神经,心率减慢。心率太快,心脏充盈时间短,SV 减少;心率太慢,回心血量相对增加,舒张期过长,心室充盈量已达到其限度,故未必能再提高 SV。

3. 每搏量(SV)

可反映心肌纤维缩短的程度,是测定心功能的指标之一。SV 取决 4 个因素:

(1)心脏前负荷:根据 Starling 心脏定律,心室舒张期容积增加,可增强心缩力量。前负荷取决于左心室舒张期末容积(LVEDV),但临床上难以测出,可借助于超声心动图、心室腔造影和核扫描等方法测得。进行心脏手术时左房压力(LVP)可反映前负荷,同时反映 LVEDP。使用漂浮导管测肺小动脉楔压(又称肺毛细血管楔压,PCWP),也能间接提示 LVP 的变化。中心静脉压(CVP)不能反映 LVEDP。

影响心脏前负荷的因素有总血容量、体位、胸内压力、心包膜腔压力、静脉张力、骨骼肌驱血作用和心房收缩作用。临床上应用漂浮导管进行血流动力学测定,并用温度稀释法测 CO、SV 等,用数据描出 Starling 功能曲线簇。

(2)心脏后负荷:后负荷指左心室射血时心肌壁所受的力,与心室大小、形态、压力和壁厚度有关。当主动脉瓣正常时,是左心室射血时的阻抗,取决于大动脉的弹性,体循环血管阻力(SVR,TPR)等。测定平均动脉压反映后负荷,测定 SVR 更能反映后负荷,更为确切。

(3)心肌收缩性:若前后负荷恒定,则 SV 即能反映心肌收缩性的状态。增强心肌收缩性的因素①兴奋交感神经;②抑制副交感神经;③用增强心肌收缩性药,如毛花苷 C 等。减低心肌收缩性的因素①兴奋副交感神经;②抑制交感神经;③用 β 肾上腺素能阻滞药;④心肌缺血和梗阻;⑤心肌病;⑥低氧血症和酸中毒。

(4)左心室壁运动异常:常见于冠心病和二尖瓣狭窄者,常能使前后负荷、收缩性和 SV 均降低。

二、血管

血管分为动脉、静脉和毛细血管三大类。动脉和静脉是运输血液的通道,毛细血管是血液与组织之间进行物质交换的场所。

(一)动脉

动脉管壁有弹性,心室射血时推动血流向外周加速流动。动脉管壁因内部压力增高而扩张。容纳一部分血液,心室开始舒张时,心室停止射血,血管仍依靠自己的弹性而回缩,压迫血液,使其继续流动。

动脉中血压随着心脏收缩与舒张而一高一低。心缩时动脉血压的最高值称为收缩压(代表心脏收缩力);心舒时动脉血压的最低值称为舒张压(代表周围阻力);两者之差称为脉压(代表心脏输出)。影响血压的因素如下。

(1)心肌收缩力主要取决于心肌的健康程度、冠状血流量及心律有无严重失常,同时也与回心血量多少有一定关系。

(2)循环血容量:增多时血压上升。反之亦然。

(3)周围阻力的决定因素为血液黏滞性和血管口径,尤其是小动脉的口径。血管收缩时周围阻力增加,动脉压上升;反之,血管舒张则动脉压下降。

(二)毛细血管

1.对血压的调节

毛细血管扩张时,大大增加血管容量,静脉回流量减少,心排出量减少,血压下降。

2.通透性

在缺氧、某些物质(如组胺)的影响下,通透性大大增加,以致液体可大量渗出,血压下降。

(三)静脉

静脉的功能,主要是输送血液流回右心房。静脉回流量主要取决于腔静脉与右房间压力差,还与胸腔内负压、肢体肌肉收缩、伴随动脉的搏动和静脉的作用有关。

三、冠状循环

冠状动脉是心肌唯一的供血系统。左右冠状动脉起源于主动脉根部瓣膜的主动脉窦(又名乏氏窦)。

冠状动脉无侧支循环,因此一旦栓塞形成,心肌便发生梗死。心肌的小静脉汇集至较大的心前静脉入右心房,占心脏静脉血的15%~20%,来自左心室小部分和右心室大部分静脉血;左心室大部分静脉汇至心大静脉和其静脉经冠状窦入右心房,容量为65%~75%;3%,5%静脉血经心室壁内心最小静脉直接入左右心室。

(一)血流量

成人70kg静息时冠状循环血流量为225mL/min,为CO的4%~5%,最大活动时能增至10%。

(二)调节

主要受心动周期、神经、心率等影响。

1. 主动脉舒张压

心室舒张时,主动脉舒张压升高,冠状动脉不再受到挤压,故血流加速;反之,心缩时冠状动脉受挤压,血流减慢或无法流动(左心肌)。

2. 神经和神经内分泌

当兴奋交感神经时,冠状动脉扩张;兴奋迷走神经时冠状动脉收缩。

3. LVEDP

升高时心内膜下冠状血流减少;主动脉舒张压(DP)下降时,冠状血流也减少。这是因为冠状动脉灌注压(CPP)降低引起。CPP = DP − LVEDP。凡DP下降或LVEDP升高,都能使CPP下降。

4. 心率变化

人体70%以上的冠状血流在舒张期流入心肌,心动过速时,舒张期缩短,使冠状血流减少;反之,心动过缓时,冠状血流增多。Hoffman等提出心内膜存活率(EVR),计算公式如下。

$$EVR = \frac{DPTI}{TTI} = \frac{(DP - LAP \times d_1)}{\overline{SP} \times St} = \frac{心肌氧供}{心肌氧耗}$$

DP为平均主动脉舒张压,LAP为平均左心房压(或LVEDP),$\overline{SP}$为平均动脉压,d_1为舒张期时间,St为收缩期时间,DPTI为舒张压时间指数,TTI为张力时间指数。EVR正常值为 > 1.0,<0.7时,提示心内膜下缺血。从算式可知,HR加速,LAP升高及DP下降,均可导致心内膜下缺血。

5. 心排出量(CO)

CO增多时冠状血流增多。

6. 冠状动脉口径

口径大时冠状血流增多;反之,口径小时冠状血流减少。

7. 局部代谢物质

缺氧、贫血、肾上腺素、乳酸和二氧化碳过多时,使冠状动脉扩张。

四、微循环

（一）组成及功能

微循环是指毛细血管结构及其有关结构,包括小动脉末梢的微动脉、中间微动脉、毛细血管、微静脉和小静脉,它对组织的血液供应、正常循环的维持,以及减缓休克的发展等起重要作用。在小动脉与小静脉之间,有中阔小动脉(或称直接通路或称中心通道)、真毛细血管网和动静脉岔路(或称动静脉吻合支,或称动静脉短路)。

（二）病理生理

直接通路的动脉端亦有收缩性能(静脉段则无收缩性)。毛细血管的始端有毛细血管前括约肌,交感神经兴奋可使其收缩。静息时,毛细血管前括约肌处于闭锁状态,血流通过直接通路直接流入小静脉内。当组织内缺氧、CO_2蓄积、乳酸增多或组胺释放时,可使直接通路和毛细血管前括约肌开放,血液流经毛细血管,从而增加组织供氧并加速排除代谢产物。当机体受侵害后,小动脉及直接通路短期内扩张,继之就出现代偿性收缩,此时小动脉、小静脉、直接通路及毛细血管前括约肌均关闭,血液只能通过动静岔路入小静脉,故造成静脉缺氧。如未能及时纠正,由于严重缺氧、代谢产物堆积或毒素的刺激,使小动脉及毛细血管前括约肌麻痹,广泛的毛细血管扩张,大量血汇进入毛细血管。缺氧使毛细血管通透性增强,血浆外渗,血细胞在微循环内积聚,使有效循环血容量减少,血压下降。

五、心血管调节

（一）中枢神经调节

调节心脏活动的神经冲动是从下丘脑和脑干及延髓的迷走神经和心交感中枢发出的,支配血管运动神经冲动也来自延髓血管运动中枢。其受内环境和高级中枢影响。

（二）神经体液调节

心脏受自主神经,即迷走神经和交感神经的支配。当刺激迷走神经,心率减慢时,心房肌缩减弱(对心室肌无影响),兴奋性降低和房室传导延缓。当刺激交感神经时,心率增快,心肌缩增强,传导速度增快和兴奋性提高;如兴奋过度致室颤。缩血管神经属交感神经,存在于各部分血管,其末梢释放交感素的去甲肾上腺素,使血管收缩。舒血管纤维来源不一致,既有来自副交感神经,也有来自交感神经的。当血液和脑脊液中CO_2过多时,刺激缩血管中枢兴奋,内脏血管收缩,血压升高。低钠或低钾时血管收缩反应减弱或毫无反应。皮质激素可加强血管对血管收缩物质的反应,但在低钠和低钾时不起作用。血管内的血管奋物质为肾脏所产生,其作用是增强毛细血管前小动脉对肾上腺素的反应;血管抑制物质为肝脏所释放,其作用恰恰相反。当机体遭受侵袭,或肝、肾缺氧时,先是血管兴奋物质增加,促进循环代偿,继之血管抑制物质即增多,削弱循环代偿功能。体内乙酰胆碱和组胺的大量释放,均可使血管扩张,血压下降。

（三）心血管反射

心血管功能是通过反射途径来实现的。

1.压力感受器降压反射

主动脉弓和颈动脉窦压力感受器因动脉压过高受刺激时,通过迷走神经的降压神经纤维发出冲动,兴奋迷走神经中枢和抑制交感神经中枢,使血压下降,心率减慢。

2. 压力感受器加压反射

腔静脉和心房壁的压力感受器因腔静脉压力升高而受刺激时,通过加压神经的传入冲动而反射性地使心率增快,周围阻力增加,血压升高。

3. 化学感受器反射

当颈动脉体和主动脉体化学感受器受到缺氧和 CO_2 过多等刺激时,发出冲动,一方面刺激呼吸中枢使呼吸增多,另一方面也刺激缩血管中枢,引起加压反射,使血压升高。

4. 肠系膜等血管反射

当腹腔神经节受刺激时可引起收缩压下降,脉压减小。

5. 眼心反射

压迫眼球可使心率减慢。这些反射在麻醉和手术中都有重要意义。

六、循环和麻醉的关系

1. 麻醉影响

麻醉对人体循环功能有很大影响,由于麻醉药、手术操作以及 CO_2 蓄积等因素的影响,心血管功能常发生变化,导致循环失代偿,重要器官低灌注,严重者危及患者生命。麻醉时应当密切观察,及时纠正循环失代偿,以求正常心血管功能的维护。

2. 麻醉中循环监测

注意质和量的变化,有助于及时发现和适当处理。

3. 麻醉前准备

原有心血管功能不佳的患者,对麻醉的耐力较小,尤其是对冠心病患者更应特别提高警惕。

第二节　麻醉期间循环系统的稳定维护

麻醉的首要任务就是消除患者手术时的疼痛,保证患者安全,并为手术创造良好的条件。所谓临床麻醉状态主要是在意识消失的基础上抑制交感—内分泌反应,而反映循环系统的各项指标,是反映交感—内分泌的基本指标。因此,归根结底,维持麻醉期间循环系统稳定的根本方法就是达到并维持稳定的理想麻醉状态。所谓"理想麻醉状态",首先是确保患者术中无意识,对术中刺激无记忆,术后无知晓,然后是适度抑制伤害性刺激引起的应激反应,保持生命体征稳定;同时要求肌肉松弛,能满足手术需要。

一、麻醉诱导期的管理

为尽可能快而平稳地将患者从清醒状态转入麻醉状态,并保持其间的循环稳定,麻醉医师应意识到:①在未行麻醉插管和手术操作前,绝大多数麻醉药对循环系统多是纯粹的抑制作用,特别是近年常用的全麻诱导药,如:异丙酚、芬太尼、咪唑安定等;②患者由于术前禁食或原发疾病(如:肠梗阻、长期高血压等)的影响,往往处于循环血容量欠缺的状态,对任何外因引起的循环波动更为敏感。因此术前应早期快速扩容,宜在诱导前后30min内输入平衡液或代血浆 500～800mL,直至血压平稳,指脉波宽大,指脉图无随呼吸而波动的现象。指脉波即容积脉搏图形,反映交感神经紧张度、末梢灌注、组织器官灌注和有效循环血量。一般建议先输平衡液,尤其确保在麻醉诱导期间输无其他溶质(如抗生素等)的平衡液,以防变态反应引起的循环变化被诱导时的变化所掩盖,或加重循环变化的程度,以尽量保证诱导期的循环稳定。

二、麻醉维持期的容量控制

麻醉期间维持有效循环血容量的重要性自不待言,容量负荷过多可增加心脏负担,甚至诱发心力衰竭、急性肺水肿,而血容量的欠缺又可导致回心血量和心排血量减少,发生血压下降,甚至休克。但是,对每一具体病例术中血容量的补充究竟以多少为合适,确是麻醉医师所面临的一个实际问题。考虑到血容量的补充受到术前情况(如脱水),术中出血以及肾、心、肺等脏器功能的多方面影响,因而建立生理学监测指标是十分重要的。如果有条件应测定脑电双频指数(BIS)中心静脉压(CVP)、肺毛细血管楔压(PCWP)和左心房压(LAP)以指导体液治疗。调节输液量和速度,然后再在治疗中观察其动态反应,如此才有可能使麻醉患者的容量补充趋于合理。

由于各种指标均有其局限性,因此必须综合分析,切忌片面决断。麻醉深度的掌握既要避免麻醉过深(或椎管内阻滞范围过广)对循环的抑制,又要防止麻醉过浅、镇痛不全时体内应激反应对循环功能的扰乱。因此,维持适当的麻醉深度,保证充分镇痛对维持循环稳定是很重要的。根据 BIS 指导麻醉深度的调控,使 BIS 维持于 <50,可以确保无知晓,无回忆。对因手术刺激而引起的血压升高,可用异丙酚芬太尼等加深或增加吸入麻醉药的吸入浓度。只有维持足够的麻醉深度,才能排除因手术刺激引起的循环改变,从而更精确地判断患者循环容量的情况。至于补充什么,主要应根据原发病可能造成的水与电解质失衡的特点以及低血压时微循环障碍和各脏器的功能状态来决定。有学者推荐使用晶体液与胶体液的比例为 1:1。临床麻醉中最常用的晶体液,主要用以补充细胞外液,而钠离子是血浆的主要因子,对维持血容量起重要作用。即使是出血性休克,短时间内快速输入乳酸盐林格氏溶液也有一定好处。但过多输入平衡液也可导致组织水肿,宜在手术中、后期适度利尿。胶体液的主要作用则是扩张血容量,对围术期低血容量患者,通过输注胶体液可提高血浆胶体渗透压,使血管外组织间隙的水、钠转移并保留在血管内,从而改善血流动力学和氧运输。对某些特殊患者,如脑外伤合并系统脏器损伤者,为恢复脑灌注和降低颅内压,采用胶体液可能比晶体液效果更好。中分子右旋糖酐离开血管腔较慢,维持血容量的效果较好;而低分子右旋糖酐虽易于经肾排出,但具有改善微循环血液流变学,预防微血管血栓形成的作用。但如用量超过 24h 内 2L,则有引起凝血障碍的危险。

高渗高张液(HHS)是近年来刚引入临床的一种新型溶液。其组成为 7.2% NaCl 合并 6%或 10%的羟乙基淀粉溶液。由于 HHS 的高渗高张特性,输注后使细胞内液移至细胞外,继而进入血管腔,既有效扩张血容量又能防止组织水肿,同时,还可增加心肌收缩,减慢心率,促进氧供氧耗比例恢复正常。正常人对血容量增加或减少的代偿能力是较强的,只要其变化幅度不超过血容量的 15%,均不致发生明显血压下降(或升高)和心率增快。但是,如果患者在术前已存在病理改变,或患者循环系统的代偿能力已遭削弱,那么,即使是丢失或入超的量不多,亦可发生明显的循环障碍。例如原有脱水的患者如出血量未能及时补充或硬膜外阻滞使血管床容积扩大,则低血压常在所难免。原有肾脏衰竭、无尿的患者,或心力衰竭的患者,如入量过多,则极易发生急性左心衰竭和急性肺水肿。因此,对麻醉医师来说,应当在日常的工作中经常训练自己对血容量判断的相对精确性,否则就难以在遇到特殊情况时应付自如。

三、麻醉苏醒期管理

与麻醉诱导期相比,苏醒期的过程较长,容易出现躁动、苏醒延迟等并发症。使患者平稳而安全的恢复也非易事。为保证苏醒过程平稳,作者推荐在"深麻醉下拔管",主要目的是减少拔管、吸引等刺激引起的循环波动,减少患者痛苦,以保证稳定的循环。所谓"深麻醉下拔管",其实并非深麻醉状态下拔管,而是在呼吸完全恢复正常,而意识尚未恢复或未完全恢复下拔管。其具体做法是,在手术临结束前,根据不同吸入麻醉药的药代学特征,提前 10 ~ 15min 停止吸入麻醉药吸入,改用异丙酚维持 BIS 于麻醉水平,以保证患者仍无意识。如应用术后镇痛,此时可开始背景输注。胸腹腔关闭后拮抗肌肉松弛药,并持续机械通气,直至呼气末麻醉气体浓度 <0.2%,同时观察呼出末二氧化碳浓度波形,有无自主呼吸引起的切迹或不规则波形,如有则表明自主呼吸恢复。此时停止机械通气,观察自主呼吸次数、幅度、潮气量、吸气后 SpO_2 变化,$Pet\ CO_2$ 波形。如呼吸 <20 次/分,VT >6mL/kg,吸空气下 SpO_2 >95%,Pet-CO_2 波形规则,有正常的肺泡平台,即可拔管。拔管后如有舌下坠,可用口咽通气道、喉罩处理,必要时可再插管。与此同时,还应注意麻醉状态下患者通常处于血管开放状态,末梢循环良好,循环容积较清醒状态下大,因此,手术结束前应适当给予利尿药,排出多余的容量,以适应术后循环状态,减少肺水肿等并发症的发生。同时应注重患者术后的镇痛,不能因为手术、麻醉结束而不再顾及患者因术后疼痛可能引起的烦躁和循环不稳定。如患者完全清醒后诉疼痛,可追加 PCA。

第九章　麻醉期间循环及呼吸系统的监护

第一节　心电监护

心电监测是临床上应用最为广泛的病情监测参数,是指用心电监护仪对被监护者进行持续不间断的心电功能监测,通过心电监护仪反映心肌电活动的变化。早期,为了连续监测患者的心电,出现了由心电示波、心率计和心电记录器构成的最基本的心电监护仪。随着医学的发展,急危重症患者的监护水平不断提高,加之电子及计算机技术等在医疗仪器设备中的应用,又产生了多导心电、呼吸、温度、血压以及血氧饱和度等多参数的监护仪。目前,心电监测普遍采用了床旁监护仪发送的心电波形和数字形式获取相关信息。床旁监护系统是通过导联线与机体相关部位的电极片连接获取心电信号,再经电模块将其进行放大及有关处理。除心电信号外,床旁监护系统可配备其他模块,获取多种监测信息。

一、心电导联的连接

心电电极多采用一次性液柱型电极(银—氯化银电极嵌入含浸渍导电糊泡沫塑料的杯型合成树脂),于丙苯酮或乙醚混合液清洁皮肤后,贴于相应位置。目前,基本上采用 5 个电极,具体放置如下。右上为红色(RA):胸骨右缘锁骨中线第 1 肋间;右下为黑色(RL):右锁骨中线剑突水平处;中间为褐色(C):胸骨左缘第 4 肋间;左上为黄色(LA):胸骨左缘锁骨中线第 1 肋间;左下为白色(LL);左锁骨中线剑突水平处。通过电极放置的位置可模拟心电图导联检查效果,以便对监测结果进行合理分析。如两侧锁骨下与两侧锁骨中线第 7 肋间可模拟标准导联;两侧锁骨下和胸骨中侧第 4 肋间可模拟 V_1 导联;两侧锁骨下和左锁骨中线第 5 肋间可模拟 V_5 导联。此外,临床上可根据不同情况只放置 3 个电极也可达到监测目的,如只放置 RA、RL、LA 电极。

二、心电监护指标及目的

心电监测的主要指标包括:心率和心律、QRS 波形、有无 P 波与 P 波形态、振幅及间期、P－R间期、Q－T 间期、R－R 间期、T 波形态以及有无异常波形出现等。通过对上述指标的监测要达到及时发现致命性与潜在性致命性心律失常、可能影响血流动力学的过缓或心动过速以及心肌缺血的 ST 段和 T 波的改变的目的。致命性快速心律失常包括心室颤动、心室扑动、持续性室性心动过速,以及心房颤动且心室率超过 220 次/分者等,其常见病因包括呼吸疾病并发急性心肌梗死、冠心病心肌缺血急性发作及其他严重心脏病。致命性心律失常包括长时间心脏停顿或心室停顿及高血钾所致的严重缓慢心律失常等,其常见呼吸系统疾病的病因有呼吸衰竭、气道梗阻、肺动脉栓塞,以及其他心脏病患者如急性心肌梗死、心肌炎及心包压塞等。心肌缺血的监测常需要将心电电极模拟 V_5 导联位置,而无关电极分别放置于肋骨柄和右腋前线第 5 肋间。心肌缺血监测的目的为发现无症状性心肌缺血与确诊有症状的心肌缺血发作;监测持续心肌缺血状态发展动向;心肌缺血治疗效果监测等。

三、监测的原理

心电监护的基本过程是在导联线电极上获取的心电信息经心电模块将其放大及有关处理。心电模块主要包括导联选择、生物放大器、心率计、信号处理等部分组成。心电信号通过导联线上的电极获取。

导联选择不同电极间的电位进行测量。而人体体表的心电信号幅度只有 1mV 左右,必须将其放大 1000 倍以上才能通过监视器显示和记录器记录出来,因此,心电放大器是一个高增益、高输入阻抗的放大器。

四、操作程序

使用心电监护仪必须掌握正确的操作流程,以确保监护仪的正常运转和使用寿命。目前临床上使用的综合心电监护仪的操作程序基本相似。具体要求如下。

(1)准备物品:主要有心电监护仪机器及其配件,如导联线、血氧监测线与探头、电极贴、生理盐水棉球、配套血压测量袖带等。

(2)患者准备:将患者取舒适体位。如平卧或半卧位。解释监护的需要与目的。擦拭清洁导联粘贴部位。

(3)接通心电监护仪:连接电源,打开主机,等待机器自检结束后,调试仪器至功能监测状态并根据需要调试报警范围。

(4)连接电极:贴电极片,连接心电导联线,如电极与导线连接为按扣式,应先将电极与导线连接后贴于相应部位。

(5)连接袖带:将袖带绑至肘窝上 3~6cm 处,松紧以插入两手指为宜。连接测量血压的导线。

(6)监测指标并记录。

五、注意事项

(1)心电监测的效果受多种因素的影响,其中最重要的是电极粘贴是否稳妥。为保证监测质量,对胸部皮肤须进行剃毛处理或用细砂纸轻轻摩擦皮肤,再放置电极。一般 60~72h 更换电极片。

(2)监测时要注意患者体位改变或活动会对监测结果的影响,心电示波可出现不规则曲线,呈现出伪心率或心律。因此,对监测结果要进行综合分析,必要时,听诊心音进行对比,以确定监测结果的真伪。

(3)使用胸前心电监护导联时,若存在规则的心房活动,则应选择 P 波显示较好的导联。QRS 振幅应 >0.5mV,以便能触发心率计数。如除颤时放置电极板,必须暴露出患者的心前区。心电监护只是为了监测心率、心律变化,若需分析 ST 段异常或更详细地观察心电图变化,应做常规 12 导联心电图。

第二节 动脉血压监护

一、基本概念

(一)血压

血管内血液对血管壁的侧压力为血压。测压时是以大气压为准,用血压高于大气压的数值表示血压的高度,通常用 mmHg、kPa 为单位来表示。产生血压的重要因素是心血管系统内有血液充盈和心脏的射血力量。

(二)动脉压

动脉压是器官组织灌注的一个极好的生理和临床指标,适度有效的器官组织灌注对生存必不可少。动脉压取决于心排量和血管阻力。其相互间的关系可用公式表达:平均动脉压 - 中心静脉压 = 心排量 × 外周血管阻力。动脉压在一个心动周期中可能随着心室的收缩与舒张而发生规律性的波动。心室收缩时,动脉压升高,当达到最高值时称为收缩压;心室舒张时,动脉压下降,当降至最低时,为舒张压;收缩压与舒张压的差值称为脉压;一个心动周期中每一瞬间动脉血压的平均值,被称为平均动脉压。但需注意平均动脉压不是收缩压与舒张压之和的一半,而是更接近于舒张压。

(三)正常值

正常人血压会受多方面因素的影响。WHO 将血压分为"理想血压""正常血压""正常高压"等。血压的数值可随年龄、性别及其他生理情况而变化。年龄增高,动脉血压逐年增高,收缩压的升高比舒张压的升高明显。男性比女性高,女性在更年期以后有明显的升高。体力劳动或情绪激动时血压可暂时升高。

(四)动脉压波形

正常血压波形可分为二相,即收缩相和舒张相。收缩相是指主动脉瓣开放和快速射血到主动脉时所形成的波形,此动脉波形为急骤上升至顶峰,随后血流经主动脉到周围动脉,压力下降,主动脉瓣关闭,在动脉波下降支斜坡上出现切迹,称为重搏切迹。舒张相是从主动脉瓣关闭直至下一次收缩开始。动脉压波形逐渐下降至基线。舒张相最低点是舒张压。

二、监测方法与原理

目前,临床常用的监测血压方法有两大类。一类是无创测量法,即指袖带式自动间接动脉血压监测。其原理来自传统的人工听诊气袖法,所不同的是在判别收缩压和舒张压时是通过检测气带内气压的搏动实现的。另一类是有创测量法,即指在动脉内置管进行动脉血压连续监测的直接动脉血压监测法,其原理是使用一般的弹簧压表,但仅能测出平均动脉压,而使用电子压力换能器监测仪,则可测出动脉收缩压、舒张压,还可测得压力波形,且记录一次心动周期的压力波形的变化。两类监测血压法各有其优点和不足。

直接动脉压监测的主要优点是:①可连续监测收缩压、舒张压和平均动脉压,并将其数值及波形实时显示在监护仪荧光屏上,及时准确地反映患者血压动态变化;②有助于根据动脉血压的变化判断体内血容量、心肌收缩力、外周阻力以及有无心脏压塞等病情变化;③可以弥补由于袖带监测血压而导致血压测不出或测量不准确的弊端,直接反映动脉血压的实际水平;

④可通过动脉置管采集各种动脉血标本,以免除因反复动脉穿刺给患者带来的痛苦。

无创血压监测法操作较有创监测法安全、简单、易于操作,可直接避免有创监测时置管所出现的血栓形成或感染等危险。一般来说,在危重症患者的急救过程中多采用有创监测法,但随病情缓解应尽早改为无创监测法,以减少各种并发症的发生。

三、影响因素

影响动脉血压的因素很多,如每搏输出量、心率、外周阻力、动脉管壁的弹性及循环血量等。

这些因素相互关联、相互影响,如心率影响心室充盈和每搏输出量的某些变化,心排出量的改变必伴有血流速度和外周阻力的变化。另外,神经体液因素调节下的心排出量的变化往往会引起外周阻力的变化。临床实际中,遇到具体情况,必须结合患者的血流动力学指标的改变,综合各种因素全面分析和判断。

四、临床意义

动脉血压是衡量机体生理功能的一项重要指标,无论动脉血压过低或过高都可对机体各脏器功能的相对稳定产生十分不利的影响。通过对动脉血压的监测可推算其他心血管参数,如每搏输出量、心肌收缩力、全身循环阻力等。观察血压波形还可对患者的循环状况进行粗略估计。波形高尖见于高血压、动脉硬化及应用升压药和增强心肌收缩力的药物。波形低钝见于低心排综合征、低血压休克和心律失常以及药物影响等情况。

五、注意事项

(一)保持测压管通畅,防止血栓形成

(1)定时监测血压通畅情况,随时注意通路、连接管等各个环节是否折曲、受压,定时冲洗管路。

(2)保持三通管正确的方向,测量时开通三通管,并以肝素盐水持续冲洗测压管。

(3)抽取动脉血后或闭管前必须立即用肝素盐水进行快速正压封管,以防凝血阻管。

(4)管路中如有阻塞,应及时抽出血凝块,切勿将血块推入,以防发生动脉血栓形成。

(5)在病情平稳后应及时考虑拔出置管,改为无创血压监测,以防并发症出现。

(6)保持各接头连接紧密,防止渗漏。

(二)防止感染

(1)严格无菌操作,每天消毒穿刺部位,并至少每24h更换一次透明贴膜。

(2)每次经测压管抽取动脉血标本时,均应以碘酒、酒精消毒接头处。

(3)各接头及整个管路应保持严格封闭及无菌状态。

(三)防止空气栓塞

在操作过程中,严格控制空气进入管路,防止空气栓塞。

(四)预防并发症

常见并发症可有远端肢体缺血、出血、感染和测压管脱出。

1.远端肢体缺血

引起远端肢体缺血的主要原因是血栓形成、血管痉挛及局部长时间包扎过紧等。预防办

法有:①置管前要判断胶端动脉是否有缺血症状;②穿刺血管时,动作要轻柔稳准,穿刺针选择要粗细得当,避免反复穿刺损伤血管;③固定肢体勿过紧,防止影响血液循环。

2. 局部出血血肿

穿刺后要密切观察局部出血情况,对应用抗凝药或有出血倾向者要增加压迫止血的时间,至少5min以上。穿刺局部应用宽胶布加压覆盖,必要时加沙袋压迫止血。如有血液渗出要及时清除,以免影响对再次出血情况的观察。

3. 感染

动脉置管可发生局部或全身感染。一旦发生全身感染多由血源性感染所致,后果严重。因此,置管期间严密观察体温变化,如出现高热、寒战,应及时查找原因;如发现穿刺部位出现红、肿或有分泌物形成,应加强换药,并取分泌物进行细菌培养,以协助诊断,合理选择抗生素。置管期间一旦发生感染应立即拔管,并将测压管末端无菌封闭送做细菌培养。

4. 测压管脱出

置管期间,穿刺针及管路要固定稳妥,防止翻身等操作时将管拉出。对躁动患者要采取好保护措施,必要时将患者手包紧,防止患者不慎将管拔出,一旦发生管路脱出,切忌将管送回以防感染。

第三节　血氧饱和度监护

血氧饱和度(SaO_2)是指血氧含量与血红蛋白完全氧合的氧容量之比。即 SaO_2 = 动脉血实际结合氧/动脉血氧结合饱和时含氧量 × 100%。临床上常用的 SaO_2 监测仪,是通过无创的红外线探头监测患者指(趾)端小动脉搏动时的氧合血红蛋白的百分数而获得经皮 SaO_2。SaO_2 正常范围为 94% ~ 100%。

一、测定方法

经皮血氧饱和度的探头有两种。一种是指夹式,探头由夹子式构成,一面发射红光,一面接收。适用于成人及儿童。另一种是粘贴式,由两个薄片构成,可分别粘在患者指或趾两侧适用于新生儿和早产儿,因儿童的指或趾较小且细嫩,用指夹式探头夹不住,即便夹住任也容易压伤指或趾。

二、测定原理

(一)分光光度测定法

将红外线探头放置于患者指(趾)端等适当的位置,根据血红蛋白和氧合血红蛋白对光吸收特性不同的特点,利用发光二极管发射出红外光和红外线穿过身体适当部位的性质,用可以穿透血液的红光(波长 $660\mu m$)和红外线($940\mu m$)分别照射组织(指或趾),并以光敏二极管接受照射后的光信号,为了排除动脉血以外其他组织的影响,只取搏动的信号,经计算机采样分析处理氧合血红蛋白占总血红蛋白的百分数,最终显示在监视器上。但如果无脉搏,则不能进行测量。

（二）容积测定法

正常生理情况下,毛细血管和静脉均无搏动,仅有小动脉有搏动。入射光线通过手指时,在心脏收缩期,手指血容量增多,光吸收量最大;反之,在心脏舒张期,光吸收量最小。因此,光吸收量的变化反映了组织血容量的变化。此种方法只测定搏动性血容量,而不受毛细血管和静脉影响,也与肤色和皮肤张力无关。

三、临床意义

（一）提供低氧血症的监测指标,指导氧疗

监测指尖 SpO_2 方法简单、便捷、安全,通过监测所得的 SpO_2 指标,可以及时发现危重症患者的低氧血症及其程度,指导选择和调节合理氧疗方式,改善低氧血症,避免或减少氧中毒的发生。

（二）提供应用机械通气治疗的依据,指导通气参数的调整

监测能帮助确定危重症患者实施机械通气治疗的时机,并在机械通气过程中,与其他指标相结合,对机械通气选择的通气模式、给氧浓度等参数进行调整,还可为撤机和拔除气管插管提供参考依据。

（三）提供心率监测

有些监护仪在测量血氧饱和度的同时还可以通过其血氧饱和度模块获取心率参数,其原理是通过末梢血管的脉动波计算出心率。此优点保证了心电图受干扰时心率测量的准确性,临床上应用较为方便。

四、影响因素

血氧饱和度的监测结果会受很多因素影响,如患者脉搏的强弱、血红蛋白的质和量、皮肤和指甲状态、患者血流动力学变化等。患者烦躁不安会导致测量结果不准,在使用时应固定好探头,尽量使患者安静,以免报警及不显示结果。因探头为红线及红外线,所以照蓝光的新生儿应将探头覆盖,避免直接照射,损伤探头。严重低血压、休克、体温过低或使用血管活性药物,以及血红蛋白水平较高时均可影响测量结果,应结合患者病情综合判断指标的准确性,防止影响病情的治疗和诊断。在极高的环境光照情况下也会影响测量结果,使用时,应尽量避免。

有研究表明,对于那些存在外周血管痉挛或因外界寒冷刺激诱导的外周低灌流时,采取额贴监测血氧饱和度比指尖的监测更有优势。

五、监护

（1）血氧饱和度的监测应排除各种干扰因素,尤其应注意人为因素的干扰,如探头放置位置、吸痰后的影响、肢端的温度等。

（2）要对监测探头进行维护和保养和防止导线断折。

（3）监测时,探头红外线射出面应直对手指(趾)甲床侧,指尖放置深度合适,以防检测结果不准确。

（4）发现监测结果持续下降低于 94% 时,应及时查找分析原因,排除非病情变化因素后,

仍不缓解,应立即采取措施。不宜在测血压侧指尖监测血氧饱和度,以免影响监测结果。

(5)通过血氧饱和度监测结果可以粗略评估动脉血氧分压水平,以便及时判断病情变化,即当 $SaO_2 > 90\%$ 时,相当于 $PaO_2 > 7.98kPa(60mmHg)$;当 SaO_2 为 $80\% \sim 90\%$ 时,相当于 $PaO_2 5.32 \sim 7.98kPa(40 \sim 60mmHg)$;当 $SaO_2 < 80\%$ 时,相当于 $PaO_2 < 5.32kPa(40mmHg)$。

第四节　中心静脉压监护

中心静脉压(CVP)是指右心房、上下腔静脉近右心房处的压力,主要反映右心的前负荷,正常值为 $4 \sim 12cmH_2O$。通过对中心静脉压的变化进行监测,有助于判断体内血容量、静脉回心血量、右心室充盈压或心功能状态,对指导临床静脉补液及利尿药的应用有着极其重要的意义,是重危患者的重要监测指标。

一、测量方法

CVP 测量通常采用开放式测量方法。此法通过颈外静脉、颈内静脉或锁骨下动脉至上腔静脉,或者通过股静脉至下腔静脉,其中上腔静脉较下腔静脉测量准确。测量时,将测压管的一端保持与大气相通的状态。另外,还有一种方法为闭合式测量,即整个测量过程保持闭合状态,不与大气相通,而通过压力传感器与压力监测仪相连接测得。右心漂浮导管也可直接测得中心静脉压。开放式测压的具体要求如下:

(一)物品准备

监护仪、监测 CVP 的测压管件一套、三通管、刻度尺、肝素盐水、延长管以及无菌消毒用物。

(二)患者准备

向患者做好解释,以取得配合:取平卧位,上腔静脉测压时要将上肢外展 $30° \sim 45°$,定位零点为基准点,即平卧时,右心房在腋下的水平投影平面,一般定为平腋中线第 4 肋间处。

(三)监测压力

CVP 监测分连续监测和间断监测。连续测量时需备综合监护仪与中心静脉压测压管一套。间断测量为每次连接测量后取下测压管。CVP 监测有两种方法,一种是间断手动人工测量法,另一种是连续仪器测量方法。具体操作方法如下:

1.间断手动人工测量方法

(1)将生理盐水冲入一次性延长管,三通管与接中心静脉置管的输液器相连,排尽管道内气体后备用。

(2)将三通管开向一次性延长管侧,开放一次性延长管远端,保持垂直位,观察延长管内生理盐水下降幅度,当水柱保持不动时,从基点起测量水柱高度,即为中心静脉压测量值。

(3)测量后关闭三通管与延长管的连接,开放输液器端。

2.连续仪器测量方法

(1)经锁骨下静脉或颈内静脉将中心静脉导管置入上腔静脉靠近右心房处。

（2）导管末端通过延长管接三通接头，与测压鼓、压力换能器和监护仪相连，三通接头的另一端开口连接输液器。

（3）测压时，使压力换能器与患者的右心房同一水平（平卧位时，平腋中线水平），压力换能器校零。

（4）关闭输液器，使中心静脉导管与压力换能器相通；监护仪上可自动显示压力波形和数值。

（5）测压结束时：将压力的换能器端关闭，输液器端与中心静脉导管连通，开始输液。

二、影响因素与临床意义

中心静脉压力来源于4种压力成分：

（1）静脉毛细血管压。

（2）右心房充盈压。

（3）作用静脉外壁的压力，即静脉收缩压和张力。

（4）静脉内壁压，即静脉内血容量。

因此，中心静脉压的高低与血容量、静脉张力和右心功能有关。中心静脉压升高，见于右心及全心功能衰竭、房颤、肺栓塞、气管痉挛、输血补液过量、纵隔压迫、张力性气胸、各种慢性肺疾病、心脏压塞、血胸、应用血管收缩药物和患者躁动等情况时。中心静脉压下降常见于失血或脱水引起的血容量不足；也可见于周围血管扩张，如应用扩张血管药物及麻醉过深等。

机械通气的患者也可影响中心静脉压，但不同的通气模式对 CVP 的影响程度不同。平均气道压越高，对循环的影响越大，两者成正相关。近年来，相关研究已显示 PEEP、PEEP + PSV、SIMV、IPPV 等通气模式对 CVP 影响较大，尤其是在低血容量时影响更为显著。

三、监护

（一）防止测压管阻塞

测压通路需持续静脉滴注生理盐水，或测压后用肝素盐水正压封管。如停止生理连续点滴应定时进行常规封管，每天3次。发现测压通路内冲入较多血液，应随时进行再次封管，以防有血凝块阻塞。

（二）保持测压准确性

每次测压前均要重新校对测量零点，因患者可能随时发生体位的变动。测压时，应先排尽测压管中的气泡，防止气体进入静脉造成气栓或影响测量的准确性。测压应在患者平静状态下进行，患者咳嗽、腹胀、烦躁或机械通气应用 PEEP 均可影响测量结果的准确性。因此，如有上述症状，可先给予处理，待平静 10～15min 后再行测压。如应用呼吸机治疗时，当测压管中水柱下降至基本静止状态时，可暂时断开气管插管与呼吸机的连接，观察水柱再次静止时，即为静脉压。但对于无自主呼吸的患者要慎重行事。

（三）排除干扰因素

测压过程中，测压管中的液面波动最初可快速下降，当接近静脉压时，水柱液面可随呼吸上下波动，且越来越微弱，下降速度也会越来越缓慢，直到静止不动即为静脉压高度。但须注意此时应首先排除测压管阻塞或不够通畅因素，原因可能为静脉导管堵塞、受压或尖端顶于血管壁或管道漏液等，应给予及时处理，以排除干扰。测压时，应禁止同时输入药物，特别是血管活性药物,防止药液输入太快,发生意外。

(四)严格无菌操作

每天消毒穿刺点、更换透明敷贴,每天更换输液管和测压管。测压或换管时必须严格消毒各个连接部位。一旦发现感染征象或排除其他原因的高热不退,应及时拔出导管,并剪下导管近心端 2~3cm,行细菌培养。如穿刺部位出现发红等感染情况,应禁止用透明胶布,改用棉质纱布,以透气、干燥创面,并增加换药次数。

(五)按需测量

测量中心静脉压的频次应随病情而定,切忌过于频繁。测量后准确记录,异常改变要随时报告医生给予处理。

(六)确保机械通气状态下测量数值的准确性

在机械通气过程中,为避免气道压力、循环血容量、通气模式及测量过程脱机等因素对CVP 的影响,可对机械通气时需测量 CVP 的患者应用回归方程进行计算,所测得的值与患者实际 CVP 无显著差异,且方法安全、简便。但对肺顺应性差的患者,在用此回归方程时所得脱机后的 CVP 值比实际脱机所测的 CVP 稍低。其回归方程为: $y-0.98x-1.27$ 和 $y-0.86x-1.33$(y 和 x 分别为脱机前后的 CVP 值),只要将测得的患者上机时的 CVP 代入上述回归方程,即可计算出脱机后的 CVP 值。

(七)妥善固定管道

除静脉穿刺点及管道须用透明胶布固定外,还应在距穿刺点 5cm 处,加固胶布。固定部位应避免关节及凹陷处。对清醒患者做好解释,取得配合;对躁动患者应给予适当束缚,防止牵拉或误拔导管。在保证测压管道系统密闭及通畅的同时,还应防止管道受压、扭曲,接头松动或脱落。

第五节　肺循环血流动力学监护

肺循环指血液由右心室开始,经肺动脉、肺毛细血管、肺静脉,最终到达左心房的循环过程。肺循环血流动力学是研究肺循环的压力、流量、阻力及其他相关问题,是了解肺循环功能的重要方法。许多呼吸系统疾病均直接导致肺循环的异常,因此,监测肺循环功能的变化对呼吸系统疾病的诊治具有十分重要的意义。目前,肺循环血流动力学的监测方法已广泛应用于临床尤其是应用于危重患者的救治中。

一、肺循环压力测定

肺循环压力的测定技术分为创伤性和无创性两类。前者主要为右心漂浮导管检查技术,后者包括超声法、胸部 X 线检查技术、肺阻抗血流图技术、磁共振成像技术、血气分析、心电图技术等。创伤性技术测定结果虽然准确,但对患者具有一定的损伤,检查所需的费用较为昂贵,检查所用的仪器设备较为复杂,在临床应用也较为局限,且不宜于重复随诊检查,患者多难以接受。无创检查方便、无创伤、价格便宜,适用于多次反复检查,但检查的准确性与有创检查相比不够确切。

目前,肺循环压力测定最直接的检查方法为右心漂浮导管检查测压法。此法被认为是评价各种无创检查性测压法准确性的"金标准"。右心漂浮导管检查除了可获取肺动脉压(PAP)、肺毛细血管楔压(PAWP)、右心房压力(CVP)的参数外,还可进行心排出量的测定,并可采取混合静脉血标本以测定混合静脉血血气指标。检查所用的主要设备与仪器包括右心漂浮导管(Swan – Ganz 导管)或血流引导管(Flow – Dined Catheter)、压力传感器、生理记录仪、穿刺针、扩张套管等其他无菌手术器材与敷料等。

检查时需在严格无菌条件下,经肘前静脉、锁骨下静脉、颈静脉或股静脉穿刺插入漂浮导管进行测定。其原理是通过导管腔内的盐水柱将血管或心腔内压力信号传递到压力换能器上,同步连续示波显示压力曲线及测定的数据,并记录下曲线图形。操作者可以通过压力曲线形态判断导管前端所处的具体位置。

测定肺动脉压力时,应注意以下各点以确保测量的准确性:

(1)先调定零点,然后使换能器上与大气相通的三通口与患者心房呈同一水平,再校正监护仪零点。

(2)挤压注水器冲洗肺动脉管腔,确认其通畅。

(3)将换能器与通向肺动脉管腔相通测得肺动脉压力。

(4)记录呼气末肺动脉压值,但需注意肺动脉压力可能受其他因素的影响,如呼吸和应用机械通气的患者。

有自主呼吸时,吸气相胸腔呈负压,肺动脉压会明显高于呼气相的压力。相反,间歇正压机械通气时,吸气相呈正压,此时的肺动脉压会明显低于呼气相时的压力。因此,无论何种状态,肺动脉压均应以呼气末数值为准。肺动脉嵌顿压的测定与测定肺动脉压的方法基本相似,不同的是要在测定肺动脉压基础上,使导管气囊充气,导管漂入肺毛细血管测得的结果同样应以呼气末时的压力为准。

测量各种压力时,应确保导管气囊嵌顿的满意效果。具体方法为:先用 0.01% 肝素生理盐水冲洗肺动脉管腔,以排除因血块阻塞造成的假性肺动脉楔压,缓慢充气 1 ~ 1.5mL 至肺动脉波形变化为相当于或低于肺动脉舒张压的细小波形,放气后出现典型的肺动脉波形,即为导管气囊嵌顿满意,也是导管的满意位置。如有测不到肺动脉楔压的情况,应考虑可能为导管退出肺动脉或气囊破裂。如需拔出右心漂浮导管时,应先核实气囊确实已放气,再缓慢地将漂浮导管拔出,扩张导管外管后应压迫止血至穿刺部位不再渗血为止。右心漂浮导管持续应用时间过长可出现多种并发症,需要密切观察相关的症状和体征。常见并发症有心律失常、感染、肺栓塞及肺动脉破裂、导管气囊破裂、血栓形成与栓塞、导管在心房或心室内扭曲或打结等,更严重时,可以出现导管折于静脉内,甚至于心搏骤停。

二、心排出量测定

心排出量又称心输出量。它反映整个循环状态,受静脉回流量、外周血管阻力、外周组织需氧量、血容量、体位、呼吸、心率和心肌收缩力的影响。目前,临床上常用 Fick 法(包括直接与间接 Fick 法)和热稀释法(亦为间接 Fick 法),其中后者方法较为简单,应用较为普遍。

另外,还有一种方法为心阻抗图,是 20 世纪 60 年代起出现的应用生物电阻抗原理以测定心排出量的技术。此种技术具有无创伤、价廉、检查迅速等优点,已为学术界所重视。

（一）Fick 法测定

心排出量（L/min）＝耗氧率（mL/min）/［动脉—混合血静脉血氧含量差（mL/dL）×10］。其中氧耗量可直接测得。动静脉血管含量差测定可分别抽取动脉血和混合静脉血（经右心管抽取），经血气分析仪直接测得。但是由于此法中混合动脉血采集较为困难，因此其在临床上的应用受到限制。

（二）热稀释法

将0℃的冷生理盐水作为指示剂，经 Swan－Canz 导管注入右心房，随血液进入肺动脉，由温度传感铅连续测定流过指示剂在右心房和肺动脉内的温度变化，并记录温度/时间稀释曲线。经心排出量时计算仪描记曲线的面积，按公式算出心排出量，并显示、记录其值。此法的优点是指示剂无害，可多次测量，无须抽血检验，机器可自动计算出结果，且测量时无须穿刺动脉。

（三）心阻抗图

应用生物电阻抗原理，通过测定心动周期中胸腔生物电阻抗的变化，间接推算心搏量（SV），再乘以心率即得心排出量 CO。其公式为：$SV = \rho \times (L/Z_0)^2 \times B - X$ 间期 $\times C$。式中：SVE 心搏量（mL）；ρ 为血液电阻率，为常数135；L 为两电极之间的距离（cm）；Z_0 为胸腔基础阻抗（Ω）；$B - X$ 间期为心阻抗血流图的微力图上由 B 点至 X 点的时间间期（s）；C 为心阻抗血流图的微分图上收缩波的最大波幅（Ω/s）。

影响测定准确性的因素很多。心排出量过低时，心肌等组织与血液间的热交换可使测得值高于实际值。心排出量过高（>10L/min）时测定结果亦不准确。其他如血液温度在呼吸和循环周期中的波动、呼吸不规则、低温液体在进入心室前温度升高等因素均可影响测量结果。在临床实际中，心排出量测定是通过心排出量测定仪计算，能迅速显示数据。

三、监护

（一）测量准备

1. 患者准备

操作前要向患者介绍有关检查的重要性和必要性，消除患者紧张情绪，取得患者配合。体位即要适合监测的需要，又保持患者舒适。尤其是枕头的位置非常重要，其摆放一定要使患者满意。

2. 呼吸道准备

术前尽量清除呼吸道痰液，给予及时的翻身、叩背，刺激咳嗽，必要时给予吸痰。手术当日，给予支气管扩张剂扩张支气管，减轻气道反应性，避免术中咳嗽影响检查结果。

（二）掌握操作要点

护士应熟悉导管的放置和测量操作程序，熟悉导管所在部位的压力及正常值，了解并发症及预防措施。置管时要密切观察屏幕上压力波形及心率和心律的变化。放置导管的位置不一，如肘正中静脉、右锁骨下静脉、股静脉、左锁骨下静脉和右颈内静脉。所有这些穿刺点都有优缺点。穿刺部位一般选择右侧颈内静脉，这是漂浮导管操作的最佳途径，导管可以直达右心房，从皮肤到右心房的距离最短，并发症少，容易成功。而经锁骨下静脉穿刺固定稳妥、便于护理。

经股静脉插入导管达右心房的距离较远，经导管感染的机会多。置管前，导管的肺动脉腔及右房腔以肝素盐水溶液冲洗,并检查气囊有无湿气。患者取 10°~20°体位。头转向左侧远离穿刺点,要严格执行无菌操作。密切观察心电监测,注意患者的生命体征变化,认真记录,发现异常及时报告处理。通过监视器上典型压力波形的变化就可知导管在心腔中的位置。

导管放置成功后准确记录导管位于穿刺点的刻度,测量时换能器应置于心脏水平,每次测量前应调整到零点,特别是体位变动后更要注意,否则所测压力值不准。重新校对零点,确定侧压部位后再进行测量并记录。

中心静脉导管做输液通路时,不要输入血液制品、清蛋白、脂肪乳液、高渗液体,因其容易堵塞和污染液体。气囊要用气体充气,而不能用液体,因为液体不能压缩,容易对心脏或肺动脉内膜造成损伤。用空气充气时如气囊破裂容易造成空气栓塞。利用漂浮导管进行血流动力学监测是危重症监测室的一个重要监护技术。

(三)避免和及时纠正影响压力测定的因素

检测压力最好选在患者平静呼吸的呼气末,且避免测压时患者产生剧烈咳嗽。如患者接受机械通气治疗,测量肺毛细血管楔压时,必须暂停呼吸机通气,否则测量结果为肺泡内压。测压系统中大气泡沫排净,可使测压衰减,压力值偏低。

导管检查过程中如有微小的气泡不会引起严重的后果,但进入较多气泡时,则情况较严重,文献报道病死率为 50%。防止气泡进入监测系统,发现气泡要用注射器及时抽出。测压系统中有小气泡,压力值偏高。测量时换能器应置于心脏水平,每次测量前应调整零点,特别是体位变动后,要重新校对零点,因此,测压时,应排除上述原因,才能准确评估血流动力学,估计左心功能。总之,当出现问题时,要观察屏幕正上方的提示。

(四)并发症的预防与护理

1. 测压管道

堵塞管道堵塞时,压力波形消失或波形低钝,用生理盐水 500mL 加入 3200U 肝素以 3mL/h 的速率泵入测压管内或以 2~3mL/h(4~6U/mL)间断推注以防止堵塞。留管时间稍长后会出现压力波形低钝、脉压变小。但冲洗回抽均通畅,考虑为导管顶端有活瓣样的血栓形成所致。

护士要注意肺动脉压力值及波形的变化。一旦管腔堵塞,无回血,不宜勉强向里推注。

2. 气囊破裂、空气栓塞

气囊充气最好用 CO_2 气充,充气速度不宜过快,充气量不超过 1.5mL,气囊充气时间不可过长,一般为 10~30 个心动周期(10~20s),获得肺动脉楔压波形后,立即放气。

PCWP 不能连续监测,最多不超过 20s,监测中要高度警惕导管气囊破裂,如发现导管气囊破裂,应立即抽出气体,做好标记并交班,以免引起气栓。气囊充气测肺楔压是将针筒与导管充气口保持锁定状态,放气时针芯自动回弹,容积与先前充气体积相等,否则说明气囊已破裂,勿再充气测肺楔压,并尽早拔管防止气囊碎片脱落。

PCWP 测定后要放松气囊并退出部分导管,防止肺栓塞和肺破裂。尽量排尽测压管和压力传感器内的气泡。

3. 血栓形成和肺栓塞

导管留置时间过长使血中的纤维蛋白黏附于导管周围,导管尖端位置过深近于嵌入状态时血流减慢,管腔长时间不冲洗以及休克和低血压患者处于高凝状态等情况,均易形成血栓。血栓形成后出现静脉堵塞症状如上肢水肿、颈部疼痛、静脉扩张。

4.肺动脉破裂和肺出血

肺动脉破裂和肺出血是最严重的并发症,Paulson 等统计 19 例肺动脉破裂患者,11 例发生死亡。肺动脉破裂的发生率占 0.2%。常见于气囊充气过快或导管长期压迫肺动脉分支。肺出血临床可表现为突发的咳嗽、咯血、呼吸困难,甚至休克,双肺可闻及水泡音。肺小动脉破裂的症状为胸痛、咯血、气急;发生肺动脉破裂时,病情迅速恶化,应使患肺保持低位(一般为右肺),必要时行纤维支气管镜检查或手术治疗。多见于老年患者,肺动脉高压和心脏瓣膜病。

5.导管扭曲、打结、折断

出现导管扭曲应退出和调换。退管困难时注入冷生理盐水 10mL。打结时可在 X 线透视下,放松气囊后退出。导管在心内打结多发生于右室,由于导管软、管腔较小,插入过快或用力过大,可使导管扭曲打结测压时可见导管从右房或右室推进15cm 后仍只记录到右室或肺动脉压,X 线片即可证实。此时应将导管退出,重新插入。

6.心律失常

严密监测变化,心律失常以房性和室性期间收缩最常见,也有束支传导阻滞,测压时导管经三尖瓣入右心室及导管顶端触及室壁时极易诱发室性期间收缩。如发现室性期间收缩、阵发性室速要及时报告医生。一般停止前送导管,期间收缩即可消失,或静脉注射利多卡因控制。测压时要熟练掌握操作技术,减少导管对室壁的刺激。严重的室速、室颤立即报告医生,并及时除颤。

7.缩短置管时间预防感染

留置导管一般在 3 ~ 5d,不超过 7d 为宜,穿刺部位每天消毒后用透明膜覆盖,便于观察有无渗血,保持清洁、干燥,如患者出现高热、寒战等症为感染所致,应立即拔管。感染可发生在局部穿刺点和切口处,也能引起细菌性心内膜炎。怀疑感染的病例应做导管尖端细菌培养,同时应用有效的抗生素。在血流动力学稳定后拔除导管,拔管时须按压穿刺点防止局部出血。

第六节 基本呼吸功能监护

对于病情较轻的患者。一般只需进行常规的一般临床监测就已足够,而对于危重患者以及机械通气治疗的患者,给予呼吸功能的监测是必要的。

呼吸功能的监测项目很多。从测定呼吸生理功能的性质分为肺容量、通气功能、换气功能、呼吸动力功能、小气道功能监测等。不同监测指标对于诊断与治疗的意义各有侧重,实际工作中不可能同时对所有项目进行监测,临床上应根据情况灵活运用。下面简单介绍一些临床常用的监测指标。

一、潮气量(VT)

潮气量是指静息状态下,每呼或吸一次的气流量。成人潮气量约为 8 ~ 10mL/kg。若 < 5mL/kg,即需要辅助呼吸。潮气量与呼吸频率呈负相关。对使用呼吸机治疗者,亦可由附设的通气量表上测知潮气量,应当指出的是,呼吸机附设的气流量表位于呼出气的一侧,故实际

测定的不是吸入气量,而是呼出气量。一般情况下,吸入气量稍多于呼出气量,因而所测值比实际潮气量略小。潮气量增大多见于中枢神经系统疾病及酸中毒等;潮气量减少多见于间质性肺炎、肺纤维化、肺梗死、肺淤血和肺水肿等。

二、无效腔量(VD)

无效腔量指有通气,但无血流灌注,故未能进行气体交换的气量。一般所谓无效腔是指生理无效腔,由解剖无效腔和肺泡无效腔两部分组成。解剖无效腔指从鼻开始直到终末细支气管这一段气道的气量,又称解剖无效腔,正常人约为150mL;肺泡无效腔指有气体灌注但无血流的肺泡气量。临床上一般测定VD/VT值,即生理无效腔在潮气量中所占的百分比。VD/VT值可采用气囊集气法通过计算获得,亦可以从呼吸机附件中直接获得数据,正常成人VD/VT<30%。超过此值提示生理无效腔增大,亦即发生了肺泡无效腔,见于肺血管痉挛、血栓和严重的通气/血流不匀。

三、肺泡通气量(VA)

肺泡通气量是指每次呼吸时,进入肺泡或由肺泡呼出的气量,是潮气量中进行气体交换的部分,正常成人约300~350mL。潮气量、无效腔量及肺泡通气量间的关系表现为:潮气量=无效腔量+肺泡通气量。因此,潮气量减少,肺泡通气量必然减少;无效腔量加大,潮气量必然减少;肺泡通气量越小,无效腔量必然增大。临床上若潮气量下降到接近无效腔量,则肺泡通气量必接近于零。如此,患者虽有呼吸,但实际上却无任何气体交换。若不迅速加大潮气量,必将造成缺氧死亡。对无效腔量已增大的患者不宜进行气管插管,最好采用气管切开,以免进一步加大无效腔。

四、吸气、呼气压力测定

这是反映呼吸肌肌力的指标。正在接受呼吸机治疗的患者,可从呼吸机上测出此项数值,吸气负压最大为-6.86~-12.74kPa,呼气压可达19.6kPa。肺活量为15mL/kg时,吸气负压需-2.45kPa。若患者吸气负压低于此值则需给予辅助呼吸。呼气压反映患者咳嗽能力。吸气、呼气压力测定是呼吸肌是否衰竭的可靠指标。

五、吸气驱动力监测

吸气驱动力监测包括以下三个指标。

(1)P0.1指在一受阻气道中,吸气开始后0.1s时的气道内压。如此值过高,常表示吸气力不足或患者肺部尚存在严重疾患,此时脱机往往失败。

(2)平均吸气流速(VT/VI,VI为吸气时间):表示单位时间内吸、呼时的气体量,此指标往往受气道阻力的影响。

(3)分数吸气时间即TI/总呼吸时间。

以上三个指标是对吸气、呼气驱动进行监测的有用指标。

六、顺应性监测

顺应性指单位压力变化所造成的肺容量改变,肺、胸廓静态顺应性在患者使用呼吸机而无自主呼吸的条件下测得。动态顺应性可以呼吸机取得的数据计算获得,若动态顺应性下降幅度超过肺、胸廓静态顺应性下降幅度,则提示气道阻力增大,如支气管痉挛、痰液阻塞、气管内插管扭曲或气流流速过快等。

七、换气功能

换气功能是指肺泡内气体与肺毛细血管内血液中气体交换过程,常用的监测指标除血气分析外,尚包括 PaO_2/FiO_2,肺泡—动脉氧分压差($A-aDO_2$),呼吸指数($A-aDO_2/PaO_2$)及肺内分流(Q_s/Q_1)等多种。

(1)血气分析:具体下文。

(2)PaO_2/FiO_2 即动脉血氧分压与吸入氧浓度的比。肺脏正常时,吸入的氧浓度越高,PaO_2 亦愈高,若吸入氧浓度增高,而 PaO_2 未能达到相应高度,即表明肺的换气功能受到损害。

(3)肺泡—动脉氧分压差($A-aDO_2$)是评定肺换气功能的指标,正常情况下,肺内可有一定的分流,因而肺泡氧分压不等于动脉氧分压,在病理情况下 $A-aDO_2$ 受肺内分流、通气—血流比值异常及弥散功能障碍等多因素的影响,临床上常常结合具体情况予以判断。

(4)呼吸指数($RI=A-aDO_2/PaO_2$):此指数亦反映氧合能力。其特征为:即使 FiO_2 不同,患者之间仍可以进行比较,RI 越大,预后越差。

(5)肺内分流(Q_s/Q_t):计算 Q_s/Q_t 是判断肺内分流程度最准确的指标。不足之处是需要插入肺动脉导管,取混合静脉血标本(同时取动肺血标本)进行血气分析及计算,属于有创监测,其正常值为3%~5%。

第七节　血气分析

由于血液气体与机体的呼吸功能和酸碱平衡状态密切相关,因此根据血气分析结果能协助判断有无呼吸功能异常和酸碱平衡障碍,血气分析是呼吸功能监测中必不可少的重要手段之一。

一、血分析的指标及其意义

血气分析指标主要包括血氧、血二氧化碳、血 pH 和血碳酸氢盐等多项指标。

(一)血氧指标

(1)血氧分压(PO_2)指溶解于血浆中氧产生的压力。在吸入海平面空气的情况下,动脉血氧分压(PaO_2)为 9.98~13.3kPa,静脉血氧分压为(PVO_2)4.9~5.3kPa。PaO_2 为反映机体氧含量的重要指标,对于缺氧的诊断与程度的判断有重要的意义。FiO_2 对 PaO_2 影响很大,并且年龄和体位也有一定的影响。

(2)血氧含量(STO_2)指 100mL 血液中实际含有氧的毫升数,包括溶解在血液中的氧和与血红蛋白结合的氧量,正常成人的动脉血氧含量为 190~200mL/L,混合静脉血氧含量为120~140mL/L。血氧含量的异常主要反映血氧分压或血氧容量的改变。

(3)血氧饱和度(SaO_2)指血红蛋白与氧结合达到饱和程度的百分数,即单位血浆中血红蛋白实际结合氧量与应当结合氧量之比。正常动脉血氧饱和度为93%~98%,静脉血氧饱和度为 70% ~75%。血氧饱和度异常反映血氧分压的改变或某些理化因素影响氧离曲线。

(4)P_{50} 指血液 pH 为 7.4,温度为 38℃,PCO_2 为 5.32kPa 时,使血氧饱和度达到 50% 时的氧分压(P)。正常成人的 P_{50} 为 3.59kPa(27mmHg)。当血液 pH 值下降、温度上升、PCO_2 升高或红细胞内 2,3 - 二磷酸甘油酸(2,3 - DPC)含量增多时,均可使血红蛋白与氧亲和力降低,氧离曲线右移,P_{50} 增大;反之,血红蛋白与氧亲和力升高,氧离曲线左移,P_{50} 变小。血红蛋白分子结构和功能异常,以致血红蛋白不易与氧结合或不易与氧分离时,P_{50} 也有相应的改变。测定 P_{50} 有助于分析和判断血氧变化的原因。

(二)酸碱指标

1. pH 值

血浆 pH 值是表示血浆酸碱度的指标,而血浆的酸碱取决于血浆中氢离子的浓度。正常动脉血 pH 值为 7.40 ±0.05,pH 值是一个可以直接判断酸碱紊乱变化方向的指标,如 pH < 7.35 为酸血症;pH >7.45 为碱血症。从 pH 值变化大小可判断酸碱紊乱的程度,但 pH 值作为判断酸碱失衡的指标也存在着局限性,单根据 pH 值不能确定酸碱失衡的性质,如都为 pH 7.35,这可由呼吸性酸中毒引起,也可由代谢性酸中毒引起;此外 pH 值正常,并不能排除酸碱失衡的存在,如呼吸性碱中毒合并代谢性酸中毒时,pH 可在正常范围之内。

2. 二氧化碳分压(PCO_2)

二氧化碳分压是指物理溶解于血浆的 CO_2 分子所产生的压力。正常动脉血的 $PaCO_2$ 为 4.4 ~6.3kPa,平均值为 5.3kPa。PCO_2 反映肺通气状态,故是判断呼吸功能的较好指标。PCO_2 低于正常表明通气过度,见于代谢性酸中毒时肺代偿或呼吸性碱中毒;PCO_2 高于正常,表明通气不足,见于代谢性碱中毒时肺代偿或呼吸性酸中毒。

3. 标准碳酸氢盐(SB)和实际碳酸氢盐(AB)

标准碳酸氢盐(SB)是指血液标本在 38℃ 和血红蛋白完全氧合的条件下,用 PCO_2 为 5.3kPa 的气体平衡后测得的血浆 HCO_3^- 浓度。因已排除了呼吸因素的影响,故为判断代谢因素的指标。

SB 的正常值为 22 ~27mmol/L,平均为 24mmol/L。SB 降低见于慢性呼吸性碱中毒时肾脏代偿或代谢性酸中毒;SB 升高见于慢性呼吸性酸中毒肾脏代偿或代谢性碱中毒。由于 SB 是在体外特定的标准条件下测得血液 HCO_3^- 含量,这些条件正常人都具备,故正常人的 SB 反映了体内的 HCO_3^- 的实际含量,但在被检者体内 PCO_2 有改变时,则其 SB 不能反映其体内 HCO_3^- 的实际含量。实际碳酸氢盐(AB)是指隔绝空气的血液标本,在实际 PCO_2 和血氧饱和度下测得的血浆 HCO_3^- 浓度,因此 AB 值受呼吸因素的影响。AB 降低见于代谢性酸中毒或呼吸性碱中毒;AB 升高见于代谢性碱中毒或呼吸性酸中毒。将 AB 和 SB 结合起来分析,两者之差可反映呼吸因素的存在。如 AB >SB 时,提示体内有 CO_2 潴留,是呼吸性酸中毒的指标之一;AB <SB 时,提示 CO_2 排出过多,是呼吸性碱中毒的指征,AB、SB 均低于正常,提示代谢性酸中毒;AB、SB 均高于正常,提示代谢性碱中毒。

4. 缓冲碱(BB)

缓冲碱指血液中一切具有缓冲作用的碱性物质的总和,也即血液中具有缓冲作用的负离子的总和,这些负离子包括 HCO_3^-、Hb、P_5、HPO_{42}^- 等。BB 是反映代谢因素的指标,BB 的正常值为 45 ~55mmol/L,BB 减少提示代谢性酸中毒;BB 增大提示代谢性碱中毒。由于 BB 包括血液的所有缓冲碱,测定困难,因此 BB 已逐渐为剩余碱(BE)所取代。

5. 剩余碱(BE)

剩余碱是指在标准条件下,即在 38℃ PCO_2 为 5.3kPa,血红蛋白为 150g/L 和 100% 氧饱和度的条件下,将 1L 全血滴定至 pH 为 7.40 时所用的酸或碱的 mmol/L 数。若需用酸滴定才能达到此值,表示血液内碱性物质过多,所用酸的每升毫摩尔(mmol/L)数用正值表示,表明有碱剩余;若需用碱滴定才能达到此值,表示血液内碱物质不足,所用碱的每升毫摩尔(mmol)/L 数用负值表示,表示碱缺失。正常血标本 pH 值为 7.4,故不需用酸或碱滴定,BE 为 0。BE 的正常范围为 $-3 \sim +3$ mmol/L,BE $> +3$ mmol/L,提示慢性呼吸性酸中毒时肾代偿或代谢性碱中毒;BE < -3 mmol/L 提示慢性呼吸性碱中毒的肾代偿或代谢性酸中毒。

6. 二氧化碳总量(TCO_2)

血浆 TCO_2 为实际 HCO_3^- 和溶解的 CO_2 量的总和。TCO_2 正常值为 23～27mmol/L。其中绝大部分是 HCO_3^- 中的 CO_2,而溶解的 CO_2 量只有 1.0mmol/L 所以 TCO_2 主要反映血浆 HCO_3^- 水平,当 TCO_2 降低时,表明有慢性呼吸性碱中毒肾代偿或代谢性酸中毒;当 TCO_2 升高时,表明有慢性呼吸性酸中毒时肾代偿或代谢性碱中毒。

二、血气分析的临床意义

根据血气分析结果,可将呼吸衰竭分为二型,低氧血症型(Ⅰ型),即 $PaO_2 < 8.0$ kPa;高碳酸血症型(Ⅱ型),即 $PaO_2 < 8.0$ kPa,同时 $PaCO_2 > 6.7$ kPa,区别呼吸衰竭的类型对于指导氧疗方法的选择有重要的意义。

根据血气分析中的酸碱指标可判断代谢性或呼吸性酸—碱紊乱。

(一)呼吸性酸中毒

任何原因引起的肺通气量不足和肺交换不足均可引起呼吸性酸中毒,其血气分析表现为 pH 值下降,$PaCO_2 > 6.4$ kPa,AB $>$ SB 且呈代偿性升高,血钾增高,治疗包括以下内容。

(1)对因治疗:解除呼吸道梗阻、增加通气量。

(2)应用酸性药物:当 pH < 7.25,血钾过高时可用 $NaHCO_3$ 或 3.6% THAM 静脉滴注。

(3)对于慢性肺部疾患患者,主要改善肺的通气和气体交换,若 $SaO_2 < 85\%$ 应给氧,但 FiO_2 勿 > 0.4,以 0.25～0.35 为宜。FiO_2 过高可引起自主呼吸抑制。

(二)呼吸性碱中毒

任何原因引起的肺通气量过多可致呼吸性碱中毒,血气分析表现为 pH > 7.45,$PaCO_2 < 32$ mmHg,AB $<$ SB 且呈代偿降低,治疗包括以下内容。

(1)对因治疗:给予适当镇静剂及呼吸抑制药,如芬太尼。

(2)合理调节呼吸机。

(3)适当给予吸氧。

(4)对症治疗:抽搐者可静脉注射 10% 葡萄糖酸钙。体温高者给予适当降温。

(5)必要时加用面罩或延长机械无效腔容积,以增加 CO_2 的重吸入。

(三)代谢性酸中毒

1. 常见原因

(1)产酸过多:如饥饿、缺氧、休克等。

(2)排酸减少:如肾功能不全。

（3）摄入酸过多：如大量服用酸性药物。

（4）碱丢失过多：如严重腹泻、肠瘘、胆瘘、胰瘘等。血气分析特点为：pH < 7.35，BE < -3，$PaCO_2$ 代偿性下降，BB、AB 下降，血钾增高。

2. 治疗

（1）病因治疗：控制原发病，纠正脱水及电解质失衡，抗休克。

（2）应用碱性药物，如 5% $NaHCO_3$，11.2% 乳酸钠和 3.6% THAM。

（3）补钾：纠正酸中毒后，血钾下降，要根据情况适当补钾。

（四）代谢性碱中毒

常见于持续呕吐或胃肠减压，长期应用抗酸药物或胃酸分泌抑制剂。以及各种原因的缺钾及使用脱水、利尿剂。血气分析表现为：pH > 7.45，BE > +3，$PaCO_2$ 代偿性上升，AB、SB 和 BB 均上升，AB = SB 常伴低钾、低氯、低钙血症。首先去除诱因如治疗原发病，停用碱性药物，纠正脱水，对轻度至中度代谢性碱中毒患者，可用生理盐水 1000mL 加 KCl1.5～3g 静脉滴注，对于重度代谢性碱中毒的患者（pH > 7.55），血氯离子 < 70mmol/L，应补酸性液，如缓慢静脉滴注 25% 盐酸精氨酸或 2% 氯化铵溶液。

上述四种为单纯型酸碱紊乱，如单纯型酸碱紊乱 12h 内得不到纠正而继续发展或同时存在多种因素的影响，可出现混合型酸碱紊乱。

第八节　常用特殊监测项目

一、无创伤脉搏血氧饱和度监测

抽取动脉血作血气分析可获得动脉血氧饱和度，但这属于有创检查而且不能进行连续监测，用无创性脉搏血氧饱和度仪可连续监测血氧饱和度和脉搏容积图，其原理是通过置于手指末端、耳垂等处的红外光传感器来测量氧合血红蛋白的含量，虽然其准确性受一些因素的影响，如皮肤颜色、末梢的灌注状态、皮肤角化层的厚度以及动脉血氧分压等，但总的说来，其测得的血氧饱和度与实际值相关性很好，其绝对值十分接近。从脉搏容积图也可以观察末梢循环的灌注及脉率。无创性脉搏血氧饱和度仪近年来已广泛地应用于危重症监护以及手术患者的监测。

二、呼出气氧化碳监测

潮气末二氧化碳监测用浓度（%）或分压（kPa）两种形式表示。潮气末 CO_2 即呼气末呼出气中的 CO_2 量。它受通气，肺血流和 CO_2 生成三个因素的影响。因其与 $PaCO_2$ 高度相关，可用以反映或替代 $PaCO_2$ 测定，因其能够减少患者取动脉血测血气分析的痛苦和负担以及可行连续监测等优点，所以日益受到重视。

三、持续混合静脉血氧饱和度监测

持续混合静脉血氧饱和度监测是 70 年代末 80 年代初的一项重大医学监护技术，所用的光纤导管是光合纤维导管技术与分光光度测定技术的结合产物。该导管除可测定混合静脉血氧分压(PvO_2)及血氧饱和度(SaO_2)外,还可测定常规肺动脉导管所能测定的全部指标;临床上有助于从整体上估计患者的氧供,平衡及了解机体对治疗的反应。

四、经皮氧监测及球结合膜氧监测

经皮氧监测系通过患者完整皮肤表面监测动脉氧分压;经结合膜氧监测乃通过结合膜监测动脉氧分压,均属无创方法,血液中的 O_2 经毛细血管到皮下组织,再弥散到皮肤表面,通过测量电极和微处理器,直接显示经皮氧分压。为了增加测量局部血流量,使毛细血管动脉化和氧合血红蛋白的离解曲线右移,并使皮肤角质层的脂类结构发生变化以加速氧向皮肤的弥散,所用的经皮氧测量电极内含有加热装置,将皮肤加热到44℃左右以利于测量,经皮氧连续监测:主要应用于儿童,若结合 PaO_2 共同分析常有助于判断是否存在组织灌注不足,正常人 PtO_2(经皮氧分压)/PaO_2 >0.74,若明显降低,提示灌注不足。经结合膜动脉氧分压监测常用于皮肤角化层较厚的成年人,且不需局部加热,其意义与经皮氧压乐测量相同。

五、经皮二氧化碳监测

经皮二氧化碳监测($PtCO_2$)是经完整皮肤监测动脉 CO_2 分压的一种无创性方法,其工作原理基本与经皮氧分压监测相同,经皮二氧化碳监测在成人中与 $PaCO_2$ 的相关性优于经皮氧分压与 PaO_2 的相关性,只有在严重低血压或心脏指数严重降低时,经皮二氧化碳分压才会发生显著偏离。

六、吸入气及潮气末氧浓度差

吸入气及潮气末氧浓度差(FiO_2 – $Pet\ CO_2$)是近年随检测仪器的发展而出现的一项新诊断监测方法。通气不足(低通气量状态)见于多种疾病的麻醉过程,以及使用呼吸机治疗中。严重时导致二氧化碳贮积和低氧血症。应用吸入气及潮气末氧浓度差可监测通气量不足,及早发现低氧血症,其敏感度超过潮气末 CO_2 是监测通气不足的最敏感指标。

第九节　机械通气的临床应用

呼吸机治疗是在呼吸系统解剖和生理不正常的情况下进行的,主要用于各种原因引起的急、慢性呼吸衰竭。呼吸机可有效地提高肺泡氧分压,满足机体供氧和排出二氧化碳的需要,起到治疗和预防多种疾病的目的。呼吸机对生理功能的影响有积极和消极的双重作用,合理选择通气方式和正确调整通气参数,可提高治疗效果,减少并发症的发生。呼吸机治疗期间,呼吸、循环功能的监测,对于判断机械通气的治疗效果,进行呼吸机的合理调节和预防并发症的发生具有重要的意义。

一、呼吸机的工作原理及保养

在呼吸道开口(口腔、鼻腔或气管插管及气管切开插管导管)以气体直接施加压力,超过肺泡压产生的压力,气体进入肺—吸气;释去压力,肺泡压高于大气压,肺泡(排出体外—呼气。现在临床所用的呼吸机均以这种方式进行工作。

(一)呼吸机的功能组成

1. 基本功能

(1)通过重力风箱,减压阀,吹风机或驱动活塞等将空气、中心气站或压缩泵中的高压气体转化成呼吸机通气的驱动气体。

(2)根据进气速度和压力,调节吸气时间及吸入气量。

(3)以达到限定的进气速度,容量,压力或吸气时间为标准,完成吸气向呼气的转化。

(4)通过呼气末正压,零压或负压调节呼气时间、气流和压力。

(5)通过对自主吸气触发、呼气时间或人工手控的设置,完成呼气向吸气的转化。

2. 次级功能

(1)调节供氧浓度。

(2)加温加湿。

(3)压力安全阀。

3. 附属功能

(1)报警系统。

(2)监测系统。

(3)记录系统。

(二)呼吸机的保养与消毒

正确的消毒处理及妥善地保养呼吸机可避免交叉感染、延长呼吸机使用寿命、为抢救成功提供基础。

1. 拆卸

拆卸呼吸机管道之前,认真阅读呼吸机说明书,了解其结构,不可盲目拆卸;按说明书所述的步骤和要求细心拆卸,不可粗暴操作,以免损坏管道和部件;注意保护换能器(如压力换能器,流量传感器,温度传感器等)。

2. 清洁和消毒

(1)管道的消毒:管道多为人工合成材料,橡胶,金属等,可用肥皂水,洗衣粉,洗洁精等溶液清洗,尤其注意洗净管道中的痰痂,血渍,油污及其他脏物,再用药液浸泡法或气体熏蒸法消毒。使用消毒液浸泡法时应注意被消毒物品必须全部浸入溶液内,中空物品腔内不能留有气泡,脱开所有接头和套管,消毒完毕须用灭菌盐水或蒸馏水冲洗干净。

(2)传感器的清洗:各种传感器为精密电子产品,价格贵,易被损坏,必须根据各类呼吸机的说明书和操作指南进行操作,一般传感器不能用水冲洗,只能把能接触水的部分轻轻涮洗,不能接触水的部分必要时可用70%的酒精棉球轻轻擦干净。

(3)呼吸机主机内部的清洁:主机内部多为电子元件,若有尘土等可用吸尘器轻轻吸除。

(4)呼吸机主机外部的清洁:可用湿纱布轻轻擦净,放入室内用紫外线照射。不用时用布罩覆盖防止灰尘。

3. 保养

(1)专人保管呼吸机,保证各种管道消毒后备用。仪器外部保持清洁。

(2)定期检查,更换氧电池,活瓣,皮囊,细菌过滤器等零备件。

（3）定期通电试验：综合检查呼吸机功能,确保呼吸机处于备用状态。

二、机械通气的临床应用

（一)机械通气的目的

（1）维持适当的通气量,使肺泡通气量满足机体需要。

（2）改善气体交换功能,维持有效的气体交换。

（3）减少呼吸肌做功。

（4）肺内雾化吸入治疗。

（5）预防性机械通气,用于开胸术后或败血症,休克,严重创伤情况下的呼吸衰竭预防性治疗。

（二)机械通气的指征

（1）自主呼吸频率大于正常的 3 倍或小于 1/3 者。

（2）自主潮气量小于正常 1/3 者。

（3）生理无效腔/潮气量 >60% 者。

（4）$PaCO_2$ >50mmHg(6.67kPa)（慢性阻塞性肺疾患除外）且有继续升高趋势,或出现精神症状者。

（5）$PaCO_2$ 小于正常值 1/3。

（6）肺泡气—动脉血氧分压差（PA − aO_2）大于 6.7kPa(吸空气 FiO_2 = 0.21)或大于 40.0kPa(吸纯氧,FiO_2 =100%)者。

（7）最大吸气压力 <2.45kPa 者(闭合气路,努力吸气时的气道负压)。

（8）肺内分流 >15% 者。

三、呼吸机的临床使用和调节步骤

（一)选择呼吸机与患者的连接方式

常用的连接方式有经口、经鼻腔、经气管切开插管等方式。经口气管插管法插管容易,无效腔量较小,管腔相对较大,吸痰容易,气道阻力小,适于急救场合,但清醒患者不易长时间耐受,易脱管、移位、口腔护理不方便,可导致牙齿、口咽损伤,一般可留置 3～7d;经鼻腔气管插管患者易耐受,便于口腔护理,易于固定,可留置 7～14d 以上,但管腔较小,不易吸痰,气道阻力大不易迅速插入,易发生鼻出血、鼻骨折等损伤;气管切开插管适用于需长时间使用呼吸机者,可明显减少无效腔,患者易耐受,口腔护理容易,便于吸出气管、支气管内分泌物,缺点是创伤较大,操作复杂,需特殊护理,可发生切口出血和感染,愈后颈部留有瘢痕,可能造成气管狭窄。

（二)选用合适的呼吸机型号

根据患者年龄、病情及应用机械通气治疗时间长短的不同,选择不同性能的呼吸机,并合理应用。

（三)使用前检查呼吸机性能

1. 漏气检验

检查呼吸机的气路系统各管道、接口有无漏气。气路系统包括供气管道、主机内部管道、与患者连接的回路三大部分,检查方法通常采用潮气量测定、压力表检查和耳听手摸等方法。

（1）潮气量（TV）测定：预调 TV，接弹性呼吸囊（模拟肺），分别测定吸入侧和呼出侧 TV，若二者相同，说明无漏气。对于间接驱动循环式麻醉用呼吸机，将回路内氧流量关闭，观察模拟二肺的膨胀程度和 TV 的下降程度，若 TV 渐减少或模拟肺膨胀度减少，说明有漏气。

（2）压力表检验法：主要检查工作压和通气压。如果工作压低于设定水平，说明供气气源压力不足或呼吸机主机内部管路漏气；如果气道压低于正常，说明外部管道漏气。

（3）耳听、手摸：在正压通气时，若听到接口处有"嘶嘶"声，手摸有漏气存在，说明密封不严，应查明原因给予处理。

2.报警系统检测

采用调节潮气量及报警上、下限来检查呼吸机的声、光报警是否完好。

3.检测呼吸机的输出功能

如呼吸模式、PEEP 功能、FiO_2、呼吸频率、TV 等是否准确可靠。

4.其他

检查呼吸机附加的监护仪、湿化仪、雾化器等性能是否完好。

（四）选择合适的机械通气方式

首先明确患者自主呼吸的情况：若自主呼吸完全停止，则需呼吸机完全替代；若尚有自主呼吸，则选择呼吸机辅助呼吸模式；若肺泡气体交换障碍，需用呼吸机提高功能残气量。然后合理设置呼吸机的各项参数，既保证患者 PaO_2 在正常范围，又尽量减少正压通气对患者的生理影响。

1.间歇正压通气（IPPV）

使用此方式时，无论患者自主呼吸的情况如何，均按预调的通气参数为患者间歇正压通气，可分为定压和定容 IPPV，此类呼吸机构造简单，易于操作，主要用于无自主呼吸或自主呼吸很微弱的患者及手术麻醉期间应用肌肉松弛剂者。若有自主呼吸，可发生人机对抗，若调节不当可发生通气不足或过度，不利于自主呼吸的锻炼。同步间歇正压通气（SIPPV）和 IPPV 的区别在于由患者自主吸气触发呼吸机供给 IPPV；当自主呼吸微弱不能触发呼吸机时，设有安全装置进入预调的 IPPV；若自主呼吸强而快，可发生过度通气；随着 SIMV 和 MMV 通气方式的临床应用，SIPPV 已渐被弃用。

2.间歇指令性通气（IMV）

IMV 的含义为在患者自主呼吸的同时，间断给予 IPPV 通气，即自主呼吸加 IPPV，单纯 IMV 可能出现人机对抗；同步 IMV（SIMV）的含义为自主呼吸的频率和潮气量由患者控制，间歇一定的时间（可调）行同步 IPPV。因此 SIMV 可保证患者的有效通气及患者自主潮气量、频率、每分通气量的调节，减少发生通气不足和过度通气的机会，利于呼吸肌的锻炼，已成为撤离呼吸机前的必用手段。若调节不当，会导致呼吸肌疲劳。

3.分钟指令性通气（MMV）

MMV 克服了 IMV 不能保证恒定通气的特点，通过一个每分通气量恒定的系统，以保证通气不稳定的患者在撤机过程中的安全。当患者自主呼吸降低时，该系统会自动增加机械通气水平；相反，恢复自主呼吸能力的患者，在没有改变呼吸机参数的情况下会自动将通气水平逐渐降低。因此，MMV 与单用 IMV 相比，更具优点，患者的 $PaCO_2$ 得到更大控制，发生自主通气不足或呼吸暂停时不会导致突然的高碳酸血症和急性缺氧。由于呼吸机自动调节，减少人工监测和调节的工作量，保证从机械通气平稳过渡到自主呼吸利于呼吸肌的锻炼和呼吸机的撤离。但使用 MMV 应注意避免其潜在危险:自主呼吸浅而频时由于无效腔通气量计在 MV 内,可能造成肺泡通气严重不足,此时可辅以适当水平的压力支持;自主呼吸波动很大时,往往先是呼吸浅快继而呼吸暂停,可造成强制通气无法启动,患者发生窒息。此时应监测呼吸停顿间隔。

4. 持续气道正压(CPAP)

即患者通过按压活瓣或快速、持续正压气流系统进行自主呼吸,正压气流大于吸气气流。呼气活瓣系统对呼出气流给予一定的阻力,使吸气期和呼气期气道压均高于大气压。呼吸机内装有灵敏的气道压测量和调节系统,随时调节正压气流的流进,维持气道压基本恒定在预调的 CPAP 水平、波动较小。CPAP 功能使患者吸气省力,自觉舒服;呼气期气道内正压,起到 PEEP 的作用;只能用于有自主呼吸的患者,尤其是因肺内分流量增加引起的低氧血症,效果最佳。作为辅助呼吸,可锻炼呼吸肌,插管患者使用 CPAP,可从 0.2 ~ 0.5kPa 开始,增至 0.98 ~ 1.47kPa,最高不超过 2.45kPa。CPAP 可与 SIMV、MMV、PSV 等方式合用。

5. 呼气末正压(PEEP)

PEEP 即吸气由患者自发或呼吸机产生,而呼气终末借助于装在呼气端的限制气流活瓣装置,使气道压力高于大气压。PEEP 主要用于低氧血症,尤其是 ARDS、COPD 者,可使呼气末小气道开放,防止形成"活瓣",利于排出 CO_2,促进肺泡膨胀,增加氧合;对于肺炎、肺水肿者还利于水肿和炎症的消退,可用于大手术后预防,治疗肺不张。PEEP 的不利影响主要是使胸腔内压增高,压迫心血管系统和神经体液反射,使回心血量减小,右心后负荷增加,门静脉系回流障碍致消化系统充血。对于严重循环功能衰竭、低血容量、肺气肿、气胸和支气管胸膜瘘等禁忌使用 PEEP。最佳 PEEP 为对循环无不良影响,而达到最大的肺顺应性和最小的肺内分流。选择时应从 0.245kPa 开始,逐步增加至有效改善血气状态($FiO_2 \leq 0.5 ~ 0.6$,$PaO_2 > 9.33kPa$),而动脉压、心排量无明显减少,中心静脉压稍上升为止。一般在 0.98kPa 左右,不超过 1.47 ~ 1.96kPa,多数患者使用 0.39 ~ 0.59kPa 即可。

6. 压力支持通气(PSV)

自主呼吸期间,患者吸气相一开始,呼吸机即开始送气并使气道压迅速上升到预置的压力值,并维持气道压在这一水平;当自主吸气流速降至最高吸气流速的 25%,或自主吸气流速达到预调触发值时,送气停止,患者开始呼气。PSV 避免人机对抗,自主呼吸的频率、吸/呼比,由患者自主调整,使患者呼吸做功减少,有效克服气道阻力,自觉舒服,有利于呼吸肌疲劳的恢复,成为撤离呼吸机的一种手段。与 SIMV、MMV 合用,可避免通气不足或过度的发生。

7. 高频通气(HFV)

通气频率超过正常呼吸频率 4 倍的机械通气,称为 HFV;在成人 >60 次/分者即为 HFV。HFV 的特点是通气频率快,潮气量小(50 ~ 100mL),I:E 小于 0.3,气道压低,对循环的影响小,可因呼出气排出受阻而产生一定的机源性 PEEP,可反射性抑制自主呼吸,减慢自主呼吸频率。在使用中应监测血气,防止 CO_2 潴留。从理论上说:小于生理无效腔的通气量是不能进行气体交换的。但临床证实 HFV 能维持血气正常。其机制有待深入研究。

8. 叹息式呼吸(SICN)

在长期使用 IPPV 的患者,每隔 50 ~ 100 次 IPPV 或每隔 1 ~ 3min 给予一次预测 IPPV 双倍或 1.5 倍潮气量的呼吸,实际上是模仿人体在正常平静呼吸一段时间后有 1 ~ 3 个深吸气(叹息)而设计的。可预防长期 IPPV 时肺泡凹陷性肺不张。对于肺大泡患者应慎用。

(五)合理调节呼吸机参数

1.确定机械通气的分钟通气量

患者所需的 MV 为维持 PaO_2 和 $PaCO_2$ 正常所需的分钟通气量;对于无自主呼吸的患者的 MV,完全由机械通气 MV 供给,一般每次为 $10 \sim 12mL/kg$;对于存在自主呼吸的患者,机械通气的 MV 为患者应需的 MV 和实际自主 MV 的差值。实际上,机械通气 MV 不是恒定的,应根据患者的血气分析随时调整,也可根据生理无效腔/潮气量比值(Vd/Vt)调整,比值正常时(= 0.3),所需 MV 约为 $6 \sim 7L$;比值越大,为维持 $PaCO_2$ 正常,所需 MV 上升。

2.确定机械通气 MV 所需的频率、潮气量、吸气时间

不同呼吸机调节以上三参数的方法不同。

吸气时间 + 呼气时间 = $1/f$(频率)

频率 × 潮气量 = 每分通气量

潮气量确定、流速决定时间。根据以上公式,确定其中三个,可调节所有参数。常见的调节方式有以下几种。

(1)由频率、每分通气量、吸气时间调节。

(2)由潮气量、吸气时间、呼气时间调节。

(3)由频率、每分通气量、吸/呼比调节。

(4)由频率、吸气时间、流量调节。

(5)由频率、吸/呼比、流量调节。

(6)由吸气时间、流量、呼气时间调节。

3.确定 FiO_2

一般从 0.3 开始,根据 PaO_2 的变化逐渐增加,长时间通气时不超过 0.5,防止氧中毒。

4.确定 PEEP

当 $FiO_2 > 0.6$ 而 PaO_2 仍小于 8.0kPa,应加用 PEEP 并将 FiO_2 降至 0.5 以下。

5.确定报警限和气道压安全阀

不同呼吸机的报警参数不同,参照说明书调节。气道压安全阀或压力限一般调在维持正压通气峰压之上 $0.49 \sim 0.98kPa$。

第十节　呼吸机临床监测

呼吸机机械通气与自主呼吸不尽相同,对生理功能的影响有积极和消极双重作用。因而呼吸机治疗期间呼吸、循环等脏器功能的监测,对于评价机械通气的治疗效果,进行呼吸机的合理调节和预防并发症的发生具有重要的意义,应用呼吸机治疗的患者,多为神志模糊或昏迷的呼吸衰竭患者,生活不能自理、语言表达障碍、并发症多,病情变化大且迅速,这些使护理工作显得尤为重要。

一、机械通气对生理功能的影响

由于机械通气与自发呼吸不同,这对呼吸、循环及全身其他系统都带来一定的影响。合理

地使用呼吸机,可以取得积极的治疗作用。反之,对其使用不当,则会影响治疗效果,甚至导致严重的并发症。

(一)对呼吸生理的影响

合理地使用机械通气,能够降低气道阻力,提高肺泡内氧分压,增加通气量,改善通气/血流比,从而使气体交换量得到增加。使用呼气末正压呼吸(PEEP)等功能可以防止或减轻肺水肿,防止肺泡萎陷及肺不张。同时机械通气能够减少自主呼吸做功,从而减少能量氧耗。反之,使用呼吸机不当,可致吸气压过高,造成肺组织及间质结构破坏,而发生纵隔气肿、皮下气肿及气胸等,由于机械通气时气流、温度等刺激,造成小气道痉挛或因病变肺内的分泌物不易排出而发生小气道阻塞,或因为正压气流通过分支曲折的呼吸道而形成涡流,使道阻力增加,容易发生肺内气体分布不均,通气量过大或过小,可致通气/血流比失调,从而影响气体交换。另外,长时间使用机械通气,可使自主呼吸抑制,使患者对呼吸机产生依赖,从而致脱机困难。

(二)对心血管循环功能的影响

机械通气对于循环系统的影响也存在积极与消极两个方面。机械通气应用适当,能使继发于缺氧及 CO_2 潴留的心功能不全得到改善,缓解心肌缺血,有利于缺血性心脏病的治疗。不同的通气方式对循环功能的影响在程度上并不相同,但总的说来,大多数机械通气使胸腔内压升高,对血液循环带来不良影响。这是因为胸腔压力升高,静脉回流减少,使心室舒张末压升高而容积缩小,肺血管阻力增加,冠状血流减少,并导致神经反射性心肌收缩力下降,从而使心排血量减少。

另外,长期应用呼吸机可致水、电解质和酸碱平衡紊乱,从而引起各种心律失常。这也是使心排血量减少的一个原因。同时,正压通气可使肺血容量减少,正常情况下可通过全身血管的收缩而得到代偿;但在血容量不足或酸中毒、缺氧等情况下,正压通气将对肺循环产生十分有害的影响。

(三)对脏器功能的影响

机械通气调节不当可引起呼吸性酸中毒, $PaCO_2$ 下降使脑血流减少,从而降低颅内压;另一方面,PEEP 过高时,可影响颈内静脉回流,因而使颅内压升高。合理使用机械通气可以改善因缺氧引起的肾功能不全。若呼吸机调节不当,由于心输出量减少,血压下降,可使肾血流减少,导致肾功能不全发生水钠潴留。此外,长时间机械通气所产生的静脉压升高及心输出量减少,可致肝脏及胃肠道淤血,从而影响肝功能及胃肠道功能。甚至引起消化道出血。不适当的正压通气引起心排量下降。可使周围组织器官血流量减少,因而影响组织细胞供氧,最终可导致多器官功能衰竭。

由此可见,机械通气对于生理功能的影响既有积极的方面又有消极的方面。因而在使用呼吸机时要根据患者的情况随时调整。力求在取得最佳效果的同时,使其对机体生理功能的不利影响减少到最小范围。

二、呼吸机治疗期间的常用监测

在呼吸机治疗期间,对呼吸、循环等脏器功能进行监测,并随时据此调节呼吸机十分必要。由于具体条件所限,各单位所能开展的监测项目各不相同,但一些基本的监测是必不可少的,如血气分析,呼吸频率、通气量、气道压、生命体征监测等。

常规经验监测是通过视、触、叩、听等简单的检查监测于段取得直观的临床数据,虽然不太准确、但简便易行,可为进一步检查提供参考。如观察胸廓的起伏、节律,以估计潮气量、听诊呼吸音以判断肺通气状况,观察口唇指端颜色以判断有无缺氧现象;观察甲床按压后的循环时间以判断末梢血流灌注情况,观察颈外静脉怒张程度以间接判断胸膜腔内压的高低和右心功能状态。

呼吸功能监测在机械通气治疗中显得尤为重要。要监测项目从测定呼吸生理功能的性质分为肺容量、通气功能、换气功能、呼吸动力功能、小气道功能监测等。肺容量监测最重要的指标为潮气量,通气功能监测包括呼吸频率、通气量、气流速度、肺活量及吸/呼气比等。换气功能监测包括分钟耗氧量,通气/血流比率,肺泡动脉氧分压差、肺内分流量等,呼吸功能监测常用气道平均压及气道阻力等指标。

机械通气对循环功能有一定的影响。所以在呼吸机治疗期间应监测血流动力学的变化。其目的是提供足够的气体交换,又维持良好的循环状态。血压、脉搏为最基本的监测手段,应常规进行。对于危重患者,可插漂浮导管监测右房压、右室压、肺动脉压、肺毛细血管楔压及心排血量等参数。并可抽取混合静脉血进行血气分析,这样不但可以指导呼吸机的调节而对于患者循环的治疗也有很大指导意义。另外应常规行心电监护,及时发现和处理心律失常。

血气分析是监测呼吸机治疗效果的重要指标之一。通过血气分析可判断血液氧合状态,判断机体酸碱平衡情况,可以同呼吸监测结合判断肺气体交换情况。一般主要测动脉血气分析,必要时可测混合静脉血气分析。

使用无创性脉搏血氧饱和度仪可连续监测血氧饱和度和脉搏容积图。所测得的经皮血氧饱和度与动脉血氧饱和度十分接近。并且从脉搏容积图也可以观察末梢循环的灌注及脉率。

此外,在呼吸机治疗期间,对体温、尿量、尿比重及渗透压、血液生化以及气道温度的监测也是必要的。床旁胸部 X 线检查可发现肺不张,肺部感染等情况,并可帮助确定气管插管深度是否适当。同时,可根据情况进行呼出气二氧化碳监测,经皮氧及二氧化碳监测,吸入氧浓度监测及颅内压监测等。

三、呼吸机治疗中常见问题及处理

(一)人机对抗

对于自主呼吸消失或微弱的患者,使用呼吸机进行控制呼吸多无困难。但对于自主呼吸仍存在且较强的患者,若自主呼吸与机械通气不协调或发生对抗,则将抵消自主呼吸通气量,增加呼吸功的消耗,加重循环的负担,不但不能收到缓解缺氧和解除 CO_2 潴留的效果,而且还会适得其反,甚至导致休克和窒息。人机对抗的原因主要包括:患者不能很好地合作、缺氧躁动、体位变化、咳嗽、发生气胸、肺不张、肺栓塞及支气管痉挛等。人机对抗可引起呼吸机高压或低压声光报警,气道压力表上表现为指针摆动明显,潮气量很不稳定,忽大忽小,呼出气 CO_2 监测装置示 CO_2 波形出现"箭毒"样切迹。患者则表现为躁动及不耐受。发生人机对抗时首先要查明原因,然后给予相应处理。

对于神志清醒的患者,治疗前应该详细解释说明,力争其积极配合。使用呼吸机前应仔细检查机器有无故障。对于机体耗氧增加及 CO_2 产生增多引起的人机对抗,可通过适当增加通气量及吸入氧浓度,改善缺氧以解决。对于烦躁、疼痛、精神紧张引起的对抗,可给予镇静、止痛剂,对于痰阻塞,管道不畅者,应予吸痰等处理。对于气管内刺激呛咳反射严重的患者,除了给予镇静剂外,可向气管内注入 1% 丁卡因或 2% 利多卡因行表面麻醉。对于自主呼吸频率快,潮气量小的患者,可给予呼吸抑制剂。对于气胸、肺不张等情况应对症处理。有些患者可以选择一些不易发生人机对抗的机械通气模式,如 SIMV + PSV,CPAP 等。

(二)与插管有关的并发症

由于痰液、血液侵入气管插管而致吸痰困难,或体位不良引起的插管扭曲可引起阻塞。气管插管插入过深致插管误入右侧总支气管。固定不牢或体位变动可致插管脱出,从而严重影响通气甚至窒息。气管插管固定不佳,气囊充气过多等损伤气管黏膜,发生这些情况时,应找出原因以对症处理。

(三)机械通气直接引起的并发症

呼吸机调节不当可致通气不足或通气过度,因而需经常根据血气分析调整通气量。紧闭面罩加压呼吸或气管插管气囊充气不足可致气体进入胃肠道,引起胃肠充气膨胀。对于这种情况除针对原因处理外,可放置胃肠减压管排气。此外,在呼吸机治疗过程中,尚可能出现气压伤、低血压、休克、心输出量减少、心律不齐、肺不张、深静脉血栓、上消化道出血等并发症均应根据具体情况,针对病因予以预防、治疗。

(四)肺部感染

长期呼吸机治疗,易发生呼吸道和肺部感染。感染致使呼吸道分泌物增多,支气管平滑肌痉挛,增加气道阻力和呼吸功的消耗,最终加重缺氧和 CO_2 潴留。细菌侵入血中可引起菌血症和败血症。为防止肺部感染,呼吸机管道要严格消毒并定期更换,吸痰时应注意无菌操作。定时呼吸道局部雾化或注入庆大霉素等抗生素,呼吸机启用初期可预防性应用抗生素。气管切开处纱布要经常无菌更换,防治肺不张。同时应注意室内空气消毒防止交叉感染,若发生感染应行痰细菌培养和药敏试验,选用有效抗生素。

第十一节　呼吸机的撤离与拔管

一、撤离呼吸机的指征

(一)患者一般情况好转和稳定

神志清楚,感染控制,生命体征平稳,能自主摄入一定的热量,营养状态和肌力良好,能够配合治疗。

(二)呼吸功能明显改善

(1)自主呼吸增强,常与呼吸机对抗。

(2)咳嗽有力,分泌物明显减少,脓痰消失。

(3)吸痰等暂时断开呼吸机时患者无明显的呼吸困难,无缺氧和 CO_2 潴留表现、血压、心率稳定。

(4)降低机械通气量,患者能自主代偿。

(三)血气分析

血气分析在一段时间内正常且稳定。

（四）酸碱失衡

酸碱失衡得到纠正,水电解质平稳。

（五）肾功能

肾功能基本恢复正常。

（六）无其他脏器严重病变

无其他脏器严重病变。功能稳定。

二、撤离呼吸机的方法

根据患者的不同病情,选用适当的撤机方法。对于全麻术后、短时间使用呼吸机的患者可经试停呼吸机带气管插管呼吸无病情变化而直接拔除气管插管。对于危重患者,长时间使用呼吸机,呼吸肌无力等患者,需经过相当长的过渡过程,缓慢脱机,避免突然发生呼吸衰竭。常用的撤机方法有:SIMV + PS 过渡撤机方法,根据患者自主呼吸的能力,潮气量、次数等,调节呼吸机,使患者无力提供的气体或压力由机器供给。并逐渐减小机器供给的部分,而达到逐渐脱机的目的。此法逐渐过渡,患者易于接受;自主呼吸功能逐渐增强,利于呼吸肌的锻炼;可在脱机过程中根据患者病情变化随时调整,防止通气不足或过度,此法目前得到广泛应用。另外可采用压力控制,容量支持过渡等方法。

三、撤离呼吸机失败的原因

(1)未具备撤离呼吸机的条件,仓促撤机。

(2)呼吸肌长期废用,不能担负长时间的自主呼吸。应加强营养,增加呼吸肌锻炼。

(3)心理因素:患者对呼吸机产生依赖,应做好心理护理。对于呼吸机严重依赖者,有时采用晚上睡眠时减少呼吸机辅助,可利于撤机。

(4)病情不稳定,原发病加重,再度出现呼吸障碍。此时应立即恢复机械通气。

(5)痰多不易排出,气道及肺部感染未得到控制。

(6)患者发热,循环兴奋等全身耗氧量增多。

(7)应用中枢镇静药物。

四、拔除气管插管

撤离呼吸机成功,经观察呼吸平稳,血气分析正常,能够自主排痰,无喉头水肿等即可拔管,拔管前充分吸尽口、鼻、咽喉等气管内的分泌物,抽尽气囊内气体,将吸引管插入气管插管内,边吸引边拔出。拔管后继续吸引口咽部分泌物,并将头偏向一侧,以防误吸。鼻导管或面罩给氧。密切观察自主呼吸情况。对于气管切开患者,可在拔管前1~2d放出气囊内气体,间断堵塞外口,待自主呼吸情况良好,可自行排痰,予以拔管。拔管后可从造口处吸除分泌物。气道通畅者,可用纱布堵盖造口,间断换药,使其自行愈合。

五、拔管后并发症及处理

拔管后最常见、最严重的并发症为喉痉挛、喉或声门下水肿,气管狭窄等引起呼吸困难,缺氧。此时应用面罩紧闭加压给氧,给予激素,镇静药物,紧急时可行环甲膜穿刺,必要时再次插管。晚期可行气管扩张术或狭窄气管切除术。

第十章 神经外科手术的麻醉

第一节 颅后窝手术的麻醉

一、麻醉方法

颅后窝手术麻醉的原则包括:①维持血流动力学平稳;②避免颅压增高;③维持脑灌注和脑氧合;④确保术野静止不动;⑤易于外科手术显露肿瘤;⑥易于神经电生理监测脑功能和神经功能;⑦及时补充血容量,积极预防和治疗凝血功能障碍;⑧麻醉苏醒平稳、安全、快速,便于术后早期神经功能评估;⑨术后加强通气道管理。

(一)麻醉诱导

麻醉诱导应力求迅速平稳,既要对心血管功能抑制较轻,又应避免呛咳、屏气等升高颅压的因素。常用的药物组合为芬太尼 $3 \sim 5\mu g/kg$(或舒芬太尼 $0.3 \sim 0.5\mu g/kg$)、维库溴铵 $0.1 \sim 0.12mg/kg$(或罗库溴铵 $0.6 \sim 1mg/kg$)、丙泊酚 $2 \sim 2.5mg/kg$(或依托咪酯 $0.3 \sim 0.5mg/kg$),显露声门后,咽喉及气管内喷雾1%丁卡因或2%利多卡因2mL表面麻醉,然后行气管插管。应避免暴力托枕部及头过度后仰,否则有延髓过度受压的危险。

(二)麻醉维持

原则是通过降低脑氧代谢($CMRO_2$)、脑血流(CBF)来降低脑部张力,维持最佳的颅内环境。低浓度($0.5 \sim 0.8MAC$)吸入麻醉药与小剂量静脉镇静催眠药及镇痛药复合,可以取长补短,常用于颅后窝手术的麻醉。

(1)吸入麻醉药可选用异氟烷或七氟烷,对脑血管扩张作用较弱,麻醉效能好,便于调控,又有降低脑代谢率和脑保护作用。但应避免吸入浓度过高,当吸入浓度 $>1 \sim 1.5MAC$ 时,CBF 呈剂量依赖性降低,同时伴自身调节功能的减弱或丧失,易引起脑血管扩张、脑血流量增加,颅压升高。由于脑血管对 CO_2 的反应性仍存在,因此,可通过适当的过度通气对抗吸入麻醉药扩张脑血管的作用。

(2)静脉麻醉药常用丙泊酚,有良好的降低 $CMRO_2$、CBF 及脑保护的作用,采用微量泵持续输注或靶控输注,维持适当麻醉深度,血浆靶控浓度常维持在 $2.5 \sim 3.5\mu g/mL$。

(3)后颅窝手术要求术野绝对静止,需用肌松药维持肌松,机械通气控制呼吸。术中进行神经电生理监测,避免使用肌松药时,可以辅助持续输注或靶控输注瑞芬太尼或舒芬太尼,有很好的抑制呛咳反射的作用,有助于保证手术的安全。

(4)手术前应用长效局麻药(如0.5%罗哌卡因)进行头皮神经阻滞和(或)切口浸润,可减少上头架、术中、术后阿片类药物用量,有助于维持循环稳定。

(三)术中管理

1.气道管理

颅后窝手术时为了更好地暴露术野,通常会拉伸或扭曲颈部,这样会使气管内导管进入主支气管或者使气管内导管在咽后部打折。因此一定要在体位固定好后再次确认导管位置及是否通畅。胸骨切迹处的听诊对确定导管的位置很有帮助，使用钢丝加强导管可以避免气管导管打折。

2. 呼吸管理

呼吸的变化(频率和潮气量的改变)对于脑干部位的操作比血流动力学改变更敏感。因此，有些学者主张保留自主呼吸，以便术中观察手术对脑干功能的影响。但是，在全麻状态下保留自主呼吸使 $PaCO_2$ 很难控制，$PaCO_2$ 增高或降低对脑血流量和颅压也产生不利影响；保留自主呼吸增加术中咳嗽、躁动的发生率；呼吸本身存在耗能和应激反应；静脉空气栓塞的并发症在自主呼吸时也明显增加。随着显微外科的发展，操作技术的改进和神经监测水平的提高，需权衡利弊，脑干及相邻区域的手术选择控制呼吸更安全。手术中保持气道通畅极为重要。为使颅压下降，常采用适当的过度通气，使 $PaCO_2$ 维持在 30～40mmHg，同时还可抵消异氟烷、七氟烷扩张脑血管的作用。

3. 循环管理

心率及心律的变化在排除体温升高、缺氧，CO_2 蓄积及血容量不足等因素外，常见的原因为牵拉脑干引起，如果停止牵拉即可复原，一般不需要使用抗心律失常药。

必要时可应用格隆溴铵、阿托品和麻黄碱对症处理。术中严重的高血压通常见于手术刺激脑神经时。手术过程中可采用控制性降压以减少术野出血。

4. 液体管理

目标是维持正常的血容量和血管张力；输液应首选平衡盐液，按 10mL/(kg·h) 的速率输入，维持尿量 2mL/(kg·h) 的安全水平。输液可采用胶体液和乳酸林格液，按 1 : 2 比例输注，忌用葡萄糖液，以免透过血脑屏障增高颅压，特别是脑缺血后，高血糖会使患者预后更差。颅后窝手术出血多，应及时补充血容量，积极预防和治疗凝血功能障碍。进颅前可静脉滴注 20% 甘露醇，渗透性利尿药降低脑容积和颅压，利于手术显露肿瘤。

二、体位的影响

颅后窝手术常用的体位包括侧卧位、俯卧位和坐位。无论选择哪种体位均应保证颅内静脉回流、避免神经和组织压伤、对呼吸影响小。

1. 侧卧位

由于肺循环及肺泡换气受到影响，对心脏功能差，体弱及有神经麻痹，呼吸交换量差的患者要严密观测。在变换体位时要轻巧，缓慢进行。如血压偏低时，应纠正低血压后再搬动，否则会加剧血压下降。

2. 俯卧位

应特别注意有效通气量的监测。变换体位前必须准备好所有垫枕，注意胸腹部股动脉、股静脉及眼球不能受压。禁用俯卧头高位，这对患者非常不利，常可导致休克发生。

3. 坐位

常用于颅后窝、延脑和颈髓手术，容易发生空气栓塞、低血压、气脑、硬膜下血肿、周围神经压迫性损害、四肢麻痹、口腔分泌物反流误吸等并发症，目前已较少采用。但坐位有其优点，如手术视野暴露好，静脉回流好，利于脑脊液引流和降低颅压，术者舒服和减少手术失血。因此仍有神经外科医师采用坐位手术。坐位对血流动力学的影响较大，对神志清楚的患者心排出量可减少18%,对心血管储备能力降低的患者可减少50%,应维持MAP>60mmHg,对术前有心力衰竭史、严重冠状动脉硬化或脑血管阻塞性疾病患者,取坐位手术属相对禁忌证。

颅后窝手术,如小脑上幕下入路有时使用坐位。坐位的主要并发症包括气体栓塞,低血压和术后紧张性气颅。坐位下行神经外科手术的患者中,气栓的发生率为9%～43%。由于坐位下气栓的高风险,所有拟行开颅术的患者在术前应接受超声心动图检查排除卵圆孔未闭。心前区多普勒超声检查、二氧化碳图形监测,右心导管及超声多普勒检查有助于发现气体栓子,术前应迅速置入心导管。如果考虑到气体栓塞,避免使用氧化亚氮。

第二节　脑干肿瘤手术的麻醉

一、脑干肿瘤的特点和临床特征

脑干分为延髓、脑桥和中脑。脑干内部有诸多神经核团,上、下行传导束及网状结构,均参与呼吸和循环重要生命功能的调节。网状结构包括呼吸中枢、循环中枢、内脏活动中枢及内分泌活动中枢等重要功能区。

脑干肿瘤(Brain Stem Tumor)发生率占颅内肿瘤的3%。小儿占脑干肿瘤发生率的7%～15%。脑干内肿瘤组织的浸润性生长,常使脑干体积增大、变形和移位。脑神经核或神经干及传导束受压或破坏,易早期出现局灶性症状,而颅压增高症的出现则较晚。临床特征如下:①中脑肿瘤可产生病变侧的动眼、滑车神经麻痹;对侧肢体的上神经源性瘫痪和偏身感觉障碍。若病变累及红核黑质,则病变对侧肢体有强直、震颤、手足徐动、舞蹈等锥体外系症状。若在中枢背侧导水管附近损害了结合臂,则对侧肢体呈现小脑性共济失调;②脑桥肿瘤病变侧三叉、外展、面、听神经麻痹和对侧肢体的感觉、运动障碍,同侧肢体的共济失调;③延髓肿瘤常表现为双侧脑神经麻痹,若迷走神经受累,可有呼吸、心率等内脏运动障碍。若呼吸中枢、血压调节中枢受累可影响呼吸和循环功能。迷走神经、舌咽神经损害时,患者的咽反射消失,吞咽困难,易引起吸入性肺炎和营养不良。

二、脑干肿瘤手术的麻醉

由于脑干为重要生命中枢所在,过去手术以减压为目的,脑干肿瘤的病死率极高。近年来,由于显微手术技术的发展,脑干肿瘤手术切除配合放射治疗日渐增多,特别是麻醉方式的改进,围术期脑干功能保护措施的提高,以及术后并发症的防治,使患者生存率得到了明显提高,部分患者可以完全治愈。

(一)麻醉前准备和用药

颅内高压患者表现的头痛、呕吐、血压升高、脉搏和呼吸缓慢等症状易掩盖循环血容量不足、严重脱水等体征,易造成麻醉用药相对过量,尤其是麻醉诱导期。脑干肿瘤累及迷走和舌咽神经核时,患者常有吞咽困难、饮水呛咳,易造成误吸或吸入性肺炎。术前宜常规进行肺部CT检查,并应注意体温、白细胞数和血气的变化。呼吸中枢功能不全,通气不足,对$PaCO_2$敏感性降低,应警惕麻醉用药易致呼吸停止,如有呼吸抑制应尽早进行辅助呼吸。循环中枢受损表现为血压波动大、心率快及窦性心律失常。应及时予以纠正,维持循环平稳。

麻醉前用药应遵循以下原则:①小量用药;②禁用麻醉性镇痛药,如哌替啶、芬太尼、吗啡等,因其易致呼吸抑制及意识程度降低。一般阿托品用量为 0.5mg,儿童减半。苯巴比妥钠0.1g,术前 30min 肌内注射。目前更倾向于不用术前药。

(二)麻醉管理

1. 麻醉选择

选择应以降低颅内压、减少脑氧耗量,同时又有利于维持患者呼吸循环功能为原则。常用的静脉麻醉药有丙泊酚、依托咪酯、羟丁酸钠等,但应注意注射速度及剂量。硫喷妥钠因其对循环呼吸功能抑制明显,干扰对患者生命体征的监测,现已不用。

2. 麻醉诱导

术前全身情况良好,且估计脑肿瘤较小,脑神经损害较轻的患者可选用快速诱导气管插管。但对于麻醉性镇痛药的应用需严格控制,根据呼吸抑制程度及时间减量应用或不用。对于术中拟采取自主呼吸的患者,诱导中应禁用长效非去极化肌松药,如泮库溴铵和哌库溴铵,选用超短效和短效类,如琥珀胆碱(禁用颅内高压患者)或米库氯铵。

对于术前已有明显呼吸抑制,强迫头位,尤其是延髓实质肿瘤患者,应采用保留自主呼吸的慢诱导方式。此方法存在诱导时间长,患者反射较活跃,循环系统干扰明显和体氧耗增加等缺点。可以在患者入室后首先面罩吸氧,口腔、咽喉、气管内作充分表面麻醉。麻醉诱导常用羟丁酸钠,利用其不影响脑血流,不增加颅内压,使咽喉反射迟钝、气管反射减弱、咀嚼肌和下颌松弛,不抑制呼吸且能保持呼吸中枢对 CO_2 变化敏感性等特点,配合氟哌利多及丙泊酚完成气管插管。一般情况下,患者应激反应轻,循环、呼吸干扰小。另外,气管插管时还应注意保持自然头位,禁止过度后仰,以免加重对脑干的损伤。

3. 麻醉维持

以全静脉复合麻醉为主,可以选用丙泊酚 3～8mg/(kg·h)持续输注,间断静脉注射芬太尼和非去极化肌松药,根据血流动力学及呼吸指标,调整用药剂量。丙泊酚可有效收缩脑血管,降低颅内压,增加脑血管阻力,降低脑血流、脑代谢及脑氧耗,有利于患者术中脑功能的保护。最近研究表明,氯胺酮不仅可使脑血流下降,而且在缺血后再灌注损伤中有脑保护作用。麻醉中也可考虑应用氯胺酮,患者无术中知晓,镇静、镇痛完全,自主呼吸干扰小,监测脑耗氧量下降,术毕患者清醒快,生命体征平稳,能满意耐受气管插管,有利于术后患者神经功能的恢复。术中也可应用静吸复合麻醉,异氟烷或七氟烷的吸入浓度≤1MAC。

4. 通气方式

由于手术操作及麻醉药对呼吸中枢功能的抑制,致使通气量减小,易造成二氧化碳蓄积。高碳酸血症可增加血脑屏障的通透性,因而增加脑组织的含水量,易产生脑水肿。又因 pH 下降使脑血管扩张,脑血流量增加,颅内压力也明显增加,从而造成脑灌注压下降,引起脑缺氧。所以,神经外科手术中要求维持 $PaCO_2$ 在 30～37mmHg,而机械控制通气有利于降低颅内压,减少脑水肿的发生。

为了减少手术对脑干功能的损伤,过去多数学者仍主张以观察自主呼吸变化,作为指导术者操作的监测指标及判断患者预后的依据。现在由于术中电生理监测的开展,外科医师多不需要靠术中呼吸的变化来指导手术操作,多选择控制呼吸。

(三)围术期注意事项

由于手术取瘤牵拉脑干,可严重干扰生命中枢功能,表现为呼吸不规律、变慢甚至停止;如影响循环中枢,可导致血压骤升,心律失常,应及时提醒术者停止手术操作,同时应用血管扩张药及纠正心律失常。术中严密监测呼吸、循环功能变化。心率急骤减慢也可作为脑干缺血的重要指标。

术毕搬动患者、改变体位要注意保持头部不过分转动,以免发生脑干移位导致呼吸停止。为保证氧供及呼吸道通畅,应保留气管插管,并送 ICU 监护治疗。

第三节 颅内动脉瘤手术的麻醉

一、疾病特点

颅内动脉瘤系指脑动脉壁的异常膨出部分,病因多为先天性畸形,其次是感染和动脉硬化。发病的高峰年龄在 50～54 岁,女性发病率比男性略高。是引起自发性蛛网膜下隙出血(Subarachnoid Hemorrhage,SAH)的最常见原因。脑动脉瘤主要在近心端颅内动脉,其中 35%～40% 在前脑动脉,30% 在内颈动脉,20%～25% 在中脑动脉,10% 在后部循环。动脉瘤性蛛网膜下隙出血(SAH)多见于中年女性,病情的凶险程度取决于出血的速度和量及患者的心血管功能状态。若出血量大,患者除了剧烈头痛外,可因颅内压急剧升高而出现精神障碍、血压升高、心律失常,如果患者现有心血管疾病,可能失代偿而危及生命。所以,1/3 患者没来得及手术便很快死亡。手术患者,术后约 2/3 恢复良好,1/3 死亡或留下严重缺陷。即便是恢复良好者,若进行详细的神经系统功能检查,约有一半的患者也留有程度不同的行为、精神或记忆障碍。再出血和脑血管痉挛是 SAH 致残致死的主要原因。

二、术前评估和处理

1. 神经外科诊断

诊断主要依靠 MRI、CT 和血管造影,以及翻阅病史和体格检查(包括神经外科查体)和神经功能状态的判断。常用的 SAH 患者病情分级方法有 Hunt&Hess 法、Botterell 法、合作研究分级和世界神经外科医师联合会(World Federation of Neurological Surgeons)标准等。以上分级标准的共同特点为级别越高,功能损害越重。

2. 评估液体及电解质平衡情况

大多数患者(30%～50%)在 SAH 后容易发生低血容量,且程度与临床分级和颅内高压程度相关。原因包括卧床、负氮平衡、高颅压脱水治疗、红细胞生成减少、医源性血液丢失(较多的抽血化验等)、自主神经系统调节不良等。术前等待时间越长,低血容量的可能性及程度越大。另外,SAH 患者可能存在中枢性盐丢失综合征(Central Salt Wasting Syndrome),肾排钠异常增高,导致低容性低钠血症。低容性低钠血症会增加脑缺血和脑梗死的发病率,术前应尽可能纠正,治疗包括输注等渗或高渗(3%)盐水以改善脑灌注。50%～70% 患者发展为低钾血症和低钙血症,需对症处理,高血糖也必须纠正。

3. 进一步检查

根据心脏病史及心电图,决定是否需要进一步行超声心动图、心肌酶和心脏核素扫描检查。

50%～100%患者 SAH 后出现心电图异常。最常见为 T 波倒置和 ST 段压低。其他一些改变包括出现 U 波,Q－T 间期延长,出现异常 Q 波。这些改变与心肌缺血或心肌梗死时心电图的改变类似,甚至可以引发致命的心律失常,应引起注意。另外,低钾血症是诱发心律失常的高危因素,应及时纠正。心脏损伤程度与 SAH 后神经功能损伤程度有关,通过心脏同工酶或超声心动图评价心肌缺血程度是决定是否急诊行外科手术治疗的重要因素之一。预防性应用肾上腺素能受体阻滞剂可改善一部分患者心肌损伤的预后。

4. 处理方式

SAH 患者一定要绝对卧床休息,同时给予镇静、止痛治疗。合理控制血压,既要防止动脉瘤破裂或者再出血,又要维持足够的脑灌注压。SAH 后因颅内压的升高,为维持脑灌注压,高血压是代偿性反应,处理高血压反而有害。只有在收缩压＞160mmHg 时才考虑使用降压药物。降压药可以使用钙离子通道阻断剂如尼莫地平或 β 受体阻滞剂如拉贝洛尔。硝普钠可使血管扩张而增加脑血流,有危险后果,不推荐使用。

三、麻醉管理

(一)麻醉前用药

目的是消除患者的紧张情绪及由其引起的血压升高,防止动脉瘤再破裂。给予镇静药、催眠药、抗焦虑药和麻醉药时应注意不要抑制患者的呼吸以及掩盖神经外科症状。对一般情况较好的患者可在严密监测下静脉给予小剂量镇痛药(吗啡 1～4mg;芬太尼 25～50μg)或苯二氮卓类药物(咪达唑仑 1～2mg)。一般情况较差的患者一般不给予术前给药,除非带气管导管的患者需要肌松、镇静和控制血压者。

(二)麻醉监测

基本监测包括心电图、无创或(和)有创动脉血压、脉搏血氧饱和度、体温、尿量等。为了能够在术中动脉瘤破裂后快速输液及监测中心静脉压,应在麻醉后手术开始前放置中心静脉导管。对于心功能较差者,必要时考虑放置动脉导管。无创性心排出量测定,如经食管或气管超声多普勒、心阻抗血流图等,用于指导治疗也很有价值。脑电图(EEG)在动脉瘤手术中的应用价值尚不肯定。体感诱发电位可以判断手术对传导通路的影响,但首先要排除麻醉药物对其造成的影响。

(三)麻醉诱导和气管插管期

关键问题是预防动脉瘤破裂,诱导过程要保持平稳,抑制气管插管时的呛咳反射及其引起的高血压,保证足够的脑灌注压,降低动脉瘤跨壁压的变化。

除了氯胺酮和琥珀胆碱不宜使用外(因为有可能引起短暂突然升高的颅内压),其他常用静脉麻醉药都可以应用。常用的药物组合为丙泊酚 2mg/kg 或依托咪酯 0.3～0.4mg/kg,罗库溴铵 0.6～0.9mg/kg 或维库溴铵 0.1～0.12mg/kg,芬太尼 6～8pμg/kg,肌肉完全松弛放置喉镜时静脉注射艾司洛尔 0.5～1mg/kg,显露声门后,咽喉及气管内喷雾 1%丁卡因或 2%～4%利多卡因,然后行气管插管。力争整个插管过程在 20s 内完成,因为持续时间越长,心血管不良反应越重。如果插管困难,每次操作不要 >20s。需要时加用艾司洛尔 30 ~50mg 和尼卡地平 0.5mg,防止血压升高和心率增快。必要时考虑光导纤维喉镜辅助插管。诱导时,分级较好的患者由于脑组织的弹性较好,不需要过度通气(PaCO$_2$35 ~40mmHg),对于分级差的患者建议采用中度过度通气,维持 PaCO$_2$ 在 30mmHg。

(四)麻醉维持

麻醉维持包括联合应用丙泊酚、麻醉性镇痛药、非去极化肌松药和(或)联合 0.5MAC 的吸入麻醉药。

维持一定的麻醉深度,调控血压,降低脑组织张力。所有的吸入麻醉药均扩张脑血管,可能增加颅内压,但复合过度通气后(PaCO$_2$28 ~30mmHg)对颅内压影响不大。地氟烷和七氟烷苏醒迅速,利于术后早期神经功能评估。颅骨钻孔前可静脉注射芬太尼 2μg/kg。

(五)术中脑保护

1. 液体治疗

SAH 患者全身循环血量减少,因此应在诱导前补充等张晶体液以保证脑灌注。动脉瘤夹闭后应保持适当高血容量。由于高血糖可加重局部或全脑缺血损伤,因此应选用无糖晶体液。对于血脑屏障受损的患者选用生理盐水和等张溶液优于选择乳酸林格液,因为后者渗透压低于血浆渗透压,可透过受损的血脑屏障造成脑水肿。输血或血制品以维持血细胞比容 30% 以上,输注中分子羟乙基淀粉 130/0.4 不宜 >500mL,以免对凝血功能产生影响。

2. 控制性降压

在显微镜进行动脉瘤操作期间,用硝普钠、艾司洛尔、尼卡地平、异氟烷进行控制性降压,可降低动脉瘤壁张力,有利于手术操作,降低动脉瘤破裂的机会。

3. 临时夹闭期间的麻醉

临时夹闭动脉时间估计 <120s 时,可以不采取保护措施。如果 >120s,应采取以下保护措施:①吸入氧浓度增加到 100%;②静脉注射硫喷妥钠减少脑代谢和氧耗,EEG 处于爆发抑制状态;③同时给予 25 ~100μg 的去氧肾上腺素预防低血压;保持血压在基础值 20% 以上;④夹闭时间 >5min 的患者术后常需要机械通气和镇静;⑤预计夹闭时间 >10min 的患者,可以考虑使用轻中度低温;⑥对巨大动脉瘤及复杂椎基底动脉瘤用深低温停循环。

4. 低温

体温每降低 1℃,脑代谢率降低 7%。亚低温(32 ~34℃)即明显降低脑氧代谢,减少谷氨酸、甘氨酸和多巴胺的释放,抑制蛋白激酶 C,降低自由基诱发的磷脂过氧化,进而提高动物对半球或局灶性脑缺血的耐受性。一些单位也将其用于术中脑缺血时的脑保护,中度低温(28 ~32℃)和深低温(20 ~28℃)因对心脏影响大而在手术中的应用受限。

(六)麻醉苏醒

应特别注意避免呛咳、屏气、二氧化碳升高和高血压。一般情况较好的患者手术结束后可在复苏室拔除气管导管。在拔管时要特别预防血压升高,较常用的方法为气管拔管前静脉注射利多卡因 1 ~2mg/kg 或(和)艾司洛尔 0.5 ~1mg/kg 加尼卡地平 0.5mg。术后维持适当高容量和相对血液稀释状态。术后患者持续 2h 意识不恢复或出现新的神经功能损伤症状,在排除麻醉残留作用和其他影响因素(如缺氧或低钠血症)后应及时行 CT 扫描检查是否存在血肿、脑积水及脑梗死等。

（七）围术期脑血管痉挛的预防

脑血管痉挛的发生机制与血红蛋白、氧自由基、前列腺素、血管紧张素、组胺、儿茶酚胺和血清素有关。

（1）脑血管平滑肌内钙离子浓度增高是各种原因引起血管痉挛的共同途径。因此，应用钙离子拮抗剂尼莫地平（Nimodipine）或硝苯地平（Nifedipine）阻断钙离子通道，可防止细胞外钙离子进入胞质，从而防止血管收缩。据此，术前 2~3 周口服尼莫地平 60mg，每 4h 一次；术中按 $0.5\mu g/(kg \cdot min)$ 静脉输注，能有效缓解脑血管痉挛。

（2）蛛网膜下隙出血后 30%~40% 患者的脑血管内膜有损伤，血小板在损伤处凝集，释放血管收缩物质和血栓烷 A_2（Thromboxane A_2，TXA_2），由此可引起血管痉挛。前列环素（Prostaglandin I_2，PGI_2）的作用与 TXA_2 相反，因此，具有抗血小板凝集和扩张血管的作用。目前 α 受体阻滞剂（酚妥拉明），5 - 羟色胺拮抗剂（甲麦角新碱），磷酸二酯酶抑制剂（氨力农、米力农），以及各种血管平滑肌扩张剂（硝普钠、硝酸甘油、前列地尔等）已广为临床应用，而钙通道阻滞剂也正在临床逐渐试用。

（3）高血压：高血容量和血液稀释（3H）治疗成功的关键是要在轻度脑缺血进展为脑梗死前实施。但再出血率高达 19%，所以，应用升高血压和扩容疗法要慎重。3H 治疗可能引发的其他颅内不利改变有：梗死区出血、加重脑水肿、升高颅内压。全身并发症有：心肌梗死、肺水肿、凝血性病理改变、稀释性低钠。在手术或介入治疗前，如收缩压 >160mmHg，则需要降压。SAH 后脑血流自动调节曲线右移，正常灌注压并不能保证足够的脑血流。在 SAH 或有血肿占位效应时，必要时要使用去氧肾上腺素、多巴胺或去甲肾上腺素等药物维持血流动力学的稳定。SAH 确诊后应立即开始尼莫地平治疗，为预防尼莫地平引起的低血压，必要时可以使用去氧肾上腺素等。术后脑血管痉挛的预防：低风险的患者，保持收缩压在 110mmHg 以上；中度风险患者为 130~140mmHg；高度风险患者保持在 140~160mmHg。必要时可以使用去氧肾上腺素、多巴胺、去甲肾上腺素等。

（4）血管成形：如患者病情危重，3H 治疗无效可以通动脉导管在动脉痉挛段内置入球囊扩张痉挛血管。但可能并发症是动脉破裂。

（5）动脉内罂粟碱或尼卡地平灌注：由于大脑前动脉近段，大脑后动脉及大脑中动脉远段等区域扩张球囊不能放入，经动脉内灌注高浓度罂粟碱数小时后可以使某些痉挛血管缓解。但此法复发率高，只有在其他方法失败后使用。

（6）颈交感神经阻滞或星状神经节阻滞可以减轻脑痉挛，减轻由此引起的神经症状。

第四节　颅内动静脉畸形手术的麻醉

一、疾病特点

颅内动静脉畸形（Arteriovenous Malformation，AVM）是一种先天性非肿瘤性的血管异常。其发病部位幕上远比幕下为多；供应动脉以大脑中动脉分布区为最多（占 50% 左右），其次为大脑前动脉分布区。发病无明显家族史,年龄最多在 20～30 岁,绝大部分在 40 岁以前发病。主要危险为病变中的小血管破裂出血,其他症状有抽搐、癫痫、脑实质出血伴脑萎缩、头痛、智力减退、面瘫、共济失调等,婴儿巨大 AVM 可引起心脏扩大及心力衰竭。手术治疗 AVM 能杜绝再出血,并阻止脑缺血,从而改善脑组织血供。AVM 在重要功能中枢者不宜手术,可用血管内栓塞术。

二、术前评估

AVM 的最大危险性是出血、癫痫和神经功能缺损。手术后的恢复程度与 AVM 的大小、位置、供血动脉的多少、血流速度的快慢、静脉引流情况、是否毗邻重要功能区(大脑皮质的感觉区、运动区、语言中枢、视听中枢、丘脑、下丘脑、内囊、脑干、小脑深部核团、小脑脚等)、周围脑组织的缺血程度等因素有关。目前较多采用的是 Spetzler&Martin 评级标准。级别越高,表示危险性越大,预后越差。

三、麻醉管理

AVM 患者麻醉管理要点:①AVM 切除或栓塞前要保持血流动力学平稳,防止破裂出血;②AVM 切除中要严密监测出血量,给予控制性降压,减少出血,及时补充血容量,纠正水、电解质和凝血功能的紊乱;③AVM 切除或栓塞后要注意预防和治疗正常灌注压突破综合征(Normal Perfusion Pressure Breakthrough Syndrome,NPPBS)。

AVM 切除术中出血较多,尤其是供血丰富的巨大 AVM。所以在手术开始前要放置好各种监测管道和仪器。开放 2 条外周静脉,保证输液通畅;放置中心静脉导管,监测 CVP;动脉置管监测血压和取血化验;留置尿管监测尿量;必要时放置漂浮导管监测 PCWP 和心排出量;也可采用无创法测定心排出量;监测鼻咽温度和凝血功能。

麻醉多选用全麻,麻醉诱导和维持与颅内动脉瘤相似,尤其是伴有动脉瘤的 AVM,要按动脉瘤的麻醉处理。

采取各种措施减少术中出血,包括避免损伤血管,适度的血液稀释,术区局部浸润含肾上腺素的盐水或局麻药,合理使用控制性降压技术,需要时应用止血药物,必要时自体血回输。

术中注意脑保护,具体措施如下所示。

(1)全凭静脉或静—吸复合麻醉可以很好控制血压。硫喷妥钠具有脑保护作用,其机制是多方面的,包括降低脑代谢,改善局部脑血流的分布,抑制惊厥,减少儿茶酚胺释放,抑制神经冲动传入,降低颅内压,减少脑血流,清除自由基,稳定细胞膜,阻断钙离子内流改变脂肪酸的代谢等。一般维持脑电图出现爆发性抑制即可,应避免硫喷妥钠剂量过大而致循环抑制和苏醒延迟。

(2)尼莫地平对脑血管有选择性扩张作用,对心肌抑制轻,用药后心排出量反而增加,停药后无反跳现象,对预防术后心脑血管痉挛尤其有效,在脑血管手术中已被列为首选预防药,需严密监测血流动力学、血气、酸碱平衡等。

(3)因动静脉瘘致血流短路,可形成静脉动脉化和动脉静脉化改变,久之可引起心脏肥大、脉搏增快、循环时间缩短、血容量增多,血管畸形处脑组织更缺氧,有 14%～30% 患者出现智力障碍。所以,术中必须充分吸氧,维持脑灌注压,降低颅内压,以减少颅内窃血现象。由于畸形血管周围的脑组已处于缺氧状态,故慎用过度通气。

(4)由于较大的 AVM 的供血相当丰富,而造成其周围的脑组织呈慢性低灌注状态,此现象称为 AVM 的窃血现象。当 AVM 切除或栓塞后,已适应低灌注且对血压、二氧化碳等变化自主调节能力受损的周围脑组织供血恢复,尽管灌注压在正常范围,但仍呈现充血、水肿,甚至出血,被称为正常灌注压突破(NPPB)。

NPPB 的治疗包括降低颅内压(脱水、利尿、激素、头高位、脑脊液引流等)、术中和术后给予巴比妥类药物、亚低温等。有充血并发症的患者与无充血发生的患者良好预后比例分别是 46% 和 92%,麻醉苏醒期控制血压是非常重要的,所以预防术后充血是非常必要的,最好将血压波动控制在基础水平以下 10% 以内。对于术后出血形成血肿者,应再次开颅清除血肿并彻底止血。

(5)头位置正确,尽可能减少屈曲和旋转,脑脊液引流,利尿或渗透性利尿,预防脑血管过度扩张,轻度低碳酸血症。

(6)温度管理采用可以忍受的轻度低温,防止术后高体温。

第五节　高血压脑出血手术的麻醉

一、疾病特点

高血压脑出血(Hypertensive Intracerebral Hemorrhage)患者发病急、病情重,常伴有高血压、高颅压及不同程度的意识障碍,患者年龄偏大,因长期高血压病而伴有其他脏器功能障碍,或有长期服药史。对条件适合的高血压脑出血病例,往往主张早期或超早期手术。高血压脑出血手术的目的主要在于清除血肿,降低颅内压、解除脑疝,使受压的神经元有恢复的可能,防止和减轻出血后一系列继发性病理改变,阻断危及生命的恶性循环。

二、术前评估

高血压脑出血患者多为突然发病急诊入院手术,麻醉前准备不充分,过去病史往往不能全面了解。应着重了解主要脏器的功能及服药史,若时间及病情允许,应立即检查心、肺功能。

三、麻醉管理

(1)多数患者有高血压病史及长期服用降压药物。麻醉诱导应慎重用药,为了减少药物对心血管功能的抑制及喉镜刺激引起的颅内压升高和心血管反应,宜选用快速静脉诱导。用药方法参见动脉瘤手术的麻醉。对术前已昏迷且饱食的患者,宜保留自主呼吸状态下行气管内插管。

(2)在患者生命体征稳定的前提下,尽量保证脑组织氧供,减少脑组织氧耗,降低颅内压,减少继发性损害,为术者提供良好手术条件。麻醉时气管插管、拔管等刺激以及手术本身的刺激均可激发交感神经系统,使血压升高,心率增快,对高血压脑出血患者极为不利。高血压脑出血患者血压升高的原因除原发疾病外,颅内高压和手术应激反应也可以使血压继发性升高,因此控制性降压非常必要,可以选用乌拉地尔行控制性降压。

(3)尽量保持血压、心率稳定,维持一定的麻醉深度,以尽量减少脑组织氧耗,防止屏气呛咳。过度通气虽然可以降低颅内压,但会减少脑血流量,加重脑缺氧的危险,应慎用,一般要以脱水降颅内压为主。控制性降压也会加重脑缺血,所以降压幅度不应超过麻醉前水平的30%。

(4)麻醉苏醒期应尽量保持患者安静,避免躁动和呛咳,必要时可以辅以镇静药物。

(5)术后给予适当的脑保护治疗。

第六节 垂体瘤手术的麻醉

一、垂体瘤患者的麻醉处理

虽然垂体瘤患者内分泌功能紊乱所致的独特表现(例如 Cushing 综合征和肢端肥大症)很容易被发现,但是满意的麻醉处理需要理解每位患者的内分泌功能紊乱及其复杂的病理生理改变,为其实施"量体裁衣"式的麻醉管理方法。

所有患者均需要进行全面、认真的手术前评估。除了常规的实验室检查外,所有垂体瘤患者均应行全面的内分泌学检查,尤其要明确是否存在肾上腺与甲状腺轴激素分泌的异常,对于存在肾上腺或甲状腺功能低下者,术前即应考虑补充糖皮质激素或甲状腺激素。生长激素型垂体瘤患者常合并心肌病,表现为不同程度的心肌肥厚、心脏扩大、心律失常、瓣膜关闭不全、血压增高等症状,严重患者可出现心功能不全,显著增加围术期风险,因此术前宜注意对心脏病变的评估。

垂体瘤手术通常采取全身麻醉,静脉或吸入麻醉药物均可使用。由于短效麻醉药物停药后患者苏醒迅速,便于术后早期进行神经系统功能评估,因此较适用于垂体瘤手术患者的麻醉。其中瑞芬太尼以其半衰期短、可以滴定式抑制术中进行垂体窝操作时的强刺激,确保快速苏醒,因此具有较大优势。总之,麻醉药物的最终选择应该根据每位患者的具体情况做出个体化的调整。

(一)PRL 腺瘤患者的麻醉处理

1. 临床表现

PRL 腺瘤最为常见,占所有垂体瘤的50%以上。高泌乳素血症是最常见的下丘脑—垂体紊乱表现。65%的 PRL 腺瘤是小泌乳素瘤,发生于女性,其余35%的垂体瘤男女均可发生。除鞍区神经占位压迫症状外,男性表现为性功能减退,女性表现为"溢乳—闭经—不育"三联症。

2. 麻醉处理

PRL 腺瘤患者,可由于相关激素合成或分泌不足,导致不同程度的代谢异常和脏器功能障碍,应激水平相对低下,对手术和麻醉的耐受性差。麻醉前应关注者内分泌检查结果,若患者存在肾上腺功能低下,手术前即应补充糖皮质激素,麻醉诱导和维持可适当减少镇静、镇痛药物的剂量,手术中亦可补充应用糖皮质激素。此类患者的麻醉苏醒期也较其他类型垂体瘤患者长。

(二)GH 腺瘤患者的麻醉处理

1. 临床表现

GH 腺瘤起病隐匿,逐渐出现手足增大、鼻唇增大增厚、皮肤粗厚、皮质骨增厚、下颌骨增长等特有肢端肥大面容,从症状出现到最终确诊,平均 6～7 年,初次就诊的原因通常是腕管综合征或出现视野缺损。随着病程延长,生长激素长期过量分泌,患者常伴有不同程度的心肌肥厚、心脏扩大、血压增高、心律失常、左心室肥厚、瓣膜关闭不全、血压增高等心血管系统改变,严重患者可出现心功能不全甚至心力衰竭。手术后激素水平可逐步恢复正常,但心脏的器质性改变常常不可逆转。

2. 困难气道问题

手术前访视应充分评估患者的气道,准备困难气道处理的相关措施。由于舌体肥厚、会厌宽垂,还有下颌骨过度增长,导致咬合不正、颅骨变形,部分患者即使应用最大号喉镜片也不能充分推开舌体,并且全部插入喉镜片提起会厌亦较困难,因此常常发生声门显露困难。国外的一项回顾性研究显示,在 746 例经蝶入路垂体瘤患者中,有 28 例发生了困难气道,占 3.8%,困难气道的发生率并不比普通外科手术患者高。但是,在垂体瘤患者中,GH 腺瘤患者困难气道的发生率为其他类型垂体瘤患者的三倍。GH 腺瘤患者困难气道的发生与性别、肿瘤大小无关。GH 腺瘤患者可能同时存在面罩通气困难,常需要使用口咽通气道。诱导前需准备大型号面罩、长镜片的喉镜以及气道辅助工具(如气道探条)。存在明显上呼吸道梗阻表现(尤其是存在喘鸣)的患者,应进行清醒插管。

3. 麻醉处理

应激反应主要由交感—肾上腺髓质系统和下丘脑—垂体—肾上腺皮质系统参与,垂体是应激反应的重要环节。GH 腺瘤患者的麻醉诱导和麻醉维持对镇静、镇痛的要求均较高,可能与高生长激素血症、高代谢有关,也可能与骨质增厚导致外科手术操作困难和耗时长有关。若患者合并严重心肌病,应考虑麻醉药物对心脏功能的影响,围术期加强循环监测。

4. 血糖处理

因垂体占位病变造成中枢性内分泌激素分泌异常,患者可出现糖尿病的临床表现。也有人认为垂体瘤性高糖血症是由抗激素因子所致。糖代谢紊乱是影响神经功能恢复的重要因素,高糖血症可加重乳酸酸中毒,造成脑组织的继发性损害。因此,术中需要动态监测患者的血糖水平,必要时应用胰岛素进行干预,以促进手术中脑保护和手术后脑功能的恢复。

(三)ACTH 腺瘤患者的麻醉处理

1. 临床表现

ACTH 腺瘤患者的典型表现是 Cushing's 综合征,是由腺垂体的促皮质激素腺瘤引起皮质醇增多的一种表现形式,男∶女患病比率 = 1∶5,女性主要集中在孕产期年龄阶段,大于 7 岁的小儿如果出现库欣综合征,则大多由垂体瘤所致。反之,小于 7 岁的小儿如果出现库欣综合征,则大多提示肾上腺肿瘤。1912 年 Haevey Cushing 首次报道 Cushing's 综合征,并揭示此类患者中约 80% 是由垂体促肾上腺皮质激素(Adrenocorticotropic Hormone, ACTH)分泌增多所致,其余 20% 是由异位存在 ACTH 分泌功能的肿瘤所致,例如燕麦细胞癌、支气管肿瘤、胰岛细胞瘤、嗜铬细胞瘤。

2. 麻醉处理

与 GH 腺瘤患者的麻醉处理基本一致,但此类患者的应激反应更剧烈,需要加深麻醉深度,并辅以尼卡地平、艾司洛尔等维护循环系统稳定。手术中将应激反应控制在一定程度内,保证内环境稳定,减少内分泌系统并发症和避免过强过久应激反应导致机体损伤,是麻醉处理的重点。

3. 血糖问题

术中需要动态监测患者的血糖水平,将血糖水平控制在 10mmol/L 以内,加深麻醉以削弱手术操作所致的强烈应激反应,降低交感—下丘脑—肾上腺轴反应,使糖异生减少,抑制无氧酵解增强导致乳酸生成过多;逆转应激状态下机体胰岛素受体敏感性降低,减弱血糖水平升高的趋势,稳定机体糖代谢,以利于手术后脑功能的恢复。

二、垂体瘤患者的气道管理

(一)垂体瘤患者气道的特点

一般而言,各种垂体瘤手术患者均可应用常规麻醉诱导方式进行气管插管。有两种情况需要特别注意,一是 ACTH 腺瘤,二是 GH 腺瘤。其中,GH 腺瘤尤应引起重视。

ACTH 腺瘤患者常常出现满月脸等皮质醇增多的表现,患者较肥胖和面部较大可导致面罩通气困难。

GH 腺瘤患者可出现肢端肥大症的表现。由于生长激素持续分泌过多,可导致骨、软组织和内脏过度生长,头颅、面部宽大,下颌突出延长,咬合不良等;舌、咽、软腭、悬雍垂和声带肥厚可引起睡眠呼吸暂停综合征,并易导致高血压而产生心脏、胃肠道和肾脏疾患。

肢端肥大症患者麻醉诱导时,可因肥厚的舌体和咽喉组织等松弛、塌陷而导致呼吸道梗阻。呼吸道管理较为困难,其病残率和病死率较非肢端肥大症增加 3 倍。此类患者麻醉诱导时面罩通气和气管插管操作均可能十分困难,面罩通气的漏气发生率高,常常须双手紧扣面罩、置入口咽通气道和加大氧流量等方式才能维持通气,少部分患者甚至可因严重呼吸道梗阻发生面罩通气困难。

肢端肥大症患者的气道解剖结构异常和中枢因素,手术后容易发生睡眠呼吸暂停综合征。患者手术结束后必须彻底清理气道分泌物,气管拔管后更应仔细观察和监护,尤其是呼吸道分泌物情况和咽喉部水肿程度。

(二)手术前气道评估

全面的气道评估对所有垂体瘤手术患者均十分重要。垂体瘤患者麻醉前,需要通过病史复习、体格检查和影像学进行严格的气道评估,以识别患者围手术期发生面罩通气困难和气管插管困难的危险。

(三)气道管理

1. 原则

根据美国麻醉科医师协会制订的"困难气道管理原则",对于手术前已预计的困难气管插管患者,应评估是否同时存在面罩通气困难。若预计患者同时存在面罩通气困难,发生无法供氧的风险较高,则强调应在气道局部麻醉和保留自主呼吸的状态下实施气管插管;若预计患者可以应用面罩进行满意的肺通气,发生无法供氧的风险很低,则可选择保留自主呼吸或快速顺序诱导后进行气管插管。若全身麻醉后无自主呼吸的患者发生困难气管插管,则应在面罩通气保证满意气体交换的前提下,选用各种可用的气管插管技术。对于严重困难气道的患者,如果气管插管失败且面罩通气无效,应及时采用紧急肺通气技术,例如置入喉罩(LMA)、环甲膜穿刺和经气管喷射通气等。

2. 清醒气管插管技术

对于手术前评估预计存在困难气道,诱导后发生无法供氧风险较高的患者,目前主张在镇静和气道局部麻醉下进行气管插管。原则上,对于已预计的困难气道不能轻易选择全身麻醉诱导,安全的处理是保持患者清醒和自主呼吸,妥善完成气管插管后再实施全身麻醉。

(1)采取清醒气管插管的原因:虽然清醒气管插管较为费时,患者也不易接受,但对已预计的困难气道患者,采用清醒气管插管有以下三个理由:①清醒患者能较好地维持自然气道的通畅;②清醒患者能维持足够的肌肉张力,使上气道组织相互独立,便于识别,如舌根、会厌、喉、咽后壁等。在应用全身麻醉和肌肉松弛药后,肌张力下降,上气道组织结构塌陷,如舌后坠,不利于对声门的识别和面罩通气中气道的开放;③清醒患者可以维持满意的气道和自主呼吸,故能够给麻醉科医师提供足够的操作时间和机会,减轻其心理负担,并减少因忙乱所致不当处理情况的发生。

(2)患者的准备:清醒气管插管成功的关键条件就是准备工作充分,以使患者安静合作,喉头对刺激无反应。适当的准备工作包括患者的心理准备、完善的气道局部麻醉、应用抑制气道分泌的药物和适量的镇静药物等。

(3)常备器械麻醉科:应有一个困难气道处理专用器械箱或推车,每天常规检查一次,以确保在紧急情况下随时可用。其器械项目参考如下:①面罩和简易呼吸器;②各种类型和型号的普通喉镜与视频喉镜,包括直形喉镜、弯形喉镜等,对于肢端肥大症患者需要同时准备最大型号镜片;③各种类型和型号的通气道,包括口咽和鼻咽通气道、光导纤维支气管镜(FOB)引导气管插管专用通气道等;④各种型号的气管导管;⑤各种气管插管引导器,如可进行喷射通气的空心引导芯、弹性橡胶引导芯、光索等,这些器械有助于控制气管导管前端的方向;⑥FOB或电子插管软镜;⑦逆行引导气管插管所需的器械;⑧紧急情况下进行紧急通气所需的设施,如 LMA、环甲膜穿刺器具、经气管喷射呼吸器、联合导气管等;⑨紧急气管切开器械。

(4)气管插管方法的选择:清醒气管插管的方法很多,其选择可根据麻醉科医师对各种气管插管技术的熟练程度、现有仪器设备以及患者的具体情况而定(见下面的相关内容)。

3. 全身麻醉气管插管技术

如果患者预计诱导后可以应用面罩进行满意的肺通气,发生无法供氧的风险较低,或者患者不合作或拒绝清醒气管插管,则可进行全身麻醉诱导。

(1)手术前准备:一般手术前准备和气管插管准备同清醒气管插管,但在预计为喉显露和气管插管极度困难的患者,应准备视频喉镜、FOB、声门上气道工具、环甲膜穿刺包与气管切开包等应急气道工具,以及经气管高频喷射通气装置等。

(2)麻醉用药原则:①对于预测重度困难气管插管的患者(Ⅳ级喉显露)和需要应用 FOB 引导气管插管的患者,主要采用全凭静脉麻醉和(或)吸入麻醉保留自主呼吸的诱导方法;②对于无面罩通气困难、喉部显露为Ⅱ、Ⅲ级的困难气管插管患者,可在满意预给氧后进行快速顺序诱导,于完全肌肉松弛状态下进行气管插管操作。如果气管插管失败或困难气管插管的程度比预计的严重,应采用面罩给氧 3~5min,待自主呼吸恢复后,改用吸入麻醉或全凭静脉麻醉进行气管插管。

4. 常用的气管插管方法

(1)直接喉镜:在所有的气管插管技术中,直接喉镜是麻醉科医师最为熟悉的方法,但对清醒患者的刺激较大,需对患者进行良好的准备,包括良好的局部麻醉,充分的镇痛镇静,大小合适的普通或视频喉镜镜片。由于肢端肥大症患者的下颌骨变长,男性患者往往需要选择大号喉镜;肢端肥大症患者的舌体较大,常影响操作者的视野,应当尽量将舌体挡于口腔一侧。当声门显露不佳时,例如呈Ⅱ级或Ⅲ级喉显露时,可由助手在颈部进行喉外部压迫操作,大多可使直接喉镜视野有不同程度的改善。对于直接喉镜仅能显露部分喉结构或完全不能显露喉结构的患者,需要在气管导管内放置插管芯,以使气管导管维持固定的形状,在高位喉头患者时,常需将插管芯和气管导管塑形成"J"形或鱼钩状。

(2)特殊喉镜气管插管技术:目前已有多种用于困难气管插管的特殊喉镜,常用的有视频喉镜、Airtraq及视可尼硬质光导纤维喉镜等。

视频喉镜:近年来视频喉镜在气道管理中的应用逐渐广泛,其主要优点是:①喉部显露更加容易。由于视频喉镜的摄像头是位于镜片前端,可直接将镜片前端的组织结构通过光导纤维传递至外接的显示器上,而不必自口腔外观看咽喉深部的组织结构,拉近了观察喉部的距离和避免了直接喉镜前端的盲区,从而使喉部显露更加容易;②可改善喉部显露分级。困难气道患者,其达到的喉部显露分级可较直接喉镜降低Ⅰ~Ⅱ级。另外,在应用视频喉镜显露喉部时,联合应用喉外部压迫操作可进一步改善喉部显露分级;③操作简单易学。由于视频喉镜的操作技术基本上同直接喉镜,所有能够熟练应用直接喉镜的麻醉科医师均能应用此项技术,而不需进行特殊训练;④气管插管损伤小。由于视频喉镜镜片的独特设计,所以可明显降低显露喉部所需的上提用力。据知,降低喉镜的上提用力可减少对患者口、咽部结构的损伤。

与FOB相比,应用视频喉镜进行气管插管时的突出优点是:①操作技术简单,且属于直视操作;②对气管导管的类型没有限制;③较少受口腔和咽部血液、分泌物的影响;④插入气管导管时一般不会发生声门上受阻的情况,而在FOB引导气管插管时则十分容易发生该问题,尤其是在所选择的气管导管型号与FOB镜干的直径相差悬殊的情况下。

硬质光导纤维喉镜:包括Shikani(视可尼)、Levitan和Bonfils等,能通过目镜观察声门,结合了光索和FOB的优点,具有操作简便和快捷可视的优点,设计的主要目的是处理困难气管插管。气管插管前,将适当型号的气管导管套在其镜杆上并用导管固定器固定。气管插管时,操作者站在患者头端,采用左手提起下颌,右手持视可尼并从中线将镜体即气管导管插入,沿舌体表面推进并通过目镜寻找会厌和声门等解剖结构,在清楚显露声门后,将气管导管前端置入声门并插入气管内。

(3)FOB或电子插管软镜引导气管插管技术:在清醒患者实施FOB或电子软镜引导经口气管插管时,可在患者口腔内放置专用的通气道,以防止患者咬伤FOB镜杆。然后,将气管导管插入专用通气道内,直至其前端位于通气道的中下1/3处;通过气管导管插入FOB,直至看到声门;然后将FOB插入气管内,并沿镜杆推送气管导管直至其前端到达隆突上2~3cm处。

在全身麻醉患者实施FOB或电子软镜引导经口气管插管时,可使用内镜操作专用面罩供给100%的氧。通过面罩的自封性隔膜将FOB插入气管插管专用通气道;面罩放在患者面部以通常方式维持呼吸。当FOB进入气管内时,沿FOB将气管导管经面罩的自封性隔膜孔推送入气管内,在气管导管到达合适位置后,退出FOB,然后在口唇周围握持气管导管,移去内镜操作专用面罩。

在FOB插管的过程中,可让助手辅助将患者的下颌提起以增加咽部的空间,有助于提高插管成功概率。在FOB成功置入气管后,可能会出现气管导管置入困难,此时可将气管导管连同镜体逆时针旋转90°,常可解决这一问题。

(4)光索引导气管插管技术:大量临床应用表明,在常规气管插管操作中,光索至少与采用直接喉镜一样有效;在操作熟练应用的情况下,光索较直接喉镜更好、更准确和更易被患者耐受。在选择合适光索芯的情况下,其可用于所有年龄患者的气管插管操作。在困难气管插管患者,可将光索与FOB、插管型喉罩通气道和直接喉镜等联合应用。

(5)逆行引导气管插管技术:该技术是利用穿刺针作环甲膜穿刺,然后将引导管和(或)丝经穿刺针向头侧插入气道内,使引导管和(或)丝逆行通过声门抵达口腔或鼻咽腔,并将其从口牵出,然后将气管导管套在引导管和(或)丝外,借此做引导,沿其将气管导管经声门而插入气管内。但是,此法创伤较大,不宜常规使用。

(四)术中和术后气道管理

无论是经额开颅(因额窦开放)还是经蝶手术,手术中均有血液流入口腔的可能。另外,经蝶手术后伤口渗液亦有流入口腔的可能。所以,气管插管后必须将气管导管套囊满意充气,以防止血液和液体流入气管内,同时需注意避免套囊压力过高损伤气道黏膜。

麻醉维持方法可直接影响拔管期的气道安全,所以麻醉药物的选择需有利于手术后气道管理。麻醉目标是手术后患者迅速苏醒,减少躁动和循环波动,尽早获得良好的拔管条件,以及便于术后早期进行神经系统评估等。因此,建议麻醉维持尤其是手术结束前的 1~2h 使用丙泊酚、瑞芬太尼、地氟烷等短效麻醉药物,以利于患者迅速苏醒,但应注意结合中长效镇痛药物以避免手术后切口疼痛。

手术结束后,必须将患者口腔内的分泌物完全吸除干净,待通气量接近手术前水平、$P_{ET}CO_2 < 45mmHg$、$SpO_2 > 95\%$、清醒、肌力与吞咽反射恢复后方可拔除气管导管。

三、麻醉对垂体前叶内分泌功能的影响

(一)麻醉对生长激素的影响

生长激素受控于生长激素释放激素与生长激素释放抑制激素,参与人体的糖、脂肪、蛋白质代谢和应激反应,其血中半衰期为 15~20min。麻醉药物对生长激素的影响研究结论不一。许多临床资料表明,吸入麻醉对生长激素分泌的影响不明显。Agnila 在动物试验中解释了这一现象,在吸入麻醉下生长抑素通过阻断生长激素释放激素的暂时升高,抑制生长激素的释放,停止吸入麻醉后,这种抑制作用消失,生长激素释放恢复正常。而 Marana 等对不同麻醉方式后妇科腹腔镜手术患者生长激素水平变化的研究发现,全凭静脉麻醉后患者生长激素水平显著降低,七氟烷吸入麻醉后生长激素水平则显著升高。

(二)麻醉对泌乳素的影响

既往研究表明,麻醉和手术均可引起泌乳素的增高。有学者比较观察了非垂体区病变与垂体区病变患者麻醉和手术中不同时间点的泌乳素变化,发现非垂体病变颅内手术患者的泌乳素升高幅度明显大于垂体区病变患者。Sarlis 等研究提示,硫喷妥钠、氯胺酮与氟哌利多均增加血浆泌乳素水平,而芬太尼、地西泮与咪唑安定对泌乳素水平影响较小,说明在麻醉及手术等应激状态下,泌乳素水平可明显升高。

(三)麻醉对促肾上腺皮质激素和皮质醇的影响

通常,下丘脑的促肾上腺皮质激素释放激素(CRH)和垂体的 ACTH 及肾上腺皮质分泌的皮质醇之间存在长和短负反馈作用,三者之间相互协调,使机体的下丘脑—垂体—肾上腺皮质

轴处于相对动态平衡。下丘脑—垂体—肾上腺皮质轴与应激反应最为密切,当机体受到侵袭时,刺激通过上行性传导纤维至脑和下丘脑,引起交感神经兴奋,使肾上腺释放肾上腺素,后者作用于垂体前叶,促进其分泌 ACTH,ACTH 又促使肾上腺皮质分泌肾上腺皮质激素,以促进周身各器官的功能与代谢,以适应应激状态之需要。麻醉与手术可引起不同程度的应激反应。

垂体瘤患者的手术前皮质醇水平可能处于正常低限或低于正常,并有神志淡漠少语等表现。经应用糖皮质激素(例如地塞米松)进行替代治疗后,患者精神状态可有所好转。

麻醉药物对下丘脑—肾上腺轴影响的研究结论不一。观察各种吸入麻醉药对血浆皮质醇浓度的影响发现,以纯氧加 0.5 ~ 1.0MAC 的氟烷、地氟烷或异氟烷吸入麻醉时,血中皮质醇均降低;与氧化亚氮合用则血中皮质醇升高。Carmalt JL 等的动物研究证明,异氟烷麻醉后海绵窦中血浆 ACTH 水平降低。这些结果提示,目前常用的吸入麻醉药对肾上腺皮质功能均具有抑制作用。对于静脉麻醉药物,一方面有研究表明常用的肌松药对肾上腺皮质激素的分泌无影响,但硫喷妥钠、依托咪酯、大剂量芬太尼等静脉麻醉药对皮质醇或 ACTH 具有抑制作用。Ge R 等进行的动物研究发现,大鼠持续静脉输注依托咪酯 2h 后对肾上腺皮质的抑制作用至少达 3h 以上。然而,Sarlis 等对健康志愿者的研究则发现完全不同的现象,他们的研究提示除地西泮与咪达唑仑外,其他静脉麻醉药物包括硫喷妥钠、氯胺酮、氟哌利多及芬太尼均使 ACTH 显著升高。其中,氯胺酮与芬太尼对下丘脑—肾上腺轴激活的水平最高。因此,麻醉药物对下丘脑—肾上腺轴的影响尚需进一步研究明确。

(四)麻醉对甲状腺激素的影响

在生理状态下,通过下丘脑促甲状腺激素释放激素(TRH)—垂体促甲状腺激素(TSH)—甲状腺(T_3、T_4)轴的反馈作用调节机体的代谢过程。但是,70% 以上的 TRH 存在于大脑的非下丘脑区,许多脑干运动核和脊髓运动神经元,甚至胃肠道也存在 TRH,所以有人认为 TRH 可能具有某种神经递质作用,例如对去甲肾上腺素、多巴胺、5 - 羟色胺的兴奋和抑制作用。Teba 等在狗失血性休克模型实验中发现,应用 TRH 治疗可明显增高平均动脉压、心排出量和外周血管阻力,但机体氧耗量无变化;同时 β - 内啡肽的水平明显增高。另有研究发现,TRH 可增加失血性、神经性和内毒素性休克的血压和生存率。虽然大鼠注射硫喷妥钠 30min 后 TSH 含量降低,但是人体却未发现硫喷妥钠全身麻醉对 TSH 分泌和血中水平具有明显影响。

目前大多数人认为,吸入麻醉药氟烷、地氟烷和异氟烷均可使血清 T_4 水平升高,但并不增加甲状腺的 T_4 分泌,说明增多的 T_4 可能是从周围组织尤甚从肝脏动员转移而来。Marana E 等对不同麻醉方式后妇科腹腔镜手术患者甲状腺轴激素水平变化的研究发现,全凭静脉麻醉或七氟烷吸入麻醉后患者 TSH 水平与游离 T_4 水平均显著增高,而游离 T_3 水平显著降低。另有研究发现,全身麻醉下实施胸腔手术期间 T_3 明显降低,rT_3 在手术后第 1 天明显升高,TSH、T_4 无明显改变。有学者发现,在异氟烷静吸复合麻醉中,正常 ICP 患者开颅后 TSH 明显增高,而慢性颅内高压患者的手术前 TSH 值明显低于正常 ICP 患者。另外,麻醉后各观察时间点的 TSH 也明显低于正常 ICP 患者。目前尚未见到有关 TSH 型垂体瘤的报道。

上述临床资料说明,麻醉与手术刺激对垂体前叶细胞的内分泌功能具有较大影响。

四、麻醉后常见问题及其处理

(一)气道问题

无论麻醉技术多么完美,均无法完全避免手术后气道梗阻的风险,尤以肢端肥大症或

Cushing's 综合征患者易发生,若患者并存睡眠呼吸暂停则危险性更高。垂体瘤手术后常有鼻咽、口咽等部位的积血,因而存在分泌物和血液流入咽喉部的危险。此外,手术后内分泌功能改变及变化程度难以预料,可导致苏醒延迟、通气不足及拔管后嗜睡,增加气道梗阻风险。因此,在拔管后数小时内,气道是否通畅是需要特别关注的问题,也是危及患者安全的关键因素。必须在麻醉恢复室或 ICU 严密观察,除常规监测 SpO_2、心电图、血压、动脉血气和电解质,还需准备好各种开放气道的工具,如喉镜、气管导管、口咽通气道、鼻咽通气道等。垂体瘤切除术患者的气道管理不能被简单地理解为肢端肥大症所致困难气道的处理,还涉及内分泌功能低下影响意识水平、手术后延迟性舌后坠、心脏肥大有发生心功能衰竭危险等。麻醉科医师对神经外科知识的了解,及时正确的判断力,合理应用各种技术,比掌握各种气管插管技术本身更为重要。

(二)手术后疼痛

经蝶手术患者术后常存在中度疼痛,经颅入路手术后疼痛则略为严重,对于该类手术后疼痛可采取多模式镇痛策略,包括阿片类药物的使用以及术前局部神经阻滞(适用于开颅手术)等方法加以防治。

(三)术后恶心呕吐

术后恶心呕吐是垂体瘤术后常见并发症,除常规预防性使用抗呕吐药物外,术后一旦出现应积极给予止吐处理并注意预防误吸。术后恶心呕吐的常用治疗药物包括 5 - HT 拮抗剂(昂丹司琼、格雷司琼、托烷司琼)、类固醇类药物以及抗胆碱药等。几种抗呕吐药联合应用,正越来越多地被应用于手术患者恶心呕吐的治疗。

(四)术后烦躁

患者完全清醒前,通常容易出现烦躁,其中疼痛经常是导致躁动不安的主要原因,因此应给予充分镇痛。除此之外,对于实施经蝶垂体瘤切除术的患者,鼻孔填塞是导致患者躁动的另一因素。因此经蝶手术术前访视时一定要告知患者手术将填堵鼻孔,手术后只能用口呼吸,必要时可让患者提前练习。另外,还应告知患者,手术后清醒时咽喉部留置气管导管以及尿管,需要患者配合。在事先的心理干预下,患者清醒后在医护人员提示下一般能够配合,很少因此发生躁动;能很好地张口呼吸,可避免因不能适应张口而出现缺氧和二氧化碳蓄积。个别出现鞍隔硬脑膜破损的患者,血液和空气亦可进入颅腔,患者手术后的清醒程度可能受到影响,因此术后除注意监测生命体征、意识状态、视野与视力外,任何恶化的表现均应与外科医师积极沟通,以便早期判断与处理。

(五)术后替代治疗

患者术后通常需要激素替代治疗,直至残存垂体组织恢复功能,应重视相关激素分泌不足的临床特征,特别注意肾上腺功能不全的表现。此外,尿崩症通常发生于术后第一个 24h 内,若同时出现血浆渗透压增高(>295mOsmol/kg),低渗尿液(<300mOsmol/kg)与尿量增多[> $2mL/(kg \cdot h)$]即可做出尿崩症的诊断,可使用精氨酸加压素予以处理,对尿崩症的早期诊断与处理有利于避免高钠血症与脱水。

第七节　颅咽管瘤手术的麻醉

一、术前评估

颅咽管瘤术前评估的目的在于明确患者神经内分泌功能的状态、激素替代治疗方案(甾体类激素、甲状腺激素或醋酸去氨加压素)及其疗效。这些治疗药物应持续使用至术前，不能中断治疗，以确保患者能够耐受麻醉手术的应激，平安度过围术期。术前评估的项目包括：①详细的病史、生长发育情况及体格检查；②目前身高、体重、体表面积、青春期及骨龄；③精确的出入液量记录；④晨起血浆渗透压及相对应的尿渗透压；⑤血清尿素、肌酐、电解质及血糖；⑥甲状腺功能(甲状腺素及促甲状腺素)；⑦上午 9 点皮质醇(未接受类固醇激素治疗的患者)；⑧泌乳素(以排除泌乳素瘤)；⑨甲胎蛋白与 β-HCG(以排除生殖细胞肿瘤)；⑩胰岛素样生长因子-1。

此外，颅咽管瘤患者常常合并有肥胖，术前充分评估气道条件，行胸部 CT、心电图、血气分析等辅助检查。这类患者手术前常常存在低通气的状况，术前用药需酌情减量，因这类患者对镇静药物易感，容易发生呼吸抑制。因为有反流误吸风险，术前应该给予 H_2 受体拮抗剂甲氧氯普胺、枸橼酸钠等药物。

二、围术期监测

除了常规生命体征监测，建议进行有创动脉血压、中心静脉压的监测，其他一些必要的特殊监测如电解质、血浆渗透压、体温监测。

(一)血电解质测定

至少要在切除肿瘤前和切除肿瘤中进行检验，并根据检查结果调整输液成分，然后再复查电解质，以评价治疗效果。

(二)血浆渗透压监测或估算

人体正常渗透压范围是 280~330mOsm/L，由于血浆渗透压与血浆中钠离子、血糖及尿素氮有关，所以可以由下列公式计算：血浆渗透压(mOsm/kg) = 2[Na^+] + [血糖]/18 + [尿素氮]/2.8，Na^+ 浓度单位 mEq/L，血糖及尿素氮的浓度单位为 mg/dL。实验室检测的血浆渗透压与计算值间存在一些偏差，称为渗透压间隙。这说明血浆中存在大量具有渗透压活性的分子，如甘露醇、甘氨酸等，或者是患者本身存在肾功能不全、高脂血症或高蛋白血症。围术期应每小时测量一次血浆渗透压。

(三)体温监测

由于颅咽管瘤邻近第三脑室和下丘脑体温中枢，所以手术中有可能出现体温升高，提示手术后将出现中枢性高热，要做好进一步积极治疗的准备。

(四)血容量监测

由于出入量可能比较大，要以合理的速度补液，仅凭经验不够可靠，需要监测血容量。虽然中心静脉压监测在一定程度上可以反映血容量，但是敏感度不高；监测每搏量变异度是一项新的技术，能及时提示血容量不足，指导快速补液，同时避免输液过多。

三、围术期激素水平调节

(一)生长激素

生长激素缺乏尤其常见于儿童颅咽管瘤患者,激发试验检测其发生率为72%~95%。生长减缓是比较常见的表现,但通常是回顾性发现而无主诉。由于ICP升高所急需外科手术干预的急迫性优先于明确诊断的必要性,几乎很少有机会进行激发试验以明确生长激素缺乏的诊断。在这种情况下,检测患儿的IGF-1的基础值非常有助于诊断。

(二)肾上腺皮质激素

肾上腺功能减退通常继发于鞍区上肿瘤,如果在围术期没有识别及处理会危及患者生命。激发试验数据表明术前25%~71%的颅咽管瘤患者合并有肾上腺功能减退。术前发现有皮质醇缺乏的患者应该接受皮质醇替代治疗,同时也需要应激剂量的皮质醇类固醇激素以度过神经外科手术。如果患者在术前因神经外科适应证接受了地塞米松治疗,那么在术中则无须额外的激素治疗。但在术后地塞米松作用削弱则需要进行皮质醇替代疗法直至进行下丘脑—垂体—肾上腺轴功能检测结果正常。但需要强调的是,如果患者在术前12个月内接受过2周以上的抑制下丘脑—垂体—肾上腺轴剂量糖皮质激素(如每日5mg强的松剂量或等效剂量的其他糖皮质激素)治疗的患者必须在围术期补充糖皮质激素。

正常成人每天分泌20mg皮质醇,手术应激等因素会使皮质醇分泌增加,在极端应激的情况下,皮质醇最大分泌量可达300mg。围术期糖皮质激素补充有两种方案:①经典方案:从手术日晨开始每8h给予100mg氢化可的松,持续至术后24h;②替代方案:麻醉诱导前给予25mg氢化可的松,在之后24h内输注100mg氢化可的松。第二种方案尤其适用于糖尿病患者,因为其对血糖的影响较第一种方案小。

(三)甲状腺激素

2.7%~42%颅咽管瘤患者术前合并甲状腺功能减退,应使用甲状腺素进行替代治疗。这类患者手术前必须纠正低甲状腺素血症,术前用药需酌情减量,对镇静药物易感,容易发生呼吸抑制。甲状腺素替代治疗应该持续至术日晨,但如果是长半衰期的T_4在术前未服药对患者不会产生显著的不良影响。对于同时合并肾上腺功能减退及甲状腺功能减退的患者,氢化可的松的治疗要先于肾上腺素,因为如果先给予甲状腺素替代治疗,甲状腺素可以加速糖皮质激素的代谢清除,从而导致肾上腺危象的发生。

四、围术期水电解质平衡调节

输液量是以维持体液平衡为准,尽量不使用甘露醇、呋塞米等利尿剂,以免干扰对围术期尿量变化的判断。颅咽管瘤患者在术中可能由于中枢性尿崩症而出现体内总钠量正常的高钠血症,临床上仅表现失水的症状而无明显的低血容量表现,除非有大量的水分丢失。当血钠浓度>145mEq/L时,诊断为高钠血症,需进行以恢复血浆渗透压为目标的液体治疗。纠正高钠血症的速度应该不超过0.5mEq/(L·h),否则会导致癫痫、脑水肿、永久的神经功能损伤甚至造成患者死亡。

患者液量的缺失通过以下公式计算估计:液体缺失量(L)=正常体液总量-实际体液量;实际体液量=(预计血浆钠浓度/实测血浆钠浓度)×正常体液总量;正常体液总量=体重(kg)×60%。液体的选择取决于患者电解质状态。既然丢失的是低渗液体(游离水),所以常用盐溶液的浓度是普通生理盐水浓度的50%或25%，也可以选用5%的葡萄糖溶液。

五、麻醉苏醒期管理要点

颅咽管瘤患者术后因为低体温、甲状腺功能减退、水电解质平衡紊乱、手术损伤或麻醉药物代谢等因素导致麻醉后苏醒延迟的发生，呼吸恢复的程度亦可受到一定程度的影响。如果经胼胝体入路手术损伤较大，患者可出现缄默症，首先表现为对唤醒、外来刺激反应迟钝；如果肿瘤巨大累及中脑，则可导致患者手术后意识不恢复；如果手术操作累及脑桥，手术后可出现呼吸节律和幅度异常。在发生上述异常情况的患者，手术后拔管必须谨慎，过早拔管有导致缺氧甚至误吸的危险，可考虑留置气管导管，必要时手术后呼吸机支持。如果是伴有肥胖的患者可以放置于45°改良半坐位以改善通气与氧合。不应盲目使用催醒药物并且及时纠正水电解质失衡。术后可能存在体温异常，需监测患者体温。

六、尿崩症的诊断与处理

（一）发病机制及分类

ADH（Antidiuretic Hormone）在下丘脑视上核与室旁核内合成，经由视上核—垂体束运送至垂体后叶。ADH缺乏是造成尿崩症的原因，按发病机制可分为中枢性及肾性尿崩症，前者的病因包括垂体疾病、脑肿瘤、浸润性肉瘤、脑外伤（包括神经外科手术后的损伤），而后者则是由许多因素使肾脏对ADH缺乏反应，这些影响因素包括低钾血症、高钙血症、镰刀状红细胞贫血、阻塞性肾小管疾病及药物（锂剂、膦甲酸、两性霉素B及地美环素）引起的肾功能不全引起等。

（二）术前尿崩症治疗方案及疗效评估

据报道17%～27%儿童颅咽管瘤患者术前有中枢性尿崩症症状，包括多尿、多饮和烦渴。多尿的定义：新生儿尿量>150mL/kg/24h，2岁以内幼儿>100～110mL/kg/24h，大儿童及成年人>40～50mL/kg/24h。如果中枢性尿崩症合并未经治疗的肾上腺功能不全，多尿、多饮的症状会被后者的水潴留效应所掩盖。

术前尿崩症的治疗方案包括通过补充尿液的损失量以恢复正常血容量、静脉输注日常液体生理需要量及应用ADH类药物。水溶性血管升压素用于短期替代，剂量为皮下注射5～10IU/4h；油剂型（鞣酸加压素）为长效，经皮下或肌内注射5IU/24～36h；醋酸去氨加压素（Desmopressin Acetate，DDAVP），经鼻内应用（10～40μg）或静脉应用（1～2μg/8～24h）。DDAVP是人工合成的内源性精氨酸加压素的类似物，但是其加压素的效应较精氨酸加压素弱2000～3000倍。可以经口、鼻及静脉给药。经口、鼻给药血药浓度达峰时间为40min～55min，半衰期为3.5h。使用后1～2h尿量开始减少，作用持续至6～18h。

ADH部分缺陷的患者围术期可以不用静脉注射抗利尿激素类药物，除非其血浆渗透压超过290mOsm/L。这是由于血容量减少及手术应激会引起ADH大量释放，因此这部分患者只需要围术期监测血浆渗透压。考虑到血管升压素的不良反应，其使用剂量应该严格限制在控制多尿症状的范围内。因为其催产素样及收缩冠状动脉的作用，对孕妇及冠心病患者需慎用。

术前罹患尿崩症的患者还需评估其血容量的状态，包括直立位生命体征测量、血电解质、BUN与肌酐水平的检测。口服药物应在手术前改为皮下或静脉注射。必须注意，应用ADH制剂可导致心肌抑制，出现冠状动脉供血不足和低血压。另外，要注意用药过量反而可引起低钠血症。此类患者对禁饮十分敏感,短时间的禁饮即可引起严重脱水,除尽量缩短术前禁饮时间外,还应静脉输注葡萄糖液或低渗氯化钠盐液。

(三)术中尿崩症的诊断与治疗

尿崩症的临床表现多尿伴随血浆渗透压的升高,因此,低渗尿、血浆渗透压升高支持诊断。术中中枢性尿崩症的诊断标准。

(1)血浆渗透压升高 >300mOsm/kg。

(2)尿量增加 >2.5mL/(kg·h),并且持续 2h。

(3)尿渗透压 <200mOsm/kg。

(4)尿渗透压/血浆渗透压 <1。

一旦确诊尿崩症,液体治疗方案:①前 1h 尿量的 2/3 + 每小时生理维持量;②前 1h 尿量 -50mL + 每小时生理维持量。当每小时液体输注量超过 350 ~ 400mL 时,静脉注射DDAVP1 ~2μg。

液体的选择取决于患者电解质状态。补液种类的选择取决于患者体内的电解质水平。总体而言,当患者丢失的是低渗及相对低钠的体液时,补液选择半张或等张的盐水及 5% 葡萄糖液。当输注 5% 葡萄糖液时需警惕高血糖症的发生。

(四)术后尿崩症的治疗

通常情况下,经蝶颅咽管瘤手术即使切除部分垂体也不影响水平衡,这或许是因为 ADH从视上核—垂体束的断端也可以释放。但是当垂体柄被横断后,无论垂体后叶是否完整都会发生暂时性中枢性尿崩症。因此,在切除向鞍区上扩展的颅咽管瘤时可能会涉及下丘脑内及其附近组织,下丘脑受到激惹后引发交感反应产生包括高血压在内的一系列交感兴奋的表现。而下丘脑损伤则导致一系列生理指标的紊乱,其中尤以水平衡异常最为明显。迟发性中枢性尿崩症发生概率增高,其通常在术后 12 ~24h 内出现,而在手术室内发生的情况较少见。最终导致尿液浓缩功能受损从而产生大量的低渗尿。如果患者不能及时补充由多尿引起的体液损失量会导致低血容量。

手术后确诊中枢性尿崩症,应该早期应用 DDAVP 治疗,经鼻药物剂型用量为 10 ~40μg/d总量,一次或分两次给予;口服剂型用量为从 0.05mg/次、2 ~3 次/d 开始,根据患者每日的尿量调整其剂量,将每日尿量控制在 1500 ~2000mL。

手术后仅需常规静脉输葡萄糖液,而不必常规应用脱水剂,以免引起和加重水电解质紊乱。每日早、晚两次检查血浆电解质,根据检查情况及时调整静脉输注含钠液体的用量。如果发生高钠、高氯血症,应从输液和饮食两方面限制钠入量。对于顽固性高钠、高氯血症,可口服氢氯噻嗪,其机制是促进钠的排出,并有利尿的作用,25mg/次,1 ~2 次/d,根据血电解质的变化调整用量。

低钠血症伴低氯血症的患者应用生理盐水便可逐渐纠正,当血钠浓度接近正常值 135 ~145mmol/L 时,停用或减少生理盐水用量。不可应用高渗盐液快速提高血钠、氯水平,以防医源性高钠血症和高氯血症。

当血钠浓度过高或过低时,患者极易发生癫痫和昏迷,这是极其危险的情况。手术后可常规应用鲁米那预防癫痫。癫痫发作时静脉注射地西泮 5 ~10mg,然后静脉输注德巴金 1mg/(kg·h)。控制癫痫和调整电解质紊乱应同时进行。

第八节　神经外科幕上肿瘤手术的麻醉

幕上肿瘤开颅手术患者的麻醉,要求我们在充分了解肿瘤占位对颅内病理生理状态影响的前提下,理解麻醉药物对神经功能评估和肿瘤预后的可能影响。在下列原则下完成幕上肿瘤开颅手术的麻醉:保证充足的脑灌注、维持理想的脑氧合、为手术提供最佳颅内状态;确保术后快速神经功能评估的开展;减轻术后疼痛、促进神经功能恢复;配合患者的快速恢复和离院,节省医疗费用。

一、术前评估与术前准备

(一)术前评估

幕上肿瘤需要开颅手术的患者,绝大多数在出现临床症状之前,往往肿瘤已经生长得极为巨大,这种情况在良性肿瘤如脑膜瘤、血管畸形等患者中尤为多见。因此,充分的术前评估,尤其对神经功能的评估,对麻醉和手术的顺利进行就显得十分重要。术前,麻醉医师与神经外科医师一起,进行全身及神经系统的评估,并根据患者的神经功能、一般情况和手术方式制订麻醉计划。

1.手术前神经功能的评估

幕上肿瘤患者手术前神经功能的评估,尤其是肿瘤占位效应、是否有中线移位、是否侵袭重要血管,都是手术前神经功能评估中需要格外关注的内容。神经功能评估应包括估计 ICP 升高的程度、颅内顺应性和 CBF 自动调节能力损害的程度,以明确在脑缺血和神经损害发生前 ICP 和 CBF 的稳态自动调节能力储存的多少。目的是评估已经存在的永久性和可恢复的神经损害各有多少。与神经外科医师一起,详细了解患者的病史、体格检查和相关的影像学检查。对手术中可能出现的风险,如:出血、神经牵拉、凝血障碍等风险进行充分的评估。了解手术中将采用的体位、手术入路和手术计划,进行手术前讨论。

2.患者一般状况的评估

幕上肿瘤手术的患者在没有合并其他系统疾患的前提下,一般状况尚可。但需要提醒注意的是,幕上肿瘤手术的患者,尤其是良性肿瘤(如脑膜瘤)手术的患者,因为患者病史较长、在出现临床症状之前,肿瘤生长较为巨大,而且往往此时患者已经处于高龄。近些年来,大于 60 岁的老人,甚至 70 岁以上的高龄患者进行幕上肿瘤切除术逐渐增多。而这些高龄患者往往合并一些其他系统的疾患,其评估也愈发复杂。因此,对这部分患者一般状况的评估需要格外注意。

对于既往有心血管系统疾患的患者,需要详细了解患者相关的病史、用药史、评估其心功能。幕上肿瘤切除术(脑膜瘤或海绵状血管瘤)出血较多,尤其涉及大血管时,手术前对心血管系统的评估和相关的准备尤为重要。高血压的患者应注意术前血压的控制情况。长期服用相关药物,如抗高血压药、β-受体阻滞剂、抗凝剂等药物的患者,根据不同药物的药理特点进行停药。如利血平的停用时间不少于 7d,并改换其他种类的降压药物;根据 2014 年美国心脏病学会联合美国心脏协会(ACC/AHA)公布的非心脏手术围术期心血管评估与治疗指南,对于长期口服华法林抗栓治疗的患者,术前停药不少于 5d,在 INR <1.5 时出血风险低,同时对于心血管事件中、高危的患者可进行低分子肝素桥接治疗,而进行低分子肝素桥接治疗的患者

于术前24h最后一次使用。手术前停用阿司匹林7～10d,氯吡格雷不短于10d。且凝血功能均达到正常水平。

对于既往有呼吸系统疾患的患者,详细询问病史,进行呼吸功能的评估,尤其询问近期内是否合并肺部感染。根据相关检查(胸部X线片、肺部CT等),排除可能的风险。因为40%的脑转移瘤的原发灶是来自于肺部(原发性肿瘤、肺部肿瘤放疗和化疗后),因此对于这部分患者的病史、相关治疗史及目前状态的评估格外重要。

对于内分泌系统及其他器官系统的病史和相关评估,幕上肿瘤切除术的患者并无特殊。需要格外注意的是,术前已经长期使用肾上腺皮质激素治疗控制ICP的患者,需要了解相关的激素水平及具体的用药剂量、时间等,必要时在术前进行肾上腺皮质激素的补充治疗。

(二)术前准备

1. 控制ICP,减轻脑水肿

对于手术前存在ICP急剧增高和脑疝危象的患者,需采取紧急脱水治疗,例如快速静脉输注20%甘露醇、利尿药物和肾上腺皮质激素等,以缓解颅内高压和脑水肿。近年来,有众多研究发现,单次或者持续给予非甾体类的抗感染药(如消炎痛)对控制严重的颅内高压有效,且没有严重的毒不良反应。但是,其确切的疗效和机制仍有待进一步研究。

2. 改善患者的一般状态

因长期ICP增高、频繁呕吐、不能进食或者反复给予降颅压药物(脱水利尿药)而出现脱水和电解质紊乱的患者,手术前应同时采取降低ICP、静脉高营养、适当补液和纠正电解质紊乱等措施,待全身状况改善且病情稳定后再实施开颅手术。由于中枢介导的内分泌紊乱,例如垂体肿瘤合并血糖增高、颅咽管瘤合并尿崩症等,应根据病情进行必要的对症处理。

3. 控制并预防癫痫

癫痫发作是幕上肿瘤患者常见的症状之一。手术前积极控制已经存在的癫痫发作,同时给予抗癫痫药物以预防围术期(术中和术后)癫痫的再次发作尤为重要。对于手术前出现癫痫的患者,门诊就医时就应该积极给予抗癫痫药物控制癫痫发作,如口服卡马西平、丙戊酸钠缓释片,或者辅助镇静睡眠药物(地西泮)等,直至手术日。对于反复发作,癫痫控制不理想的患者可以使用地西泮10～20mg或丙戊酸钠800mg缓慢静脉注射。颞叶或其他部位的幕上肿瘤有导致癫痫的可能,如果患者术前无症状,可在手术前2d常规口服预防性抗癫痫药物,这对于预防术中和术后癫痫的发作尤为重要。对癫痫持续状态可静脉应用2.5%硫喷妥钠或德巴金缓慢静脉滴注以缓解发作,并推迟手术1～2d。

4. 治疗用药的处理与术前沟通

对于术前合并其他疾病,同时要进行择期幕上肿瘤开颅手术切除术的患者,术前已经口服的治疗药物(如抗高血压药、抗凝剂、降糖药等),是继续服药、停药或转换其他药物,与其他手术相比并无特殊。需要提醒注意的是,正在口服一种或者两种抗血栓药物的患者,根据2014年美国心脏病学会联合美国心脏协会(ACC/AHA)公布的非心脏手术患者围术期心血管评估与治疗指南,以及2014年欧洲心脏病学会联合欧洲麻醉学会(ESC/ESA)公布的非心脏手术心血管疾病评估及预防指南,评估患者围术期发生心血管意外的风险,针对不同药物进行停药处理(具体请参看本章节患者一般状况的评估)。

与其他种类的手术相似,对于择期行幕上肿瘤开颅切除术的患者,麻醉医师在术前需要就麻醉风险与患者本人及家属进行充分的沟通。征得患者本人或者其委托人对麻醉的知情同意,适当注意沟通技巧,对于极度紧张的患者或者高龄、合并心脑血管疾病的患者,尽量和其委托人直接沟通手术和麻醉的风险,以降低患者本人的精神紧张程度。近些年来,有多项开颅手术患者使用针刺复合麻醉的研究,如果预计实施此类麻醉方法,一方面需要征得患者本人及其家属同意,另一方面,对可能出现的风险及优势要充分告知。

5.制订麻醉预案

对于幕上肿瘤手术患者,手术前制订麻醉方案的要点如下:

(1)维持血流动力学和 CPP 稳定。

(2)避免增加 ICP 的技术和药物。

(3)建立满意的血管通路,以便进行监测和必要时应用血管活性药物或其他药物。

(4)必要的监测,包括颅外监测(心血管系统、呼吸系统的监测、神经功能监测)和颅内监测(局部和整体环境的监测)。

(5)良好的手术环境,创造清晰的手术野,配合手术中神经生理监测,必要时进行手术中唤醒。

(6)决定麻醉方式:根据肿瘤的特点和手术要求决定麻醉方法;功能区肿瘤必要时采用手术中唤醒开颅手术。

(7)快速苏醒,尽早配合患者苏醒后的神经功能评估。

(8)完善的术后镇痛。

二、麻醉方法与实施

(一)麻醉前准备

1.基本情况的准备

充分的麻醉前准备是幕上肿瘤开颅术患者麻醉的重要组成部分,其目的在于确保麻醉的顺利进行,提高麻醉的安全性。

(1)呼吸道的准备:麻醉前对患者的气道进行充分评估,对于有开口困难、哮喘、上呼吸道及支气管肺部疾病、病态肥胖或预计困难气道的患者应给予充分重视,做好相应的药品和器械的准备工作。对于严重困难气道,预计术后不能及时拔除气管导管的患者,可考虑准备经鼻插管。

(2)胃肠道的准备:择期手术的患者,术前 8h 开始禁食、禁饮,以保证胃排空,防止术中胃内容物的反流、误吸。有需要口服药物至术日晨的患者,可嘱咐患者术日晨一口清水吞服药物。个别因急性原因(如肿瘤卒中、脑疝)需要急诊进行开颅手术的患者,应准确了解患者的末次进食水时间,必要时按饱胃处理。

2.手术前用药

手术前持续应用肾上腺皮质激素(垂体轴抑制患者)或其他常规用药治疗(抗癫痫药、抗高血压药或其他心血管系统用药)。常规在手术间内应用麻醉前药物,静脉滴注麻醉性镇静药或镇痛药物,并静脉应用咪达唑仑 0.05mg/kg。根据患者的心率应用抗胆碱能药物,例如阿托品 0.5mg 或盐酸戊乙奎醚(长托宁)0.02mg/kg。

3.头部神经阻滞

幕上肿瘤需要开颅手术切除的患者,根据其手术切口选择不同的头皮神经进行头部神经阻滞,同时也可以在局部例如上头钉处、切口周围进行局部浸润阻滞。这将大大有利于辅助镇痛、减少伤害性刺激反射、减少围术期麻醉药物用量。头皮伤害性知觉传入神经纤维,神经根据其分布特点,可分为枕大神经、枕小神经、耳颞神经、眶上神经、滑车上神经和额支。常用的头皮神经阻滞和切口局部浸润阻滞的用药为 0.5% 罗哌卡因或 0.5% 利多卡因 3~5mL,近些年来也有研究认为局麻药中复合皮质激素类药物(如地塞米松)有利于辅助镇痛效果,延长局麻镇痛时间。但是,Jose 等人进行的 RCT 研究得出了相反的结论,认为头皮神经阻滞时局麻药物中添加地塞米松,对于术中首次镇痛药使用量、围术期的镇痛药总量、术后苏醒、术后恶心呕吐的发生率等方面均无显著效果,并没有体现出明显优势。

4. 监测

(1)心血管系统:监测心电图、有创动脉压和 CVP、脉搏氧饱和度(SpO_2),必要时放置 Swan-Ganz 导管监测肺毛细血管嵌压(PCWP)、心排出量和每搏心排出量,并连续测定混合静脉血氧饱和度(SVO_2)、$P_{ET}CO_2$(反映 $PaCO_2$ 的变化趋势,发现静脉气栓);使用经食管电热调节器监测体温,适当控制体温,必要时进行控制性低温(大约35℃),插入导尿管。

(2)神经肌肉传递功能监测:不要在偏瘫侧肢体进行神经肌肉传递功能监测。在神经生理监测需要控制肌肉松弛药的使用时,需要进行 TOF 监测,以保持神经肌肉传递功能。

(3)呼出气体监测:包括吸入氧浓度(FiO_2)、呼出气 CO_2 曲线图、血气分析等监测,有助于手术中对呼吸功能的连续、全面和综合观察,为早期识别和及时处理各种呼吸功能异常提供保障。

(4)麻醉深度监测:吸入全身麻醉时,监测吸入麻醉药的呼气末浓度和 MAC。BIS 监测在神经电生理监测时尤为重要,既可避免由麻醉过浅所致的手术中知晓,又可避免麻醉过深而影响神经电生理监测的敏感性。听觉诱发电位也有利于对麻醉深度的判断。此外,熵和小波指数等新型麻醉深度测定方法的使用,也可为麻醉深度的判断提供借鉴。

(5)颅内环境和脑功能:目前存在的神经功能监测的方式有多种,颈内静脉血氧饱和度监测可了解脑供氧;诱发电位有利于监测特定中枢神经系统传导通路的完整性;脑组织氧分压监测($btPO_2$)可了解脑缺血高危区域局部组织氧供是否充分;手术中超声监测 CBF、肿瘤血供及其确切位置;局部脑氧饱和度也是监测颅内脑组织局部供血、脑氧代谢的一个新兴手段;手术中脑电图(EEG)监测有助于发现麻醉患者全脑或局部脑缺血、缺氧的发生,并且是观察大脑癫痫放电的最好方法,而且能为手术切除癫痫病灶进行定位。

(二)麻醉诱导

1. 基本原则

幕上肿瘤开颅手术患者的诱导遵循以下原则:诱导期间适当镇静、充分镇痛、维持适当的麻醉深度,避免知晓;降低伤害性刺激反应、抑制交感神经反射、防止循环剧烈波动;控制通气,诱导期间可适当过度通气;保持最佳体位,对 ICP-容量曲线影响最小,确保脑静脉回流通畅。通过注意上述细节,改善患者的颅腔内压力—容积曲线的状态,保证充足的 CPP,防止麻醉诱导期间 ICP 明显升高。

2. 诱导药物的选择

对于幕上肿瘤开颅手术患者,麻醉诱导药物的选择应该遵循以下原则:①麻醉诱导深度快、半衰期短;②镇静、镇痛作用强,诱导操作中无知晓;③不增加 ICP 和脑代谢;④不影响 CBF 及其对 CO_2 的反应;⑤不影响血脑屏障功能,无神经毒性作用;⑥临床剂量对电生理功能监测的影响轻微;⑦停药后苏醒迅速、无兴奋和手术后精神症状;⑧无残余作用。目前尚无完全符合上述标准的药物,因此临床上需采用联合用药,以扬长避短。同时需要注意满意的通气、合适的体位安置和合理的血压调控等,以尽量达到上述标准。

3. 推荐诱导方案

麻醉诱导方案的选择应以不增加 ICP 和保持血流动力学稳定为前提。具体药物的选择和操作的流程推荐如下:

(1)诱导前准备:①入室后充分镇静,给予抗胆碱能药物(咪达唑仑 0.05mg/kg;阿托品 0.5mg 或盐酸戊乙奎醚(长托宁)0.02mg/kg);②进行心电图、CO_2、SpO_2、BIS 监测和无创血压监测;③开放动静脉通路:局部麻醉下完成;④预充氧。

(2)诱导给药:①2% 利多卡因 2~3mL 静脉推注;②镇痛药(单次静脉滴注芬太尼 3~5μg/kg 或舒芬太尼 0.3~0.4μg/kg;或瑞芬太尼靶控输注 4ng/kg);③镇静药(丙泊酚 1.5~2.5mg/kg 或依托咪酯 0.3~0.6mg/kg;也可以辅助右美托咪定 1μg/kg 15min 内输完);④去极化肌松药;⑤根据患者循环状态,可适度追加 β 肾上腺素能受体阻滞剂。

(3)气管插管:①手控通气($PaCO_2$≈35mmHg);②喉镜显露和气管插管(对于插管困难患者遵循困难气道处理原则)。

(4)切皮前处理:①开放中心静脉(上腔静脉如颈内静脉首选;对于长期卧床患者尽量不选择股静脉穿刺置管)动脉穿刺置管,监测有创动脉压;②体位摆放(确保静脉回流通畅、不影响气道压);③上头钉前追加镇痛药物(单次静脉注射芬太尼 1~3μg/kg 或舒芬太尼 0.1~0.2μg/kg 或瑞芬太尼 0.25~0.5μg/kg 或 0.5% 罗哌卡因局部浸润麻醉)。

4. 体位的摆放

神经外科患者上头钉时疼痛刺激最强。上头钉前局部添加浸润麻醉(0.5% 罗哌卡因)、补充镇痛药(例如单次静脉注射芬太尼 1~3μg/kg 或舒芬太尼 0.1~0.2μg/kg 或瑞芬太尼 0.25~0.5μg/kg)、加深麻醉(例如单次静脉注射丙泊酚 0.5mg/kg)均可有效抑制血流动力学波动。固定好气管导管及呼吸管路的各个接头,以防止意外性气管导管脱出或因气管导管活动而引起气道损伤或者管路意外松脱。保护双眼,以防角膜损伤。

轻度头高位以利于颅内静脉回流;膝部屈曲可减轻对背部的牵拉;翻身侧卧位手术时要注意颈部和肩部的固定。避免头颈部过度屈曲/牵拉(确保下颌与最近的骨性标志间距大于 2 横指)。过度牵拉头部易诱发四肢轻瘫、面部和口咽部严重水肿等,导致手术后拔管延迟(快速拔管几乎不可能)。如果翻身侧卧位时,应将底侧肩部用楔形或圆柱状物垫高,以预防臂丛神经牵拉伤。侧卧位、坐位和俯卧位手术均有特殊的注意事项。基本原则是避免一切潜在受压点受压,防止外周动脉、周围神经受压,保证气道通畅。

(三)麻醉维持

1. 麻醉目标

(1)维持血流动力学和 CPP 稳定,避免升高 ICP。

(2)通过降低 $CMRO_2$ 和 CBF 来降低脑部张力,将颅内环境维持在理想状态,进行神经保护。

(3)麻醉方法和药物的选择以快速苏醒、进行神经功能评定为原则。

(4)避免中枢神经系统觉醒,维持足够的麻醉深度。

(5)配合神经电生理功能监测,避免麻醉过深影响监测敏感度。

(6)维持正常的体温。避免低温带来的寒战、感染、心肌受损等不良反应。

2. 推荐的麻醉方案

有关幕上肿瘤开颅切除术麻醉方法的选择,吸入全身麻醉好还是全凭静脉麻醉更占优势,近些年来的研究中尚无明确的结论。Citerio 等在 2012 年进行了一项多中心研究,将七氟烷复合芬太尼或者瑞芬太尼,与丙泊酚—瑞芬太尼全凭静脉麻醉相比,发现两者在术中血流动力学参数、术野松弛度、术后恢复速度等方面均相近。其中全凭静脉麻醉组能明显抑制围术期的交感内分泌反应,而复合瑞芬太尼麻醉的患者围术期的镇痛药用量明显增加。Ayrian 在近期发表的综述中总结到:对于 ICP 正常的开颅手术患者,静吸复合平衡麻醉更具优势;而全凭静脉麻醉更适用于 ICP 升高的患者。另外,也不能忽视长效麻醉药物对幕上肿瘤开颅手术的患者术后认知功能的影响,因为这可能诱发慢性的神经退行性病变,如 Alzheimer 病。近些年也有众多研究发现,针药复合麻醉(针刺复合吸入全身麻醉或者 TIVA)更有助于幕上肿瘤患者术中循环的维持、减少术中镇痛药用量、加快术后恢复,有利于早期的神经功能评定。

(1)吸入全身麻醉:吸入全身麻醉不仅操作简单、适用范围广、成功率高,而且可控性强和苏醒快速。临床上更为常用的是静吸复合平衡麻醉(例如吸入全麻药—芬太尼/瑞芬太尼/舒芬太尼复合)。此方法适用于相对"简单"的手术(如患者不伴有脑缺血、ICP 增高或脑水肿等问题)。近些年来出现一些研究,比较不同种类的吸入全身麻醉药应用于幕上肿瘤开颅术的患者,发现与 1MAC 的异氟烷相比,吸入 1MAC 地氟烷的患者苏醒迅速、并能更好的早期配合神经功能的评定。但是,地氟烷麻醉的患者围术期维持的 MAP 略高于异氟烷组。而另一研究比较了吸入 1MAC 的地氟烷和七氟烷应用于幕上肿瘤开颅手术的患者,发现无论从术中血流动力学参数、脑松弛度、术后恢复速度和质量等方面两者均类似。

因此,从推荐使用的吸入全麻药种类来看,七氟烷和地氟烷应用于开颅手术的患者更具优势。开颅手术患者推荐的吸入麻醉药的浓度 <1.5MAC;避免联合应用氧化亚氮(N_2O)(脑刺激作用增强、增加气颅的可能性),具体应该在 BIS 监测和循环指标等综合因素指导下调整麻醉深度。在进行神经电生理监测时,吸入麻醉药的浓度不宜过高,有资料证明,吸入七氟烷 <0.5MAC 时,对皮质体感诱发电位、运动诱发电位监测的影响轻微。因此,在进行电生理功能监测时,可采用静脉麻醉复合少量的吸入麻醉药。

(2)全凭静脉麻醉:全凭静脉麻醉可控性强、麻醉维持平稳、能够保护 CBF – $CMRO_2$ 偶联、降低 CBF 和 ICP 以及减轻脑水肿,所以适用范围广泛,尤其对于术前就存在严重的颅内高压的患者更具优势。常用靶控输注(TCI)方法,药物选择以超短效药物(丙泊酚、瑞芬太尼)居多,尤其是在 BIS 指导下的血浆靶控全凭静脉麻醉对于患者术中循环的维持、术后恢复、早期的神经功能判定更具优势。也有一些研究发现,TCI 的方法辅助静脉输注艾司洛尔,也有利于幕上肿瘤开颅手术的患者术后快速恢复,但是这个结果应该结合患者的具体情况和血流动力学参数综合判断应用。右美托咪定持续泵注复合全凭静脉麻醉是近些年来临床应用和研究的热点。有研究发现,开颅手术的患者从诱导开始辅助右美托咪定,冲击量输注后持续泵注到术毕前 30min 停药,可以减少术中全身麻醉药尤其是静脉催眠药丙泊酚的用量,术后患者苏醒迅速、平稳、能够配合早期神经功能的评估。但是,必须提醒注意的是,右美托咪定是新型的受体的激动剂,具有明显的抑制心率和升高血压的不良反应,复合 TIVA,尤其是联合瑞芬太尼的使用,可能会导致个别患者顽固的心率下降。同时,静脉麻醉的个体差异较大和操作麻烦,个别患者可发生苏醒延迟或自主呼吸恢复障碍,不可预见性强。针对小儿患者、老年体弱的患者或者围术期需要辅助电生理功能监测(尤其是运动诱发电位监测)的患者,全凭静脉麻醉优于吸入全麻。

（3）针药复合麻醉：近些年来，有关针刺（电针或者经皮穴位电刺激）复合全身麻醉应用于幕上肿瘤开颅手术的研究越来越多。众多研究证实电针刺激优势穴位，有利于减少术中全身麻醉药（如七氟烷）、镇痛药（如舒芬太尼或瑞芬太尼）的使用量，加快患者停药后的恢复、提高苏醒质量、辅助术后镇痛。同时也能够抑制围术期的免疫反应和炎性反应的程度。有研究团队将电针（EA）和经皮穴位电刺激（TAES）应用于幕上肿瘤开颅切除术的患者，研究发现，电刺激不同的优势穴位能够降低吸入全麻药七氟烷8%～12%的用药量，加速患者的术后恢复，缓解术后疼痛尤其是降低术后6h内的疼痛评分，促进患者术后恢复（表现为促进食欲恢复、改善头痛头胀等症状）。

穴位的选择和定位：该研究团队在众多研究中得到的结论，推荐的幕上肿瘤开颅术可选择的优势穴位，远端穴位为：合谷连外关、金门连太冲、足三里连丘墟；近端穴位为攒足透鱼腰连风池透天柱。

刺激的强度、频率、时间：麻醉诱导前确定刺激强度，一般选择患者能够忍受的最大量（根据经验发现，EA 一般电流强度为0.3～4mA，TAES 电流强度为8～12mA），采用2Hz/100Hz的疏密波，每3s交替1次，频率2Hz时波宽为0.6ms，频率100Hz时为波宽0.2ms，完全对称双向脉冲波。电刺激时间一般从麻醉诱导前30min开始直至手术结束。

3. 麻醉期间的管理

（1）切开硬脑膜前应做到适当的脑松弛：方法包括：①充分供氧；②调整体位以利于颅内静脉回流；③维持肌肉松弛和麻醉深度适当；④适当过度通气使 $PaCO_2$ 维持在25～30mmHg；⑤避免气道压升高；⑥必要时可在开颅前半小时静脉应用20%甘露醇1～2g/kg，或加用呋塞米10～20mg。一般可做到脑松弛和 ICP 降低。

（2）硬脑膜切开后可适当减少全身麻醉药量：在 BIS 监测下、综合患者的循环指标、出入量水平调整麻醉深度。术中合并电生理功能监测的患者，如果不给予肌肉松弛剂，要注意在术中，尤其是重要手术操作期间（上显微镜期间）避免体动。因此，适当增加镇痛药的浓度（如瑞芬太尼），避免术中麻醉过浅导致患者体动或者发生呛咳，并在手术结束前0.5～1h停止使用长效麻醉性镇痛药或者右美托咪定等药物，以利于手术结束后患者尽快清醒和自主呼吸的恢复，防止手术后通气不足。吸入麻醉药异氟烷应先于七氟烷和地氟烷停止吸入。

（3）手术中间断应用非去极化肌肉松弛药：以防止患者出现体动，特别是在全凭静脉麻醉时注意肌肉松弛剂的追加。对上位神经元损伤的患者和软瘫患者，应避免肌肉松弛药应用过量。应用抗癫痫药物（例如苯妥英钠）的患者对非去极化肌肉松弛药可能呈现拮抗，应酌情增大用药剂量或调整用药频率。术中需要进行电生理功能监测，尤其是运动诱发电位监测的患者，除诱导时给予一次肌肉松弛剂外，术中基本不给或者给予极少量的肌肉松弛剂，维持 TOF 值在25%～40%以上，以配合神经功能监测的顺利进行。避免术中发生体动或呛咳，必要时，可采用静吸复合麻醉的方法，更有利于保持麻醉深度、避免体动、配合电生理监测的顺利进行。

（4）手术中机械通气参数的设定：潮气量8～12mL/kg，分钟通气量100mL/kg，呼吸次数成年人10～12次/分，保持 $P_{ET}CO_2$ 在35mmHg左右，气道压维持在12～18cmH$_2$O。有研究认为，低潮气量、适当的 PEEP 有利于机械通气时的保护性肺通气策略，但是，在采用 PEEP 时，一方面保持压力5cmH$_2$O；另一方面，正压通气可以通过减少静脉回流而降低心输出量（CO），因此，对于体重过轻的患者（心输出量低，容易受压力影响）或者小儿，采用呼气末正压通气时，可用监测混合静脉血氧分压（PvO_2）的方法来监测 CO。适当的过度通气有助于幕上肿瘤开颅手术患者的术后恢复。

4. 液体治疗和血液保护

液体治疗可达到血流动力学和 CPP 稳定的目的，在此前提下可为手术提供适当的脑松弛。但是，对于神经外科手术患者，手术中输液必须从血脑屏障功能角度进行专门的考虑。

（1）水能够自由通过血脑屏障，因此血管内输水可增加脑组织含水量和升高 ICP。等渗葡萄糖液代谢后可留下水分，在神经外科手术中应尽量避免使用。

（2）大多数离子包括钠离子一般均不能透过血脑屏障，其决定因素主要是血清总渗透浓度（在总血清渗透浓度中，胶体渗透压仅占一小部分，大约为 1mmol/L）。维持高于正常的血清渗透浓度能降低脑组织含水量，输入大量低渗晶体液则可增加脑组织含水量。

（3）物质通过血脑屏障的细胞运转过程取决于其分子质量，按浓度梯度由高向低运转。因此，大分子物质很难通过血脑屏障，例如清蛋白对脑组织细胞外液的效应影响很小。

（4）一旦血脑屏障受到损害（例如低氧、头部外伤或肿瘤），则大分子物质可进入脑组织，结果是等渗胶体液和晶体液均可对脑水肿的形成和 ICP 产生同等的影响。

因此，幕上肿瘤切除患者手术中液体管理的目标是：①维持正常的血容量、血管张力和血糖；②Hct 保持在大约 30%；③轻度高渗，手术结束时总血清渗透浓度 <320mOsm/L。

手术中应避免输注含糖溶液，可选择乳酸林格液（低渗）或 6% 羟乙基淀粉。预计大量出血的患者手术中可进行血液回收，并且在良性肿瘤患者可将回收的血液回输。必要时手术前还可进行自体采血和手术中回输。根据具体的手术中出血量来决定异体红细胞和异体血浆的输入，维持合理的凝血功能和 Hct 水平。

（四）麻醉苏醒

1. 目标

幕上肿瘤开颅手术的患者，苏醒快速、平稳，对于尽早判断神经功能和颅内血肿等特殊情况的发生尤为重要。苏醒期的平稳过渡包括：避免拔管时的屏气或呛咳；维持恢复期的血流动力学稳定；避免躁动、谵妄、寒战、恶心、呕吐等不良反应的发生，进而有利于减少颅内并发症的发生率。同时，患者尽快恢复意识，按指令完成动作，更有利于进行早期的神经功能评估，尽早发现神经功能受损情况。

回顾性研究证实，影响手术后并发症的主要因素包括：肿瘤严重程度评分（肿瘤位置、大小、中线移位程度）、手术中失血量和输液量、手术时间 >7h 和手术后通气。因此，呼吸恢复和手术中维持情况对麻醉苏醒期尤为重要。

为达到上述苏醒期的目标，需要提醒注意的是：①拔管前长效镇痛药的提早衔接，尤其是术中合并应用瑞芬太尼的患者，镇痛药物的衔接对于避免苏醒期躁动、呛咳、寒战的不良反应的发生十分有效，药物的使用可在手术结束前 30min~1h 给予芬太尼、舒芬太尼，或者联合使用曲马朵等；②避免苏醒期间血流动力学的剧烈波动，尤其是合并高血压等心脑血管疾病的患者，拔管期间在充分镇痛、洗出全身麻醉药的基础上可适当应用血管活性药物，如艾司洛尔、尼莫地平、佩尔地平、乌拉地尔等，以降低颅内出血的危险；③肌肉松弛剂拮抗药应在撤离头架和头部包扎完毕后肌松恢复到一定程度再使用，避免过早使用，造成呛咳和体动；④待患者自主呼吸满意恢复，吸空气后 SpO_2 不低于 98%，呼之睁眼，反射恢复后，方可拔管，送回病房或 PACU 或 ICU。

2. 快速苏醒的条件

对于手术前意识状态良好、心血管系统稳定、体温正常、氧合良好、手术范围不大、无重要脑组织的损伤、不涉及后组脑神经（IX—XII）的颅后窝手术和非巨大动静脉畸形切除（避免手术后恶性水肿）的患者，手术后可进行快速苏醒。

3. 完善的镇痛衔接和术后疼痛管理

在持续应用超短效镇痛药物（例如瑞芬太尼）或吸入麻醉药时，停药前需要注意镇痛药物的衔接。已经有研究发现，术中合并给予瑞芬太尼的患者围术期需要的长效镇痛药更多。因此，在手术结束前30min~1h追加应用长效镇痛药物，例如芬太尼、舒芬太尼或曲马朵，待患者呼吸和保护性反射恢复后，拔出气管导管，可有效减少拔管期间患者的剧烈呛咳、苏醒期的躁动、寒战等不良反应的发生。患者自主呼吸恢复满意、拔管后连接手术后镇痛泵。

对于神经外科手术患者，手术后镇痛处理尤为重要，其对于避免躁动和减轻患者痛苦具有非常重要的意义。可选择多模式镇痛方式，以阿片类药物为主，根据患者一般状态和不同手术部位，可采用不同的药物配方。推荐的配方如下：①镇痛药物（芬太尼或舒芬太尼）+ 止吐药物（昂丹司琼）；②镇痛药物（芬太尼或舒芬太尼）+ 非甾类抗感染药物（氟比洛芬酯）+ 止吐药（昂丹司琼）；③镇痛药物（芬太尼或舒芬太尼）+ 曲马朵 + 止吐药（昂丹司琼）。

术中电针刺激优势穴位，也有利于辅助幕上肿瘤开颅手术患者的术后镇痛，一方面降低阿片类药物的使用情况；另一方面减少了恶心、呕吐、头痛、头胀等不良反应的发生率，从而有助于患者的术后恢复（如食欲恢复等）。近年来，数个研究报道，术中持续输注右美托咪定（0.2~0.7mg/kg/h）也具有辅助术后镇痛，降低恶心、呕吐等并发症的功效。还有研究，术中采用2%利多卡因2mg/（kg·h）持续输注，对于幕上肿瘤开颅术患者的术后镇痛也起到辅助作用。

尽管有关幕上肿瘤开颅手术的患者的术后镇痛并没有统一的模式和配方，但多模式镇痛是首选，辅助针刺等其他方法，完善的术后镇痛，有利于神经外科开颅手术患者的术后恢复。

4. 神经功能评估

首先对意识进行分级判断，Glasgow 昏迷评分是最经典、常用的评分方法，从刺激患者的睁眼反应（觉醒水平）、语言行为反应（意识内容）及运动反应（病损平面）三项指标的15项检查结果来判断患者昏迷和意识障碍的程度。总分低于8分者，预后不良；5~7分预后恶劣；<4分罕有存活。在PACU或者ICU，镇静—躁动评分也是经常使用的。另外，还包括一系列简单的基础性评估，包括瞳孔大小和对光反应、四肢肌力和运动、感觉系统的检查（浅感觉和深感觉）、反射系统检查（浅反射、深反射、病理反射）、能否理解简单的词语并遵循指令，对时间和空间的定位等。

（五）围术期并发症的预防和处理

1. 术中急性脑膨出的预防和处理

（1）急性脑膨出的原因：幕上肿瘤切除术术中发生的急性脑膨出，大多数原因是颅内血肿导致的脑膨出，而这又以硬膜外血肿最为多见。分析其原因如下：①大块肿瘤被切除后，引起瘤床局部压力的明显下降，诱发硬脑膜剥离渗血，最终导致血肿形成；②术中损伤下视丘引起脑内血管一过性扩张充血，也会出现弥散性脑肿胀、脑膨出；③术中气道阻力增大，也是造成急性脑膨出的危险因素之一，例如个别病例行锁骨下静脉穿刺，穿刺管滑入胸腔，使大量液体进入胸腔，引起急性心肺受压，呼吸道阻塞，进而造成急性脑膨出；④头位的摆放，导致颈内静脉回流受阻严重,也会导致术中脑组织压力逐渐升高。

(2)急性脑膨出的预防:①巨大肿瘤尤其是囊性肿瘤,瘤腔穿刺放液速度不宜过快,否则易引起脑组织过度塌陷,导致硬脑膜剥离渗血而形成血肿;②巨大肿瘤的切除,尤其靠近矢状窦旁肿瘤的切除,硬脑膜上止血要彻底,尤其要重视蛛网膜颗粒出血,决不能以明胶海绵填塞硬脑膜悬吊代替止血;③术中操作要轻柔,尽量应用显微手术,避免过度牵拉压迫脑组织,尤其要注意保护下视丘,及颈内动脉等重要结构,一旦发生意外一定要镇静,避免盲目填塞以免引起急性脑膨出;④术中要保持血压平稳,注意呼吸道通畅,尤其要注意通气管道、输液管道的固定,防止由于体位改变而引起滑脱,误入胸腔或腹腔。

(3)急性脑膨出的处理:①一旦发生急性脑膨出,要迅速查明原因,排除瘤床及其周围是否出现血肿;②适当进行过度换气,输注甘露醇,一般原因引起脑膨出都能得到有效控制;③注意纠正不正确的体位,去除引起颅内静脉增高的原因;④如果上述治疗无效,应果断进行术中CT检查或直接进行骨窗缘硬脑膜外探查。绝对禁忌盲目切除膨出脑组织,任何延误诊断与治疗都是极大的错误。

2.抗生素预防感染

颅内感染,是神经外科开颅手术术后严重的并发症之一。因为颅脑的颅内自我保护环境因手术受到了破坏,更是加大了发生感染的机会。而且,一旦感染发生,由于血脑屏障的作用,很多抗生素无法在颅内达到有效浓度,使其抗感染作用大打折扣。幕上肿瘤开颅手术预防感染十分重要。有研究证明,急诊手术、术后放置引流管、术后糖皮质激素的应用都是开颅手术术后发生颅内感染的高风险因素,而预防应用抗生素是防止术后发生颅内感染的有效措施。

根据计委出台的抗生素管理办法,开颅手术使用抗生素的原则是:①短期即术前30min,术后24h内应用;②选择易通过血脑屏障的抗生素;③术后应用抗生素应有明确感染的证据;④经验性应用抗菌谱广的抗生素,根据细菌培养敏感性结果及时调整;⑤应用抗生素一般用静脉滴注,注意不良反应。

具体的措施为:可以在头皮切开前,静脉滴注苯唑西林或二代头孢菌素。对于长时间手术的患者,手术中可再次预防性应用抗生素。瘤腔较大或手术中出血较多的患者,需要放置脑室内引流或瘤腔内引流,有利于血性引流液的排出。术后一旦明确发生颅内感染,可再次使用抗生素。

3.癫痫的预防

幕上肿瘤切除术患者即便是术前不合并癫痫发作的症状,围术期和术后6个月以内,发生癫痫的概率也很高,可高达25%~30%。有研究证实发现:术前癫痫史;复发的肿瘤切除术;采取颞部或额部入路的手术;术区或脑周围组织存在片状水肿;由浅静脉或深浅静脉共同引流的脑AVM切除术的患者均是围术期或术后发生癫痫的高危因素。预防应用抗癫痫药物,对防止早期癫痫发生有效,对防止晚期癫痫发作效果不显著;有利于减少术后早期重度颅内高压的发生;对于存在癫痫高危因素的患者应该常规预防应用抗癫痫药。

术中预防应用抗癫痫药物,通常在术前3d给予丙戊酸钠15mg/kg,分2次口服;在手术结束前30min,静脉滴注丙戊酸钠400~800mg;术后以400mg丙戊酸钠,bid静脉滴注,3d后改为口服丙戊酸钠缓释片,持续应用3~6个月。术后定期复查血常规、肝肾功能。

第九节　脊柱脊髓手术的麻醉

作为中枢神经系统的组成部分,脊髓通过上行性和下行性传导束,联系脑、躯干和四肢。另外,脊髓本身也完成许多反射活动。当脊髓发生病变或受其他因素影响时,可影响脊髓的上、下传导功能,机体可出现相应部位的感觉或运动功能障碍。脊柱脊髓手术麻醉的目标是在保障患者生命安全的前提下,采用适当的麻醉技术和药物,保证脊髓的血供和氧供,并配合脊髓手术中的神经电生理监测。为外科手术医师提供良好的手术条件,以最大限度地切除脊髓病变、最大限度地减少脊髓损伤和尽可能保护脊髓功能。

一、麻醉前评估

除常规检查项目之外,脊柱脊髓手术患者手术前访视时尤其应注意呼吸系统、循环系统、神经系统和凝血功能等方面的检查结果。

手术前访视时,应详细了解病史和体格检查资料,并与神经外科医师沟通,了解手术方案,然后制订出适合手术的麻醉方案,包括术前用药、麻醉方式和麻醉中管理,需要特别注意手术体位对患者的影响和术中神经电生理监测对麻醉的要求。

(一)上呼吸道和呼吸系统

对于实施脊柱脊髓手术的患者,术前气道评估极其重要,特别是颈椎外伤和高位颈髓病变的患者。评估内容包括:既往有无困难气道病史,以及颈椎活动度、张口度和口咽部情况等异常,从而判断气管插管的难易程度和气管插管方式,对于困难气管插管患者,必须准备好相应的处理工具,根据患者具体情况术前制订最恰当的气管插管方案。

脊柱脊髓手术患者常常伴有肺功能异常。急性脊髓损伤若位于 $C_{2~3}$ 水平,可因呼吸肌麻痹而出现呼吸无力,甚至呼吸困难,有随时导致患者死亡的可能。若损伤在 $C_{4~5}$ 水平,膈肌可部分麻痹,肋间肌受累,通气功能明显减小。若损伤在 C_6 水平以下,虽然膈肌功能得以保存,但肋间肌受累仍可使通气量降低。高位颈髓肿瘤患者的脊髓功能失代偿可导致呼吸困难和不能平卧等。如果高位颈髓血管畸形发生破裂出血,患者可出现急性通气功能障碍。因此,对于脊髓手术患者,术前影像学检查应包括胸部 X 线片、头颈部 CT 或 MRI,部分患者应行动脉血气分析和肺功能检查。准确评估患者的呼吸功能,以决定手术后是否予以延迟拔管继续行机械通气。

(二)心血管系统

急性脊髓损伤患者早期可出现血压升高,但很快就表现为低血压、心动过缓和心律失常。这与颈胸部脊髓损伤阻断了高级神经中枢对心脏交感神经的支配使心脏代偿功能受到抑制等因素有关。

某些脊髓病变患者易发生心脏功能受损,例如神经肌肉疾病患者,容易发生心律失常。手术前常规心电图检查,必要时行动态心电图和超声心动图等检查。由于脊髓病变患者常常伴有运动功能受损而不能进行平板运动试验,多巴酚丁胺超声负荷试验、双嘧达莫核素显像是较好的选择。

(三)凝血功能

脊柱脊髓手术患者术中出血量大,术前应详细询问患者出血病史、抗凝药物史以及家族史,并完善凝血功能检查,必要时可行血栓弹力图(TEG)检查等。

(四)神经系统

术前应进行详尽的神经系统检查,了解患者手术前存在的神经功能障碍情况,为手术后神经评估提供基础参照,为术中麻醉药物的选择及操作(例如深静脉穿刺部位的选择)提供依据。

神经系统检查的内容包括以下几种。

(1)对患者意识状态的判断。

(2)感觉功能检查:包括本躯体感觉以及对触觉和痛觉的反应。

(3)运动功能检查是根据正常的神经支配节段来评价主要肌群的功能和张力。

(4)脑神经检查:常用瞳孔反射、眼球运动、舌运动、三叉神经和面神经功能。

(5)反射功能:包括肱二头肌反射、肱三头肌反射、膝反射、踝反射、腹壁反射、提睾反射和巴宾斯基征等。

(五)其他

截瘫患者的体温调节功能常常受损,肢体呈变温状态。长期卧床患者可合并肝肾功能不全或肺部感染等。脊柱脊髓手术麻醉时间长,部分患者下肢运动功能受损和下肢肌肉张力降低,从而导致静脉血液流速减慢,另外,麻醉和手术创伤可导致组织因子释放,激活外源性凝血系统而导致高凝状态。

所以,此类患者手术后深静脉血栓发生率较高,随之肺栓塞的风险也明显增加。麻醉科医师需要与患者和家属充分沟通,告知其深静脉血栓形成和肺栓塞发生的风险及危害。

二、麻醉管理

(一)麻醉选择

对于脊柱脊髓手术患者,采用局部浸润麻醉虽安全,但是镇痛不完善,患者痛苦极大,而且疼痛刺激可导致术中心血管系统发生明显改变。椎管内麻醉时脊柱脊髓肿瘤患者可能存在有硬脊膜破裂,硬脊膜外间隙注药后药液漏至蛛网膜下隙可导致全脊髓麻醉意外。脊柱脊髓占位导致椎管相对狭窄,硬脊膜外间隙阻滞的麻醉平面容易向头端扩散过广,引起呼吸肌麻痹。再者,由于手术时大多采用俯卧位,呼吸功能可能受累,特别是颈、胸段脊髓损伤的患者,肺容量和顺应性明显降低,容易发生低氧和高碳酸血症。

另外,患者胃排空延迟容易发生反流误吸。因此,脊柱脊髓手术患者常常选用气管插管全身麻醉。

(二)术中监测

1.常规监测

常规监测包括无创血压、ECG、SpO_2、$P_{ET}CO_2$、体温等。

2.有创循环监测

对脊髓手术患者应行直接动脉测压,在麻醉诱导前开始监测较为理想。脊髓休克患者亦可早期置入中心静脉导管,甚至肺动脉导管,以监测CVP、外周血管阻力、肺毛细血管楔压、左室舒张末压和心排出量等指标,有助于指导液体和药物治疗,维持循环功能稳定。

3.颅内压(ICP)监测

伴有颅脑创伤的患者必要时可进行ICP监测。

4. 神经电生理监测

手术中是否采用神经电生理监测主要取决于脊髓受损伤的节段、患者的神经功能障碍、手术的复杂性和时间长短以及既往有无基础病变。神经电生理监测包括肌电图(EMG)、躯体感觉诱发电位(SEP)、运动诱发电位(MEP)和脑干听觉诱发电位(BAEP)等。

5. 麻醉深度监测

麻醉深度监测包括脑电双频指数(Bispectral Index,BIS)、Narcotrend 脑电意识深度监测系统、中潜伏期听觉诱发电位(MLAEP)、近似熵(Approximate Entropy,ApEn)等。

但是必须指出,目前尚无一种理想的麻醉深度监测方法。临床常用 BIS 值作为麻醉深度的监测指标,手术中维持 BIS 值在 40 ~ 60 左右。目前 Narcotrend 监测技术也广泛用于临床。

(三)呼吸和循环管理

实施脊柱脊髓手术的患者,多种因素可以影响呼吸功能,具体如下所示。

(1)中、高位脊髓急性损伤或脊髓占位病变压迫时,患者手术前的肺通气功能已受到明显的影响。

(2)脊髓手术通常是采用俯卧位或侧卧位,甚至侧卧位 + 头低位,与直立位置相比,清醒状态下俯卧位下肺活量减少 10% ,右侧卧位下肺活量减少 12% ,潮气量在俯卧位下可减少 14% ,潮气量减少的主要原因是膈肌活动受限和肺内血液淤积。

(3)如果俯卧位手术患者的胸腹壁直接紧贴手术床的台面,可使肺顺应性降低 22% 。

(4)应用肌肉松弛药后侧卧位,上肺通气和血流量增加,而下肺容积缩小、肺血管扩张度减少、肺通气和血流减少。

麻醉科医师必须了解患者病变以及手术体位对呼吸功能的影响,并通过观察潮气量、SpO_2、$PaCO_2$ 和动脉血气分析等指标进行呼吸管理。

急性脊髓损伤、脊髓占位病变,特别是高位脊髓损伤或颈髓占位病变的患者,手术前已存在明显的循环功能紊乱,例如脊髓损伤后的脊髓休克初期,由于交感神经张力降低而出现低血压、心律失常、心肌收缩力降低和心排出量减少等。手术操作可引起脊髓反射和脑干反射,能够引起突发性循环系统变化;麻醉药物的应用可使血管舒张。加之体位改变引发的血流引力作用,使体内静脉系统血流呈现重新分布而影响回心血量。不恰当的扩容又可导致肺水肿,甚至在突然搬动患者时可出现循环虚脱。因此,手术中应严密监测心率、有创血压和尿量等。

为了保证满意的脊髓血流灌注,舒张压不应低于 70mmHg。手术中输液可采用晶体液或胶体液,但应避免应用含糖液体,因为手术中高糖血症可加重已存在缺血风险的脊髓损伤。由交感神经张力降低所致的外周血管扩张和血压降低(收缩压 <70mmHg),可根据具体情况使用 α 受体激动剂等缩血管药物纠正低血压。

(四)麻醉恢复期及术后管理

外科医师大多倾向于手术后患者早期拔出气管导管,以利于患者清醒后尽早进行神经功能检查和评估。然而,患者在手术后早期能否拔管则是取决于手术前的呼吸功能、肿瘤部位、大小和手术切除的难易程度。对于高位脊髓内肿瘤患者,手术后 48 ~ 72h 有因手术部位水肿而导致脊髓再度受压、呼吸功能损害和保护性反射丧失的危险,所以在此期间需密切观察患者病情的变化,并做好再次气管插管的准备。

脊髓损伤可使参与呼吸运动的肌肉不同程度的丧失神经支配,由此造成肺功能损害,例如急性颈髓损伤之后,患者的肺活量、深吸气量、补呼气量等指标均明显降低,而残气量明显增加。如果手术中不合理应用麻醉性镇痛药或麻醉较深,手术后可出现呼吸抑制,患者表现为呼吸频率减慢和潮气量降低。手术后俯卧位、侧卧位、头颈过度前屈等容易导致上呼吸道梗阻或气管导管打折屈曲。因此,对于脊髓手术患者,手术后要密切观察患者的呼吸系统参数,必要时行动脉血气分析检查。

脊髓手术患者发生体温调节障碍和不良自主神经反射的危险增高。正常的体温调节机制在于产热和散热的均衡状态,而脊髓手术后患者的产热和散热均可出现问题,表现为稽留热或体温降低,因此必须进行体温监测,根据的患者情况对环境温度进行相应的调整,必要时可以使用加温装置。脊髓手术创伤较大,需要切开椎板,实施操作可刺激脊神经根,所以是手术后疼痛最剧烈的神经外科手术。特别是后路脊髓手术。因此,手术后需要采取有效的镇痛措施,以利于患者早期活动和咳痰。可采用患者自控镇痛技术(PCA),镇痛药物使用强效阿片类药物,如舒芬太尼,芬太尼等,但要注意防治呼吸抑制。急性神经性疼痛可短期应用地塞米松治疗。同时观察患者是否出现恶心呕吐,以防发生误吸危及生命。

第十节 脑室镜手术的麻醉

内镜(Endoscope)技术作为一种诊疗方法,已广泛应用于腹部外科、泌尿外科、骨科、妇产科及消化内科等领域,其微创优势被广大医师及患者所接受。在神经外科方面,1910 年美国医师 Lespinasse 将膀胱镜最早应用于脑积水治疗中。1922 年,美国神经外科创始人之一的 Dandy 应用膀胱镜对脑积水患者的脉络丛实施烧灼,并将之命名为"脑室镜"(Ventriculo-scope)。

目前,神经内镜应用几乎涵盖了所有的神经外科疾病的治疗,根据应用领域的不同可分为:脑室镜、颅底内镜、脊柱内镜、脑镜等多种。狭义上的脑室镜手术主要应用于脑积水,脑室内或脑室旁病变(肿瘤、出血、血肿和囊肿)的治疗。该类可视化手术经颅骨钻孔、置入神经内镜等器械,以人体自身的 CSF 通路作为操作空间,是神经内镜手术中最具特点和代表性的。其中,最常见是三脑室底造瘘术,治疗非交通性脑积水。行造瘘术时,内镜通过骨孔和前额叶皮质到达脑室。术者在三脑室底开窗,以沟通脑室和蛛网膜下隙。

脑室镜手术操作具有定位准、创伤小、恢复快的特点,十分符合未来微创神经外科发展需求,在临床工作中的应用日趋广泛。另一方面,脑室镜手术也存在自身特有的局限性。脑室镜手术的术野位于脑的深部,手术空间狭小,内镜在术野中移动很容易造成邻近血管、神经、脑组织的损伤。

脑室镜术中出血较多时处理比较困难,情况严重时需要改行开颅手术。因此,尽管脑室镜手术提高了患者安全性并缩短了平均住院日,术中和术后并发症的发生率仍然有5%~30%。有研究报道,造瘘术有约5%造成并发症的风险,总体手术成功率60%~90%,术中病死率大体为0~1%。掌握脑室镜手术指征及提高手术医师操作技术可以降低相关并发症。麻醉科医师充分了解脑室镜手术中患者 ICP、脑灌注、脑脊液变化特点及术中灌流、操作可能造成的相关损害,对围术期并发症保持高度警惕,通过严密监测、尽早发现、及时干预,也有助于进一步提高患者安全性及手术成功率。

一、术前准备

（一）术前评估

对拟行脑室镜手术的患者术前访视，除常规术前评估外，应进行全面的神经系统检查，并着重了解：患者意识状态、是否存在 ICP 升高及其严重程度、术前是否进行脱水治疗、患者是否有脱水表现及电解质紊乱，以及原发病进展程度和当前治疗可能对围术期麻醉计划的影响。对于儿童及成年人，ICP 升高时，主要以恶心、呕吐、视盘水肿为临床表现。而脑室镜手术患者中有相当一部分是婴幼儿，其 ICP 升高主要表现为头围增大、前囟饱满。这类患儿在了解其年龄、体重、全身状况同时，要仔细评估其气管插管条件，包括患儿头围大小及气道的解剖学标志。对可能存在的困难插管、苏醒期拔管后呼吸困难做好充分术前准备，避免因呼吸困难进一步升高 ICP、加重脑损害。

此外，这类手术的婴幼儿患者往往合并其他先天性疾病、存在其他器官畸形，比如：神经管缺损（Neural Tube Defects）、Dandy – Walker 畸形的患儿往往合并其他中枢系统畸形及非中枢系统畸形，如：唇、腭裂、心血管先天性疾病、多囊肾、多指（趾），等等。术前评估时应认真了解患儿是否合并其他系统畸形及其严重程度，尤其要重视口腔、心血管系统的检查。

此外，术前麻醉科医师应详细了解患者病变类型、部位、大小、与毗邻组织的关系、血运是否丰富、以及拟行手术的方案。部分患者可能曾因脑积水已行脑室腹腔分流术，如此次手术需行中心静脉置管，应仔细询问病史，扪清分流管位置，并与外科医师核对，明确分流管位置，避免在分流管走行侧行颈内静脉或锁骨下静脉穿刺置管，防止误伤分流管。

（二）术前用药

脑室镜手术时长一般比较短，为了术后尽早对患者进行神经功能评估，避免发生苏醒延迟，术前往往不推荐使用镇静、阿片类药物。对于有颅内高压和（或）神志状态改变的患者，术前则应避免使用镇静及阿片类药物的使用。这类药物可能造成患者呼吸抑制及其导致的高碳酸血症使得 ICP 力进一步升高，加重颅内损伤。为了减少婴幼儿患者入室后哭闹，可以在患儿进入手术间之前，在其家长陪同下建立静脉输液通道。并且，应完成所有麻醉准备工作以后，再将患儿带入手术间内。

二、术中管理

脑室镜手术属于微创手术，创伤小，疼痛轻微。但脑室镜下操作是非常精细的过程，操作周围毗邻重要脑组织结构及血管，患者任何微小体动都可能导致镜筒和光源、器械损伤脑组织，继而造成严重不良事件的发生。因此，脑室镜手术麻醉的首要原则是确保患者头部的绝对制动。其次，严密监测并警惕 ICP 的骤然升高及脑内重要组织损伤的发生，使患者术后能够尽早苏醒进行神经系统功能评估，这对早期发现、及时处理相关并发症，提高患者预后很关键。总而言之，脑室镜手术的麻醉管理需要考虑的关注点并不少于其他神经外科手术，并且还存在其他一些手术操作及术中灌流的特殊影响需要注意。

（一）术中监测

脑室镜手术不同于一般微创手术，除了常规监测患者心电图、脉搏血氧饱和度、无创血压、体温、Pet CO$_2$、BIS 等无创监测以外，绝大多数回顾研究推荐所有患者（包括婴幼儿）行动脉穿刺置管,连续监测有创动脉压。全身麻醉患者放置导尿管是有必要的,术中可能使用利尿剂或脱水药物。

研究认为连续监测 ICP、CPP 也是非常有益的。动物研究中显示,一些苏醒后没有神经功能损害的动物存在脑组织的病理改变,这种现象同样可能存在于人类,推荐连续监测 ICP。通过严密监护平均动脉压与 ICP,保证适当的 CPP。ICP 的监测方法比较多,推荐通过脑室镜监测 ICP。研究表明,内镜内压力(PIN)与 ICP 高度相关。CPP = MAPICP,故可认为 CPP ≈ MAP − 内镜内压力。测定内镜内压力时,应注意传感器零点应固定于颅底水平。并维持术中 CPP 在 40mmHg 以上。

(二)麻醉方法

脑室镜手术属于微创手术,其麻醉选择上,局部麻醉和全身麻醉均有报道,但与绝大多数研究一致,一般推荐选择全身麻醉。除可以确保患者头部的绝对制动外,全身麻醉还便于术中危机情况的处理、提高患者舒适性。

1.局部麻醉

有临床研究认为,在第三脑室造瘘术的患者一般情况差、能够配合、预期手术过程很短的情况下,可谨慎选择局部麻醉。局麻下手术,手术刺激第三脑室底部可能产生眼窝疼痛,可能与第三脑室底脑和蛛网膜分布着伤害性神经支配有关。通常手术刺激导致的眼窝疼痛程度较轻。多数患者眼窝疼痛无须处理,术中如患者疼痛难以忍受,可酌情给予少量芬太尼等阿片类镇痛药。该疼痛随手术结束和器械移除而消失。应防止过量应用阿片类药物引起术后呼吸抑制。

2.全身麻醉

此类手术患者术前往往就存在 ICP 的升高,为避免 ICP 的进一步升高及危害患者 CBF,在麻醉诱导、气管插管过程,应力求平稳,避免缺氧或二氧化碳蓄积。术中麻醉维持可以使用全凭静脉麻醉、吸入麻醉、以及静吸复合麻醉等多种方法。总的原则是尽量选择作用时间较短,代谢较快,持续用药不易蓄积的麻醉药物,有利于患者术后快速苏醒,尽早行神经系统功能评估。除少数术中需要进行电生理监测,应给予肌肉松弛剂,建立人工气道、机械通气以保证患者术中通气功能良好。此外,尽管喉罩在神经外科的应用逐渐增多,但脑室镜手术中气管插管是更安全可靠的。

(1)麻醉药物的影响及选择:术中麻醉药物的选择应特别注意 N_2O 带来的风险,N_2O 可致颅内积气扩张,应避免使用。吸入麻醉药都可增高 CBF 并降低 $CMRO_2$。常用吸入麻醉药促使脑血管扩张、CBF 增加,从而继发 ICP 升高,其升高的程度为氧化亚氮 > 地氟烷 > 异氟烷。脑功能正常时(脑血流—代谢耦联功能正常),当吸入浓度 < 1 ~ 1.5MAC 时,脑血流降低(与清醒时比较),但自我调节功能保存完整;当吸入浓度 > 1 ~ 1.5MAC 时,CBF 呈剂量依赖性的降低,同时伴自我调节功能的减弱或丧失,仍保存脑血管对 CO_2 的反应性。

吸入麻醉药对 ICP 的影响也取决于两个因素:①基础 ICP 水平的高低,在水平较低时吸入麻醉药不致引起 ICP 升高或升高较少,否则反之;②$PaCO_2$ 水平,吸入麻醉药期间施行过度通气,造成低碳酸血症时,ICP 可无明显升高;而在正常 $PaCO_2$ 水平下,等浓度吸入麻醉药可使 ICP 明显升高。因此,过度通气可对抗吸入麻醉药扩张脑血管的作用。值得注意的是:脑部疾病患者在使用高浓度的吸入麻醉药时,脑血管对 CO_2 反应性差,临床应尽量避免高浓度吸入麻醉药的使用。

多数静脉麻醉药能降低 $CMRO_2$、CBF 及 ICP,维持脑血管对 CO_2 较好的反应,但 CO_2 反应斜率显著降低。静脉麻醉药降低 ICP 的程度依此为丙泊酚 > 硫喷妥钠 > 依托咪酯 > 咪唑安定。在有明确 ICP 增高患者,建议使用以丙泊酚为主的静脉麻醉,以期降低脑代谢、减少 CBF,避免进一步恶化 ICP。利多卡因抑制咽喉反射,降低 $CMRO_2$,防止 ICP 升高,在诱导期也可以考虑使用。氯胺酮对脑血管具有直接扩张作用,迅速增加 CBF,升高 ICP,需慎重使用。阿片类药物静脉注射后可引起 CBF、$CMRO_2$、脑葡萄糖代谢率(CMRg)降低,一过性的升高 ICP。但不影响脑血流—代谢耦联、CBF 的自我调节功能和脑血管对 $PaCO_2$ 的反应性。

由于多数脑室镜手术耗时少,术后疼痛轻微,加之患者术前即存在精神状态改变,长效阿片类药物的用量应注意。当手术时间短,长效阿片类药物用量偏大时,应密切注意拔管后有无呼吸遗忘,呼吸频率是否过低等问题,必要时适量给予纳洛酮等阿片受体拮抗剂。此类手术,尤其适合配伍用超短效的阿片制剂瑞芬太尼,有助于减少麻醉后呼吸抑制的发生。

肌肉松弛剂会影响运动诱发电位监测,术中如需进行电生理监测应避免使用。脑室镜手术对使用肌松剂并无禁忌。

(2)术中监测与管理:诱导后,患者可能需要安放头钉及头架,除此之外,脑室镜手术疼痛刺激较轻微。术中血流动力学波动的主要因素:手术操作局部刺激(脑室周围重要结构如下丘脑、延髓受到灌洗液温度与局部压力的刺激或手术牵拉及损伤),脑室内出血及液体灌流导致 ICP 的骤然改变。患者心率、血压等变化发生往往很突然,严密监测患者血流动力学变化同时,高度警惕相关并发症的发生,尽早发现与处理对提高患者预后至关重要。术中主要并发症及其预防、处理详见后文详述。

(3)术后恢复:术后应继续给予严密地生命体征监护及神经系统功能评估,及早发现术后出血、ICP 增高,以及下丘脑损伤导致的尿崩症、电解质紊乱等并发症。脑室镜手术后苏醒延迟常见,发生率约有15%。有报道婴儿神经内镜术后第1h出现呼吸骤停,故呼吸监护必备。高钾血症、精神错乱、短暂性垂体功能障碍、短暂性偏瘫和记忆丧失,术后惊厥也是常见并发症。恶心呕吐发生率约占20%,在排除 ICP 增高、电解质紊乱诱因后,对症给予止吐药物。术后发热的发生率也高达34%,难于用感染解释的发热,可能与刺激下丘脑体温调节中枢有关,须结合临床判断,给予适当处理。有关晚期感染,如脑膜炎和脑室炎,明显影响患者预后,所以应关注术中术后中枢神经系统感染的症状和体征。此外脑室镜手术创口小,手术开始的时候通常也给予局部麻醉浸润,所以术后疼痛轻微,术后镇痛不是常规。

(三)术野灌洗液选择及其影响

脑室镜术中通过持续灌流的方法保持术野清晰,以获得满意的手术视野。麻醉科医师应熟悉并重视灌流液体的选择,应充分了解灌流液的温度、使用量、冲洗速度等对患者产生的相关影响。

1.灌洗液的选择

目前常见灌流液为生理盐水和乳酸林格液,其中首先推荐乳酸林格液。研究显示用生理盐水作为灌流液对脑脊液的成分的改变比乳酸林格液要大。500mL 生理盐水灌流可使 CSF 的 pH 下降0.2,大量使用则可导致脑脊液酸中毒。也有研究发现使用乳酸林格液灌洗的患者发生了术后高钾血症,但尚不能确定是乳酸林格液灌洗直接造成的,还是由于手术刺激下丘脑所致。仍需进一步研究和观察明确其确切原因。此外,研究认为对脑脊液的 pH、HCO_3^-、PO_2、PCO_2、剩余碱、标准碳酸、糖及钙等含量变化影响最大的,并不是内镜操作时长,而是术中灌流液的用量。建议术中尽可能减少灌流液的用量，以减少脑脊液丢失和持续灌流引起的灌流液—脑脊液交换，从而减少灌流液导致的脑脊液成分改变，以及由此造成的相关并发症。对于一些不是很复杂的 ETV 内镜手术，有学者认为并不是必须使用术中灌流。另一方面，灌流不够或者脑脊液引流丢失过多可导致颅腔积气。

2. 灌洗液的温度

灌洗液的温度应与患者体温(37℃)相近，过高或过低温度的冲洗液都可以刺激脑室周围下丘脑，影响体温调节中枢的功能。低温液体的冲洗可造成心动过缓，也会增加婴幼儿患者低体温的发生率。持续灌流也会带来体温降低的问题。小儿患者中，曾有术中低体温的报道。原因与脑脊液和灌流液交换、手术无菌单被灌流液沾湿，导致体表温度降低有关。

3. 灌洗压力

术中灌流所产生的直接或间接压力刺激造成了与之相关的挑战。灌流液靠压力差进入脑室，随后被动从出口流出。流出通路的梗阻可造成 ICP 急剧升高，引起循环不稳定，可以是血压升高、心率降低，抑或心搏骤停。

当患者术中出现突发循环问题，麻醉者应首先想到灌流液压力是否正常。持续灌流产生的压力可因颅内循环不足造成严重术中事件。由于 ICP 与脑灌注有关，应严密监护平均动脉压，保证适当的 CPP，推荐通过神经内镜或其他方法监测 ICP。有研究显示，内镜内压力与 ICP 高度相关，当显示内镜内压力升高时，务必考虑患者 ICP 的升高。灌流过多除 ICP 增高以外，甚至可以短暂脑疝形成，已见相关报道。

三、并发症及其预防与处理

尽管脑室镜手术创伤轻，还是有潜在严重并发症的可能。熟悉掌握脑室内解剖结构是减少脑损伤最重要的原则。手术操作中切忌动作粗暴，适当控制冲洗的速度及用量，保持引流通畅。同时，对避免发生不可逆脑损伤至关重要的是，麻醉科医师应与神经外科医师保持良好、及时的沟通，密切观察患者生命体征变化，警惕并及时处理术中患者 ICP 的骤然升高、以及手术操作牵拉刺激邻近脑组织等不良事件。

(一)心血管系统改变

不同于其他神经外科手术，脑室镜手术作为微创技术，创口小、出血较少，极少由于血容量不足导致全身血流动力学地明显波动。但脑室镜术中的循环变化并不少见。在麻醉深度稳定、患者无严重心肺疾病的情况下，其发生机制主要是：脑室周围重要结构下丘脑、延髓受到刺激或损伤，以及 ICP 的骤然升高。有研究统计约有 28% ~32% 的患者存在心血管系统不稳定表现，形式多样、程度不一，包括轻微的心率和血压改变，也可导致心搏骤停等严重并发症。其中以心动过缓和血压升高最为常见。

1. 脑室周围重要结构受刺激和(或)损伤

术中球囊扩张、脑室造瘘，以及脑室镜通过室间孔等操作容易牵拉或直接损害下丘脑、延髓等脑室周围重要结构。有研究认为下丘脑后部受刺激主要表现为血压升高、心动过速；而视前区受影响容易表现为血压下降、心动过缓。临床研究报道，球囊扩张过程 26.8% 儿童可发生心动过缓(心率<50bpm)。这类血流动力学改变通常停止操作可立刻缓解，如婴儿患者在使用球囊扩张脑室孔的时候突发心动过缓，套囊放松后无须给药心率即可恢复正常。少数患者需要给予对症处理，如给予阿托品纠正心动过缓。然而，严重心动过缓导致的心跳骤停需要

心肺复苏,也曾见报道。

2. ICP 骤然升高

ICP 骤然升高可导致脑灌注受损和(或)视前区受刺激所引起的"Cushing 样"反应,可表现为反射性高血压和心动过速和(或)心动过缓。ICP 骤然升高的最早表现以及临床最常见的往往是心动过速和血压升高,相对于典型的心动过缓,血压升高的表现,前者能更早的提示脑灌注的不足。研究推荐,CPP 应保持在 40mmHg 以上。当 CPP 降低至 15mmHg 时,几乎所有患者会发生 Cushing 反应。经颅多普勒通过颞窗测定大脑中动脉血流发现,灌流液未能充分引流时,脑灌注可显著降低。未成熟儿和新生儿更易因平均动脉压降低和 ICP 增高导致脑缺血。有创动脉压监测是必要的,能够最及时发现 ICP 升高带来的血压波动。有条件可行 ICP 监测。尽早发现 ICP 升高,并判断出相关原因给予有效处理是这类血流动力学改变最有效的治疗手段。否则当发生心动过缓再意识到 ICP 的升高,则贻误处理时机,甚至可能发生致命性心搏骤停。

(二)静脉/动脉出血

脑室镜手术虽为微创,术中也有血管损伤风险。常见的出血部位包括皮质窦道、透明隔前静脉、囊肿壁、小的穿支动脉等。不同于其他手术,失血的危险性一般不是由血容量不足造成的。脑室镜手术的术中出血主要是导致手术视野模糊,增加手术操作难度与周围脑组织受损伤的风险。术者通过液体灌流保持术野清晰,也对小静脉出血起到止血作用。动脉出血时,麻醉科医师在控制血压同时可行血液回收。此外,尤其要注意出血量较大时,术中灌流液体也大大增加,严密监测循环改变,尽早发现 ICP 的骤然升高并予以积极处理。基底动脉和穿支动脉出血最为凶险。必要时需紧急开颅手术止血,危重者有导致术中死亡的风险,麻醉科医师应随时准备中转开颅。

静脉的损伤除表现为出血外,还可发生空气栓塞。两项研究显示,静脉空气栓塞发生率 0.35% ~4% 。以前无微创手术发生静脉空气栓塞危及血流动力学的报道。如果颅内积气发展,并事先存在脑室心房引流,理论上可能导致静脉空气栓塞。全麻术中空气栓塞的常见主要表现包括:Pet CO_2 突然下降,氧合指数/氧饱和度下降,血压下降和心律失常,心电图可出现肺性 P 波,右束支传导阻滞等。局麻患者还可出现烦躁不安、呼吸困难,剧烈胸背部疼痛,心前区压抑感等。麻醉科医师在诊断空气栓塞后,应结合当时条件,给予循环支持,调整左侧卧位以及经由中心静脉导管抽吸空气等措施。

(三)ICP 升高

术中导致 ICP 骤然升高的主要因素是灌流速度、用量及出血情况。脑室镜术中少量出血的处理方法,是通过加快冲洗得到清晰术野进行止血。当出血较多,冲洗量过多、过快,或者冲洗液引流不通畅的时候可造成 ICP 骤然升高。尤其在感染后高颅压、出血性脑积水的患者要特别注意。术后颅内高压表现则提示颅内出血或脑脊液循环不畅。

ICP 骤然升高可导致脑灌注受损和(或)视前区受刺激所引起的"Cushing 样"反应,可表现为反射性高血压和心动过速和(或)心动过缓。ICP 骤然升高的最早表现以及临床最常见的往往是心动过速和血压升高,相对于典型的心动过缓,血压升高的表现,前者能更早的提示脑灌注的不足。严密监测患者血流动力学变化,警惕 ICP 骤然升高的发生,积极去除导致患者 ICP 升高的相关因素,并给予相应脱水、维持循环稳定等支持治疗。术中处理方法主要是控制灌流液体量及灌流速度,加强引流。

神经源性肺水肿(NPE)是术中 ICP 骤然升高、控制不当所导致的围术期严重并发症。指在没有心、肺、肾等原发病情况下,由各种中枢神经系统损伤所致的突发性 ICP 增高而引起的急性肺水肿,也称中枢性肺水肿。临床表现是继发性、以急性呼吸困难和低氧血症为特征的综合征,包括:①ICP 增高;②急性肺水肿和呼吸困难两大方面。NPE 重在预防,发生后治疗肺水肿的同时,强调降低 ICP 和抑制交感神经过度兴奋。

(四)尿崩症(DI)或抗利尿激素分泌异常综合征(SIADH)

脑室镜手术术中、术后可能发生抗利尿激素分泌异常综合征(SIADH)或尿崩症。目前认为其原因可能由于内镜操作时直接损伤下丘脑,以及术中灌流、灌流液体温度及压力等因素刺激下丘脑,导致下丘脑功能受损伤,使得 ADH 的分泌不受正常机制的调控。脑室镜手术所致的尿崩症为中枢性尿崩,是由于下丘脑—神经垂体受到损伤引起的精氨酸加压素(AVP)又称 ADH 释放障碍,进而导致肾小管重吸收水的功能障碍的一组临床综合征。其临床特点为多尿、烦渴、低比重尿或低渗尿。严重者可有脱水、低血压等。尿量一般在 4L/d 以上,极少数可超过 10L/d,甚至有报道可达 40L/d。尿比重为 1.0001 ~ 1.0005,尿渗透压为 50 ~ 200mOsm/L,明显低于血浆渗透压。

ADH 分泌异常综合征(SIADH)由 Schwartz 于 1957 年首先报道,主要因 ADH 或类似 ADH 样物质分泌过多使得水的排泄发生障碍所致,是 ADH 未按血浆渗透压调节而分泌异常增多,致使体内水分潴留、尿钠排出增加,以及稀释性低钠血症、高血压等一系列临床表现的综合征。低钠血症可使细胞外液渗透压下降从而引起脑细胞水肿产生相应的神经系统症状。患者发生 SIADH 的临床表现与血清钠浓度密切相关,轻症者可无症状。

当血清钠浓度低于 120mmol/L 时,患者可出现恶心、呕吐软弱无力、肌肉痉挛嗜睡,严重者可有精神异常、惊厥、昏睡乃至昏迷,如未及时正确地处理,可导致死亡。SIADH 的表现还与低钠血症形成的速度有关,急性低钠血症即使程度不重也易于产生症状,慢性低钠血症则不易产生症状。

术中、术后都要严密监测尿量变化,必要时监测血电解质变化及尿渗透压,关注其对生命体征如心率、血压、术后苏醒等方面的影响。此类尿崩症患者通常是自限性的,主要是维持水、电解质平衡,必要时可临时给予垂体后叶素、1 - 脱氨 - 8 - 右旋精氨酸血管升压素(DDAVP)治疗。对于发生 SIADH 的患者要限制液体入量、纠正电解质紊乱,警惕并及时治疗术后惊厥。

(五)电解质紊乱

脑室镜手术术后发生电解质紊乱是比较常见的。除下丘脑损伤引起的 DI 及 SIADH 可导致患者血钠改变以外,最常见的是术后高血钾。血钾的变化主要是受术中灌流影响。乳酸林格液灌流虽然与 CSF 成分接近,但用量过多可引起高血钾。生理盐水灌流则对血钾影响较小,虽也可能引起低血钾,但临床比较少见。血钾紊乱可致心律失常,对发生心律失常的血钾紊乱要积极处理。同时,患者心律失常发生时,要警惕其血钾异常。

血钠改变主要是继发于下丘脑损伤。低钠血症的治疗目的在于提升血钠浓度及血液张力,以恢复细胞特别是神经细胞的体积,解除因血液张力降低造成的脑细胞肿胀。对血钠浓度在 120mmol/L 以下的患者应积极治疗,治疗的目标是将血钠提升到 125mmol/L,血浆渗透压提升到 250mOsm/L,这一水平虽然仍低于正常,但已不致引起神经系统损害。治疗的方法是输注高张 NaCl 溶液(浓度为 3% ~ 5%)。

钠的补给量可通过下式计算(式中 0.6 × 体重为总体液量):需要钠量(mmol) = (125 - 测

得的血清钠浓度)×0.6×体重(kg)。

(六)体温变化

低体温多见于小儿。主要原因:大量液体的灌流与脑室内 CSF 之间发生交换,引流出来的灌流液体外漏打湿敷料及患者周围。术中监测体温可及时发现。尽可能减少灌流液体容量、保持术区干燥、加强患者保温是有效地解决方法。体温升高并不少见。脑室镜术后发热的发生率也高达 34%,难于用感染解释的发热,可能与刺激下丘脑体温调节中枢有关,须结合临床判断,给予适当处理。

手术操作及灌流所产生的炎性反应可表现为:脑膜刺激征、头痛、高温。有关晚期感染,如脑膜炎和脑室炎,明显影响患者预后。

(七)苏醒延迟

脑室镜术后苏醒延迟的发生比较常见,发生率约为 15%。其原因多种多样,主要包括如下几方面:

(1)麻醉药物残留:包括吸入麻醉药物、阿片类镇痛药、肌松药、术前镇静药物等。
(2)神经系统方面:脑室内出血、脑水肿、颅内高压、脑组织重要结构的损伤、脑缺血。
(3)其他:电解质紊乱、低氧血症、低血糖、低血压/窦性心动过缓等。

对于苏醒延迟的患者,应全面评估患者生命体征是否稳定、是否存在低氧和(或)二氧化碳蓄积、复查电解质、回顾术中是否有明显出血及灌流压力过高、是否有 ICP 升高的表现以及神经功能缺失(短暂性偏瘫和记忆丧失)、是否存在麻醉药物残留等情况。术后应对患者严密监测、持续评估神经系统功能状态,尽快判断苏醒延迟原因,对可能存在的相关并发症保持高度警惕。这对早期发现、治疗相关并发症、减少患者不可逆损害的发生是至关重要的。

第十一节　颈动脉内膜剥脱术的麻醉

颈动脉内膜剥脱术(Carotid Endarterectomy,CEA)不仅存在脑缺血的危险性,且大多为高龄,常伴有高血压、冠心病、糖尿病和肾功能不全等疾病。因此术前仔细评估患者情况和术中正确处理十分重要。

一、术前评估及准备

(一)脑血管疾病

患者的神经系统症状是决定手术指征、手术效果和手术危险性的重要因素。如近期有否渐进性神经系统功能障碍的临床体征,有无频繁的短暂性脑缺血发作,以及多次脑梗死而造成神经系统功能障碍。麻醉医师应知晓手术侧颈动脉病变,同时了解对侧颈动脉、椎动脉以及其他脑血管尤其是侧支循环情况。颈动脉狭窄通常发生在颈内、外动脉分叉处。若造影发现对侧颈动脉狭窄阻塞、颈内动脉狭窄、颈动脉广泛粥样斑块坏死并伴有血栓等,均提示手术属高危,颈动脉内膜剥脱术围术期病残率和病死率与脑血管疾病的严重程度相关。依据患者术前状况可分为无症状颈动脉狭窄、短暂性脑缺血发作、轻度脑卒中、严重脑卒中。

有明显神经损害的急性颈动脉阻塞的患者,行急诊颈动脉内膜剥脱,围术期病残率和病死率相当高,应权衡利弊,考虑是否采用手术治疗。一般认为,由颈动脉疾病引起的急性脑卒中患者,应进行积极的内科治疗2～6周后,若病情稳定,情况良好,无明显神经系统残留障碍,手术指征确切则可考虑手术。

(二)心血管病

冠状动脉病变常与颈动脉内膜剥脱术预后有明显的相关。在心肌梗死后3～6个月内或伴有充血性心力衰竭的患者施行颈动脉内膜剥脱术病死率颇高,若无特殊情况,手术应延期并进行合理治疗,待病情稳定和情况改善后才能进行手术。

有文献报道将1546例颈动脉内膜剥脱患者分为三组:Ⅰ组患者无冠状动脉病变史或症状;Ⅱ组患者有症状性冠状动脉病变,如心绞痛、心力衰竭或严重室性心律失常;Ⅲ组患者有症状性冠状动脉病变,但在颈动脉内膜剥脱术前或同时施行冠状动脉旁路术。结果表明上述三组在行颈动脉内膜剥脱术后,Ⅱ组患者心肌梗死、短暂性脑缺血发作和脑卒中发生率及手术病死率明显高于Ⅰ组和Ⅲ组患者。

根据大量资料分析颈动脉内膜剥脱术患者围术期引起死亡的原因,发现心肌梗死明显比脑出血或脑缺血、脑梗死所导致的病死率高。由于颈动脉内膜剥脱术患者50%～70%患有高血压,术后发生高血压机会更常见,不仅有潜在脑卒中的危险,也会加重心脏负担,影响心肌氧供需平衡和引起心律失常、心肌缺血或心肌梗死等。因此高血压患者术前应控制血压<180mmHg/100mmHg为宜,术前在不同体位下多次测定患者两上臂的血压以及患者清醒和静息时的血压,以确定患者一般情况下的血压范围,此对确定术中和术后可耐受的血压范围极为重要。若术前两上臂血压存在差别,术中和术后采用血压较高值一侧的上臂测定血压似能更好地反映脑灌注压。

(三)其他疾病

颈动脉内膜剥脱患者大多为老年患者,通常手术危险性与围术期病残率和病死率随年龄增长而增加。由于半数患者可合并有糖尿病,因此对患糖尿病者应在术前制订适当的用药方案,控制血糖于适当水平。

吸烟者常伴有慢性支气管炎、不同程度的气道阻塞、闭合容量增加、分泌物增加以及肺功能不全等表现,术后肺部并发症机会增多,故术前应停止吸烟,使用支气管扩张药和预防性使用抗生素,并教会患者呼吸锻炼。颈动脉内膜剥脱术的目的是减轻临床症状,预防脑卒中,增进生活能力和延长寿命。

患者有以下情况者有手术指征:①近期有再发栓塞引起短暂性脑缺血发作;②可逆性缺血性神经障碍而用抗凝治疗无法良好控制;③短暂性脑缺血发作;④可逆性缺血性神经障碍伴有颈动脉杂音;⑤陈旧性脑卒中而出现新症状。

由于患者术前常服用多种药物如抗血小板抗高血压、脑血管扩张药,因此要了解患者用药史。抗血小板药目前临床上常用阿司匹林肠溶片和双嘧达莫(Dipyridamd)以降低血小板凝集,尤以前者为常用,且以小剂量为宜。由于血小板凝集受抑制,出血时间可延长,应引起重视。至于抗高血压与其他心血管方面用药,术前要了解用药类型、品种、剂量以及与麻醉之间可能发生的药物相互作用,原则上各种治疗用药均应持续至术日晨,不要随便停药,可按情况适当减量,以保持病情稳定。

二、麻醉

(一)术前用药

目的是使患者镇静,防止因焦虑而引起血压升高,心率加速和心律失常等。但不主张应用大剂量术前药,尤其是阿片类药,一般可选用咪达唑仑 3 ~ 5mg 术前 30min 肌内注射。术前未应用 β 受体阻滞剂者,则可在术前 2h 口服美托洛尔 12.5 ~ 25mg,缓和全麻诱导和气管内插管时心血管系统的应激反应。

(二)麻醉选择

麻醉期间总的原则是保持良好平稳的麻醉,保持正常通气,维持正常或稍高的血压,轻度抗凝及正常血容量。常用麻醉方法如下:

1. 颈丛神经阻滞

颈动脉内膜剥脱术可采用单侧颈丛神经阻滞,通常浅颈丛用 1% 利多卡因加 0.1% 丁卡因混合液或 0.375% 罗哌卡因 10 ~ 15mL(不加肾上腺素),以及用 1% 利多卡因加 0.1% 丁卡因混合液或 0.375% 罗哌卡因 8 ~ 10mL,经 C_4 脊神经一点法作深颈丛神经阻滞,待阻滞完全后才开始手术。术中显露颈动脉鞘后由术者在直视下作颈动脉鞘内浸润阻滞,预防由于手术操作引起反射性心动过缓和血压下降。面罩吸氧,并按需静脉注射芬太尼 0.05mg 和氟哌利多 1.25 ~ 2.5mg 作辅助。

由于操作简单、方便,患者可在清醒状态下接受手术,可反复测定神经系统功能,并保持良好的血流动力学,围术期发生心肌梗死少见。患者意识均保持清醒,术者在作颈动脉内膜剥脱术前常规做颈动脉钳夹试验,阻断颈动脉 3 ~ 10min,密切观察意识水平,是否有意识消失、嗜睡、对答及计数迟钝和对侧手握力减退等,以决定是否需要建立临时性旁路分流。若患者能良好地耐受此夹闭试验,可接受颈动脉切开内膜剥脱。于颈丛阻滞下手术需要患者充分合作,遇有阻滞不全、长时间体位不适,以及外科医师操作等因素常会造成患者不合作,为保证手术进行必然增加辅助用药机会,由此造成意识不清,失去对脑缺血评判依据。但对重症 CEA 术后再狭窄患者,全麻仍不失为一种安全的麻醉方法。

2. 全身麻醉

全身麻醉是颈动脉内膜剥脱术常用的麻醉方法。目前尚无确切的证据可以证明何种麻醉技术、麻醉方法以及麻醉药会显著地影响结局。目前多采用小剂量咪达唑仑和丙泊酚诱导,可降低脑代谢、脑组织的氧耗,同时可降低脑血流和颅内压,对脑缺血可能有保护作用。

为缓和气管插管时的应激反应可加用芬太尼 3 ~ 4μg/kg 或艾司洛尔 0.5mg/kg,可改善因气管插管应激反应引起的血压升高、心率增快以及心肌收缩性的改变。临床实践证明气管插管前用小剂量 β 阻滞剂可使因气管内插管造成的应激反应性心肌缺血发生率从 28% 降至 2%。

麻醉维持用异氟烷对脑缺血有保护作用,异氟烷麻醉时,脑血流降低至 8mL/(100g·min)时脑电图才显现脑缺血改变,而氟烷、恩氟烷当脑血流降至 47mL/(100g·min)即发生脑缺血改变。但有报道在 2196 例颈动脉内膜剥脱患者分别采用氟烷、恩氟烷和异氟烷,围术期心肌梗死的发生率并无差别。目前大多认为可采用静—吸复合麻醉,维持较浅麻醉,吸入麻醉药可选用异氟烷或七氟烷,浓度 <1MAC,结合小剂量丙泊酚、麻醉性镇痛药和中短效肌松药以保证血流动力学稳定。

此外,采用颈丛神经阻滞加上良好的气管内表面麻醉基础上,配合气管插管全麻,操作并不复杂,不仅能维持术中血流动力学平稳且可减少全麻药用量,术毕清醒早,有利于神经功能评判。

三、术中处理

(一)控制血压

控制和维持适当的血压对颈动脉内膜剥脱术患者颇为重要。由于缺血区域的脑血管自身调节作用已减退或丧失,平均动脉压与脑血流相关曲线右移,缺血区的脑血管发生代偿性极度扩张,因此脑血流仅与脑灌注压有关。

虽然临床上可设法使手术期间血压维持比基础血压高10%～20%以增加缺血区的脑血流,但如果侧支循环差,血压升高并不能有效地改善缺血区的脑血流灌注。因此积极预防和正确治疗低血压就显得很重要,除调整体液容量和麻醉深浅外,若出现低血压而心率基本正常时,可采用去氧肾上腺素0.05～0.2mg静脉注射,用药量小,作用时效短,可按需使用。当低血压同时伴心动过缓可用麻黄碱5～10mg静脉注射,需要时可用多巴胺4～8μg/(kg·min)泵注。手术中发生持续高血压多见于颈丛神经阻滞不完全,患者体位不适,而增加辅助用药可能导致意识抑制,可选用静脉注射拉贝洛尔(柳胺苄心定)首剂5mg。若历时5min无效则可追加10～20mg,也可采用艾司洛尔负荷量0.5～1mg/kg,接着0.1～0.2mg/(kg·min)维持,必要时可用硝普钠或硝酸甘油控制血压。

(二)氧合和通气

颈丛阻滞麻醉下保持自主呼吸,应充分吸氧,使SpO_2维持在100%,$PaCO_2$保持正常范围,给予辅助用药,但须加强监测,不应抑制呼吸,必要时采用面罩供氧或插入喉罩进行辅助通气。全麻使用机械通气,应调节潮气量和呼吸频率,维持$PaCO_2$于正常水平或稍低。因为CO_2有强烈的脑血管扩张作用,改变$PaCO_2$可显著改善脑血流。$PaCO_2$增高可引起脑血管扩张,但由于缺血区的脑血管已极度扩张,因此$PaCO_2$增高,其结果使非缺血区域的脑血流增加而发生脑内窃血现象。此外,高$PaCO_2$可增强交感神经活动,心率增快,血压升高,增加心肌氧耗,诱发心律失常等。相反,降低$PaCO_2$可引起脑血管收缩,理论上可降低脑正常区域的血流而使缺血区域脑血流增加。

(三)输液、输血

按患者具体情况输液量可适当放宽,除非出血量过多,通常无须输血。主要以晶体液为主,一定程度的血液稀释对脑缺血患者是有益的。手术期间应控制血糖,必须限制含葡萄糖液体的输入。动物实验证明在脑损伤期间输注过量葡萄糖可造成高血糖的动物脑对缺血性损伤更为敏感。

脑血管意外患者同时伴有高血糖者神经系统后遗症更为严重。这提示颈动脉内膜剥脱术患者围术期对葡萄糖的应用要有所限制,并随时监测血糖,尤其是伴有糖尿病的患者更应预防高血糖。但出现严重低血糖时也同样不利。总之,应维持正常循环血容量,降低血液黏度,保持适当尿量,可输入一定量的6%羟乙基淀粉或无糖血液代用品。

(四)脑保护

麻醉的基本原则是防止脑缺血,除保持血流动力学稳定,维持适当通气外,阻断颈动脉前静脉注射肝素20mg可减少脑血栓形成。硫喷妥钠可降低脑代谢率,还可降低颅内压,抑制氧自由基,减轻脑水肿及钠通道阻滞等,具有一定的脑保护作用。但临床上在颈动脉阻断前单次注射硫喷妥钠对脑缺血的保护作用仍有争议,主要是预先应用巴比妥类药并不能确切地降低围术期脑卒中的发生率和严重性,并认为术中阻断颈动脉引起的脑缺血卒中最主要的原因是由于栓塞所致。此外,使用硫喷妥钠后特别是较大剂量,使脑电波变成低平甚至等电位,对心血管功能影响明显,甚至发生低血压,还会影响及时升高血压和(或)采用分流措施的实施。严重颈动脉狭窄时侧支循环供血不足,当作试探性颈动脉阻断时,若立即出现脑电图波幅降低和减慢时应立即解除阻断,并单次静脉注射硫喷妥钠可能有益。丙泊酚呈剂量依赖性脑血流减少,可使脑代谢明显降低,且苏醒快可能也是有利的。钙通道阻滞药尼莫地平对脑保护有益。综上所述,寻找临床上确实能有效保护脑缺血的药物或措施还需更多的研究。

(五)分流

当颈动脉阻断时,血液供应到同侧大脑皮质主要取决于通过 Willis 环的侧支血流,若侧支循环血流不足就会引起脑缺血和神经功能障碍。为预防起见,有主张常规在颈动脉内膜剥脱区远近端暂时性放置分流导管。但至今对患者是否使用分流保护措施意见尚不一致。选择性地按需采用分流术,主要依据监测脑电图、诱发电位和颈动脉阻断后远心端动脉压力而做决定。

有下列情况应考虑作分流:①术前对侧颈动脉闭塞,或颈内动脉颅内段严重狭窄,术前已有神经损害症状,或有明显基底动脉缺血表现;②术中颈内动脉远端回血差,或估计手术较困难,需较长时间阻断颈内动脉血流;③在麻醉状态下颈动脉阻断后远心端动脉压 $<50\text{mmHg}$;④颈动脉阻断后,脑监测显示脑缺血,或脑血流监测发现局部脑血流 $<47\text{mL}/(100\text{g}\cdot\text{min})$。采用分流术时特别应注意由于手术操作引起粥样斑块物质脱落进入脑循环而引起栓塞的危险。

(六)监测

颈动脉内膜剥脱术的监测主要是心血管和神经系统两方面:心血管方面主要取决于术前患者情况,由于手术本身对心血管方面影响较小,也无大量体液丧失和转移,一般出血也不多,可常规采用 ECG 或改良胸导联、NIBP、SpO_2 监测等。全麻时增加 $PaCO_2$ 监测。

由于手术操作会影响颈动脉压力感受器引起心率与血压改变,以及术前存在高血压,血压波动大,可采用动脉穿刺置管测压,便于及时调控血压。一般不必作中心静脉或肺动脉压力监测,除非术前有心肌梗死、心功能不全或伴其他严重的夹杂症。如果需要穿刺对侧颈内静脉,尽可能避免误穿颈动脉,也可选用对侧锁骨下静脉。虽然在颈动脉内膜剥脱术患者监测脑灌注颇为重要,但至今仍无切实可行、绝对准确的方法能及早发现脑缺血和预测术后神经并发症。值得指出的是术中和术后许多神经系统并发症通常不是由于颈动脉阻断后的缺血,而是由于术中、术后栓塞或血栓形成所引起,目前尚无灵敏的可供临床发现脑血管小栓子的有效方法和措施。脑缺血相关的监测有 EEG、SSEPs、TCD、颈动脉夹闭后残余压力和观察清醒患者的神经功能状态,还可以进行血氧定量和颈静脉氧分压监测。脑缺血监测有很大的变异性。

监测指标评价如下:①对清醒患者神经功能状态监测虽然可能是个金标准,但缺乏足够的数据来证明它的优势;②EEG 与神经病学改变相关联,但是用 EEG 来辨别缺血有相当高的假阳性,另外 EEG 不能监测深部脑组织的缺血,并且对于原有或者有不稳定的神经功能受损患者存在假阴性,但在全麻下仍不失为一个好指标;③SSEPs 的功效与 EEG 相当,但是较复杂,对于皮质下缺血可能更有价值;④残余压力缺乏灵敏度和特异度;⑤TCD 在检测夹闭引起的低灌注状态是有用的,同时在评定分流、栓子情况和过度灌注综合征方面起主要作用,但可靠性不佳;⑥颈静脉氧分压的灵敏度、特异度和临界域值不能确定。

四、术后问题

(一)血流动力学不稳定

术后高血压多见于既往有高血压史,手术前血压控制不理想,术中有脑缺血性损伤,颈动脉窦压力感受器功能失调以及术后疼痛等,通常血压 >180mmHg/100mmHg。高血压可能通过加剧高灌注综合征引起大脑内出血而使神经学预后变差。高灌注更可能发生在高度狭窄的患者(在手术后脑血流量可以增加100%以上)、没有控制高血压的患者和合并有对侧颈动脉狭窄的患者。由于高血压可引起手术部位出血、心肌缺氧、心律失常、心力衰竭、颅内出血和脑水肿等,应寻找原因,可采用艾司洛尔、硝普钠、硝酸甘油以及拉贝洛尔等药物治疗。术后低血压可由于低血容量、残余麻醉药对循环的抑制、心律失常和心肌梗死等,应及时寻找原因进行纠正。文献报道颈动脉内膜剥脱术后心肌梗死发生率为1%~2%。

(二)术后呼吸功能不全

常见原因为喉返神经损伤导致声带麻痹,喉返神经损伤发生率为12.5%,一般并不多见,多数可完全恢复。局部血肿可压迫气管影响呼吸,应提高警惕,及时处理气道梗阻。此外空气经伤口进入纵隔和胸膜腔导致气胸也可引起呼吸功能不全。

(三)神经并发症和功能异常

脑血管意外。高灌注的体征和症状包括单侧头痛、癫痫发作或局部性神经功能缺失。为了使出血可能最小化,在手术后有高灌注风险的患者必须尽可能维持血压正常。部分患者术后可发生过度灌注综合征,由于术前颈动脉狭窄,脑血流减少,脑血管自动调节功能失调,而于术后脑灌注压恢复正常,脑血流骤增可发生过度灌注综合征,患者主诉头痛,甚至发生脑出血。颈动脉内膜剥脱术患者,围术期卒中发生率大约为3%,若患者术后出现新的神经功能损害,应立即进行脑血管造影,以确定是否在手术部位形成内膜瓣,如果立即切除此瓣可减轻神经损害的程度。

若检查发现手术侧颈动脉已再阻塞,则大多由于栓塞或有技术缺陷,应及早进行手术探查。当患者有突发的症状和难以控制的高血压,怀疑有脑出血的可能时,再探查时间最好在1~2h 内。颈动脉内膜剥脱术后可发生神经精神功能紊乱,术后第一日发生率为28%,术后1个月表现认知障碍为9%~23%。

第十二节 微血管减压术的麻醉

一、麻醉前评估

MVD 属于颅后窝手术,因颅后窝包含有重要的控制呼吸和循环系统的结构,因此颅后窝手术的麻醉对麻醉科医师是个挑战,需要了解相关的解剖和病理生理学改变。围术期处理包括术前评估(特别是脑干和出现小脑和脑神经功能障碍时)、谨慎地安置患者体位和术中监测。

(一)全身一般状态评估

(1)全面进行生命体征的记录、体格检查,常规进行血、尿常规和出凝血时间、心电图、胸部 X 线片、电解质、肝肾功能等各项检查。

(2)了解患者卧床时间、进食情况、脱水治疗情况、补液情况、营养状况、近期是否有体重下降等。

(3)详细询问患者相关病史,了解患者治疗用药情况,注意麻醉中药物之间的相互作用。

(二)神经功能评估

手术前要充分了解和评估患者各方面与麻醉有关的临床资料,从病史、疾病过程特点,结合相关影像学资料做出疾病诊断,依据发病急缓、神经系统定位症状和 ICP 增高情况、意识状态及相应的临床症状和生命体征进行神经功能评分。

(三)心血管系统评估

(1)心脏功能分级及其临床意义。

(2)了解患者有无心血管方面的疾病,如先天性心脏病、心脏瓣膜病、缺血性心脏病、高血压、心律失常、心肌病、大血管病等。必要时需要心脏专科医师共同评定患者对麻醉及手术的耐受力,对于不能耐受手术或心脏并发症严重的患者需要推迟择期手术。

(3)患者术前长期进食困难、恶心呕吐、利尿脱水治疗等均可造成体内容量不足及电解质紊乱;脑干受压可引起室性或室上性心律失常;三叉神经、面神经等脑神经受刺激可引起血压升高、心率增快;脑桥或髓质受压可导致低血压;ICP 升高可引起血压升高和心动过缓。

(四)呼吸功能评估

1. 呼吸道疾病史

患者两周内有呼吸道感染病史,即使麻醉前无任何症状和体征,围麻醉期呼吸系统并发症仍高于正常人数倍。浅麻醉下的任何刺激都有可能激发气道痉挛,大大增加麻醉风险。所以择期手术需推迟到呼吸道疾病临床痊愈后 1 ~ 2 周进行。

2. 相关高危因素评估

①吸烟,每日吸烟 20 支及以上,烟龄 10 年以上者,常伴有慢性支气管炎,麻醉后呼吸系统并发症发生率增高;②哮喘,提示小气道阻塞,肺通气功能减弱,气道易激惹痉挛,哮喘患者呼吸系统并发症是正常人的 4 倍;③慢性咳嗽多痰,手术后极易并发弥散性肺泡通气不足或肺不张,手术前应及时控制感染;④肥胖,体重超过标准体重 30% 以上的过度肥胖者,多伴有鼾症及肺功能减退,术后易发生低氧血症;⑤高龄,高龄患者多合并慢性阻塞性肺疾病,并易继发肺动脉高压和肺心病,增加了麻醉风险。

3. 肺功能评估

①屏气试验:正常人可以持续屏气 30s 以上,能持续屏气 20 ~ 30s 者麻醉危险性较小,屏气时间小于 10s 者,提示患者肺储备功能差,手术麻醉风险很高;②吹火柴试验:深吸气后快速吹气,能将 15cm 外的火柴吹灭者,提示肺功能储备尚可;③测量胸围:深吸气与深呼气胸围差大于 4cm 者,提示没有肺功能不全;④必要时手术前测定肺功能,以评估患者对手术的耐受性及术后肺部并发症的危险性。

二、麻醉管理原则

麻醉管理的重点是在保障患者安全的前提下,切开脑硬膜前要有效控制 ICP,使大脑皱缩,为手术者提供适度的空间以分离和减轻受压迫神经的压力是重要的。

1.气道管理

为了更好地暴露手术野,MVD 手术时患者的体位呈侧卧位,头高 30°,易使气管导管发生位移或局部弯曲、打折。

因此一定要在固定体位好后再次确认气管导管位置及其是否通畅,使用钢丝加强型气管导管可有效避免气管导管打折。

2.呼吸管理

呼吸频率和潮气量的变化对于脑干部位的操作比血流动力学更敏感。随着显微外科的发展、操作技术的改进和神经生理监测水平的提高,目前认为 MVD 手术麻醉中以控制呼吸的模式更为安全,术中保持气道通畅极为重要。手术中为了降低 ICP,常采用适当的过度通气,使 $PaCO_2$ 维持在 25～30mmHg。

3.循环管理

心率及心律的变化在排除体温升高、缺氧、CO_2 蓄积及容量不足等因素之外,常见的原因是由于手术操作对脑干造成的牵拉反应,这种变化一般不需要使用药物纠正,多在外科操作停止时恢复正常,必要时可使用血管活性药物对症处理。手术中出现难以解释的高血压通常见于外科操作对脑神经的刺激,一般刺激取消时血压可恢复正常。手术中可适时采取控制性降压,以减少手术野出血。在血管减压完毕后,可适当升高血压至术前水平或正常高值,观察血管有无出血,以便关颅。

4.ICP 管理

切开硬脑膜前应保证适当的脑松弛,降低 ICP,以提供最佳的外科手术条件,一般包括以下几点:保证充分的氧供;摆头高位;保证静脉回流通畅;可行麻醉深度监测,维持适当的麻醉深度;减少吸入麻醉药物的使用、使用静脉麻醉药物;过度通气使 $PaCO_2$ 维持在 25～30mmHg,由于 $PaCO_2$ 对 ICP 的调节需要一定起效时间,所以应在硬脑膜切开前提前设置好呼吸机参数;必要时可在开颅前半小时静脉滴注甘露醇 1～2g/kg,达到预先降低 ICP 的效果;释放或引流脑脊液。

5.麻醉深度管理

可行麻醉深度监测,维持适当的麻醉深度,如使用 BIS 监测,可维持 BIS 值在 40～55。当术者进行显微镜下 MVD 操作时必须维持一定的麻醉深度,因对后组脑神经、三叉神经等的刺激可能导致异常强烈的反应。麻醉者应密切关注手术进展,当术者进行舌咽神经、三叉神经等周围操作时应关注心率与血压。

6.神经电生理监测时的麻醉管理

MVD 往往需要行 BAEPs 及面神经肌电图监测,因此需要选择合适的麻醉药物,应避免使用长效肌松药,以达到最低程度的干扰。

7.容量管理

目标是维持正常的血容量和血管张力;输液种类首选平衡盐溶液,按 10mL/(kg·h)的速率,维持尿量 2mL/(kg·h)的水平。亦可按 1∶2 的比例输入胶体及晶体,但忌用葡萄糖溶液,以免透过血脑屏障使 ICP 增高。对于出血多的患者,应及时补充血容量,积极预防和治疗凝血功能障碍。在外科医师开颅前,可适当使用甘露醇脱水治疗,以降低脑容积和 ICP,利于术中肿瘤的暴露。

8. 苏醒期管理

麻醉苏醒的目的在于使患者早期清醒从而进行神经功能的评估。术前的神经功能状态、手术的部位和程度、气道的情况和是否有舌水肿都是在拔管前要考虑的因素。有些麻醉科医师选用在气管导管周围将套囊放气进行"漏气"试验。延迟拔管可以让组织水肿逐渐消退,因此也是一个选择。另外拔管时留置换管器也是一种不错的考虑。

拔管前评估的要点包括:意识状态、气道和吞咽反射、面部和舌水肿、气道水肿、规律的呼吸类型、生命体征平稳。在可能的前提下尽量缩短拔管时间。在手术结束时用局麻药进行头皮阻滞或手术切口局部浸润或二者同时进行可以减少术后阿片类药物的应用。术后早期应该避免高血压、严重的术后疼痛、严重呕吐、咳嗽以免加重脑水肿和增加术后颅内出血的危险性。

三、术中监测

1. 麻醉监测

(1)心血管系统:监测心电图、有创动脉压、氧饱和度(SpO_2)、必要时监测中心静脉压、心排出量以及每搏心排出量。

(2)呼吸系统:吸入氧浓度(FiO_2)、呼出气 CO_2、血气分析等。有助于术中对患者呼吸功能全面、连贯的综合观察。

(3)麻醉深度监测:吸入全身麻醉时,监测吸入麻醉药物的呼气末浓度和 MAC。BIS 监测在神经电生理检测时尤为重要,既可避免由麻醉过浅所导致的术中知晓,又可避免麻醉过深或麻醉药物对于监测有效性的影响。

(4)颅内环境和脑功能监测:颈内静脉血氧饱和度监测可了解脑供氧;诱发电位有利于监测特定中枢神经系统传导通路的完整性;脑组织氧分压监测可了解脑缺血高危区域局部组织氧供是否充分。

2. 电生理监测

在过去的几十年间,脑和脊髓的术中神经电生理监测(IOM)已然成为在脑、脑干、脊髓和外周神经系统手术中评估神经功能的标准技术,是在手术室里提供外科手术决策和改善患者预后常用的监测手段。

常用的 IOM 模式有体感诱发电位(SSEP)、运动诱发电位(MEP)、肌电图(EMG)、脑电图(EEG)和脑干听觉诱发电位(BAEPs)。MVDIOM 最常用的是上述中的 BAEPs,用来监测听觉传导通路的完整性和功能;另外还包括在 HFS 手术中应用的异常肌反应(AMR)监测及在MVD 治疗耳鸣手术中应用的蜗神经复合动作电位(CCAPs)监测。

解释手术中 BAEPs 有以下几点不同于临床实验室中监测的报告:①解释变化的结果必须在记录当时完成;②要综合考虑麻醉因素(静脉药物、吸入剂、镇痛剂等)、生理因素(体温、血压、氧含量、血液稀释等)、技术因素(来自电、声音等)和手术因素(直接的手术操作造成神经结构的损伤或是继发于手术操作造成的神经结构的缺血)的影响;③没有统一的波形数据标准,每个患者以本人麻醉后的 BAEPs 测量数据为对照依据,这也说明手术中建立基线的重要性;④任何不同基线的变化,特别是在手术的关键步骤时,都应及时报告给手术医师,如变化持续存在或加重,则有可能造成不可逆神经结构的损伤;⑤绝对的 BAEPs 的标准是不存在的;⑥有文献报道可恢复性的 BAEPs 改变与神经功能完全恢复有直接关系;多数情况下,持续的 BAEPs 消失通常伴随持久性的神经功能损害。

许多神经外科医师普遍采用术中电生理监测以协助或指导他们术中决策,降低并发症发生率和病死率。执行这些监测依赖于麻醉科医师提供患者舒适和可控的麻醉计划。当有异常情况发生时,麻醉科医师调控患者生理状态的知识和能力就成为决策的组成部分。麻醉科医师对神经解剖、生理功能的熟悉以及麻醉用药的良好理解能使 IOM 更加有效。在 IOM 发生变化时,需要协同神经外科医师一起来进行良好的团队决策,以使患者获得最优化的临床预后结果。

四、麻醉诱导

理想的诱导应具备如下条件:麻醉诱导迅速,给药后 1 ~ 2min 内神志消失,患者对气管插管反应过程无记忆;对心血管功能抑制较轻;下颌松弛满意,声门完全开放,为气管插管创造有利的条件;气管插管反应(血压升高、心率增快、心律失常、心肌缺血、ICP 升高、呛咳反应明显等)轻微。目前,临床上常规采用联合用药的方法,常常联合应用阿片类药物、镇静催眠药物、肌肉松弛药物进行快速诱导,能够有效控制患者的插管反应,保持血流动力学的稳定。

常用的药物组合是芬太尼或舒芬太尼、依托咪酯或丙泊酚、维库溴铵或罗库溴铵,亦可采用丙泊酚和瑞芬太尼 TCI 泵注加非去极化肌松药的组合进行诱导。待肌肉完全松弛后可实施气管插管,气管插管操作尽量轻柔并在 20s 内完成,以降低心血管系统的不良反应。必要时可静脉注射利多卡因 1 ~ 1.5mg/kg,或联合艾司洛尔、尼卡地平等血管活性药物控制气管插管反应。对于麻醉诱导期间出现的严重低血压,应及时使用血管活性药物进行纠正,保证诱导过程中的充分氧供。

五、麻醉维持

麻醉维持期应注意以下几点:维持血流动力学和 CPP 稳定,避免 ICP 的升高;通过降低 $CMRO_2$ 和 CBF 来降低脑部张力,将颅内环境维持在理想状态,达到神经保护的目的;避免中枢神经系统觉醒,维持足够的麻醉深度;配合神经电生理检测,避免麻醉过深或麻醉药物影响监测的效果;维持正常体温,避免低温带来的寒战、感染、心肌受损等不良反应。

常采用吸入(静脉)全身麻醉 + 肌肉松弛药物 + 麻醉性镇痛药物的组合方式,术中按需酌情追加肌肉松弛药物及镇痛药。对于术中使用神经电生理检测的患者,术中应避免追加肌肉松弛药物,适当加深麻醉及镇痛深度,以抑制术中患者体动反应。除了脑干听觉诱发电位不受吸入麻醉药物的影响外,多数诱发电位的抑制对于吸入性麻醉药物呈剂量依赖性。在外科医师切开硬脑膜后,可适当减少用药量。长效麻醉性镇痛药物应在手术结束前 1 ~ 2h 停止使用,以利于术后快速苏醒。

吸入全身麻醉操作简单、适用范围广泛、成功率高、可控性强、苏醒快速。手术中根据患者的情况吸入 1 ~ 1.3MAC 的异氟烷、七氟烷等。N_2O 应有增加 $CMRO_2$ 和 CBF、扩张脑血管、增加 ICP 等不良反应,不适用于神经外科手术。低浓度(0.5 ~ 0.8MAC)吸入麻醉药与静脉应用小剂量镇静镇痛药物复合,可取长补短,是一种常用的麻醉维持方案。在进行神经电生理检测时,吸入麻醉药物的浓度不宜过高,吸入七氟烷小于 0.5MAC 时,对皮质体感诱发电位监测的影响轻微。因此,在需要监测皮质体感诱发电位的情况下,可进行静脉麻醉复合少量的吸入麻醉药。

全凭静脉麻醉可控性强、麻醉维持平稳、能够降低 CMRO$_2$ 和 CBF、降低 ICP 以及减轻脑水肿,故其应用范围广泛。临床工作中常采用靶控输注的方法,药物选择以超短效药物(丙泊酚、瑞芬太尼)为主。但静脉麻醉亦有其不足的一面:操作复杂、患者个体差异大、代谢缓慢、可控性差,对于手术中需要神经电生理检测的手术,与吸入全身麻醉复合应用效果佳。

六、手术后管理及并发症

(一)手术后管理

1. 对症治疗

由于术中长时间暴露手术部位,释放大量 CSF 造成低颅压,加上麻醉药的刺激及术后颅内渗血,可致术后头痛、头晕等反应。手术切口、术中切断皮神经也会导致头痛。MVD 后应嘱患者严格卧床 2~3d。头痛影响休息可以给予索米痛片口服、局部理疗等对症处理。头晕严重时可选用强力定眩片、甲磺酸倍他司汀、盐酸氟桂利嗪等药物。

严重的头痛、头晕、呕吐、谵妄、躁动的患者应及时行头颅 CT 扫描以排除颅内出血可能,然后再行对症治疗。临床实践中因颅内积气、麻醉药物反应等造成的患者谵妄、躁动并不少见,一般会在术后 3d 内自行好转。

排除感染因素后,MVD 后发热的原因一般为无菌性脑膜炎,可在术后 7d 内发生,一般不需特殊处理。若体温超过 38.5℃ 时可给予对症处理,如给予非甾体解热镇痛药、物理降温、鼓励多饮水等。严重的无菌性脑膜炎往往需行腰椎穿刺,一方面与颅内感染鉴别,另一方面可释放血性或含有白细胞的 CSF,个别患者需腰大池引流。

术后常见的胃肠道反应为恶心、呕吐,多与麻醉和(或)术后低颅压有关,一般不需要特殊处理。术前存在消化系统疾病的患者术后往往恶心、呕吐更加频繁,可给予胃黏膜保护剂、抑酸剂、止吐药等。术后应鼓励患者早期进食。

2. 抗菌治疗

MVD 虽然是颅后窝微创开颅手术,但术中需要置入人工材料,所以合理应用抗生素是避免颅内感染发生的重要措施,目前主张在 MVD 预防性应用抗菌药物。抗菌药物应采用静脉给药,首剂给药在手术正式开始前,术后追加 1~2 次即可,一般应在术后 24h 内停用。预防性用药以第一、二代头孢类为主。

3. 脱水治疗

在 MVD 中为了充分暴露手术野需释放大量的 CSF,易造成患者发生暂时性低颅压,所以术后一般不使用脱水药物,以免进一步降低 ICP,甚至导致颅内出血。而当证实术后存在颅内血肿、急性梗阻性脑积水、脑水肿等 ICP 增高时,应及时使用脱水药物。首选的脱水药物是甘露醇。ICP 进行性的增高、与占位有关的临床症状加重可以使用 0.25~0.5g/kg,每 4~6h 使用一次。单个剂量的甘露醇一般要求在 30min 内滴完。甘露醇滴速越快,脱水疗效会越好。有心功能不全、冠心病、肾功能不全倾向的要慎用,可根据不同情况适当加用呋塞米、肾上腺皮质激素和(或)清蛋白。如果患者有明显的心肾疾病应优选呋塞米。

4. 糖皮质激素的使用

地塞米松降低 ICP 的作用主要在于防治脑水肿,临床上常预防性给药。但地塞米松可引起血糖升高,加重缺血脑组织损伤,并有可能带来感染、伤口不愈合、应激性溃疡等不良反应。

在 MVD 围术期不主张常规应用激素。但使用小剂量地塞米松有助于减轻术后无菌性脑膜炎反应,缓解术后头痛、呕吐等症状。应用时间不宜过长,一般 2～3d 为宜,用药期间需监测血糖、观察伤口、应用制酸剂。

(二)术后并发症

复视是 MVD 后较为常见的并发症。术后出现复视后一般不需要特殊治疗,症状多在 3 个月内自行缓解。

MVD 后患侧面部感觉异常以面部麻木最为常见,多见于 TN 手术。术后出现相应症状者可给予扩血管、营养神经等治疗,可使神经功能障碍得到一定程度的恢复。

与 MVD 相关的面瘫全部表现为术后患侧周围性面瘫。常用的治疗药物有类固醇激素、抗病毒药物、血管扩张药物、改善微循环药物、神经营养药等,同时积极改善患者一般状况,增强机体抵抗力。另外可配合针灸、理疗、高压氧等治疗。

术后手术侧听力障碍为 MVD 后最常见的严重并发症,主要原因有手术中的机械损伤、血管痉挛所致听神经供血障碍、术中乳突开放等。MVD 后患者全麻清醒后应立即对患者进行听力检查,对于可疑患者行 PTA 检查,同时尽早给予营养神经、防治脑血管痉挛及改善微循环等药物,并尽早进行高压氧治疗。

平衡障碍、眩晕为 MVD 后常见的并发症,发生率约为 7%,多为一过性。针对术后平衡障碍、眩晕患者应给予早期的扩血管药物及高压氧治疗,多可在 3 个月内恢复。

TN MVD 后角膜感觉障碍。术后一旦发生角膜反射消失或已发现有角膜炎征象时,应立即通过滴眼药水、涂眼药膏、戴眼罩或防风眼镜、湿敷封盖患眼等措施给予角膜保护。

(三)脑损伤并发症

MVD 后小脑半球挫裂伤多由手术操作不当引起,可分为小脑皮质和皮质下脑挫裂伤,是 MVD 最为严重的术后并发症之一,也是手术患者死亡的主要原因。早期发现颅内出血是救治成功的关键。术后应密切观察患者各项生命体征,当发现有异常征象时立即复查头颅 CT,使用甘露醇降低 ICP,必要时行急诊手术。

(四)颅内出血

颅内出血是 MVD 后最严重的并发症,是患者死亡或致残的主要原因。其发生既与患者本身基础疾患、手术难度有关,也与术者的经验密切相关。手术操作过程中的血管损 MVD 后颅内出血,形成血肿可在术后数小时、数天,甚至数周后发生,以术后 24h 内多见。早期发现术后颅内出血是救治成功的关键。

术后 24h 内应密切观察患者生命体征,术后出现剧烈头痛、呕吐、血压波动范围大、血压不稳以及意识淡漠等情况时应立即行头部 CT 扫描。积极及时的手术清除血肿和减压,能有效地预防脑疝发生。

(五)麻醉相关并发症

1.术后呼吸功能障碍

对于手术时间长,发生苏醒延迟的患者,术后不宜过早拔管。拔管前要充分评估患者状态,包括:手术前神经功能评估、术前气管插管顺利与否、术中是否发生不良事件、后组脑神经是否受损等。若患者术后自主呼吸恢复良好,咳嗽及吞咽反射恢复,SpO_2 大于 97%,生命体征稳定可考虑拔出气管导管。

2.术后高血压及低血压

术后高血压及低血压是全麻术后常见的并发症。术后高血压除了原发性高血压的因素外,主要由于术后疼痛、恶心呕吐、导尿管刺激等因素引起,因对症使用降压药物,以防术后出血。术后低血压的原因较多,一般由于术中限制性补液、利尿脱水造成的容量不足引起,给予扩容升压等对症处理后多可缓解。若血压持续性波动,引流管出血量大,则应考虑颅内出血的可能。

3.术后恶心呕吐

术后恶心呕吐一旦发生应积极干预,避免由此引起的血流动力学波动及 ICP 的升高。尤其对于有高危因素及既往发生过术后恶心呕吐的患者,更应加强术前、术中的药物预防和麻醉管理。

4.其他

对于术后疼痛、寒战、烦躁谵妄等麻醉相关并发症,均应积极对症处理,排除疼痛、寒冷、导管刺激等因素,加速围麻醉期的快速康复。

第十三节　迷走神经刺激器植入术的麻醉

一、概述

迷走神经刺激器(Vagus Nerve Stimulation, VNS)植入术是一种治疗病灶定位不明确的难治性癫痫患者的手术方案。随着迷走神经刺激器国产化和国内功能神经外科及神经内科医师对该项手术接受程度的增加,迷走神经刺激器植入术将逐渐在癫痫、抑郁、肥胖、阿尔茨海默病等治疗中发挥更大的作用。麻醉科医师应当掌握该类手术的手术步骤、作用机制、患者基础疾病与麻醉的相互影响、术前访视要点以及可能发生的相关并发症的诊断和处理,确保手术顺利进行和患者安全。

此外,随着迷走神经刺激器植入术在临床应用范围的增大,接受该手术的患者行其他手术和操作的概率增大,麻醉医师应了解长期接受迷走神经刺激的患者的生理改变及其对麻醉管理的影响以及除颤、电复律、电凝等操作对 VNS 的影响。

二、迷走神经刺激器植入术的管理

VNS 植入术的麻醉管理应遵循以下原则:尽可能控制癫痫发作;考虑长期使用抗癫痫药物对麻醉用药代谢的增强;避免使用降低癫痫发作阈值的药物;尽可能避免降低癫痫阈值的各种因素。

(一)术前评估及准备

1.基础疾病的治疗情况

了解基础疾病的病情程度、治疗用药及其与麻醉药物间的相互作用、治疗药物引起的不良反应,必要时与神经内科会诊,确定治疗用药的剂量及是否停药。拟行 VNS 治疗的癫痫患者往往服用多种抗癫痫药物治疗,且药物作用欠佳,常伴有癫痫的反复发作。术前应继续抗癫痫药物治疗直至手术当日,术后应尽早恢复抗癫痫药物的治疗。应监测血浆中抗癫痫药物的水平以确定其疗效。应重点了解癫痫发作的症状、频率、诱因和先兆症状。长期服用抗癫痫药物可能引起机体凝血功能等改变,术前访视时应关注。

2. 并发症及其治疗情况

高血压增加术中风险,所以应详细了解合并高血压患者的血压控制情况及治疗用药,手术当日可使用 β 受体阻滞剂等药物避免术中血压过高。但应注意术前长期服用抗癫痫药物可能影响某些心血管药物的血药浓度。

3. 呼吸功能的评估

研究表明,约 1/3 的癫痫患者术前常伴有呼吸睡眠暂停综合征、术中迷走神经刺激后可能引起咽喉部肌肉及颜面下部肌肉痉挛,引起呼吸系统异常。所以该类手术患者术中全麻时应采用气管插管。术前应重点评估患者的颈部活动度、张口度、Mallampati 分级等插管条件,必要时应做好困难插管的人员和工具的准备。

4. 心血管系统的评估

虽然术中手术操作或迷走神经刺激引起心动过缓甚至心脏停搏的概率很小,但仍有报道。故该类手术术前评估时应常规进行 EEG 检查;存在心脏传导功能异常的患者应请心内科会诊,必要时可行 Holter 检查。此外,因迷走神经位于颈动脉鞘内,术中手术操作可能损伤颈动脉或颈内静脉,引起大出血,所以术前应向血库申请备血。

5. 既往史

既往有起搏器、植入性心脏除颤器应关注其与植入电极和脉冲发生器的相互影响。

(二)术中麻醉管理

1. 麻醉方法的选择

目前 VNS 植入术通常选用全身麻醉。为避免术中刺激迷走神经引起的咽喉部及颜面下部肌肉麻痹以及降低术中癫痫发作时患者的气道风险,应选择气管内插管。

2. 麻醉药物的选择

麻醉医师应充分了解长期使用抗癫痫药物对麻醉药物代谢的影响以及各种麻醉用药对癫痫阈值的影响,以便术中合理使用麻醉药物及其剂量。

(1)长期服用抗癫痫药物对麻醉的影响:长期服用某些抗癫痫药物如苯妥英钠、卡马西平可能诱导肝脏细胞色素 P_{450} 同工酶,增强经肝脏代谢的肌松药如维库溴铵、罗库溴铵、镇痛药和苯二氮卓类药物的代谢,缩短它们的作用时间。顺式阿曲库铵主要依赖于 Holfmann 消除和血浆酯酶代谢,因而作用时间不受影响。此外,长期使用抗癫痫药物可引起神经肌肉接头处的胆碱能受体的上调,因而可引起神经肌肉阻滞剂的需求量增加。

(2)麻醉药对癫痫发作阈值的影响:麻醉药物对癫痫发作阈值的影响不同,应避免使用降低癫痫阈值的药物。

3. 术中监测

应根据患者具体情况选择术中进行何种监测。除美国麻醉科医师协会(ASA)规定的常规监测外,可根据患者的心血管或呼吸系统等的具体情况选择更多的有创检测。为避免手术操作压迫颈动脉,影响同侧上肢血压数值的准确性,建议使用对侧上肢测压。基于 ASA 推荐,术中推荐使用 BIS 等镇静水平的监测。EEG 监测不作为必须。

4. 术中管理

（1）呼吸管理：因为过度通气可能会诱发癫痫发作，所以 VNS 植入术中应维持正常的 $PaCO_2$，避免发生低氧血症和低碳酸血症。

（2）循环管理：应了解患者的基础血压和心率。因手术操作暴露迷走神经紧邻颈动脉和颈内静脉，血压过高容易出血，故术中应避免血压过高，并预先开放粗的静脉通路。因低血压可能诱发癫痫发作，故术中应维持循环平稳。手术暴露迷走神经可能引起心动过缓、完全性房室传导阻滞甚至心室停搏，所以应密切监测心电图（EEG），并做好心脏复苏的准备。

（3）电解质平衡：低钠血症可能降低癫痫发作的阈值，所以应维持电解质平衡，避免血钠过低。

5. 并发症的处理

尽管 VNS 植入术术中发生并发症的概率很少，但仍有可能发生危及生命的情况。

（1）心动过缓、完全性房室传导阻滞和心室停搏：研究显示：迷走神经刺激过强可能对心率产生影响。曾有报道，在 VNS 植入术中开始刺激左侧迷走神经时，患者出现心动过缓、完全性房室传导阻滞和心室停搏。心室停搏的时间为 $10\sim45s$。处理措施包括暂停手术、静脉给予肾上腺素、阿托品和进行短暂心脏按压。多数情况下患者复苏成功后需取消手术。

（2）癫痫发作：术后出现苏醒延迟或神志精神状态改变时应考虑痫样发作。处理：使用苯二氮卓类药物等抗癫痫药物治疗并同时给予气管插管等措施保护气道。

（3）气管周围血肿（颈动脉或颈内静脉损伤）：术后出现呼吸窘迫或颈部肿胀时应考虑气管周围血肿的可能。治疗包括紧急气管插管、伤口切开、血肿清除以解除对气管的压迫。

（4）声带麻痹和声音嘶哑（损伤迷走神经及其分支、喉返神经和喉上神经左侧迷走神经损伤）：可能引起单侧声音嘶哑和窒息。直接喉镜暴露或纤维气管镜能帮助诊断。

（5）颜面下部肌肉麻痹和喉部功能障碍：大约 1% 的患者术后出现颜面下部肌肉麻痹，但全部自然恢复；大约 1%（3 名）的患者出现术后左侧声带麻痹，其中 2 名患者自然恢复。0.5% 的患者因刺激电极压迫迷走神经出现声音嘶哑，自然恢复。声带和喉部肌肉功能障碍可能增加误吸的风险，术后患者应加强监测。

三、VNS 植入

患者行其他手术的麻醉管理 VNS 植入术后，长期刺激迷走神经使患者机体可能出现下列病理生理变化，进而影响该类患者行其他外科手术时的麻醉选择和管理。

（一）VNS 植入术患者的病理生理改变

1. 呼吸功能

研究证实，虽然刺激迷走神经不影响患者清醒状态下的潮气量或呼吸频率，但可能造成睡眠状态下通气量和呼吸做功的持续减少。接近三分之一的难治性癫痫患者存在阻塞性呼吸睡眠暂停（Obstructive Sleep Apea，OSA），而长期刺激迷走神经者在刺激间期可能加重 OSA。尽管同时合并 OSA 和 VNS 植入的患者很少，但在各种麻醉药的影响下，患者极易发生气道梗阻，导致严重的术后并发症。尽管目前对于已经植入 VNS 的患者能否使用镇痛药物尚无定论，但研究显示 OSA 的患者发生呼吸暂停或呼吸功能不全的风险大大增加。

2. 咽喉部功能障碍

长期刺激迷走神经可能引起不同类型的咽喉部功能障碍，包括声音改变、咳嗽、咽炎、咽喉不适和呼吸困难。纤维喉镜检查发现 VNS 植入的患者在刺激迷走神经的间期可出现持续声带外展或者声带的不全麻痹,并伴有不同程度的声门梗阻和误吸。此外,目前也有研究发现 VNS 植入的患者在全麻喉罩通气时可出现周期性气道梗阻。其原因可能与刺激迷走神经有关。刺激迷走神经时,随着左侧杓状肌和杓状会厌皱襞被推过中线,可能出现完全的声门梗阻。在刺激间隔期,虽然梗阻能够减轻,但不能完全缓解。

3. 其他

植入 VNS 的患者可发生头痛、恶心、呕吐、消化不良和慢性腹泻,甚至出现明显的电解质紊乱,进而影响麻醉诱导及术中的电解质平衡。

4. 对其他电磁操作的影响

体外除颤、电转复、电凝、射频消融、体外超声碎石以及磁共振(MRI)等操作可能损害 VNS 脉冲发生器和导线。脉冲发生器的参数设置容易受到磁场的影响。

(二)麻醉选择和管理

1. 麻醉选择

根据拟行手术操作选择合适的麻醉方法。无论患者采用何种麻醉方式,均应关注以下的麻醉管理要点。

2. 麻醉管理

总的原则是维持呼吸、循环等功能的平稳;确保 VNS 系统的功能正常;避免使用降低癫痫发作阈值的药物;避免出现降低癫痫发作阈值的各种因素。

(1)确认 VNS 系统功能正常:术前应确认 VNS 系统功能正常、癫痫的控制情况以及用药情况。术后应确认 VNS 系统功能正常及参数设置正常。必要时请神经内科医师会诊。

(2)呼吸管理:VNS 植入的患者行其他外科手术期间需加强呼吸功能的监测,病情允许的情况下可在围术期把 VNS 调整到较低的刺激频率、减少刺激强度、延长刺激间隔或完全关闭刺激器,并在术前给予抗酸药物、实施快速序贯诱导和气管插管(不使用喉罩),以减少误吸和声门梗阻。术中可采用持续气道正压通气减少呼吸不良事件的发生。在术后恢复室应密切监测并给予吸氧,使用非甾体类镇痛药术后镇痛,以最大限度减少术后呼吸系统并发症的风险。一旦出现呼吸功能异常,应即刻给予持续气道正压或无创正压通气。VNS 植入的患者行其他外科手术应维持正常的 $PaCO_2$,避免发生低氧血症、低碳酸血症或呼吸性酸中毒,以减少癫痫发作。

(3)水电酸碱平衡:VNS 植入术患者行上腔静脉穿刺置管时,应尽量避免在 VNS 系统植入侧进行穿刺;术中应密切监测,避免低钠血症、酸中毒等降低癫痫发作阈值的因素。

(4)行其他电磁操作:VNS 植入术患者需要使用电复律、体外除颤时应使用最低能量,并使得除颤电极板尽可能远离脉冲发生器和导线,并电流方向垂直于 VNS 系统。术中必须使用电凝时,应尽量选用双极、负极板的位置要尽可能远离 VNS 系统脉冲发生器。在磁共振操作期间,产生的热可能造成迷走神经及其临近组织的热损伤;产生的磁场可能引起 VNS 功能或设置参数的改变。

如果必须进行 MRI 检查,应该查阅并咨询 VNS 的操作手册以便正确使用。体外超声碎石术中的超声波可能会损害脉冲发生器。如果必须进行超声碎石,应避免把埋置脉冲发生器的部位浸在水中,并极可能减少超声治疗的时间。VNS 的脉冲发生器可能会损害其他植入性装置的手术,包括心脏起搏器和植入性心脏除颤器。VNS 可能会干扰 ECG,从而影响以上装置的正常工作。虽然目前尚无相关报道,但患者接受上述治疗后,均应检查并确认 VNS 的功能是否正常。

第十四节　脑血管疾病介入治疗的麻醉

一、介入性神经放射学

血管内栓塞具有侵袭性小,对不适合手术的患者成功率高、并发症少等优点,为动脉瘤的治疗又开辟了一条新途径。介入性神经放射学(Interventional Neuroradiology,INR)治疗一般包括对动静脉畸形、动脉瘤或血管瘤的栓塞治疗,还包括静脉血管瘤硬化治疗、脑血管痉挛球囊扩张成形和急性血栓栓塞溶栓治疗。INR 的发展包括颅内血管支架安放术、血管内超声检查以及新的动静脉畸形和动脉瘤栓塞物的使用。INR 治疗可以择期也可以在急诊情况下实施。由于这些中枢神经系统疾病的本身特点、手术操作的较高技术要求及其潜在危险性和治疗过程可能时间冗长和不舒适,因此除对患者进行心肺和神经学监测外,通常还需要给予镇静或麻醉。INR 治疗对麻醉医师的要求较高,因为需要在放射科实施麻醉,而且这些患者通常合并复杂的内科或神经学疾病。麻醉医师职责是保持患者安静不动,维持生理状态稳定,调控局部血流变化,提供最佳抗凝水平,处理相关并发症,组织对患者的安全运输以及进行快速复苏以利于术后神经学评估。

二、麻醉方法选择

用于 INR 治疗的麻醉方法一般有局部麻醉、神经安定麻醉和全身麻醉三种。采取神经安定麻醉可以对患者的神经状态进行全面而有效的监测,也更适用于伴有系统性疾病的患者。而在 INR 治疗过程中使用全身麻醉的原因,包括需要患者保持静卧的时间长短以及一些放射学技术例如数字减影示踪需绝对安静(包括控制呼吸幅度)的要求。

(一)局部麻醉

脑血管疾病血管内介入治疗时,不但需要较完善的局麻,通常还要求患者保持一定程度的镇静以减轻患者的应激反应,但又能配合医师动作,以便医师了解患者栓塞前、中、后的神经功能状态。同时又需要适当降压,以防止栓塞时血管破裂及一些高血流量患者栓塞后过度灌注综合征。

(二)神经安定麻醉

接受 INR 治疗的患者可给予氟哌利多 2.5~5mg,芬太尼 0.05~0.1mg 静脉注射,复合局麻行股动脉穿刺置入微导管,术中面罩给氧,并予硝普钠进行控制性降压。神经安定麻醉最大优点是循环系统稳定,重危患者耐受良好,更适合老年和危重患者。氟哌利多具有 α 肾上腺素能阻滞作用,可使血管适度扩张,有利于微导管置入造影和栓塞,不抑制心肌,防止心律失常和抗休克,血流动力学改变轻微,意识影响小;与芬太尼并用,可降低基础代谢,含有使氧耗量减少,对心排出量无明显影响。与控制性降压共用,可明显减少其用量,使降压平顺,平均动脉压（MAP）维持稳定。由于术中易发生脑血管破裂、心律失常、血栓形成、血管梗塞等并发症，所以应积极准备急救。另外对颅内动脉瘤微导管血管内介入治疗患者实施患者自控镇静复合控制性降压，也能取得满意介入性神经放射学效果。

具体方法：所有患者不用术前药，常规静脉输液，导尿后进入 DSA 室，入室后先用咪达唑仑 0.05mg/kg 缓慢静脉滴入。采用患者自控制镇痛（PCA）泵实施患者自控镇静，泵内装有 1% 丙泊酚。设定丙泊酚每次给药量为 10mg（1mL），每次给药所需时间为 0.33min，锁定时间 11min，丙泊酚 5min 最大给药量为 30mg。指导患者根据自己焦虑情况挤压 PCA 泵，使自己处于合适的镇静状态。同时持续输入 0.5～3μg/（kg·min）硝普钠控制性降压，维持血压较术前下降 15%～25%，血管栓塞时血压下降到术前 2/3 左右。高血流量患者术后在病房内继续控制性降压，保持血压较术前稍低。患者自控镇静（Patient Controlled Sedation，PCS）复合控制性降压用于颅内动脉瘤微导管血管内介入治疗安全有效，无明显不良反应，而且可以使患者根据自己需要的镇静水平给药，使患者具有主动参与感，能较好地解决患者的焦虑、紧张和恐惧，增强自信心，避免过度镇静或镇静不足，做到给药个体化，从而使镇静用药更加合理。

PCA 泵及短效的药物如咪达唑仑和丙泊酚的应用是实施患者自控镇静的重要条件。丙泊酚的显著特点是超短效，具有好的可控性，一般在停药数分钟就可以完全清醒且有抗呕吐作用。但丙泊酚也存在明显的注射痛等缺点。丙泊酚遗忘作用较弱，而咪达唑仑遗忘作用较强，为了加强丙泊酚的遗忘作用，但又不失去其恢复快的特点，可以在手术开始前单次给予一定量的咪达唑仑。

（三）全身麻醉

尽管 INR 手术需要在清醒下对患者进行神经学评估，但是目前大多数神经放射学家更倾向于全身麻醉以达到最佳成像。因为接受 INR 治疗的患者必须能够在平而硬的手术台上保持仰卧，在造影过程中，长时间处于这种体位，患者任何动作都将会严重影响成像质量。所以最佳选择是行气管内插管。气管内插管或喉罩下的气道控制可以更好地给氧和麻醉管理以及维持患者安静不动。

脑动脉瘤疾病可以分为三种类型：①未破裂，无症状；②未破裂，巨大，无症状；③已破裂，伴或不伴血管痉挛。其中最不稳定的是蛛网膜下隙出血，可以发生再出血、脑水肿、血管痉挛等，从而导致高病死率。对急性蛛网膜下隙出血患者，全身麻醉是首选的麻醉方法。脑动静脉畸形的栓塞治疗最好在全身麻醉下进行，这样能够更好地进行控制性降压、脑保护和制动。

可采用快速诱导方法，依次静脉注射咪达唑仑 2～3mg，丙泊酚 1.5～2mg/kg、芬太尼 5μg/kg、罗库溴铵 40mg，顺利气管插管后接麻醉呼吸机行机械通气，潮气量 10～12mL/kg，频率 12～16 次/分，通气峰压控制在 20cmH$_2$O 以内，手术开始前静脉注射芬太尼 2μg/kg。术中用丙泊酚 25～75μg/（kg·min），维库溴铵 1μg/（kg·min）维持麻醉。全麻是适宜的麻醉方式，尤其是病情较重和小儿不能合作者，在发生严重并发症的情况下，因为拥有安全气道，同时可对潜在致命性并发症进行快速处理。

三、麻醉管理

（一）术前评估

患者术前如果正处于一个慢性发病过程，病情可能相对较稳定；但如果是急诊入院，病情则可能极度不稳定，要特别关注患者的神经学评估和潜在心血管系统损伤。患者术前的神经学缺损应该引起麻醉医师的警惕,如果平均动脉压降低,则可能发生了脑缺血。正确判断患者的神经功能状态有利于合理选择麻醉方式、麻醉药物及管理、预测患者的恢复程度。应正确评估心功能状态,纠正血容量不足和电解质紊乱。

除常规麻醉前评估外,麻醉医师还应该注意患者既往的造影史、抗凝药物使用或凝血功能障碍史、鱼精蛋白过敏史和类固醇激素使用情况。碘或贝类食物过敏史尤其重要,需要认真关注和准备。其他如呼吸循环系统疾病和肾功能不全也应该给予评估。此外,因为抗凝是手术步骤之一,凝血功能情况必须认真考虑。

(二)术前准备

除常规麻醉前处理外,该类手术麻醉尚须特别注意以下方面:手术在 DSA 室进行,要检查所有设备如用于连接电源、氧、吸引器和废气排放器的接口是否取之可得,功能是否完好,复苏设备及必要的抢救药物亦应备齐,尤其是行神经安定者。麻醉医师不能与患者同处一室,通气环路各接口必须牢固,监护仪宜选用彩显屏幕便于远处观察;为避免呼吸抑制及颅内压高,病重患者通常不用术前镇静药,术中存在出血危险如血肝素化,动脉瘤破裂等,术前宜置中心静脉导管便于快速扩容及监测中心静脉压,术前桡动脉置管测压可为控制性降压提供及时、准确的数据。

(三)术中监测

由于麻醉医师要远离患者,只能通过房间里的各种监护仪器和影像设备来了解患者情况。所以要加强术中监测,加强管理。INR 室内麻醉监测标准应该与手术室相同。术中监测的使用程度取决于患者病情及手术对中枢神经系统的潜在危险性及其复杂程度。患者用布带固定四肢,常规或连续监测血压、脉搏、心率、心电图;进行血气分析及出凝血功能检查;常规导尿,防止膀胱充盈,影响镇静效果。严密监测患者神经功能状态,随时了解意识状态、语言功能、运动功能及瞳孔的变化。

神经生理学监测,尤其体表感觉诱发电位(SSEPs),可以用于脊髓栓塞术。颅内压监测被证实对伴蛛网膜下隙出血患者行脑室切开引流术有用。在实施镇静术时,必须对患者进行标准无创血压监测。必要时对 INR 手术实施有创监测。要对尿量进行测量和评估,因为造影剂通常会导致渗透负荷从而出现多尿。对于有系统性血压改变或准备实施控制性降压的患者,必须给予有创动脉监测。如果要求进行精确的体液评估和术后血流动力学维持,那么还应该包括中心静脉置管。

(四)术中管理

麻醉基本目标是遗忘、制动、控制颅内压(ICP)和脑灌注压,尽可能提供术终快速复苏和拔管。全麻患者诱导力求平稳,插管操作时间宜短,可适当行过度通气,使 $PaCO_2$ 维持在 25～30mmHg 利于降颅压。

股动脉插管通常在 INR 过程中刺激性最强,所以麻醉剂需要量通常较多。手术结束时要求快速复苏,尽量早拔管,但不主张催醒。非全麻患者应保持患者意识清醒以配合术者行神经系统检查。出现栓塞并发症或神经系统功能恶化须行开颅手术者,必须紧急行气管插管,并积极维持循环稳定。

麻醉技术应该做到术中和复苏过程平稳,避免过多呛咳和躁动。高血压应该加以控制,以预防潜在脑水肿和股动脉穿刺点出血。术后,患者可能有极小的疼痛,但必须保持仰卧一段时间。大多数患者应该在 ICU 病房进行监护以观察其突然神经病学改变。蛛网膜下隙出血的快速诊断治疗和神经学问题早期处理,对于预防意外死亡和达到神经学最佳恢复十分关键。

INR 治疗强调控制性降压的重要性。术中适当行控制性降压有利于手术操作和减少动脉瘤破裂的概率。通常要求在手术开始时即平稳降压,栓塞时血压降至术前 2/3 左右。对有颅内高血流病变栓塞后的患者,在术后 2~3d 内继续使用控制性降压,以防止过度灌注综合征的发生。血压剧烈变化时可使用血管活性药物,尽量选用对循环干扰小且利于控制 ICP 的麻醉药物,潜在 ICP 升高和脑缺血是术中要经常注意的问题,达到最佳颅内动力学状态。根据需要,选择硝普钠 0.5~3μg/(kg·min) 进行血压调控。

(五)防治术中并发症

基本原则是任何紧急情况的处理都要与介入操作者协商解决,如造影剂反应、微粒栓塞、动脉瘤穿孔、生理性动脉消失和颅内出血等,在血管内治疗期间,两种最严重的潜在并发症是脑梗死和蛛网膜下隙出血,对动脉瘤性蛛网膜下隙出血患者必须考虑到颅内压升高、跨壁压的改变和脑出血的可能性。

术中动脉瘤破裂多因导丝或导管前端在动脉瘤内操作不慎,刺破动脉瘤壁引起,如不及时处理可导致灾难性后果。通常伴有平均动脉压急剧升高,处理包括停止抗凝和尽可能快地置入更多的弹簧圈以封闭裂口,必要时需行脑室切开引流术以降低和监测颅内压。

如遇栓塞术中动脉瘤破裂,立即给予镇静剂,保持呼吸道通畅,迅速中和肝素等措施,并继续用弹簧圈填塞动脉瘤,第一个合适的弹簧圈安置妥当后,出血多能停止,并顺利完成全部栓塞过程,患者情况迅速好转。

术前常规使用尼莫地平,操作轻柔、规范化,妥善的神经安定镇痛麻醉,则脑血管痉挛发生率相对较低。一过性脑血管痉挛一般经可微导管推注罂粟碱等治疗后缓解。血栓栓塞应给予患者输液及肝素化加以预防,如已发生脑栓塞,应及时经微导管行超选择性动脉内溶栓或经静脉溶栓治疗。

为了保证动脉瘤远端的脑组织有充分的血液灌注,术后必须抗凝同时扩充血容量,必要时升高血压,可有效地避免并发症。栓塞治疗可能会导致血压的突然变化从而出现充血性并发症。脑水肿和出血也可以是静脉栓塞的结果。手术过程中可发生急性重度颅内出血,多是因为导引钢丝和(或)导管穿破供应血管,或者继发于充血性并发症,较多的血流通过原先低灌注区也可导致围术期脑水肿和出血,其处理依赖于病因解除。微小的穿孔可以保守治疗不需要马上介入,而在许多情况下,导管本身就可以用于阻塞破孔。对于术中并发症麻醉医师应充分了解并积极配合和处理。

第十五节 颅脑外伤的麻醉管理

颅脑外伤患者外伤的严重性与受伤当时神经损伤的不可逆程度以及有无继发损伤有关。继发损伤包括:①全身情况:低氧血症、高碳酸血症或低血压;②有无形成硬膜外、硬膜下、脑内血肿或血肿增大;③持续的颅内高压症状。麻醉的管理主要是防止继发损伤的发生。

一、麻醉前评估和准备

（一）神经系统检查

神经系统检查是麻醉前评估的重要内容。包括患者的神志、肢体活动度和瞳孔对光反射。辅助检查如 CT、MRI（磁共振成像）检查，可以判断颅脑外伤的严重程度，有无脑水肿、脑积水或是脑疝等，这样就可以了解手术的风险及困难程度，对围术期可能发生的问题做出判断，并做好准备。

（二）其他系统检查

其他系统检查包括检查有无其他脏器损伤存在，避免暴力搬动患者，对于怀疑可能伴随颈椎损伤的患者在搬运时注意固定和保护颈椎。在未能明确排除颈椎损伤之前，所有患者都应视为存在颈椎损伤（颈椎损伤发生率达 10%），因此在处理呼吸道时应该保持头部线性稳定，维持头正中位。

（三）水和电解质的变化

颅脑外伤患者常伴有脱水和电解质紊乱。可能由下述原因引起：

(1) 神经调节功能紊乱。

(2) 医源性限水。

(3) 神经内分泌异常。

(4) 呕吐。

（四）评估气道

颅脑外伤患者呼吸道阻塞和通气不足最为常见，70% 的头部外伤患者有低氧血症。引起低氧血症的原因有肺挫伤、脂肪栓塞或神经源性肺水肿等。由于交感神经系统兴奋引起全身和肺动脉显著高血压，从而导致神经源性肺水肿。在对患者进行气道和通气功能评估时，要给予充足的氧气供应。

对明显的通气不足、无咳嗽反射或 GCS 评分持续 <8 分的患者要及时进行气管插管和过度通气；其他患者要严密观察病情变化。建立通畅的气道时要防止反流误吸。术前用药以不抑制呼吸功能、不增加颅内压为原则。

二、麻醉药和麻醉方法

（一）麻醉药的选择

麻醉药物应选择对颅内压、脑血流量、脑代谢率、脑灌注影响较小，而且使用安全、有效，诱导苏醒迅速，对呼吸道无刺激，对呼吸循环无明显抑制，苏醒后无恶心、呕吐的药物。

1. 吸入麻醉药

异氟烷、七氟烷是目前颅脑手术最常用的吸入麻醉药。吸入麻醉药导致脑血流增加，不同吸入麻醉药对脑血流影响的顺序为：氟烷 > 地氟烷 > 异氟烷 > 七氟烷。

2. 静脉麻醉药

除氯胺酮外，其他静脉麻醉药均可增加脑血管阻力，降低脑血流、脑代谢及颅内压，可用于治疗颅内高压和脑容量增加。目前用于神经外科进行全凭静脉麻醉的静脉麻醉药有：丙泊酚（麻醉诱导快，苏醒迅速完全），咪达唑仑（术后可用特异性拮抗药氟马西尼拮抗，使患者苏醒迅速）。

3.骨骼肌松弛药

神经外科患者紧急插管时肌松药的选择一直是多年来争议的问题,氯化琥珀胆碱可以增加颅内压,然而在急性呼吸道阻塞、饱胃、需要插管后进行神经学检查的患者,快速起效和清除的琥珀胆碱的优势要超过短暂颅内压升高带来的风险。传统观点认为琥珀胆碱引起的肌颤可升高胃内压,增加反流的概率,但实际上其增加食管下段括约肌张力的作用更强,并不会增加误吸的发生率。虽然琥珀胆碱可引起颅内压升高,但程度较轻且持续时间短暂,在需要提供快速短暂的骨骼肌松弛时仍可选择。阿曲库铵等可引起组胺释放,导致脑血管扩张,引起脑血流和颅内压的升高,而全身血管扩张又会导致血压降低,进一步降低脑血流,所以不主张用于颅脑外伤患者。甾类非去极化肌松药维库溴铵和罗库溴铵对脑血流和颅内压无直接影响,适用于颅脑外伤患者。维库溴铵、罗库溴铵和顺阿曲库铵几乎不引起组胺释放,对血流动力学、脑血流和颅内压均无直接影响,尤其罗库溴铵是目前临床上起效最快的非去极化肌松药,静脉注射1.0mg/kg后约60s即可达到满意的插管条件,尤其适用于琥珀胆碱禁忌时的快速气管插管。

4.阿片类镇痛药

目前临床上最常用于颅脑外伤的芬太尼、舒芬太尼和瑞芬太尼,对颅内压无明显影响。

(二)麻醉方法的选择

1.局部麻醉

适用于头皮及表浅部位损伤的短时手术,如头皮外伤清创等。

2.全身麻醉

多数颅脑外伤均可在全麻下完成,临床多采用静吸复合麻醉或全凭静脉麻醉。全身麻醉一般选用快诱导,如咪达唑仑+丙泊酚+芬太尼+罗库溴铵。诱导前备好大口径吸引器,以防呕吐物流出。必要时气管切开或环甲膜穿刺建立气道。围术期实施有创动脉血压监测,有利于维持术中患者血流动力学平稳。

(三)麻醉实施

1.麻醉诱导

对所有的颅脑创伤患者都应视为饱胃状态(浅昏迷患者可引起躁动和恶心、呕吐,深昏迷者可发生反流),给予麻醉诱导的原则是快速建立气道,维持循环稳定,麻醉深度恰当和避免呛咳,维持最佳氧合和通气,避免低氧血症和高碳酸血症。具体方法为给药前先吸入100%氧气数分钟,静脉注射丙泊酚或依托咪酯和(或)咪达唑仑后立即给予插管剂量的肌松药,饱食患者不可加压通气,待自主呼吸停止即进行气管插管。在置入喉镜前90s静脉注射利多卡因1.5mg/kg,可减轻气管插管引起的颅内压升高反应。除非明确排除颈椎损伤,插管过程中应保持头部中立位,助手持续环状软骨压迫直到确认导管位置正确并立即套囊充气。

严重颅脑外伤患者常伴有深昏迷,出血较多者发生低血容量和低血压,有高压患者常有心动过缓,这类患者使用丙泊酚会引起明显的低血压,严重者甚至可发生心搏骤停,可选依托咪酯或咪达唑仑小剂量缓慢静脉注射,严密监测,及时应用升压药,循环衰竭患者可不使用任何镇静药,迅速气管插管,并进行呼吸和循环支持。

2.麻醉维持

麻醉维持的原则是不增加颅内压(<25mmHg)、脑血流和脑代谢率,维持恰当的血压和脑血管阻力,提供一定深度麻醉。静脉麻醉药除氯胺酮外都可收缩脑血管,而所有的吸入性麻醉

药都可引起不同程度脑血管扩张和颅内压升高,因此当颅内压明显升高时,宜采用静脉麻醉为主的方法,若使用吸入麻醉药应<1MAC,一般应避免使用氧化亚氮。

临床剂量的阿片类药物对颅内压、脑血流和脑氧代谢率影响较小,可提供满意的镇痛并减少吸入麻醉药的用量,对于术后需保留气管插管的患者,阿片类药物的剂量可适当加大。头皮神经阻滞或手术切口使用局部麻醉药有助于减轻手术刺激引起的血压和颅内压的突然增高,避免不必要的深麻醉。

血糖宜维持在4.4~8.3mmol/L(80~150mg/dL),>11.1mmol/L(200mg/dL)时应积极处理。应定期监测血浆渗透压并控制在320mOmL/L以内,常规使用抗酸药预防应激性溃疡。颅脑外伤患者术后有可能出现惊厥,如果需要并没有禁忌证,可考虑在术中预防性应用抗惊厥药如苯妥英钠。

颅脑外伤患者液体复苏的目标是维持血浆渗透压和循环血容量,避免胶体渗透压明显下降,尽早防治低血压。目前多数使用等渗晶体液恢复血容量,应避免输入含糖液。动物和人体实验都提示高血糖症不利于缺血脑组织的转归。失血量大时应输入新鲜全血,血细胞比容至少应维持在30%~33%,以保证氧供。如病情需要,可插入颅内压监测探头以指导液体复苏和预防颅内压的剧烈升高,常用的控制颅内压的方法如下。

(1)头部处于中立位,并抬高15°以利于颅内静脉和脑脊液回流。

(2)静脉注射甘露醇0.25~1g/kg可快速降低颅内压,也可考虑使用高渗盐水。

(3)插管后给予肌松药,通过机械通气使$PaCO_2$维持在35mmHg。如有脑疝表现应使$PaCO_2$达到30~35mmHg,以降低颅内压。

(4)巴比妥治疗和脑脊液引流。

(5)合理监测,避免低血压和低氧血症。

3.麻醉恢复

术前意识清楚,手术顺利的患者术后可考虑早期拔管,拔管期应避免剧烈的呛咳和循环波动。术前意识障碍的患者宜保留气管导管,待呼吸循环状态良好、意识恢复时再考虑拔管,为了抑制气管导管引起的呛咳反射,在手术结束后可在监测下追加小剂量的镇静药和阿片类药物,高血压、咳嗽或气管导管引起的屏气都可能引起颅内出血,应尽量避免,可选用拉贝洛尔或艾司洛尔控制高血压,创伤程度重,预计需要长时间呼吸支持者应及时行气管切开术。

三、颅脑外伤患者的麻醉管理

(一)呼吸管理

颅脑外伤患者多为饱胃,常合并颅底骨折、呼吸道出血和通气不足等。在气管插管前应评估重度颅脑创伤患者的神经功能状态和创伤情况。大约2%入院时诊断为闭合性头部外伤的患者合并有颈椎骨折,对此类患者进行气管插管操作有导致脊髓损伤的风险,因此除非有影像学已经明确排除颈椎损伤,在插管过程中所有患者都应进行颈椎保护。临床上对于饱胃、颈椎损伤和预计困难气道患者常常采用纤维支气管镜清醒插管法,但脑外伤患者通常不能合作而难以实行。

在怀疑颅底骨折、严重面部骨折和有出血倾向时要避免经鼻插管。出现中耳腔出血、耳漏、乳突和眼周瘀斑时强烈怀疑颅底骨折,颅底骨折时经鼻腔插管有可能将污染物直接带入脑组织,因此应尽量避免。目前认为仍应以经口插管为主。插管时由助手用双手固定患者头部于中立位,保持枕部不离开床面可以维持头颈部不过度后仰,颈部下方放置颈托也有助于保护颈椎。颈椎固定后增加了喉镜暴露和气管插管的难度,而颅脑外伤患者对缺氧的耐受性很差,必须事先准备好应对插管困难的措施,如训练有素的助手和各种插管设备等,紧急时应迅速行气管切开。

应维持 PaO_2 在 60mmHg 以上,对于合并肺挫伤、误吸或神经源性肺水肿的患者需要呼气末正压通气(PEEP)改善氧合,应尽量避免过高的 PEEP,以免发生低血压。通过机械过度通气使 $PaCO_2$ 达到 25～30mmHg 一度是脑创伤救治的常规,认为过度通气可通过引起脑血管收缩、减少脑血容量而达到降低颅内压的目的,但胸腔内压力的上升会影响脑静脉回流和增加颅内压。

近年过度通气的应用价值受到了质疑,临床研究表明脑外伤患者在伤后 24h 内处于脑缺血状态,过度通气会进一步减少脑血流和加重脑缺血,所以美国颅脑创伤基金会指出在颅脑外伤后 5d 内,尤其是重度颅脑创伤后最初 24h 内进行预防性过度通气,应使 $PaCO_2 \leqslant 35mmHg$。在难治性颅脑外伤应用过度通气控制颅内压时,$PaCO_2$ 应维持在 30～35mmHg 范围内,以降低脑缺血相关风险。另外过度通气的缩血管效应时效较短,研究发现其降低脑血流的效应仅能维持 6～18h,所以不应常规长期应用。目前的指南建议在过度通气时应进行连续颈静脉球血氧饱和度或脑血流监测以指导治疗。而且不可使 $PaCO_2$ 降至 25mmHg 以下。对颅脑外伤患者是否采用过度通气应综合颅内压和脑松弛等方面个体化应用,且尽量短时间使用,当患者临床情况不再需要或已有脑缺血的表现时,应及时将 $PaCO_2$ 恢复正常,但也应逐步提高,快速升高 $PaCO_2$ 也同样会干扰脑生理。

(二)循环管理

颅脑外伤患者,常表现为高血压、心动过速和心排出量增加,有时伴有心电图异常和致命性心律失常。

脑外伤后肾上腺素水平的剧烈升高可能是引起循环高动力学反应和心电改变的主要原因,可使用拉贝洛尔和艾司洛尔控制高血压和心动过速。严重的颅内压升高会引起高血压和心动过缓,称为 Cushing 三联征,在循环方面表现为高血压和心动过缓,是机体为了提高脑灌注的重要保护性反射(脑灌注压 = 平均动脉压 – 颅内压),所以此时不可盲目地将血压降至正常水平,颅内压升高的患者若伴有低血压会严重影响脑灌注。如心率 >50 次/分,一般无须处理。抗胆碱药宜选用格隆溴铵;阿托品可通过血脑屏障,可能引起中枢抗胆碱综合征,表现为烦躁、精神错乱和梦幻,甚至可出现惊厥和昏迷,应避免用于颅脑外伤患者。

颅脑外伤患者出现心动过速和持续低血压提示伴有其他部位出血,应采取积极的输液和输血治疗,必要时应用心血管活性药。

早期颅脑外伤脑血流大多明显降低,然后在 24～48h 内逐步升高,颅脑外伤后脑组织对低血压和缺氧十分敏感,多项研究证实轻度低血压状态就会对转归产生明显不利影响,所以目前认为对颅脑外伤患者应给予积极的循环支持。

正常人平均动脉压在 50～150mmHg 范围内波动时,通过脑血管自主调节功能可使脑血流量保持恒定,而颅脑外伤患者这一调节机制受到不同程度破坏,有研究表明约 1/3 颅脑外伤患者的脑血流被动并随脑灌注压同步改变,所以此时维持脑灌注压在 60mmHg 以上,对改善脑血流十分重要。

对于无高血压病史的颅脑外伤患者,为保证脑灌注压 60～70mmHg,在骨瓣打开前应将平均动脉压至少维持在 80~90mmHg 以上。血压过高也会增加心肌负担和出血风险,应给予降压治疗,但降压药一定要小剂量分次应用,谨防低血压的发生。手术减压后(打开骨瓣或剪开硬膜)颅内压降为零,此时脑灌注压 = 平均动脉压,同时脑干的压迫缓解,Cushing 反应消失,很多患者会表现为血压突然降低和心率增快,在此期应维持平均动脉压 >60~70mmHg,可通过使用血管收缩药和加快输液提升血压。由于骨瓣打开后血压降低的程度很难预料,所以不提倡预先预防性给予升压药。

(三)液体治疗

常规的开颅手术多提倡适当地限制输液以减少脑水含量和提供脑松弛,但此原则不适用于颅脑外伤患者。颅脑外伤患者多伴有不同程度的低血容量,但往往被代偿性的高血压状态所掩盖,所以此时液体治疗不要仅以血压为指导,还要看尿量和中心静脉压(CVP)等的变化,往往需要输入较多的液体,尤其是伴有其他部位出血时。

液体复苏时的顾虑是加重脑水肿,动物实验证明血浆总渗透压是影响脑水肿形成的关键因素。当血浆渗透压下降时,无论是正常还是异常脑组织都会出现水肿,这主要是因为钠离子不能通过血脑屏障。输入低于血浆钠离子浓度的含钠液会使水进入脑组织,增加脑水含量,因此,与 0.9% 氯化钠溶液相比,0.45% 氯化钠溶液和乳酸林格液更容易引起脑水肿。使用大量等渗晶体液进行液体复苏时可引起胶体渗透压下降,导致外周组织水肿,然而在这方面脑和其他组织表现不同,动物实验发现在正常脑组织和某些脑外伤模型中即使血浆胶体渗透压大幅下降也不会引起脑水肿。由于血脑屏障的独特结构,胶体渗透压对于脑水的移动的影响小于总渗透压。

关于颅脑外伤手术中晶体液和胶体液的选择方面一直存在争议。一项随机对照研究比较了在重症创伤患者应用 4% 清蛋白和 0.9% 盐水的效果,结果发现盐水组患者的预后明显优于清蛋白组,提示在重度颅脑外伤患者的液体复苏方面,生理盐水优于清蛋白。目前认为对于出血量不多者无须输入胶体液,但需要大量输液时应考虑加入胶体液。胶体液可选择明胶和羟乙基淀粉等,而大量使用胶体时会影响凝血功能,要注意颅脑外伤本身即可引发凝血异常。必要时输注血浆或全血。

近年来文献报道高渗盐水(3% 或 7.5%)用于颅脑外伤患者的效果较好,尤其在多发创伤患者的急救方面。高渗盐水可降低颅内压、升高血压,还可能改善局部脑血流,在脑创伤患者的低容量复苏中作用极大。高渗盐水对脑组织可产生与其他高渗溶液如甘露醇相似的渗透性脱水作用,但一项随机对照研究结果显示,与传统液体复苏方法相比高渗盐水没能起到显著改善预后的效果。在某些情况下,如难治性颅内压升高、提供脑松弛和维持血管内容量方面,高渗盐水可能优于其他利尿药。长期使用高渗盐水的顾虑是血浆渗透压升高引起的生理紊乱,如意识障碍和惊厥等,需要进一步研究以确定其剂量-效应关系和安全性。

甘露醇和呋塞米都可以用来降低脑组织细胞外液容量,甘露醇起效快且效果强,对于血脑屏障破坏严重的患者使用甘露醇有加重脑水肿的顾虑,但目前临床上仍将其作为脱水治疗的首选。然而,有研究报道"推荐甘露醇用于脑外伤患者管理的证据不足"。荟萃分析研究了甘露醇和颅内压的量效关系,发现使用甘露醇后,初始颅内压 >30mmHg 的患者颅内压降低的程度大于初始颅内压 <30mmHg 者,但没能提供甘露醇剂量-效应曲线的具体信息,两者只表现出很弱的线性关系,这可能是由于各研究之间的标准不同造成的,也说明对于这个重要问题需要设计更完善的研究。甘露醇的常用剂量为 0.25~2.0g/kg,使用后可有效地降低颅内压或

提供脑松弛时可考虑继续应用,而无效或血浆渗透压已经 > 320mOsm/L 时则不推荐继续使用。围术期应将红细胞比容维持在 30% 以上,不足时应输入浓缩红细胞,闭合性脑创伤可进行自体血回输。小儿本身血容量就很少,单纯的帽状腱膜下血肿和头皮撕裂即可引起相对大量的失血,不可忽视,应及时输血。

四、颅脑外伤患者的术中监测

(一)标准监测

除了 ECG、无创血压、脉搏血氧饱和度呼气末 CO_2、体温和尿量等常规监测外,还应定期进行血气、血细胞比容、电解质、血糖、血浆渗透压和凝血功能监测,急诊手术患者都应行有创动脉压监测。术中需大量快速输液者应考虑深静脉穿刺置管,此时股静脉穿刺具有操作成功率高,且不影响手术医师对患者头部操作的优点,缺点是无法进行准确的 CVP 监测,而且增加了深静脉血栓的发生率,锁骨下静脉优于股静脉,较少影响手术医师对患者头部消毒等,在实际工作中应根据具体情况综合考虑应用。

(二)特殊监测

1. 脑电图(EEG)

脑血流和脑氧饱和度显著降低都可导致 EEG 活动的抑制和特征性改变,是诊断脑缺血的敏感指标,但要注意大多数麻醉药物都剂量依赖性地抑制 EEG,另外低温也通过降低脑代谢使 EEG 频率减慢。

2. 脑血流监测

临床上常用的经颅多普勒超声(TCD)是监测相对脑血流的方法,可以连续无创性地测量 Willis 环大血管的血流速度,测量脑血流的相对变化,TCD 的波形还可以定性的评估颅内压、脑灌注压、脑血流自动调节和二氧化碳反应性。

3. 颅内压监测

监测方法包括脑室切开术、蛛网膜下隙螺栓法、硬膜外腔探头和纤维光束脑实质内监测法,其中纤维光束脑实质内监测法还可同时监测脑温。

4. 感觉诱发电位(SEPs)

缺血缺氧可引起诱发电位的传导抑制,由于可监测到皮质下缺血,所以理论上 SEPs 较 EEG 有优势。低温和麻醉药物也影响皮质诱发电位,和 EEG 不同的是,SEPs 对静脉麻醉药耐受性较强。

5. 脑组织氧合

将微型电极置于脑实质内可对颅脑外伤患者进行脑组织氧分压监测,有助于评估氧供和氧耗的平衡,缺点是只能反映局部而不是全脑的氧合水平。

6. 脑氧饱和度监测(rSO_2)

近红外光谱仪可以非常灵敏地监测局部脑氧饱和度,但易受到颅内外不确定因素的影响,如吸氧浓度、血液 pH、脉氧饱和度、PCO_2^-、血压等都可影响 rSO_2 与其他脑监测相比,近红外光谱仪可以完全不受低温低灌注的影响,即使在深低温停循环(DHCA)手术期间也能提供脑氧代谢和氧耗的连续监测。

7. 颈静脉球血氧饱和度($SjvO_2$)监测

组织氧合监测可提供脑组织局部信息,而 $SjvO_2$ 监测可以连续或间断地评估全脑的氧供和氧耗的平衡,有助于诊断术中脑灌注不足和过度通气导致的脑缺血,目前在许多神经重症医疗中心已经成为常规。

五、脑保护

颅脑外伤后创伤核心区发生严重脑缺血,极短时间内即出现脑细胞坏死,治疗时间窗极其有限,而核心区周围的缺血半影区脑缺血程度相对较轻,如果局部脑血流得到恢复,脑细胞坏死的程度和速度会明显改善,所以及时恢复缺血半影区的脑血流是临床上进行脑保护的关键,在此过程中,血压、$PaCO_2$、血糖和体温管理等对 TBI 患者的转归起到重要影响。

低温可使脑血流减少,脑代谢率下降,仅在特殊情况下用于部分手术的脑保护。低温可降低脑氧代谢率、减少兴奋性氨基酸和自由基释放等发挥脑保护作用,大量的动物实验证实浅低温($32 \sim 34℃$)即可明显减轻脑和脊髓缺血后的神经功能损害,临床研究也发现 $24 \sim 48h$ 的低温治疗可能改善颅脑外伤患者的转归。尽管一些临床实验得出了令人鼓舞的结果,但都没能取得统计上的显著改善。一项术后脑创伤后亚低温治疗的多中心研究发现正常体温组和亚低温组的病死率没有差异,而且亚低温组还出现了更多的并发症,因此该实验被其安全监督委员会终止。低温治疗对临床经验和仪器设备的要求较高,期间应进行严密的监护以避免不良反应的发生,例如低血压、心律失常、凝血功能障碍和感染等,而且复温应缓慢进行,复温不当时反而会加重脑损害,所以目前不推荐将低温作为一种常规治疗方案。围术期体温升高会严重影响预后,必须积极处理。

颅脑外伤围术期常发生高血压,会较多使用控制件降压,主要目的是减少手术出血和降低颅内压。

颅脑外伤后低血压状态是导致预后不良的重要因素,必须积极纠正,α 受体激动剂去氧肾上腺素提升血压的同时不引起脑血流的降低,是较为合适的选择。

葡萄糖在缺氧状态下会引起乳酸性酸中毒,加速脑细胞坏死,所以必须积极防治颅脑外伤患者的高血糖状态,可以通过输入含胰岛素的葡萄糖液调控血糖。对于将血糖控制到何种程度尚无定论,目前一般认为应将其维持 $4.4 \sim 8.3mmol/L$($80 \sim 150mg/dL$)的范围内。治疗期间应加强血糖监测,随时调整胰岛素用量,避免血糖过低。

糖皮质激素可减轻肿瘤引起的脑水肿,以前也大量应用于颅脑外伤患者,以期减轻脑水肿。但研究报道显示成人脑外伤患者早期输注(48h 内)甲泼尼龙并不能改善患者预后,接受糖皮质激素组伤后 2 周内的病死率和致残率都高于对照组,由此得出结论不再常规推荐糖皮质激素用于颅脑创伤的治疗。

颅脑外伤后惊厥会加重脑缺氧,应积极地采取防治措施。苯二氮卓类药、巴比妥类药、依托咪酯和丙泊酚等都可快速处理惊厥,需长期抗惊厥治疗时考虑苯妥英钠等。

尽管大量的动物实验支持钙通道阻滞剂、自由基清除剂和甘氨酸抑制剂等具有明确的脑保护作用,但无一能在临床上得到有效验证。药物脑保护主要是通过降低脑氧代谢率,巴比妥类药是唯一证实具有这种保护作用的药物,使用大剂量的巴比妥类药物可降低脑组织间液乳酸盐和兴奋性氨基酸含量,有助于难治性颅内高压患者的颅内压控制,但要注意循环抑制作用。目前认为颅脑外伤后药物的脑保护作用是十分有限的,更应该将治疗的重点放在维持足够的脑灌注压、合理使用过度通气、积极控制血糖、避免体温升高和惊厥等治疗措施。

第十一章　心胸外科手术的麻醉

第一节　缩窄性心包炎手术的麻醉

缩窄性心包炎是由于心包慢性炎症性病变所致的心包纤维化、增厚并逐渐挛缩、钙化,压迫心脏和大血管根部,使心脏舒张和充盈受限,血液回流受阻,心功能逐渐减退,心排出量降低而引起的心脏和全身一系列病理生理改变,从而导致全身血液循环障碍的疾病。其自然预后不良,最终因循环衰竭而死亡。治疗的唯一有效方法是确诊后尽早手术。

一、病情特点与评估

心包包裹心脏和出入心脏的大血管根部,分为外层的纤维心包和内层的浆膜心包。纤维心包为底大口小的锥形囊,囊口在心脏右上方与出入心脏的血管外膜相移行,囊底对向膈中心腱并与之相连。纤维心包坚韧、缺乏伸展性,心包积液时腔内压力增高,可压迫心脏。浆膜心包分为脏、壁二层,壁层与纤维心包紧贴,脏层紧贴心肌,即心外膜。脏、壁层心包在出入心脏的大血管根部稍上方相互移行。慢性炎症时,脏、壁层粘连,限制心脏舒缩。心包腔为纤维心包和壁层心包与脏层心包围成的狭窄、密闭腔隙,内含少量浆液,起润滑作用。

缩窄性心包炎的病因尚不完全清楚,目前已知有结核性、化脓性、非特异性及肿瘤化疗、肿瘤和外伤等所致的缩窄性心包炎等。过去慢性缩窄性心包炎多由结核杆菌所致,结核病的控制使慢性缩窄性心包炎病例显著减少,大多数患者病因不明,即使心包病理和细菌学检查也难以明确病因。心包脏层和壁层由于炎性病变导致炎性渗出和增厚,彼此粘连闭塞心包腔。心包增厚一般在 0.3~1.0cm,严重者可达 2cm。在心脏表面形成一层厚薄不均的硬壳,紧紧包裹心脏,限制心脏舒缩。在腔静脉入口和房室沟处易形成狭窄环,造成严重梗阻。由于心脏活动受限,心肌逐渐萎缩变性,甚至纤维化。心脏和腔静脉入口受增厚甚至钙化心包压迫是生理紊乱的主要原因。心脏舒张受限,充盈不足,心排出量下降,心率代偿性增快。右心室充盈受限,静脉压升高,导致体循环静脉扩张、颈静脉怒张、肝淤血肿大、腹腔和胸腔积液、下肢水肿。左心室舒张受限使肺循环压力增高和肺淤血,影响呼吸功能。

约 50% 患者发病缓慢,无明确的急性心包炎病史。急性化脓性心包炎发病后 1 年至数年才出现典型症状,结核性心包炎 6 个月后可出现症状。主要表现为重度右心功能不全,呼吸困难、腹胀和下肢水肿,呈慢性进行性加重,患者易疲劳,心前区不适,活动后心悸、咳嗽、食欲缺乏、黄疸、消瘦等,肺部淤血严重者可出现口唇、末梢发绀,端坐呼吸。重症患者可有腹腔积液、消瘦、血浆蛋白降低、贫血等,甚至出现恶病质。听诊心音遥远、无杂音,触诊心前区无搏动,脉搏细速,出现奇脉(吸气相脉搏减弱或消失),血压偏低,脉压减小,中心静脉压升高。叩诊胸部浊音,可有胸腔积液,呼吸音粗,可闻及湿啰音。

血常规改变不明显,可有贫血。红细胞沉降率正常或稍快。肝功能轻度损害,清蛋白降低。部分患者可出现结核抗体试验阳性。心电图改变包括 QRS 波低电压、T 波平坦或倒置,提示心肌缺血;可有房性心律失常,P波异常。X线检查心影大小无异常,心脏边缘不规则、各弧段消失、左右侧心缘变直,主动脉弓缩小,心脏搏动减弱,主动脉搏动减弱,上腔静脉扩张致右上纵隔增宽,左心房增大,心包钙化,肺淤血。胸部X线片可见一侧或两侧胸膜增厚、粘连、钙化或胸腔积液。CT和磁共振检查可了解心包增厚、钙化的程度和部位,有助于鉴别诊断。超声心动图可显示心包增厚、粘连或积液,室壁运动受限,下腔静脉和肝静脉增宽等。其他检查包括冠状动脉CT、心导管检查、心肌组织成像等有助于排除血管疾病导致的心肌缺血和明确心肌受损程度等。

二、术前准备

缩窄性心包炎起病缓慢,全身情况差。心脏收缩和舒张功能严重受累,临床表现为射血分数正常,但心脏指数降低,循环时间延长,动静脉血氧分压差增大。代偿性表现为血浆容量、血细胞比容和总循环容量增加。多数伴有胸膜炎、胸腔积液,肺功能受影响,亦可累及肝脏功能。术前应根据患者的病情积极维护各脏器功能,调整内环境稳定,提高患者对麻醉和手术的耐受性,减少术中和术后并发症的发生。

针对原发感染应积极采取抗感染措施,除明确诊为非结核性心包炎之外,至少应进行系统的抗结核治疗2W。对大量胸腔积液、腹腔积液患者,为维护其呼吸功能,术前可适当抽排胸腔积液、腹腔积液,抽排量以患者能耐受且不剧烈影响血流动力学为原则,但绝不能因为药物治疗和反复胸腹腔穿刺能缓解症状而延误和丧失手术时机。麻醉前用药以不引起呼吸、循环抑制为前提。可在患者进入手术室后在严密监测下适度使用,常用药物有吗啡、东莨菪碱、咪达唑仑和右美托咪定等。术前常规禁食禁饮。腹内压高的腹腔积液患者,为防止误吸,可预防性给予氢离子拮抗剂,如奥美拉唑、雷尼替丁等。低流量氧疗有助于改善患者的组织代谢状况。提供高蛋白饮食、补充血浆蛋白和补充B族维生素、维生素C。肝功能明显下降患者还应补充维生素K以改善患者的凝血功能,防止手术过程中因凝血功能低下导致异常出血。常规利尿、补钾,调整水、电解质平衡。

术前一般不用洋地黄制剂,心功能差、心率大于100次/分者仅在手术当日清晨给予小剂量洋地黄类药物,如毛花苷丙0.2~0.4mg,可适当控制心率,改善心功能。准备呼吸、循环辅助治疗设施,对病程长、心肌萎缩、估计术后容易发生心脏急性扩大、心力衰竭者,除药物准备外,应备好机械通气装置和心室辅助装置如主动脉球囊反搏(IABP)等。应备妥体外循环以防术中大出血,手术前,患者的一侧腹股沟区应做消毒准备,必要时可实施股动脉、股静脉体外循环转流,以保证氧合与补充血容量。准备体外贴敷式除颤电极并连接除颤仪,防止心包剥脱完成前发生心室纤颤时无法进行胸内除颤的窘迫状态。

三、麻醉方法

无论采用何种麻醉方法,麻醉管理的目的在于避免心动过缓和心肌抑制。选择气管内插管静吸复合麻醉时,应行全面监测,包括心电图、脉搏血氧饱和度、无创动脉压、有创动脉压、呼气末二氧化碳分压、中心静脉压和体温等,估计术后可能发生低心排出量综合征的患者,建议放置肺动脉导管进行监测。缩窄性心包炎患者由于循环代偿功能已十分脆弱,必须在严密监测心电图、脉搏氧饱和度和有创动脉压下缓慢施行麻醉诱导。由于患者的循环时间延长,药物起效慢,应酌情减慢麻醉诱导注药速度,不能误以为患者耐受性好而造成药物相对过量,以致血压下降甚至循环衰竭。备好多巴胺、去氧肾上腺素和肾上腺素等急救药物,根据监测情况随时修正麻醉用药方案,避免血压下降和心动过缓。

常用麻醉诱导药物有咪达唑仑、依托咪酯、氯胺酮、苏芬太尼等。尽管氯胺酮可能增加心肌氧耗,但可以防止诱导时出现血压下降和心动过缓,而心率增快是缩窄性心包炎患者增加心排出量的唯一有效代偿因素。肌松药应选用循环影响轻微且不减慢心率的药物,如泮库溴铵、罗库溴铵等,并适当减小剂量、缓慢滴定给药。麻醉维持以采用对循环影响轻微的芬太尼、苏芬太尼和瑞芬太尼为主的静吸复合或静脉复合麻醉。对心功能较好的患者可在手术强刺激环节(如切皮、劈开胸骨或撑开肋骨)时,吸入异氟烷、七氟烷或地氟烷加深麻醉。采用对肝肾功能影响小的阿曲库铵和顺式阿曲库铵等维持肌松。

麻醉管理要点在于:①维持血流动力学稳定,严格管理输血输液速度和液体入量,以防缩窄解除后心室过度充盈膨胀,引发急性右心衰竭或全心衰竭。遵循在心包完全剥离前等量输液或输血,心包剥离后限量输液的原则;②随着心包的剥离,开始小量使用多巴胺等强心药物,并随时调整剂量,直至心包完全剥离。避免心包剥脱、心肌受压解除、腔静脉回心血量骤增引起的急性心力衰竭;③密切监测心电图,出现严重心律失常时,应及时与手术医师沟通,必要时暂停手术并积极处理。由于开胸后无法直视心脏表现,经食管超声心动图(TEE)在评估缩窄性心包炎患者血流动力学方面有非常重要的价值;④避免机械通气潮气量过大,以防回心血量进一步减少导致心排出量降低;⑤全面监测内环境,包括血气分析、血常规、电解质和尿量等。根据血气分析等监测结果及时调整内环境稳定,维持水、电解质和酸碱平衡;⑥手术结束后应保留气管插管送 ICU 机械通气,全面监测,维持正常血气水平,控制输液、输血量,持续强心、利尿,维护心功能,防治术后低心排出量综合征的发生,防止水、电解质和酸碱紊乱,并根据患者的情况合理制订镇静、镇痛方案,避免血流动力学波动。

第二节　心脏瓣膜病手术的麻醉

任何原因所致的心脏瓣膜疾病均不能自愈,其病变可从轻微的、无任何症状的瓣膜畸形到严重的循环功能衰竭直至死亡。药物治疗在于预防感染、改善症状,控制相关的心律失常,并预防血栓形成和栓塞类疾病;适时的手术治疗才能阻止病变的进一步恶化并恢复正常的心脏和循环功能。随着外科手术技术的改进、人工瓣膜材料和体外循环相关设备及技术的不断进步,大大提高了手术的成功率,尤其是疑难危重心脏瓣膜疾病的手术病死率已普遍降低至5%以下。心脏瓣膜病发病原因较多,包括风湿性、非风湿性、先天性、老年退行性和缺血性瓣膜病等,其中以风湿性心脏瓣膜病最为常见。由于心脏瓣膜病病程长,心功能普遍受累,受损瓣膜类别、性质和严重程度显著不同,故对血流动力学影响很不一致。

一、手术前准备

(一)患者的准备

了解患者的病史、诊断和治疗及效果。重点了解有无心力衰竭、胸痛发作、发作频度、严重程度及治疗措施;有无意识障碍及神经系统症状,活动受限状况。反复心力衰竭常提示心肌功能受损,可能影响到多器官脏器功能,神经系统症状常提示脑供血不足、脑缺血或脑栓塞。晚期心源性恶病质患者应考虑到其对麻醉药的耐受性降低。掌握当前的治疗情况,特别应注意当前用药与麻醉药的相互关系。全面了解患者的用药情况,包括洋地黄制剂、利尿剂、强心药、扩血管药、抗心律失常药和抗生素等。需用至手术当天的药物应做好交接准备或改为术中使用的药物。了解其他合并疾病和重要的过去史、过敏史、手术麻醉史及家族史,特别是伴有糖尿病、高血压、哮喘和特定药物过敏者。结合病史、心电图、超声心动图、胸部 X 线、心导管、心脏造影等检查结果综合判断心功能。

对于心胸比例 > 0.8,EF < 0.4,Fs < 0.3 及有冠状动脉供血不足的患者,术中注意维护心肌的氧供需平衡,防止心肌抑制和心律失常。瓣膜手术患者常伴有肺动脉高压、肺静脉压升高,肺血管外肺水增加,小支气管和肺间质水肿,肺弥散能力和顺应性降低,术前须行肺功能检查和血气分析,便于术中、术后机械通气参数的选择和调节。肝肾功能不全的患者,术中用药应减少对肝肾功能的影响。肝功能不全导致凝血功能减退者,术中出血较多,应充分备血和凝血物质如血小板;肾功能不全的患者除了药物和血流动力学处理外,可考虑备用超滤。术前访视患者以获取病历记录以外的病情资料,并做与麻醉相关的各项检查,包括气管插管有无困难、各穿刺部位有无异常、心肺听诊、Allen 试验、屏气试验等。对麻醉和手术中的问题给予必要的解释,获得患者的信任与合作,消除或减轻患者的紧张程度。

(二)术前用药

1. 心血管治疗药物

术前正在使用的钙通道阻滞剂可持续用至手术当天早晨。β 受体阻滞剂突然停药可导致反跳现象,表现为紧张、心动过速、心悸、高血压、心肌梗死、室性心律失常和猝死,因此 β 受体阻滞剂必须用至术晨,但可用短效药替代长效药。术前使用洋地黄制剂作为强心药的患者,鉴于地高辛等药物在围手术期使用中因液体治疗、低血钾症和过度通气等致毒性作用增强,因此手术当天可停用洋地黄制剂,改用其他的强心药。而术前使用洋地黄制剂用于控制房颤和房扑心室率的患者,洋地黄制剂可用至术晨,麻醉后根据心率可用小剂量维持以控制心率小于100 次/分。用于治疗心肌缺血的血管扩张药如硝酸甘油可改用贴膜或小剂量静脉使用,但在手术前必须撕掉贴膜,必要时改静脉用药。围手术期用于治疗室性心律失常的抗心律失常药物可持续应用。有报道在非心脏手术患者中,由于胺碘酮可导致顽固性的低血压和心动过缓,而且对儿茶酚胺无反应,从而使心脏手术患者无法脱离体外循环,因此,建议择期手术前两周停用胺碘酮,考虑到顽固性心律失常治疗的需要,也有安全用至术前的报道。

2. 麻醉前用药

患者术前用药的目的在于缓解焦虑、产生术中遗忘作用、镇痛以及减少分泌物和不良反射。就成人患者来讲,对术前疼痛性操作的镇痛、镇静和遗忘作用非常重要。心脏手术患者常用术前用药为吗啡 0.1mg/kg,东莨菪碱 0.06mg/kg,根据情况加用地西泮或咪唑安定。东莨菪碱主要用于预防术中知晓,但在年龄大于 70 岁的老年患者中易致焦虑,剂量应减至0.03mg/kg。极度危重的患者,如严重主动脉瓣或二尖瓣狭窄,明智的做法是不给术前用药,而在患者进入手术室后给予小剂量的咪唑安定或芬太尼。瓣膜疾病和心室功能不全的患者可能伴有肺部病变,术前用药后应常规吸氧。

(三)入室前准备

心脏瓣膜手术患者可能需要紧急复苏或急诊体外循环,因此患者进入手术室之前必须准备好相应的麻醉药品和复苏设备。

1. 择期瓣膜手术

（1）麻醉机及气管插管设备：检查麻醉机是否处于正常工作状态，有确实可用的吸引器，气管插管物品包括咽喉镜、合适的气管内导管、插管用管芯、口咽通气道或鼻咽通气道、牙垫、胶布、听诊器、局部表麻药物、注射器等。

（2）监护仪：包括常规监护项目心电图、脉搏氧饱和度、无创血压、呼气末二氧化碳设备的准备，以及重症监测项目直接动脉压、中心静脉压、肺动脉导管、心排出量测定、体温测定等仪器的准备。其他设备包括除颤仪、ACT测定仪、血气分析仪和HCT测定仪以及血小板及凝血功能测定仪的准备。

（3）药物：包括麻醉药、心血管活性药、肝素和其他药品。心血管药品的准备必须有静脉推注和持续滴注的不同浓度，以便对患者进行快速处理并能短时间内维持适当的血药浓度。

（4）静脉输液：体外循环心脏手术中除非患者有糖尿病或低血糖，一般选择无糖液体，无糖液体将使体外循环期间的高血糖状态降至最低程度，以利于缺血期间的脑保护。至少需准备两路液体。体外循环前输注的液体不必加温，而且这一阶段应使患者的体温逐渐降低，体外循环后输注的液体应加温。

2. 急诊瓣膜手术

（1）气管插管设备：应快速完成常规气管插管所需设备，尤其是吸引器、咽喉镜和气管内导管。

（2）药物：除常规药品外，可能需要准备作用更强的强心药等药物，做到能及时延续患者已经开始的各项治疗，并做出适当的调整。

（3）静脉通道：必须准备两路静脉通道，患者入手术室之前必须已经开放一路静脉以便快速诱导。必须保证开放足够大口径的静脉通道，以利快速输血输液。

（4）术前监测：对重症患者来说可能没有时间放置重症监测导管，如直接动脉压和肺动脉导管。如果患者血流动力学尚稳定，必须安全快速地建立无创监测项目如心电图、无创血压、呼气末二氧化碳和脉搏氧饱和度。最优先的项目是建立好的静脉通道。其他重症监测项目可在体外循环开始后建立。如患者之前已经建立了动脉压和中心静脉通道，应迅速和手术中的传感器相连。

二、麻醉管理

鉴于各种瓣膜疾病的不同病理特点和对血流动力的不同影响，采取不同的诱导方法以维持患者最佳的血流动力学状态。麻醉诱导和维持期间的处理包括了血流动力学状态的维护和麻醉技术的实施。

（一）主要麻醉技术

1. 阿片类药物为主的方法

使用麻醉类药物如芬太尼、苏芬太尼诱导的优点在于诱导过程平稳、心肌抑制最小、心率降低、呼吸抑制降低了气道反应，为术后提供了镇痛，使心肌对儿茶酚胺不敏感，无肝肾毒性，不污染环境。但缺点是不降低心肌氧耗，容易触发高动力状态，导致心动过速和高血压，胸壁僵硬使通气困难，气道压增高，术后机械通气的时间延长，与吸入麻醉药相比术中知晓的发生率较高。此方法主要用于心功能较差的瓣膜手术患者（EF < 40%）。

2.吸入麻醉药为主的方法

吸入麻醉药为主的诱导产生剂量依赖性心肌和脑氧耗抑制,能完善抑制外科手术刺激,无术中知晓,能加强神经肌肉阻滞剂的作用,术后可快速拔管,个别药物的不良反应如血管扩张有助于二尖瓣关闭不全等患者的处理。但吸入麻醉药的心肌抑制作用容易导致低血压,不如预期的那样能降低手术刺激的血流动力学反应,有肝肾毒性,术后需额外提供镇痛并污染环境。此方法主要用于心功能较好,尤其是出现高动力状态的瓣膜手术患者。

3.静吸复合麻醉

静吸复合麻醉有助于发挥彼此的优点,减轻各自的不良反应。

(二)二尖瓣狭窄围手术期处理

二尖瓣狭窄患者必须适当增加左心室的前负荷,但又不至于因过量输液引起肺水肿。降低心率,延长舒张期时间,增加左心室充盈。二尖瓣狭窄患者心房收缩约占左心室每搏量的30%,房颤患者心房的收缩功能将丧失。维护心脏的收缩功能常需使用强心药。维持正常的体循环阻力,因为后负荷降低对增加二尖瓣狭窄前向血流的帮助不大。二尖瓣狭窄患者肺循环阻力常升高,低氧容易导致严重的肺血管收缩,避免任何麻醉处理导致肺动脉压升高,特别是不适当地使用氧化亚氮、没有及时发现酸中毒、高碳酸血症和低氧血症。避免术前用药过量导致前负荷降低、低氧血症和高碳酸血症,使用东莨菪碱而不是阿托品以避免心动过速。用于控制心率的地高辛必须用至术晨,并积极治疗心动过速,无论是窦性心动过速或房颤。对术前无房颤患者,维持窦性心律极为重要,一旦出现房颤,应尽快电复律。二尖瓣狭窄常采用芬太尼为主的麻醉技术。二尖瓣狭窄患者需常规放置肺动脉导管以指导术中的处理,但应特别注意对于肺动脉高压患者,导管可能导致肺动脉撕裂。而且此时肺动脉舒张压不能准确估计左房压,肺动脉楔压也因狭窄的二尖瓣而过高估计左室充盈压。因此不必将导管反复置于楔压的位置。

(三)二尖瓣关闭不全

增加和维持二尖瓣关闭不全患者左心室的前负荷有助于保持每搏量,但并不是普遍提倡增加前负荷,因为左心房和左心室的扩张扩大了二尖瓣瓣环,增加了返流量。因此,对某个特定患者来说最佳的前负荷水平应以患者对液体治疗的临床反应为基础。应保持二尖瓣关闭不全患者有正常或较快的心率以减少返流,伴有房颤的患者较多见,心房收缩对前负荷的影响不如狭窄患者那么重要。使用强心药维持偏心性肥厚的心肌收缩力有助于二尖瓣瓣环的收缩,降低返流量。体循环阻力的降低有利于二尖瓣关闭不全患者保持正常的心排出量,应避免使用 α 受体兴奋剂,硝普钠降低左心室的充盈压能显著改善心脏的射血分数,但对于因缺血性乳头肌功能不全所致的急性二尖瓣关闭不全,使用硝酸甘油是更合理的选择。应避免各种因素导致肺动脉高压,加重右心衰竭。麻醉处理中应避免术前用药过量导致肺循环阻力升高,肺动脉导管对指导液体治疗和评估返流量有很大的帮助。常采用芬太尼为主的麻醉技术,减小麻醉药对心肌的抑制。诱导过程中保持一定的过度通气可选择性的扩张肺血管而不影响体循环的压力。

(四)主动脉瓣狭窄

主动脉瓣狭窄患者围手术期处理的要点在于增加左心室的前负荷,降低心率,维持窦性节律,保持心肌收缩力不变,增加后负荷,维持肺循环阻力不变。主动脉瓣狭窄患者以小量术前用药为主,既镇静不致引起心动过速又避免过度降低前后负荷。常用吗啡 $0.05 \sim 0.1\,mg/kg$,

东莨菪碱0.2～0.3mg,肌内注射;或咪唑安定1～3mg肌内注射,可根据患者的个体情况如年龄和生理状况作相应调整。主动脉瓣狭窄患者采用芬太尼、苏芬太尼为主的麻醉诱导方法,剂量分别为5～10μg/kg和0.5～1.0μg/kg。诱导和维持麻醉时应备好α受体兴奋剂如去氧肾上腺素,积极治疗诱导过程中的收缩压和舒张压的降低。如果患者出现心肌缺血的表现,使用硝酸甘油应非常小心,因为它对前负荷和动脉压的影响可能加重心肌缺血。积极治疗室上性和室性心律失常,在放置肺动脉导管时如果出现频发室早,应将导管顶端退至中心静脉处,待瓣膜手术完成后再置入。芬太尼和苏芬太尼的维持用量为5～10μg/(kg·h)和0.5～1μg/(kg·h)。

(五)主动脉瓣关闭不全

主动脉瓣关闭不全围手术期处理主要在于增加左心室前负荷,维持前向血流,增加心率,降低舒张期返流,舒张压提高和左室舒张末压的降低有助于改善心内膜下的血流,维持心率在90次/分,以便提高心排出量又不至于引起缺血,维持窦性节律不如狭窄患者那么重要,患者常伴有房颤。维持患者的心肌收缩力,可用纯β受体兴奋剂如异丙肾上腺素,既可扩张外周血管又能增加心肌的收缩力和心率。降低体血管阻力有利于提高前向血流,增加心排出量。维持肺循环阻力。少量术前用药既能维持心肌收缩力和心率,又不至于因为焦虑而增加外周血管阻力。麻醉诱导常采用异氟烷、泮库溴胺与补充容量相结合,左心室功能严重下降的晚期患者,可用少量芬太尼和泮库溴铵诱导。由于主动脉瓣关闭不全患者的脉压有时高达80～100mmHg,关注平均动脉压和舒张压的变化可能比关注收缩压更重要。

(六)三尖瓣狭窄和关闭不全

三尖瓣狭窄血流动力学处理的要点在于适当增加右心室的前负荷,维持窦性节律至关重要,积极处理室上性快速心律失常,避免心动过缓。维持右心的心肌收缩力,体循环阻力的变化对三尖瓣狭窄患者的血流动力学影响较小,除非患者有二尖瓣病变,尤其是二尖瓣关闭不全。但血管扩张血压过低可能限制跨三尖瓣的血流。由于前向血流的主要阻力在三尖瓣,因此降低肺动脉压的帮助不大,维持在正常范围内即可。三尖瓣狭窄患者术前的液体限制、强心利尿能改善肝功能,降低手术的风险。如果合并有二尖瓣病变,麻醉处理的原则应以处理二尖瓣损害为主,而单纯三尖瓣狭窄患者常采用高前负荷、高后负荷及维持术前心肌收缩力的芬太尼为主的麻醉技术。三尖瓣狭窄患者由于置入肺动脉导管较困难,常采用中心静脉压导管,可在外科医师的配合下放置左心房导管以强化监测。

三尖瓣关闭不全血流动力学处置的要点在于增加前负荷,维护右心室的每搏量,保持正常至较快的心率防止外周组织淤血,大多数三尖瓣关闭不全患者伴有房颤,保持窦性节律几乎不可能。由于右心室的结构更适应于容量而非压力负荷,可能需使用强心药保持右心室的收缩力,常采用芬太尼为主的麻醉技术,以减少对心肌的抑制。必须采取措施降低肺动脉压,改善右心室的功能,过度通气,避免气道压过高,如需使用强心药,可选择多巴酚丁胺、异丙肾上腺素、氨力农或米力农。

(七)肺动脉瓣狭窄

肺动脉瓣狭窄血流动力学处置的要点为增加右心室的前负荷,维持中心静脉压,患者依赖心房收缩提供右室充盈压,严重病变患者常伴有三尖瓣关闭不全,保持较快的心率有助于稳定血流动力学。严重肺动脉瓣狭窄患者右心室肥厚常需强心药维持心肌的收缩力,避免使用心肌抑制的药物,可采用芬太尼为主的麻醉方法。维持后负荷保证肥厚右心室的灌注压,尽管右心室主要的射血阻力来自狭窄的肺动脉瓣,但肺动脉压升高将导致右心室功能不全,因此保持肺循环阻力处于较低的水平。

(八)联合瓣膜病变

对所有混合型瓣膜病变来说,麻醉处理的重点应放在最严重和对血流动力学影响最大的病变瓣膜上。

1. 主动脉瓣狭窄合并二尖瓣狭窄

合并有主动脉瓣和二尖瓣狭窄的患者最佳的血流动力学处置包括增加前负荷,维持正常至较低的心率,维护心肌的收缩力。由于冠状动脉灌注压有降低的危险,必须增加体血管的阻力以防舒张压下降。避免使用增加肺循环阻力的药物和状况出现,纯氧通气并使动脉血二氧化碳维持的正常低限。

2. 主动脉瓣狭窄合并二尖瓣关闭不全

尽管主动脉瓣狭窄和二尖瓣关闭不全的血流动力学处置有矛盾之处,而主动脉瓣狭窄更容易在术中出现危及生命的状况,因此应优先处理主动脉瓣狭窄所致的血流动力学变化。适当增加前负荷,维持正常的后负荷,保证冠状动脉灌注压,必要时可使用 α 受体兴奋剂。心率控制在正常范围内,避免心动过速,避免使用心肌抑制的药物,降低肺动脉压。

3. 主动脉狭窄合并主动脉关闭不全

由于这些患者的左心室承受了压力和容量双重负荷,对围手术期的各种影响承受力更低。心肌的氧耗急剧增加,常有心绞痛的症状。适当增加前负荷对狭窄和关闭不全病变都有利,但心率和后负荷的要求相互矛盾,一般来说,应以处理主动脉瓣狭窄的血流动力学变化为主。尽管升高体循环阻力使心排出量有所降低,但有助于维持正常的冠状动脉灌注压。术中保持正常的心率、心肌收缩力和肺血管阻力将有助于稳定患者。

4. 主动脉关闭不全合并二尖瓣关闭不全

临床上比较多见的混合型病变。主动脉关闭不全和二尖瓣关闭不全在血流动力学上的要求是一致的,最主要的原则是提供足够的前向血流和外周循环。酸中毒使周围血管收缩,增加了左心室射血的阻力,将使临床状况迅速恶化。因此,在维持适当的灌注压的情况下,保持较低的体循环阻力,达到临床状态的平衡,使患者平稳过渡到体外循环。

5. 二尖瓣狭窄合并二尖瓣关闭不全

在处理这类患者时,血流动力学的处理应明确患者以哪种病变为主。总的原则是保持正常的后负荷、心率和心肌收缩力,避免使用引起反应性肺血管收缩的药物,适当增加前负荷,有利于稳定血流动力学状况。

第三节 冠心病手术的麻醉

生活习惯和饮食结构的改变使国人冠心病的发生率逐年增高,冠状动脉旁路移植术(Coronary Arterybypass Grafting,CABG)是目前治疗冠心病的主要外科手段。冠心病患者以中老年人居多,常合并高血压、高脂血症、糖尿病和脑血管意外等,心功能较差,心脏储备功能低下,不易耐受缺血缺氧和血流动力学波动。非体外循环下冠状动脉旁路移植术是在跳动的心脏上进行桥血管吻合术,对麻醉管理提出了更高的要求。

一、术前评估与准备

(一)术前评估

冠心病患者术前通过了解病史、生理生化检查、物理检查特别是超声心动图、冠状动脉造影和左心室造影对冠心病、心功能不全和伴发疾病的严重程度进行综合评估。

1. 心功能

了解患者入院时的表现,有无肢体水肿或是否需服用洋地黄制剂,如有则表示心功能不全。病史中有心肌梗死的患者,常有慢性心力衰竭。心脏扩大的冠心病患者,其左心室射血分数多小于50%。这些患者病情严重,手术麻醉的风险增加,麻醉中须使用正性肌力药物支持。

2. 心电图

文献报道冠心病患者中25%～50%的心电图是正常的。Q波的出现表明有陈旧性心肌梗死,应注意有无心律失常、传导异常和心肌缺血(ST - T改变)。原来ST段压低的患者,近期ST段恢复正常或轻度抬高不一定是病情改善的征象,应注意动态观察以区分。

3. 心导管检查

左心室造影可了解左心室射血分数。正常左心室每次收缩射出容量应大于其舒张末容量的55%。发生过心肌梗死而无心力衰竭的患者射血分数一般为40%～50%。当射血分数为25%～40%时,多数患者有活动后心慌、气急(心功能Ⅲ级),当射血分数<25%时,静息状态也出现症状(心功能Ⅳ级)。

4. 冠状动脉造影

冠状动脉造影可显示冠状动脉具体解剖关系,确定病变具体部位及其严重程度,以及病变远端的血管情况。病变引起血管腔狭窄的程度以血管截面积作为指标,血管直径减小50%相当于截面积减小75%,而直径减小75%相当于截面积减小94%。血管截面积与血流量的关系更为密切。约55%人群窦房结血供来源于右冠状动脉,其余45%由回旋支供血。窦房结动脉还供给大部分心房和房间隔。该动脉堵塞可引起窦房结梗死和房性心律失常。90%人群的房室结血供源自右冠状动脉,另外10%由左回旋支供血。因此后壁心肌梗死常并发Ⅲ°房室传导阻滞。左心室前乳头肌主要由左冠状动脉供血,而后乳头肌由左右冠状动脉共同供血。其间侧支循环丰富,只有两支动脉同时发生严重堵塞,才引起乳头肌功能不全,造成二尖瓣关闭不全。临床上多支病变风险最大,如右冠状动脉近端完全堵塞合并左冠状动脉主干严重狭窄,左冠状动脉两个主要分支(前降支和回旋支)近端严重堵塞。这类患者的麻醉风险极大。

5. 周围血管病变

动脉粥样硬化为全身血管性疾病,冠心病患者常伴有周围血管病变,如颈动脉狭窄(粥样斑块所致),术前应明确颈动脉狭窄程度,对明显狭窄患者,应行颈动脉内膜剥脱术,可与CABG术同期施行,先解决颈动脉狭窄,再行心脏手术,以防体外循环转流等导致斑块脱落,造成中枢神经系统损害。近年来,非体外循环下冠状动脉旁路移植术的开展显著降低了这一并发症。如患者合并腹主动脉或髂动脉病变,围手术期放置主动脉内囊反搏时不宜经上述血管。

6. 合并疾病

冠心病患者多伴有糖尿病,国外数据统计显示22%的CABG患者伴有糖尿病,其中40%

需用胰岛素控制。此类患者冠状动脉病变常呈弥散性,由于自主神经张力发生改变,手术应激、低温和儿茶酚胺药物的应用均使胰岛素药效降低,血糖难以控制,术后切口感染率上升。高血压患者术前因对手术恐惧血压往往显著升高,并伴有心室肥厚和充血性心力衰竭。长期使用利尿剂,可能存在隐性低钾血症,增加心脏意外事件风险。冠心病患者常合并脑血管栓塞史或腔隙性脑梗史,应尽量避免主动脉壁操作,如主动脉阻断、主动脉插管、非体外循环下上主动脉侧壁钳等。可以使用主动脉近端吻合器或实施全动脉桥的非体外循环下冠状动脉旁路移植术。

(二)术前治疗药物

积极的术前治疗是降低冠心病患者术前病死率的重要措施之一,治疗的目的在于降低心肌氧耗,改善心肌氧供。

1.硝酸甘油类药物

硝酸甘油使静脉扩张,心室充盈压下降,前负荷降低,室壁张力降低。同时可扩张冠状动脉,增加侧支血运而改善心内膜与心外膜血流比。硝酸甘油作用短暂,反复使用可出现快速耐受和反射性心动过速。长效药物有硝酸异山梨醇、硝酸戊四醇酯和四硝酸赤藓醇酯等。近年来,临床广泛应用单硝酸异山梨醇来治疗心绞痛和充血性心力衰竭。其特点为扩张外周血管,增加静脉容量,减少回心血量,降低前负荷,从而减少心肌氧耗,促进心肌血流再分布,改善缺血区血流供应。

2.β肾上腺素能受体阻滞剂

β受体阻滞剂对围手术期患者以及心肌梗死患者均具有心肌保护作用。其保护机制与降低心率、减少心肌收缩力有关。心率降低延长了心室舒张时间,增加了舒张期冠脉灌注时间,增加了心内膜下血流,在增加心肌氧供的同时降低了心肌氧耗。由于降低了正常心肌组织的做功,从而增加了正常心肌组织的冠脉血管张力,逆转冠脉窃血现象。冠心病患者术前预防性使用β受体阻滞剂可以降低病死率,超短效β受体阻滞剂艾司洛尔可以明显降低术后心肌缺血的发生率。冠心病患者应在手术之前1~2周就开始服用β受体阻滞剂,并在围手术期持续使用,目标为在手术之前使心率控制在70次/分以内,术后心率控制在80次/分以内,可降低围手术期心血管事件的发生率。术前使用β受体阻滞剂应用至手术当日早晨,有利于围手术期血流动力学稳定,且不增加术中低血压的发生率。

3.钙通道阻滞剂

钙通道阻滞剂用于治疗心绞痛和预防心肌梗死。这类药物能抑制窦房结起搏点和房室交界处细胞的动作电位,减慢心率和房室传导,还可使血管平滑肌松弛血管扩张,并抑制心肌收缩力。其治疗心绞痛的机制为一方面降低氧耗,另一方面扩张冠状动脉增加氧供。常用药物有维拉帕米、硝苯地平和地尔硫卓。其中硝苯地平的血管扩张作用最强,维拉帕米抑制房室传导的作用最强,常用于治疗室上性心动过速。钙通道阻滞剂应在手术当日继续服用。

4.洋地黄制剂

对于术前心功能差,使用洋地黄制剂的患者,最好于术前36h停用。同时麻醉期间密切注意钾、钙、镁等离子的平衡,注意组织氧供、酸碱平衡、尿量等因素,防止洋地黄中毒。必要时术前可改用小剂量肾上腺素或多巴胺替代,但应注意控制心率。

5.利尿剂

伴有高血压和充血性心力衰竭的冠心病患者术前常使用利尿剂。由于血浆容量的减少,麻醉诱导前应先补充容量,并注意电解质紊乱。

6.抗凝药和溶栓药

冠心病患者术前常使用抗血小板药物和抗凝药物预防血栓形成,其对冠心病患者的长期预后有益。常用抗血小板药物和抗凝药物有阿司匹林、华法林、肝素、低分子肝素、血小板ADP受体阻滞剂噻氯匹定、氯吡格雷以及血小板糖蛋白 II_b / III_a 受体阻滞剂替罗非班等。这些抗血小板药物和抗凝药物均应在术前停用,以免增加术中及术后出血。长期口服阿司匹林的患者术前是否停药的问题,应在综合围手术期出血风险和术前梗死风险的基础上做出决定,一般可不停药;一些术前准备时间充足的患者,若需考虑术前停药,则应在术前停用 5~7d。不稳定型心绞痛患者可皮下注射肝素防止心肌缺血发生,并用激活全血凝固时间(Activated Clotting Time,ACT)监测,避免体外循环后失血过多。长期使用肝素的患者有可能引起抗凝血酶III减少,降低肝素的作用,必要时应输注新鲜冰冻血浆补充。华法林抗凝患者应在术前数天停用,代之以低分子肝素或普通肝素抗凝。低分子肝素应在术前 18~24h 停用。血小板ADP受体阻滞剂应在术前 5~7h 停用,而血小板糖蛋白 II_b / III_a 受体阻滞剂对短效者在术前 4~6h 停用,长效者如阿昔单抗应在术前 12~24h 停用。

溶栓疗法常用来治疗急性心肌梗死促使阻塞的冠脉血管再通,常用药物有链激酶和组织纤溶酶原激活剂(Tissue Type Plasminogen Activator,t-PA)。其作用在于激活血浆中的纤溶酶原转化为纤溶酶,后者消融纤维蛋白,使栓塞的血管再通。作用时间为 4~90min。由于纤维蛋白原明显下降,故这类患者必须在手术时补充纤维蛋白原,避免凝血机制发生障碍。

(三)麻醉前准备

1.思想准备

思想准备包括麻醉医师和患者两方面。麻醉医师术前应全面了解患者病情,并做出病情判断。向外科医师了解搭桥的血管数目和具体血管。做好患者思想工作,向患者介绍麻醉方法、手术过程,取得患者信任,消除患者对手术的恐惧和对麻醉及术后疼痛的顾虑。此举是避免患者体内儿茶酚胺大量分泌,减少心肌氧耗,维持心肌氧供的关键。

2.器械与用具准备

多功能麻醉机和监护仪,各类监测模块,包括心电图(5导联)、有创血压、中心静脉压和肺动脉导管监测装置及耗材、TEE、体温、麻醉深度监测、除颤仪等。充分考虑到建立气道的难度,准备好困难气道的各种仪器设备,如口咽通气道、喉罩、纤维支气管镜、光棒、可视喉镜等,防止出现困难气道时不能及时采取措施的窘迫状况,防止缺血缺氧的发生。无论是在体外循环下还是非体外循环下进行搭桥手术,都应在患者入室前使体外循环机处于备用状态,以便在紧急情况下实施抢救。

3.药物准备

准备好麻醉诱导药和各种急救药品如多巴胺、阿托品、利多卡因等。去氧肾上腺素和硝酸甘油应常规稀释备用。

(四)麻醉前用药

1.镇静药

术前一晚口服地西泮 10mg,保证睡眠,术日晨肌内注射吗啡 0.1~0.2mg/kg,使患者入室时安静欲睡,避免儿茶酚胺分泌。对于心肺功能较好的高动力状态患者,可适当增加镇静镇痛药剂量,盐酸右美托咪定可安全地用于冠心病患者的术前镇静镇痛,且不抑制呼吸循环,患者可保持清醒状态,并可实施部分有创操作,如动脉置管测压等。由于负荷量容易导致血压一过性升高,建议可缓慢泵注直至起效,常用剂量 $0.3 \sim 0.7 \mu g/(kg \cdot h)$。

2. 抗胆碱药

主要用于减少呼吸道分泌物和预防喉痉挛,阿托品可显著增加心率,此类患者若需用药可考虑选用东莨菪碱或长托宁。为避免术前用药使患者的病情复杂化,目前多数推荐术前不再常规使用此类药物,待患者入室后可根据患者的具体情况考虑酌情用药。

3. 抗心肌缺血药

可胸部心前区贴敷硝酸甘油贴片,对心绞痛频繁发作的患者,应备用硝酸甘油口含片。对左冠状动脉主干严重狭窄或冠脉多支严重病变患者,术前一天就应持续滴注硝酸甘油或钙通道阻滞剂,以减轻左心室充盈并使冠状血管扩张以改善血运,避免发生大面积心肌缺血。

二、麻醉管理

(一)麻醉原则

在麻醉过程中保持并改善心肌的氧供需平衡,维持循环功能稳定,从而减少心肌缺血的发生是麻醉管理的基本原则。决定心肌氧耗的因素包括室壁张力、心肌收缩力和心率,而心肌氧供依赖于冠脉血流量和血液的携氧能力,而冠脉血流量取决于冠脉灌注压和冠脉阻力。麻醉药和血管活性药均会改变心肌氧耗。麻醉药对冠脉循环的作用至今仍存在争议,麻醉性镇痛药、苯二氮卓类药物和其他辅助用药可扩张冠脉。吸入麻醉药对冠脉具有直接扩张作用,其全身血管扩张作用可通过降低室壁张力减少氧耗,其中以异氟烷的扩血管作用最强。但吸入麻醉药存在剂量依赖性的心肌抑制作用,恩氟烷和异氟烷的心肌抑制作用大于地氟烷和七氟烷,在降低心肌收缩力的同时减少心肌氧耗,对于心功能严重受损的患者,可致心室扩张增加心肌氧耗,使心功能恶化。因此,理想的麻醉效果来源于合理辩证地运用麻醉和血管活性药物。

对于心肌缺血的密切监测和及时处理是冠心病手术麻醉管理的关键。由于术前精神紧张和对麻醉手术的应激反应,围手术期心肌缺血往往加重,所不同的是,在麻醉状态下,患者对心绞痛等不适没有主诉,只能靠麻醉医师通过心电图、TEE 和血流动力学的变化进行判断。如对于心电图的变化可帮助麻醉医师明确是否发生心肌缺血(如远端血管栓塞、吻合口狭窄等)、这种心电图的改变是局部性的还是全心性的,前者可能与桥血管吻合有关,后者可能意味着心肌保护不当。还要注意心电图的变化是否伴有心功能恶化和心律失常。

(二)体外循环下冠状动脉旁路移植术

患者入室后,面罩吸氧,开放静脉,安置心电图、脉搏氧饱和度、桡动脉测压、体温、中心静脉压等监测。估计心功能较差患者可放置肺动脉导管监测。麻醉诱导药可选用咪达唑仑、依托咪酯、丙泊酚、芬太尼、苏芬太尼等。单纯芬太尼、苏芬太尼等静脉麻醉药往往不能减轻高动力患者的血流动力学反应,应加用吸入麻醉药以加深麻醉,必要时给予血管活性药,避免深麻醉带来的不良反应。常用肌松药有罗库溴铵、维库溴铵、顺式阿曲库铵等。麻醉维持以静吸复合为主,避免使用大剂量芬太尼类药物,以减少术后呼吸支持和 ICU 滞留时间。诱导后可放入 TEE 监测,对诊断心肌缺血,尤其是节段性室壁异常运动有重大意义,也便于监测心脏功能和指导液体治疗等。体外循环转流前和复温开始后应加深麻醉,避免体外循环管道分布容积增大和体温上升、代谢加快麻醉药血药浓度下降导致的术中知晓和自主呼吸恢复。随着手术的完成逐渐调整好循环、呼吸、体温、内环境、麻醉深度等各项指标,为脱离体外循环做好准备,经肉眼观察、肺动脉导管测定和 TEE 评估后,估计脱机后心功能维持可能有困难的患者,除积极调整血管活性药用药外,必要时应在体外循环停机前放置好左室辅助装置,如主动脉内囊反搏(IABP),对患者顺利脱机和心功能良好转归非常有帮助。停体外循环后及时恢复血红蛋白浓度和血细胞比容,保持血容量稳定,维持中心静脉压平稳,可小剂量应用硝酸甘油,既维护心脏功能,也可防止动脉桥血管的痉挛。在充分镇静镇痛的情况下送 ICU 监护,术后可以丙泊酚镇静为主,辅以血管活性药维持血流动力学稳定,待循环状态稳定后,逐渐使患者清醒,直至拔除气管导管。

(三)非体外循环下冠状动脉旁路移植术(OPCABG)

OPCABG 技术的应用可避免体外循环带来的许多并发症,如凝血机制紊乱、全身炎性反应、肺损伤、肾功能损害和中枢神经系统并发症等,由于该方法对机体损伤小,术后恢复快,住院时间短,节省了医疗费用。随着外科吻合器械和技术的不断提高,其适应证有逐步放宽的趋势,如术前心功能严重低下、合并肾功能不全、呼吸功能障碍和脑血管意外的患者外科医师倾向于选择 OPCABG。但该技术的应用对麻醉医师提出了更高的要求。麻醉医师面临的挑战是如何维持术中心肌氧供需平衡,维持血流动力学稳定,保护心脑肺肾等重要脏器的功能,预防、早期诊断和治疗在跳动心脏上手术操作带来的心律失常、低血压和心肌缺血。

按体外循环下手术的标准实施监测、诱导和维持麻醉。但如患者须术后早期拔管,芬太尼与苏芬太尼的用量要控制(总用量芬太尼 < 15μg/kg,苏芬太尼 < 2.5μg/kg)。近年来超短效瑞芬太尼为施行快通道麻醉提供了便利条件,且无术后呼吸抑制的顾虑。手术开始前应充分补充血容量,血红蛋白浓度较低患者可适当输血,调整内环境稳定,使血钾水平保持在正常高限以降低心肌的应激性。移植远端血管搬动心脏时,血压可发生剧烈波动,可临时采取头低脚高体位,并在固定器安放好后观察半分钟,待血压、心率和节律稳定后施行血管吻合术。如果经正性肌力药物调整后仍不能维持正常血压,应松开固定器将心脏恢复原位。如此反复搬动心脏几次,可起到缺血预处理的心脏保护作用,心脏将会对搬动到异常体位产生适应,可减少对血流动力学的影响。吻合远端吻合口时须提升血压,而吻合近端吻合口时须控制性降压,以防止主动脉侧壁钳夹后导致严重高血压,增加心肌氧耗。在吻合远端吻合口临时阻断血管时,要密切观察心肌缺血和心律失常的发生,一旦出现严重心律失常和 ST 段急剧抬高,应通知外科医师尽快放置血管内分流器或松开阻断的血管,无法改善的只能重新全身肝素化在体外循环下实施手术。由于不用体外循环,多数患者失血不多,可以不输异体血。对出血多的患者,可采用血液回收机将失血回收处理后回输给患者。

(四)辅助循环

冠心病患者心脏功能严重受损时,需依靠辅助循环措施,以减少心脏做功,提高全身和心肌供血,改善心脏功能。辅助循环的成功主要取决于其应用时机,越早应用效果越好。其适应证为:术前心功能不全,严重心肌肥厚或扩张;术中心肌缺血时间 > 120min;术毕心脏指数 < 2.0L/(m² · min),左房压 > 20mmHg,右房压 > 25mmHg;恶性室性心律失常;不能脱离体外循环。

常用辅助循环措施有:①主动脉内球囊反搏(IABP)为搭桥手术前最常用的辅助循环措施,适用于术前并存严重心功能不全、心力衰竭、心源性休克的冠心病患者,可为患者争取手术治疗创造条件。将带气囊心导管经外周动脉置入降主动脉左锁骨下动脉开口的远端,导管与反搏机连接后调控气囊充气与排气,其原理是:心脏舒张期气囊迅速充气以阻断主动脉血流,促使主动脉舒张压升高,借以增加冠脉血流,改善心肌供氧;心脏收缩前气囊迅速排气,促使主动脉压力、心脏后负荷及心排血阻力均下降,由此减少心肌耗氧;②人工泵辅助有滚压泵、离心泵两种。滚压泵结构简单,易于操作,比较经济,缺点是血细胞破坏较严重,不适宜长时间使用。离心泵结构较复杂,但血细胞破坏少,在后负荷增大时可自动降低排出量,更符合生理,适合较长时间使用,但也只能维持数天;③心室辅助泵有气驱动泵和电动泵两型。气驱动型泵流量大,适于左、右心室或双心室辅助,但泵的体积大,限制患者活动。近年逐渐采用埋藏式电动型心室辅助泵,连接心尖部以辅助左心功能;④常温非体外循环搭桥手术中,有时出现心率过慢和血压过低而经药物治疗无效者,可继发循环衰竭,此时可采用"微型轴流泵",采用离心泵驱动血液以辅助循环。在轴流泵支持下施行常温冠脉搭桥手术,比体外循环下手术出血少,心肌损伤轻。轴流泵的优点是:用患者自体肺进行血液氧合;不需要阻断主动脉;不存在缺血再灌注损伤;降低心脏负荷,减少心肌耗氧,增加心肌血流,增强心肌保护;减少肝素用量,减少手术出血。

三、术后管理

(一)保持氧供

(1)维持血压和心脏收缩功能,必要时辅用小剂量儿茶酚胺类药。同时保证足够的血容量,使中心静脉压维持满意水平。应用小剂量硝酸甘油,防止冠脉痉挛和扩张外周血管。

(2)维持血红蛋白浓度,尤其是心功能不全、高龄、术后出现并发症而增加机体氧耗和需机械通气辅助的重症患者,血红蛋白浓度应维持 10g/dL 和 Hct 30% 左右,不宜太高。

(3)维持血气及酸碱平衡,充分供氧,调整呼吸机参数使血气达到正常水平。积极治疗酸中毒、糖尿病及呼吸功能不全。

(二)降低氧耗

(1)保持麻醉苏醒期平稳,避免手术后期过早减浅麻醉,应用镇静镇痛药以平稳度过苏醒期。

(2)预防高血压和心动过速,针对性使用 α 受体阻滞剂(乌拉地尔)、β 受体阻滞剂(美托洛尔)和钙通道阻滞剂。心率控制在小于 80 次/分,其心肌缺血发生率约为 28%,而心率高于 110 次/分者则可增至 62%。

(三)预防桥血管痉挛和栓塞

术后桥血管痉挛和栓塞是心肌梗死的主要病因。小剂量硝酸甘油可有效防止静脉桥和内乳动脉桥血管痉挛的发生。对于采用桡动脉为桥血管的患者,应尽早使用钙通道阻滞剂地尔硫卓等防止血管痉挛的发生,并持续口服至术后 6 个月。在严密监测凝血功能的情况下,如无明显出血倾向,应在 48h 内恢复使用抗血小板药物阿司匹林,监测使用后的凝血状况和出血倾向,如胃肠道和泌尿道出血等。

(四)早期发现心肌梗死

冠脉搭桥患者围手术期心肌缺血发生率为 36.9% ~55%,其中 6.3% ~6.9% 发生心肌梗死。临床上不易发现小范围局灶性心肌梗死。大范围者则引起低心排综合征或严重心律失常,其中并发心源性休克者占 15% ~20%,病死率高达 80% ~90%。并发心力衰竭者为 20% ~40%。早期发现心肌梗死具有重要性,其诊断依据有:①主诉心绞痛;无原因的心率增快和血压下降;②心电图出现 ST 段及 T 波改变,或心肌梗死图象;③心肌肌钙蛋白(cTn)、CK-

MB、肌红蛋白(Myo)、核素扫描^{99m}锝 – 焦磷酸盐心肌"热区"心肌显像可支持早期心肌梗死的诊断,有重要价值。

(五)术后镇静镇痛

术后疼痛可导致机体一系列病理生理改变,如肺活量降低,肺顺应性下降,通气不足,缺氧和二氧化碳蓄积;患者不能有效咳嗽排痰,易诱发肺不张和肺炎;患者焦虑不安、精神烦躁、睡眠不佳,可使体内儿茶酚胺、醛固酮、皮质醇、肾素—血管紧张素系统分泌增多,引起血管收缩、血压升高,心率加快、心肌氧耗增加;还可引起内分泌变化,使血糖上升,水钠潴留、排钾增多;引起交感神经兴奋,使胃肠功能抑制,胃肠绞痛、腹胀、恶心、尿潴留等。考虑到肝素化后硬膜外镇痛有引起硬膜外血肿的可能性,建议采用静脉镇痛。常用药物有吗啡、芬太尼、苏芬太尼、盐酸氟吡洛芬、曲马朵和盐酸右美托咪定等。

第四节　常见胸内手术的麻醉

胸内手术的麻醉进展是现代麻醉学发展的重要组成部分。胸外科手术的进展要求与之相适应的麻醉技术的提高,胸内手术麻醉的进展又为胸外科手术的进步创造了条件。

一、常见胸内手术的麻醉特点

常见胸内手术包括全肺切除、肺叶切除、肺段切除、食管手术、纵隔手术等,传统手术多采用开胸入路,开胸对呼吸、循环功能可产生明显影响。手术操作对纵隔内结构的牵拉与压迫可引起不良神经反射。术前疾病本身影响呼吸、循环功能,手术可加重这种不良影响。因此,胸内手术的麻醉处理与管理要求较高。为方便手术操作与保护健肺,胸内手术多采用全身麻醉、肺隔离技术。现今胸内微创手术开展日趋增多,肺隔离技术已成为胸腔镜下乃至达·芬奇机器人辅助下手术的必要条件。

二、麻醉选择

胸内手术的麻醉方法以气管内插管全身麻醉为主。麻醉诱导可根据患者病情选择静脉诱导、吸入诱导及静—吸复合诱导的方法。麻醉维持也可采用静脉、吸入及静—吸复合的方法,常使用肌肉松弛药以保证充分的肌肉松弛。全身麻醉联合胸段硬膜外阻滞或椎旁神经阻滞与全身麻醉配合不仅有利于加强镇痛作用、减少术中麻醉药的用量,还有利于术后镇痛,促进患者的恢复。虽有非气管内插管硬膜外、局麻与镇静复合麻醉配合胸腔镜下成功行肺叶切除、淋巴结清扫等胸外科常见复杂手术的报道,但毕竟有一定的局限性,术中要求胸外科医师进行迷走神经的阻滞以抑制咳嗽反射,其有效性、安全性及真正的效益/成本比有待进一步的实践检验。

三、麻醉期间的呼吸管理

(一)保持呼吸道的通畅

由于胸内手术多采用肺隔离技术,故首先应有足够的麻醉深度使双腔支气管导管或支气管阻塞导管准确到位。术中依据气道压力、呼气末二氧化碳波形的持续监测及时发现并处理导管移位、气道分泌物增加等呼吸道受阻的情况。在手术的重要步骤有时需要麻醉医师暂停呼吸来保证手术的顺利进行,有时则需要外科医师在手术台上调整气管导管的位置或直接台上行气管或支气管插管,而在气道吻合结束需要麻醉医师轻柔膨肺来协助外科医师检查是否存在吻合口漏,在关胸前则应再次吸净呼吸道分泌物后充分膨肺,因此,台上、台下医师间的配合甚为重要。

(二)保证有效通气的同时预防急性肺损伤

保证有效通气的同时预防急性肺损伤,主要采用保护性肺通气策略。

(三)促进术后尽早恢复

有效的自主呼吸正常、有效的自主呼吸有赖于中枢神经系统调节下的呼吸运动。全身麻醉药及阿片类药物对于中枢神经系统的抑制、肌肉松弛药对于呼吸运动肌肉的阻滞及开胸手术对于呼吸功能的损害都可影响患者有效自主呼吸的恢复。因此,在制订麻醉方案时就应考虑这些因素,通过合理的麻醉管理方法,达到术中保持患者无知晓、无疼痛、肌肉松弛无体动、无咳嗽、植物神经抑制适度,手术结束后又能够使患者的意识、自主呼吸迅速恢复,且无明显的疼痛、躁动、恶心、呕吐及不良记忆。

四、麻醉期间的循环管理

(一)胸内手术对循环系统的影响

开胸前,胸腔两侧压力相等,纵隔位于胸腔中间。开胸后,开胸侧胸腔变为正压,而非开胸侧胸腔仍为负压,结果使纵隔移向非开胸侧胸腔。此时,如为自主呼吸,吸气时非开胸侧胸腔负压增加,纵隔向非开胸侧胸腔移位更明显;呼气时非开胸侧胸腔压力增加超过开胸侧胸腔压力,使纵隔向开胸侧胸腔移位,纵隔随呼吸的变化在两侧胸腔之间交替移动,称为纵隔摆动。纵隔摆动容易造成大血管扭曲。腔静脉扭曲可引起回心血量减少,使心排出量降低;大动脉扭曲则直接造成血压下降。因此,开胸手术需要采用气管内插管全身麻醉、正压机械通气以减轻纵隔摆动所致的血流动力学紊乱。有学者报告已成功开展了非气管插管静脉麻醉微创胸腔镜下肺叶切除术,术中要求外科医师进行迷走神经阻滞以抑制咳嗽反射,但该麻醉方式仅适用于部分患者且存在呼吸、循环抑制的风险。

即便采用了全身麻醉、机械通气,胸内操作对于纵隔内结构的牵拉、压迫、电灼刺激及单肺通气的影响等仍可对循环系统产生明显的干扰,容易造成低血压、心肌缺血、心律失常等。因此,胸内手术中应持续监测心电图、脉搏血氧饱和度、呼气末二氧化碳、有创动脉血压、中心静脉压等。术后搬动患者时也应动作轻柔,尤其是对全肺切除后的患者。

(二)胸内手术循环管理的方法

1. 严密监测

由于心电图电极位置必须让位于手术野,因此,需要更加注意心电图波形的动态变化。心电图可以发现心率、心律及 ST-T 的改变。有创动脉压监测应作为开胸手术所必备的监测。围麻醉期心搏骤停的发生率为 0.1%,多发生在肺门周围操作期间,而此时恰逢使用电凝、心电图受到干扰的情况下,有创动脉压监测可不受电凝的干扰,从动脉压力波形改变的瞬间观察到血压的骤降,此时让术者暂停手术,分析心电图波形即可得到心搏骤停类型的诊断,在心脏按压的同时,针对心搏停止、无脉电活动及心室纤颤采用相应的心脏复苏措施,一般均可获得良好的治疗效果。心肺复苏期间有创动脉压还可以直接观察到心脏按压的效果,对于后续治疗有明显的指导意义。此外,有创动脉压监测便于单肺通气期间血气分析血样的获取。中心静脉压监测常作为临床液体管理的主要监测方法,胸内手术中要考虑胸内手术操作对中心静脉压的影响,因此,开胸手术中更加强调中心静脉压的动态观察,结合患者的心功能状况、手术操作、有创动脉压及呼气末二氧化碳等来判断中心静脉压数值的意义更有价值。

此外,在紧急状况下中心静脉通路能够为药物迅速起效提供便捷的给药途径。脉搏血氧饱和度和呼气末二氧化碳监测不仅是呼吸功能监测的主要指标,同时两者提供的信息也有利于循环管理。通过观察脉搏血氧饱和度的波形可以获悉心脏收缩强弱、外周血管舒缩及是否存在血容量不足的初步信息;呼气末二氧化碳则是肺血流量减少甚为敏感的指标,术中应同步监测有创动脉压与呼气末二氧化碳,如果术中呼气末二氧化碳突然下降,随之血压下降,要考虑肺栓塞的可能;如果血压下降在前,呼气末二氧化碳随后下降,则肺血流的下降则是全身血流下降的一部分。血气分析检查则是单肺通气管理的一部分,在抽取动脉血时应同步记录呼气末二氧化碳的数值,这样可以动态观察动脉血二氧化碳与呼气末二氧化碳的差值,借此了解肺通气的有效性。术中容易被忽略的,但也却是最简单、有效的监测,即呼吸音的听诊,在麻醉前、中、后均应重视。

2.循环功能的调节

循环功能的调节以满足机体有效灌注为目的,维持好心脏的心泵功能、血容量、血管的完整性及正常的舒缩功能这三者之间的平衡。就心脏而言,周而复始、有序、协调的收缩与舒张是实现正常心泵功能的前提,为此保证心脏自身正常的血供、前后负荷、营养成分、水电解质都是必要的,因此,防治心肌缺血、心律失常及代谢、水电解质紊乱等都是维持正常循环功能重要的组成。相对而言,由于监测技术的发展,心脏异常情况较容易发现。血管的完整性及正常的舒缩功能,需要根据病理生理、手术流程及动脉压力波形或脉搏血氧饱和度波形、末梢毛细血管充盈度等的观察来综合判断,如感染晚期低血压患者可能已经存在毛细血管通透性增加(相当于血管的完整性破坏)。血容量的补充首先考虑"量"、然后再考虑"质","量"必须与心功能和血管的容积相适宜,本着节约用血的原则,容量补充可用人工代血浆,"质"则为血液的有形成分及凝血因子、纤维蛋白等,按需补充,维持水、电酸碱平衡。

3.备好抢救用药、仪器

常规将麻黄碱、阿托品、利多卡因分别抽好在注射器内备用,此外,在手术室内应能够随时取到肾上腺素等其他抢救药品。在手术室固定场所备好随时可用、性能良好的除颤仪等。

五、术后管理

(一)术后管理模式

手术结束后麻醉管理的目标就是要让患者安全、无痛、舒适地从麻醉状态中快速恢复到正常的生理状态,而无严重不良反应。胸内手术因其手术创伤大,对患者循环和呼吸系统功能的干扰大,可能潜在的问题有术后剧烈疼痛、恶心、呕吐、低氧血症、体温异常、意识障碍和血流动力学不稳定等,需要专业人员迅速诊断与治疗。麻醉后恢复室(PACU)的管理模式,不仅提高麻醉后患者的安全性,而且还可以提高手术室的使用效率,合理利用医疗资源。

(二)呼吸问题的处理

PACU呼吸问题的处理目标是避免缺氧与减少手术后呼吸系统并发症,如果患者自身能够保持气道通畅(保护性反射恢复,注意食管手术潜在吞咽、咳嗽反射恢复延迟)、神经肌肉接头功能恢复(确认无肌松残余作用)、麻醉药对呼吸的抑制作用消退,在充分膨肺之后可以考虑拔除气管导管。但在此处理过程当中,应避免缺氧,在吸痰、拔管过程中始终供氧。对于胸内手术患者可用潮气量、胸廓起伏、呼吸频率及手握力等来判断潮气量恢复是否足够,没有必要在患者手术恢复早期最需要充分氧供的时候用脱氧自主呼吸观察氧饱和度是否能够维持的方法来判断。

PACU 要求气管导管拔除前谨慎评估:①确保拔管后能够保证呼吸道通畅;准备加压面罩和口鼻咽通气道,必要时喉罩;在拔管前应在一定麻醉深度下清除呼吸道分泌物,包括气管、支气管和口腔,必要时进行气管镜检查;双腔支气管导管在不需要肺隔离后,应将小套囊放气,再次清理呼吸道;②确保拔管后能够保证足够的通气与氧合,带管自主呼吸如下:自主呼吸恢复平稳,呼吸频率 <25 次/分,潮气量 >8mL/kg(可借助呼吸机采用 CPAP 通气模式,将压力参数设置为 0,通过监测数值来判断);尚未拮抗肌松药如 TOF 在 0.75~0.9,可拮抗一次,使 TOF >0.9;气体交换达标:$FiO_2$40% 血气分析 $PaCO_2$ <45mmHg(既往有 COPD 者 <50mmHg),PaO_2 >100~200mmHg,SpO_2 为 99%~100%;③拔管前吸氧,适当膨肺,拔管后面罩吸氧,如患者已清醒,可鼓励深吸气、咳嗽交替进行后面罩吸氧;④循环系统拔管前要求血流动力学稳定,无明显活动性出血,胸腔引流量应 <100mL/h。PACU 是清醒后拔管还是麻醉状态中拔管,要因人而异,开放气道的难易程度是重要的考虑因素,其次考虑的是患者的心脏能否承受气管导管刺激所致的应激反应。麻醉早期应用右美托咪定可为清醒拔管创造良好的镇静条件。

拔管后要注意观察是否潜在气道并发症。对气管塌陷或出现严重的皮下气肿、纵隔气肿,可能需要再次气管插管,故在拔管前应常规准备气管插管器具,对于存在困难气道的患者,拔管应慎重,必要时在导管内留置交换导管并准备相应的可视喉镜等设备。对于气管或支气管重建患者特殊的体位造成再次插管困难,应保留气管导管直至患者自主呼吸恢复并能够良好配合。

对术前肺功能减退、术中出血、输血量大、手术创伤大等潜在急性肺损伤患者,可考虑带气管导管回 ICU 行呼吸支持治疗。

(三)循环问题的处理

PACU 中可以通过监测心电图、血压、中心静脉压及观察患者的末梢循环等来判断患者的循环功能。胸腔引流液的量、色均是观察的重点。拔管前后的吸痰要注意既要吸净分泌物,又要防止患者剧烈咳嗽造成血管结扎线脱落。如果突然血压下降,首先要排出血,如果大出血,及时开胸止血能够挽救患者的生命,一旦拖延则有可能延误抢救时机。血压是反映循环功能的综合指标,血压降低一定要查明原因,切忌仅用升压药治标。在 PACU 中最常见的循环系统并发症是高血压,尤其是术前有高血压且控制不佳的患者,排除疼痛因素外,可以用硝酸盐类或钙通道阻断药或乌拉地尔等控制血压,以免引起心脑血管意外。其次,胸科手术中较常见的是心律失常,尤其是房颤,对于无严重器质性疾病的房颤患者,在 PACU 中首先调整其内环境,包括水电、酸碱、血气、温度等,然后可以在镇静下行电复律,以消除房颤的危害。对于全肺切除术后的患者,在搬动和改变体位时,注意操作轻柔,避免纵隔摆动对生命体征的干扰。

(四)疼痛的处理

术后镇痛是胸内手术麻醉管理中不可或缺的重要组成部分。术后镇痛不仅可改善患者的呼吸功能,增加通气量,还有利于咳嗽、排痰,减少术后肺部并发症。目前采用多模式全程镇痛的模式,静脉自控镇痛(PICA)、硬膜外自控镇痛(PECA)、椎旁神经或肋间神经阻滞等镇痛方法及中枢、外周镇痛药的联合应用可发挥良好的镇痛作用,使得胸科手术后疼痛已非 PACU 中的主要问题,偶有患者主诉疼痛,加用少量镇痛药物多能缓解。

(五)苏醒延迟与躁动的处理

苏醒延迟偶见于老年肝功能不良者,应用氟马西尼可能促进恢复。躁动重在预防,术前良好准备,完善的麻醉计划,恰当的麻醉用药,术中良好的循环、呼吸功能维护,对于预防躁动乃至术后谵妄均有意义。小剂量右美托咪定 1μg/kg 在麻醉早期应用,不但可以减少术中麻醉用药,而且其加强镇静、镇痛效果对于预防术后躁动、谵妄及寒战不适均有良好的作用。

(六)低体温的处理

低体温多见,偶有寒战。可采用周身覆盖吹热风式加温的方式以避免寒战带来的不利;如有寒战,应用适量哌替啶或曲马朵,多能缓解。

(七)恶心、呕吐的处理

恶心、呕吐在 PACU 中少见。但在手术后当晚及次日女性患者容易发生。预防性应用地塞米松及中枢性抗呕吐药有一定的作用。对于食管患者在拔除气管导管前一定要注意胃管的通畅,以防误吸。

(八)尿失禁与尿潴留的处理

注意观察,如果尿失禁应注意更换尿垫,尿潴留多见于男性患者,导尿处理简单但要注意预防并发症。

(九)PACU 转出标准与患者的转送

每例患者在转出 PACU 之前必须要进行充分评估,汇总分析。呼吸道的保护反射一定要恢复良好,通气和氧合能力良好,以保证在无监测条件下能克服轻微的病情变化,血压、心率和外周末梢灌注良好,体温正常不是必需的指标,但是应无寒战,镇痛充分,呕吐得到控制,已经超过最后一次用药 15min 以上。根据患者情况决定返回病房或 ICU。由于个体差异,根据患者临床情况做出判断更加重要,如果对诊断和安全性存在疑问,应该推迟转出 PACU 或入 ICU 继续监护治疗。

第五节 肺部手术的麻醉

肺切除术是治疗肺内或支气管疾病的重要外科手段,常应用于肺部肿瘤、药物难以治愈的感染性疾病(肺结核,肺脓肿)、支气管扩张、肺大疱等疾病的治疗。根据不同病情可分为:全肺切除术和部分肺切除(包括肺叶切除、肺段切除或楔形切除)。此外,因病变累及范围增大,可能采取支气管或肺动脉袖形切除术,胸膜肺切除等特殊手术方式。对肺隔离技术要求较高,熟练掌握各种肺隔离技术和正确应对各种通气和换气功能异常,减少肺损伤,强调肺保护是肺切除术麻醉管理的关键。

一、麻醉前用药

麻醉前用药一般无特殊要求。哮喘及喘息性支气管炎患者避免使用吗啡;抗胆碱能药物可能引起患者的不适,不宜在麻醉前给药,术中需要时应用即可。

二、麻醉方式的选择

肺切除术目前基本在支气管内麻醉下完成,全麻方式可选择有全凭静脉麻醉、静吸复合麻醉、静脉或静吸全麻联合硬膜外阻滞或椎旁阻滞麻醉等。

三、选择适当的肺隔离技术

双腔支气管导管仍是最常用的选择,在确定不涉及左总支气管的手术,可常规使用左侧双腔支气管导管,因为右总支气管的解剖特点,决定了右侧双腔支气管定位准确率低、术中移位率高。手术对侧双腔支气管导管,即右胸手术选左侧双腔支气管导管,左胸手术选右侧双腔支气管导管,可取得良好的肺隔离效果。Univent 管和支气管阻塞导管,也可以灵活地运用于肺叶手术,但吸引管细,不适用于湿肺患者,现在支气管阻塞导管基本取代了 Univent 管。在特殊情况下,单腔管也可以灵活地延长成为支气管导管,实施单肺通气。

四、麻醉中处理的要点

(一)呼吸功能的维护

1. 保持对气道的控制

改变体位、手术牵拉等可使双腔支气管导管位置改变而影响通气,随时进行纤维支气管镜检查是最有效的调整方法,此外也可请手术医师探查气管隆嵴处导管位置,辅助调整定位简便有效。

2. 采用个体化的通气模式

依据患者情况,选择容量控制通气,潮气量 6~8mL/kg,呼吸频率 12~14 次/分,术中必要时通气侧肺用呼气末正压通气(PEEP 5cmH$_2$O),非通气侧肺用持续气道正压(CPAP 2~5cmH$_2$O),可减少单肺通气时肺内分流,从而减少低氧血症的发生。单肺通气中高流量纯氧维持氧合并非必须。高流量麻醉或手术时间长时,应当加用人工鼻保持气道的湿化。

3. 适时气道内吸引

在改变体位、处理气管后及患肺复张前,应常规进行气道内吸引,注意无菌要求,且吸引健侧肺与患侧肺时应常规更换吸引管。

4. 及时纠正低氧血症

基于缺氧的危害及患者对缺氧的耐受能力较差,一旦出现低氧血症应积极采取应对措施。术中低氧血症最常见的原因是双腔支气管导管位置不当,一般调整位置、适当提高吸入氧浓度均可避免低氧血症,但要注意避免过高气道压或过大潮气量等肺损伤因素。

对于原有肺疾患者可采用允许性高碳酸血症之策略,但长时间的高碳酸血症终究为非生理状态,条件允许的情况下可做适当调整,采用个体化通气模式,既满足机体代谢之需求,又避免造成肺损伤。

(二)维护循环功能的稳定

1. 保证机体有效循环血量

术前的禁饮禁食、开胸手术的体液蒸发及创面的失血等均可导致患者有效循环血量的不足,因此,在诱导前应适当补液,避免麻醉中因低容量导致低血压而匆忙以缩血管药来维持血压。

2. 避免输液过多引起肺水过多甚至肺水肿

在心、肾功能健全的患者单纯输液引起肺水肿罕见,但是在全肺切除时,相当于瞬间缺失了一个低阻高容的容量器官,余肺要承担全身循环血量,故输液量应加以控制。输液量以满足机体最低有效灌注的容量为目标实施体液平衡管理,避免肺水过多,严密监测中心静脉压,尤其是要注意中心静脉压与动脉压和末梢组织灌注的关系,对指导输液有益。

3. 心律失常的处理

肺切除手术术中及术后房颤的发生率较高,多见于高龄、男性患者,尤其是在淋巴结清扫时。术中使用钙通道阻滞药或β受体阻滞药是否可以减少发生,还有待观察;但对术中心率增快、血压增高,或房性早搏增多的患者,提示心脏在手术操作过程中有易受激惹,推荐在维持适宜麻醉深度的基础上,运用瑞芬太尼降低心脏的应激性。一旦术中发生房颤,在不伴有过快心室率和不影响血流动力学稳定性的情况下,暂不做处理,但必须检查血钾等电解质水平;对伴有快心室率、循环受干扰明显者,则可用β受体阻断药或胺碘酮来控制心室率,同时检查通气效果、氧合状况和麻醉深度予以调整。如体位方便也可考虑术中电复律。如进入 PACU 仍处于房颤状态后,待调整患者内环境及体温正常后,在麻醉状态下行同步电复律,以减少持续房颤所致的不良后果;但对于有严重心脏疾病患者,则需慎重考虑,可与心内科共同会诊后处理。在处理肺门,尤其是左侧开胸或心包内肺切除患者,还需注意手术操作可能诱发的心搏骤停。严密观察有创动脉压波形,可以及时发现心电图受干扰时的心搏骤停,一旦出现,即嘱外科医师暂停操作,鉴别心搏骤停的类型,对于心脏停搏或无脉电活动,外科医师行心脏按压的同时,立刻经中心静脉给予阿托品或后续使用肾上腺素;对于室颤的患者,在外科医师行心脏按压的同时准备除颤器,依据心电图室颤波形,必要时加用肾上腺素后电击除颤。有创动脉压波形是心脏按压是否有效的良好提示。只要处理得当,均可在短时间(3min)内复苏,对麻醉恢复期无明显影响。

(三)术中维持适宜的麻醉深度,术后早期避免呛咳

术中适当的麻醉深度十分重要,肺门周围神经丰富,探查操作时心血管反应较大,麻醉过浅时,刺激气管易引起强烈的膈肌抽动,应当避免在处理肺血管时吸痰,必须吸引前亦应适当加深麻醉并告知外科医师。目前 BIS 脑电监测和肌松监测是较为有效的监测方法。此外,在麻醉恢复期也要注意避免躁动与呛咳,以防血管结扎处脱落造成大出血,有效的镇静、镇痛显得格外重要。

第六节　气管手术的麻醉

气管、支气管与隆突部位手术(不含气管切开术)的麻醉处理中,控制呼吸道、维持良好的气体交换和术野暴露是气管手术麻醉的重点。

一、术前评估

应对患者的全身情况、呼吸困难程度及与体位的关系做详细评估。一般而言,气管腔直径

狭窄至 1cm 时,可出现特殊的喘鸣音,<1cm 时则呈明显的呼吸困难,<0.5cm 时活动受限,并出现典型的"三凹征"。询问并观察患者排痰的困难度、运动耐力、仰卧位呼吸能力以及用力吸气和呼气时是否存在呼吸困难加重(因气管塌陷或可活动的肿瘤在用力呼吸时可加重气道梗阻)。确认患者的心肺功能情况,以及是否合并其他系统的疾病。术前的肺功能检查虽有参考价值,但部分患者因呼吸困难在术前无法实施,可以通过血气分析检查来获得相关的信息。

明确气管狭窄的部位、性质、范围、程度和可能突发的气道梗阻是术前评估的重点。随着医学影像学技术的提高,判断气管狭窄情况不再仅仅依靠 X 线片,CT 扫描和磁共振、螺旋 CT 及计算机三维重建技术能更形象地了解气管的具体状况,甚至是气管镜也达不到的狭窄远端。支气管镜检查通过肉眼直视可明确气管狭窄的长度和直径,以及肿物与气管壁的特点,是诊断气道病变的"金标准",但对于气道严重梗阻,气管镜无法通过狭窄部位的患者,就无法了解病变远端的气道情况,而且严重气道阻塞患者行气管镜检查后因局部水肿或气道受刺激可加剧气喘及呼吸困难。因此,对存在严重气道梗阻的患者,气管镜检查宜安排在一切准备就绪的手术前,在手术室内且在麻醉及外科医师到位后进行,一旦呼吸困难加剧可以紧急手术。

二、术前准备

麻醉医师应当参与手术计划的讨论,了解手术径路和过程。高位气管手术多采用颈横切口,主动脉弓上主气管手术以胸骨正中切口,下端气管涉及隆突及支气管多采用右后外侧切口进胸。常见的手术方式有气管壁的切除与修补、气管环形切除端端吻合、隆突切除和成形等。

根据患者和手术情况制订完善的麻醉方案,重点在于手术各阶段的通气方案和应急准备。完善术前器械的准备,重点是各种型号的气管导管、可供手术台上使用的灭菌导管、通气延长管和接口,此外备有两套呼吸环路、各型支气管镜。对于急性严重气道梗阻患者,拟在体外循环下实施手术者,还应准备紧急体外循环所需设备。麻醉医师和护士人员齐备,麻醉诱导前手术医师在场,做好紧急建立外科气道的准备。术前对患者进行心理疏导和安慰,介绍术后体位和咯痰事项,以争取得到患者最大限度的配合。对严重的气道狭窄建议术前不使用镇静药,以免削弱患者维护其自主呼吸的能力;抗胆碱能药虽可减少呼吸道分泌物,但可使分泌物黏稠,或形成痰栓加重阻塞,故术前不用,术中按需给予。

三、麻醉管理

采取各种手段尽早地控制气道,不同阶段努力维持有效通气是气管手术麻醉的关键。

(一)诱导期麻醉管理

麻醉诱导过程是气管手术麻醉最危险的阶段之一,诱导用药和插管方式必须结合患者具体病情、病变情况和麻醉医师的实际经验,遵循"安全、无痛、舒适"三阶梯麻醉管理规范,依照麻醉计划和准备进行选择。

1. 局部麻醉

在局部麻醉下行气管切开后再从气管造口处插入气管导管。但由于惧怕呼吸道梗阻而过度保守地应用镇静、镇痛药物,可能使患者经历一定程度的痛苦。α_2 受体激动剂——右美托咪定为保留自主呼吸清醒镇静提供了便利,总量用 1μg/kg,10min 静脉微泵注射,可达到镇静而无呼吸抑制之虑,从而减轻患者的痛苦。

2. 吸入诱导

采用七氟烷吸入诱导,达到足够的麻醉深度后,结合呼吸道表面麻醉再实施支气管镜检查,进行气管插管或置入喉罩。

3. 静脉诱导

如果患者在仰卧位可保持呼吸通畅(例如日常睡眠不受限),而且气道病变固定,估计气管插管无困难时,则可采用含肌肉松弛药的静脉诱导。

4. 人工心肺支持下麻醉诱导

对于严重呼吸困难,需要上半身抬高及麻醉后气道情况无法判断的患者,可借助体外循环,在局麻下行股动、静脉插管,经股静脉至右房引流体外膜肺氧合的方法来保证患者的正常氧供。体外循环开始后行麻醉诱导,将气管导管放置在气管狭窄部位以上,然后行纤维支气管检查,注意避免气道内出血。

(二)麻醉插管方法的选择

1. 根据病变部位及病变特点

(1)肿瘤或狭窄位于气管上部靠近声门,气管导管无法通过,在局麻下和静脉镇静下由外科医师行颈部气管切开,在狭窄部位下建立通气;如果瘤体较小,气管最狭窄处直径 >1cm,可以在纤支镜引导下插入细直径气管导管通过肿瘤。也可以先插入喉罩,保留自主呼吸麻醉下,行颈部气管切开,在狭窄部位下建立通气后拔除喉罩更换气管导管,待气管后壁吻合后,将经口气管导管推进越过吻合口,然后吻合气管前壁。

(2)肿瘤或狭窄位于气管中部,对于气管肿瘤蒂细、肿瘤质地脆、易出血等患者,可放弃导管通过肿瘤的尝试,将导管留置狭窄部位以上,手法正压通气无阻力的情况下全麻下开始手术。对于蒂粗、不易脱落的肿瘤,在纤维支气管引导下气管导管尝试可以通过的就通过,通不过的将导管留置狭窄部位以上。

(3)肿瘤或狭窄位于气管下部接近隆突,可将单腔气管导管置于肿瘤上方,如果插过无困难,可考虑纤维支气管镜引导下将单腔气管导管插入一侧支气管。此类患者有建议用较细导管通过肿瘤部位行高频喷射通气,但狭窄严重、排气不畅仍有可能造成气体滞留和气压伤。

2. 根据呼吸困难的程度

(1)对于气促明显,伴有紧张焦虑甚至窒息濒死感的患者,给予保持端坐位,轻扣面罩予高浓度氧吸入,而后静脉缓慢给予小剂量阿片类药物,可达到清醒镇静的目的,氟芬合剂 1/3 剂量启用也是较好的选择。也可用右美托咪定 $1\mu g/kg$,10min 静脉微泵注射的方法,镇静效果较为理想。此类患者在使用丙泊酚、咪达唑仑时切忌给药剂量过大过快。采用七氟烷吸入也可以使患者保持自主呼吸下入睡,但紧闭面罩可能加重患者的紧张和窒息感,此外由于患者的通气量不足,麻醉入睡时间可能延长。病变部位较高的患者,可以进行气管切开,在狭窄部位下建立通气;不能进行气管切开的患者,为了提高安全性,可在局麻下暴露好股动静脉,然后麻醉用药,一旦呼吸困难加剧,立即股动静脉插管进行体外循环。

(2)术前无明显气促,可以平卧的患者,估计稍细气管导管(ID 6.5)可通过狭窄部位的患者,可给予丙泊酚和阿片类药物,逐步过渡到面罩正压通气,如无供氧困难,可考虑给予肌松剂后插管。

3. 根据肿瘤的生长情况

(1)气管内生肿瘤患者的插管,建议均在纤维支气管镜明视引导下进行,可避免无谓的插管通过尝试,或减轻导管通过时对瘤体的冲击,同时随时可交替使用气管内吸引和供氧。切忌盲目插管,特别是蒂细、质地脆、易出血的肿瘤触之易引起脱落和出血,加重气道梗阻。

(2)肿瘤侵犯气管所造成的外压性气管狭窄,在确认插管通过狭窄部位前忌用肌肉松弛药。

四、术中麻醉维持和气道管理

(一)麻醉维持

采用全凭静脉麻醉,其优点是在气道开放时,不会有麻醉气体污染。丙泊酚 TCI 靶控输注复合瑞芬太尼,一旦停止输注,麻醉苏醒迅速而完全。

宜采用中效非去极化肌肉松弛药维持肌肉松弛状态,以减少操作中刺激气管造成患者的不随意体动。

(二)手术中气道管理

其重点是在气道开放时确保气道通畅和患者的正常氧合。目前最常用的方法主要还是交替使用经口气管内导管和外科医师行台上插管。成功的术中气道管理是麻醉医师和外科医师默契配合的结果。

1.台上插管

台上插管可以根据不同的手术部位而定,颈部和胸部气管手术的重建方法相对较单一,而隆突重建术的方法较多,但是基本原理相仿:台上气管手术切开前,经口气管插管放置于病变上方通气,在下方切开气管,使用台上导管插入远端气道通气,切除病变后先吻合气管后壁,而后放弃台上插管,将口内气管导管送过吻合口远端,气囊充气后施行通气,缝合气管前壁完成吻合。

2.台上插管导管型号的选择

术中麻醉医师应准备各个型号气管导管和连接管供选用。台上插管可用灭菌气管导管或自制导管,在满足通气前提下宜选用套囊稍细的导管,导管过粗气囊过大可能影响气管缝合操作,需要注意的是,由于目前使用的导管的套囊与导管前端位置较远,因此在使用过程中比较容易插深,易阻塞上叶管口。

3.低氧血症的预防与处理

①术中可能需要间断的呼吸停止,可采用 100% 氧吸入,过度通气后,可获得 3~5min 的呼吸暂停时间,需要注意的是期间应密切观察血氧饱和度,一旦血氧饱和度下降至 90%,应立即重新通气,此时可能需要外科医师用手封堵尚未缝合完毕的吻合口,待血氧饱和度上升后再次暂停呼吸继续手术;②血液和分泌液阻塞远端气道,需术者配合吸引远端气道;③插管导管位置不良,位置太浅漏气或者太深部分肺段通气不足,需术者调整插管位置;麻醉医师提高新鲜气流量,采用间断通气的方法可以改善氧合;④单肺通气中肺内分流,如不能采用双侧台上插管两肺分别通气,可考虑请术者临时套扎非通气侧肺动脉,或能改善血氧浓度。高频喷射通气(HFJV)作为一种在开放条件下的通气手段,在气管手术中应用有其优越性:喷射导管较细,使用灵活,提供充分的氧和避免单肺通气所致低氧,可以通过狭窄部位和气管切端,且对手术缝合干扰小。但需要注意的是,高氧流量导致手术野血液喷溅、血液吸入、导管不稳定、低通气和 CO_2 重复吸入也有可能发生。尤其要重视的是在气管壁未打开前使用 HFJV,有引起严重气道狭窄患者气压伤的风险。

（三）麻醉恢复期气道管理

气管重建术后麻醉恢复期也潜在风险。由于手术后机械通气可影响气管吻合口的愈合，因此提倡在手术后尽早拔除气管导管，但重建的气道是脆弱的，随时有可能出现危险，而且重新建立安全的气道也是困难的。

应注意以下几点问题：①尽量保持患者颈部前屈，减少吻合口张力；②完全逆转肌肉松弛药的作用：即便应用非去极化肌肉松弛药的拮抗药，也必须要有足够的时间使肌肉松弛药的作用完全逆转，保证患者有足够的通气量后，才能拔除气管导管；③苏醒应平稳，尽量避免患者因躁动，呛咳而致吻合口裂开。如果采用全静脉麻醉，邻近手术结束时可逐渐减小瑞芬太尼的输注速度，给予芬太尼 $0.05 \sim 0.1mg$，或者曲马朵 $50 \sim 100mg$ 以减轻麻醉恢复期患者疼痛，同时启用术后 PCA 镇痛。麻醉前期右美托咪定的应用，也能有效防止躁动、增加麻醉恢复期的舒适感。

气管手术后患者应在 ICU 监护治疗。入 ICU 后应常规行胸部 X 线检查以排除气胸。患者应始终保持头俯屈的体位以降低吻合口张力。面罩吸入湿化的氧气。隆突部位手术可阻碍气道分泌物的排出，必要时可使用纤维支气管镜辅助排痰。术后吻合口水肿可引起呼吸道梗阻，严重时需要再插管。由于体位的影响，ICU 插管应在纤维支气管镜引导下避免误伤吻合口。术后保留气管导管的患者应注意气管导管的套囊不应放置于吻合口水平。

靠近喉部位的气管手术后易出现喉水肿，表现为呼吸困难、喘鸣与声嘶。治疗可采用改变体位（坐位）、限制液体、雾化吸入肾上腺素等措施，喉水肿严重时甚至需要再插管。

第七节 支气管镜与纵隔镜手术的麻醉

一、气管镜手术的麻醉

支气管镜在肺疾病的诊断治疗中有重要意义。从硬质支气管镜到软镜（纤维支气管镜、电子支气管镜），支气管镜的应用范围不断扩大。支气管镜目前主要用于气管支气管异物取出、肺内引流、大咯血的治疗、气道与肺肿物的诊断与治疗。

从适应证看，硬质支气管镜与软镜并无区别，但临床上支气管镜的选择受很多因素控制。如设备条件、医师的经验、使用安全性与患者的舒适度等。软镜具有检查范围广、创伤小等优点，但在一些治疗性操作中应用受限。因此，既往硬质支气管镜主要用于治疗性操作，而软镜主要用于诊断性检查，现在随着软镜器械及技术的发展，在治疗中的应用也日趋增多。荧光支气管镜检查（黏膜下的早期肿瘤组织会发出异样的荧光，对此部位进行组织活检可以提高肿瘤早期检出率）、经支气管镜超声检查（Endobronchail Ultrasound, EBUS, 即 6.0mm 左右 EBUS 定位引导下行支气管镜针吸活检术，可以探明血管的位置，防止活检时误伤血管，提高肿瘤的早期检出率并降低穿刺活检的并发症）为近年来开展的新技术，属于软镜的范畴，但其诊断与治疗较为费时，对"无痛气管镜"的需求增多。

"无痛气管镜"滞后于"无痛胃肠镜"，主要的原因在于麻醉医师与内镜操作医师"共抢气道"，任何麻醉最需要保持的呼吸道通畅，在该操作过程中却始终由内镜占据呼吸道造成气道的部分梗阻。经近 20 年的临床实践，"无痛气管镜"已安全在国内开展。

术前用药应考虑患者的一般情况、手术类型、使用的支气管镜类型以及麻醉方式。术前用药的主要目的在于缓解焦虑、提高痛阈、减少分泌与抑制反射。常用的术前用药阿片类药、镇静药及抗胆碱能药，对于支气管镜检查或治疗患者应谨慎，避免其加重呼吸抑制，避免分泌物黏稠不易排出或吸引。

麻醉方式的选择应根据选用的支气管镜类型、拟行手术、患者的一般情况与患者的要求综合考虑。可选择的麻醉方式包括局部麻醉与全身麻醉。

局部麻醉主要用于一般情况较好、可配合的患者，手术操作较简单，手术时间一般较短。通过局部麻醉药雾化吸入与喷雾，对整个呼吸道施行表面麻醉。环甲膜穿刺注射局部麻醉药是声门下呼吸道表面麻醉的有效方式。舌咽神经阻滞与喉上神经阻滞对缓解声门上刺激有效，是较好的辅助措施。辅助神经阻滞时应防止误吸。使用局部麻醉还应注意局部麻醉药过敏，防止局部麻醉药过量中毒。

全身麻醉是支气管镜手术主要的麻醉方式。硬质支气管镜手术对镇静、镇痛与肌松要求高，一般均选择全身麻醉。麻醉药的选择应考虑患者一般情况与手术类型。目前主张使用短效药物，保证术后迅速恢复。麻醉诱导可采用吸入诱导，也可采用静脉诱导。麻醉维持的方式多根据支气管镜通气方式确定。

硬质支气管镜可使用的通气方式包括自主呼吸、正压通气与无呼吸氧合。自主呼吸主要用于异物取出；无呼吸氧合维持时间短；正压通气是硬支气管镜主要的通气方式，包括间断正压通气、喷射通气和高频喷射通气等形式。

既往纤维支气管镜在无气管插管的情况下均采用自主呼吸，现在内镜专用面罩、喉罩在支气管镜检查与治疗中的应用日趋广泛，为控制患者的气道创造了条件，这样可以按需、随时进行辅助或控制呼吸，依据患者的全身情况及支气管镜下检查或治疗的需求可以采用三种麻醉方式：①监测下的麻醉镇静管理（MAC），即在麻醉医师的监测下，静脉镇静用药至保留自主呼吸程度的镇静深度，一般选用内镜专用面罩；②不使用肌肉松弛药的全身麻醉，可能潜在一过性呼吸抑制，多需要气管插管或喉罩控制气道，必要时可行辅助呼吸；③使用肌肉松弛药的全身麻醉，需要控制呼吸，多应用喉罩，也可用气管插管控制气道。三种方法各有利弊，其共同点是局部麻醉不能省略，采用超声雾化吸入局部麻醉患者更容易接受，效果更好。右美托咪定镇静、不抑制呼吸的特点，为 MAC 下支气管镜的检查提供了便利，但该药的起效需 10min，因此需要提前用药。由于吸入麻醉药在支气管镜操作过程中容易环境污染，因此，更多地采用静脉麻醉药，丙泊酚与瑞芬太尼为较好的选择，中短效肌肉松弛药为安静的术野创造了条件，但同时患者咳嗽能力的消失，需要操作者及时吸引气道内分泌物。

对于需要在硬质或软镜下行气道内电灼或激光治疗的患者，控制呼吸或辅助呼吸时应避免高氧，宜将吸入氧浓度降低至 30% 以下，避免气道烧伤。采用喉罩可以避免损伤气管导管后继发性损伤气道，必须行气管插管时则需要专用的抗激光气管导管。

支气管镜手术的并发症涉及手术并发症与麻醉并发症。硬质支气管镜可造成口腔至支气管径路的组织的损伤，包括牙齿、口咽黏膜、喉以及支气管，组织活检后可引起组织出血等。麻醉相关的并发症包括呼吸抑制、麻醉过浅或过深带来的并发症。呼吸抑制表现为低氧血症与高碳酸血症，可通过辅助呼吸、调整通气来纠正。麻醉过浅时气道内操作刺激可诱发心律失常与血压波动,麻醉过深又不利于麻醉后恢复,因此,需要适宜的麻醉深度及呼吸道黏膜的局部麻醉。术中心电图、无创血压、脉搏血氧饱和度及呼气末二氧化碳监测应作为常规,并应按照手术室内麻醉要求装备麻醉机、空氧混合装置及抢救药品等。麻醉后恢复应按照全身麻醉后处理。

二、纵隔镜手术的麻醉

纵隔镜(Mediastinoscope)最早用于肺癌分级中纵隔淋巴结活检,以确定手术切除的可能性。后来逐渐用于纵隔上部淋巴结活检、纵隔肿块活检与后纵隔肿瘤的手术。虽然计算机断层扫描(CT)与磁共振成像(MRI)能发现纵隔内异常的肿瘤或淋巴结,但不能获取组织明确其病理性质,因此纵隔镜常与支气管镜检查结合用于治疗方案的确定。

胸骨上切迹切口入路的纵隔镜手术又称颈部纵隔镜手术,主要用于上纵隔病变的诊断治疗。胸骨左缘第二肋间切口与胸骨旁纵切口入路的纵隔镜手术又称前纵隔镜手术,主要用于前纵隔、肺门、上腔静脉区域病变的诊断治疗。

虽然纵隔镜手术可以在局部麻醉下完成,但由于纵隔镜技术的发展,由目视纵隔镜到电视纵隔镜,手术适应证也在扩大,巨大纵隔肿瘤、上腔静脉综合征已不再是纵隔镜手术的绝对禁忌证,因此,麻醉管理的难度也在增加。特殊的手术部位潜在大出血、气栓、气胸、脑供血不足等严重并发症的风险,且手术要求术中术野静止、无咳嗽,故更多倾向于选用全身麻醉,并在手术中严密观察,做好应对大出血、气胸、脑供血不足的准备工作。

术前访视除了常规内容,重点仍是呼吸、循环功能的评估。对于潜在的气道压迫问题,做出正确的分级评估后,术前做好应对措施的准备。此外,由于纵隔镜手术多为诊断性手术,对于巨大纵隔肿块活检手术有时手术后肿瘤不仅不能缩小,而且由于手术创伤、局部水肿、炎性反应等造成气道周围进一步水肿,可使气道受压进一步加剧甚至威胁患者的生命,因此,在拔除气管导管前这一问题也要有所考虑并做好应对准备。

术前存在气道受压迫的患者,麻醉诱导前应充分评估控制气道与气管插管的难度,为防止手术损伤胸膜导致气胸宜插入双腔支气管导管,应急时可迅速实施肺隔离而避免张力性气胸或通气不能。纵隔肿瘤对大血管的压迫可能导致麻醉诱导与正压通气时循环功能的恶化,可考虑改变患者体位的方法防止低血压、改善头部静脉血液的回流也是需要经常观察的项目。

此类患者的麻醉可以不使用术前药。入手术室后开放一条静脉通道(16G ~ 18G)。常规监测心电图、左手接脉搏血氧饱和度、右手桡动脉穿刺建有创血压监测。麻醉诱导与维持的方法很多,以静脉快速诱导、静脉维持的麻醉方法较常用。由于手术操作接近大血管、气管等重要解剖部位,麻醉中应创造安静的手术野,完善的肌肉松弛效果是必须的,由于手术时间短,应选用中短效的肌肉松弛药。手术可能带来上纵隔与气管等部位的刺激,因此要有足够的麻醉深度防止呛咳造成损伤,这也是不选用局部麻醉的主要原因之一。

纵隔镜手术中,无名动脉、无名静脉、奇静脉与镜身毗邻,均可能受损而造成出血。无名动脉受压时,右侧的颈总动脉血供不足可引起脑供血不足,但在全身麻醉中较难发现,由于右锁骨下血供同时受阻,因此可通过右桡动脉波形的不规则或消失同步发现,及时提醒手术医师移动纵隔镜位置,以避免长时间脑供血不足,这是纵隔镜术中强调右桡动脉置管监测血压的主要目的之一。此外,由于纵隔镜手术的特殊体位要注意上腔引流是否通畅,避免头颈过伸导致颈部血管受压。

麻醉恢复期需要注意的问题是对于术前呼吸道梗阻的患者拔管前要充分评估,警惕拔管后呼吸道梗阻加剧,对于术中潜在喉返神经与膈神经损伤的患者要注意避免误吸与呼吸困难。

第八节　纵隔手术的麻醉

纵隔(Mediastinum)是两侧纵隔胸膜之间所有器官的总称。纵隔内的器官主要包括心包、心脏及出入心的大血管、气管、食管、胸导管、神经、胸腺和淋巴结等。现常用纵隔的四分法分区即以胸骨角平面为界,将纵隔分为上、下纵隔。下纵隔又以心包的前、后面为界分为三部:心包前面与胸骨之间为前纵隔;心包及大血管所占据的区域为中纵隔;心包后面与脊柱之间为后纵隔。

一、常见纵隔疾病及麻醉处理中的注意事项

纵隔病变除了创伤以外,主要为肿瘤。常见的纵隔肿瘤有神经源性肿瘤、畸胎瘤、皮样囊肿、胸腺瘤、纵隔囊肿、胸骨后甲状腺肿、淋巴源性肿瘤及其他如食管癌及支气管肿瘤等。大多数纵隔肿瘤为良性肿瘤,由于纵隔肿瘤逐渐增大,可产生周围脏器的压迫症状和恶变(如胸腺瘤和畸胎瘤等),因此,一经诊断,都应早期手术切除肿瘤。

无临床症状的小肿瘤,麻醉处理无特殊;肿瘤增大致气管、支气管、心、肺、血管受压时可危及生命,尤其是气道受压的患者麻醉处理中存在致死性气道梗阻的风险。因为气道压迫阻塞可发生在气管分叉处,此时如果用单腔气管导管,受压部位处于气管导管的远端,自主呼吸消失可导致气道梗阻加剧,因此,远端气道未能受控之前禁用肌肉松弛药,如果手术必需肌肉松弛时则建议选择双腔支气管导管,以确保非受压一侧支气管的通畅,如果双侧支气管都受压,则不宜全身麻醉。对于有气管压迫和扭曲的患者,气管插管时,若导管口贴在气管壁上或者导管通过狭窄部分时,管腔可被完全堵塞或形成一锐角,这种情况也可引起气道的完全梗阻,可在纤维支气管镜引导下明视插管,导管需通过气道最狭窄处。尽可能采取患者平时喜爱的体位及姿势,此常为呼吸道受压程度最轻的体位。诱导插管后,由于肌松药、重力及体位等的影响,部分患者可出现巨大肿瘤压迫肺叶致肺不张、低氧、气道压增高等,需要调节体位达到最佳状态,必要时须手术医师密切配合,麻醉一成功,即进胸托起肿瘤,以解除对肺叶及气道的压迫。对于肿瘤压迫心脏、大血管的患者,应采取最佳体位,使心脏受压最轻,并尽快手术解除压迫。麻醉恢复期提倡在手术后尽早拔除气管导管,首先要完全逆转肌肉松弛药的作用,其次,避免苏醒期患者咳嗽,防止肿瘤切除吻合处或缝扎处缝线脱落出血。严密监测患者呼吸功能和状态的变化,对原有肺及大血管受压者,拔管前后应做好紧急再插管及气管切开的准备。

除了上述共性问题外,针对不同的纵隔肿瘤麻醉处理中有些特殊的问题需要注意。

1. 神经源性肿瘤

神经源性肿瘤多发生在后纵隔的交感神经链或肋间神经上,手术范围大,术中出血多,因此,必须建立足够的静脉通路。此外,儿童较易合并有其他畸形(脊柱侧弯、先天性心脏病、气道异常等),术前检查及麻醉中应注意。

2. 胸腺瘤

胸腺瘤多发生在前上纵隔,个别可在中、后纵隔。有 30% ~ 40% 患者合并重症肌无力(Myasthenia Gravis,MG)。因此,对于胸腺肿瘤患者术前应明确诊断是否存在 MG。

MG 以临床表现按改良 Osserman 分为五型。Ⅰ 型:单纯眼肌型(脑神经最早受累,表现为上睑下垂、复视);Ⅱa 型:轻度全身型——呼吸肌不受累,延髓肌未受累;Ⅱb 型中度全身型——呼吸肌不受累,延髓肌受累,出现吞咽障碍,饮水呛咳和口腔清除反应障碍;Ⅲ 型:急性暴发型,起病急,数月后延髓肌受累,半年内出现呼吸肌麻痹;Ⅳ 型:迟发性全身肌无力型;Ⅴ 型:肌无力伴肌萎缩型。如有 MG 症状,术前应药物控制,常用抗胆碱酯酶药——吡啶斯的明口服治疗,该药治疗有效剂量的个体差异较大,目前主张术前用最小有效剂量以维持足够的通气功能和吞咽、咳嗽能力,并在术前减量至 1/2 ~ 1/3;有些患者术前可能还应用了肾上腺皮质激素治疗。因此,对于 MG 患者需要注意其体内胆碱酯酶及激素的水平,滴定监测下应用肌肉松弛药,避免用氨基甙类抗生素,如果病情严重在麻醉期间可以补充血浆,降低体循环乙酰胆碱受体抗体。拔管前要充分评估,待呼吸功能及保护性气道反应恢复后拔管。拔管后严密监护,对于术前口服吡啶斯的明治疗的患者,术后 2h 应恢复术前用药(不能口服可经胃管给药)。病情严重者(术前球麻痹史、乙酰胆碱受体抗体浓度 >100nmol/L,术中失血 >1000mL)容易发生肌无力危象,并注意与胆碱能危象鉴别。

3. 畸胎类瘤和囊肿

畸胎类瘤和囊肿常见于儿童和年轻患者,可为实质性或皮样囊肿。由于其组成结构复杂,其中任何一种组织都可能发生恶变,故诊断后常选择手术治疗。畸胎瘤还可穿破入肺组织或支气管,从而招致感染,甚至痰液中可排出肿瘤的内容物如毛发等。麻醉的处理取决于肿瘤对周围脏器的是否有压迫及是否存在肺部感染、湿肺等,重点是对呼吸道的控制。

4. 淋巴瘤

淋巴瘤常发生在前纵隔和中纵隔。由于淋巴瘤的治疗有赖于病理诊断,故对于不能取得外周浅表淋巴结(如锁骨上、腋下淋巴结)活检的患者,获取纵隔内病理组织成为手术的适应证。但此类患者的麻醉必须权衡利弊,在风险可控的情况下实施麻醉,如果风险达到威胁患者生命的程度则应考虑 CT 引导下穿刺或先行放疗,使得肿瘤缩小后再实施麻醉。如手术仅为活检,因手术后局部水肿,气道受压情况可能会加重,应注意防范。

5. 胸骨后甲状腺

胸骨后甲状腺可为迷走甲状腺腺瘤,较常见者为甲状腺叶下极腺瘤移入胸内,其特点为肿瘤与气管关系甚为密切。由于主动脉弓及其大分支的走向关系,不论是甲状腺左叶或右叶下极的腺瘤,移入胸内时,常顺主动脉的斜坡偏向纵隔右侧。巨大胸骨后甲状腺可压迫气管,导致呼吸道阻塞,麻醉管理的重点是气道处理,包括手术结束后拔管前必须确认无气管软化才能拔管。

二、前纵隔巨大肿瘤患者麻醉处理的特殊性

由于前纵隔巨大肿瘤在麻醉诱导时可发生威胁生命甚至致死性呼吸道梗阻或循环虚脱,故对其麻醉处理的某些问题再做强调。术前注意症状和体征,如仰卧位即呼吸困难或咳嗽提示呼吸道并发症的发生率增加;昏厥或心外流出道梗阻症状则反映心血管并发症的危险性增加。颈、胸部 CT 片可显示肿块的位置、范围、气道受累情况;心脏超声检查则用于评估心脏、

体血管和肺血管的受压情况。

麻醉风险评估中重要的是考虑患者的诊治方案是为了诊断还是治疗。如果为了诊断性操作,呼吸系统 CT 扫描、肺功能流速—容量环以及超声心动图检查评估肿瘤的解剖位置,如果三种检查结果之一阳性,即使无呼吸困难的症状,采用全身麻醉在儿童或成人均属于高危,建议尽可能采用局部麻醉、清醒、CT 引导下的穿刺活检术,其诊断的精确性可 >90%。

一旦明确诊断,如果需要手术治疗则需进一步确定安全的麻醉方案。全身麻醉诱导必须在心电图、脉搏血氧饱和度、呼气末二氧化碳和有创动脉血压监测下进行,保留自主呼吸直至呼吸道得到控制,值得注意的是即便保留了自主呼吸也有可能是不安全的。如果在诱导前 CT 显示无终末气管受压可以顺利插入气管导管,清醒气管插管是可能的。如果需要肌肉松弛,第一步必须确认手控正压通气有效,然后应用短效肌肉松弛药。如果发生气道或血管进一步受压,则必须立刻手术显露,故麻醉诱导前外科医师应洗手准备随时手术。术中威胁生命的气道受压可用下列方法应对:重新翻动患者体位(回到诱导前或患者较少出现症状的体位)或应用硬质气管镜经过远端阻塞部位通气。麻醉诱导插管后,由于肌松药、重力及体位等的影响,部分患者可出现巨大肿瘤压迫肺叶致肺不张、低氧血症、气道压增高等,需要调节体位达到最佳状态,必要时须让手术医师配合,立刻进胸托起肿瘤,以解除对肺叶及气道的压迫。对于麻醉诱导后威胁生命的心脏、血管受压情况减浅麻醉的是无效的,只有立刻正中胸骨劈开,术者提升肿瘤,使肿瘤离开大血管方可缓解。对术前评估后认为不能保证诱导后呼吸、循环功能者,可在体外循环下进行手术。麻醉恢复期则排除气管软化后才能拔管,注意术中对受压部位的直视观察,并在拔管前先放气囊后观察,拔管时可在气管导管内先置入较细的交换导管,一旦拔除气管导管后有问题,可以顺着交换导管再次插管;另外也可在拔管时经气管导管置入纤维支气管镜明视观察,如无气管软化则拔出气管导管。巨大纵隔肿瘤如果术中循环波动明显,则可能术后仍需要循环支持。

三、上腔静脉综合征患者麻醉的注意事项

上腔静脉综合征是有上腔静脉的机械阻塞所引起。上腔静脉综合征的发生原因包括:支气管肺癌(87%),恶性淋巴瘤(10%),良性病变(3%)如中心静脉高营养、起搏器导线产生的上腔静脉血栓、特发性纵隔纤维化、纵隔肉芽肿以及多结节性甲状腺肿。上腔静脉综合征的典型特征包括:上半身表浅静脉怒张;面颈部、上肢水肿;胸壁有侧支循环静脉和发绀。静脉怒张在平卧时最明显,但大多数病例在直立时静脉也不会像正常人一样塌陷。颜面部水肿明显,眼眶周围组织肿胀以至于患者不能睁开眼睛,严重的水肿可掩盖静脉扩张症状。大部分患者呼吸道静脉淤血和黏膜水肿可引起呼吸道梗阻症状(呼吸急促、咳嗽、端坐呼吸);此外,还可因脑静脉回流障碍引起脑水肿致意识、精神、行为改变。由于上腔静脉综合征患者有时病因不明,有时需要行纵隔镜或小切口下取组织活检明确诊断;有时则可能拟行上腔静脉解压术而需要实施麻醉。

麻醉处理的关键仍是呼吸和循环的管理。呼吸系统主要是气道问题,面颈部的水肿同样可以出现在口腔、口咽部和喉咽部,此外,呼吸道还可能存在外部的压迫和纤维化,正常运动受限,或存在喉返神经损害。如果疑有气道受压,按照巨大前纵隔肿瘤的麻醉处理。为减轻气道水肿,患者常以头高位被护送到手术室。在麻醉诱导前,所有患者均行桡动脉穿刺置管。根据患者情况术前可从股静脉置入中心静脉导管作为补液通道,颈内静脉置管则用于监测及必要

时可作为引流以减轻脑水肿。如果诱导前患者必须保持坐位才能维持呼吸,那么应选择使用纤维支气管镜或喉镜清醒插管。

由于中心静脉压过高,加之术野组织的解剖变形,术中出血是主要的问题之一,应做好充分备血。术后特别是纵隔镜、支气管镜检查后上腔静脉的压迫并没有解除,则可能发生急性呼吸衰竭而需气管插管和机械通气。这种急性呼吸衰竭的机制尚不清楚,但最有可能的是上腔静脉综合征可引起急性喉痉挛和支气管痉挛,呼吸功能受损、肿瘤增大可加重气道的阻塞。因此,这些患者应常规监护。

第九节 食管手术的麻醉

食管起自颈部环状软骨水平,终止于第 11 或 12 胸椎,直径约 2cm,长 25cm。在颈部位于气管后,进胸后微向左侧移位,在主动脉弓水平又回到正中,在弓下再次向左移位并通过膈肌。行程中有三个狭窄,分别位于颈部环状软骨水平、邻近左侧支气管水平与穿过膈肌水平。食管外科将食管人为地分为三段。即环状软骨水平至进胸水平($C_6 \sim T_1$)为颈段食管,胸廓内部分($T_{1 \sim 10}$)为胸段食管,膈肌水平以下为腹段食管。

食管手术(Esophageal Surgery)的麻醉管理应考虑患者的病理生理、并存疾患和手术性质,以降低影响食管手术患者预后的两大主要并发症——呼吸系统并发症和吻合口瘘的发生率。食管疾病本身影响进食可造成患者营养不良,大部分食管手术操作复杂,对机体的创伤大。食管疾病常伴吞咽困难与胃食管反流,手术操作过程中有可能引起肺部的机械性损伤,因此容易造成术后肺部并发症,故气道保护和肺保护是食管手术麻醉考虑的重点。

预防误吸的措施包括:避免气管插管时的咽喉部损伤、半卧位插管。食管手术的病死率已降低至 5% 以下,但高龄、肿瘤分期不良、肺功能、糖尿病、心血管功能不全、全身情况差及肝功能减退与术后发病率及病死率增加相关。微创食管手术后患者早期获益明显,康复快,但远期效果还有待观察。食管手术吻合口瘘的原因多与手术相关,少数为胃肠缺血,因此,对麻醉医师而言,重要的是维持术中良好的循环功能,保证有效的胃肠血液灌注。

胃肠道接受迷走神经和胸交感神经的调节,胸部硬膜外阻滞一方面可阻滞交感神经使血管扩张、胃肠血流增加,另一方面如果血管扩张引起低血压则可使胃肠血流降低。因此,如果采用硬膜外阻滞必须在血管扩张的同时补充容量、维持血流动力学的稳定,以保证胃肠血供,促进吻合口生长。

一、麻醉前评估

食管手术术前访视中应注意的问题主要有以下三方面:营养状况、食管反流误吸和肺功能。食管疾病患者常伴有吞咽困难、摄入减少,加上恶性疾病的消耗,可造成长期的营养不良。营养不良对术后恢复不利,因此术前应改善患者的营养状况。长期摄入减少的患者可能有低血容量。食管癌和食管远端损伤甚至与酗酒有关,患者可有肝功能异常、门脉高压、贫血、心肌病和出血倾向。术前已行化疗的患者一般情况可能更差。食管功能障碍易引起反流,长期的反流易导致慢性误吸。由于大多数食管手术患者都有误吸的危险,对这类患者的麻醉前评估中要注意是否存在反流的症状。反流的主要症状有胃灼热、胸骨后疼痛或不适。对有误吸可能的患者还应进行肺功能评估并进行合理治疗。食管疾病引起反流误吸的患者多存在肺功能障碍。恶性食管疾患的患者可能还有长期吸烟史。对这些患者应行胸部 X 线检查、肺功能检查与血气分析了解肺功能状况。术前胸部理疗、抗生素治疗、支气管扩张药治疗,必要时可使用激素改善肺功能。

二、术前用药

食管手术患者反流误吸的发生率增加,这类患者术前镇静药的用量应酌情减量。气管插管(特别是双腔支气管插管)和手术刺激可造成分泌物的增加,可考虑使用抗胆碱能药(阿托品 0.4mg 或胃肠宁 0.2mg 肌内注射)。对误吸高危患者还应使用抗酸药(西咪替丁或雷尼替丁)与胃动力药。

三、食管手术的麻醉方法

食管手术的麻醉方法选择与手术因素、患者因素、麻醉医师对各种麻醉方法的熟练程度以及所处医院的环境等有关。食管手术采用的手术路径较多,腹段食管手术仅通过腹部正中切口,麻醉原则与腹部手术麻醉相同。大部分食管手术为胸段食管手术,需要开胸,部分手术还需要颈、胸、腹部联合切口(如 Ivor Lewis 手术)。常用的麻醉方法为全身麻醉或全身麻醉联合硬膜外阻滞。麻醉诱导应充分考虑误吸的可能,做好预防措施。对反流的患者麻醉时应进行气道保护,快速诱导时应采用环状软骨压迫的手法,或采用清醒插管。对合并严重心血管疾病的患者可在有创动脉压监测下行麻醉诱导。由于该类患者术前可存在长期的摄入减少引起血容量不足,加上手术前的禁食、禁饮可导致血容量的严重不足,麻醉诱导过程中应重视容量的补充和监测。为创造理想的手术野,减轻手术操作对肺的钝性损伤,宜采用肺隔离和单肺通气技术。常用的肺隔离技术可用双腔支气管导管,也可采用阻塞导管行单肺通气。术中要注意手术操作可使双腔支气管或支气管阻塞导管移位而对通气产生不良影响。对于纵隔的牵拉与压迫可以引起食管术中剧烈的血流动力学变化,麻醉中应注意防治长时间低血压。由于手术创伤大,术中需要足够的镇痛,以抑制手术创伤所致的应激反应。

四、食管手术的监测

监测项目的选择主要根据患者病情、手术范围、手术方式以及手术中发生意外可能性的大小来确定。常规监测应包括心电图、血压(含有创动脉压)、脉搏血氧饱和度、呼吸末二氧化碳、体温和中心静脉压。

有创动脉压监测是基于以下考虑:①开胸术式游离食管时对后纵隔的刺激与压迫可引起循环功能的剧烈波动;②牵拉或刺激胸内植物神经潜在心搏骤停的风险,通过有创动脉压波形的变化可在心电图受电刀干扰时迅速发现心搏骤停以便及时抢救;③便于术中、术后血气分析采样。

中心静脉置管宜采用双腔导管,一腔持续监测中心静脉压,维持液体平衡,另一腔作为输注药物通道,紧急情况时药物能迅速进入心脏。

食管手术创伤大,手术时间长,术中常常发生低体温,常规监测体温并积极进行保温处理有利于患者恢复,有条件应常规采用加热毯覆盖下部躯体。

麻醉医师手术中应了解外科医师的操作步骤和可能带来的影响,并随时与外科医师保持密切交流,术中遇到手术操作严重干扰呼吸、循环时,及时提醒外科医师,双方协作尽快解决问题。

手术近结束时应将留置胃管准确到位,胃管通过食管吻合口时应轻柔,位置确定后应妥善固定,避免移动造成吻合口创伤。留置胃管的目的不仅在于胃肠减压,保护吻合口,促进吻合口愈合,同时对预防术后反流、误吸致呼吸系统并发症也甚为重要。

五、麻醉恢复期的处理

由于存在误吸的可能,术后应保留气管导管直至吞咽、咳嗽反射恢复,完全清醒、可配合时。拔管时机的选择应考虑患者病情与手术范围。多数患者可在术毕 1h 内拔管。为促进呼吸功能恢复,拔管前应有良好的术后镇痛。对于不能短时间内拔管的患者应考虑将双腔管换为单腔管。如长时间手术、术中液体出入量大,咽喉部组织容易发生水肿,使得气道变窄,再次插管可能存在困难,故换管前要进行气道评估并要求一定的麻醉深度和肌松。采用交换导管的方法较简便,但也潜在交换失败的风险,可借助可视喉镜作换管前评估与换管。另需术中注意游离食管还可能造成气管撕裂,拔管后如出现呼吸困难、皮下气肿应立刻重新插管,并检查确诊,按照气道损伤处理。

六、术后并发症

食管手术后并发症主要来自三方面,术前疾病影响导致的并发症、麻醉相关并发症与手术相关并发症。术前因反流误吸造成肺部感染、继发性哮喘使肺功能降低的患者术后常拔管困难。营养不良的患者肌力恢复慢易造成术后脱机困难。麻醉相关的并发症主要为麻醉诱导与拔管后的误吸,重在预防。可通过严格的拔管指征、拔管时患者的充分清醒、能排出分泌物,拔管时采用半坐位利于引流,以减少误吸的发生。

术后疼痛可使呼吸道分泌物的排出受限而造成局部肺不张、肺炎,可能需要再次插管进行呼吸支持。术后应保持患者充分的镇痛。术后硬膜外镇痛的优势是镇痛效果确切可靠,弊端是增加硬膜外操作的并发症及术中、术后液体管理的难度;静脉镇痛对患者的静息疼痛具有良好的镇痛效果,但对咳嗽和活动时的疼痛仍存在抑制不够完全的弊端。随着多模式、持续镇痛技术的开展,静脉镇痛联合椎旁阻滞、多种不同作用机制镇痛药不同时段、联合用药等逐渐采用,取得了较好的镇痛效果。术后肺功能不全由于目前采用单肺通气技术和肺的肺保护性通气策略,其发生率已明显降低。

手术相关的并发症与手术方式有关。包括术后吻合口瘘、吻合口瘢痕形成引起的食管狭窄等。吻合口瘘常合并肺部并发症,重在预防,吻合技术是第一位的,麻醉中保持血流动力学的平稳,避免胃肠血供灌注不足对术后吻合口愈合也有一定的作用。术后吻合口瘢痕形成可导致食管狭窄,可采用扩张治疗。胃镜检查可能导致食管穿孔,食管穿孔引起纵隔炎可危及患者生命,应禁食禁水并静脉注射抗生素治疗,必要时行食管部分切除。

七、内镜食管手术的麻醉

大部分食管手术术前需要接受胃镜检查明确病变的位置与范围。在食管狭窄的病例,胃镜检查还能起到扩张性治疗的作用。

电子胃镜诊断性检查的麻醉并不复杂,大多数病例仅在表面麻醉下即可接受胃镜检查,对于需要"无痛胃镜"检查的患者,可采用监测下的镇痛管理技术(MAC),应用丙泊酚静脉麻醉。由于患者存在一定程度的吞咽困难,胃镜检查中镇静药的使用应谨慎。使用镇静药一定要保留患者的气道保护性反射。

对胃镜或食管镜下复杂操作的患者,如多次食管异物取出失败再次尝试、严重食管狭窄拟行食管支架植入术建议全身麻醉。选择单腔气管导管固定于一侧口角一般不妨碍胃镜检查。根据气管插管的难易程度可选择清醒插管或静脉快速诱导插管。麻醉维持可采用吸入麻醉、静脉麻醉或静脉吸入复合麻醉,为保证患者制动,可采用中短效肌肉松弛药。手术结束后拮抗肌肉松弛药,待患者完全清醒后拔管。

第十节　特殊疾病及治疗技术麻醉管理

一、湿肺

湿肺指伴有大量脓痰或分泌物的肺部疾患。常见的疾患有支气管扩张、肺脓肿、肺囊肿、部分肺结核大出血。湿肺患者麻醉中可能出现呼吸道梗阻、肺不张、感染向健肺的扩散,为防止上述情况发生,全身麻醉必须用双腔支气管导管行肺隔离技术,以便术中能够良好吸引。支气管阻塞导管仅用于双腔支气管导管插管困难的患者,此类患者在肺内手术结束后,手术医师应在台上从气道切口处吸净残余分泌物。即便如此,在抽瘪阻塞导管套囊的瞬间,仍潜在分泌物进入健侧的风险,应注意好防范。控制感染、结合体位引流与雾化吸入促进排痰在术前准备中甚为重要。麻醉诱导一般采用静脉复合诱导的方法,诱导力求平稳。麻醉维持可采用静吸复合维持或全凭静脉麻醉。术中注意分泌物的及时清除。分泌物黏稠不易吸引时可向气道注入少量生理盐水,痰液稀释后较易吸引。由于双腔支气管导管管径细,应选用较细有侧孔的吸痰管,吸痰管置入气管导管前应予润滑。在手术结束后可更换单腔气管导管,用较粗管径纤维支气管镜检查并吸净气道内分泌物,以利于患者的康复。

二、大咯血

大咯血(Massive Hemoptysis)是指24h出血量达600mL以上的呼吸道出血。大咯血多见于支气管扩张、肺结核、肺脓肿、外伤或肿瘤。大咯血的主要死因是窒息,多数大咯血的发生并无征兆,一旦发生应立即控制呼吸道。麻醉诱导一般采用快速诱导,气管插管应使用双腔支气管导管。插管后应及时吸引出血并保证充分供氧。由于手术中要反复吸引,麻醉维持以静脉麻醉较理想,同时应建立可靠的静脉通路维持循环血容量。手术切除出血灶后,如果术前出血多,术毕也宜更换单腔气管导管,用较粗管径纤维支气管镜检查并吸净气道残余血凝块,以促进患者康复。

三、肺大疱

肺大疱(Bullae)是指肺泡组织受破坏形成的肺内充满气体的囊泡。因肺组织发育不良形成的肺大疱适宜外科治疗,慢性阻塞性肺疾患所致的肺大疱应严格掌握手术指征。肺大疱破裂已发生气胸者,术前应行胸腔闭式引流。肺大疱与支气管相通时正压通气可造成肺大疱急剧扩大甚至破裂,导致张力性气胸的发生,所以肺大疱患者麻醉诱导时应避免过高正压通气,慎防肺大疱破裂,一旦发现脉搏血氧饱和度下降或严重血压下降要考虑到肺大疱破裂的可能,应立刻行胸腔闭式引流,紧急情况下脱开气管导管减压,然后再重新通气。由于氧化亚氮有扩大闭合体腔容量的作用,肺大疱患者麻醉中不宜使用氧化亚氮。

四、支气管胸膜瘘

支气管胸膜瘘(Bronchopleural Fistula)是指支气管与胸膜腔之间发生异常交通的情况,可由肺脓肿、肺大疱破裂引起,更多见于肺切除术后吻合口漏。由于吸入气体可经瘘口排出,因此有形成张力性气胸的可能,术前应行胸腔闭式引流。麻醉管理上在建立与支气管胸膜瘘瘘口隔绝的通气道前应保留自主呼吸,否则无法正常通气;因此类患者术前常合并呼吸道感染,故宜选用健肺侧双腔支气管导管,麻醉前应用右美托咪定,丙泊酚、瑞芬太尼静脉麻醉诱导或七氟烷吸入诱导,可以提供足够的麻醉深度,为双腔支气管导管的插管提供便利,保证健肺通气后再应用肌肉松弛药。手术结束拔管前清理呼吸道。

五、膈疝

先天性膈疝多见于新生儿,成人膈疝则多因外伤所致,因此,膈疝患者常常病情复杂,新生儿常合并有其他畸形及肺发育不良,成人外伤则常合并多发伤,加上膈疝时腹腔内容物疝入胸腔,不仅造成消化道梗阻使呕吐、误吸的危险增加,同时因胸腔受压使肺压缩而影响肺功能及循环功能。膈疝患者麻醉前应综合评估,插管过程中防止误吸,有创动脉压监测作为常规监测的一部分,有适宜的导管应实施肺隔离管理,精细调整呼吸、循环功能,并要做好防治复张性肺水肿及术后呼吸、循环支持治疗。

六、食管贲门成形

食管下段贲门长期痉挛可造成食管扩张,潴留大量未消化的食物。因为患者存在慢性反流,多合并肺部慢性炎症。麻醉应注意防止误吸。

七、支气管肺灌洗术

支气管肺灌洗术(Bronchopulmonary Lavage)常用于肺泡蛋白质沉积症、尘肺等的治疗。由于支气管肺灌洗术需要在双腔支气管导管实施肺隔离的前提下进行,因此需要进行全身麻醉。此类患者术前多存在缺氧,一般不用术前药。可采用静脉复合诱导下插入双腔支气管导管。麻醉维持可采用全凭静脉麻醉,也可采用吸入麻醉,使用肌肉松弛药保持肌肉松弛。两肺病变程度不一时先灌洗病变较重侧肺,两肺病变程度相同时先灌洗左肺。灌洗中应保持患者体温,必要时使用加温设备。灌洗液为温热的等渗生理盐水。为防止手术中灌洗液渗漏入对侧肺,双腔支气管导管必须准确到位,套囊密封良好,纤维支气管镜可准确定位。灌洗中引流液中出现气泡、灌洗液量与引流液量出现差异、通气肺出现水泡音伴脉搏血氧饱和度下降常提示发生渗漏,应立即改变患者体位将灌洗液尽快吸出,彻底吸引双肺并通气。渗漏不多的情况下经上述处理后脉搏血氧饱和度可迅速回升、重新调整双腔支气管导管位置、保证肺隔离良好后可继续灌洗。但如渗漏严重经引流、吸引、通气处理后氧合仍不能改善的患者应终止灌洗,改单腔气管导管通气,并给予 PEEP 通气支持。

灌洗结束后应彻底吸引灌洗肺,进行潮气量肺通气以促进灌洗肺肺泡的重新膨胀。待灌洗肺顺应性恢复至灌洗水平后再考虑拔管。

八、肺减容术的麻醉管理要点

肺减容术是20世纪90年代出现的治疗重症肺气肿、呼吸衰竭的方法,通过切除极度膨胀的已经气肿化了的肺组织,减轻肺病变组织对正常组织的压迫,减少肺容积,重建小气道弹力,降低呼吸道阻力,恢复横膈运动功能,从而调整肺通气/血流比、增加静脉回流而改善呼吸和右心功能,提高患者的生活质量。此类患者常有多年的哮喘、慢性支气管炎、肺气肿、呼吸困难等,且多合并有感染、肺大疱等,麻醉和手术都应缜密设计。

术前准备的重点在于控制呼吸道感染,平喘、化痰、止咳,加强呼吸功能锻炼:①6min步行试验,希望能超过200m;②上臂肌肉力量锻炼;③骑自行车和踏板训练,锻炼时间可吸氧6~8L;④营养支持;⑤锻炼期间监测脉搏氧饱和度 $SpO_2 > 90\%$ 。对于巨型肺大疱破裂引发的张力性气胸,术前应行胸腔闭式引流以改善呼吸和循环的情况。术前除常规检查外,必须行肺灌注扫描,了解通气/血流不匹配的靶区以确定肺减容的范围。

麻醉方法可采用单纯全身麻醉或全麻联合硬膜外阻滞或椎旁神经阻滞。硬膜外阻滞不仅可减少术中麻醉药物的用量,还可留作术后镇痛,更利于患者的早期恢复。

麻醉诱导后需插双腔支气管导管,实施肺隔离技术,由于患者肺功能差,麻醉诱导、单肺通气、气管导管拔除时都具有挑战,有些患者病情重,原需要肺移植,但因缺乏供体或年龄超适应证范围或存在合并疾病不能行肺移植者就更加难于处理。

麻醉管理的要点:①避免应用任何诱发支气管痉挛的麻醉药和肌松药。麻醉诱导求平稳,充分肌松,插管前给氧时应避免气道压力过高;②麻醉维持期间,重点是呼吸管理及相应的监测。较小的潮气量,吸气峰压一般不应超过 $25cmH_2O$ 。要适当延长呼吸时间,呼吸比率应以1:(2.5~3)为宜;③麻醉中要维持足够的麻醉深度与肌松,手术结束后要严格掌握拔管时机,呼吸道吸引应在麻醉较深时进行,防止支气管痉挛和呛咳导致肺大疱破裂;拔管后早期可给患者高流量吸氧,以后随着患者呼吸功能的改善而降低吸氧流量;④完善的术后镇痛。

第十二章 普外科常见手术的麻醉

第一节 胃肠道手术的麻醉

一、麻醉前准备

（1）胃肠道疾病，特别是恶性肿瘤患者，术前多有营养不良、贫血、低蛋白血症、水肿、电解质异常和肾功能损害。麻醉前应尽力予以调整，以提高患者对手术、麻醉的耐受性，减少术后并发症。

（2）消化道溃疡和肿瘤出血患者多伴有贫血和低清蛋白血症，若为择期手术，必要时应予小量多次输血或补充清蛋白。

（3）消化道疾病发生呕吐、腹泻或肠内容物潴留，最易发生水、电解质及酸碱平衡紊乱，出现脱水、血液浓缩、低钾血症，上消化道疾病易出现低氯血症及代谢性碱中毒，下消化道疾病可并发低钾血症及代谢性酸中毒等。长期呕吐伴有手足抽搐者，术前术中应适当补充钙和镁。

（4）为避免麻醉中呕吐、误吸及有利于术后肠功能恢复，胃肠道手术宜常规行胃肠减压。

（5）麻醉前用药需根据麻醉方式和病情而定。对饱胃及可能呕吐者，应避免用药量过大，以保持患者的意识和反射。

二、麻醉处理

1. 胃十二指肠手术

硬膜外阻滞可经胸$_{8\sim9}$或胸$_{9\sim10}$间隙穿刺，向头侧置管，阻滞平面以胸$_4\sim$腰$_1$为宜。为清除内脏牵拉反应，进腹前可适量给予镇痛镇静药。上腹部手术的阻滞平面不宜超过胸$_3$，否则胸式呼吸被抑制，膈肌代偿性活动增强，可影响手术操作。此时，如再使用较大量镇痛镇静药，可显著影响呼吸功能而发生缺氧和二氧化碳蓄积，甚至发生意外。因此，麻醉中除应严格控制阻滞平面外，应加强呼吸监测和管理。

当前腹部手术最为常用的麻醉方法为全麻，宜选择麻醉诱导快、肌松良好、清醒快的麻醉药物。肌松药的选择及用药时间应合理掌握，需保证进腹探查、深部操作、冲洗腹腔及缝合腹膜时有足够的肌肉松弛，注意药物间的相互协同作用，加强呼吸、循环、尿量、体液等变化和维护水、电解质、酸碱平衡的管理。

2. 结肠手术

右半结肠切除术选用连续硬膜外阻滞时，可选胸$_{11\sim12}$间隙穿刺，向头侧置管，阻滞平面控制在胸$_6\sim$腰$_2$。左半结肠切除术可选胸$_{12}\sim$腰$_1$间隙穿刺，向头侧置管，阻滞平面需达胸$_6\sim$骶$_4$。进腹探查前宜先给予适量辅助药，以控制内脏牵拉反应。选择全麻使用肌松药时，应注意其与抗生素和其他麻醉等药物的协同不良反应，如呼吸延迟恢复等。结肠手术前常需多次清洁洗肠，故应注意血容量和血钾的变化。严重低钾血症可导致心律失常，术前数小时应复查血钾，并密切监测心电图的变化。

3. 直肠癌根治术的麻醉手术

需取截石位,经腹会阴联合切口,选用连续硬膜外阻滞时宜用双管法。一点取胸$_{12}$~腰$_1$间隙穿刺,向头置管;另一点经腰$_{3~4}$间隙穿刺,向尾置管。先经低位管给药以阻滞骶神经,再经高位管给药,使阻滞平面达胸$_6$~骶$_4$,麻醉中适量应用辅助药即可满足手术要求。麻醉中应注意体位改变对呼吸、循环的影响,游离乙状结肠时多需采用头低位,以利于显露盆腔,此时应注意呼吸通气情况,并常规吸氧。术中出血可能较多,要随时计算出血量,并给予及时补偿。随着腹腔镜手术的快速发展以及患者对诊疗要求的提高,大多胃肠道手术已采用全身麻醉,并在手术过程中采取动、静脉穿刺,实时监测血压、中心静脉压及血气、血红蛋白,指导麻醉药物应用、呼吸参数调节及补液输血量。

三、麻醉后注意事项

(1)腹部手术结束,需待患者各项生命体征稳定后方可送回术后恢复室或病房。麻醉医师须亲自检查呼吸、血压、脉搏、四肢末梢温度颜色及苏醒程度,向主管手术医师和值班护士交代清楚后,方可离开患者。

(2)患者尚未完全清醒或循环、呼吸功能尚未稳定时,应加强对呼吸、血压、中心静脉压、脉搏、尿量、体温、意识、皮肤颜色温度等监测,并给予相应处理。术后应常规给予氧疗,以预防术后低氧血症。

(3)麻醉手术后应立即进行血常规、血细胞比容、电解质、血气分析等检查,并依检查结果给予相应处理。

(4)持续静脉补液,手术当天的输液量,成人为3500~4000mL,如术中有额外出血和体液丢失,应根据出量予以补充调整。

(5)术后可能发生出血、呕吐、呃逆、尿潴留和肺部并发症,须予以重视和防治。

第二节 肝胆手术的麻醉

一、麻醉前准备

(1)重点应检查心、肺、肝、肾功能。对并存疾病特别是高血压病、冠心病、肺部感染、肝功能损害、糖尿病等应给予全面的内科治疗。

(2)胆囊、胆道疾病多伴有感染;胆道梗阻多有阻塞性黄疸及肝功能损害,麻醉前都要给予消炎、利胆和保肝治疗。阻塞性黄疸可导致胆盐、胆固醇代谢异常,维生素K吸收障碍,致使维生素K参与合成的凝血因子减少,发生出凝血异常,凝血酶原时间延长。麻醉前应给予维生素K治疗,使凝血酶原时间恢复正常。胆道疾患术前慎用吗啡类镇痛药。

(3)血清胆红素升高者,在腹部外科多为阻塞性黄疸,术前应加强保肝治疗,术中术后应加强肝肾功能维护,预防肝肾综合征的发生。

(4)阻塞性黄疸的患者,自主神经功能失调,表现为迷走神经张力增高,心动过缓。麻醉手术时更易发生心律失常和低血压。

(5)胆囊、胆道疾病患者常有水、电解质、酸碱平衡紊乱、营养不良、贫血、低蛋白血症等继发性病理生理改变,麻醉前均应做全面纠正。

二、麻醉选择及处理

胆囊、胆道手术,可选择全身麻醉、硬膜外阻滞或全麻加硬膜外阻滞下进行。硬膜外阻滞可经胸$_{8\sim9}$或胸$_{9\sim10}$间隙穿刺,向头侧置管,阻滞平面控制在胸$_{4\sim12}$。胆囊、胆道部位迷走神经分布密集,且有膈神经分支参与,在游离胆囊床、胆囊颈和探查胆总管时,可发生胆—心反射。患者不仅出现牵拉痛,而且可引起反射性冠状动脉痉挛、心肌缺血导致心律失常,血压下降。应采取预防措施,如局部神经封闭、应用哌替啶及阿托品或氟芬合剂等。吗啡、芬太尼可引起胆总管括约肌和十二指肠乳头部痉挛,而促使胆道内压上升达2.94kPa(300mmH$_2$O)或更高,持续15~30min,且不能被阿托品解除,故麻醉前应禁用。阿托品可使胆囊、胆总管括约肌松弛,麻醉前可使用。胆道手术可促使纤维蛋白溶酶活性增强,纤维蛋白溶解而发生异常出血。术中应观察出凝血变化,遇有异常渗血,应及时检查纤维蛋白原、血小板,并给予抗纤溶药物或纤维蛋白原处理。

阻塞性黄疸常伴肝损害,应禁用对肝肾有损害的药物,如氟烷、甲氧氟烷、大剂量吗啡等,三个月内曾用过氟烷麻醉者,也应禁用氟烷。恩氟烷、异氟烷和七氟烷亦有一过性肝损害的报道。麻醉手术中因凝血因子合成障碍,毛细血管脆性增加,也促使术中渗血增多。但临床观察并未发现不同麻醉方法对肝功能及凝血因子有不同的影响。

胆道外科患者,病情与体质差异极大,肥胖体型者逐年增多,麻醉选择与处理的难度也各异。肝脏手术出血凶猛,应做好动静脉穿刺,实时监测,指导药物应用和补液输血。

三、麻醉后注意事项

(1)术后应密切监测血压、脉搏、呼吸、尿量、尿比重,持续鼻导管吸氧,直至病情稳定。按时检查血红蛋白、血细胞比容及电解质、动脉血气分析,根据检查结果给予调整治疗。

(2)术后继续保肝、保肾治疗,预防肝肾综合征。

(3)对老年人、肥胖患者及并存气管、肺部疾病者,应防治肺部并发症。

(4)胆总管引流的患者,应计算每日胆汁引流量,注意水、电解质补充及酸碱平衡。

(5)危重患者和感染中毒性休克未脱离危险期者,麻醉后应送术后恢复室或ICU进行严密监护治疗,直至脱离危险期。

第三节　脾脏手术的麻醉

一、麻醉前准备

(1)脾脏是人体血液储存和调节器官,有清除和调节血细胞及产生自身免疫抗体的功能。原发性或继发性脾功能亢进患者,多有脾肿大、红细胞、白细胞、血小板减少和骨髓造血细胞增生。麻醉医师应在麻醉前全面了解病史及各种检查结果。评估围手术期风险,做好相应准备。

(2)严重贫血,尤其是溶血性贫血者,应输新鲜血。有肝损害、低蛋白血症者,应给予保肝及多种氨基酸治疗。有血小板减少、出凝血时间及凝血酶原时间延长者,应小量多次输新鲜血或浓缩血小板,并辅以维生素 K 治疗。择期手术患者应待贫血基本纠正、肝功能改善、出血时间及凝血酶原时间恢复正常后再行手术。

(3)原发性脾功能亢进者除有严重出血倾向外,大都已长期服用肾上腺皮质激素和 ACTH。麻醉前除应继续服用外,尚需检查肾上腺皮质功能代偿情况。

(4)有粒细胞缺乏症者常有反复感染史,术前应积极防治。

(5)外伤性脾破裂除应积极治疗失血性休克外,应注意有无肋骨骨折、胸部挫伤、左肾破裂及颅脑损伤等并存损伤,以防因漏诊而发生意外。

二、麻醉选择与处理

(1)无明显出血倾向及出凝血时间、凝血酶原时间已恢复正常者,可选用连续硬膜外阻滞。麻醉操作应轻柔,避免硬膜外间隙出血。凡有明显出血者,应弃用硬膜外阻滞。选择全麻时需考虑有无肝损害,可用静脉复合或吸入麻醉。气管插管操作要轻巧,防止因咽喉及气管黏膜损伤而导致血肿或出血。

(2)麻醉手术处理的难度主要取决于脾周围粘连的严重程度。游离脾脏、搬脾、结扎脾蒂等操作,手术刺激较大,有发生意外大出血的可能,麻醉医师应提前防治内脏牵拉反应并做好大量输血准备。巨大脾脏内储血较多,有时可达全身血容量的 20%,故手术中禁忌脾内注射肾上腺素,以免发生回心血量骤增而导致心力衰竭。

(3)麻醉处理中要密切注意出血、渗血情况,维持有效循环血量。渗血较多时,应依情况使用止血药和成分输血。

(4)麻醉前曾服用激素的患者,围手术期应继续给予维持量,以防肾上腺皮质功能急性代偿不全。

三、麻醉后注意事项

(1)麻醉后当天应严密监测血压、脉搏、呼吸和血红蛋白、血细胞比容的变化,严防内出血和大量渗血,注意观察膈下引流管出血量、继续补充血容量。

(2)加强抗感染治疗。已服用激素者,应继续给予维持量。

第四节　门脉高压症手术的麻醉

一、门脉高压症主要病理生理特点

门静脉系统是腹腔脏器与肝脏毛细血管网之间的静脉系统。当门静脉的压力因各种病因而高于 $2.45kPa(25cmH_2O)$ 时,可表现一系列临床症状,统称门脉高压症。其主要病理生理改变为:①肝硬化及肝损害;②高动力型血流动力学改变:容量负荷及心脏负荷增加,动静脉血氧分压差降低,肺内动静脉短路和门、肺静脉间分流;③出凝血机能改变:有出血倾向和凝血障碍,原因为纤维蛋白原缺乏、血小板减少、凝血酶原时间延长、第Ⅴ因子缺乏、血浆纤溶蛋白活性增强;④低蛋白血症,腹腔积液,电解质紊乱,钠和水潴留,低钾血症;⑤脾功能亢进;⑥氮质血症,少尿,稀释性低钠血症,代谢性酸中毒和肝肾综合征。

二、手术适应证的选择

门脉高压症手术麻醉的适应证,主要取决于肝损害程度、腹腔积液程度、食管静脉曲张程度及有无出血或出血倾向。为做好手术前评估准备和降低病死率,我国特有的武汉分级将门脉高压症的肝功能情况归纳为三级,因我国肝硬化多由肝炎所致,故增加了转氨酶一项。Ⅲ级肝功能患者不适于手术麻醉,应力求纠正到Ⅰ或Ⅱ级。Ⅰ、Ⅱ级术后病死率约为5%,Ⅲ级者病死率甚高。

门脉高压症麻醉危险性增加的界限为:黄疸指数大于40U;血清胆红素大于20.5μmol/L;血浆总蛋白量小于50g/L;清蛋白小于25g/L;A/G小于0.8;GPT、GOT大于100U;磺溴酞钠(BSP)潴留试验大于15%;吲哚菁绿(ICG)消失率小于0.08。为探讨肝细胞功能的储备能力,糖耐量曲线试验有一定价值,90~120min值如高于60min值者,提示肝细胞储备力明显低下,麻醉手术病死率极高。使用综合性检查结果来判断门脉高压症的预后,为麻醉临床提供更为客观的科学依据。

三、麻醉前准备

门脉高压症多有程度不同的肝损害。肝脏为主要代谢、解毒的器官,麻醉前应重点针对其主要病理生理改变,做好改善肝功能、出血倾向及全身状态的准备。

(1)增加肝糖原,修复肝功能,减少蛋白分解代谢:给高糖、高热量、适量蛋白质及低脂肪饮食,总热量应为125.5~146.4kJ(30~35kcal/kg)。必要时可静脉滴注葡萄糖胰岛素溶液。对无肝性脑病者可静脉滴注相当于0.18g蛋白/(kg·d)的合成氨基酸。脂肪应限量在50g/d以内。为改善肝细胞功能,还需用多种维生素,如复合维生素B、维生素B_6、维生素B_{12}、维生素C等。

(2)有出血倾向者可给予维生素K和其他止血药,以纠正维生素K相关因子缺乏引起的凝血功能障碍和出凝血时间及凝血酶原时间。纤维蛋白原、凝血酶原或X因子在体外半衰期较稳定,麻醉前可用新鲜全血或新鲜冰冻血浆来补充。

(3)腹腔积液直接反映肝损害的严重程度,大量腹腔积液还直接影响呼吸、循环和肾功能,应在纠正低蛋白血症的基础上,采用利尿、补钾措施,并限制液体入量。

(4)凡伴有水、电解质、酸碱平衡紊乱者,麻醉前应逐步纠正。

四、麻醉选择与处理

肝脏是多种麻醉药代谢的主要场所,而多数麻醉药都可使肝血流量减少。麻醉选择与处理的主要原则是选用其最小有效剂量。应使收缩压维持在80mmHg以上,否则肝脏将丧失自动调节能力,并可加重肝细胞损害。

(1)麻醉前用药:大量应用阿托品或东莨菪碱可使肝血流量减少,一般剂量时则无影响。镇静镇痛药均在肝内代谢,门脉高压症时分解代谢延迟,可导致药效增强、作用时间延长,故应减量或避用。

(2)麻醉药:氧化亚氮在无缺氧的情况下,对肝脏无直接影响。氟烷使肝血流量下降约

30%,部分患者术后可有谷—丙转氨酶(Glutamate Pyruvate Transaminase,GPT/ALT)一过性升高,因此原有肝损害或疑有肝炎者宜禁用。恩氟烷是否存在肝损害,尚未定论,但用药后一周内 GPT 可上升至100u 以上,故最好避免。异氟烷、七氟烷在体内降解少,对肝功能影响轻微,可考虑选用。肝损害时血浆蛋白量减少,应用巴比妥类药时,因分解代谢减缓,使血内游离成分增加,药效增强,但睡眠量巴比妥类对肝脏尚无影响。氟哌利多,芬太尼虽在肝内代谢,但麻醉常用量尚不致发生肝损害,可用于门脉高压症手术的麻醉,但对严重肝损害者应酌情减量。

(3)肝硬化患者的胆碱酯酶活性减弱,使用琥珀酰胆碱时,其作用可增强,易发生呼吸延迟恢复,应用维库溴铵时可无影响。

(4)酯类局麻药由血浆胆碱酯酶分解,酰胺类局麻药都在肝内代谢。由于血浆内胆碱酯酶均来自肝脏,肝硬化患者应用局麻药可因其分解延缓,易于蓄积,故禁忌大量使用。

(5)麻醉处理要点包括:①维持有效循环血量:通过 ECG、有创血压、脉搏、SPO_2、中心静脉压、尿量等监测,维持出入量平衡,避免血容量不足或过多,预防低血压和右心功能不全,维护肾功能。此外,麻醉中可通过血气分析、电解质检查、测定血浆及尿渗透浓度,及时纠正水、电解质和酸碱失衡;②保持血浆蛋白量:低蛋白血症患者麻醉时应将清蛋白提高到25g/L 以上,不足时应补充清蛋白,以维持血浆胶体渗透压和预防间质水肿;③维护血液氧输送能力:须保持血容量、每搏量、血细胞比容、血红蛋白及氧解离曲线的正常。心功能正常者,为保持有效循环血量,宜使血细胞比容保持在 30%左右,以降低血液黏滞度,保证最佳组织灌流。为确保氧的输送能力,对贫血者可输浓缩红细胞;④补充凝血因子:麻醉前有出血倾向者,应输用新鲜血或血小板,缺乏由维生素 K 相关凝血因子者,可补充维生素 K 和输新鲜冰冻血浆。麻醉中一旦发生异常出血,应及时查各项凝血功能,作针对性处理;⑤处理大量出血:门脉高压分流术中,出血量在 2000mL 以上者并非少见,可采用血液回收与成分输血,适量给予血浆代用品,输血、输液时应注意补充细胞外液、纠正代谢性酸中毒、充分供氧及适量补钙;⑥保证镇痛完善,避免应激反应。

第五节　类癌综合征患者的麻醉

一、类癌综合征的主要病理生理特点

(1)见于胃肠道、胆、胰、甲状腺、肺、支气管、前纵隔、卵巢、睾丸等部位。发生率占类癌患者的18%。

(2)其病理生理改变主要由于色氨酸代谢紊乱,分泌5－羟色胺、缓激肽、组胺等血管活性物质所造成。类癌综合征患者在麻醉中易促使神经节阻滞药的作用增强,致血压下降、支气管痉挛、高血糖、肠蠕动亢进。5－羟色胺可通过血脑屏障对中枢神经系统产生抑制作用,使麻醉苏醒延迟。缓激肽可引起严重血管扩张、毛细血管通透性增加和血压下降。

(3)临床表现主要有:皮肤潮红、毛细血管扩张,以面部、颈和胸部明显,多次发作后肤色呈紫绀状,眼结膜有毛细血管扩张和水肿,血压下降,极度乏力,腹泻呈水样及脂肪样大便,每日多达 20～30 次,可导致营养不良、水、电解质失衡、心内膜、心包膜、胸膜、腹膜纤维组织增生,出现三尖瓣、肺动脉瓣狭窄或关闭不全,最终发生心力衰竭,严重支气管痉挛可导致窒息。

二、麻醉前准备

(1)对疑有类癌综合征的患者要全面检查。对原发病灶部位、肝损害及其程度和心功能代偿情况等做重点检查和全面估价。

(2)手术前应对类癌综合征发作的患者试用 5 - 羟色胺拮抗剂、缓激肽拮抗剂以及皮质类固醇等进行试探性治疗,找出有效治疗药物和剂量,以供麻醉处理时参考使用。

(3)改善全身状况和营养不良,纠正水、电解质失衡。手术前禁用含有大量色氨酸的饮料和食物(如茶、酒、脂肪及某些蔬菜),禁忌挤压肿瘤以防诱发综合征发作。

(4)保持患者镇静,避免交感—肾上腺系统兴奋,麻醉前用药宜适当增量。

三、麻醉选择和处理

(1)吗啡、硫喷妥钠、右旋糖酐、多黏菌素 B 等,可增加肠色素颗粒细胞膜的通透性,或使泵作用发生改变而促使 5 - 羟色胺分泌增加,故应禁用。

(2)琥珀酰胆碱的去极化作用可增高腹内压,筒箭毒碱的神经节阻滞和组胺释放作用可诱发血压严重波动和支气管痉挛,故应慎用。

(3)因类癌分泌的活性物质直接作用于神经末梢与靶细胞的交接处,由此引起类癌综合征发作,各种麻醉包括局麻、神经阻滞、脊麻或硬膜外阻滞中都可能发作。因此在麻醉管理中应提高警惕,尽量避免能导致血压下降和呼吸抑制的各种影响因素。

(4)神经安定药、抗组胺药可降低肠色素颗粒细胞膜的通透性,并阻滞 5 - 羟色胺、组胺的作用,故类癌综合征手术可选用神经安定镇痛麻醉或静脉复合麻醉,肌松药中可选用泮库溴铵或维库溴铵等无组胺释放作用的药物。

(5)麻醉力求平稳,诱导期避免各种应激反应和儿茶酚胺释放因素,控制适当的麻醉深度。手术挤压肿瘤、变动体位、缺氧、二氧化碳蓄积、低血压等因素都会促使类癌的活性物质(5 - 羟色胺及缓激肽)分泌增加,应严密监护。选用气管内插管有利于供氧和维持呼吸道通畅,一旦出现支气管痉挛,可立即施行正压辅助呼吸,故适用于类癌手术患者的麻醉。

(6)麻醉中一旦发生缓激肽危象而导致严重低血压时,应禁用儿茶酚胺类药,后者可增加缓激肽合成,低血压可更加严重,必要时应选用甲氧明、间羟胺或血管升压素(VIP),最好选用 5 - 羟色胺、缓激肽和组胺的拮抗药及激素,补足有效循环血量,纠正水、电解质及酸碱失衡。对并存心肌、心瓣膜损害的类癌患者,应注意防止增加右心负荷,正确掌握输血、输液速度与总量,注意尿量,预防心力衰竭。

第十三章 泌尿外科手术的麻醉

泌尿外科手术方式多样,从内镜诊断到多种恶性肿瘤的根治术,其复杂程度差异很大。接受泌尿外科手术的患者大多年龄较大,并存有多种其他疾病,其围术期管理较为复杂。因此,麻醉医师必须对泌尿外科各种手术适应证、操作技术流程、并发症等相关知识有全面的了解,才能制订合理的麻醉方案。特别值得注意的是,泌尿外科手术中各种特殊体位的摆放可能导致患者出现多种神经损伤并发症。另外,腹腔镜及手术机器人等技术的发展和应用使泌尿外科手术适应证、手术方式进一步扩展;一方面这些微创技术的应用使得麻醉和围术期的管理相对复杂,另一方面也使得许多由于并存其他严重疾病而不适合接受传统手术的患者有了手术治疗的可能,从而给麻醉医师带来了更多的挑战。

第一节 泌尿系统解剖学

一、肾

肾脏位于脊柱两旁 T_{12} 到 L_4 水平腰大肌内侧缘的腹膜后间隙中,左肾上端平 T_{11} 下缘,下端平 L_2 下缘,右肾由于位于肝下方而较左肾位置低半个椎体。肾脏周围充满了脂肪,并被肾周筋膜(或称 Gerota 筋膜)包裹。双侧肾上腺也包裹在肾周筋膜内,位于两肾上极。膈肌运动传递到双肾,可导致双肾在每一次呼吸中位置产生 4~5cm 的偏移。肾实质分为皮质和髓质两部分,髓质又分为若干个肾锥体,肾锥体的尖端称为肾乳头。肾乳头被肾小盏包绕,多个肾小盏汇合成肾大盏,后者又汇入肾盂。肾盂末端逐渐变窄,移行为输尿管。

每一侧肾脏的血供均由单一的一根肾动脉提供,只有少数变异情况下才有多根动脉血供。肾动脉起始于肠系膜上动脉下方,从肾门进入肾脏,右肾动脉自后方越过腔静脉进入右肾。肾静脉走行在肾动脉前方,左肾静脉自前方越过主动脉。肾的淋巴循环引流进入腰区淋巴结。

肾脏接受主要来源于迷走神经和腹腔丛的肾丛神经支配。肾的交感缩血管神经和传入神经来源于 T_8 到 L_1 水平。因此,典型的肾性痛患者常感觉到肋膈角和十二肋以下的疼痛,而肾脏手术的麻醉中,为了满足皮肤和腹壁切口的镇痛要求,阻滞平面应达到 T_8。

二、输尿管

输尿管由肾盂延续而来,沿腰肌向下走行,越过髂总动脉,自盆底两侧下行,最终进入膀胱基底部。输尿管上段血供来源于肾动脉,输尿管中段血供来源于精索动脉(男性)或者卵巢动脉(女性),下段血供来源于髂内动脉和膀胱动脉。输尿管的神经支配主要来源于肾丛,腹下丛和盆腔神经丛。输尿管上段的交感传入纤维在 T_{10}~L_2 水平进入脊髓,而副交感传入纤维在 S_2~S_4 水平进入脊髓。

三、膀胱

膀胱是一个外壁主要由平滑肌组织构成的中空器官,其容积约 400~500mL。排空状态的膀胱位于耻骨联合后,直肠(男性)或阴道(女性)前。充盈状态的膀胱上升到明显高于耻骨联合并可触及。双侧输尿管从后方进入膀胱壁,并开口于膀胱腔内,两侧开口相距约2.5cm,共同构成膀胱三角的基底部分。膀胱的顶部覆有腹膜,其下方是前列腺和精囊。

膀胱的动脉血供主要来源于髂内动脉的分支,上、中、下膀胱动脉。其静脉血汇集到膀胱颈部的静脉丛最终汇入髂内静脉。阴茎背侧深静脉和前列腺静脉丛也汇入上述膀胱颈部静脉丛,因此在外科手术中该部位损伤易引起大量失血。膀胱的淋巴液回流入髂血管旁的淋巴结。

膀胱接受腹下丛神经支配,其交感神经纤维来自 T_{11} ~ T_{12} 的腰丛内脏神经,副交感神经纤维来自 S_2 ~ S_4 的阴部神经。传入神经纤维伴随着上述交感和副交感神经通路。躯体感觉由阴部神经传入骶脊髓。交感神经兴奋信号导致膀胱逼尿肌松弛,和非自主的膀胱内括约肌紧张。副交感神经兴奋导致膀胱逼尿肌的紧张和膀胱内括约肌的松弛。另外,膀胱外括约肌接受脊髓 S_2 ~ S_3 段发出的运动神经纤维的随意控制。膀胱不仅受到自主神经的控制,同时也受到来自更高级中枢通过下行传导通路传递的随意控制。

因此,大脑和脊髓不同水平的损伤后,尿液的贮存和排出方式都可以发生变化。

四、前列腺和精囊

前列腺主要由大量纤维肌性组织构成,外周包裹着一层较厚的纤维囊,总重约20g。它位于膀胱下方,耻骨联合后方,直肠的前方。前列腺分为五叶,分别是前叶、后叶、中叶、左叶和右叶,其中间是尿道的前列腺部,长约2.5cm。另一种方法把前列腺分为外周带、中央带、移行带、前部和前列腺前括约肌部。前列腺移行带是前列腺中最邻近尿道的部分,也是有典型症状的前列腺肿瘤的好发部位。

前列腺血供来源于膀胱动脉下支,静脉回流入前列腺静脉丛,后者和膀胱静脉丛及阴茎背侧静脉相延续。前列腺接受腹下丛中来自 T_{11} ~ L_2 水平发出的传出交感神经的支配,其副交感传入神经纤维则通过盆腔内脏神经进入脊髓 S_2 ~ S_4 水平。

前列腺的淋巴循环进入髂内、骶管内和髂外淋巴结群。

精囊紧临前列腺上方,处于膀胱下方,直肠的前方。精囊与同侧的输精管相连,形成射精管,开口于前列腺部尿道。其血供、神经支配,以及淋巴循环同前列腺。

五、睾丸

睾丸表面覆有一层致密的结缔组织叫作白膜,后者向内延伸形成睾丸纵隔,将睾丸分隔成大约250个小叶。睾丸上面附着由大量卷曲的小管组成的附睾,后者通过输出小管与睾丸相连,另一端则延续称为输精管。输精管在精索内与精索动脉及蔓状静脉丛一起上行。由于在胚胎期睾丸的发生和肾脏的发生相近,两者的血供和神经支配有着紧密的联系。睾丸动脉紧邻肾动脉的下方起自主动脉,伴随输尿管下行,然后进入精索,最终到达睾丸。睾丸静脉在蔓状静脉丛中沿精索上行,在腹股沟环处形成精索静脉。左侧精索静脉进入左侧肾静脉,右侧精索静脉直接进入下腔静脉。睾丸的神经主要来自 T_{10} 节段,在肾脏附近有动脉丛加入。阴囊前部主要由髂腹股沟神经和生殖股神经的生殖支支配,其神经纤维来源于脊髓 T_{12} ~ L_2 节段。阴囊后部表面的神经纤维主要来源于脊髓 S_1 ~ S_4 节段,由会阴神经分支和后部的股皮神经支配。因此,睾丸手术的区域阻滞麻醉平面要求达到 T_{10} 水平。睾丸的淋巴循环汇入腰部淋巴结,后者与纵隔淋巴结相通。阴囊的淋巴回流进入腹股沟浅淋巴结和腹股沟下淋巴结。

六、尿道和外生殖器

阴茎由尿道和两根海绵体共同组成,三者分别被各自的白膜包裹,其远端有龟头,近端附着于髋骨。阴茎的血供由两条阴部内动脉提供,它们分出阴茎深动脉、阴茎背侧动脉和尿道球部动脉等分支。静脉回流进入浅和深部阴茎背静脉,通过阴部静脉丛汇入阴部内静脉。髂腹股沟神经支配阴茎根部,阴茎体和龟头由阴部神经延续而来的成对阴茎背侧神经支配。其中的副交感和交感神经纤维分别来自脊髓的 $S_2 \sim S_4$ 节段和 $L_1 \sim L_2$ 节段。副交感神经兴奋刺激导致动脉血管扩张,阴茎勃起。

女性的尿道位于耻骨联合和阴道之间,明显短于男性尿道。其动脉血供来源于膀胱下动脉、阴道动脉和阴部内动脉。静脉回流入阴部内静脉。

第二节　泌尿外科手术体位

泌尿外科手术过程中患者的体位较为复杂,其中一些特殊体位的摆放可能导致严重的并发症,如神经损伤、横纹肌溶解等。因此,麻醉医师有必要详细了解泌尿外科手术的特殊体位摆放及相关并发症等知识。

一、膀胱截石位

膀胱截石位应用于经尿道手术、尿道球部重建术和经会阴前列腺切除术。标准的膀胱截石位患者取仰卧位,下肢屈曲,屈髋屈膝,髋关节和膝关节屈曲约90°,小腿与地面平行。低位膀胱截石位髋关节屈曲仅30°~45°左右,但在某些极端情况下,要求腿部伸展,极度屈髋,以求尽量暴露会阴部位。摆放膀胱截石位时,需要用到各种腿架和足托,包括踝扣带、靴形托、膝托等。另外,摆放膀胱截石位的同时往往结合了一定程度的头低位,以求更好地暴露会阴。

膀胱截石位的摆放对于患者呼吸和循环系统的影响包括:腹内压的增加和腹内容物向头端移位,可致胸壁和肺顺应性下降,功能残气量下降,肺活量下降。结合头低位时上述改变更甚,可能由于肺膨胀不全而导致低氧血症。尽管人们通常认为头低脚高位可增加静脉回流,心排出量和左室做功,研究证实膀胱截石位对患者的心排出量几乎没有影响,患者血压升高的原因更有可能是因为全身血管阻力增高的结果。

膀胱截石位手术后患者可发生下肢神经病变,发病率约1.5%,多为感觉神经的病变,并且均在术后6个月内治愈。研究发现,膀胱截石位摆放超过2h是神经并发症发生的危险因素,另外,神经病变的首发症状在术后4h内即可发生,提示手术期间因素的重要性。另有研究显示,高龄和长时间手术也是发生神经病变的危险因素。腿架对腓浅神经的压迫,闭孔神经和股外侧皮神经的牵张,坐骨神经的伸展等可能是导致术后神经病变发生的原因。美国麻醉医师协会专家组推荐意见认为,膀胱截石位中屈髋不应大于90°,以避免坐骨神经和股神经病变的发生。

腰背痛是膀胱截石位手术后相对常见的并发症,可能是由于造成了易受影响的患者腰椎前凸减少所致。"健腿"间隔综合征伴横纹肌溶解是膀胱截石位罕见但严重的并发症。一项

261 名泌尿外科医生的调查报道了 61 例间隔综合征,大部分发生在根治性膀胱切除术或超过 4h 的手术后,提示这种并发症的发生率可能比先前认为的更高。长时间手术,极端的体位和腿架对腿的压迫可能是诱发间隔综合征的原因。其发病机制可能与以下因素相关:下肢动脉压降低的同时肌肉间隔内压力增高,导致肌肉低灌注,缺血,水肿,长时间的肌肉低灌注即可导致间隔综合征的发生。下肢动脉压下降可由下肢抬高造成,在低血压的患者中这种改变更为明显。同时,腿架的使用显著增加了小腿肌肉的压力,如用踝托则可无此顾虑。由于周围血管搏动消失已经是间隔综合征的晚期表现,术中管理应密切注意观察患者下肢水肿、低灌注、感觉异常等现象,以期预防和早期干预该并发症。如果未能及时行筋膜切开减压术患者可能发生急性肾衰竭。在长时间手术过程中,使用踝托或填充较好的腿架有助于预防这一并发症的发生。

二、头低位

头低位(或 Trendelenburg 卧位)常用于泌尿外科手术中,以增进会阴部的暴露或便于下腹部腔镜检查。

头低位对生理功能的影响包括:首先,内脏向头侧的移位限制了膈肌的运动,造成肺容量的下降,使患者易于发生肺膨胀不全。另外,身体上部的血液由于重力作用流向头端,可使颅内压增加,这在有颅内占位性病变的患者中应尽量避免。尽管这一体位经常被用于低血容量的患者,但实际上其对血流动力学的影响并未完全清楚。长期以来的观点认为头低位时患者静脉回流量及心排出量增加,有学者认为头低位对于低血压患者的血流动力学并无有益的影响。

显著头低位的患者常常需要用到托肩带以防止患者向下移位,这一器械的应用可能造成患者臂丛损伤,其原因可能是引起臂丛神经张力持续增加所致,在上肢外展时尤其应该注意。基于以上考虑,美国麻醉医师协会专家组不建议使用托肩带,而在不得不使用这一器械时,双臂应紧贴身体两侧而不是外展放置,以防臂丛神经受到牵拉。

三、侧卧位、折腰位和腰桥的使用

为了便于肾的暴露,往往要用到侧卧、折腰体位及升高腰桥。此时,患者侧卧于手术台上,一侧髂嵴正对手术台折点,即腰桥所在位置,调节手术台弯折到30°左右,腰桥升高,抬高下侧髂嵴从而使术侧腰部得到更好的暴露。同时在手术台和上胸壁之间放置一腋窝枕,以防臂丛受压。一般下侧腿取屈膝位,对侧腿自然伸展,从而使患者身体能稳定侧卧在手术台上,也可使用小沙袋来增加体位的稳定性。

这一体位对患者呼吸生理的影响有相关的肺膨胀不全及通气血流比失调等。其对循环系统的影响包括全身动脉压下降,心排出量下降和肾动脉压力下降。由于在一般的侧卧体位患者中不能观察到上述影响,一般认为这些变化与肾手术的特殊体位相关。其血流动力学变化的具体机制尚不明确,可能与压迫和牵拉引起腔静脉血流量减少有关。另外,在此体位下,患者右心房高于四肢,可引起暂时性回心血流量降低。因此,应注意此体位下患者血流动力学的变化,一旦发现低血压,应积极给予液体治疗或放低腰桥。

另外,有报道肾切除体位下发生过间隔综合征和横纹肌溶解,可能和对臀肌极度挤压有关。

四、过伸仰卧位

这一体位通常用于耻骨后前列腺切除术以利于盆腔器官的暴露。患者仰卧于手术台上，髂嵴正对手术台折点，然后调节手术台弯折，抬高髂骨使患者身体过伸，此时患者上半身处于头低位，手术部位仍保持平行于地面。如患者需行胸腹部切口，则应摆成半仰卧位，用一肩枕使手术侧肩部垫高约30°，同侧手臂置于手架上，非手术侧腿处于半屈曲位，对侧腿保持伸展。

过伸仰卧位的患者发生背部和神经损伤的可能性较小，但是和其他头低体位一样，有发生气体栓塞的可能。一旦出现难以解释的血流动力学不稳，即应考虑气体栓塞的可能。

第三节　泌尿外科常见手术的麻醉

一、膀胱镜检查和经尿道膀胱肿瘤切除

膀胱镜检查和经尿道膀胱肿瘤切除是泌尿外科最常见的手术操作。在中老年患者当中，有血尿或排尿困难等症状时，上述操作是用于诊断和治疗的最常用方法。膀胱镜检还用于其他原因所致尿路梗阻的评估与治疗、输尿管支架的植入及膀胱输尿管结石的取石等，膀胱镜根据用途不同，有硬质和软质之分。

（一）并发症

1. 膀胱穿孔

膀胱穿孔是进行膀胱镜检最严重的并发症，多发生在膀胱的腹膜外部分。通常表现为冲洗液回流减少，此时清醒患者会诉恶心、下腹部疼痛。当发生腹膜内膀胱破裂时，清醒患者诉弥散性的腹痛。全身麻醉患者发生膀胱穿孔则可能仅仅出现血流动力学的不稳定。过高的冲洗压力可导致膀胱过度充盈，易于发生膀胱穿孔。闭孔神经反射的产生也易于导致膀胱穿孔；电刀等器械引起的电流刺激闭孔神经，引起大腿内收及外旋，此时就可能导致膀胱镜戳破膀胱，进行闭孔神经阻滞或者全身麻醉是最可靠的预防手段。

2. 自主神经反射亢进

自主神经反射亢进是指第六胸椎以上脊髓损伤的患者出现的一种危及生命的高血压急症。约85%的上述脊髓损伤患者有自主神经反射亢进症状，随着脊髓损伤患者存活率的不断提高，将有更多脊髓损伤并自主神经反射亢进的患者接受麻醉和手术。由于膀胱的扩张是自主神经反射亢进最常见的触发因素，这一综合征在脊髓损伤后接受膀胱镜检查的患者中很常见。另外，外科操作中直肠扩张、阵痛和分娩等都可触发自主神经反射亢进综合征。

直肠膀胱及少部分下肢传入神经信号经由脊髓丘脑束和脊髓背侧束上行传入大脑，在$T_5 \sim L_2$水平，由中间神经元投射到交感神经元，肢体血管收缩，内脏痉挛，立毛肌收缩等。正常情况下，上述反射被颈动脉和主动脉压力感受器发出的控制信号及上位神经中枢所抑制，但在高位脊髓损伤的患者，下行抑制性信号无法到达胸段交感神经元，因此下位刺激所致反射得不到调制，导致了无法控制的血管收缩，如未得到合适处理可致灾难性后果。

自主神经反射亢进主要表现为血压剧烈升高,升高50mmHg以上即可做出诊断。其他临床表现包括,头痛、胸部紧迫感、损伤平面以下立毛肌收缩(起鸡皮疙瘩)等,在损伤平面以上,由于高血压所致副交感反射导致患者面红、出汗、黏膜充血、结膜红斑。

除非尽早发现,对于自主神经反射亢进目前还没有确定的治疗方法。可能的情况下,使患者成坐位可致体位性血压下降而起到一定作用。降压药物应选用起效快,作用时间短者,钙通道阻滞剂如硝苯地平、尼卡地平、肼屈嗪、硝酸甘油、α和β受体阻断剂及硝普钠等均可用于快速控制血压。有报道输注镁剂也有利于控制自主神经反射亢进患者的高血压。

(二)麻醉管理

膀胱镜检的麻醉选择可根据患者性别、年龄、手术方式和医疗条件的不同有不同选择。女性患者对于局麻下行诊断性膀胱镜检多有较好的耐受性,而男性患者则需要应用区域阻滞甚至全身麻醉。蛛网膜下隙阻滞是腔内泌尿外科手术非常常用的麻醉方式。由于这一类患者往往年龄偏大同时有复杂基础疾病,通常认为区域阻滞麻醉可使患者血流动力学更稳定,可减少发生心血管系统并发症的可能,与全身麻醉相比更为适宜。但是,没有研究结果显示不同麻醉方法下行膀胱镜检的患者并发症的发病率和病死率有显著性差异。只在极少数情况下,选用全身麻醉或区域阻滞麻醉的适应证有明显区别。闭孔神经区域内切除术可能需要在全身麻醉下进行。椎管内麻醉对于自主神经反射亢进的高危患者是有益的,可通过阻断传入神经信号抑制由此触发的难以控制的反射性血管收缩。但是,应当考虑到,此类患者本身存在的脊髓损伤和脊柱畸形将会使实施椎管内麻醉十分困难。

多数腔内泌尿外科操作时间较短,且多在门诊施行。因此要求选用的麻醉技术能做到快速实施,起效迅速,苏醒快而平稳,能允许早期离开苏醒室。区域阻滞和全身麻醉是否对患者恢复和出院时间有明显影响现在还不清楚。全身麻醉方案中,喉罩的应用可实现不用肌松药的快速诱导。吸入性麻醉药的选择对于患者的快速苏醒也相当重要。一项随机对照研究表明,接受短时间泌尿外科手术的老年患者中,选用地氟烷进行麻醉维持的,患者术后达到可不经苏醒室直接离开标准者显著多于选用异氟烷维持的患者。选择腰麻时,局麻药的选择要求使患者运动神经阻滞能快速恢复从而可早期下床活动及尽早出院。

利多卡因已经在这一类手术的麻醉中应用了很长时间,近来的研究发现利多卡因和术后神经症状有一定关联,导致其在这一类手术的麻醉中应用减少。短暂性神经综合征(Transient Neurologic Symptoms,TNS)是一系列出现在腰麻后的以下肢疼痛、感觉迟钝等为主要特征的症状,多在72h内缓解。尽管这一并发症是暂时的而且肌电图显示其与神经功能异常并不相关。在少部分患者中可引起显著的不适和部分功能损害。用5%利多卡因做腰麻后开始观察TNS的发生率,发现应用利多卡因浓度是5%和1%时这种并发症的发生率相似。为了在泌尿外科手术脊髓麻醉达到快速麻醉效果而不用利多卡因,人们已经研究了不同种类及剂量的麻醉药物。应用5mg布比卡因复合25μg芬太尼与单独应用10mg布比卡因相比,可达相同的阻滞平面(高于T_7)和相似的麻醉效果并有较短的运动阻滞残留。

二、经尿道前列腺切除术

(一)术前评估

良性前列腺增生(Benign Prostatic Hyperplasia,BPH)是男性患者最常见的良性肿瘤,其发生率与年龄相关,在80岁以上的老年男性患者中达到了90%。前列腺增生主要发生在最接近尿道的前列腺移行带,组织学特征为结节状增生的细胞结构。前列腺增生患者症状的程度与腺体大小、尿道梗阻程度和 α 肾上腺素能受体张力有关。前列腺增生症状不仅显著影响患者生活质量,而且使患者易于反复尿路感染,形成膀胱憩室和肾盂积水,甚至导致不可逆的肾脏损害。

症状轻微的患者可无须处理,可以自愈,而症状显著的患者则应用选择性或非选择性 α 受体阻滞剂或者 5 - α 还原酶阻滞剂等药物予以治疗。对于改善轻微泌尿道症状,这两类药物均有较好效果,两者合用时可以缩短病程,减少手术治疗。对药物治疗不敏感患者应选择手术治疗。

开腹前列腺切除术增加尿路流量效果最好,但并发症发生率也最高,只有 5% 的前列腺增生患者接受这种手术。目前,经尿道前列腺切除术(TURP)被认为是前列腺切除术的金标准,然而也有一定的并发症发生,包括 5% ~ 10% 的患者可出现性功能障碍。已有多种微创疗法应用于前列腺增生的治疗,包括经尿道电针消融术、经尿道微波疗法和激光疗法等,这些技术应用高能量加热前列腺引起组织凋亡。微创疗法对接受 TURP 有很大风险的老年患者和有性生活需要的年轻患者非常有利。微创疗法可以减轻患者症状、改善生活质量,而不需要全身和椎管内麻醉或者住院。然而与 TURP 相比,这些技术引起术后尿路再梗阻和再次手术的风险较大,因此目前还不能完全替代 TURP。

(二)并发症

文献报道 TURP 并发症的发病率大约为 9.5%,病死率估计在 0.1% ~ 0.2%。术后并发症与患者年龄、手术时间与切除组织的量有关。接受 TURP 的患者通常是高龄患者,合并诸多高危因素如心血管、呼吸和肾脏并发症。

1. TURP 综合征

TURP 的实施过程中需要使用冲洗液扩张膀胱,通过特殊的膀胱镜引导烧灼环自腔内切除增生的组织。此时,静脉窦处于开放状态,膀胱冲洗液可能被吸收进入循环系统,因此形成"TURP 综合征"。TURP 综合征多发生在手术开始后 15min 内,可能由于液体经腹膜或腹膜后间隙吸收所致,但在此后延迟发生的也很常见,延迟的 TURP 综合征通常是由于膀胱镜检后膀胱破裂或者腹膜后液体吸收所致。

TURP 综合征的临床表现以液体超负荷为特征,伴有低渗透压、低钠血症、神经功能障碍等。50% 接受 TURP 的患者中发现无临床症的低钠血症。液体超负荷的临床表现包括高血压和反射性心动过缓。心脏功能储备较差的患者更容易发生心脏功能衰竭和肺水肿。全身麻醉的患者,液体超负荷可能是 TURP 综合征的唯一征兆。TURP 综合征神经系统表现很常见,在局部麻醉患者中可能是最早出现的症状,因而有助于及早诊断。

TURP 综合征的临床表现取决于吸收的冲洗液种类和容量。液体的吸收很难控制,与手术时间、膀胱血管破裂数量和膀胱静水压和冲洗液袋相对于患者的高度有关。由于保持自主呼吸时膀胱压力比较低,区域麻醉与机械通气的全麻相比可能增加冲洗液的吸收量。

冲洗液的选择基于它的导电能力,电解质溶液因传导烧灼电流而不能作为 TURP 冲洗液,尽管机体吸收电解质溶液后的耐受性更好。过去,蒸馏水的使用十分普遍,导致 TURP 综合征发病率较高,大量吸收蒸馏水导致显著的低渗状态及血管内溶血,产生急性肾衰竭和脑水肿。由于细胞内的代偿机制不能迅速发挥作用,脑水肿程度较重,患者可产生恶心、躁动、意识模糊、昏迷、惊厥发作以及大脑半球疝。自从采用了替代灌流液后,TURP 综合征的发生率下降了50%。现在,常规使用的都是与生理渗透压浓度接近的替代灌流液,如1.5%的甘氨酸溶液、2.7%山梨醇溶液(含0.54%甘露醇)。纯山梨醇、甘露醇、葡萄糖以及尿素溶液在临床中也有应用。这些溶液的渗透压浓度为195mOsm/L至等渗。

目前普遍认为低钠血症是导致TURP综合征的主要原因。当大量相对低渗的冲洗液进入体内时,会导致血浆处于低渗状态。然而,如果维持一定的血清渗透分子浓度,即便低钠血症也不会导致脑水肿,甚至,在出现严重的低钠血症时,神经元的传导性以及跨膜蛋白只会发生微小的变化。甚至有时在血清渗透分子浓度没有受到明显影响的情况下,患者仍然会产生一些神经系统症状,可能涉及一些冲洗液中溶质的直接毒性作用。研究显示,甘氨酸可能是导致术后失明和惊厥发作的因素。

在产生神经系统并发症的TURP患者中观察到血中甘氨酸浓度的波动,甚至有可能发生显著升高。在大脑皮质以及视网膜中,甘氨酸是一种抑制性神经递质,在一些行TURP后出现视觉障碍的患者中,调节性瞳孔反射通常会延迟或者消失,这与皮质病变导致的失明不同,通常后者的调节性瞳孔反射仍然存在,以上提示TURP术后导致患者失明的机制可能是视网膜电位的传导受到了直接抑制。而随着血液中甘氨酸浓度的下降,患者的视觉障碍会随之消退。甘氨酸在肝脏代谢后产生氨,一些研究显示在TURP术后输入甘氨酸溶液可导致高氨血症,而输注L精氨酸可以防止高氨血症的发生。然而,高氨血症是否在TURP术后并发症中扮演重要的角色,目前尚未明确。

山梨醇的吸收以及在体内的代谢会导致高糖血症和乳酸性酸中毒发生。已有文献报道在TURP术中给患者输入大量冲洗液会导致患者发生乳酸性酸中毒。尽管酸血症在本研究中并不严重,但是如果患者继续吸收大量液体将会导致严重的酸碱平衡紊乱。

目前临床上尚无能够检测液体吸收的装置,因此TURP并发症的处理应当十分的小心谨慎,特别是当患者出现意识障碍后。将酒精加入冲洗液体中并检测呼出气体中酒精的浓度,可检测并且定量冲洗液的吸收量,但是这种装置目前仅应用在临床研究中。不能用其他原因解释的血流动力学变化可能是唯一能够监测液体吸收量的线索。一旦怀疑患者发生TURP综合征,应当马上停止手术,测量其血清Na^+、K^+以及渗透压浓度。在循环溶质(如甘氨酸)存在的情况下,后者对于鉴别真性低渗透压和低钠血症至关重要。作为一项液体吸收程度的指标对患者血红蛋白浓度监测也是十分必要的。尽管血红蛋白尿的发生十分罕见,但在使用甘氨酸冲洗液后有可能发生,因此应当进行尿检予以排除。

当低钠血症没有伴随低渗透压发生,或者低钠血症没有产生神经系统相关症状时,单纯的低钠血症不需要处理。如果必须采取相关治疗,也应当避免过快的纠正低钠血症,否则有可能导致脑桥脱髓鞘病变的发生。只有当患者出现了危及生命的症状如昏迷和惊厥发作,才能采用高张盐水进行治疗。否则,在给予患者联合应用生理盐水和襻利尿剂(或甘露醇)时,将会导致血清Na^+迅速升高,血清Na^+的纠正速度不宜超过$1 \sim 1.5mEq/(L \cdot h)$。同时利尿剂也可用于治疗液体过剩。膀胱穿孔的患者由于经腹膜失去大量的钠可能会出现血容量不足的表现,因此可能需要进行容量复苏治疗。

2. 心肌缺血

研究显示,在TURP患者中观察到相对较高的心肌缺血发生率。报道显示,约18%~26%的患者ECG显示ST段的改变或心肌缺血。尽管尚不能肯定这些ECG的改变是否意味着患者病情的恶化,仍然提示有较多并存病或者高龄患者TURP术后心肌缺血的发生率较高。

3. 其他并发症

患者出血的危险与前列腺的大小以及切除术持续的时间相关。有研究显示术中的出血量约为 3~5mL/min。对于前列腺较大的患者,必要时应当输血。麻醉方式的选择可能并不会影响出血量的多少。研究显示6%的患者会出现凝血障碍。由于前列腺组织释放促凝血酶原激酶,患者偶尔会发生弥散性血管内凝血。

TURP 术中可能会发生膀胱穿孔,其临床表现已经在膀胱镜检查和经尿道的膀胱肿瘤切除术等章节中讨论过。

(三)麻醉管理

对于 TURP 手术的患者,没有资料显示应该采取某种特定的麻醉方法,与全身麻醉相较而言,椎管内麻醉的应用更加普遍。目前,还没有报道显示麻醉技术与 TURP 的病死率具有相关性。尽管行 TURP 手术的患者,ECG 改变显示心肌缺血的发生率较高,然而研究显示,不管是区域麻醉还是全身麻醉,对于并发症的发生率并没有影响。不同的麻醉方法可能会影响患者的满意度、术后疼痛及舒适度、出院时间等,然而,目前尚没有数据证明不同的麻醉方法会对上述结果产生影响,反而有研究显示,区域或全身麻醉的选择对患者在复苏室内停留时间以及镇痛的满意度并没有影响。不管是在区域麻醉还是在全身麻醉下行 TURP 术都是安全的,而一些区域麻醉理论上的优点使得其成为 TURP 术中常用的麻醉方法。此时,可根据患者神经系统症状,对 TURP 综合征进行及时诊断,根据患者腹部或者肩部疼痛的表现及时发现膀胱穿孔等。及早发现上述并发症能够使我们进行早期干预和治疗,理论上患者能获得较好的预后。另外,与全身麻醉相比,区域麻醉的失血量可能较少,这是由于自主呼吸产生的静脉压比机械通气要低,如果在全身麻醉中允许患者自主呼吸,也有同样效果。

部分研究认为,全身麻醉可降低机体免疫力,诱发院内感染,对于肿瘤患者而言,这将导致肿瘤复发。

已经有研究提示,脊髓麻醉可能对于免疫反应的抑制作用较小,但这些影响的临床意义尚不确定。区域麻醉能够减少前列腺切除术后深静脉血栓(DVT)的发生率,但并没有证据表明 TURP 采取区域麻醉在术后能产生同样的效果。

全身麻醉时,使用喉罩能够帮助我们避免肌松以及完成相对快速诱导。尽管通常行 TURP 的患者年龄较大或者存在明显的并存病,由于短效全身麻醉药物的应用,大部分患者在全麻后只需要较短时间即可恢复。

当选择施行区域麻醉时,对于行 TURP 的患者我们通常会选择蛛网膜下隙阻滞,而不是硬膜外阻滞,因为前者能够获得更好的盆底肌松效果和更可靠的骶神经根麻醉。一般情况下,应当避免高于 T_9 水平的阻滞,其将使患者不能感觉到前列腺囊破裂引起的疼痛。为了消除冲洗液引起的膀胱扩张的感觉,T_{10} 水平的感觉缺失是十分必要的。由 T_{11}~L_2 组成的腹下交感神经的传入纤维传导膀胱的感觉神经冲动。当膀胱内的压力维持于一个较低水平时,较低水平的阻滞即可满足要求。高于 L_1 水平的阻滞并且在髓鞘内注射重比重的布比卡因 7.5mg,在监测并维持膀胱内压力低于 15mmHg 时是可行的,它能够较轻程度的降低血压,对于存在血流动力学紊乱的患者应当考虑这种水平的阻滞。膀胱压力的监测十分复杂,另一种获得较低水平阻滞的方法是在蛛网膜下隙注射小剂量的混有镇静催眠麻醉药的局麻药,在蛛网膜下隙注射含 10μg 芬太尼的丁卡因 4mg 与在髓鞘内注射 8mg 丁卡因获得的阻滞水平相当,但是采用后种方法的患者出现低血压的发生率较前者高。50% 应用 5mg 布比卡因(含 25μg 芬太尼)的患

者将产生高于 T_7 水平的感觉阻滞。而在 TRUP 中获得足够的麻醉只需 4mg 布比卡因(含 25μg 芬太尼)。

TRUP 术后患者经常出现由于逼尿肌痉挛产生的疼痛,因此,延长术后镇痛十分必要。对于 TURP 术后患者,吗啡连同局麻药蛛网膜下隙注射能够有效地产生术后镇痛,相对于其他的外科手术而言,TURP 术后只需要相对较小的剂量的吗啡就能获得有效的镇痛效果。为了避免蛛网膜下隙注射吗啡产生的不良反应(例如呼吸抑制),其他替代性的药物也可应用。硬膜外注射曲马朵也可用于术后镇痛。然而与蛛网膜下隙单纯注射布比卡因相较而言,蛛网膜下隙联合注射布比卡因与曲马朵并没有提供更好的镇痛效果。

三、体外冲击波碎石术

肾结石是最容易发生的泌尿道疾病之一,仅次于泌尿道感染和前列腺疾病。尿路结石导致疼痛,尿路梗阻,血尿和感染,其成因还未完全明了。近 20 年来在其治疗方面已经取得了很大的进展,自体外冲击波碎石术(ESWL)诞生以来,外科取石已不再成为常用手段。

(一)术前评估和技术现状

ESWL 是一种以声波冲击碎石的方法,声波在组织与结石或组织与空气交界处发生大量能量转化,产生高振幅的压力震荡,能量被结石吸收从而使结石破碎。

碎石机的一个关键组成部分是连接器,它能使冲击波从产生部位进入患者体表。以前多用水浴模型,患者坐在椅子上,置身于装满温水的槽内。新式模型则用一置于患者皮肤的水垫来传递声波,中间涂一层接合胶,但如果空气进入皮肤和接合胶之间导致接合不良,则不仅不能传递足够的声波,而且还会导致皮肤淤血和皲裂。

借助荧光影像或超声技术可定位结石并引导冲击波碎石术施行。能否成功粉碎结石还与结石的大小、位置和组成性质有关,草酸钙二水化合物结石通常比胱氨酸和草酸钙一水化合物结石更容易粉碎,较大的结石则需要事先经皮造口或者置入输尿管支架。

(二)并发症

1. 心律不齐

当冲击波与心动周期的去极化期重合时会触发心律失常。由于这个原因,通常采用心电图同步化使声波在 R 波后 20ms 发生。尽管许多型号的碎石机并不能施行心电图同步化,显著心律失常的发生率仍很小。但是,即使采用了心电图同步化技术,仍有可能发生室上性心律失常。另外,为了避免肾随呼吸运动位置发生改变而导致波聚焦发生改变,有些仪器可与呼吸周期同步化。

冲击波有时也可抑制心脏起搏器起搏以及改变其起搏频率。为避免该并发症,患者需重新调整体位使起搏器远离冲击波传导的路径。同时应备有复苏设备,包括体外起搏器。

2. 血流动力学改变和呼吸影响

水浴会产生血流动力学影响,尤其是对患有心力衰竭和冠心病的患者。随着下肢和腹部静水压不断增加,血液聚集至胸腔内血管,在敏感个体可能会发生充血性心力衰竭。在水浴中患者全身血管阻力增加,导致左心负荷增加和局部缺血。腹内压增加引起膈肌上抬,增加呼吸做功,减少潮气量,影响动脉氧合作用。

3. 肾损伤

ESWL 后出现肉眼血尿为正常现象,1h 内即可自行消退。出现严重腹痛须警惕肾周血肿,通常采取保守处理,但发生低血压时需要行剖腹术。出血性体质是 ESWL 的相对禁忌证,术前须常规检查凝血时间。

4. 其他并发症

多发结石的患者在行 ESWL 后易导致碎石阻塞,所谓"石街"是指结石碎块沿输尿管堆积成串的现象,此时需行肾造瘘术引流或内镜取石术以减轻梗阻。ESWL 后有可能出现发热和败血症,术前泌尿道感染的患者尤其容易并发。冲击波的路径经肺时可能会产生气胸,在儿童患者更易发生。

(三)麻醉管理

ESWL 中声波在进入人体的体表处和波扩散的内脏水平可使患者感到疼痛。未行麻醉处理的患者主观痛觉感受较泌尿外科内镜检查要强烈。Dornier HM3 型碎石机产生的冲击波强度较高,接受碎石术的患者需要较深的镇静和麻醉。新型碎石机所产生的冲击波强度较低,患者仅需低度镇静甚至不需镇静。

虽然应用新型碎石机的碎石效果不如高强度机器,碎石操作过程也较长,但对术后患者活动有利。绝大多数情况下接受 ESWL 的是门诊患者,因此麻醉要求使患者术中和术后感觉舒适,且能快速恢复,ESWL 术后疼痛比较小,无须较强镇痛。因此,临床上一般给予短效的麻醉和镇静处理即可。

全身麻醉能消除患者的肌肉活动,必要时甚至可暂时停止呼吸运动,可为结石的定位带来便利。但全麻下患者的体位调整比较困难,插管操作有一定风险,同时有学者认为可能使患者术后恢复时间延长,因此 ESWL 更多应用硬膜外阻滞或蛛网膜下隙阻滞。然而,在全麻的实施中,如能尽量避免使用麻醉性镇痛药物,而主要用异丙酚、N_2O 等药物维持,同时应用喉罩等技术,则并不一定会明显延长患者术后恢复时间。

以前认为硬膜外间隙给予利多卡因有起效和恢复快速的特性,因而在 ESWL 等短小手术中被广泛应用,然而近来对其安全性的忧虑已经使其应用越来越少。一种可能的硬膜外腔给予局麻药的替代方法是给予作用缓和的镇痛药。在一项随机对照实验中,使用 Dornier HM3 进行的 EWSL,结果发现硬膜外腔给予舒芬太尼的镇痛效果和利多卡因相当。随后的一项研究表明硬膜外腔给予 $15 \sim 17.5 \mu g$ 剂量的舒芬太尼能够提供最优化的效应与安全比例参数。

使用短效制剂的静脉镇痛镇静麻醉已广泛应用,利于术后活动,使患者快速恢复。接受高强度波时需要配合深度镇静,由此产生的诸如呼吸抑制等不良反应并不少见。相比于通过带套囊的口咽气道进行地氟醚全身麻醉,使用 Dornier HM3 进行 ESWL 过程中丙泊酚和瑞芬太尼所产生的镇静效果与去饱和作用程度及更强的睡眠要求密切相关。接受全身麻醉和接受镇静处理的患者恢复时间并无差异。一个成功的镇静方案依赖于所使用药物的类型。丙泊酚复合短效镇痛药是常选用的方案。由于在体内能够快速清除,比起芬太尼和其他诱导药物来说恢复时间更短,瑞芬太尼逐渐受到人们欢迎。瑞芬太尼和舒芬太尼已经被作为单独镇静药物来使用。这两种药物有着相似的镇痛特性,但一项随机对照试验显示瑞芬太尼呼吸抑制的发生率较舒芬太尼低。使用 Dornier 碎石机进行 ESWL,以 $0.05 \mu g/(kg \cdot min)$ 给予瑞芬太尼结合患者自控推注 $10 \mu g$ 药物能有效抑制疼痛。单独使用瑞芬太尼和持续输注丙泊酚结合间断给予芬太尼推注两种方案间并无差异。事实上,接受瑞芬太尼的患者呕吐发生率更高,恢复时间更长。这些结果可能是由于瑞芬太尼相对较高的给药速率 $[0.2 \sim 0.4 \mu g/(kg \cdot min)]$。

另一可选择的镇静技术是患者自控镇静。患者可根据自身不适程度的不同使用快速起效和消除的药物调节镇静水平。有研究对单独应用瑞芬太尼和瑞芬太尼、丙泊酚复合使用的患者自控方案进行比较。

两种方案都能提供良好的效果和满意的舒适度,然而芬太尼复合丙泊酚组的呼吸抑制发生率较高。单独使用瑞芬太尼的恶心、呕吐发生率较高,此不良反应在该药物较常见,可被血清素抑制剂(5 – HT)抑制。其他麻醉技术如使用局麻药易溶性混合物(EMLA)和局麻药皮肤浸润麻醉已有报道但效果并不确定。

综上所述,尚无证据显示有适合 ESWL 的特效麻醉药。麻醉的选择应根据患者特点、仪器类型和现有条件。

静脉镇静可为大多数患者提供足够的舒适度,尤其是使用低强度声波时。而神经阻滞麻醉能够快速恢复。

缓和的硬膜外镇痛药应用前景喜人。经喉面罩给予吸入性麻醉药而不合并使用肌松药可为术者提供良好的操作条件,而且能够快速恢复。

四、癌症手术

(一)前列腺癌手术

1. 术前评估

流行病学前列腺癌是最常见的癌症之一在男性肿瘤疾病的病死率中排行第二。前列腺完全切除术是美国最常见的大型手术,每年手术量达到近 60000 人次。病死率随年龄增加而上升,没有确定的年龄峰值,60 ~ 79 岁之间的患者群病死率达 17%。可能由于前列腺特殊抗原筛查和直肠检查的开展,近年来前列腺癌的病死率有所下降。95% 的病例病理学诊断其组织类型是腺癌,其他病例多数是移行细胞癌。前列腺癌最常用的分级体系是 Gleason 评分,其根据分化程度所表现的腺状结构给予程度分级。

治疗方法的选择:前列腺癌疼痛程度可以从无痛到剧烈的恶性疼痛。因此,处理方法的选择非常困难。其最优疗法尚不明确,特别是对于早期局限性疾病的患者来说。年龄较大的患者其癌分化相对较好,但同时他们可能患有其他的并发症致使手术风险增加。因此,对于该患者人群通常采取保守治疗。一项随机试验比较了接受急性前列腺癌切除术和保守治疗两种方案的共 695 名早期前列腺癌患者,在 10 年的随访中,采取前列腺切除术的患者群较保守治疗人群的病死率下降 26%,远处转移率下降 40%。然而,手术对病死率的有益作用仅限于小于 65 岁的患者群。这些结果显示前列腺切除术对于该年龄段人群是最佳治疗方案。前列腺切除术有阳性结节的患者很有可能存在远处转移,这些患者以及局部存在进展的患者适合于非手术治疗,比如内分泌治疗、放疗、化疗。有局部病变的患者如果不适合甚至禁忌行前列腺切除,选择放疗(比如短期放疗)十分受欢迎,包括直肠超声指导下前列腺置入放射性针或者放射性核素粒子。

在众多前列腺切除的方法中,耻骨后前列腺根治术(RRP)最为常用。通过腹部中线下部的切口进入,将前列腺、精囊、射精管、膀胱颈部切除。然后将膀胱颈部与尿道吻合。此过程中通常用靛蓝胭脂红识别输尿管。它可以引起高血压。RRP 的长期并发症中最常见的是性功能障碍。经膀胱切除前列腺可以保留血管神经束,从而减少术后性功能障碍。但是一旦囊外扩张出现,这一措施可以导致复发率增加。阴式前列腺根治术很少应用,它不能同时切除会阴淋巴结并且在采用截石位时很容易损伤骨骼肌肉及神经。

2.并发症

出血是最常见的并发症,耻骨后路更易于发生。RRP 过程中的出血是必然的,它与术者、前列腺大小、解剖以及专业因素(如背侧静脉丛)有关系。多种技术可以用来减少出血或者输血。我们期望避免输红细胞,是因为其昂贵的费用、免疫感染并发症、免疫抑制(可以导致院内感染,癌症复发)以及它的负面效应。术前自体血预存(PAD)用于前列腺根治最受欢迎,但是费用很高,不能避免输注错误的危险,另一方面中等程度失血无须自体血回输,这样会浪费很多的自体血。与 PAD 相比,急性等容血液稀释(ANH)同样可以避免异体输血,但是另一方面还可以避免血液储存的开销以及未被使用血液的浪费,所以更为有效。一项关于前列腺根治术的随机研究中比较了 PAD、ANH、ANH 联合人重组促红细胞生成素三种方法。后者更为有效地避免了术后贫血,但是促红细胞生成素增加的费用抵消了 ANH 节省的费用。自体血回输在前列腺根治术中与 PAD 效果相似但是更为省钱,是一种更为适合的选择。但是由于肿瘤细胞可能经血流蔓延限制了它的应用。尚无证据表明自体血回输对前列腺全切的复发有影响。

3.麻醉管理

(1)监测:关于前列腺切除的监测目前尚无明确的指南。中心静脉压在估计血容量方面的准确性令人质疑。常规使用肺动脉导管不能改善术后预后。因此,血流动力学监测应该做到个体化,并以明确的血流动力学目标作为指导(例如心排出量,氧供的优化)。尿道的连续性破坏后尿量测量会变得不准确,所以尿量在前列腺切除术中不能用于估计肾脏灌注。术中用经食管超声监测血流动力学以及容量状态可能对肾脏疾病患者有一定作用。

(2)麻醉选择:麻醉方式可能影响到 RRP 术后静脉的血栓栓塞率。相比单纯全麻,硬膜外麻醉可以明显降低术后 24h 深静脉血栓(DVT)的发生率。多普勒超声显示其可能与增加下肢静脉血流有关。其假说包括局部麻醉对凝血系统、应激反应衰减的影响和局麻药对血小板聚集、凝血因子的直接影响。

据报道,单独采用硬膜外麻醉或者硬膜外麻醉复合全麻可以减少前列腺切除的血液丢失。其效果主要是全麻时高静脉压以及机械通气致腹腔内压升高被硬膜外麻醉所减轻。单用全麻或者合并硬膜外麻醉的并发症发生率是相似的。

(二)膀胱癌手术

1.术前评估

膀胱癌最重要的危险因素是性别、年龄、吸烟史以及芳胺接触史。液体摄入可以影响膀胱癌的发生,一项回顾性研究通过十年追踪发现水或者其他饮料的摄入与膀胱癌的发生率成反比。

大部分膀胱癌患者伴有血尿或者排尿障碍。标准的诊断方法是膀胱镜检和活检。后续的治疗取决于浸润的深度。经过膀胱内给药化疗或经尿道滴灌治疗,及后续的经尿道切除术治疗后,大多数患者仅留下浅表病变。接受经尿道切除术患者的外科和麻醉处理要点同腔内泌尿外科操作的相关叙述。

2.根治性膀胱切除术

患有高危浅表肿瘤或侵袭性膀胱肿瘤的患者应接受根治性膀胱切除术,这是膀胱侵袭性癌症最常见的治疗手段。由于复发率高,部分膀胱切除术应用得越来越少。根治性膀胱切除术对于仅有局限性病变的患者治愈率相当高,生存率大约为 70%。即使接受了根治性膀胱切除术,大部分患者还是会出现肿瘤远处复发,因此往往需要进行辅助性化疗。随机研究发现术前接受了一个疗程化疗的局限性高分化膀胱癌患者行根治性膀胱切除术后的生存率高于单纯接受手术治疗的患者。根治性膀胱切除术中,做一低位腹部正中切口,然后依次切除膀胱及周围脂肪、下段输尿管、前列腺、精囊,并根据肿瘤侵犯的程度切除相应尿道。女性患者的子宫、卵巢、输卵管、尿道及阴道前壁也被切除。根治性膀胱切除术中通常要进行盆腔淋巴结清扫,因为这样可以获得重要的肿瘤分期和预后信息,同时对于增加对肿瘤的治疗效果和提高患者生存率有好处。最后,还要进行尿路或膀胱重建。利用一段回肠或结肠重建一个人造膀胱并与自身尿道吻合是首选方案,对于提高患者的生活质量有很大意义。但在尿道或前列腺受累的患者这一方案并不可行。其他方案包括可控经皮尿路转向术,是用一段肠管制作一个储存尿液的容器并向腹壁开口,或者进行不可控尿路转向术,如回肠尿瘘成形或经皮尿瘘成形术。可控尿路转向术与不可控尿路转向术相比患者生活质量更高,但需要进行间断自行导尿。所有行肠代膀胱的患者均有慢性菌尿并且反复尿路感染和肾盂肾炎。最近提出了一种新的膀胱重建术,生物合成的膀胱依靠胶原支架拼接而成,其上遍布来自患者自身的尿路上皮细胞和膀胱平滑肌细胞,移植入患者体内后可达到满意的尿动力学特性。这一技术目前只用于脊髓脊膜突出的患者,但其充满希望的结果显示这一技术也可在其他疾病中得到更广泛的应用。

3. 并发症

根治性膀胱切除术是一个有较高风险的手术。患者通常是年龄较大的男性患者,合并严重疾病或并发症的高危因素,例如吸烟史、慢性肺部疾病及心脏病史等。一项对 2500 名接受膀胱切除术的患者的观察中发现,术后病死率的独立危险因素包括年龄、术前肾衰竭、高 ASA 分级、全身麻醉的应用、手术时间、术中输血、喝酒、呼吸困难及依赖状态等。另一项观察中发现,诱发并发症的手术因素包括失血、手术时间、尿路转向方式、肿瘤分期等。这一研究中报道总的并发症发生率大约为 30%。手术后肠梗阻是最常见的并发症,并不十分严重,但可增加患者住院时间。与其他类型的腹部大手术不同,膀胱切除术并不增加术后肺部并发症发生的风险,可能与这一手术的切口远离膈肌有关。

4. 麻醉处理

(1)监测:尽管手术技术不断提高,大量失血伴随着根治性膀胱切除术出现。研究表明,30% 的患者需要输血治疗。女性、术前贫血及实施回肠代膀胱术等是需要大量输血的预报信号。控制性降压曾被提倡以求减少输血,但这一技术的优点应该与其在心血管危险人群中的风险仔细权衡。这一手术时间相对较长,具体则取决于尿路转向方式的选择。术中仔细监测失血,准确评估血管内血容量是十分必要的。直接动脉测压的实施不仅可精确监测血压变化,还可方便于采取动脉血样进行血细胞比容的测定。大多数手术过程中,由于尿路切断导致尿量的监测不便,一定程度上妨碍了对容量状态的准确判断。对于心功能不全的患者及肾病患者,进行中心静脉压的监测是必要的。监测血压的变化可为液体的需要量提供正确的判断依据,其预测意义甚至优于严重疾病患者中心静脉和左房压的监测。肺动脉置管不应作为常规监测手段,但可应用于需要监测特殊指标指导维持血流动力学稳定的特殊患者。

(2)麻醉选择:尽管可以在椎管内麻醉下实施全膀胱切除术,通常情况下还是选择全身麻醉。单独应用硬膜外麻醉时患者会十分不适,因此这一技术更多地与全身麻醉复合应用。与前列腺切除术的麻醉类似,复合应用硬膜外麻醉可减少失血,降低输血率,但对并发症的总发生率并无显著影响。研究还显示,接受了硬膜外麻醉的患者术后镇痛较单独全麻的患者有显著改善。美国退伍军人卫生署的一项观察发现，与硬膜外麻醉相比全身麻醉是膀胱切除术后并发症的危险因素。目前还没有随机对照研究得出有利的结果，尚需要进行泌尿外科手术麻醉选择的大型研究。

椎管内麻醉导致交感神经阻断，副交感神经过度兴奋，肠平滑肌痉挛，会导致回肠袋成形时操作困难，这一问题可以用格隆溴铵或罂粟碱来预防。

（三）睾丸癌手术

1.术前评估

睾丸恶性肿瘤非常罕见，每年在10万男性中发生2~3例。95%的睾丸癌都是生殖细胞肿瘤，其中35%是精原细胞瘤。非精原细胞瘤，例如胚胎细胞癌、畸胎瘤、绒毛膜癌及混合细胞肿瘤等在临床上具有更强的侵袭性，应给予更积极的治疗。精原细胞瘤在30~40岁左右的患者中发病率最高，并且其发病率的种族差异十分明显。精原细胞瘤在白人男子中的发病率显著高于亚裔或非裔男子。已知的危险因素有隐睾症或Klinefelter综合征病史，在青春期以前进行睾丸下降固定术可降低睾丸癌的风险。

睾丸肿瘤可表现为无痛性睾丸肿块，更多地表现为睾丸疼痛和肿胀，因而易与睾丸炎或附睾炎混淆。

偶有少数患者的生殖细胞肿瘤并不是在睾丸部位被发现。睾丸癌的确诊有赖于睾丸超声检查，腹部CT检查可用于肿瘤的临床分期诊断。睾丸肿瘤以一种特征性的阶梯方式沿腹膜后淋巴系统转移扩散。

2.治疗选择

所有睾丸肿瘤患者均须接受根治性睾丸切除术，进一步的治疗方式取决于肿瘤转移扩散的范围和肿瘤的组织学特征。应用现有的治疗方案治愈生殖细胞肿瘤尤其是精原细胞瘤的可能性大于90%。早期诊断至关重要，肿瘤发现的时间越晚、分期越晚，患者的生存率越低。早期精原细胞瘤在接受睾丸切除术后可进行腹膜后放射治疗。非精原细胞瘤的肿瘤在临床上有更强的侵袭性，需要更积极的治疗，但其治愈率仍然大于90%；这些类型的肿瘤常常需要进行腹膜后淋巴结清扫术（Retroperitoneal Lymphnode Dissection，RPLND），尽管由于腹膜后淋巴结清扫术常导致逆行射精和不育等并发症，导致对其疗效的观察可能是选择性的。在腹膜后淋巴结清扫术中，腰交感神经被破坏，作为其替代方法，改良腹膜后淋巴结清扫术则选择保留此神经。疗效和复发率可由复查腹部CT及一系列生物学标志物的改变来评估，包括α胎儿球蛋白、人绒毛膜促性腺激素、乳酸脱氢酶等。联合化疗是复发的高度睾丸癌的标准治疗手段，方案为联合应用顺铂、鬼臼乙叉甙及博来霉素。化疗可致神经及肾毒性等并发症，及由博来霉素导致的肺纤维化。

3.睾丸切除术

根治性睾丸切除术是经腹股沟探查，然后在腹股沟内环处横向钳闭并结扎离断精索，然后切除睾丸。不采用经阴囊睾丸切除术是由于易于诱发局部及盆腔淋巴结转移。这一手术可根据患者意愿，选择在全身或区域阻滞麻醉下进行。

4.腹膜后淋巴结清扫术

腹膜后淋巴结清扫术多取腹部正中切口或胸腹联合切口，标准的腹膜后淋巴结清扫术包括两侧输尿管之间，上到肠系膜上动脉下至髂血管范围内所有淋巴组织的切除。改良腹膜后淋巴结清扫术则仅限于淋巴结的切除，并且保留了受累睾丸对侧的腰交感神经及腹下丛神经，这一技术保留了80%~90%的患者射精功能。上述手术通常在全身麻醉下实施。对于采用胸腹联合切口的患者,术后镇痛特别重要,可采用硬膜外阻滞或肋间神经阻滞技术进行镇痛。这一手术过程中,体液和血液的丢失量较大,应给予严密观察并补足,为此,应建立较大的静脉通道。

接受睾丸癌手术的患者多较为年轻,合并严重疾病者较少。但如患者此前接受过联合化疗则可能患有化疗药物所致并发症。博来霉素与肺毒性有关,年龄较大及肾功能不全的患者接受大剂量博来霉素治疗发生肺并发症的风险更高。有报道应用博来霉素后接受手术的患者发生了急性呼吸窘迫综合征。根据动物实验和一系列临床观察的结果,目前认为吸入高浓度的氧气可能倾向于诱发这一并发症。几乎没有证据显示短期暴露于高浓度吸入氧可导致基础肺功能正常患者产生急性肺毒性作用。没有药物能够有效地保护围术期的肾功能。特别是襻利尿剂、甘露醇和肾脏血管扩张剂,他们对将要施行心血管手术患者的肾功能起不到保护作用。目前没有证据支持这些药物能够在肾切除术和其他高危泌尿外科操作中使用。

5. 肾切除术

在有腔静脉侵犯的患者,肾切除术是高危操作。但是这类手术还是非常多的,因为不做手术这些患者的预期寿命将会非常短。手术操作的复杂程度随着肿瘤侵入程度而增加。肿瘤侵入横膈和右心房的患者死亡的风险很大。这类患者或者手术不能将腔静脉控制在肿瘤侵入的水平之外的患者需要实行体外循环。这些患者需要开放大静脉通路,因为有大出血的可能。此外,肿瘤局部或全部压迫腔静脉,会导致静脉远端的压力随之升高和静脉脉络的形成,他们一起增加了出血范围。有创的血流动力学监测是需要的,但是当肿瘤扩散到右心房时,进行中心通路开放就会并发肿瘤栓塞的风险,特别是肺动脉导管置管。

TEE用来监测血流动力学也是可选择的有用的方法之一。TEE可以用来确认术中肿瘤的侵入范围和肺栓塞的诊断。

行肾切除的患者必须接受术前常规的预防栓塞的治疗。肾切除术和其他大的泌尿外科操作都存在并发静脉栓塞的高危因素,即使是腹腔镜技术也不例外。

五、微创泌尿外科手术

(一)技术

近十年来,微创和腹腔镜下泌尿外科手术逐渐增多。最先的操作是用来治疗隐睾和静脉曲张,后来用于睾丸癌、前列腺癌和膀胱癌的腹膜后淋巴结清扫。腹腔镜下肾切除术、前列腺切除术和膀胱切除术都已经在几个中心完成。腹腔镜泌尿外科手术有明显的减少术后疼痛和缩短术后住院时间的优势。腹腔镜肿瘤手术是否能得到和标准的腹膜外淋巴结清扫和根治性肾切除术一样的根除效果,目前还不完全清楚。

因此,腹腔镜手术还在进行远期结果的评估,他们目前不是推荐的标准方法。

近年来,随着机器人技术的引入,开展的微创手术增加,这些技术使得操作者在进行复杂的手术操作时花费更少的时间提高可靠性,提高外科医生的学习曲线。机器人技术的使用似乎在泌尿外科学越来越普遍。根据早期的报道,机器人辅助的膀胱癌根治加新膀胱重建术有更低的并发症发生率和更快的术后恢复。这项技术目前仍需要较常规手术更长的手术时间,但是可以随着经验的积累而缩短。

近来引进了有和没有机器人辅助下的腹腔镜下前列腺癌根治术。这种手术方法是否能改善预后还不清楚,需要更多的更大的系列研究。有一项研究比较了机器人辅助下的前列腺癌根治术和标准的 RRP,发现两组在疼痛评分和镇静药的使用方面没有差别。

腹腔镜下肾切除术可以通过经腹膜和后腹膜两种途径实行。在后一种方法时,患者被放置侧卧或半侧屈伸位,工作空间通过将一个气球经过一个小切口置入后腹膜加压来实现。这个空间随着气球中二氧化碳的注入而扩张。腹腔镜下肾切除术特别适用于活体供肾者,因为它降低了疼痛和残疾。腹腔镜下部分或全肾切除术都是可行的。腹腔镜下部分肾切除术辅以多模式的疼痛管理,包括麻醉性镇痛剂、非甾体抗感染药和切口部位的局部麻醉药,能令患者早期出院。

(二)麻醉管理

微创泌尿外科操作没有标准的麻醉管理方法。腹腔镜手术患者的生理改变和遇到的问题通过其他外科专业的经验已经很清楚了。特别是气腹和二氧化碳的注入对心血管、呼吸和中枢神经系统的影响都是腹腔镜手术的特征。泌尿外科腹腔镜手术也有其他挑战,比如该专业使用的相关特殊体位。气腹会导致横膈的上移,降低了胸壁的顺应性,这会使肺容积降低并增加气道阻力。在头低位,横膈的移动更明显,使得肺容积降低的更厉害。可能会出现肺不张,但是可以通过呼气末正压通气或膨肺预防。气腹时气道压力的增高是胸壁顺应性降低的原因而不是肺的过度扩张导致,而且不能考虑为气压伤的诱发因素。经腹膜二氧化碳的吸收导致动脉和呼气末二氧化碳分压升高,必须通过增加通气来补偿以避免酸血症。可以通过增加呼吸频率、潮气量或者两者共同来完成。气腹合并头低位增加系统的动脉阻力、心脏收缩容积和心室收缩做功。侧卧屈曲位下腹腔镜手术可能显著降低静脉回流,导致心排出量降低和低血压。这种情况可以通过放气和手术台的偏转迅速逆转,并且可以通过输液预防。头低位时气腹引起的静脉压改变以及高二氧化碳血症会使颅内压显著升高,而且存在脑损伤的可能。有腔隙性脑损伤患者最好避免在这个体位下行腹腔镜手术。对并存有肾脏疾病的肾切除术患者,腹腔镜手术可能由于跨腹压的升高和肾脏的操作而产生额外的肾损伤。通过保持足够的血容量和血流动力学的稳定,肾脏的损伤可能是有限的。迄今为止,没有一种现存的肾脏保护的药理学策略被证明是有效的。

根据外科医生手术操作的熟练程度,麻醉计划必须考虑改为开放手术和大量出血的可能性。拟行腹腔镜手术的患者必须和进行开放手术患者一样进行相同的术前评估。根据患者的临床情况,为计划的手术操作准备恰当的麻醉监护。在腹腔镜手术,中心静脉压和肺动脉楔压测量由于腹内压力会向纵隔传递而变得不准确。在高危患者使用 TEE,可以更准确地评估心脏容积。腹腔镜手术常常需要膀胱置管和鼻饲插管术。

当腹腔镜手术需要在急诊状态下施行时,诱导和麻醉维持的药物选择需要考虑迅速清醒和快速恢复。在腹腔镜手术,氧化亚氮一般不使用,避免由于肠道扩张而延长手术操作。术中和术后的镇痛经常是合用阿片类和 NSAIDs。硬膜外麻醉镇痛不常规应用。

腹腔镜手术的并发症包括出血、皮下气肿、气腹、横膈撕裂和气体栓塞。尽管气腹时二氧化碳的使用降低了大量栓塞的可能性,但是空气栓塞是潜在的致命并发症,一旦出现血流动力学恶化,就必须考虑发生气体栓塞的可能性。

第十四章 矫形外科手术的麻醉

第一节 上肢手术麻醉前评估和准备

上肢手术包括上臂、前臂、手、肘、腕关节部位的手术。一般臂神经丛阻滞可满足所有上肢手术需要，部分复杂手术或有神经阻滞禁忌证的患者，也可选用气管内全麻或其他麻醉方法。与其他手术患者麻醉一样，术前也要求对患者伴发疾病、全身状况及手术特殊性做全面了解，有利于麻醉方法的正确选择及术中麻醉管理。

一、麻醉前准备

（一）禁食、禁饮

单纯上肢择期手术患者，术前一般情况都能调节基本正常，术前应按要求时间禁食、禁饮。急诊手术麻醉患者要尤为注意，如严重外伤患者，机体所处的应激状态，会在很大程度上影响胃肠的蠕动，延缓胃的排空。禁食、禁饮时间应按最后进食水到受伤这段时间计算。即便距最后进食水时间达 6~8h，仍应按"饱胃"对待。

（二）外科并发症

上肢手术中相当一部分是急诊创伤患者。除了解上肢手术部位、范围外，术前访视患者还应详细了解是否存在其他部位的骨折、脏器的损伤。特别是对于急诊、多发伤的手术患者，这点更不容忽视。同时为明确诊断，确保麻醉安全，要进行必要的相应检查，如胸部 X 线片了解有无气胸、血胸、气管移位、纵隔移位、肋骨骨折等；颈椎正、侧位片可显示有无颈椎骨折、错位和脊髓受压或受损情况；头颅 CT 可显示有无颅内出血、颅底骨折等；为了解内脏情况，腹部 B 超常不可缺少。

（三）内科疾病

上肢手术患者尤其是老年患者，术前常常合并有一种或多种程度不等的内科疾病，重点是心血管系统、呼吸系统和内分泌系统。这些患者术前内科疾病的诊治情况优劣，对麻醉风险和手术效果影响很大。

1. 心血管系统疾病

合并心血管系统疾病如高血压、冠心病的老年患者因外伤所致上肢骨折行切开复位内固定术，是上肢常见手术。术前要充分估计心功能状况，对耐受手术能力做出正确评估。手术麻醉前应将血压控制在较满意的水平，长期服用降压药患者，手术当日不应停药。严重窦性心动过缓的患者，手术前要有安装临时起搏器或进行食管调搏准备。

2. 呼吸系统疾病

老年患者常合并慢性呼吸系统疾病如慢性支气管炎、慢阻肺（COPD）等，肺功能代偿能力差。颈或臂神经丛阻滞对胸廓腹肌运动的影响在这些患者当中更明显，麻醉选择要慎重。术前认真听诊双侧呼吸音和胸部 X 线片，作为神经阻滞后患者呼吸功能出现异常时的对照，很有必要。术前呼吸功能严重减退的老年患者或合并严重肺损伤的患者,必须接受复杂的上肢手术时,若选择气管内麻醉,应考虑术后呼吸机的正确使用。

3.内分泌系统疾病

内分泌系统疾病常见的是糖尿病、甲亢,此类患者除应术前将血糖和基础代谢率控制在正常范围内,做好围麻醉期血糖监测外,还要积极防备患者在手术、麻醉应激状态下可能发生的各种危象。

(四)出血量评估

动静脉离断或创面大量渗出血的上肢严重创伤患者,若出血过多可导致休克。患者往往会表现为面色苍白、心动过速、严重低血压、四肢厥冷、烦躁不安或昏迷、无尿或少尿等,中心静脉压明显低于正常。休克病程的发生发展,取决于血液丢失的速度和失血量,若快速失血超过体内总血量的20%左右,即可引起休克。

手术、麻醉前正确的估计出血量极为重要。一般而言,单纯的上肢中度损伤,失血量约为500mL,重度损伤为1000mL。若累及其他部位如盆骨、股骨及腹腔内脏器损伤,则失血量更大。根据生命体征变化情况,也可对失血量所占体内总血容量的百分比进行粗略评估,如:生命体征无明显变化时,失血量一般<10%;有血压降低、心率增快、尿量减少、神志淡漠等表现时,失血>30%;若血压测不到,心率明显增快,中心静脉压明显降低,已有昏迷呼吸困难、无尿等症状时,失血量应在50%以上,需紧急抢救。

(五)神经功能评估

上肢损伤或手术期间往往合并臂神经丛或其神经分支的损伤,术前、术中应该及时了解和判定神经功能和受损情况,这是选择正确麻醉方法的需要,客观评估手术效果的需要,也是避免手术麻醉后不必要的医疗纠纷的需要。

二、术前用药

手术麻醉前一般常规给予镇静及抗胆碱药,即便是简单的上肢矫形手术也不例外。剧烈疼痛的创伤(断指、断肢)患者急诊手术前,若无禁忌证,可适量给予镇痛药(如成人肌内注射吗啡10mg)。对于术前已发生失血性休克、意识障碍的患者,不用或慎用镇静药物。

三、常规麻醉器具的检查

麻醉前应对常规的麻醉设备和器具如麻醉机、监护仪、吸引器、气管插管器具进行细致检查。即便实施简单的神经阻滞或 MAC,也必须备有急救器材和急救药品。

四、特殊设备的准备

单纯凭借神经体表定位和寻找"异感"行颈或臂神经丛神经阻滞,有时会导致神经阻滞不全,甚至麻醉失败。利用神经刺激器、超声仪定位,增加许多客观指征,有助于神经阻滞定位准确性的极大提高。例如,传统的神经阻滞定位客观指标主要取决于神经体表解剖位置和"异感"两大因素。由于患者个体性差异大(解剖异常),受影响因素多,即便麻醉医生有丰富的临床经验,有时也难免有"误判"情况。20世纪80年代由 Meyer 等推广用于临床的神经刺激器,使得被阻滞的神经定位更为直观。其原理是凭借刺激器产生单个刺激波,刺激周围神经干,诱发该神经的运动分支所支配的肌纤维收缩,并以此定位被阻滞神经。主要操作步骤如下。

(1)神经刺激仪穿刺针皮肤进针位置大致与传统法神经阻滞时定位相同。

（2）进针后穿刺针接刺激仪，以 2mA 为初始电流，以确定 1cm 内是否有神经。

（3）调节穿刺针方向、深度，逐渐降低刺激器电流（初始电流），探测到最小电流（0.5～1.0mA）引起最大肌颤的点，为最接近神经的位置，即神经阻滞点。

（4）固定穿刺针，除去针芯，回抽无血、空气、脑脊液后注入少量麻醉药，肌颤反应减弱或消失，表示定位准确，阻滞有效。

（5）若在注药过程中，出现更强烈的肌颤时，表明刺激针已触及神经或进入神经内，要及时需调整穿刺针方向。

（6）可经穿刺针套管置入专用导管，进行长时间持续性神经阻滞，同时术后也可保留此导管，行术后镇痛。

第二节　上肢手术麻醉选择

上肢手术多采用区域神经阻滞麻醉，根据不同手术部位，选择不同神经阻滞（入路）方法。对于合并全身多发损伤，长时、复杂手术或双侧上肢同时手术者，可选用气管内麻醉或其他复合麻醉方法如神经阻滞与静脉麻醉联合应用。

一、局部神经解剖及神经阻滞操作方法

上肢手术区域神经阻滞包括臂神经丛、尺神经、桡神经、正中神经和肌皮神经等的阻滞，单纯手指部位手术甚至也可采用指（根）神经阻滞。各种神经阻滞操作方法和麻醉管理要点略有不同。

（一）腋路臂神经丛阻滞

腋路臂神经丛阻滞又称腋窝内接近法，是将局麻药液注入腋窝臂神经丛鞘内，达到阻滞支配上肢的臂神经丛目的。

1. 操作方法

腋路臂神经丛阻滞是临床很常用的区域神经阻滞方法。由于神经鞘内包裹有腋动脉，当穿刺针进入鞘内，针尾能随动脉搏动而跳动（即所谓的"搏动法"），临床上常以此来定位欲阻滞的神经丛。具体操作方法如下。

（1）患者仰卧位头偏向对侧，患侧肩胛下垫一薄枕，上肢外展 90° 屈肘，外旋前臂，手背贴床靠近头或将患肢手掌枕于头下，作行军礼状。

（2）以食指在二头肌与喙肱肌之间的沟内摸到腋动脉，然后逐渐向头部方向移动。大约在胸大肌下缘可扪及腋动脉搏动消失点，略往后退为搏动最强点，可在此作皮丘。

（3）左手食指、中指固定动脉，右手持 22G 3～5cm 长针刺入皮肤，针尖朝向锁骨中点，并与动脉呈 10°～20° 角缓慢进针。突破腋动脉鞘时可有明显减压（脱空）感，但儿童不明显。

（4）继续进针 1.0～1.5cm，此时松开持针手指，可见针尾随动脉搏动而摆动，若患者有异感则更加明确，但不必刻意寻找异感。

（5）固定针头，回抽无血后，注入局麻药 20～30mL。注意留最后的 2～3mL 在退针过程中

注入皮下,以便阻滞肋间臂神经。

(6)用力揉压注射区域,可促进局麻药沿神经鞘扩散,完善镇痛效果。

(7)腋窝处臂神经丛较浅,穿刺过深往往失败。提高穿刺准确率或成功率,对成年患者可采用"三面"接近法,即在腋动脉的左右两边,并穿过腋动脉基底部分别做穿刺,注入局麻药总量应<30~40mL。对小儿患者则可采用一针法,即于腋动脉搏动最强处穿刺注药。

(8)穿刺时若将肘关节略抬高,使手臂外旋,可使穿刺激针更易接近桡神经,提高镇痛效果。

(9)由于上臂外展,腋鞘被肱骨头压迫,局麻药不易上行扩散,常阻滞不到肌皮神经。弥补方法可在注药时于上臂绑一止血带压迫腋鞘远端,注药完毕后即回收上肢,贴于躯干旁,以利药液上行扩散,阻滞肌皮神经后前臂外侧的皮肤感觉消失。

2. 腋路阻滞法的优缺点

(1)优点:①臂神经丛位置浅表,腋动脉搏动明显,定点简便易行;②一般不会导致气胸,膈神经、迷走神经或喉返神经不受影响;③不会出现霍纳(Horner)综合征;④无误入椎管内之危险。

(2)缺点:①肩关节、上肢活动受限或腋窝有炎症、肿痛的患者不适用;②误入血管的可能性或概率较其他方法高;③臂神经丛在腋鞘内的分支较多且较分散,故阻滞不易完善;④通常桡神经或(和)肌皮神经阻滞效果较差,需加大药物量(容积)。

(二)尺神经阻滞

1. 神经解剖

尺神经来自 C_8 ~ T_1 脊神经根前支组成的臂神经丛下干。后者主支形成内侧束,在腋动脉内侧分出尺神经,沿胸小肌下缘、上臂内侧肱二头肌与三头肌间隔下行,在上臂中部穿出间隔,再沿三头肌头侧头前行至肘部,继续下行于内上髁与鹰嘴间沟。此处尺神经最浅表,皮下可触知。然后在尺侧屈腕肌二头之间进入前臂,再下至腕部,位于尺侧屈腕肌及屈指深肌之间,在掌横韧带处也很表浅,最后在尺动脉内侧进入手掌,分布于尺侧手掌及手背、小指、无名指掌侧的一半及无名指与中指背侧的一部分皮肤。

2. 体表标志

有两处重要的尺神经体表标志须熟悉,这也是临床常用的尺神经阻滞点。

(1)尺神经沟:前臂屈至90°,显露肱骨内上髁与尺骨鹰嘴间沟,即尺神经沟。此处可触及尺神经,按压时患者前臂多有酸胀、麻木感。

(2)尺侧屈腕肌肌腱:尺骨茎突水平尺侧屈腕肌肌腱外侧(桡侧)为尺神经经过腕部所在。

3. 阻滞方法

虽然肘部和腕部尺神经位置都很浅表,但与邻近组织解剖结构的关系还是各有特点,神经阻滞定位和操作方法略有差异。

(1)肘部尺神经阻滞:①患者弯曲肘关节90°,先触及肱骨内髁和鹰嘴部的尺神经痛点;②以拇指、食指固定尺神经,于尺神经沟下缘部位作皮丘,以 22G 3~5cm 长针刺入尺神经沟内;③穿刺针与神经平行沿神经沟向近心端推进,深达 0.7~2.5cm 时,常可出现向小指放射的异感,即可注入局麻药混合液 5~10mL。

(2)腕部尺神经阻滞:①腕部尺神经浅表,嘱患者手掌向上握拳,在尺骨茎突平面可显示尺侧屈腕肌肌腱;②通过尺骨茎突画一横线与该肌腱桡侧缘相交,即为穿刺点;③穿刺点先用

6G 针头做一皮丘,然后再22G 3.5cm 针从皮丘垂直刺入,出现异感即可注入局麻药5mL;④若无异感,可以在肌腱尺侧穿刺,或针在原位刺入尺侧屈腕肌下面,进针 0.5cm 可直接注入局麻药混合液。

4. 注意事项

(1)尺神经损伤:多与穿刺直接损伤尺神经有关。穿刺时要求动作轻柔,穿刺针要细。穿刺时不要强求寻找异感,以免损伤尺神经。由于该神经浅表,通常定点较准确,故即使在无异感情况下,局部注射局麻药也可达到良好的治疗效果。

(2)血管损伤:多见于尺动脉刺破引起局部血肿。如将局麻药误入血管则可造成局麻药中毒。

(3)临床应用:临床上很少单独采用尺神经阻滞,常常是与其他神经复合阻滞(如桡神经、正中神经)以获得局部区域满意的镇痛效果,或对臂神经丛阻滞不完善的补充。

(三)正中神经阻滞

1. 神经解剖

正中神经源自 $C_6 \sim C_8$ 脊神经根,臂丛内侧束与外侧束的主支形成正中神经的内、外侧根。正中神经开始在胸小肌下缘、肱动脉外侧,沿上臂内侧下降到肱骨中段,横过动脉并转至其内侧。在肘部处于肱二头肌纤维束之下,肱动脉及肱二头肌肌腱内侧,穿过旋前圆肌,下行于屈指浅肌与屈指深肌之间。然后沿中线降至腕部,在掌横韧带处最浅表,介于桡侧腕屈肌与掌长肌之间深处,最后穿过腕管在掌筋膜深面到达手掌。分布于手内,并有分支与尺神经结合以支配手掌、食指、中指及无名指背面的一部分皮肤感觉。

2. 体表标志

(1)肘部正中神经:位于肱二头肌筋膜之下,由肱二头肌腱内缘与肱骨内髁的中点处穿过肘窝。

(2)腕部正中神经:位于尺骨茎突水平,腕横纹下 $1.0 \sim 1.5cm$,由掌长肌腱与桡侧屈腕肌腱之间穿过。

3. 阻滞方法

(1)肘部正中神经阻滞:①患者平卧,手臂平伸,头转向健侧;②于肱骨内、外踝之间画一横线,以该线与肱动脉交叉点内侧的 0.7cm 处为穿刺点,即正中神经所处位置;③先做一皮丘,然后用22G 3～5cm 长针经皮丘直刺入皮下,直至出现异感;④若无异感出现,将针退至皮下,再略偏向桡侧寻找异感。通常反复小范围做扇形穿刺即可找到异感;⑤固定针头,回抽无血液,即可注入局麻药 5～10mL。

(2)腕部正中神经阻滞:①体位同肘部正中神经阻滞,手掌向上平放;②经桡骨茎突水平,画一与臂长轴正交的横线,以横线与桡侧屈腕肌腱和掌长肌腱之间的交点为穿刺点(相当于腕横韧带近侧缘中点);③先作皮丘,再以长 3.5cm 22G 针垂直刺入皮下,穿过臂深筋膜,再进针少许即可出现异感,并向手掌桡侧放射;④若无异感,可将针退至皮下略改变方向后再刺入。异感出现后固定针头位置,注入药液 5～10mL。

4. 注意事项

穿刺过程中应避免损伤正中神经及其邻近的肌腱。临床上单一正中神经阻滞往往难以彻底消除局部手术区域痛觉,配合其他上肢神经阻滞效果会更佳。由于穿刺部位的正中神经位置比较浅表,穿刺时一般很少会损伤动、静脉,但每当注射药物之前都应反复回抽,以防药物误入血管。

(四)桡神经阻滞

1. 神经解剖

桡神经来自 $C_5 \sim C_8$、T_1 脊神经节,是由臂丛前、中、后三干后支所形成的后束发出的一条粗大神经。该神经是上肢后面皮肤的主要感觉神经,也是上肢后肌群的运动神经。在腋窝内它位于腋动脉的后方,与肱深动脉一同走向外下,在肱三头肌长头与内侧头之间进入由肱三头肌与肱骨桡神经沟构成的肱骨肌管。于管内贴附骨面并旋向外下,在肱骨外上髁上方约10cm处穿外侧肌间隔至肱骨及肘关节前,且于肱桡肌下分为 2 支:①深支走向背侧,从桡骨颈外侧穿旋后肌到前臂的背面,在深、浅伸肌之间下行至腕部,主要分布于肌肉及关节,并与尺神经的分支相结合;②浅支沿桡动脉外缘下降,于前臂中、下 1/3 交界处转向背面降至手背,支配手腕、手背及桡侧三手指皮肤。

2. 体表标志

(1)肘部桡神经:位于肘窝肱二头肌外侧沟内的肱桡肌与肱肌之间,按压时患者有酸胀感。

(2)腕部桡神经:腕背桡凹是大部分桡神经纤维通过腕部所在。解剖上桡神经下行至腕部分支较多且细。

3. 阻滞方法

(1)上臂部桡神经阻滞:①上肢自然平放,患者仰卧位或坐位;②于肱骨外上髁上方约10cm 的轴线上做皮肤小丘,此点相当于桡神经绕过肱骨部位;③以 22G 3.0 ~ 5.0cm 长针垂直刺入,直达肱骨,并在其上寻找异感;④有异感时回抽无血即可注药 10 ~ 20mL;⑤如果异感不易寻获,可将药物于肱骨表面作扇形浸润,仍可达到阻滞目的。

(2)肘部桡神经阻滞:①患者体位同前,手臂伸直,掌心向上;②在肱骨内、外髁间画一横线,横线与肱二头肌腱外缘交点外侧约 1cm 处为穿刺点;③先做一皮丘,再以 22G 3.5cm 长针直接刺向肱骨寻找异感,必要时可做扇形穿刺寻找;④出现异感即可注入局麻药混合液 5 ~ 10mL;⑤若异感不易获得,则可将药物注于肱骨外髁前方,出可达到阻滞目的。

(3)腕部桡神经阻滞:腕部桡神经分支多且较细,临床上常于腕部桡侧做环形皮下浸润即可达到阻滞目的。由于腕背桡凹是大多数桡神经纤维经过之处,故应重点阻滞,具体方法为:手处于不旋转中间位,拇指外展,在其基底部可见一凹窝,即为腕背桡凹,由此注入局麻药5 ~ 10mL。

4. 注意事项

总的说来,在实施神经阻滞过程中,穿刺时动作应轻柔,尽可能避免损伤神经和(或)神经毗邻的肌腱。

腕部桡神经阻滞做环状浸润时,应摸清桡动脉搏动点,并避开。以免刺破桡动脉,引起出血或血肿。

(五)肌皮神经阻滞

1. 神经解剖

肌皮神经是臂丛外侧束的终末支,由 $C_5 \sim C_7$ 脊神经纤维组成。先于腋动脉外侧到胸小肌外侧缘脱离腋鞘,穿过喙肱肌到肌外侧,在肱二头肌与肱桡肌之间降至腕部,此段又称前臂背侧皮神经,主要支配前臂外侧皮肤感觉。

2. 体表标志

与桡神经在肘部的体表标志相同。

3. 阻滞方法

与肘部桡神经阻滞相同。利用桡神经阻滞皮丘,在桡神经阻滞完毕时,将穿刺针稍向外拔出少许,刺向肱二头肌腱与肱桡肌之间,注入局麻药 10mL 即可阻滞肌皮神经。

4. 注意事项

穿刺时动作轻柔,尽量减少穿刺次数,尽可能避免损伤神经或肌腱(二头肌腱)。通常在神经阻滞时只要定位正确,无须刻意寻找异感,有异感当然效果会更佳。注药前应反复回抽,以免损伤肘部深层组织间血管。

(六)指神经阻滞

1. 神经解剖

支配手指的神经来自桡神经、正中神经和尺神经。手指背侧的神经是桡神经和尺神经的分支,手指掌面的神经是正中神经和尺神经的分支。每指有 4 根指神经,即左右两根掌侧指神经和两根背侧指神经。

2. 体表标志

手指根部偏背侧左右两边,为指神经径路,压迫此处,手指有麻木、酸胀感。

3. 阻滞方法

在手指根部偏背侧左右两面做浸润注射,或在指侧轴线上做皮丘,穿刺针(22G)分别向背腹两面做棱形地推进注射,每指总容积不超过 8mL。

4. 注意事项

指根血管刺破可引起局部血肿,穿刺动作要轻柔,切勿反复穿刺。指根部软组织较少,空间有限,局部注射局麻药物剂量(容积)不宜过大,以免指根部组织张力过高,影响血液供应。注药过程中也要反复回抽,防止药物误入血管。局麻药不宜加用肾上腺素,防止因指根部血管收缩,使指缺血加重。

(七)腋神经阻滞

1. 神经解剖

腋神经系由 $C_5 \sim C_6$ 脊神经纤维组成,自臂丛后侧索分出后,伴同旋肱后动脉绕过肱骨颈向后行走,并穿过由肱三头肌长头、大圆肌、小圆肌及肱骨外科颈所构成的四边孔而至三角肌的深面。除肌支外,此神经尚分出感觉支(关节支)至肩关节囊下部。

2. 体表标志

肩峰的背侧下方约 4.0cm 处,为腋神经由前向后穿过由肱三头肌长头、大圆肌、小圆肌及肱骨外科颈所构成的四边孔处。深压此处,患者多有胀痛感。

3. 阻滞方法

(1)患者端坐,患肩外展 45°。

(2)以肩峰背侧下方约 4.0cm 处为穿刺点,先作一皮丘,然后以 22G 6～8cm 长针头对着喙突方向刺入,深至 4.0～4.5cm 即达四边孔附近,肥胖者深者增加。

(3)针尖触及肱骨外科颈后内侧受阻时,退针少许,回抽无血液,可注局麻药 5～10mL。

4. 注意事项

腋神经与旋肱后动脉毗邻,穿刺针刺破动脉可引起局部血肿。鉴于腋神经、旋肱后动脉和胸腔三者间紧密的位置关系,注射局部麻醉药前应反复回抽,证实无血无空气后方可注药。要求进针方向一定要对着喙突,不可偏向内侧,这样才能避免损伤胸壁和刺破胸膜。

(八)喙突下径路

臂丛阻滞由于此法临床应用较少,故不予详细论述。简言之,患者取仰卧位,在肩胛喙突直下一横指,相当于锁骨下动脉或腋下动脉搏击动点处理针,向后背肩胛颈直刺,有异感时即可注药。

二、肱骨手术麻醉

(一)麻醉选择

(1)肱骨近端手术野靠近肩部,可行高位臂丛或颈、臂神经丛联合阻滞。但由于手术部位接近腋神经丛部位,若手术操作复杂或创面大,要求肌松良好,选用气管内麻醉更安全适合。

(2)肱骨中段或远端临床上常见骨折切开复位内固定术、骨折固定器具取出术、骨肿瘤切除术、截肢术和清创缝合术等。臂神经丛阻滞通常可满足手术麻醉要求。可以单纯肌间沟法阻滞,也可肌间沟联合腋路。

(二)麻醉管理

对于复杂、创伤大、出血多的手术,因手术部位无法安置止血带,有时术中出血量较多,术前要做好积极准备。必要时,在患者入手术室后行深静脉穿刺置管,确保术中能快速补液输血,同时还可利用中心静脉压监测指导补液。手术中可以控制性降压减少出血。特殊体位下手术,应注意患者体位的安置,既要令患者满意,也要避免组织受压缺血,特别防止体位性神经损伤。由于手术部位难免会涉及邻近神经干(丛),术前臂神经丛功能检测不容忽视。与此同时,若在特殊体位下手术,选择气管内全麻时可考虑使用加强型气管导管,避免体位造成导管受压变形。手术中牵拉上肢引起患者体动易造成气管导管移位,注意呼吸道管理和呼吸功能监测,及时发现避免意外。麻醉应持续到全部手术(包括石膏固定、特殊包扎)结束才停止,避免患者过早清醒,躁动影响手术效果。

三、尺、桡骨手术麻醉

(一)麻醉选择

尺桡骨手术一般选用经肌间沟和(或)腋路臂神经丛阻滞,能达到较好的阻滞效果。必要时可以添加肘部尺神经阻滞、肘部桡神经阻滞,使神经阻滞效果更完善。

(二)麻醉管理

为减少手术野出血,或人为阻断手术区域组织血供,以使手术部位肌肉和神经组织解剖结构清晰,手术中常于上臂绑扎止血带。此时应注意止血带反应,并记录止血带阻断血流时间,防止血流阻断时间过久。为最大限度消除患者神经阻滞过程中的紧张、恐惧心理,手术前须给予适量镇静药物。在神经阻滞不全的情况下(浅麻醉),手术刺激骨膜,可因疼痛和(或)异常感觉引起患者反射性心率、血压的变化,甚至有发生喉痉挛的报道。

四、肘部及肘关节手术麻醉

(一)麻醉选择

肘关节手术时选经肌间沟或腋路臂神经丛阻滞,即可满足手术区域镇痛要求,若增加肌皮神经阻滞可使肘关节桡侧部位镇痛更完全。

（二）麻醉管理

在神经阻滞完全的情况下,手术区域痛觉完全消失时,术中麻醉管理相对比较简单。对通过给予静脉辅助药来完善麻醉效果的患者,应加强循环、呼吸功能监测。若患者上臂捆绑止血带,要注意止血带反应,防止与神经阻滞不全症状相混淆。

五、腕部及腕关节手术麻醉

（一）麻醉选择

尽管肘部尺神经、桡神经阻滞可满足手术需要,但临床上还是多采用经腋路臂神经丛阻滞,有时也采用经肌间沟臂神经丛阻滞。

（二）麻醉管理

类同于上肢其他部位神经阻滞下手术麻醉管理。

六、手掌（指）手术麻醉

（一）麻醉选择

手掌指各部位神经支配不同,肌间沟、腋路、腕部尺桡神经阻滞都可应用,原则上神经阻滞位置应由远心端开始,分步实施。如单纯手指的简单手术,采用指根神经阻滞即可,没必要行腕部尺桡神经阻滞或经肌间沟、腋路臂神经丛阻滞;手掌（背）简单手术在腕部尺桡神经阻滞条件下即可顺利完成,也没必要采用高位臂神经丛阻滞。总之,在简单的神经阻滞条件下能完成的手术,千万不要使麻醉方法复杂化。

（二）麻醉管理

这里以断指（掌）再植术麻醉为例,简述麻醉管理要点。

1. 麻醉前准备

对于失血过多的患者应积极纠正低血容量,在对其他部位的损伤做出必要的处理同时,尽可能明确手掌（指）骨关节、软组织和神经受损情况,便于选择正确的麻醉方法。术前用药可在客观评估患者全身情况的基础上,选择镇痛、镇静和（或）抗胆碱能药。

2. 麻醉方法选择

除合并其他部位严重创伤,且全身情况差时,选用气管内全麻,一般均选用区域阻滞麻醉（如腕部尺桡神经阻滞、指根神经阻滞等）。神经阻滞后手术区域血管扩张,这对局部组织血供和血管吻合及再通十分有利。局麻药中不应加肾上腺素,尤其是在行指根神经阻滞时。有些简单的掌（指）血管和（或）神经、肌腱吻合术,甚至可在局麻下完成。

3. 注意事项

必须在区域神经阻滞下进行的断指（掌）再植术,麻醉管理应注意以下几个问题。

（1）静脉辅助用药:神经阻滞必须完全,避免疼痛引起血管的痉挛。精神过于紧张的患者可静脉辅助镇痛、镇静剂,如杜-氟合剂、氟-芬合剂、丙泊酚、瑞芬太尼、咪达唑仑等,确保吻合神经、血管时患者安静无体动。

（2）补充血容量:术前术中失血多的患者,应及时充分补充晶、胶体液,改善末梢循环,不可随意应用收缩血管的药物来升高血压。

（3）抗凝:为确保所吻合的血管血流通畅,术中局部血管定时用含肝素的生理盐水(1~

2U/mL)冲洗,尽量不要全身使用抗凝剂。必要时,术后可常规服用阿司匹林0.3~0.6g/d。

(4)术后镇痛:术后良好的镇痛,利于血管的舒张,避免血管痉挛,利于患者手术创面恢复。

七、局部静脉麻醉在上肢手术中的应用

局部静脉麻醉,虽然现在较少应用,仍不失为一种具有操作简便、效果明显、术野清晰少血等优点的麻醉方法,尤其是短小的上肢手术具有一定的实用价值。具体操作及注意事项见前,这里主要了解局部静脉麻醉在上肢手术的应用范围。适用于1.5h左右较短小的各类上肢手术,特别适用于软组织手术,如神经、肌腱的松解、缝接及掌挛缩病的手术或有臂丛神经阻滞禁忌的上肢手术。

八、上肢手术麻醉特殊处理

(一)止血带

应用上肢手术使用止血带,可以减少手术野出血,便于术者辨析神经、肌肉解剖和手术操作,同时也在一定程度上减少肿瘤细胞、脂肪栓子和骨水泥某些刺激性成分的吸收。但止血带使用有其特殊性,须加以注意。

1. 止血带的使用方法

(1)根据患者的年龄,上、下肢体选用合适的袖带(上肢:短、窄;下肢:长、宽)。

(2)选择缚扎部位:上肢应在肱骨上1/3段,避开桡神经;手指在指根部(下肢在大腿根部,可直接压迫股动脉)。

(3)止血带加压前,先将肢体抬高3min左右,加速静脉血回流,以减少肢体血量。

(4)设定压力值:为了避免局部组织损伤及神经干挤压伤,同时又要达到理想的止血目的,止血带的设定压力要根据局部组织薄厚、患者年龄、肢体周径大小及局部动脉收缩压而定。上肢300mmHg或收缩压+100mmHg(下肢600mmHg或收缩压×2)。

(5)设定时间:上肢一般不超过60min(下肢不超过90min)。若手术时间长,则应暂时让肢体恢复血流10~15min,然后再阻断。

(6)记录充气、放气时间,术中注意加强对患者呼吸、循环功能的监测。

(7)做好放气准备:伤口须加压包扎,防止渗血。同时要适当加快补液速度以补充和维持有效的血容量。放气时应适当抬高患肢,以预防止血带休克的发生。

2. 不良反应

尤其是长时间使用止血带,可能会导致一些不良反应,给麻醉管理带来一定难度,主要如下。

(1)止血带疼痛:长时间(>1h)使用止血带,患者往往可感到远端肢体疼痛或烧灼感等不适,有时对这种不适感患者甚至感到难以忍受。放松止血带后不适感即可缓解。若采用经肌间沟或腋路臂神经丛阻滞,上肢镇痛完善时,可以消除这种止血带反应。

(2)局部软组织水肿:止血带充气后,血供阻断,使得局部组织细胞线粒体内氧分压降低为零,引发无氧酵解。30~60min后磷酸肌酸酶显著升高,随着pH<6.5,产生细胞内酸中毒。缺氧和酸中毒导致细胞膜结构破坏,且随着止血带充气时间的延长(>60min),血管内皮完整性受损,终致组织水肿。

（3）神经损伤：止血带充气超过 2h 或压力过大时，由于神经轴索缺氧和神经过度受压会导致不可逆性神经损害。

（4）止血带去除瞬间全身反应：止血带突然放气，会因瞬间缺血肢体再灌注和（或）手术野急性出血后全身血流重新分布，发生中心静脉压和动脉压降低（下肢比上肢明显），低血容量患者这种反应尤为明显。另外，缺血肢体再灌注也使得局部蓄积的有害代谢物进入体循环，威胁心血管功能。

3. 预防和处理方法

为减少或消除止血带所带来的不利影响，神经阻滞完善能起到预防作用，过于敏感的患者可适量辅用麻醉性镇痛药、镇静剂。要严格规范止血带使用方法，如止血带压力和持续时间。一般情况下止血带时间不得超过 2h，且每 60min 放松一次。止血带松紧要合适，以远端出血停止、不能摸到动脉搏动为宜。过松动脉供血未压住，静脉回流受阻，反使出血加重；过紧容易发生组织坏死。去除止血带时应缓慢放气，避免引发明显的血流动力学变化。

4. 指根部橡皮止血带

止血法指根部衬垫两层窄纱布，然后用橡皮筋环状交叉于纱布上，同时用止血钳适度夹紧交叉处，但不得过紧以免影响动脉血流。

（二）脂肪栓塞

有报道认为所有长骨骨折都有脂肪栓塞的发生，只是程度不同。上肢手术出现严重的脂肪栓塞虽不多见，但麻醉医生应有所警惕。严重脂肪栓塞临床主要表现为难以释明原因的低氧血症、心动过速和（或）意识改变，以及结膜、腋下、上胸部出现出血点，胸部 X 线片显示肺浸润性改变。一旦怀疑脂肪栓塞，处理措施包括充分供氧，控制输液量和给予大剂量激素，以此可减轻脂肪栓塞的临床症状。

（三）静脉栓塞

深静脉栓塞在矫形手术中时有发生，在上肢手术中的发生率不及 3%。

（四）休克

肢手术中一部分为急诊创伤患者，尤其是那些手和（或）上肢严重创伤的别人，因大量失血和剧烈疼痛常有休克发生。此类患者麻醉前抗休克处理要点是：①尽快控制活动性出血，必要时采取头高 20°~30°，脚高 15°~20° 体位，以增加回心血量；②建立快速有效的静脉通路，补充血容量。一般开通两条以上通道，有条件时行深静脉穿刺置管，在监测 CVP 的同时指导补液。

补液原则是需要多少补多少，而不是丢失多少补多少。最快输液速度可达 25~30mL/（kg·h），一旦循环功能情况改善（HR < 100bpm、血压和 CVP 复常），可减至 5~10mL/（kg·h）维持。液体选用平衡液和胶体联合，当 Hct < 20%~25% 时，可考虑输注适量红细胞。当失血超过机体血容量 70% 时，以输血为主，同时要注意电解质及酸碱平衡。

第三节　肩关节手术麻醉前评估和准备

随着矫形外科的发展,肩部手术的开展越来越多,现在大致包括:肩袖、肩关节不稳的修复,重建及该区域的创伤、臂丛神经的损伤及一些关节镜的检查和治疗。术前对患者疾病及全身状况的评估和准备,有利于麻醉方式的选择和围术期的麻醉管理。尤其是要注重对老年患者和某些特殊人群的麻醉前评估和准备工作。

一、老年患者

矫形外科的手术患者中老年人占很大比例,他们常常合并心血管系统、呼吸系统疾病及重要脏器功能的减退,所以术前正确的评估及认真准备是非常必要的。老年人易并发慢性肺疾病,尤以阻塞性肺疾病和肺实质性疾病多见,术后易发生肺部感染、脱机困难。神经阻滞也可能带来轻度的呼吸抑制,术前了解肺功能情况很必要。火柴试验:患者平静后,深吸气,然后快速呼气。若能将置于15cm处的火柴吹灭,表示测试者肺储备能力好,否则储备低下。

二、特殊患者

类风湿性关节炎,骨性关节炎等患者多半病程长,侵犯多器官,多关节,他们进行肩关节骨膜切除、关节置换术时,我们要考虑到这点,探访患者应了解其他关节及器官的功能状况。

1.气道评估和颈项活动度

当病变累及颞颌关节,可影响张口度,达Ⅱ度以上张口困难(<1 指宽),无法置入喉镜明视插管,可经鼻盲探插管。正常人颈部可随意前屈后仰、左右旋转/侧弯。当病变累及颈椎,后仰不足 80° 表示颈椎活动受限。术前应做好困难气道程度评估,为气管内插管做好准备。

2.神经功能的评估

当颈椎病变压迫神经时,可表现为双手感觉的异常和力量的减退,故术前要明确有无神经性功能异常避免纠纷。

3.心脏瓣膜的病变

此类患者长期疾病可累及心脏瓣膜,麻醉风险主要取决于病变的性质及其对心功能损害的程度,如:①以狭窄为主的病情发展较关闭不全者迅速,重症主动脉瓣狭窄极易并发严重心肌缺血,心律失常和左心功能衰竭。麻醉的风险性相当高,择期手术禁止;②关闭不全患者对麻醉、手术的耐受力一般属尚可。因此,对各类瓣膜性心脏病患者术前应常规给予抗生素,预防细菌性内膜炎。此外,此类患者易并发心、脑血管血栓形成和(或)栓子脱落,积极的预防措施之一是长期予以抗凝治疗,但术前须短期停服抗凝剂,待出凝血功能接近正常范围时,抓紧时间手术。

4.其他脏器损害

最常合并肺间质病变,一般临床无表现,但有肺功能减退。部分患者还合并心包炎、胸膜炎等,多无临床表现。所以术前应考虑到这些器官的功能减退,正确地评估患者对麻醉,手术的耐受力。

5.肾上腺皮质功能

长期服用糖皮质激素的患者,突然停药可由于皮质激素的反馈性抑制脑腺垂体对 ACTH 的分泌,引起肾上腺皮质萎缩和功能不全。此时若机体遇到严重应激如创伤、手术,可诱发肾上腺危象。对此类患者围术期注意激素的合理使用。可术前及手术当天给予大剂量激素如氢化可的松 300 ~ 600mg/d 输注或术中应用,以提高患者对麻醉及手术的耐受。应当注意的是,糖皮质激素:①与噻嗪类利尿药配伍可加剧机体钠的丢失,增强肌松药作用;②可降低机体的癫痫阈值,麻醉期间中不得与恩氟烷、氯胺酮配伍。

三、术中血液保护

肩关节手术因其手术部位特殊,无法使用止血带,而该区域大多数手术时间长,损伤大出、出血多。对于择期手术,术前血红蛋白最好大于 100g/L。术前备血也是必不可少的。随着血液保护观念的提出,自体输血、血液稀释、术中自体血液回输等血液保护措施的临床应用越来越多。

1. 自体输血

自体输血指术前采集患者自身血液保存,以供术中应用。一般术前每隔 5 ~ 7d 采血一次(300 ~ 500mL),共 3 次。其要求患者一般情况良好(Hgb > 110g/L),且住院时间长。由于此项技术在实际操作过程中程序复杂,目前临床实际应用尚不普遍。

2. 血液稀释

血液稀释指术前或手术主要出血步骤前,抽取手术患者一定量自身血液保存,同时以胶、晶体液补充血容量。以此使血液稀释,且术中出血时减少血液有形成分的丢失。待手术出血主要步骤完成后或术后,再将提前抽取的血液全部回输患者体内。此项技术简便易行,实用性强。

3. 术中自体血液回收

术中自体血液回收是通过血液回收机将手术野出血收集,经洗涤处理后回输给患者。早期矫形外科手术对使用血液回收颇有争议,因为手术医生担心所收集的血液中含有大量骨碎粒、脂肪颗粒,以及骨水泥,回输存在风险。而目前随着设备条件的改善,实际上回收的血液经血液回收机洗涤处理后,能去除所有杂质,输血的安全性是有保证的。无论采取哪种方法,术前都必须做好充分准备。

四、麻醉前用药

常规给予镇静、抗胆碱能药物,有剧烈疼痛可给予镇痛药物。对于准备行颈、臂神经丛阻滞的患者,术前药应少用或不用阿托品,避免心动过速。

第四节　肩关节手术麻醉方法选择

肩部手术的麻醉方式多样化,主要包括神经阻滞,全身麻醉或两者联合。在实际工作中,麻醉方式及麻醉药物的合理选用至关重要。其原则一般如下:①确保患者安全舒适;②麻醉效果能满足手术需要,且便于操作;③选择麻醉者熟练掌握及当地条件能达到的麻醉方式;④在其他原则都能满足的情况下,选择医疗费用低的麻醉。具体的选择主要取决于手术方式,时间长短,患者的一般情况,手术者的要求及麻醉者自身条件。

一、神经阻滞

神经(丛)阻滞一般能完成肩区、锁骨脱位骨折内固定等简单的短小手术。

(一)解剖

1. 颈神经丛(简称颈丛)

颈神经丛由 $C_1 \sim C_4$ 脊神经前支组成,其中 C_1(又名枕下神经)主要是运动神经。$C_2 \sim C_4$ 均为感觉神经,它们在横突尖端分为升、降二支。这些分支与上下相邻的颈神经分支在胸锁乳突肌后穿出形成颈神经丛。颈丛分深、浅丛,前者支配颈深部的肌肉及部分膈肌,主要分布于颈前,侧面的深层组织;后者主要支配头颈部及胸肩后部的皮肤感觉,其分布区呈披肩状。

2. 臂神经丛(简称臂丛)

臂神经丛是由 $C_5 \sim C_8$ 和 T_1 脊神经的前支组成,也有少数臂丛含有来自 C_4 或 T_2 脊神经前支的小分支。其走行于颈外侧及腋窝内,然后下行,分布于整个上肢,支配上肢的运动和感觉。臂丛以锁骨为界,分为锁骨上部及锁骨下部。

(二)肩区常见神经阻滞操作

1. 肌间沟法

肌间沟法又称颈部接近法或斜角肌肌间沟接近法。

(1)操作:①患者平卧去枕,头转向对侧约45°,操作者站在患者头端操作;②从第一环状软骨下缘作一水平线,向后外延伸,与中斜角肌前缘或肌间沟的交点,相当于 C_6 横突为穿刺点;③常规消毒铺巾,先在穿刺点上作一皮丘,再以22G 3～4cm 长针穿刺,由皮肤垂直刺入。针头沿肌间沟,向内、后及下方(尾骨方向)缓缓推进,切忌针向头侧;④进针约2.0cm 深,常可出现减压感及异感或触到横突。有异感通常为扩散至肩和上肢的放射痛,更说明穿刺位置正确,触及了臂丛神经纤维;⑤固定针头,回抽确证无血液、空气或脑脊液,患者亦无异常表现后,注药5～10mL,观察5min,如果无不良反应,可将余量注射完。局麻药总量可达25～30mL;⑥注药时如压迫肌间沟上部可使药液向下扩散,增强对尺神经的浸润;⑦如果进针点偏离,位于肌间沟上缘,则前臂的尺神经支配区域往往阻滞不全;而肩及锁骨远端、颈部和桡侧满意;穿刺位置太低或药量太小时,则肩锁部位阻滞不佳。

(2)优点:①易于掌握;②发生气胸机会极少;③对肥胖或不合作的小儿较为适宜。

(3)缺点:①尺神经阻滞起效迟,有时不完善;②有伤及椎动脉或误入蛛网膜下隙和硬膜外腔的危险;③不宜双侧同时阻滞;④过度肥胖者体表标志不清;⑤可发生星状神经节、喉返神经、膈神经麻痹或阻滞。

2. 锁骨上阻滞法

此法又称锁骨上接近法,是将药液注入锁骨血管旁间隙内的臂丛鞘中,达到阻滞肩及上肢的目的。

(1)操作:①患者仰卧,患侧肩下垫一薄枕,头偏向对侧,手下垂摸膝,使锁骨和肩部压低,以此使臂丛拉紧更近于皮肤表面;②穿刺点仍在肌间沟内,以左手食指触压锁骨下动脉,右手持注射器在紧靠锁骨下动脉明显搏动点的外侧(锁骨中点上方1cm～1.5cm 处)做一皮丘;③将22G 长3cm～4cm 针沿皮丘垂直刺入皮肤,不向内或外侧移动,一直沿中斜角肌内缘缓慢推进。刺破臂丛鞘,有异感或针尾有搏动即表明位置正确,针头已接近锁骨下动脉的后(外)侧面;④穿刺针深达2cm～3cm 碰到骨质即为第1肋骨,此时不应再深刺,以防刺破胸膜及肺尖。若患者无异感,针尖可沿第1肋骨方向略向对侧足跟移动,寻找臂丛;⑤穿刺正确时异感应放射至整个手的手指。若异感仅及拇指和食指,提示尺侧阻滞不全,针尖还得改向内侧下方寻找异感;⑥采用此方法一般都主张寻找异感,且异感部位在肘关节以下者阻滞效果更为满意。对难以寻找异感者,可采用扇形阻滞法将局麻药注在第1肋骨上,也能获得较好的阻滞效果;⑦可注入局麻药20~30mL,注完后患者往往有种"压力异感",说明针尖在神经附近,药液已充填臂丛鞘内,阻滞作用必然较迅速且完善。

(2)优点:①用较小药量即可得到较高平面的臂丛阻滞;②可同时阻滞上肢及肩部;③穿刺时不必移动上肢;④局麻药误入静脉的可能性很小;⑤不至于发生刺入硬膜外腔或蛛网膜下隙意外。

(3)缺点:①操作不当可能会造成气胸;②不能同时进行双侧阻滞;若需双侧阻滞,有一侧要采用腋路阻滞;③穿刺时若无异感,失败率达15%。

3.锁骨下阻滞法

(1)操作:①患者仰卧,患肢外展90°,头转向对侧;②皮肤常规消毒,以22G 5~8cm长针在锁骨中点下2~3cm处进针,与皮肤成45°角,向外侧沿腋动脉方向穿刺;③针穿过胸部肌肉后进入臂丛鞘时,有一明显落空感,同时患肢出现异感,证明针已进入鞘内,凡异感达肘部以下者阻滞效果较好;④固定针头位置,回抽无血后即可注入局麻药混合液20~30mL。

(2)优点:①臂丛在锁骨下鞘内比较集中,此部位阻滞可使上肢阻滞完全;②气胸及肺损伤发生率较锁骨上法低;③可同时阻滞内侧皮神经和肋间臂神经,故对需用止血带者更为有利。

(3)缺点:①此处臂丛位置较深,故定位不如其他方法简便、准确;②仍有损伤血管和发生气胸之可能;③主要并发症为局部血肿和局麻药血管内注射引起全身毒性反应。

4.颈神经浅丛阻滞

颈神经浅丛由胸锁乳突肌后缘中点发出,故穿刺点即为颈椎横突体表标志处(通常在胸锁乳突肌后缘与颈外静脉的交接点)。针进入胸锁乳突肌后缘深层,即可注射局麻药5~8mL,无须寻找异感。操作者也可于针进入皮下后成扇形将药液注入皮下和肌膜下(穿刺针越过肌膜时有落空感),即可阻滞颈浅丛。通常进针0.5~1.0cm深度,肥胖者深度增加。在临床实际工作中,单纯颈丛神经阻滞或单纯臂丛阻滞对锁骨和肩部手术阻滞不完的发生率很高。因为肩部手术有时泛及肩部深区,麻醉时往往需要阻滞 C_3~C_6 及 T_1~T_2 神经才能满足手术要求。所以单独采用颈或臂神经丛阻滞很难达到彻底的手术区域神经阻滞效果。临床上可采取颈、臂神经丛联合阻滞,或高位臂丛加锁骨下联合阻滞等方法,求得完善的神经阻滞效果。

(三)常用药物

一般颈、臂神经丛的神经阻滞选用利多卡因(1%~1.5%)复合其他中、长效局麻药。以往使用丁卡因(0.2%~0.5%)、布比卡因(0.25%~0.75%),由于其毒性大,且布比卡因的心脏毒性不可逆,现在很少用。而左旋布比卡因、罗哌卡因的临床应用越来越普遍。左旋布比卡因是布比卡因的左旋体S(-),而布比卡因的中枢神经及心脏毒性来源于R(+)型镜像体,故前者心脏毒性作用低于后者,而二者神经阻滞作用效能相仿。罗哌卡因的化学结构与布比卡因相似,但机体毒性尤其是心脏毒性,明显低于布比卡因。罗哌卡因低浓度用于神经阻滞时,有明显的感觉运动分离现象。局麻药中加入适量肾上腺素(1:20万单位),可在延长阻滞时程的同时,因局部血管收缩,局麻药的吸收速率减慢和(或)吸收量减少,药物毒性作用降低。

(四)注意事项

1. 避免血管损伤

任何途径穿刺,如果不熟悉局部解剖关系,都有可能导致药物误入血管,引起全身中毒症状,严重时可导致患者死亡。如果穿刺时抽吸有血液回流,应立即将针后退出血管,暂停穿刺或改变进针方向,局部压迫,避免继续出血及形成血肿。尤其是肌间沟及锁骨旁径路穿刺时,若引起血肿还可产生颈部压迫症状。

2. 穿刺技术

要求肌间沟法穿刺针方向应向下、内,略朝尾侧,切勿水平方向进针。深度不能超过横突深度,过深可损伤椎动脉、蛛网膜下隙和硬膜外腔,引起血肿、出血或脊椎麻醉休克。

3. 防止气胸、血气胸

锁骨旁穿刺激性有发生气胸或血气胸可能。寻找第 1 肋骨时,不应刺入过深,针尖应贴着骨面反复寻找异感较为安全。穿刺中让患者保持安静,忌突然咳嗽或做深呼吸动作。一般此类气胸发展缓慢,如果不细心观察往往可被忽略,以致术后数小时患者才出现较明显的症状。疑有气胸时要听诊双肺呼吸音有无变化,胸部 X 线透视或摄片可确诊,重者除呼吸困难外,气管向健侧移位。因此,凡行锁骨旁臂丛阻滞的患者,操作后应严密观察 6~24h。

4. 正确选择神经阻滞途径

尽管臂神经丛阻滞尚有多种途径和方法,但肌间沟、锁骨上和腋路阻滞法是三种最常用方法。肌间沟入路的成功关键是找定位,出现异感很重要。根据统计,穿刺中若患者未出现异感,神经阻滞的失败率高达15%。随着神经刺激器在临床广泛使用,相信能大幅度提高臂神经丛阻滞成功率。

5. 防止局麻药逾量

由于臂神经丛阻滞时单次用药量较大,故当首次注药已用完全量时,追加剂量须慎重,勿超过极量,以防药物中毒。由于神经鞘容积较大,往往只有当鞘内腔隙被药液完全充盈时(如成人肌间沟臂神经丛阻滞需 25~35mL 局麻药),才能显现满意的神经阻滞效果。因此,临床上在使用局麻药时,要统筹考虑剂量、浓度、容积等诸多因素,在力求满意神经阻滞效果的同时,严防局麻药逾量或中毒。

(五)神经阻滞的选择

虽然神经阻滞与全麻相比,具有:①术后镇痛较好;②术后恶心、呕吐的发生率低;③对循环、呼吸系统抑制小;④对交感神经有阻滞作用,降低血管张力的同时能改善区域组织灌注,减少出血及血栓栓塞;⑤费用低廉等多方面优点。但有下列情况时仍应当慎用神经阻滞:①术前已有外周神经缺陷的矫形手术,如尺神经移位术、腕管松解术或手术部位接近神经结构的手术,如全肩成形术或肱骨近端骨折固定术。总之围术期已有神经损伤或神经损伤风险大,由于术后若神经功能异常,不易区分,可能造成纠纷,一般不提倡神经阻滞;②急诊创伤患者全身情况差或复合多发性外伤,或其他脏器的损伤,我们一般选择气管内全麻较为安全;③关节镜手术,常需要控制性降压,或关节置换放骨水泥等特殊处理或特殊体位的患者,为便于术中管理,提高麻醉安全性,尽量选用气管内全麻;④有凝血异常,穿刺点感染,或精神异常及不能配合操作者的患者,一般不选用神经阻滞。

二、气管内全麻

尽管神经阻滞技术(包括局麻药、设备)已得到了很大的发展,但由于肩关节手术的特殊性和复杂性,对那些神经阻滞失败或有神经阻滞禁忌的患者、大多数小儿患者以及接受复杂肩关节手术的患者,气管内全麻是可供选择的常用麻醉方法之一。

(一)优点

与神经阻滞相比,全麻具有以下优点:①插管后呼吸道管理方便,保证充分吸氧,减少死腔,增加有效通气量,安全性大;②方便手术操作,如操作复杂,伤损大,时间长的手术,神经阻滞很难达到要求,同时术中活动关节、牵拉肢体患者也难也忍受。全麻患者舒适,也保证术者的操作;③不存在神经、血管的损伤;④便于术中的特殊处理。如肩部手术中有部分要求控制性降压,特殊的体位("沙滩椅"位)等;⑤术中出现危重意外便于抢救。

(二)常用药物

全麻药物的应用,与普通手术气管内麻醉所选用的药物无明显差异,种类都涉及催眠镇静、镇痛及肌松药。鉴于肩关节手术的特殊性,有些在临床上正得到广泛应用的新型麻醉药,用于此类患者麻醉可能更能显现优势。

1. 瑞芬太尼(Remifentanil)

瑞芬太尼是一种选择性短效阿片类 μ - 受体激动剂,用于全麻的诱导、维持,具有快速起效、快速消除、肝外代谢不易蓄积等特点。与芬太尼相似,对呼吸也有抑制作用,但停药后患者呼吸能在短时间内(3~5min)迅速恢复快。需要注意的是,由于该药镇痛作用消失快,术后疼痛发生较早。

2. 舒芬太尼(Sufentanil)

舒芬太尼也是芬太尼的衍生物,与芬太尼相比、镇痛作用更强,时间更持久。用于长程手术,由于该药对心血管功能影响小,麻醉期间能维持很好的心血管功能状态,因而更适用于术前合并有心血管疾病的肩关节手术患者手术麻醉。

3. 咪达唑仑(Midazolam)

咪达唑仑是水溶性苯二氮卓类药物,具有抗焦虑,催眠抗惊厥,肌松和顺行性遗忘作用。广泛应用于全麻诱导,剂量 0.1~0.4mg/kg。肩关节手术尤其是关节离断术,对患者精神创伤很大,咪达唑仑的顺行性遗忘作用对缓冲或消除患者术前恐惧,预防术后可能会出现的心理障碍,有积极意义。

4. 丙泊酚(Propofol)

丙泊酚是一种快速短效的镇静类静脉麻醉药,长时使用无蓄积,停药后患者苏醒迅速而完全。全麻诱导诱导剂量一般为 1.5~2.5mg/kg,术中麻醉维持采用连续静脉滴注或以微量泵泵入,剂量 50~150μg/(kg·min),常与镇痛药复合用。

三、监测麻醉

有些简单的肩关节手术,也可在监测麻醉(Monitored Anesthesia Care,MAC)下顺利完成。监测麻醉是近年来提出的新概念,其实就是患者接受局部、区域麻醉或未用麻醉时,麻醉医师提供监测和镇静/镇痛药物,达到镇静/镇痛和遗忘的目的。MAC 一般限用于浅表或短小的手术,在肩及上肢短小手术也常用到。如肩关节脱位是一常见病,手法复位要求有良好在肌松,虽可以行臂神经丛阻滞,但有时神经阻滞效果也会不尽如人意,且处于清醒状况下的患者会感到十分紧张和恐惧。而采用在监测下合理使用镇静、镇痛药物的麻醉方法,使患者处于安静遗忘态,既能满足手法复位的肩关节肌松条件,又能在确保那种安全的前提下,极大提高患者围手术麻醉期舒适程度。现在应用较多的方法包括丙泊酚复合瑞芬太尼静脉输注和(或)七氟烷吸入麻醉。

第五节　肩关节手术麻醉管理

一、神经阻滞麻醉管理

(一)神经阻滞入路选择

恰当选择适当的神经阻滞入路,是阻滞完全的保证。根据手术部位,准确选取神经入路,避免阻滞不全。阻滞不全不仅给患者带来巨大的疼痛,给其心灵蒙上阴影,带来不良回忆,同时影响手术者的操作。疼痛刺激引起机体强烈的应激反应,血流动力学的波动,应激激素的升高,也引起异常神经反射(如骨膜反射等)。这些对术中的麻醉管理极为不利,安全风险大。所以手术开始要认真地测试麻醉平面,发现阻滞不全要及时更换麻醉方式。短小表浅的手术可以局部浸润麻醉,也可辅助静脉药物来完善麻醉。

(二)避免局麻药中毒反应

臂神经丛阻滞为了达到良好的阻滞效果,所需要的局麻药剂量和一定浓度下的容积较大,容易局麻药逾量,由此发生局麻药中毒反应的概率也较高。为避免局麻药中毒反应,神经阻滞操作过程中应当注意以下几点。

1. 控制最大剂量(极量)

单次给药时,局麻药不得超过最大剂量(或极量),缓慢推注。局麻药浓度不宜过高,平衡浓度、剂量、容积三者间关系。适量加入肾上腺素(1∶20 万单位),能在一定程度上延缓局麻药吸收速率和减少局麻药吸收量。

2. 防止局麻药

误入血管给药前需反复确定回抽无回血、脑脊液、气体时才能给药,注药过程中也要多次反复回抽(每注射 3 ~4mL 回抽一次),以确保针头没有移位。此外,有部分患者由于穿刺针针尖斜面贴近血管壁,回抽时由于负压,血管壁与针尖紧贴无回血,给药时进入血管,发生中毒反应。所以即便回抽无异常,给药也必须小剂量开始,同时紧密观察患者生命体征,警惕毒性反应的先驱症状(如惊恐、多话、抽动或突然安静等)。

3. 药物中毒救治

一旦怀疑发生局麻药中毒反应,应立刻停止推药,拔除针头,同时面罩给氧,确保供氧充分。静脉注射咪达唑仑 2.5 ~5mg,必要时静脉注射短效肌松药如琥珀胆碱 1mg/kg 气管内插管控制呼吸。一般只要药物中毒症状发现及时,给予相应处理后,等血浆药物峰浓度下来后,即可逐渐恢复。

4. 监测和应急措施

完善必须提醒的是,无论采用何种麻醉方式,都应于麻醉前开放患者静脉通道,监测心率、血压、SpO_2 等基本生命体征,备有完善的急救设备与器具,防患于未然。

（三）减轻心血管反应

由于颈部神经、血管分布丰富，颈神经丛阻滞后患者常会出现一过性的血压升高、心率增快。究其原因，多半与局麻药中肾上腺素的吸收和（或）迷走神经的阻滞有关。一般无须特殊处理，等药物影响消失后，即可正常。若血流动力学波动过大（如血压升高超过基础值20%），尤其对于术前合并心血管系统疾病的患者和老年患者，可适量应用血管活性药物（如 β 受体阻滞剂、钙通道阻滞剂等）调控血压。

（四）其他

1. 呼吸道管理

由于肩部手术铺巾掩盖头面部，不便于直接观察患者，应注意呼吸道管理，尤其是神经阻滞辅助静脉麻醉的患者要特别当心。

2. Horner 综合征

发生颈交感神经阻滞时，患者可出现 Horner 综合征，表现为眼睑下垂、瞳孔缩小、眼球凹陷、眼结膜充血、鼻塞、面微红和不出汗等体征，注意呼吸、循环功能监测。一般无须特殊处理。

3. 膈神经、喉返神经麻痹

高位臂神经丛（$C_3 \sim C_5$）阻滞，易造成邻近的膈神经、喉返神经麻痹。麻醉中要观察呼吸方式、频率及胸廓抬起的幅度，避免膈神经麻痹对呼吸的影响。喉返神经麻痹最常见的临床表现为声嘶、失声，严重时可有呼吸困难。通常在实施颈臂神经丛阻滞时要有意识地跟患者交谈，以便及时发现异常情况。同时切记：双侧颈神经丛阻滞肯定会累及膈神经，不行双侧深丛的阻滞。

4. 气胸、血肿

尤其在经锁骨上路或肌间沟入路行臂神经丛阻滞时，由于其针尖偏近正中，第一肋骨正中有肺尖，进针过深易刺破肺尖造成气胸或血气胸。普通成年患者一般进针深度不超过4cm。颈部臂神经丛周围血管丰富，阻滞过程中若穿刺针损伤血管尤其是动脉，可导致局部血肿。

高位硬膜外阻滞或全脊麻颈神经丛阻滞时，穿刺针进入过深或进针角度偏内，可导致针尖进入硬膜外腔，甚至蛛网膜下隙。若未及时发现，一旦注入局麻药可即刻导致高位硬膜外阻滞或全脊麻。神经阻滞前要预计进针深度，采用短针穿刺。推药前一定要回抽，先少量注药（2～3mL）后，观察无不良反应再注余液。若发生全脊麻，患者无意识、呼吸，必须紧急实施气管插管控制呼吸，加速输液及应用心血管活性药，维持循环、呼吸功能稳定。一般情况下，若及时发现及时处理，随着椎管内局麻药逐渐吸收，局部浓度逐渐降低，患者各方面情况将逐步好转。只要抢救及时，处理措施得当，患者一般均能恢复正常。

二、气管内全麻的麻醉管理

肩关节手术选择气管内全麻，麻醉管理应注意以下几方面问题。

（一）围术期体液和输液

输血通道准备肩关节开放性手术由于其手术部位特殊，无法使用止血带，术中出血往往较多。患者入室后，要保证建立良好的静脉通道。

复杂的肩关节手术（如肩关节离断），必要时应建立深静脉通路（颈内或锁骨下静脉穿刺），既便于术中快速输血输液，又能在监测 CVP 的前提下确定合适的补液量。手术开始前，可给予适量的晶、胶体液预先扩容。

(二)循环功能监测

特别是对那些对老年患者、一般状况差的患者及行手术复杂的患者,入室后行外周动脉(常选桡动脉或足背动脉)穿刺置管测压应成为常规,以便更迅速地直观了解麻醉手术期间血压变动。

若行桡动脉穿刺,Allen 试验不可省略。Allen 试验时,先令患者举起前臂,紧握拳。然后放松,重复几次后紧握拳头以尽量驱走手内血液。随后测试者以双拇指紧紧按压患者腕部桡动脉、尺动脉走行部位,达到阻断手部血流的目的。再令患者握拳数次,见掌面苍白无血色,表示驱血有效。最后测试者先放松压迫尺动脉的拇指,桡动脉的拇指仍紧压不放松。若约在 5s 患者手掌内面红润,证明桡、尺动脉之间有正常侧支循环并通畅,可进行桡动脉穿刺。若 15s 手掌内面颜色仍不能恢复红润,应视为桡动脉穿刺禁止。

(三)术中体位特殊要求

肩部手术患者多采用侧卧位,但此体位还是在很大程度上限制了术中肩关节活动。现在临床上所采用的"沙滩椅"(又叫"理发椅")位,可能更符合手术者要求。因为这种特殊体位,它不仅同时适用于肩部手术的前路、后路切口且肩部上端可自由活动,更便于手术操作。将手术床调整如理发椅一般,患者半坐姿,患侧肩部垫高,手臂自由悬空,宽胶布固定头部制动。但这种特殊体位,给麻醉管理增添了不小的难度。

全麻中患者无知觉且有良好的肌松往往在体位放置过程中造成头颈过度转动及肢体过度地牵拉,外展旋转,如未及时发现,将造成严重的不良后果。对于老人、小孩尤为注意。肩部手术采取沙滩椅位时手术区在心脏平面以上,可能会发生空气栓塞,若术中患者出现难以解释的顽固性循环功能抑制时要想到这一点。

(四)气道管理

为避免患者在特殊体位下气管导管管腔受压或导管扭曲变形,一般可选用加强型气管导管,且用导管固定器固定导管。在摆放体位前后,均应反复听诊双侧呼吸音,观察气道压变化,及早发现或避免摆放体位过程中可能造成的气管移位。改变体位后("沙滩椅"),气道压力往往较平仰卧位有小幅度增高。若呼吸音低、气道压增加明显,部分原因可能是换体位中气管导管移位或滑入一侧支气管或导管开口斜面紧贴气管壁,适当调整导管深度和导管开口斜面方向,呼吸音即可恢复正常。还有部分原因是因气道内大量分泌物,阻塞导管腔,经气管导管吸痰后情况会立即改善。若确因体位引起的气道压力过高,且两侧呼吸音清晰、对称,可通过适当降低潮气量、增加呼吸频率来提高肺通气效率。

除此之外,肩部矫形手术中手术者反复牵拉活动上肢,也会造成气管导管移位,甚至滑脱。术中要注意监测(SpO_2、$PetCO_2$、Paw),气管导管要固定牢靠。另外由于肩部手术头面部铺巾,虽然全麻气管插管便于术中气道管理,但有时也会发生气管导管与螺纹管接头松动或脱落,而麻醉机不报警的情况。若发现不及时,可造成意外。

(五)麻醉诱导与应激反应

与其他手术麻醉患者一样,气管插管刺激所引起的机体剧烈应激反应,对接受肩关节手术的患者也是极为不利的,尤其是术前合并有心血管疾病的患者。麻醉诱导药物配伍合理,能在很大程度上减小甚至消除患者对气管插管的应激反应。另外,入手术室输注抗生素的患者,麻醉诱导前应暂停输注,以免影响麻醉药效价,甚至混淆或掩盖药物过敏反应,影响麻醉医生对麻醉诱导过程中呼吸、循环功能异常原因的正确判断。肩部手术的要求有良好的镇痛,肌松要求条件不高,麻醉维持中可以根据手术步骤,适量调整肌松药用量。

三、监测麻醉的管理

监测麻醉(MAC)虽然操作简单,手术时间短,但常规术前评估与准备不可省略。术中需配备基本监护设备及必要的抢救器具。所选用的麻醉药应当都是起效快、代谢迅速、对循环、呼吸影响轻微的药物。尽管如此,为确保麻醉安全,术后门诊患者必须达到以下几点方可离院:①生命体征平稳正常;②定向力恢复;③无头晕、恶心、呕吐,能独立行走,且有成年人陪同。离院前还须向患者详细交代可能会出现的不良反应及注意事项,留下患者联系地址,做好随访工作。

四、术中特殊处理

(一)控制性降压

由于肩部区域特殊,无法上止血带,为减少术中出血,保证手术操作时视野清晰,需控制性降压。

1. 降压原则

采取综合措施,以增强降压效果、减少药物用量和降压的不良影响。降压程度的标准以能维持心、脑、肾等重要脏器的充分灌注为低限,一般平均动脉压(MAP)保持在 56～65mmHg 以上水平是安全的,而老年人、高血压患者降低不应超过手术前水平(基础值)的 40%(通常30%～33%)。在能满足手术要求的前提下,应尽可能维持较高的血压水准。

2. 注意事项

(1)降压速度:降压速度不要过快(＜6mmHg/min),时间不宜过长,一般控制在手术主要出血步骤时期,不超过 30～50min。

(2)脑缺氧:降压期间由于肺内血流减少,无效腔相对增大,此时供氧必须充分。可通过调整潮气量、呼吸频率来保证正常的 PaO_2、$PaCO_2$。尤其是要防止大脑缺血缺氧,因为 MAP 过低时脑血管自动调节功能丧失,导致脑血流减少、脑灌注压下降。

(3)组织缺血:长时间控制性降压(特别是当血压水平控制在比较低的情况下)可使得一些组织(尤其是受压部位组织)缺血,甚至坏死,其在长时手术中更易发生。术中要十分注意对患者的体位保护,特殊体位更应当心。

(4)麻醉深度:有效的控制性降压应建立在适当麻醉深度的基础上,既可减少扩血管药物剂量,又能达到满意降压效果,减少药物不良反应。

3. 常用降压方式

降压方式虽然方法多种多样,如药物、加深麻醉和变换体位等,但临床上常常还是通过药物方法实施控制性降压。

(1)硝普钠(SNP):通过扩张小动脉达到降压作用,输注过程中须避光。虽然是临床常用的一种控制性降压药,但须注意停药后的反跳现象,以及长期使用有氰化物中毒之虑。

(2)硝酸甘油:通过舒张小静脉达到降压目的,作用较硝普钠缓和,临床选用的机会要多于硝普钠。用法:①配制成 0.01% 溶液静脉输注,开始 1μg/(kg·min),达到3～6μg/(kg·min)时可使血压降至所需水平;②配制成 0.01～0.03mg/kg 溶液滴鼻(或经气管导管滴入），也能产生良好的降压效果。

（3）其他药物：目前临床常用的降压药物还有 β 受体阻滞剂（艾司洛尔）、钙离子通道阻滞剂（佩尔）等，只是由于肩关节手术相对来说时间较短，所需控制性降压机会不多，上述药物用于长时间持续降压临床应用经验有待积累。

（二）肩关节置换术与黏合剂（骨水泥）

1. 严重过敏反应

肩关节置换术需将骨水泥填充入骨髓腔固定假体。骨水泥填充过程中有时会诱发严重的过敏反应，患者表现出血压急剧下降、心动过缓和心律失常等症状，严重时甚至发生心搏骤停。骨水泥引发心血管意外的主要原因有：①骨黏剂（即骨水泥）植入人体直接的有毒性作用，引起血管扩张和心肌抑制；②骨水泥填充骨髓腔后，使得髓腔内压力增高，同时也可伴发脂肪和（或）气体栓塞。

2. 预防与治疗

尽管因骨水泥诱发的威胁生命的过敏反应发生率极低，但若忽视则后果严重，积极预防和及时正确救治很有必要。

预防与治疗措施主要有：①严密观察患者，使用骨水泥前维持收缩压（SBP）> 90mmHg，有心动过缓者应给予阿托品，增快心率，同时积极纠正低血容量；②骨水泥是由甲醛丙烯酸甲酯（MMA）和聚甲基丙烯酸甲酯（PMMA）组成，两者混合反应产生大量热量，所以须待骨水泥反映到成团阶段冷却接近体温时才填充，最大限度减少对机体的刺激；③在所填充区的邻近骨上钻孔排气排液，避免封闭式填入，减小骨髓腔内密闭压力；④出现严重低血压和（或）心动过缓时，静脉注射肾上腺素（0.5 ~ 1.0mg）往往是非常有效的方法。

（三）肩关节镜手术的麻醉

肩关节镜手术为微创手术，一般采取"沙滩椅"位，麻醉方式多选择气管内静吸复合全麻，术中采取控制性降压能使手术视野更加清晰，通常可将血压维持在 85 ~ 95mmHg/50 ~ 60mmHg 范围内。使用关节镜需在关节腔内灌入大量生理盐水使关节囊最大限度地膨胀，以利于关节顺利进入，暴露清晰。但大量液体有可能会外渗进入颈部组织，从而导致气道受压移位，气道阻力增大。术中要注意观察并及早发现。

第六节　强直性脊柱炎及脊柱侧弯术前评估和准备

脊柱矫形是脊柱手术中创伤较大的手术，疾病类型主要有强直性脊柱炎、特发性脊柱侧弯及非特发性脊柱侧弯（如先天性脊柱侧弯、神经肌源性脊柱侧弯）等。

一、术前评估

（一）强直性脊柱炎

强直性脊柱炎多见于青少年，发病年龄多在 10 ~ 40 岁，以 20 ~ 30 岁为高峰，主要病变在骶髂关节和脊柱，脊柱病变从腰椎开始向上逐渐发展到颈椎。患者早期出现腰背部疼痛、脊柱僵硬、活动受限。病程可以逐渐进展至颈、胸、腰椎,强直僵硬。麻醉前评估包括以下方面。

1. 困难气道评估

术前应进行颈部活动度、张口度、颞下颌关节和下颌骨的检查。张口度要求达到 3cm。颈部固定,或活动度条件差及张口度小于 3cm 的强直性脊柱炎患者,常存在气管内插管困难。必要时需采用纤维支气管镜引导插管。如存在气管内插管困难可能性,应备好 ASA 建议的困难插管器械:①常用喉镜包括各种尺寸及不同式样的镜片(Macintosh 或 Miller)以供替换;②各种尺寸的气管内导管;③气管内导管的管芯(Stylet)和插管钳(Magills);④纤维光学插管器械;⑤逆行插管器具;⑥非手术急症气道通气器具如经气管喷射通气、喉罩(LMA)、食管气管联合导管(Combi - Tube);⑦手术切开急症气道器具如环甲膜切开或气管切开术。

2. 呼吸功能

评估胸椎和肋椎关节、肋骨肋软骨关节、胸骨软骨胸骨柄关节的病变可使胸廓扩张受限。患者肺功能常显示限制性通气功能障碍,重度限制性通气功能障碍患者,可导致术后撤离呼吸机和拔管延迟,术后呼吸衰竭发生率增高。

(1)简易心肺功能测定:①体力活动负荷试验:测定心功能,一定程度反映肺功能;②吹火柴试验:测定 $FEV 1.0$。患者在张口而不噘起嘴唇的口型下吹气,吹灭唇前 $5 \sim 7cm$ 远的火柴火焰。能者,说明 FEV_1 正常,否则可能存在气道阻塞性肺疾患;③时间肺活量:最深吸气后作最大呼气,呼气时间 $> 5s$,可能存在气道阻塞性肺疾患;④屏气试验:平静呼吸后屏气时间 $< 15 \sim 20s$,或深呼吸数分钟后再深吸气时,屏气时间 $< 30s$,提示心肺储备功能不足;⑤登楼试验:登四层楼,患者心率及呼吸频率在 $10min$ 内完全恢复登楼前水平且无心律失常,提示可较好地耐受手术。

(2)肺功能检查:对正常肺功能者不一定必要。对有异常者检查则属必要。该项检查有助于对患者围术期呼吸系统的评估及处理。主要指标:肺总量(TLC)包括潮气量(VT)、功能余气量(FRC)、余气量(RV)和肺活量(VC)。时间肺活量包括肺活量(FVC),第一秒时间肺活量($FEV 1.0$)及第 2、3 秒时间肺活量。$FEV 1.0/FVC$ 比率(正常 $80\% \sim 85\%$)较单纯时间肺活量有意义。呼气中期流速(MMFR)是一敏感方法,最高呼气流速(PEFR)减低提示气道阻塞性病变,最大自主通气量(MVV)是肺功能储备的敏感指标。

3. 循环功能评估

术前常规行心电图、超声心动图检查。心电图有心律失常、传导功能障碍者,需视其严重程度给予必要处理。部分完全性传导阻滞患者,需安装临时或永久起搏器。EF 值 $< 40\%$、有严重的瓣膜关闭不全或瓣膜狭窄的患者,麻醉手术风险极大。

(二)脊柱侧弯

脊柱侧弯类型主要包括特发性、非特发性及神经肌源性脊柱侧弯。

1. 困难气道评估

重度颈及胸椎侧弯患者常合并有困难气道,术前应常规进行困难气道的评估。如颈部活动度、张口度、患者的牙齿及其咬合状态。应备好困难插管器械。

2. 呼吸功能评估

大部分脊柱侧弯患者,肺功能检查常提示不同程度的以限制性通气功能障碍为主的肺功能减退。患者多数处于肺功能完全代偿状态,严重侧弯患者可有失代偿表现。术中手术体位的摆放、手术操作影响及设置控制呼吸参数不当,均有可能使原本处于代偿状态的呼吸功能受到严重影响;同时术后可因疼痛、肌力恢复迟缓、失血性较大等原因,致呼吸功能进一步下降。从而产生呼吸性的酸碱失衡,低氧合状态,术后拔管延迟等。因此,麻醉手术前应给予客观的呼吸功能评估,并做好充分的术前准备。

呼吸功能的损害为脊柱侧弯患者共有的临床表现。可以适当参考肺功能检查指标。术前用力肺活量(FVC)>70%预计值的患者大多能较好耐受手术;用力肺活量(FVC)<40%预计值的患者,或一秒最大呼气量(FEV$_1$)小于预计值的50%,提示术后呼吸功能代偿能力较差,需要适当延长机械通气辅助时间。术前用力肺活量(FVC)<30%预计值的患者,麻醉风险极大,术后并发症较多,麻醉与手术应慎重,必要时术前进行肺功能的锻炼,以改善呼吸功能。

3.循环功能评估

先天性脊柱畸形常在幼儿时就发现,患儿可能合并有其他脏器的畸形。且治疗年龄均偏小,术前应进行详细的病情评估,以选择最佳手术时机,尽可能减少麻醉手术的风险。心脏畸形较重时,常有明显症状。准备行手术的患者,术前应进行详细体检和常规心脏超声检查,在心脏结构、功能修复后,可以考虑手术。神经肌源性脊柱侧弯患者在幼儿时期,可能出现进行性神经肌肉病变。因此,麻醉风险的评估包括了心肺功能的评估和患者基础疾病状态的评估。

脊柱侧弯患者,术前应常规行心电图、超声心动图等检查,以明确患者是否伴有心脏病变。其中,EF值和肺动脉压力的高低,对评定心功能有重要意义。值得关注的是,脊柱严重畸形时,肺泡长期受压,肺容量变小,肺小血管扭曲变形可继发性引起肺动脉高压和右心功能损害。术前可根据右心损害的程度,评估患者对麻醉和手术耐受能力。右心功能不全的患者,麻醉风险极大,麻醉手术中有发生心力衰竭的可能。患有肺动脉高压的患者,应在术前锻炼肺功能,改善氧供,减轻右心负荷,术中加强循环管理与监测。对于EF值小于50%应慎重选择麻醉用药,小于40%的患者麻醉风险增大,可结合临床表现和手术范围综合评估是否能耐受麻醉手术。

二、术前准备

(1)完善术前检查,纠正营养不良或电解质紊乱,改善全身状态。

(2)对COBB角大于60°且有限制性通气功能障碍者,必要时可以考虑改善肺功能。方法有:①平卧后做慢而深的呼吸活,或经常作咳嗽动作;②每天登楼梯步行锻炼或吹气球锻炼肺活量;③行BiPAP(无创正压)呼吸机辅助呼吸,2h1次,每日2次,持续两周或一个月;④鼓励患者作自我悬吊练习,结合颌枕带—骨盆牵引;⑤必要时,还可进行颅环牵引,以软化呼吸肌肉的僵直度。对较小的患儿,也可采取Halo头环牵引及下肢皮牵引。

(3)准备做术中唤醒的患者,术前需向患者介绍术中唤醒的必要性及操作方法,训练患者如何配合唤醒试验。一般要求:①听到唤其名,立即作握拳动足趾;②尽可能全身不动。

(4)如预取患者自身血液以备术中用,应在术前3周开始抽取、储存。

(5)术前访视是麻醉程序中重要的内容之一,可部分或全部消除患者对麻醉和手术的恐惧心理。并使麻醉医生尽可能熟悉病情,合理实施麻醉。

(6)麻醉前用药目的,在于使患者情绪安静而合作,缓和忧虑与恐惧,加强全身麻醉药的效果,减少分泌物。常于术前30min用阿托品0.01~0.02mg/kg、地西泮0.2mg/kg,或哌替啶0.5~1mg/kg,肌内注射。

麻醉前检查麻醉机、监护仪是否工作良好,准备吸引器、吸痰管、全套喉镜、合适面罩及螺纹管、气管导管、引导管芯、润滑油及诱导药品。根据对患者全身状态、手术时间及难度的综合判断准备有创血压监测。

第七节　强直性脊柱炎及脊柱侧弯麻醉选择

一般根据手术部位和时间及患者的全身情况,选择不同方式的麻醉。脊柱的局部手术和时间较短的手术,可以在连续硬膜外麻醉下进行。需要强调的是,俯卧位的手术如时间较长,需给予密切监测的患者,或对俯卧或侧卧的耐受差,为避免抢救困难,可选择控制呼吸的全身麻醉。对于颈部不能活动、腰椎强直的患者,硬膜外穿刺置管和蛛网膜下隙阻滞往往困难,也应选用全身麻醉。脊柱矫形手术的麻醉,以气管内插管控制呼吸的全身麻醉为宜。其方法的选择需考虑到患者的心肺功能、手术体位、手术时间长短及手术范围。脊柱后路矫形术手术体位多为俯卧位,而前路手术需经胸腔或腹腔径路,体位为仰卧、侧卧或侧卧位;手术范围则视需矫形融合的椎体数而定。综合判断,气管内插管全身麻醉便于气道管理,维持术中稳定,减少术后并发症。

一、麻醉诱导与气管插管

1. 麻醉诱导

麻醉诱导同一般全麻,复合记忆缺失、镇痛和肌肉松弛。诱导用药可使用咪达唑仑或(和)依托咪酯或(和)丙泊酚,雷米芬太尼或芬太尼,维库溴铵或阿曲库铵。气管内插管应选用有一定柔韧度的弹簧导管,以避免因手术体位引起的导管变形或成角梗阻。

(1)静脉诱导:常用药物有硫喷妥钠(5mg/kg)、丙泊酚(1mg/kg)、依托咪酯(0.1～0.3mg/kg)、氯胺酮(1～2mg/kg)、咪达唑仑(0.1～0.2mg/kg)、芬太尼(3～5μg/kg)、维库溴铵(0.1～0.2mg/kg)等。

(2)吸入诱导:适用于建立静脉通道较困难的幼儿,常选用刺激性小、起效迅速、苏醒快、对循环影响较小的氟烷、七氟烷等吸入麻醉药。

2. 气管插管

常规气管内插管时应固定颈部于伸展位。如颈部活动差,在不改变颈部位置的情况下口咽暴露无困难者,方可施行全麻诱导和常规插管。术前评估为困难气道的患者,采用纤维支气管镜引导下插管,是安全合理的选择。口、咽及喉行表面麻醉,将合适管径的气管导管套于光纤导管外,在纤维支气管镜引导下将气管导管置入,同时行麻醉诱导。使用纤维喉镜插管除施行表面麻醉外,可以适当阻滞喉上神经。插管过程中可使用少量镇静剂,同时给氧。

二、麻醉维持

脊柱手术创伤大,时间长。部分患者术中、术毕需行唤醒试验,多数患者需行躯体感觉诱发电位(SSEP)或运动诱发电位(MEPs)监测,以判断脊髓功能的正常与否。因此麻醉深度不可过浅,应既无术中知晓,亦可迅速苏醒。用药宜选用短效和速效药,既维持呼吸循环稳定,同时使麻醉深度易于调控。采用静吸复合的麻醉方式,可以选用异氟烷或七氟烷,复合雷米芬太尼或芬太尼等。需要关注的是,在行 SSEP 及 MEPs 的监测过程中,应考虑吸入麻醉剂对 SSEP 等监测的影响。因此,丙泊酚静脉麻醉是脊柱手术的首选麻醉方法。

合适的肌松是脊柱手术中必要的手术条件,术中可以使用维库溴铵或阿曲库铵。根据不同个体对肌松剂的敏感性,合理控制肌松剂的用量。

脊柱手术使用控制性降压是合理并且安全的。应尽量估计手术中失血量,谨防控制性降压期间发生低血容量。通常在低血压期间常规输注晶体、胶体或全血来补充相应失血量,维持足够的血容量。若失血过多而未及时补足会造成血压剧降并伴器官/组织灌注不良。控制性降压期间适当地输液和血液稀释亦可以防止因血流缓慢而形成血栓。

降压程度/幅度应参考心电图、心率、脉压及中心静脉压等多项指标综合衡量。为安全起见,MAP 应在 60 ~ 65mmHg 范围内。对一般患者而言,将原血压降低 30% 即可达到减少渗血出血,方便手术且又不会引起严重并发症之目的。个别患者尽管血压降幅已达 30%,但仍未达到降压目的,若心血管功能良好,亦可酌情进一步降低血压,但持续时间不宜过久。全身情况良好的患者可较长时间的耐受 MAP 60 ~ 70mmHg,对血管硬化、高血压和老年患者,通常血压降低幅度不得超过原水平的 40%。在满足手术要求的前提下尽可能维持较高的血压水平,注意防止降压速度过快,以使机体有一调节适应过程。

降压期间应监测:BP、HR、SpO₂,还应包括 ECG、CVP 和尿量;通常应动脉(桡动脉、足背动脉)内置管进行直接动脉压测定;降压期间须保持患者皮肤四肢干燥红润、外周循环无淤滞现象,毛细血管充盈较好;同时,应间断监测动脉血气及酸碱值、定期测定血红蛋白(Hb)和血细胞比容(Hct)等。手术主要步骤结束后即应逐渐停止降压,尽可能缩短控制性降压时间。可以使用 β - 受体阻滞药、神经节阻滞剂、挥发性麻醉药、钙通道阻滞剂、硝普钠、硝酸甘油等药物用于降压。

三、术中监测及患者体位

(一)血流动力学监测

手术期间应常规监测血压、心率、心电图、及尿量。对于手术需时较长,预计术中出血多的患者,循环监测其为重要。诱导前行动脉置管直接测压可直接动态地观察麻醉手术过程中的血压波动,同时便于行血气分析。诱导后可行深静脉置管,必要时可予肺动脉漂浮导管(PAC),或经肺热稀释测定技术(PiCCO)及中心静脉压(CVP)监测技术,指导术中循环系统调控及输血输液。有条件时,亦可以采用经食管超声多普勒(TEE)及组织灌注水平的监测(PHi)。

(二)呼吸监测

1. 脉搏式氧饱和度(SpO₂)

通过动脉脉搏波动的分析,测定出血液在一定的氧分压下,氧合血红蛋白(HbO₂)占全部血红蛋白(Hb)的百分比值。成人脉搏血氧饱和度(SpO₂)正常值为≥95%;成人 SpO₂90% ~ 94% 为氧失饱和状态(Desaturation);<90% 为低氧血症(FiO₂ = 0.21)。及时有效地评价血氧饱和或氧失饱和状态,了解机体的氧合功能,以评价全麻通气期的氧合程度,为早期发现低氧血症提供了有价值的信息,提高了麻醉和呼吸治疗的安全性。

2. CO₂ 曲线图

呼吸末二氧化碳指呼气终末期呼出的混合肺泡气含有的二氧化碳分压(PetCO₂)值。Pet-

CO_2 为 35 ~ 45mmHg(4.67 ~ 6.0kPa)。$PetCO_2$ 监测可用来评价肺泡通气、整个气道及呼吸回路的通畅情况,通气功能、循环功能、肺血流及细微的重复吸入情况。

3. 气道压力监测

气道峰压(与气道阻力和胸肺顺应性都有关)和平台压(只与胸肺顺应性有关)的监测可迅速确定机械通气患者的肺顺应性及机械通气的状态是否正常。

4. 潮气量和通气量

每分钟静息通气量(VE)为潮气量(VT)与每分钟呼吸频率(RR)的乘积,平均值男性6.6L,女性4.2L。机械通气时,成人 VT 需要 8 ~ 10mL/kg,小儿为 10 ~ 12mL/kg。

5. 动脉血气分析

通气、换气、血流及呼吸动力功能等方面发生的障碍,最终都导致血气发生变化,因此血气分析仍是测定肺呼吸功能的重要指标。从动脉血直接测得 PaO_2、$PaCO_2$ 和 pH,由这些数值又可推算出 HCO_3^-、SaO_2、BE 等。

(三)体温监测

体温监测是脊柱手术麻醉中非常重要的内容。脊柱矫形术中,患者的失血量较大,因而输血输液较多,输入液体的温度往往明显低于患者体温;另一方面,手术创面大,创面的长时间暴露也是体温丢失的重要原因。术中用直肠或食管探头测出的中心温度能反映体温的变化。预防围术期低体温的第一步是防止环境的过度低温。室温保持在 24 ~ 25℃,相对湿度40% ~ 50% 为宜。其中强制气流加温系统(Forced – air Heating System)和热电阻加温毯(Resisting Heating Blanket)是有效的无创加温方式。围麻醉期密切监测体温,同时使用保温毯及输液加温器等设备亦可以较好的维持患者的体温。低体温在围术期十分常见,并可引发一系列不良后果,因此,核心体温应维持在 36℃。对于围术期低体温,无论从治疗效果还是从难易程度而言,预防重于治疗。

(四)体位

体位安放原则:满足手术暴露需求,不影响患者的生理功能。脊柱手术的体位有俯卧位,侧卧位,仰卧位,颈过伸位。

1. 侧卧位

常用脊柱前路手术。

2. 颈过伸位

颈椎前路手术。

3. 脊柱后路

手术多需要俯卧位,但不同的节段、病情、及手术要求在体位安放上各有特点。俯卧位时,胸廓受压,潮气量减小,心脏受压,影响心排出量,需格外注意体位的摆放。方法有枕垫法及体位架法。

(1)枕垫法:根据年龄及身高用4 ~ 6 个海绵枕,分别对称地垫于患者肩、肋缘、髂部,使胸腹部腾空。将头偏向一侧,放置于 C 形海绵头圈上。

(2)体位架法:采用脊柱手术托架或 YTJ – E 型脊柱手术托架(以下简称弓形架)。在支架上摆放体位时需注意:①根据患者情况调节各支撑点,支撑面要适当,保持足够的柔软性和弹性,避免腋窝受压引起臂丛神经损伤和静脉回流受阻;②避免颜面部受压,尤其是眼球和口鼻,全麻者可靠固定气管导管以免术中滑脱;③双上肢呈屈曲位置于手架上,双下肢呈屈曲位置于软垫上。强直性脊柱炎患者,宜采用 YTJ – E 型脊柱手术托架。随病变的加重,后突畸形明显,有些患者还伴有大关节受累。术中截骨矫形后摇动弓形架复位时,注意上抬的弓桥前端对颈部的挤压,造成颈静脉回流受阻,引起头部肿胀。根据复位后上半身背伸情况,必要时调整头托高度。脊柱侧弯手术患者,常表现出胸廓畸形,不对称,安放体位宜用枕垫法。枕垫衬垫要适当,支撑面宽窄要适宜,避免压迫腹部,使腹内压增高影响呼吸。同时腹内压增加影响下腔静脉回流,使术中渗血增多。瘦、小患者应注意枕垫不可过宽,颈短患者肩垫不可超过胸锁关节,以免压迫气管。

四、血液保护

脊柱手术创面大,时间长,出血量较大。围术期血液保护至关重要。主要方法有:①减少血液丢失控制性降压;抗纤溶药物的使用;②血液回收术前自体血回收;术中等容血液稀释;术中血液回收机的使用。

五、术中脊髓功能监测

1. 唤醒试验

脊柱手术中常需做唤醒试验,以判断脊髓功能正常与否。术中可以使用肌松监测仪进行肌松监测,指导肌松药物地使用,避免唤醒延迟,亦可把握合适的唤醒时机。必要时可用肌松药物拮抗剂。唤醒试验,观察患者睁眼和(或)出现四肢尤其是下肢活动所需的时间。

2. 体感诱发电位(Somatosensory Evoked Potential Examination,SEP)

SEP 已越来越多地用于脊柱手术中,脊髓功能的监测。体感诱发电位测定,是通过特定的神经电生理仪器,采用脉冲电刺激周围混合神经的感觉支,在近端周围神经、脊髓表面或头皮皮层感觉区记录生物电活动波形的方法。SEP 术中记录变异性较大,与许多因素有关。比如麻醉深度、肌肉松弛度、平均动脉压、温度等因素有关。目前认为,通过全静脉麻醉(TIVA)及计算机目标控制输液(TCI)过程中,麻醉等因素对 SEP 的影响是可以预测的。这样术中监测SEP 可以较稳定可靠。术中 SEP 监测主要观测指标为潜伏期和波幅。为了及时发现异常的SEP 改变,基准值和警戒标准十分重要。波幅下降超过50% 和(或)潜伏期延长超过10%是警戒标准。判断标准还应加上改变的持续时间,SEP 改变持续 10min 以上,提示有神经损害的危险。

SEP 监测虽然需专门的操作仪器和人员,但其可重复性较好,可连续监测,远离手术野,对手术影响小,安全性高,因此可操作性好,现已广泛应用于临床。

3. 运动诱发电位(Motor Evoked Potentials,MEP)

运动诱发电位(MEP)是指应用电或磁刺激皮层运动区或脊髓产生兴奋,通过下行传导路径,使脊髓前角细胞或周围神经运动纤维去极化,在相应肌肉或神经表面记录到的生物电活动。常用的刺激方法有经颅电刺激(TES)和经颅磁刺激(TMS)。TMS 临床常用的麻醉药对其有显著的抑制作用,限制了其在术中的应用。术中监测中 TES 为常规刺激方法。TES 最早是采用单脉冲电刺激,但很多麻醉药物可抑制或消除其反应。最近采用运动皮质短时程、多脉冲电刺激,可以克服麻醉药物反应,获得较好的波形和重复性。MEP 监测能特异性反应皮质脊髓束的功能,特别是联合 SEP 进行监测,能大大提高手术监测的敏感性和特异性。MEP 术中监测具有一定的风险性,它引起的安全性问题必须要警惕,如烧伤、电伤、咬伤、癫痫发作、心血管系统改变、术中躁动、硬膜外电极并发症等。总的来说,MEP 将是一种非常有前景的术中脊髓监测手段,它与 SEP 等其他监测技术的应用可以有效降低脊柱手术的神经并发症。

六、术后管理

患者术毕应至 PACU/ICU 行麻醉复苏。复苏中,继续监测心电图、动静脉压力、呼吸功能、血气、体温、尿量及伤口引流量,维持出入量的平衡及内环境的稳定。根据患者麻醉恢复评分、术前的肺功能水平及气管插管难易程度,掌握拔管指征。积极处理麻醉恢复期的并发症,主要包括术后躁动、疼痛、恶心呕吐、呼吸道阻塞、通气不足、低血压、体温异常、术后出血、少尿等。

对于术前已有肺功能障碍的患者,除术中注意呼吸支持和监测外,为防止呼吸系统并发症及促进肺功能改善,术后常需要做进一步的呼吸支持。必要时,可于 ICU 进行机械通气,人工辅助呼吸一段时间后,再试行脱机拔管。

第八节 椎管狭窄的术前评估及准备

椎管狭窄(Spinal Stenosis)是各种原因引起椎管各径线缩短,压迫硬膜囊,脊髓或神经根,从而导致疼痛、麻木、肢体无力、跛行、大小便障碍等一系列神经功能障碍的一类疾病。椎管狭窄从狭窄部位上分为:颈椎管狭窄、胸椎管狭窄及腰椎管狭窄。从病因上主要分为先天性椎管狭窄及后天获得性椎管狭窄。

一、关于老年问题

椎管狭窄多见于中老年人,由于老年人机体细胞逐渐退化,器官功能减退,尤其是呼吸循环功能更为明显,加上营养不良,血容量不足及疾病的影响,对麻醉和手术耐受力小,对药物敏感性高,代偿能力差,危险性大。老年患者麻醉和手术过程中及术后并发症的发生率高,故术前应充分重视,积极准备。

(一)老年生理功能评估

(1)随着年龄的增长,老年人中枢神经、周围神经以及自主神经发生退变与功能下降,脑组织减少,在 60 岁以后明显加快,手术后易发生认知障碍。

(2)老年人的心血管系统疾病比较普遍,在评估老年人的心血管功能时,最重要的是要了解心脏的储备功能,以便在手术麻醉中出现心功能不全时及时采取相应的对策。

(3)老年人呼吸系统的改变主要表现为解剖结构、生理功能和代偿能力三个方面的改变。老年人胸腔容量和肺总容量的降低,气道阻力增加,呼气时间延长,由于生理上的退行性变,解剖死腔量增大引起通气/血流比例失调,最终导致 PO_2 降低,动脉血氧含量降低,老年人肺储备功能明显降低。麻醉期间应特别注意肺功能的维护,并要注重老年人因咳嗽无力不能有效排痰的问题。

(4)老年人肾脏滤过率降低,重吸收、浓缩、稀释功能及维持细胞外液容量和对电解质与酸碱平衡能力均明显降低。当血流动力学发生改变、水电解质紊乱、手术、感染和肾脏毒性药物都可以使肾功能急剧减退,肾衰竭是导致围术期老年患者死亡的重要原因。

(二)麻醉药物对老年人的影响

首先,认识药代动力学特点。老年人体内总水量及肌肉含量减少,脂肪含量增加,明显影响药物的分布和消除半衰期,老年人体内血浆结合型药物减少,游离型药物增加,老年人肾功能减退以及肝血流减少,酶活性降低导致药物清除率减慢。老年人药代动力学明显不同于普通成人,如无充分认识,势必增加药物使用的盲目性,导致意外事件发生。其次,术前做好肾功能评估。大多数麻醉药物都是经肝脏代谢后,经肾脏排出。老年人手术必须做好充分的肾功能评估。目前所做的术前肾功能检查,已沿用多年,其方法虽简便但受其他因素(如血容量、饮食等)干扰较多,应多予注意。血尿素氮、血肌酐和血尿酸的测定仍为临床常用的反映肾小球功能的标志,肾脏疾病早期血清肌酐通常是不高的,肾脏发生实质损伤时,血清肌酐值才增高,所以血清肌酐测定对晚期肾脏疾病临床意义较大,同时测定尿素氮和肌酐对临床诊断有帮助。

二、困难气道的术前评估

对术前判断可能存在气管内插管困难的患者,应充分做好气管插管器材和麻醉诱导药物准备,诱导时避免使用中长效的肌肉松弛剂,以免插管不能成功而患者呼吸又未恢复时,对患者带来危险。

若患者伴有颈椎不稳,则在插管时应避免颈椎过伸而加重神经损伤,故头部不能过分后仰,更不能用手使劲推头,动作应轻柔,如插管非常困难,可采用表面麻醉下清醒插管,或借助纤维支气管镜插管。困难气道的常用评估方法有以下几种。

(1)一般情况患者有无颈粗短,下颌短小,牙齿松动和突出,颞下颌关节强直及颈部病变,如颈部肿物、瘢痕或气管移位等。若有上述情况,可使气管内插管难度增加。

(2)张口度张口度是指最大张口时上下门牙间的距离,参考值为 3.5~5.6cm,小于 3cm 时气管插管有困难,小于 1.5cm 时无法用常规喉镜进行插管。也可用患者的手指来判断,正常应大于等于 3 指(患者的食指、中指和环指并拢);2~3 指,有插管困难的可能;小于 2 指,插管困难。不能张口或张口受限的患者,置入喉镜困难,即使能够置入喉镜,也不能暴露声门,插管有困难。

(3)甲颏间距是指患者颈部完全伸展时,下颏至甲状软骨切迹间的距离,以此间距来预测插管的难度。甲颏间距大于等于 6.5cm,插管无困难;6~6.5cm 插管可能有困难;小于 6cm,插管常困难。

(4)颈部活动度颈部活动度是指仰卧位下做最大限度仰颈,上门牙前端至枕骨粗隆的连线与身体纵轴相交的角度,参考值大于 90°,小于 80° 为颈部活动受限,直接喉镜下插管可能遇到困难。

(5)环枕关节伸展度当颈部向前中度屈曲(25°~35°),而头部后仰,环枕关节伸展最佳。口、咽和喉三条轴线最接近为一直线(亦称"嗅花位"),在此位置,舌遮住咽部较少,喉镜上提舌所需用力也较小。环枕关节正常时,可以伸展 35°。环枕关节伸展度检查方法:患者端坐,两眼向前平视,上牙的咬颌面与地面平行,然后让患者尽力后仰头部,伸展环枕关节,测量上牙咬颌面旋转的角度。上牙旋转角度可用量角器准确地测量,也可用目测法进行估计分级:Ⅰ级为环枕关节伸展度无降低;Ⅱ级为降低 1/3;Ⅲ级为降低 2/3;Ⅳ级为完全降低。没有一种方法能完全准确地预测困难气管插管,单独用上述某一指标预测困难插管的准确性较低,术前多因素综合评估可提高预测的准确性。

第九节　椎管狭窄的麻醉选择及麻醉管理

一、麻醉方法选择

(一)局部麻醉

局麻对生理功能干扰小,相对安全,费用低廉,适用于手术时间不长、操作简单的手术。前路颈椎管减压术,局麻加神经安定麻醉可满足手术要求。短小的单纯腰椎后路减压术亦可采用局部麻醉。局部麻醉尽量选用较淡浓度的麻药,控制麻药总量,注药前应反复回抽,以防局麻药中毒。

(二)颈丛阻滞

颈丛阻滞适用于颈椎管狭窄的前入路单纯减压手术,该手术一般选择右侧切口,故颈丛阻滞可行右侧深、浅丛,而左侧只行浅丛即可。由于颈部血管丰富,应注意预防局麻药中毒。对于严重的颈椎管狭窄已影响呼吸功能者,应禁用颈丛阻滞,以防阻滞膈神经,造成严重的呼吸抑制。

(三)蛛网膜下隙阻滞

麻醉腰椎管狭窄行椎板切除或椎管减压术可以选用。腰麻效果满意,但可能对呼吸和循环功能影响大,只要控制阻滞平面在 T_6 以下,影响不大。由于手术采用俯卧位,故应当等待麻醉平面固定后再变换体位。

(四)硬膜外麻醉

硬膜外麻醉是脊柱外科常用的麻醉方法。它既能连续有效止痛,又能保持患者清醒,有助于判断是否损伤脊神经,可以使血压轻度降低,减少术野渗血,有利于手术操作。麻醉恢复期短,术后护理方便,花费少,便于术后镇痛。硬膜外麻醉使交感神经麻痹,动静脉扩张,增加血流灌注和流速,减少老年人术后并发深静脉血栓的机会。手术时间不是太长、操作不太复杂的腰椎手术,均可采用硬膜外麻醉。由于椎管狭窄症患者硬膜外腔容积小,加之老年人生理性椎间孔闭锁,易造成广泛阻滞,故应减少局麻药的用量,严密观察麻醉平面和患者生命体征。为了不妨碍手术操作,一般穿刺点位于切口上 2～3 个椎间隙,且向上置管。

(五)硬膜外麻醉复合蛛网膜下隙阻滞

硬膜外麻醉复合蛛网膜下隙阻滞适用于下腰椎狭窄手术,具有两种麻醉方法的优点,但要注意控制麻醉平面。

(六)全身麻醉

对于手术时间长、操作较复杂的手术,以及全身情况较差者,多采用气管内插管全身麻醉,由于俯卧位下患者气道难以控制,故气管内插管全身麻醉用于俯卧位手术更为安全。颈椎后路手术选用气管内插管全麻,便于控制气道。

二、麻醉管理

颈椎管狭窄手术选择全身麻醉时,气管内插管应十分小心。当颈部的过伸或过曲运动都会加重脊髓的受压程度而导致脊髓损伤。由于颈椎的活动受限,颌胸距离缩短,头不能后仰导致喉镜置入困难和气管内插管困难。安置体位时应特别注意保护好头部,麻醉以后肌肉松弛,头的重力失去颈部肌肉的支撑,搬动体位时可使颈椎扭曲造成脊髓损伤。注意保护好气管导管,避免气管导管扭曲、打折和呼吸道梗阻。行颈前路手术时,术中因暴露椎体需牵拉血管鞘或压迫气管,可能刺激气管造成气管黏膜、声门水肿,甚至引起气管移位。

已有脊髓压迫造成运动神经功能障碍者,全麻诱导禁用琥珀胆碱,避免因血钾突然升高而发生心律失常、心搏骤停等并发症。严重脊髓型颈椎病患者,容易发生低血压,应适当减少丙泊酚用量,减慢注入速度,密切注意血压变化。

俯卧位可能带来一系列不良后果,俯卧位下胸廓受压,胸腹活动受限,引起限制性通气障碍,使潮气量减少,还可造成气管导管扭曲或移位,长时间俯卧位导致上呼吸道水肿可造成术后气道梗阻。眼部受压引起视力障碍、角膜受损,头托可能压迫眶上神经造成损伤。由于颈部过度旋转,可能造成臂丛神经损伤及椎动脉扭曲导致供血障碍。由于髂股静脉受压,加上腹压增高,致股静脉回流障碍易产生术后深静脉血栓形成。腹压及硬膜外静脉压增高致术中出血增加。故俯卧位应在患者体下放置软垫,体位尽量舒适,注意保护容易受压部位。

椎管狭窄手术麻醉中,监测尤为重要,即使局麻下颈椎管狭窄减压术亦应做好麻醉监测,并预见可能出现的意外,警惕早期低氧血症的发生。椎管手术暴露范围小,可能出现手术时间冗长或椎管内难以制止的出血情况,应加强监测,及时补液输血。俯卧位,不利于观察和抢救插管,给麻醉管理带来很大困难。

术毕应掌握好拔管时机,待患者完全清醒、通气功能及各种反射恢复方能拔管。尽可能不用拮抗剂,以免引起患者躁动。对插管困难、术中出血多、手术时间长和高位截瘫患者最好延迟拔管。为防止有些患者拔管后有再次插管的可能,拔管前应准备好各种插管用具,一旦拔管后患者呼吸不能支持可快速插管或用喉罩通气。拔管前5min静脉注射利多卡因1mg/kg可预防患者拔管时躁动。

第十节　腰椎间盘突出手术的麻醉

处理腰椎间盘突出症是因椎间盘变性,纤维环破裂,髓核突出刺激或压迫神经根、马尾神经所表现的一种综合征,是骨科常见病和多发病,是腰腿痛常见的原因之一。本病多发生于青壮年,表现为腰腿痛和运动功能障碍,有马尾神经损害者,可有大小便功能障碍,严重者可致截瘫,对患者的生活、工作和劳动均可造成很大影响。严格来说,腰椎间盘突出症就是腰椎管狭窄症的一种特殊情况,由于在发病机制和临床表现有其特殊性,且为常见病和多发病,故本节单独予以阐述。

一、腰椎间盘突出的解剖基础

（一）椎间盘的解剖

椎间盘由髓核、纤维环和软骨板三部分组成。软骨板上下各一，位于椎体骺环内，紧贴于椎体上下面。纤维环为围绕于髓核周围的纤维软骨，分内、中、外三层，其前份较厚，后外侧份较薄，是纤维环破裂的解剖学基础。

外层纤维环内有游离的窦椎神经末梢，因此，纤维环破裂是引起腰痛的原因之一。髓核呈半透明胶冻状，位于纤维环的中央偏后。椎间盘富于弹性，可缓冲外力对脊柱和颅的震动。还可增加脊柱的运动幅度。

（二）椎间盘突出的病因

1. 椎间盘退变

一般认为，腰椎间盘突出症是在椎间盘退变的基础上发生的。在 20 岁以后，椎间盘开始退变，髓核含水量逐渐减少，椎间盘的弹性和抗负荷能力也随之减退。日常生活中腰椎间盘反复承受挤压、屈曲和扭转等负荷，很容易在腰椎间盘受应力作用最大处，即纤维环的后部由里向外产生裂隙，这种变化不断积累而逐步加重，裂隙不断加大，使此处的纤维环逐渐变得薄弱。在此基础上，由于一次较重的外伤，或反复多次轻度外伤，甚至一些日常活动使椎间盘压力增加时，均可促使退变和积累性损伤的纤维环进一步破裂，已变形的髓核组织由纤维环薄弱处或破裂处突出，纤维环本身损伤可引起腰痛，若髓核从后外侧突出压迫神经根，则有腰痛和放射性下肢痛的症状和相应的体征；若髓核从后侧中央突出，即中央型突出，则可引起马尾神经相应的症状和体征。由于椎间盘前方有前纵韧带，后方有后纵韧带加强，后外侧相对薄弱，髓核向后外侧突出较为多见（约占 87%），腰椎间盘突出症以腰$_{4\sim5}$、腰$_5$~骶$_1$ 间隙发病率最高，占 90%~96%。

2. 外伤和劳损

外伤常为腰椎间盘突出的重要原因。腰椎间盘是身体负荷最重的部位，一般成人平卧时腰椎间盘压力为 20kg，坐起时达 270kg。正常椎间盘富有弹性和韧性，具有强大的抗压能力，可承受 450kg 的压力而无损伤。

在弯腰状态和受压力时，腰椎间盘变形，纤维环后方张力加大易发生破裂，致髓核突出而引起压迫症状。

二、腰椎间盘突出患者的术前评估及准备

全面了解患者的情况，重点了解与麻醉有关的因素。日常能否胜任体力劳动，是否长期卧床，有无心肺肝肾等重要脏器疾病史，心肺功能如何，既往手术与麻醉史，有无并发症。椎间盘突出症常常伴有脊柱侧弯，因此要评估脊柱侧弯对椎管内麻醉操作带来的困难。如患者术前已有下肢运动功能及大小便障碍，术前应向患者解释，以区分椎管内麻醉带来的并发症。如果采用全身麻醉，检查有无气管内插管困难指征，以便做好应对困难气管插管的准备。

应根据不同的手术方式和患者的全身情况来选择不同的麻醉方法。

局部麻醉：对全身生理状况影响轻微，适用于后路单纯髓核摘除术，谵妄及不合作的患者不宜使用。

蛛网膜下隙阻滞麻醉：操作简单，麻醉效果确切，但作用时间受限，易致低血压，故仅适用

于单纯髓核摘除术。

硬膜外阻滞麻醉:具有操作简便,不影响手术,术中容易定位,又可不抑制运动神经功能,术中一旦出现触及神经根,立即出现下肢的躲避反应。患者意识存在,术中可按指令活动患侧足趾,预防误伤神经根。连续硬膜外阻滞具有可以随时追加麻醉药,药量容易掌握,麻醉时间没有限制等优点,因而适用于手术时间不是太长,操作不是太复杂的椎间盘手术。

全身麻醉:适用于时间较长较复杂的椎间盘手术、心肺有严重并发症者、过度紧张及不宜采用椎管内麻醉者。由于全麻者意识消失,躲避反应也消失,有误伤神经根的可能。

三、腰椎间盘突出患者的麻醉管理

蛛网膜下隙阻滞麻醉:穿刺间隙可选择 $L_{2,3}$,$L_{3,4}$ 或 $L_{4,5}$。常用药物为 $0.5\% \sim 0.75\%$ 布比卡因和 0.33% 丁卡因。由于椎间盘突出症常需采用俯卧位,故须等麻醉平面固定后方可摆放体位,否则易致平面过广,引起呼吸和循环抑制,或者出现平面不够,导致阻滞不全或麻醉失败。由于蛛网膜下隙阻滞作用时间有限,故应严格掌握适应证。

硬膜外阻滞麻醉:穿刺点应选择在距病变部位 $2 \sim 3$ 个椎间隙,不能太远,否则会影响麻醉效果,硬膜外导管应向头端放置,否则有可能会被手术切断。为了不抑制运动神经功能,麻醉药浓度不宜过高,一般选用 1% 利多卡因与 0.15% 的丁卡因混合液或 1% 利多卡因与 0.25% 布比卡因混合液即可。术中患者是否出现镇痛不全与下界感觉神经阻滞有关,当下界感觉阻滞平面在 L_5 以上,切除椎板时就有下肢放射痛,在分离牵开神经根时出现严重的下肢酸痛。如下界感觉神经阻滞平面在 $S_1 \sim S_3$,分离牵开神经根时,患者有程度不同的下肢放射性酸痛,并且下界感觉神经阻滞平面越高产生的痛感也越严重,只有下界感觉神经阻滞平面在 S_3 以下时,患者在整个手术过程中无痛。其原因可能是:坐骨神经由 $L_4 \sim S_3$ 的前支组成,若麻醉达不到 S_3 时,坐骨神经阻滞不全,在牵拉、机械刺激时,有下肢的酸胀痛。由于手术体位取俯卧位,膈肌活动受限,呼吸变浅,潮气量减少,呼吸交换量减少,肺的换气功能有轻度受限,因此术中要常规给氧,提高氧气浓度,使 SaO_2 在正常范围内。

麻醉后改变体位可引起重力对血液和脏器的影响,由此可导致循环的生理功能发生相应改变,对正常人这些变化程度轻微,通过机体自身的调节,均能自动纠正或适应,但对于麻醉的患者,由于保护性反射作用已大部分消失或减弱,自身调节能力显著下降,因此改变体位所产生的各种生理功能变化较明显,可使体内静脉血液出现重新分布。再者俯卧体位对下腔静脉的压迫,减少了回心血量,使血压下降。所以术中要及时补充血容量,胸部和骶部要垫枕使腹部悬空以减少对腔静脉的压迫,增加回心血量。

全身麻醉:椎间盘突出常伴有椎管狭窄,故在髓核摘除的同时常须行椎弓根内固定,由于手术时间较长,清醒患者长时间俯卧位常常难以忍受,最好选择全身麻醉。由于此类手术出血可能较多,故宜先行深静脉穿刺。俯卧位手术宜选用带钢丝的气管导管,以防导管打折。术中应防止气管导管脱出气管。尽量选择对心血管影响轻、苏醒快的全麻药,减少静脉麻醉药的使用,以吸入麻醉为主。

第十一节　脊柱肿瘤患者的术前评估与准备

一、脊柱肿瘤的病理生理特点

脊柱肿瘤在临床上并不少见,一般分为原发性和转移性两大类,以转移性为多见。原发性肿瘤以恶性多见;脊柱除肿瘤转移癌和骨髓瘤多发外,其他为单发脊索瘤,位于寰枕部与骶尾部,病变多位于椎体,少数病变在附件。脊柱肿瘤中转移癌、骨髓瘤、脊索瘤以40~70岁居多;而骨巨细胞瘤、神经纤维瘤和其他良性肿瘤则20~40岁多见;其他良性肿瘤多为青少年。脊椎侵犯部位以胸椎最多,其他依次为腰椎、颈椎和骶椎。

脊柱良性肿瘤病程长,发展缓慢,一般无全身症状,以局部症状为主,局部疼痛也较轻微,如骨软骨瘤、骨血管瘤可长期没有症状,只是在偶然摄片时发现或肿瘤刺激脊髓或神经根引起疼痛才被重视。

恶性肿瘤则病程短,发展快,可伴有低热、盗汗、消瘦、贫血或食欲减退等症状,局部疼痛也较明显,并出现肌力减弱、下肢麻木和感觉减退,脊柱活动也受限。无论良性还是恶性肿瘤,随着病程的进展,椎骨破坏的加重,常造成椎体病理性压缩骨折或肿瘤侵入椎管,压迫、浸润脊髓或脊神经根,引起四肢或肋间神经的放射痛以及出现大小便困难等。肿瘤晚期还可引起病变平面以下部位的截瘫和大小便失禁。

二、脊柱肿瘤手术患者的术前评估与准备

(一)一般状况的评估与准备

手术前访视时,麻醉医师应认真仔细地阅读病历并询问患者,了解患者的现病史、既往史、用药史、手术史及过敏史。查看心肺功能报告、X线片、CT片及各项术前血、尿常规和生化检查化验单。由于脊柱肿瘤位置深,且早期症状多无特异性,体征也不明显,因此患者行手术治疗病程往往较长,多呈慢性消耗体质,严重者呈恶病质状态。化验检查会发现贫血、低蛋白血症、血沉增快等情况。术前除应积极进行检查外,还应加强支持治疗,纠正贫血和低蛋白血症等异常情况,以提高患者对手术和麻醉的耐受力。

(二)气道评估与准备

一般来讲,对颈椎肿瘤手术患者,应特别考虑气道问题,有文献报道颈椎肿瘤手术困难插管的发生率为24%,因此术前应观察咽腭弓、悬雍垂的可视程度,甲颏距离和颈部伸展活动度等方面来评估插管困难程度,另外注意评估椎体的稳定性尤其是颈椎的稳定性,脊柱肿瘤无论是良性还是恶性,均可能影响脊柱的稳定性,如果考虑到稳定性受到影响,我们在气管插管的方式要注意避免对脊髓的损伤,尽可能选择清醒气管插管,在摆放手术体位时也要注意对脊髓的保护问题,最好在手术当天确定患者颈椎自主的屈伸活动范围,整个手术中应避免超过此范围。

(三)呼吸功能的评估与准备

除了重视患者术前的一般情况外,还应关注脊柱肿瘤是否影响呼吸功能,如肿瘤累及的节段,肿瘤是否已经压迫脊髓,如高位颈椎水平的累及C_{2-4},可因呼吸肌麻痹而发生呼吸无力,肺通气量减少,导致体内缺氧和二氧化碳蓄积。

如果继发肺部感染、肺不张,可进一步加重患者的缺氧和二氧化碳蓄积,因此要仔细评估呼吸功能,必要时行血气分析检查。

(四)循环功能的评估与准备

脊柱肿瘤的手术包括瘤体切除和椎体重建术,手术创伤大,失血多,尤其是骶骨肿瘤切除术,由于骶椎为骨盆后壁,血液循环十分丰富,止血也很困难,失血可达数千毫升甚至更多,故术前须根据拟手术范围备足血源,为减少术中出血可于术前行 DSA 检查,并栓塞肿瘤供血动脉以及术中采用控制性降压术。

(五)术前用药

关于术前用药大部分脊柱肿瘤的患者可以常规给予术前用药,特殊严重的患者,可以根据具体情况减少术前用药剂量或免用,对于高位截瘫的患者,应考虑应用 H_2 受体阻滞剂以减少胃液量,防止麻醉期间的反流和误吸。

第十二节　脊柱肿瘤手术的麻醉选择及麻醉管理

一、麻醉方法选择

脊柱肿瘤手术的麻醉选择应根据患者的病情、手术的方式选择不同的麻醉方法。

(一)局部麻醉

国内有单位使用局部麻醉完成脊柱肿瘤的经验,其优点是麻醉起效快,麻醉费用低,并发症少,手术过程中不会因为长时间俯卧造成压伤,术中患者不适可及时活动,术中对脊髓和神经根的不良刺激,患者会做出反应提醒手术医师及时改变操作方式,减少并发症的发生。但在清醒状态下患者思想紧张、疼痛等不适感觉可使应激反应加大,心脑血管的并发症发生率明显增加。局麻药也有可能出现过敏反应、毒性反应的危险,极少数可能出现全脊髓麻醉。但只要操作者严格掌握局部麻醉的方法及用药总量,高敏患者进行皮试,这些情况均可以避免。尽管局部麻醉可以用于脊柱肿瘤手术的麻醉,但如果术前考虑手术范围大,出血多的手术,应放弃局麻改为全身麻醉。

(二)椎管内麻醉

脊柱肿瘤位置低、手术范围小、估计出血不多的可考虑椎管内麻醉,其操作简便安全,且对全身干扰小,并发症少易处理,且无后遗症,除了缩短了患者住院时间,还减轻经济负担,更主要的是最大限度地提高了手术安全度。但也要注意的是一般情况差的患者对手术体位的不适耐受性较差,如果大出血时处理相对较困难。有文献报道(Takiguchi 等)使用硬膜外—腰麻联合用于严重呼吸功能障碍患者腰椎肿瘤手术,阻滞效果完善,手术顺利,未见明显不良反应。

(三)全身麻醉

脊柱肿瘤手术最常用的方法还是全身麻醉,全身麻醉的优点是麻醉完善、患者舒适、对手术干扰少、应激反应小、循环稳定、能提供足够的通气等。脊柱肿瘤手术选择全身麻醉的患者,术前访视要注意气道情况,包括头颈活动度、张口大小、手术时体位等,认真考虑气道管理的方式,选择气管切开还是气管插管,是清醒插管还是麻醉诱导后插管,是经口腔还是经鼻腔插管,是选择单腔气管导管还是双腔气管导管,单腔气管导管是选择普通的还是要带钢丝的。对于颈椎不稳定者,选择清醒下纤维支气管镜辅助插管以避免颈部位置的改变。胸椎肿瘤手术以选择全麻双腔支气管插管为宜,俯卧位手术应考虑使用带钢丝气管导管。

二、麻醉管理

脊柱肿瘤手术的麻醉要注意选择合适的插管方式,确保麻醉诱导的平稳,加强监测,注意循环、呼吸、体位的管理,采取综合措施,预防和处理肿瘤切除时的大量失血,选择恰当的拔管时机。

(一)麻醉诱导与维持

术前无呼吸功能不全,无强迫体位,胸段以下脊柱手术,麻醉诱导同一般全麻的快速诱导。已有颈椎进行性椎体不稳或塌陷者,在清醒状态下纤维支气管镜辅助经鼻插管。开胸手术者,最好选择全麻双腔支气管插管,以便术中单肺通气,便于手术野的暴露,保证手术的顺利进行。经后路手术者,应选择带加强钢丝的气管导管,并妥善固定气管导管,以防术中导管脱出。麻醉诱导用药可使用芬太尼 $1 \sim 2\mu g/kg$,丙泊酚 $1.5 \sim 2.0mg/kg$ 和维库溴铵,对截瘫患者禁用琥珀胆碱,因为易引起高血钾可能导致心室纤颤甚至心搏骤停或发生恶性高热。对全身情况差或心功能受损的患者应选择依托咪酯等对循环影响小的药物,依托咪酯用量为 $0.1 \sim 0.3mg/kg$。麻醉维持可以静吸复合麻醉或静脉复合麻醉,一般认为静吸复合麻醉维持较佳,因为使用吸入麻醉时麻醉深度容易控制,有利于术中唤醒试验。

(二)监测方法

所有患者均在清醒状态下经左桡动脉穿刺置管,常规开放两路以上静脉,深静脉可考虑右颈内和右股静脉穿刺放置导管。主要监测指标包括桡动脉压、中心静脉压、心电图、脉搏氧饱和度(SPO_2)、呼气末 CO_2 分压($PetCO_2$)。

(三)激素的应用

脊柱肿瘤手术要重视术中激素的使用,一般在诱导前即补充 $10 \sim 20mg$ 的地塞米松。激素的使用可以预防药物或输血引起的过敏反应,对减轻导管对喉头的刺激也有一定的益处。当然重要的是可以减轻手术操作对脊髓、神经根的干扰和刺激,防治继发性脊髓损害。

(四)循环管理

在麻醉管理方面要密切观察,除注意体位的影响,维持适当的气道压和 $PetCO_2$,维持内环境稳定。还应保持心率和血压以及 CVP 的稳定。很多脊柱肿瘤患者一般情况都较差,所以体位变动时血压可能会有较大的波动,心电图也可能出现异常。后路内固定手术术中需要变换体位。首先是俯卧位,俯卧位对正常人在清醒状态下的呼吸和循环影响程度较轻微,通过机体的自身调节,能纠正或适应。但是对已麻醉的患者特别是全麻患者,由于患者全部知觉已经丧失,肌肉松弛,丧失了保护性反射和自卫调节能力,循环血容量几乎完全受体位改变而变化。因此部分手术在完成后路病灶清除以及内固定后,还要改换体位进一步行前路手术,体位改变会导致血液出现重新分布的情况,由此影响静脉回心血量,但此时患者可能已有大量的失血,务必在补足血容量后循环稳定状态下才允许改换体位,否则可能会发生难以预料的循环意外。

(五)呼吸管理

脊柱肿瘤行后路手术时,俯卧位可大大降低了胸廓顺应性,增加呼吸道阻力。俯卧位双肺通气的气道压比侧卧位双肺通气的气道压平均增高 $5\sim8cmH_2O$。并且随着手术时间的延长，气道压还有小幅升高的趋势。因此麻醉医师在术中要密切注意气道压的变化，监测呼气末 CO_2 分压，尽量避免过度通气，因为过低的 $PaCO_2$ 会降低脊髓血流量，加重脊髓的缺血性损伤。

（六）体位的正确摆放

脊柱肿瘤手术根据病变位置的不同选择不同的径路，因此需摆放不同的体位如平卧位、侧卧位和俯卧位来适应手术要求。俯卧位是脊柱肿瘤后路手术最常用的体位。俯卧位除对循环和呼吸系统的影响外，还会影响身体受压部位。因此除保持循环、呼吸系统的稳定外，还要注意防止身体受压部位的保护，如注意眼及颧部软组织的受压，眼部受压可引起视力障碍，眼球缺乏润滑油和覆盖保护，导致角膜摩擦损伤，头托压迫可致眶上神经损伤，颈部过度旋转造成臂丛神经损伤及椎动脉供血障碍。俯卧位手术后失明是罕见但却是灾难性的并发症。俯卧位体位放好后腹部必须悬空，因腹内压升高静脉回流受阻，可导致术野渗血增多。侧卧位的患者安放体位主要注意臂丛神经受压，防止耳郭、外踝及足跟和髂骨部软组织受压。

（七）拔管时机的选择

一般脊柱肿瘤手术结束患者清醒，在肌力恢复、氧饱和度95%以上（吸空气）时可以拔除导管，包括大多数行常规前路手术的患者。但对于行颈椎前路手术，并且手术时间较长者，需谨防有喉返神经损伤以及喉头水肿、血肿等，前路颈椎肿瘤切除术后发生的呼吸道受压和气道阻塞常常是致命的并发症。而对于肿瘤较大、手术涉及节段较多、手术时间过长、颈部暴露广泛、全身血液大量丢失的患者，术后应在 ICU 保留气管导管 $24\sim28h$。术后造成气道梗阻最常见的两个因素是血肿和喉头水肿。血肿是机械性的压迫因素，需要手术清除；喉头水肿的处理需要非手术方法，包括应用类固醇激素和气道管理技术，紧急情况下需要重新插管。总之，脊柱肿瘤手术的麻醉需要关注患者的一切情况，注意气道的管理，术中要采取综合措施，预防和处理肿瘤切除时的大量失血。

第十三节　下肢手术的术前评估、准备及麻醉选择

一、术前评估、准备

下肢矫形手术种类较多，患者年龄跨度比较大。手术前的病情评估和准备对围术期的安全十分重要。手术前要了解患者的一般状况，有无高血压、冠心病等合并疾病，手术部位与难易程度、预计失血量等。

1. 年龄

行下肢矫形骨科手术的高龄患者较多。高龄患者即使各器官功能正常，术前各项检查大致正常，围术期也存在潜在的危险，应引起足够的重视。矫形骨科患者术中往往会有骨水泥反应和止血带反应。高龄患者的各器官储备功能下降，对低容量，贫血的耐受降低，因此围术期容易发生心肌缺血，心律失常，甚至心肌梗死，顽固性低血压等。对于高龄患者，应详细访视患者询问有无高血压、冠心病病史，包括服用药物史，查看各种化验检查结果，以便对病情做出全

面评估。

2. 呼吸系统

老龄患者往往肺—胸顺应性显著降低,肺活量及有效肺交换量减少,呼吸储备功能减退,最大通气量下降,残气量和通气阻力增加,对缺氧及高 CO_2 的刺激不敏感。术前访视时要详细询问是否有慢性阻塞性或限制性通气障碍疾病。如慢性支气管炎、肺气肿、哮喘、肥胖、脊柱侧弯、胸廓畸形等。要了解是否患者有无慢性缺氧、高碳酸血症、继发性红细胞增多症等。根据患者的一般情况、物理检查及病史决定是否需要检查血气、肺功能等。以评估围术期呼吸系统的风险。

3. 循环系统

对循环系统功能的评估是术前准备的重要环节。下肢矫形骨科的患者大部分是 60 岁以上的老年患者,多合并高血压冠心病、脑血管疾病、慢性阻塞性肺病、糖尿病等。术前要认真评估其心功能。必要时需要做超声心动图、24h 动态心电图、动态血压等检查。根据患者的身体状况、客观检查结果、手术方式以及其他综合评估来决定术前准备是否充分。麻醉前应制订详尽的麻醉方案,包括麻醉前用药、麻醉方法选择、麻醉药物选择、术中可能发生的问题及并发症防治等。此外,下肢矫形骨科患者术前多因疼痛而活动受限或长期卧床,术前循环血容量往往不足,术前需补液治疗。

4. 手术难易程度

术前应该了解拟行手术的难易程度,预计手术时间。某些手术如全髋关节翻修术则很难预计手术时间的长短,术前应与手术医师充分沟通,以制订最佳的麻醉管理方案。预计出血量:矫形骨科的术中出血量往往难以准确估计。对于预计出血量可能大于 800mL 的手术,术前要充分备血。术中应及时监测出血量、Hb 及 Hct 等。有条件医院应该做术中自体血回收。对于髋关节手术,尤其是髋关节翻修术,术中可能出血很多,术前要根据患者的身体状况和血常规检查结果,评价患者的最大耐受出血量。

5. 抗凝药物的使用

为了减少围术期下肢深静脉血栓形成的发生率,许多下肢矫形手术,尤其是膝和髋关节置换术,往往在术前就使用抗凝药,目前最常用的是低分子肝素(LMWH),低分子肝素不宜与其他抗凝药或抗血小板药合用。最后一次使用低分子肝素 12h 以后方可行椎管内麻醉,一般术后拔除硬膜外导管 10h 后再给低分子肝素。如果使用低分子肝素的剂量较大或者使用时间较长,建议拔出硬膜外导管 24h 后再用低分子肝素。

6. 合并疾病

矫形骨科患者中老龄甚至高龄患者占相当比例,此类患者往往合并呼吸、心血管或其他系统的全身性疾病。常见的有高血压、冠心病、慢性阻塞性肺疾患、糖尿病、类风湿性关节炎等。麻醉医师应了解老龄患者各器官功能及相关疾病的病理生理变化。对于术前合并疾病可能导致的麻醉管理困难应有充分的认识和准备。

7. 气道的评估

不管是全麻还是非全麻患者,麻醉医师在术前访视患者时都应该对患者的气道进行评估,以了解术中控制气道的难易程度。某些患者,如强直性脊柱炎患者,患者的颈椎活动度甚至开口都严重受限。对于预计困难插管的患者,术前应认真制订麻醉方案,包括全麻诱导与气管插管方式,备好处理困难气道的设备,如喉罩、纤维支气管镜、视可尼喉镜等。

二、麻醉方法

下肢手术的患者术前身体的一般状况及手术的复杂程度差异很大,各种麻醉方法如椎管内麻醉、全麻、外周神经阻滞等均可用于下肢手术。年轻的膝交叉韧带损伤的患者在椎管内麻醉下能很好地完成手术。而合并心肺脑多器官并发症拟行全髋关节置换的患者则明显增加了麻醉的方法及用药的选择、术中的麻醉管理难度。麻醉选择、用药、术中麻醉管理应因人而异。全身麻醉并不一定优于区域麻醉。全身麻醉可增加老年患者术后认知功能障碍、下肢深静脉血栓、围术期心脑血管并发症的发生率。但全身麻醉对术中循环、呼吸则更具有可控性。目前对于复杂的大手术多选择全身麻醉。外周神经阻滞对身体的内环境干扰较少,围术期并发症的发生率较全麻为少,但外周神经阻滞后出现的外周神经并发症和后遗症却较全麻多。因此选择麻醉方法和药物时应根据患者身体情况、年龄和并存疾病的严重程度、手术的复杂程度而定。

1.椎管内麻醉(腰麻、硬膜外麻醉、腰—硬联合麻醉)

一般来说椎管内麻醉可适用于所有的下肢矫形手术。但由于患者术前的身体状况千差万别,某些患者可能无法行椎管内麻醉,如:腰椎内固定术后、严重强直性脊柱炎患者,对这部分患者只能行全身麻醉或外周神经阻滞。对某些合并严重心肺疾病的患者,外周神经阻滞可能是一种更好的选择。大多数下肢手术在椎管内麻醉下就能很好完成手术。常用药物有:利多卡因、布比卡因、罗哌卡因。利多卡因起效快,但作用时间短。布比卡因和罗哌卡因都是长效局麻药,罗哌卡因因具有较布比卡因心脏毒性低,以及"感觉运动分离"等特点而广泛用于矫形手术。

椎管内麻醉的绝对禁忌证:①穿刺部位皮肤感染;②有全身感染表现(如菌血症、脓毒血症);③凝血功能障碍;④颅内高压症。相对禁忌证:①穿刺部位附近感染;②低血容量;③中枢神经系统疾病;④慢性腰背痛。

拟做椎管内麻醉时术前详细询问病史也很重要。尤其是了解术前抗凝药的使用情况。穿刺操作动作宜轻柔。老年患者椎间隙往往难以确定,可先用细注射针试探后再行硬膜外穿刺。对于韧带明显钙化的患者可行旁正中入路硬膜外穿刺。穿刺确有困难时应及时改变麻醉方法。盲目反复穿刺会增加硬膜外血肿和术后严重腰背痛的发生率。

腰—硬联合麻醉结合了腰麻和硬膜外麻醉各自的优点,特别适用于下肢矫形骨科患者。因有硬膜外麻醉药物追加,腰麻剂量宜小,可用罗哌卡因10mg、7.5mg甚至5mg。老年患者腰麻药用量应酌情减少。并视阻滞平面扩散情况及血流动力学的反应适时追加硬膜外用药。腰硬联合麻醉既保留了腰麻的起效迅速的优势,又能较好地维持循环系统的稳定。留置硬膜外导管行术后镇痛时,一定要与手术医师协调好术后是否使用抗凝药及使用时间,术后镇痛期间最好不用抗凝药,以免发生硬膜外血肿。

2.外周神经阻滞

近年来,外周神经阻滞技术得到了快速的发展,其临床应用也越来越受到重视。在神经刺激器问世之前,外周神经阻滞时麻醉医师多靠患者述说异感来定位,有时神经阻滞效果并非令人满意。因此,异感定位法用于外周神经阻滞在临床上日趋减少。外周神经刺激器辅助定位技术能明显提高外周神经阻滞的成功率,减少神经阻滞并发症,安全性大为提高,在临床应用上得到普及。对于肢体矫形手术,外周神经阻滞仍不失为一种主要麻醉方式,外周神经阻滞可复合静脉镇静或浅全身麻醉,亦可单独在外周神经阻滞下完成手术。与全身麻醉比较,该麻醉方法对循环系统和呼吸系统等的影响较小,对于心肺功能较差难以耐受全麻的患者则为一种较好的麻醉选择。在肢体矫形骨科手术中,应用外周神经阻滞置管技术还能为患者提供很好的术后镇痛。

外周神经阻滞的不良反应不常见主要有局麻药中毒、外周神经损伤以及与穿刺有关的并发症等。支配下肢的神经主要来自腰神经丛和骶神经丛。腰丛由 T_{12} 前支的一部分,$L_{1\sim3}$ 前支和 L_4 前支的一部分组成。腰丛上端的三支神经是髂腹下神经(L_1)、髂腹股沟神经(L_1)和生殖股神经,这三支神经向前穿过腹肌,支配髋部和腹股沟区皮肤;腰神经丛下端的三支神经为股外侧皮神经($L_{2\sim3}$)、股神经($L_{2\sim4}$)和闭孔神经($L_{2\sim4}$)。骶丛由腰骶干(L_4 的余下部分及 L_5 前支合成)及骶尾神经前支组成,重要分支有臀上神经($L_4\sim S_1$)、臀下神经($L_5\sim S_2$)、阴部神经($S_{2\sim4}$)、坐骨神经($L_4\sim S_3$)及股后皮神经。下肢神经支配为:大腿外侧为股外侧皮神经,前面为股神经,内侧为闭孔神经和生殖股神经,后侧为骶神经的小分支;除前内侧小部分由股神经分出的隐神经支配,小腿和足绝大部分由坐骨神经支配。

下肢手术中常用的外周神经阻滞主要有腰神经丛阻滞、坐骨神经阻滞和股神经阻滞。

(1)腰神经丛阻滞:又名腰大肌间隙阻滞。腰丛上端的三支神经是髂腹下神经、髂腹股沟神经和生殖股神经,这三支神经向前穿过腹肌,支配髋部和腹股沟区皮肤;腰神经丛下端的三支神经为股外侧皮神经、股神经和闭孔神经,分别支配大腿外侧,前面和内侧的皮肤。腰神经出椎间孔后位于腰大肌后内方的筋膜间隙中,腰大肌间隙前壁为腰大肌,后壁为第 $1\sim5$ 腰椎横突、横突间肌与横突间韧带,外侧为起自腰椎横突上的腰大肌纤维及腰方肌,内侧是第 $1\sim5$ 腰椎体、椎间盘外侧面及起自此面的腰大肌纤维。腰大肌间隙上界平第 12 肋,向下沿腰骶干至骨盆的骶前间隙。其中有腰动静脉、腰神经前支及由其组成的腰丛。将局麻药注入腰大肌间隙以阻滞腰丛,称为腰大肌间隙腰丛阻滞。适应证:腰神经丛阻滞复合近端坐骨神经阻滞可完成髋部远端整个小腿的手术(如全膝关节置换等)。留置导管可行术后镇痛,效果良好。

穿刺方法:患者侧卧位,L_4 棘突向尾侧 3cm,旁开 5cm 处为穿刺点或髂嵴连线中点旁开 4cm 为穿刺点。穿刺针经皮垂直刺入,初始刺激电流 1.0mA,缓慢匀速进针,引出股四头肌肌颤(髌骨跳动)后,调小电流至 $0.3\sim0.4$mA 仍有股四头肌肌颤时,表明定位准确。固定好针的位置,注入局麻药 30mL(常用 0.4% 罗哌卡因)。在进针过程中,如触及 L_4 或 L_5 横突,将针尖滑过横突上缘或下缘,再前进约 1cm 后常可引出股四头肌肌颤(有时可有落空感)。如取髂嵴连线中点旁开 4cm 为穿刺点,穿刺针不可向头侧倾斜角度太大,进针不宜太深,尽量避免朝内侧方向穿刺。腰神经丛阻滞时偶尔会发生双侧阻滞,肾被膜下血肿,腰大肌间隙血肿(穿破血管),局部感染等并发症。

禁忌证:穿刺部位感染,凝血功能障碍,脊柱前突,脊柱裂等。

(2)坐骨神经阻滞:坐骨神经发自骶丛,由 L_4,L_5,$S_1\sim S_3$ 神经根前支组成。从梨状肌下缘的坐骨神经大孔出骨盆,然后经股骨大转子和坐骨结节之间进入下肢的后面。继续沿大腿后面走行到腘窝位置,分为胫神经和腓总神经。坐骨神经支配膝以下整个小腿和足的感觉(除小腿和足的内侧面)。适应证:坐骨神经阻滞可用于膝以下的下肢手术。单独阻滞即可满足除小腿和足内侧面以外的所有膝以下的手术。坐骨神经阻滞与腰丛或股神经阻滞联合,可为下肢手术提供满意的阻滞效果,连续置管亦可用于术后镇痛。穿刺方法:患者侧卧位,患肢在上,下肢伸直,患肢屈髋130°,屈膝90°。定位髂后上棘与股骨大转子并连线,在此连线的中点做垂直线,此垂直线上距离髂后上棘与股骨大转子连线5cm处即为穿刺点。此点也应该是股骨大转子与骶裂孔连线中点,后一种定位方法可作为修正方法,使穿刺点定位更加准确。穿刺针经皮垂直刺入,初始刺激电流1.0mA,缓慢匀速进针,引出坐骨神经支配肌肉收缩(如腓肠肌收缩、足的背伸、跖屈等)后,调小电流至0.3~0.5mA仍有相应肌肉肌颤时,稳定针的位置,注入局麻药20mL(常用0.4%罗哌卡因)。

(3)股神经阻滞:股神经是腰丛最大分支,位于腰大肌与髂肌之间下行到髂筋膜后面,在髂腰肌前面和股动脉外侧,经过腹股沟韧带的下方进入大腿前面。在腹股沟韧带附近股神经分成若干束,在股三角区又合为前组和后组,前组支配大腿前面沿缝匠肌的皮肤,后组支配股四头肌、膝关节及内侧韧带,并分出隐神经伴随着大隐静脉下行于腓肠肌内侧,支配小腿内侧及内踝部皮肤。适应证:股神经阻滞联合坐骨神经阻滞可为下肢手术提供满意的麻醉。股神经留置导管可为膝关节置换等手术提供良好的术后镇痛。穿刺方法:在腹股沟韧带下面扪及股动脉搏动,于股动脉外侧1.5~2cm,相当于耻骨联合顶点水平处做标记为穿刺点。股神经表浅,进针1~2cm即可引出其支配的股四头肌收缩(所谓"髌骨跳动"),减少电流至0.3~0.5mA时仍可见股四头肌收缩收缩时,注入局麻药15~30mL(常用0.4%罗哌卡因)。有文献报道在此部位注入较大容量的局麻药可同时阻滞股外侧皮神经和闭孔神经,称为"三合一"阻滞(Three in One),但临床上使用结果证明,给予较大容量局麻药时能同时阻滞股外侧皮神经和闭孔神经的概率并不高。

3. 全身麻醉

(1)气管内插管:对于某些复杂的手术,如全髋关节翻修术,复杂的全膝关节置换术,双侧关节同时置换等,选择全麻更利于术中对呼吸和循环的调控。全麻气管内插管可以很好地控制气道,提供良好的通气与氧合,增加患者对术中低血压,非致命性肺栓塞等的耐受性。全麻诱导力求平稳,保持血流动力学的稳定。麻醉方法的选择可以是吸入麻醉、全凭静脉麻醉或静吸复合麻醉。全麻复合椎管内麻醉或外周神经阻滞是近年来应用较为广泛的麻醉方法。具体的实施应根据麻醉医师的具体临床经验、患者的身体状况、手术需要等而定。

(2)喉罩:喉罩(Laryngeal Mask Airway,LMA)是由英国医生Brain于1981年根据解剖成人咽喉结构所研制的一种人工气道,是一种介于面罩和气管导管之间的通气道。被普遍用于非气管内插管全麻手术中呼吸道的管理,麻醉期间可保留自主呼吸也可行正压通气,并可用于某些困难气道的处理。

插入LMA后对心血管系统的影响较直接喉镜下气管内插管的影响要小。拔出喉罩患者苏醒后往往无咽部疼痛等不适感。置入后可以保留患者的自主呼吸,是否需要给予肌肉松弛剂,并行控制呼吸则应根据手术时间及LMA操作经验而定。操作不熟练或LMA置入后位置不理想,呼吸道密闭性差则禁用控制呼吸。麻醉维持可吸入O_2/N_2O/异氟烷等,合用适当剂量麻醉性镇痛药。2h以内的矫形手术(如单侧膝关节置换)可以选择喉罩下全麻或者喉罩复合外周神经阻滞/椎管内麻醉。长时间的手术则不宜选择使用喉罩。

三、下肢常见手术的麻醉选择

(一)髋关节手术(包括股骨颈、股骨头手术)

髋关节矫形手术的目的是解除疼痛,重建关节功能,提高生活质量。支配髋关节的神经包括:闭孔神经(来自$L_2 \sim L_4$脊神经的前根)、臀上神经(来自$L_4 \sim L_5$脊神经的后根)、臀下神经

（来自 $L_5 \sim S_1$ 脊神经的后根）、股神经（来自 $L_2 \sim L_4$ 脊神经的后根）及坐骨神经（来自 $L_4 \sim S_3$ 脊神经根）。外周神经阻滞（腰丛阻滞复合坐骨神经阻滞）可以为人工股骨头置换等手术提供满意的阻滞镇痛。但对于全髋关节置换手术，单纯的外周神经阻滞则很难达到满意的阻滞效果，宜选择椎管内麻醉或全身麻醉。复合麻醉是一种比较好的选择，外周神经阻滞或椎管内麻醉复合全身麻醉能明显提高全身麻醉术中循环系统的稳定性，减少吸入和静脉全麻药的用量。

大多数患者因骨性关节炎、股骨头坏死或类风湿性关节炎而行髋关节置换。骨性关节炎是一种老年退行性疾病。其病变涉及多关节，但膝髋关节病变严重，可能与肥胖等原因导致关节面反复磨损有关。

类风湿性关节炎的病变性质与骨性关节炎不同，是一种免疫介导的全身疾病，在关节上表现为慢性的反复的滑膜病变。患者术前可能有潜在的心肌炎、冠状动脉疾病、传导系统障碍、心脏瓣膜纤维化、肺间质纤维化、贫血、血小板功能下降（服用阿司匹林）、肾上腺功能不足（长期服用激素）、免疫系统功能下降等。术前要系统的评价心肺功能。必要时应该做 24h 动态心电图、超声心动图、踏板实验、肺功能等非常规检查。类风湿性关节炎多并发其他小关节如腕关节、指间关节的变形，麻醉时的各种穿刺可能难度较大。

类风湿性关节炎患者合并寰枢椎半脱位时，气管内插管操作风险甚大，动作粗暴有可能导致齿突进入枕骨大孔而压迫脊髓和脑干。对于比较严重的类风湿性关节炎患者术前应拍颈椎的侧位屈伸位 X 线片以明确是否存在寰枢椎半脱位。如果寰枢椎不稳定性超过 5mm，气管内插管时就要保持颈部的稳定，不能过伸。如果颞颌关节受累可能导致张口度减少，严重时只能经鼻插入气管内导管。声嘶或吸气喘鸣意味着可能存在环杓关节炎而导致声门开合受限。对这类患者，应选择较细的气管导管，同时要警惕拔管后有呼吸道梗阻的可能。

许多类风湿性关节炎和一些非类风湿性关节炎患者往往长期服用非甾体类消炎药（NSAIDs）。这类患者有潜在的消化系统出血危险以及血小板功能下降等，但 COX - 2 抑制剂仍不失作为骨科手术围术期的重要辅助用药，能明显改善围术期的镇痛效果，且不明显增加术中出血及椎管内血肿的发生。

全髋关节置换（Total Hip Replacement，THR）手术的主要步骤包括：摆体位（多数为侧卧位）、打开髋关节囊将髋关节脱位、切除股骨头、置入髋臼假体（用或不用骨水泥）、置入股骨端假体（用或不用骨水泥）。手术过程中的主要危险包括骨水泥反应、出血、静脉血栓、肺栓塞等。病情有时变化迅速、凶险，术中应该行有创动脉连续测压。骨水泥反应往往在置入股骨端假体时出现，此时应密切监测循环的变化，提高动脉氧分压。手术医师在置入股骨端假体时应该通知麻醉医师，用专用的骨水泥置入枪减轻骨水泥置入后的髓腔压力，置入前应该充分冲洗（最好用专用的高压冲洗枪）。对于高危患者，尽量使用非水泥型假体。

深静脉血栓形成乃至肺栓塞为髋关节置换术中和术后的严重并发症。椎管内麻醉和外周神经阻滞能减少深静脉血栓和肺栓塞的发生率。此类手术尽可能采用椎管内麻醉或外周神经阻滞，或者在此基础上复合全麻。在施行椎管内麻醉时要考虑围术期抗凝药的使用情况，以减少硬膜外血肿的发生率。

髋关节翻修手术呈逐年上升趋势。该类手术术中出血较多，时间较长。术中应该加强循环监测，最好做有创动脉压及中心静脉压监测，以便及时监测血压和容量的变化。术中可根据患者病情做控制性降压以减少出血量。术中自体血回收是减少库存血用量，减少血源性传染病的有效措施。术中维持体温正常也有助于减少术中出血。

(二)膝关节手术

1.膝关节镜手术

关节镜技术是矫形外科手术中具有代表性的微创技术。许多手术可以在微创下进行,手术对关节功能的影响很小。多数患者可当日手术,当日出院。该类手术的患者大都比较年轻,也有少数全身状况较差的老年患者。关节镜手术对视野要求很高,使用止血带可创造无血视野的条件,多数患者可以在联合麻醉下完成手术。亦可用喉罩全麻。此外,下肢外周神经阻滞下也能完成该类手术,如腰丛复合坐骨神经阻滞、股神经复合坐骨神经阻滞等。但外周神经阻滞时患者对止血带的耐受性较差。如果手术时间超过1h,则需辅助静脉麻醉药物以减轻止血带反应。止血带使用超过1.5h时,应警惕止血带不良反应。

完善的术后镇痛对关节镜患者术后膝关节功能恢复很有帮助。传统的阿片类药物镇痛方法已不适应该类手术的要求。可应用外周神经留置导管技术行术后镇痛,应用0.25%的罗哌卡因经股神经置管连续给药可取得良好的术后镇痛效果,也可以在手术结束时关节腔内注射局麻药(15~30mL 0.25%~0.5%布比卡因或罗哌卡因加1∶200000肾上腺素),能提供术后早期几小时的镇痛。

2.全膝关节置换手术

该类手术患者的病情与全髋关节置换的患者相似,大都是骨性关节炎患者,往往合并高血压,糖尿病,类风湿性关节炎等全身系统的疾病。该类手术均在仰卧位下完成。术中由于使用止血带出血不多,对于耐受性较好的患者可以用局部麻醉(椎管内麻醉或外周神经阻滞)辅以镇静下完成手术。部分患者也可能有骨水泥反应,但与全髋关节置换比较发生率明显减少。松止血带时血压往往会下降,此时应加快输液或给予少量血管活性药物(如麻黄碱5~10mg,iv)。如果同时有下肢栓子脱落进入循环系统,血压会有剧烈波动反应,出现严重的低氧血症,重则危及生命。行双侧膝关节置换时,应做有创连续动脉测压,有条件单位应做肺动脉压监测,以便早期发现肺栓塞。膝关节置换术后疼痛较重。良好的术后镇痛有助于术后早期功能锻炼,减轻关节粘连,促进关节功能的恢复。理论上硬膜外术后镇痛效果比较好。但硬膜外镇痛的潜在危险较多,如硬膜外腔血肿,感染等。股神经或腰丛置管技术能为全膝置换提供满意的术后镇痛效果,同时风险较小。如股神经留置导管术后镇痛初始剂量为0.25%罗哌卡因20mL,置换以5mL/h持续输注镇痛,效果满意。罗哌卡因具有"感觉运动分离"的特点,即患者能在无痛情况下进行关节功能恢复锻炼。

3.足及踝关节手术

绝大部分该类手术可在外周神经阻滞或椎管内麻醉下完成。为了减少患者的止血带反应外周神经阻滞时,可以复合应用镇静药。喉罩可以提供更好的呼吸道管理。先天性马蹄内翻足是常见的足部矫形手术,这类患者有可能合并脊柱裂或隐性脊柱裂。对这类患者行腰丛阻滞时要警惕双侧阻滞甚至全脊麻的发生。

术前需认真查体及阅读脊柱的X线片,麻醉中要有常规监测,注入局麻药时要注意回吸有无脑脊液。足及踝关节手术术后疼痛较剧烈。传统的静脉镇痛方法往往用药量较大,且镇痛效果并非令人满意。对于此类手术,单次坐骨神经阻滞就能提供长达24h的术后镇痛,坐骨神经留置导管连续给药更能取得满意的术后镇痛效果。

第十四节　骨盆、骶髂关节手术的麻醉

一、术前评估和准备

骨盆、骶髂关节手术在整个骨科手术中占有重要比例,骨盆及骶髂关节结构复杂,患者年龄跨度较大,可从 20 岁到 70 岁,术前一般状况存在较大差别,以手术方式多样、损伤大、术中出血多、手术时间长,术后恢复慢,并发症多为特点。因此,骨盆、骶髂骨节手术的麻醉术前评估、麻醉方式选择及处理非常重要。

骨盆对人体骨架主要起支撑稳定作用,并且对骨盆腔中器官起保护作用。骨盆由左右髂骨及后方的骶骨、尾骨借助韧带连接所构成,在前方有耻骨联合和后方的左右骶髂关节,其中容纳小肠、结肠、直肠、输尿管、膀胱、子宫以及动静脉大血管、支配下肢的神经等重要器官。骨盆外下侧由髂骨、耻骨和坐骨形成髋臼,是股骨与骨盆的附着点,对下肢的行走平衡起关键作用。构成骨盆的骨骼较粗,骨质密度大,韧带连接力量强劲,一般外力作用不易出现骨折,但在较强冲击力特别是挤压力作用下,可以出现骨折、移位,使正常骨盆结构发生改变,内脏器官及大血管受到损伤,如直肠、尿道断裂等;骨盆血供丰富,受伤后极易出现血肿,创伤早期即可出现休克症状。除外伤性骨折外,骨盆的各组成部分可出现肿瘤、结核、先天畸形等病症,患者可以出现行走困难、疼痛等症状,术前多用过多种药物治疗,全身可存在其他并发疾患,给手术及麻醉带来很大挑战。

术前正确估计患者对于手术及麻醉的耐受能力,适宜的麻醉选择及术中麻醉管理,在保证患者平稳渡过围术期方面起至关重要作用。

骨盆骨折患者以青壮年多见,受伤前体质一般较好,但受伤后可有很大差别,主要与受伤程度及并发症有关:出血甚至失血性休克比较常见,但因存在较强的机体代偿能力以及伤后的及时输液输血治疗,加之多在病房稳定一周后再实施手术,所以患者术前血压、心率、呼吸多平稳;骨盆骨折所致尿道及直肠损伤并非少见,一般在骨盆手术前已经泌尿及普外科处理,但严重的骨盆骨折移位对盆腔脏器影响较大,可合并较严重的感染,患者术前往往有中等发热,白细胞及中性粒细胞增高;如果并发其他脏器的损伤如多发肋骨骨折、颅脑外伤、下肢多发骨折等情况患者可出现呼吸困难,昏迷等症状;脂肪栓塞为骨盆骨折严重的并发症之一。主要表现为呼吸窘迫,心率增快,动脉氧分压下降,患者胸颈部、眼结膜可出现出血性斑疹,胸部 X 线片可见两肺内均匀分布的斑点样改变,并伴肺纹理增粗。

临床上骨盆肿瘤以骶骨瘤、髂骨和耻骨肿瘤多见,患者年龄以 30~50 岁居多,由于起病缓慢,患者术前就诊时间较长,随着肿瘤增大,骨质破坏也逐渐严重,碱性磷酸酶活性增高,红细胞及血红蛋白下降,并可出现低蛋白血症;瘤体增大可以引起疼痛,术前常服用镇痛剂,骨肿瘤手术一般为限期手术。股骨头坏死的患者多需全髋关节置换,可以合并长期高脂血症或有长期饮酒史,年龄以 50~70 岁多见,术前一般状况较差,可伴有高血压、糖尿病、冠心病等,此类患者一般对手术及麻醉耐受能力差;少数是因髋臼骨折术后功能障碍所致,需行全髋关节置换术,患者年龄多为青壮年,术前一般情况尚可,但长期卧床的患者术前体质稍差。强直性脊柱炎伴髋关节强直患者往往需要进行全髋关节置换手术,此类患者年龄较轻,病史较长,术前常已经发展为脊柱强直后凸畸形,头颈部不能活动,颞下颌关节受累至张口度减小,全麻插管存

在一定困难。

　　骨盆骨折患者术前访视时应注意询问患者受伤当时的情况,治疗经过以及既往有无其他内科疾患,实验室检查项目中重点注意术前是否存在贫血,尿常规是否有红细胞和白细胞,凝血系统检查是否存在凝血功能异常,心电图及超声心动检查有助于了解心血管的系统一般状况,胸部 X 线片、肺通气功能检查、血气分析等结果则有助于判断患者的呼吸功能。骨盆骨折患者一般均较长期卧床并行下肢持续骨牵引制动,所以术前访视时应注意了解有无肺部感染的发生。

　　髋关节置换术患者因年龄偏大,术前多伴有高血压、冠心病、糖尿病、慢性肺疾患等,术前访视时应重点了解患者的心血管及呼吸系统状况。此类患者术前应常规做 24h 动态血压及心电图检查,对高血压患者应仔细询问降压药的使用情况及效果,动态心电图检查主要了解患者是否存在较严重的心律失常以及心律变异性情况,超声心动图检查则着重了解左右心室功能及心室射血分数,以判断患者的心脏功能、肺通气功能,有助于了解目前患者的肺储备功能,血气分析有助于了解患者的肺交换功能,术前是否存在低氧血症,有无酸碱电解质失衡等内环境状况。术前应评估术中失血量并适量备血。对于强直性脊柱炎患者,术前着重了解患者头部活动及张口度情况,以制订相应的麻醉诱导及气管插管方案,患者胸廓活动多受到限制,所以术前肺功能检查十分必要;该类患者一般为双侧髋关节同时受累,常同时行双侧髋关节置换术中失血量大,术前应备足够的血液制品。

　　骨盆肿瘤患者术前大多先行化疗,以缩小瘤体便于手术切除,患者术前多有贫血、白细胞和血小板减少、肝功能异常等情况,Hb < 80g/L 时术前应少量多次输血,术前 Hb 应提高到100g/L 以上。骨肿瘤患者病情为渐进式发展,手术多为限期手术,术前全身状况不易很快恢复,手术宜早不宜迟。骨盆肿瘤手术一般为瘤体局部切除或一侧骨盆离断术,手术难易程度及时间难以预料,术中出血可能很多,应备充足的血液以防术中大失血。

二、麻醉

　　选择骨盆、骶髂关节手术的麻醉选择主要根据手术方式以及患者的一般情况而定。简单的骨盆骨折且骨折端位移不大时手术一般选择切开内固定方式,由于操作简单,组织损伤较小,出血较少,且手术时间较短,可选择连续硬膜外麻醉,但术中需要牵拉骨盆时则腰骶神经丛应完全受到阻滞,患者才不会有牵拉反应。蛛网膜下隙阻滞可有效保证麻醉效果,消除牵拉不适感,但单次蛛网膜下隙阻滞维持时间不能满足长时间手术的需要,因此近年来骶髂关节的手术多选择腰—硬联合阻滞,蛛网膜下隙阻滞平面较广时多有不同程度的血压下降,术前存在血容量不足的患者应在麻醉前补充血容量,扩容同时应密切观察血压的变化,有条件时可行有创动脉血压连续监测。对于手术难度大及创伤大、术中出血多的严重骨盆骨折患者,特别是伴有多发骨折或其他器官损伤的患者,多选择全身麻醉方法。值得一提的是手术体位对患者的影响,骨盆手术大体分前入路和后入路两种,后入路手术要求采用俯卧位,有些严重骨盆骨折伴移位的手术术中可能要不断变换体位即采用所谓的"飘浮体位",应在全身麻醉下完成手术。骨盆手术一般均要求骨折端对位要完整,所以术中要求肌肉松弛充分,外周神经阻滞完善时虽可以达到一定程度的肌肉松弛,但往往不及全身麻醉中应用肌松剂后的肌松效果。因此,对骨盆骨折伴移位的手术而言全身麻醉不失为适宜选择。

　　对于年龄不大、一般状况较好、术前无严重并发症的全髋关节置换手术患者可选择连续硬膜外阻滞,术中同样可能因牵拉引起腰骶神经丛反应,近年来多选择用腰—硬联合阻滞。考虑到患者术中侧卧位体位不适、长时间手术、术中患者清醒时的紧张心理等因素,椎管内麻醉时应给患者充分镇静。对于大多数年龄较大、一般状况差、术前伴有高血压、冠心病等并发疾患的患者应选择全身麻醉,亦可选择硬膜外阻滞或腰丛神经阻滞辅以浅全身麻醉的方法。对强直性脊柱炎伴张口困难者应采用慢诱导全麻气管插管,在充分镇静及表面麻醉的基础上经口腔或经鼻腔盲探或半盲探气管插管。

　　骨盆肿瘤患者行瘤体切除或骶髂关节离断术时由于手术范围较大、手术创面较广、出血多,以选择全身麻醉为宜,对于术前估计瘤体较小或出血不多的手术也可以选择连续硬膜外阻滞。

第十五章 耳鼻喉科手术的麻醉

近十多年来,耳鼻喉科在原有基础上新增了头颈外科手术,手术技术也在不断进步,如影像导航、内镜技术、激光治疗等,设备有许多革新,尤其是特殊的耳鼻喉科气道管理技术和器械。因此,麻醉处理十分重要,尤其是肿瘤、感染、创伤患者,病情复杂,而且常会面临困难与风险,需要麻醉医师与耳鼻喉科医师密切合作,不仅要做好充分的术前准备,同时应加强气道管理,使患者麻醉平稳和安全苏醒,确保手术顺利完成。

第一节 耳鼻喉科手术特点和麻醉管理

一、耳鼻喉科手术特点

(一)手术部位特殊

手术局限于头颈部,耳鼻喉各部分由黏膜组织覆盖,手术大小不一,部分小手术可采用表面麻醉或局部麻醉来完成。但出血较多及声门上、下手术需全身麻醉。

(二)气道管理难度较大

(1)手术部位血供丰富,且不易止血,不利于维持气道通畅。

(2)麻醉医师相对离手术野较远,鼻咽喉手术又直接在上呼吸道操作。

(3)喉癌、会厌肿瘤的成年患者,围术期已有不同程度的呼吸困难。

(4)复发需再次行激光喉部肿瘤切除术,而又未做气管造口者;儿童喉乳头状瘤拟行激光切除者已有部分呼吸道梗阻,因顾虑气管狭窄不宜气管造口,气管插管和气道管理难度均较大。

(5)气管异物取出术和气管镜检查麻醉与手术共用气道,有时反复多次将气管镜插入左右总支气管,甚至达叶、段支气管,影响通气功能。

(三)部分手术出血多

如鼻咽部纤维血管瘤和上颌骨摘除术等可能大量出血,止血困难,需行控制性降压术。

(四)控制中耳及鼻窦压力改变

中耳的鼓室通过咽鼓管与大气连通,鼻窦开口于鼻腔。当这些腔隙的开口阻塞时,其压力便不能与外界大气平衡。

此时若吸入氧化亚氮,由于氧化亚氮的血/气分配系数是氮气的34倍,氧化亚氮便大量进入该腔隙,使腔隙内压急剧升高,甚至使鼓膜穿破。而当术毕停用氧化亚氮时,腔隙内的氧化亚氮又很快进入血液内,使中耳腔内压力下降。这种压力改变将影响中耳成形手术的效果,甚至使手术失败。故禁用氧化亚氮。

(五)加强全麻苏醒期管理

术后苏醒期分泌物和血液可能引起气道阻塞,呼吸并发症发生率高,需预防和及时处理。

二、麻醉要求、术前准备和麻醉选择

(一)麻醉要求

根据上述手术特点对麻醉有以下要求:①麻醉前准确估计病情,尤其是呼吸道管理;②局部麻醉力求阻滞完善,消除患者疼痛、不适;③全身麻醉要求深度恰当,气道管理良好。

(二)术前准备

1.病情估计

老年患者常并存呼吸、循环及内分泌系统病变,应了解病变的进展情况,尽量改善全身情况。鼾症、肿瘤、再次手术者、发育畸形者等应进行气道困难程度评估,做好技术和设备上的准备。拟经鼻气管插管者行术前鼻道检查,拟行气管异物取出术者明确气管异物的性质,有无肺不张、气胸。扁桃体手术后出血再次手术的患者需评估出血量及有无凝血功能障碍等。

2.术前用药

常选抗胆碱类药以抑制腺体分泌,保持呼吸道干燥。对于情绪紧张的患者给予咪达唑仑肌内注射,有抗焦虑和顺行性遗忘作用。严重气道梗阻或扁桃体出血再次手术者暂不给术前药,送至手术室后视病情给药。

(三)麻醉方法

1.局部麻醉

乳突根治术,成年人扁桃体摘除术,范围较局限、表浅的鼻内手术及咽喉部手术,气管造口及上颌窦手术等,可采用局部麻醉。常用的局部麻醉为表面麻醉、局部浸润麻醉和神经阻滞麻醉。力求阻滞完善,消除患者疼痛等不适。耳郭和外耳道手术可用1%利多卡因局部浸润。耳道和中耳手术如乳突根治术、鼓室成形术等需阻滞三叉神经的耳颞神经、耳大神经及迷走神经耳支。耳颞神经鼓室支的阻滞可在外耳道前壁用1%利多卡因2mL浸润。耳大神经阻滞可在耳后的乳突区用1%利多卡因做数点浸润;耳颞神经耳支阻滞一般在外耳道外上方的耳郭,即耳的最高附着点穿刺深达骨膜,注入1%利多卡因1mL;迷走神经耳支阻滞在耳道上三角区棘、乳突前缘,浸润深达骨膜。鼻腔内手术可用1%丁卡因和1:10万肾上腺素棉片,分别置入中鼻甲后1/3与鼻中隔之间以阻滞蝶腭神经节,中鼻甲前端与鼻中隔之间以阻滞鼻睫神经,以及下鼻甲以阻滞鼻腭神经。外鼻手术需阻滞鼻外神经、滑车神经和眶下神经。上颌窦手术需表面麻醉及蝶腭神经节阻滞。咽喉部手术可用2%~4%利多卡因表面麻醉,在舌骨大角与甲状软骨上角之间阻滞喉上神经。要严格控制局麻药剂量,防止逾量中毒。

2.全身麻醉

手术范围较广或手术在呼吸道操作,有误吸危险;需行气道隔离或必须充分抑制咽喉部反射,使声带保持静止的气管内手术和喉显微手术;以及不能合作的儿童必须全身麻醉,并维持一定的麻醉深度,有良好的肌松。根据病情和手术时间选用米库氯铵、维库溴铵、罗库溴铵或顺阿曲库铵等。术前查体除全身一般情况外,应对气管插管的困难程度和原因做出评估。声门暴露困难包括:舌体大、颈短、颈部活动受限、张口受限、小下颌、下颌间距小等解剖异常,会厌或气道内肿物外突遮挡声门致插管困难,喉乳头状瘤等脆性肿物占据或遮挡声门、喉头狭窄、声门下狭窄、颌下蜂窝织炎致喉头水肿等。经鼻插管困难者如鼻甲肥厚、后鼻腔闭锁、极度肥胖等。

对预测气管插管困难者,可在镇静表面麻醉状态下直接用喉镜轻柔、快速观察喉部,对于易窥视到会厌者可用快速诱导插管。经窥视不易显露会厌者可用慢诱导或清醒镇静下完成插管。少数困难插管需借助喉罩、纤维喉镜或纤维气管镜引导。声门或声门下阻塞者不宜快诱导。表面麻醉下准备中空管芯引导插管进入气管内,备好金属气管镜和喷射呼吸机,应急处理气道梗阻。呼吸道外伤、声门部巨大肿物,经口、鼻插管可能造成严重损伤或插管失败者应行气管造口。为减少局部出血,术中应用肾上腺素可致心律失常,应注意监测。颈动脉窦反射可致血压下降和心动过缓。气管镜检查和气管异物取出术,较常见的并发症也是心律失常,以窦性心动过速常见,因此麻醉不宜过浅。

3. 控制性降压

头面部血运丰富,上颌窦恶性肿瘤行上颌骨切除术出血量大。鼻腔内镜手术视野小,术野不清,止血困难,影响手术进行。中耳及内耳手术野内极少量出血也会影响手术操作。这类手术常需控制性降压,可明显减少出血,使术野清晰,缩短手术时间,减少手术并发症。全麻药丙泊酚和瑞芬太尼,也可复合吸入七氟烷,配合常用降压药尼卡地平、乌拉地尔等,较易调控血压在 90mmHg 使用左右,选择控制性降压应注意其禁忌证。

(四)气道管理

1. 保护气道

确保气道通畅,减少分泌和减轻反射,提供良好操作条件,快速苏醒及保护性反射恢复。耳鼻喉科手术患者,由于病变部位的影响,麻醉诱导后易发生气道梗阻。

无插管把握时需保留患者的自主呼吸,忌用肌肉松弛药,在浅麻醉甚至清醒状态下施行气管插管,保留呼吸并呼之能应。咪达唑仑具有药效强、半衰期短的特点,插管操作前适量应用,可获得良好的镇静和顺行性遗忘作用。无论采用浅麻醉还是清醒插管,完善表面麻醉都是插管取得成功的关键。

2. 保证良好通气和氧合

完成插管后,可采用机械通气。长时间、重大手术者还应定时做血气分析,以避免缺氧、二氧化碳潴留和酸碱平衡失调。

手术时,患者头部周围被术者占据,头位常因手术操作而变动,麻醉医师应密切注意气道压的变化,及时发现导管的扭曲、折叠、滑脱及接口脱落等异常情况。由于手术操作邻近气道,术后常会使其气道解剖结构发生改变,残留的血液、分泌物也易堵塞气道,且患者头面部被多层敷料包扎固定,若拔管后发生气道梗阻,处理十分棘手。应掌握好拔管指征,密切注意拔管后有无呼吸道梗阻、呕吐误吸、通气不足等情况,及时处理。评估难以维持气道通畅者,则需预先作气管造口术。

3. 高频喷射通气

支气管镜检查和异物取出术、喉显微手术包括声带和喉室肿物、息肉、囊肿的切除或激光切除术等,要求麻醉保持呼吸道通畅又不妨碍操作,术野清晰,声带完全静止不动。这些手术可用喷射通气保证有效通气。喷射通气只占很小的气道空间,气道可以完全开放,不影响内镜操作,能充分供氧和有效通气,且气压伤和气胸发生率低。

高频喷射通气常用频率为 $60 \sim 120$ 次/分,驱动压于控制呼吸时成年人 $0.8 \sim 1.2 kg/cm^2$,辅助呼吸时 $0.5 \sim 0.6 kg/cm^2$。儿童控制呼吸时 $0.6 \sim 1.0 kg/cm^2$,辅助呼吸 $0.3 \sim 0.5 kg/cm^2$。喷射通气的途径有两种,即直接通过支气管镜或经镜外气管内置吹氧管进行,后者成人用内径为 $2 \sim 3 mm$,小儿用内径为 $1.5 \sim 2.0 mm$,喷射管硬度适中。经气管镜外法的优点是通气不依赖气管镜而独立进行,灵活性大,其缺点则是占据气道内一定空间以及管理不易,易于滑脱。手动喷射通气装置使用较为方便,尤其适用于时间较短的手术如小儿气管异物取出术。

第二节　耳鼻喉科常见手术的麻醉

一、耳部手术麻醉

多数耳部手术虽不涉及呼吸道,但术中头部被无菌巾覆盖,麻醉者远离头部,应重视气道及呼吸管理。时间短暂、简单的耳部手术多在局部麻醉下完成。涉及前庭的某些手术,由于对平衡功能的影响,患者术中可出现失平衡感,应防止发生意外。中耳及内耳手术包括电子耳窝植入术,时间长,应在全身麻醉下施行。

实施静吸复合全身麻醉时,避免用 N_2O,N_2O 进入中耳,可引起中耳压力升高。在咽鼓管不通的患者,吸入 N_2O 会使鼓膜穿孔和出血。儿童接受较长时间的手术时,应监测体温。中耳、乳突和内耳手术病例术中要求行面神经诱发电位监测,避免发生医源性面神经损伤。面神经诱发电位监测的患者,需应用短效肌松药如米库氯铵,维持神经肌肉阻滞程度在一定水平。肌肉松弛药的用量应控制在测定时 $T_4/T_1 > 20\%$。一般情况下耳科手术出血量不多,但出血使显微手术野不清,可取头高位 $10° \sim 15°$,以利静脉回流。术者常局部使用肾上腺素,注意其全身作用。应用抗恶心呕吐药防治术后发生恶心呕吐。

二、鼻腔及鼻窦手术的麻醉

多数鼻腔及鼻窦手术可在局部麻醉下完成。随着鼻内镜手术的开展,鼻腔手术范围扩大。全身麻醉下控制性降压可减少术中出血,保持术野清晰。七氟烷或异氟烷吸入全身麻醉有降压作用,可控性好。除气管导管套囊充气外,应在下咽部填塞纱布。为减少术野渗血,可取头高位 $10° \sim 15°$。术中常用肾上腺素棉片止血,应注意对心血管系统的影响。术毕鼻腔填塞止血,应在完全吸尽残血,清醒后拔管,确保经口呼吸通畅。鼻腔及鼻窦手术后,在术后 2d 将充塞的纱条自鼻腔及鼻窦中取出。患者常疼痛难忍,可在镇静镇痛条件下进行鼻腔术后的换药。

三、扁桃体/腺样体摘除术的麻醉

患者多为儿童,挤切法速度快,但疼痛刺激强,患者难免恐惧。使用氯胺酮 $1 \sim 2mg/kg$ 静脉注射可起到良好的镇痛作用。全身麻醉应选用气管插管。选用钢丝加固气管导管,不易扭曲打折,且便于固定,注意开口器放置不当可压迫导管。术前焦虑的儿童可经口或鼻腔给药给予中等程度的镇静,用静脉诱导,静吸复合麻醉维持。也可选择喷射通气控制呼吸,注意避免 CO_2 潴留。在手术即将结束时,应听诊两肺呼吸音,如有血和分泌物吸入,应吸引清除。术后苏醒期加强气道管理,警惕术后出血。

四、声带手术的麻醉

声带手术如声带息肉摘除术须在支撑喉镜或显微喉镜下施行,手术时间一般较短。气管内插管可影响手术操作,有时手术要求避免气管内插管。因此,必须在没有气管插管的条件下保证正常的通气和氧合。手术时间在 10min 以内的声带息肉摘除术采用保留自主呼吸的全身麻醉,但应有完善表面麻醉和喉上神经阻滞。患者入手术室后,用利多卡因喷雾剂在咽喉部行表面麻醉,然后在舌骨下角附近用 2% 利多卡因行喉上神经阻滞,每侧注入局麻药 2mL,同时静脉注射咪达唑仑 1～2mg,芬太尼 0.05～0.1mg,5～10min 后静脉注射丙泊酚,直至意识消失。丙泊酚用量通常在 100～200mg。如在放置咽喉镜时出现血压升高,可同时静脉点滴硝酸甘油或尼卡地平等控制血压。在咽喉镜暴露声门后,只要维持合适的麻醉深度,同时吸氧,并保持呼吸道通畅,短时期内尚能维持 SpO_2 在 95% 以上。但在术毕喉镜撤除后可能发生舌后坠,此时应轻托下颌,面罩供氧。时间较长的手术,用气管内插管较为安全,确保手术期间的良好通气。选择较细的气管导管(直径:男性 5.5～6mm,女性 5～5.5mm),减少对手术影响。术中加强 SpO_2、$PetCO_2$ 等监测。保留自主呼吸的患者可用右美托咪定。声带手术后由于咽喉部分泌物、血液等积聚以及手术创伤、疼痛等原因,易诱发喉痉挛,应积极防治。轻度喉痉挛可通过吸氧,去除咽喉部分泌物、血液等处理后缓解。重度喉痉挛需立即去除诱因,面罩吸氧,必要时人工呼吸方可缓解。

五、喉显微激光手术的麻醉

二氧化碳激光能穿透组织达 200μm,用于支撑喉镜下喉及声带手术。手术特点是刺激强,时间较短,术毕要求尽早清醒。静脉麻醉下,应用较细防激光燃烧的特殊气管导管,确保满意的通气。同时应防治支撑喉镜引起的血流动力学改变,特别是高血压病患者。术前完善的表面麻醉,术中输注瑞芬太尼具有很强的镇痛作用,稳定血压的同时可预防心动过速。必要时加用尼卡地平或艾司洛尔。手术快结束时,减浅麻醉。使用喷射通气者自主呼吸恢复时,逐渐减小驱动压,直至完全撤除。

六、气管异物取出术麻醉

根据异物存在部位可以分为:①鼻腔异物;②声门上异物;③声门下异物及气管异物;④支气管异物(右侧多于左侧)。根据异物来源可分为:①内源性异物(血液、脓液、呕吐物及干痂等);②外源性异物(花生、西瓜子、葵花子、玩具零件、笔套及纽扣等)。异物部位及性质不同直接关系到手术取出难易程度和手术时间长短。

患者大多为儿童(3 岁以内婴幼儿占 70%～80%),异物可直接或间接损伤气道,异物在气管中通过阀门效应影响气体交换,引起气道部分阻塞(气体吸收后并发肺不张)或气体进多出少而造成阻塞性肺气肿。患儿剧烈咳嗽,呼吸困难和缺氧发绀,多伴有肺部感染,通气/血流比率改变,氧饱和度降低。

气道异物取出术是十分艰难的操作,需要有经验的医师实施。早期手术较晚期手术容易取出异物。手术占用呼吸道,尤其气管狭小的婴幼儿,气道控制难度大。麻醉诱导前应充分吸氧,完善表面麻醉,尽可能不用肌肉松弛药,保留自主呼吸,以防面罩加压通气改变异物位置及气管镜放入困难带来的通气障碍。目前多采用全静脉麻醉,不合作的小儿也可用七氟烷吸入麻醉。氯胺酮有防止支气管痉挛作用,可用于辅助麻醉。异丙酚苏醒快,不良反应少,可酌情用于麻醉诱导和维持。气管镜放入后可适当加深麻醉,并以喷射通气控制呼吸。手术多将气管镜伸入一侧或叶支气管,阻塞健肺,易加重缺氧,应及时与术者联系,间断将气管镜退至主气管,充分通气后再行操作。气管异物取出手术刺激强,麻醉较浅时,常出现屏气、呛咳,甚至支气管痉挛、心动过速、血压升高,严重者可引起心力衰竭,应随时加深麻醉。术前表面麻醉或术中经气管镜表面麻醉有利于麻醉平稳。为防止麻醉药潴留和改善通气,必要时使用短效肌肉松弛药(琥珀胆碱),常使麻醉变得较为平稳。此外,这类患者常伴有肺部感染,异物取出后应在气管镜下吸尽深部气道分泌物,以防肺不张。术毕因麻醉过深而通气不佳时,不要急于退出气管镜,应给予拮抗或待情况改善后拔除。必要时以气管内插管替换,支持呼吸。由于机械刺激作用,气管镜退出后,可出现较长时间的刺激性呛咳,严重者可影响通气,造成缺氧,应给予氧气吸入。术毕应听诊双肺以及时发现肺不张。必要时应重下气管镜吸痰,吸净后可面罩正压吸氧。

气道异物取出术的气道管理十分困难,最好在吸纯氧下保留自主呼吸,在严重缺氧时需用控制呼吸,此时必须与手术医师密切沟通,也可用喷射通气:麻醉诱导后,可经鼻或口插入细的喷射导管进入气道内(声门下2cm),也可将喷射导管接通硬支气管镜的侧支行喷射通气。连接手动喷射通气装置,通气压力 <1 岁患儿为 0.1~1bar, >1 岁为 1~2.5bar,通气频率 20~35 次/分。也可将导管尖端深入健侧支气管,进行健侧肺通气,因而避免将异物或血液、组织碎片吹入支气管深处;在退出支气管镜后,仍可控制呼吸,提供患者足够的时间恢复自主呼吸。无论采取何种通气方式,必须达到足够的麻醉深度,因为手术时最大的危险不是呼吸抑制,而是气道痉挛。

麻醉苏醒期管理:硬质气管镜拔出后应继续吸纯氧,严密观察呼吸,包括呼吸频率和胸廓呼吸运动,有无呼吸困难表现。监测 SpO_2 及呼末 CO_2,必要时行血气分析。并警惕并发症发生,如喉痉挛、气胸和肺不张等,并给予及时治疗。

七、鼾症手术(UPPP)麻醉

鼾症手术常用于治疗阻塞性睡眠呼吸暂停综合征,是将腭垂、软腭、扁桃体切除或部分切除并加以腭咽成形,以改善睡眠状态下气道梗阻。手术刺激强,气道困难病例较多,血流动力学波动大。

患者大多肥胖,血黏滞度增高,存在高血压和心肌缺血劳损。术前应全面了解和正确评估。麻醉要点如下:

(1)术前镇静药应减量,尽可能对气管插管难度作出正确评估。伴有心肺功能损害的患者,清醒插管前须谨慎给予镇静药和镇痛药,插管中应尽可能完善咽喉及气管内表面麻醉以避免引起气道和循环的兴奋反应。

(2)气道管理:全麻下插管失败率高且有继发面罩通气困难的危险,故建议所有患者均应使用清醒气管插管。气道梗阻和喉部解剖上的异常,给气管插管带来困难。术前应做纤维喉镜或间接喉镜检查。预计插管困难程度,有些病例麻醉前无气道梗阻,但使用镇静及诱导药物后,可立即出现明显梗阻,应有气管造口的准备。

(3)为便于手术操作,以经鼻插管为宜。对预计插管难度大者,应在镇静镇痛后患者主动配合下,慢诱导盲视下插管。在充分表面麻醉下,获得较好的镇静、镇痛、遗忘作用后,进行盲探插管式纤支镜引导气管插管。经鼻插管困难时,可在导管到达咽后壁部位时,将套囊充气。因患者肥胖咽腔狭窄,套囊充气后位居中央,管尖略向上正对声门的概率更高,有助成功插管,管尖部进入声门后患者可出现呛咳,导管内进出气流突然增强,此时吸出套囊气体,继续推进,即可成功。

（4）手术操作可使导管扭曲打折,应密切观察,术中应及时吸除残血,术毕止血要完善,患者完全清醒后方可拔管。

（5）术后拔除气管导管应十分慎重,待到患者完全清醒,并能控制气道、残余肌松作用已完全拮抗、呼吸功能恢复良好后方可拔管。由于麻醉残余作用及手术创伤、压迫造成的水肿,以及血液和分泌物影响,少数病例可发生拔管后气道障碍和再插管困难,应有相应技术和紧急气管造口的准备。

对术后出血再次全身麻醉下止血者,应按饱胃患者处理。导管妥善固定,术毕需更换用于气管造口的专用导管。

（6）实施患者自控镇痛,应在严密监护和管理下进行,对于伴有低氧血症、心肺功能不全或术后仍有严重气道阻塞症状者,则不宜使用术后镇痛。

八、喉切除术的麻醉

1. 手术特点

喉切除术分为全喉切除术和半喉切除术,后者又可分为垂直半喉切除术和水平半喉切除术。喉全切除术适用于扩散至喉体外,甲状软骨已破坏或已侵及会厌前隙,穿破环甲膜,累及甲状腺等邻近组织者。全喉切除术通常会同时需要行单侧或双侧颈淋巴结清扫术。

2. 术前评估

术前需认真评估患者有无喉阻塞及其分级,阅读术前纤维喉镜检查记录及照片,与外科医师共同确定气道建立方案。对肿瘤较大、影响声门暴露以及肿瘤侵犯声门下或者存在肿瘤出血病史的患者,可考虑局麻下行气管造口,成功建立气道后再行全身麻醉。

3. 麻醉方法

绝大部分喉癌患者均可以在全麻诱导后实施气管插管,但应切实做好应对困难气道的准备,尤其要在诱导前确保外科医师在场,并做好紧急气管切开准备。视频类插管工具(如视频喉镜,可视管芯等)对于喉癌患者快速建立气道有很大帮助。对于喉镜直视下声门暴露不良的患者,管芯类(如 Frova)工具有助于插管成功。此外,喉罩气道亦可用于Ⅲ度以下喉阻塞患者全麻下行气管切开术。

4. 麻醉管理

①喉癌患者以老年人居多,部分患者术前又可能存在进食困难,一般情况较差,术中应加强监测,长时间手术时需做好体温及内环境的维护;②颈部操作尤其是做深部淋巴结清扫时有可能压迫颈动脉窦而出现严重的心动过缓,需要严密监测和对症处理;③虽然此类手术出血量不多,但由于手术区域解剖结构复杂,需确保静脉通路通畅,随时应对误伤血管导致出血等意外;④必要时术中实施适度的控制性降压,如患者没有高血压则收缩压维持在 90mmHg 左右,以提供清晰的手术野,但应权衡利弊,需考虑长时间低血压对于老年人心、脑等重要脏器的危害;⑤全喉切除术中在喉离断后,需将经口气管导管更换为经颈部造口处的特制弯形钢丝加强气管导管,并应注意听诊确认导管置入深度,避免置入过深造成单肺通气。可在气管导管套囊后端系好纱条,将纱条固定于手术巾上以免术中导管移位;⑥全喉或部分喉切除术患者由于创伤较大且无法言语交流,需要提供良好的术后镇痛以帮助患者平稳恢复。采取阿片类药物为主、复合非甾体抗感染药物的多模式镇痛方法可以达到此目标。

九、气道内 CO_2 激光手术的麻醉

1. 激光手术的特点

CO_2 激光用于气道内手术有其独特优势,这种激光可被水吸收,组织穿透力弱(CO_2 激光辐射进入组织的深度不超过 0.3mm),可用于表面组织的切割汽化,定位精确,出血少,并且不伤及周围正常组织,愈合快。激光气道内手术因出血少、视野清晰并且几无组织水肿而备受青睐,常用于喉狭窄、喉乳头状瘤(Laryngeal Papillomatosis)、喉血管瘤、喉部肉芽肿、声带白斑等治疗,其最大的隐患在于可以引发气道烧伤并且可能危害手术室工作人员,因此实施激光手术的单位必须有周密的激光安全防护流程,并且包括外科、麻醉以及护理等所有可能涉及激光防护的人员均应通过教育培训。

2. 麻醉要点

激光手术最重要的问题在于做好激光的防护,其中麻醉医生应高度警惕激光引发的气道烧伤,并做好应对突发事件的准备。

发生激光气道燃烧需具备以下三要素:①能量源,即激光源;②易燃物,即气管导管;③助燃剂,包括氧气等。外科医师应尽量选择低功率和脉冲式激光发射,避免高功率和连续发射易致燃的高能量激光,另外必须将激光束准确聚焦于治疗部位,并用盐水浸湿的棉片覆盖于病变周围和激光照射远端,避免散射光束对周围组织的影响。手术医生还应在操作时密切注视显微镜下的激光照射野,第一时间发现局部点燃征象,并做后续处理,杜绝继续发射激光致燃爆发生从而导致严重气道烧伤事件。麻醉医师应尽可能选用抗激光导管以及降低吸入氧浓度至 30% 以下,严密观察气道压力变化,随时注意激光击穿套囊可能。有作者建议套囊内注入生理盐水或者加有亚甲蓝(Methylene Blue)的生理盐水,以便于外科医师能及时在显微镜下发现套囊被击穿,并且套囊内的盐水(通常不超过 10mL)还可能有局部降温作用。套囊被击穿的后果主要在于会导致富含氧气的肺内气体泄漏,增加燃爆机会。

散射激光还可能造成其他损害,CO_2 激光会穿透角膜损伤视网膜,因此应将患者眼睑闭合后再用湿润的纱布覆盖,手术室人员应戴防护眼罩。激光汽化所致的烟雾吸入肺部也会造成炎症、支气管痉挛、气道水肿甚至呼吸衰竭。还有报道激光导致肺出血、气胸等严重并发症。

3. 抗激光导管

普通 PVC 导管无法抵抗激光的穿透,并且相对于老式的橡胶材质导管更易燃烧。目前市场上有多款专为激光手术设计的导管,遗憾的是,现有产品都还无法做到能够彻底防护激光击穿。以下是国内已在使用的抗激光导管。

(1)Laser – Flex 导管(Mallinckrodt):是一款通过美国 FDA 认证、可以用于 CO_2 激光手术的抗激光导管。其管壁为不锈钢材质,呈螺旋状紧密排列,有两个可以注入盐水的套囊,当一个套囊被击穿时,另外一个套囊还会起到阻止气体泄漏的作用。虽然其不锈钢材质可以反射激光从而避免管体被击穿,但套囊及其注射管仍由 PVC 制成,不能抵抗激光,因此依然存在薄弱部位,使用时仍需术者在套囊上方以湿棉片防护。这款导管的缺点是管体较硬,有时因遮挡外科术野因而不得不更换普通导管。另外,由于担心管芯破坏其紧密排列的螺旋钢丝外壁而使激光防护功能丧失,生产商不建议使用管芯,从而可能增加困难插管的概率。还有报道由于激光损坏水囊注射管而造成注入囊内的液体无法抽出,从而产生拔管困难。处理方法是再次全麻下让外科医生使用悬吊喉镜,直视下刺破套囊,然后再度苏醒、拔管。

（2）Laser – Trach 导管（Kendall – Sheridan）：为另一款抗激光导管，为橡胶材质外包铜铂，可防止 CO_2 激光点燃。它在包装中附带脱脂棉，使用时需浸泡后保护于套囊上方。

（3）发生激光燃烧后的处理：由于没有绝对可靠的抗激光导管，激光手术致气道燃烧的风险始终存在。麻醉医生应牢记以下发生激光燃烧后处理的"4 个 E"：①Extrac（t 拔除），即拔除所有可燃物，包括气管导管、棉片等；②Eliminate（清除），即清除所有助燃剂，如立即断开供氧导管；③Extinguish（灭火），即立即在气道内注入生理盐水熄灭余火；④Evaluation（评估），即应立即在直接喉镜和硬支气管镜下评估上、下呼吸道的损伤情况，如果有明显损伤应重新气管插管，严重病例需要气管切开，并立即请相关专家会诊治疗。

第十六章　口腔颌面外科手术的麻醉

第一节　口腔颌面部疾病患者特点及手术特点

口腔颌面外科学是一门在牙外科基础上发展起来的年轻的医学分支学科。虽然在我国仅有40余年的历史,但发展迅速。目前,国内在诸如颅颌面联合切除治疗晚期口腔颌面恶性肿瘤、使用显微技术对肿瘤切除后缺损进行游离组织移植整复、唇腭裂畸形的序列治疗和颞下颌关节疾病治疗等领域已达到甚至超过世界先进水平。外科的发展推动了与之相关的麻醉学科的发展,而麻醉的保障又是外科学发展的前提和基础。两者间相互渗透和融合,不可分割。口腔颌面部手术内容广泛,相关的麻醉也具有一定的特色。一般来说,简单的手术如智齿拔除在局麻下即可完成;而诸如唇腭裂畸形修复术、颞下颌关节疾病的治疗、正颌手术、口腔颌面恶性肿瘤切除术等一些复杂的口腔颌面外科操作则对麻醉要求很高,需要严格的气道管理和围手术期监测。

一、患者的特点

(一)年龄跨度大

口腔颌面部疾病可发生于任何年龄,患者的年龄跨度大,从出生一周的新生儿到一百多岁的超高龄老年人都有。

1. 小儿

总体上说,在口腔颌面外科中,小儿多因先天性颅颌面畸形而实施手术。许多先天性口腔颌面畸形如唇裂、颅狭症等都主张在1~2岁以内实施早期手术,除了改善外形和功能以外,还能获得术后较佳的发育条件。小儿颞下颌关节强直可导致张口困难甚至完全不能张口影响进食,仅能通过磨牙后间隙处塞入小块的软固体食物或吸入流质、半流质以维持生存。长此以往将严重影响其生长发育并造成营养不良,往往需要早期手术治疗。小儿各时期的解剖生理特点随年龄增长而不断变化,年龄愈小,与成年人之间差别愈大。必须注意采用合适的方法和监测手段以尽可能减小手术麻醉的不利影响,维持其生理内环境的稳态。

2. 青壮年

青壮年患者以颌面部外伤、炎症治疗以及正颌整复手术居多,气道问题比较突出。近年来,青壮年人群中因阻塞性睡眠呼吸暂停综合征而接受手术治疗的患者也日益增多。这类患者多由于长期间断的低氧血症及高碳酸血症可引起体循环、肺循环高压,进而引起心脏损害、动脉硬化及血液黏滞度增高。

3. 老年

老年患者则以各种肿瘤性疾病为主。因年龄增长,老年人全身各器官的生理功能发生退行性变化甚至出现病理性改变,常伴有高血压、缺血性心脏病、慢性阻塞性肺疾病、水电解质酸碱平衡失调以及体内药物生物转化和排泄能力下降,对手术和麻醉的耐受力显著降低。老年恶性肿瘤患者全身状况很差,加上摄食障碍,常出现消瘦,并伴有贫血、营养不良和低蛋白血症,术前也应尽可能予以改善和纠正。

(二)困难气道

口腔颌面外科患者中,困难气道十分常见且程度严重。易发生气道困难的常见疾患有先天性口腔颌面畸形、口腔颌面肿瘤、颞下颌关节强直、阻塞性睡眠呼吸暂停综合征、外伤、感染、肿瘤造成口腔颌面畸形或缺损、手术或放疗引起气道附近解剖结构改变、颌颈部肿瘤压迫致气管移位等。

其他的如肥胖颈短、颈椎病变、小下颌、门齿前突或松动、高喉头、巨舌等也会给气管插管带来困难,术前应准确预测并选择合适的诱导方法和插管技术。

(三)口腔颌面畸形与综合征

对于那些同时出现全身各部位多处畸形的,临床上通常采用"综合征"来命名。许多先天性畸形均可有口腔颌面部的表现。其中最常见的是 Pierre Robin 综合征和 Treacher Collin 综合征,患者表现为小颌、舌后坠等畸形,患儿出生后即表现出明显的气道问题。Goldenhar 综合征的患者表现为一侧面部发育不良、下颌骨发育不良和颈部脊椎畸形。Klippel Feil 综合征则表现为外耳和眼部畸形,包括脊柱融合、颈胸椎侧凸和高腭弓等畸形特征。脊柱融合往往造成颈部后仰严重受限。Apert 综合征除有突眼、眶距增宽、腭裂外,还伴有脑积水、心血管畸形、多囊肾等。由于先天性多发畸形继发的各种病理生理改变将使其病情变得更为复杂。麻醉医师应充分认识到其不仅存在口腔颌面部畸形,而且可能伴有其他重要脏器的畸形以及这些缺陷所引起的严重生理功能紊乱。多方面病因的影响无疑会使麻醉处理的难度大大增加,麻醉医师应针对各类患者不同的解剖、生理、病理特点作综合考虑。

(四)常伴有各种心理问题

口腔颌面外科疾病与心理问题密切相关。一方面精神和内分泌因素可诱发口腔颌面肿瘤;另一方面,已患肿瘤的患者,在实施肿瘤手术前,也常会因大面积组织切除后可能造成的头面部外观畸形和诸如咀嚼、吞咽、语言、呼吸等生理功能改变,而存在明显的心理障碍。先天性颅颌面畸形或牙颌面畸形患者因颜面畸形、某些生理功能障碍等,也多会伴有各种心理的异常变化。已接受了多次手术治疗的患者,手术麻醉的痛苦体验与不良回忆则会使其在再次手术前存在极度恐惧甚至拒绝心理。颞下颌关节紊乱综合征患者有较突出的个性特点如神经质、疑虑、情绪不稳定等,该病的发生与个性和精神因素有密切关系。老年患者常会伴有衰弱感、孤独感和忧郁感,较多地表现出退缩、孤独、内向和被动,可因对病情发展和健康状况的过分关注而引起其焦虑、抑郁等情绪改变。1 岁以上的小儿会因陌生环境、与父母分离及害怕手术疼痛而引起恐惧和不安。

二、手术的特点

(一)手术部位

口腔颌面部手术部位在气道入口处,术中异物、分泌物和血液有误入气道的危险,加上患者头部位置的多变动和麻醉医师的远距离操作,给气道管理带来不便;术后还可因口咽部组织肿胀或解剖改变、失去颌骨支撑、颌间结扎固定等因素影响,易在拔管后发生气道梗阻。颅颌面手术操作邻近脑组织,分离和暴露过程中易使脑组织受到牵拉,可造成脑损伤和脑积水,继而导致颅内压增高,甚至危及生命。

(二)根治性外科与功能性外科手术

根治性外科与功能性外科手术仍是口腔颌面部肿瘤的主要有效治疗手段。根治手术和整复手术相辅相成而存在,只有在完全根治肿瘤后才有必要实施整复手术。总之,应以肿瘤根治手术为主,与整复手术相结合,即使肿瘤得到根治,又能在功能和外形上获得一定程度的恢复。如今,头颈肿瘤外科、整复外科和显微技术的飞速发展,使肿瘤根治术后大面积缺损和功能障碍的修复成为可能,从而可为术后患者生存率和生存质量的同时提高提供前提保障。

对晚期恶性肿瘤、复发癌瘤和多原发癌瘤也应持积极态度,能一次切除者应给予一次切除,不能一次切除者应予以分次切除。另外,对恶性肿瘤的颈淋巴结处理,不应待临床上已查明有癌瘤转移时才进行颈淋巴清扫术,以避免降低手术治疗效果。根据不同情况可采用选择性颈淋巴清扫术或治疗性颈清扫术、功能性颈淋巴清扫术或根治性颈清扫术。

(三)综合与序列治疗

目前趋向于在口腔颌面部的肿瘤患者中应用放疗、化疗等其他方法与外科手术合并进行综合治疗,以取得较好的疗效。放疗和化疗可在术前或术后使用。口腔颌面外科中,序列治疗概念的提出是由唇腭裂治疗开始的。无论序列也好,综合也好,都是多学科的排列有序的治疗。它应依托于多学科之间的密切协作,由一个以口腔颌面外科医师为主的协作组来完成,其他有关的还包括麻醉科、耳鼻喉科、放射科等医师。

(四)牙颌面畸形与正颌外科

对牙颌面畸形患者的治疗,可通过正颌外科手术矫正其牙颌面畸形,实现重建正常牙颌面三维空间关系和恢复其牙颌正常功能,使其达到和谐、相对满意的容貌。由于正颌手术多经口内途径施行,在狭窄而又较深的部位进行操作、止血困难,软组织切口和骨切开线均要求十分准确,以免损坏众多的重要解剖结构。由于骨切开的创伤部位难以按常规止血,手术后可能会有渗血出现。术后张口困难和口内渗血可使患者在麻醉恢复期内发生上呼吸道梗阻的风险大大增加。对这类患者,麻醉恢复期和术后早期均须加强监测,谨防意外发生。

(五)显微外科技术的广泛应用

显微外科技术已广泛应用于口腔颌面外科的手术中,尤其是小血管吻合游离组织瓣移植手术的成功,使口腔颌面部大面积缺损后施行立即修复成为可能。

显微外科手术具有一定的特殊性,其技术条件要求高、操作精细复杂、手术时间长,手术操作和围手术期管理过程中的各环节都会直接影响到手术最终的成败。手术过程中必须使患者保持合适体位并严格制动以利于长时间手术的实施。还应保持充足的循环血容量并根据情况给予扩血管和抗凝处理。术后应尽可能使颈部制动,防止血管受压形成血栓、压迫静脉导致回流受阻等。此外,维持正常的体温,对预防吻合小血管痉挛、提高游离组织的成活率也十分重要。在小血管吻合重建血循环游离组织移植手术后,不仅要进行全身循环、呼吸等重要系统的监测,而且应加强对局部移植组织的严密观察和护理。

第二节 口腔颌面部手术的麻醉

口腔颌面部手术的麻醉处理原则：口腔颌面外科手术对麻醉的要求包括安全有效地控制气道、麻醉诱导和维持阶段力求平稳、维持适当的肌肉松弛、苏醒迅速、保证术中及术后镇痛完全。

一、麻醉选择

口腔颌面外科手术的常用麻醉方法包括局部区域神经阻滞和全身麻醉。选择麻醉时应以患者能接受，手术无痛、安全，术后恢复迅速为原则，根据患者的年龄、体质、精神状况，手术的部位、范围、时间长短等综合考虑而定。

二、常用麻醉方法

（一）局部麻醉

局部麻醉一般由手术者自行操作。局部麻醉对生理干扰小、易于管理、恢复快，多用于智齿拔除或短小手术。也可以在全身麻醉时复合应用，以减少术中的全身麻醉药用量，缩短麻醉恢复时间。它的缺点在于手术区疼痛感受器的阻滞不易完善。对于精神紧张、焦虑者，可在局部麻醉的基础上，经静脉辅助应用镇静、镇痛药物以完善麻醉效果。

（二）全身麻醉

由于口腔颌面部手术的解剖部位特殊，多数手术时间较长且操作精细，而手术区域又毗邻呼吸道甚至颅底、眼眶、颈部重要的神经血管的附近，术野周围血流丰富渗血较多。有些复杂的手术还涉及重要组织和器官。因此，气管内插管全身麻醉应是最为理想的麻醉选择。全身麻醉优点在于能完全消除手术的疼痛与不适，解除患者的焦虑感，较好地控制机体反应，并适合于术中使用低温、控制性降压和机械通气等技术，为外科手术提供最理想的手术条件。常用的全身麻醉包括以下几种。

1. 氯胺酮基础麻醉

氯胺酮基础麻醉实施相对简单，对药物输注设备要求不高。氯胺酮麻醉对骨骼肌张力的影响小，上呼吸道反射也可维持，术中基本能保持自主呼吸，不产生明显的呼吸功能抑制，不影响对二氧化碳的反应性。给药 2～3min 后可引起呼吸频率减慢，当快速大剂量给药或与阿片类药合用时才产生明显的呼吸抑制。以往被广泛用于小儿麻醉，尤其是短小手术。但氯胺酮可引起呼吸道分泌物增加，还有兴奋心血管中枢的作用，造成血压和心率同时上升。由于缺乏呼吸道保护和有效呼吸支持，这种方法已逐渐被淘汰。

2. 全凭静脉麻醉

多种静脉麻醉药、麻醉性镇痛药复合非去极化肌松药是比较理想的全凭静脉麻醉药组合。全凭静脉麻醉不刺激呼吸道，无手术室污染和燃烧爆炸的危险，起效快、麻醉效果确切。气管内插管有助于维持气道通畅，便于清理气道、实施人工通气。静脉麻醉药首选丙泊酚，起效迅速可控性好。麻醉性镇痛药常选芬太尼、苏芬太尼和瑞芬太尼，镇痛作用强大。肌松药首选中、短效非去极化类，如维库溴铵、罗库溴铵和阿曲库铵等，不仅有助于呼吸管理，而且能松弛口咽部肌肉以利于手术操作。

3.静吸复合全身麻醉

静吸复合全身麻醉方法多样,如静脉麻醉诱导,吸入麻醉维持;或吸入麻醉诱导,静脉麻醉维持;或静吸复合麻醉诱导,静吸复合麻醉维持等。由于静脉麻醉起效快,患者易于接受,而吸入麻醉便于管理,麻醉深度易于控制,故临床普遍采用静脉麻醉诱导,而吸入或静吸复合维持麻醉。常用的吸入麻醉药包括挥发性麻醉药恩氟烷、异氟烷和七氟烷以及非挥发性麻醉药氧化亚氮。

(三)全身麻醉复合外周神经阻滞

口腔颌面部外周神经阻滞可以提供超前及延迟的镇痛。一般在麻醉诱导后、手术开始前是实施神经阻滞的最佳时机。全身麻醉诱导后可行眶下神经阻滞。一旦神经阻滞起效,将减少全身麻醉药物的用量。眶下神经是三叉神经的终末支,支配上唇、下眼睑、两者之间直至鼻旁的皮肤和黏膜的感觉。它从眶下孔穿出,位于颧骨突出部位(鼻外侧的骨性突起)的内侧,所以很容易被阻滞。阻滞成功可麻醉上唇、鼻翼、鼻中隔、下眼睑和面颊的中部。

三、麻醉期间患者的管理

(一)病史和体格检查

麻醉医师在术前必须进行全面的病史采集和体格检查。常规的术前实验室检查包括血常规、尿常规、血生化、肝肾功能、胸部 X 线片和心电图等。麻醉前访视时,应仔细复习病史资料,了解患者是否合并其他的先天性畸形,评估有无气道困难存在、有无呼吸和循环代偿功能减退、有无营养不良和发育不全,是否存在呼吸道感染和严重贫血等。

(二)气道评估

了解有无喉鸣、打鼾、鼻出血史;有无气道附近手术外伤史;有无头颈部放射治疗史;有无麻醉后发生气道困难史等。检查有无肥胖、鼻腔堵塞、鼻中隔偏曲、门齿前突或松动、颞下颌关节强直、小下颌、颈短粗,检查有无口腔、颌面及颈部病变,气管是否移位等。特殊检查包括张口度、甲颏间距、颈部活动度、Mallampati 试验。Mallampati 试验和 Cormack - Lehane 分级密切相关。有些综合征伴有颌骨畸形则会明显影响气道的显露,例如 Pierre Robin 综合征和 Treacher Collin 综合征。

由于患者下颌骨过小,呈小颌畸形,正常情况下行气管插管时暴露气道十分困难,因而对该类患者的麻醉需要做好困难气管插管的充分思想准备和器械准备,要避免因准备不充分而导致的急症气道出现。

(三)心理疏导

对于可能出现的诸多心理问题,麻醉医师应予以高度重视,术前应做好耐心细致的解释工作,与患者及家属建立起良好的医患关系,尽可能地取得他们的合作。不良心理活动的抑制与阻断,无疑对减少麻醉用药量、维持生理状态稳定和减少术后并发症都有着重要意义。

(四)术前准备

1.小儿患者

年龄越小,手术麻醉风险也越大,婴儿施行择期手术的安全年龄被定为出生前孕龄＋出生后周龄大于 44 周。伴急性上呼吸道感染和严重贫血的患儿,应暂缓手术。检查先天性颌面畸形患儿有无并存的重要脏器畸形及其功能改变。检查先天性唇腭裂患儿有无喂养困难造成的营养不良、发育迟缓。

2.中老年患者

对原已有内科并发症的患者,需着重了解其脏器功能损害的严重程度,与内科医师共同制订术前治疗方案,包括控制高血压、改善呼吸功能、治疗心律失常、安置临时起搏器、纠正水、电解质以及酸碱平衡紊乱和营养不良等,以提高患者的手术麻醉耐受性。恶性肿瘤患者全身状况差,加上摄食障碍,常出现消瘦,并伴有贫血、营养不良和低蛋白血症,术前也应尽可能予以改善和纠正。

3.阻塞性睡眠呼吸暂停综合征

患者应注意从病史、症状、体征上给予判断,明确引起上呼吸道阻塞的病因,评估其上呼吸道阻塞程度和肺通气功能状况,检查有无低氧血症和高碳酸血症以及心肺并发症等。遇肥胖患者,麻醉前还应了解其肥胖的严重程度以及在心血管、呼吸和代谢等方面可能出现的异常变化,以能采取合理的麻醉处理手段。

(五)麻醉前用药

主要包括镇静药和抗胆碱药,一般于麻醉前30min到1h给予。抗胆碱药对于清醒插管尤为重要,干燥的气道能显著提高表面麻醉的效果。

麻醉前用药应尽力做到个体化,需结合患者的年龄、身体状况、焦虑程度、药物反应及手术麻醉史等做综合考虑。1岁以内的婴儿在麻醉前无须使用镇静药物,1岁以上的小儿可视具体情况在麻醉前给予镇静药物。高龄、有严重肺病、气道受损、休克或颅内压增高的患者,可不使用麻醉前用药。对于困难气道患者术前镇静药宜小心、谨慎。

(六)插管路径和气管导管

插管路径常根据手术需要而定,如无特殊禁忌原则上应避免妨碍手术操作。颅底、眼眶、鼻部、上颌骨、上颌窦手术宜采用经口插管,口腔内、腮腺区、下颌骨、颈部手术宜采用经鼻插管。相对而言,经鼻插管在口腔颌面外科麻醉中更为普遍,但有鼻出血、鼻甲切割伤、鼻骨骨折以及鼻翼缺血坏死等并发症的报道。

根据不同手术的需要选择合适的气管导管:RAE(Ring Adair Elwyn)导管常被用于口腔颌面及颈部手术中,口插管外露的近端向下弯曲,鼻插管外露的近端向上弯曲,能最大限度地暴露手术野;钢丝螺纹加强型导管弯曲后不变形,用于常需变动头位的手术中,可避免导管发生折叠和阻塞。激光手术导管在制作中添加箔、不锈钢、铝等金属材料,使导管能耐受激光,避免在喉、气管激光手术中发生导管熔化、断裂;喉切除术导管直接经气管造瘘口插入气管,外露的近端向下弯曲,在喉切除手术操作过程中,可将导管近端置于手术野外;气管切开术导管长度较短,直接经气管切口处插入气管,其远端开口呈圆形,可减少气管黏膜的损伤。

(七)插管方式

一般来说,非手术方式插管具有操作简便、风险性小、并发症少的优点,常被作为建立气道的首选方法。

在口腔颌面外科患者中困难气道的比例高,程度严重,情况复杂。对于严重的困难气道患者往往考虑采用清醒插管,以策安全。清醒插管具有以下优点:①保留自主呼吸,维持肺部有效的气体交换;②气道反射不被抑制,降低了误吸引起窒息的危险;③保持肌肉的紧张性,使气道解剖结构维持在原来位置上,更有利于气管插管操作;④不需要使用吸入麻醉剂和肌松药,在某些高危患者中可避免这些药物引起的不良反应。

清醒插管没有绝对的禁忌证,除非患者不能合作(如儿童、精神迟缓、醉酒及好斗的患者），或者患者对所有局部麻醉药有过敏史。对于不合作或同时患有颅内高压、冠心病、哮喘的患者，则应权衡插管困难与清醒插管的风险，给予全面考虑。

但在某些情况下需施行气管切开术后麻醉，具体如下：①口、鼻、咽部有活动性出血；②会厌及声门部炎症、软组织肿胀或异物阻挡而妨碍显露声门；③出现上呼吸道梗阻无法维持通气；④全面部骨折（上、下颌骨和鼻骨复合骨折）者在手术复位过程中需多次改变气管插管路径。

（八）气管导管固定

在口腔颌面手术中，口内的操作或搬动头部均会引起导管移位，小的移动增加导管和气管黏膜之间的摩擦，增加喉水肿的危险性；大的移位有可能造成手术中导管滑出，或进入一侧支气管内。另一方面由于气管导管经过手术区域，所以常被手术巾所覆盖，则导管的移位、折叠不易被发现，所以导管固定非常重要。在进行口腔颌面外科手术时意外拔管是手术的真正危险。麻醉医师应充分认识到这种可能性，并保持与外科医师的不断沟通，共同避免意外拔管的发生。一般经鼻插管比经口插管易于固定。RAE 导管和异型导管的特殊弧度能限制气管导管的移动，有利于术中气道管理。为了使导管固定更安全还可用缝线固定导管于鼻翼、口角或门齿上，或使用手术贴膜固定导管于皮肤。

（九）术中监测

麻醉医师必须在使用各种仪器前进行检查。麻醉机功能监测应包括吸入氧浓度、气道压力、呼出气量和呼出气麻醉药物浓度的监测。应持续监测心率、心律、无创动脉压、脉搏氧饱和度、呼气末二氧化碳分压。在某些情况下，麻醉医师可根据需要增加其他的监测项目如测定中心静脉压、有创动脉压、颅内压、肺动脉压、心排血量、体温及其他指标，最好兼有波形及数字显示，尤其要注意动态变化过程及时处理。使用肌松药时，需监测神经肌肉功能。

（十）远距离麻醉管理

由于手术医生占据了患者的头端位置，而麻醉机远离头部。术中应严密观察有无气管导管或静脉输液管的扭曲、折叠、脱出，以及麻醉呼吸回路的脱落等异常情况。

（十一）长时间手术时的躯体保护

对于长时间手术要注意躯体的保护，比如：①眼睛的保护。颌面外科手术中，手术牵拉、消毒药水等易导致眼睛损伤。术前涂抹抗生素眼膏并用无菌胶带粘贴上下眼睑，手术操作时提醒医师避免压迫眼球或牵拉眼内容物，可减少眼的损伤、失明的危险；②鼻翼的保护。导管过分向上牵拉或衔接管过重，均会压迫鼻翼，长时间压迫可造成鼻翼缺血，会导致局部皮肤坏死，瘢痕形成；③外周神经的保护。由于手术床过窄而导致术中上肢下垂或受压，易造成尺神经损伤，尤多见于肥胖患者；放置体位时上肢过于外展，或俯卧位时垫衬安放不到位，可造成臂丛神经损伤。

（十二）控制性降压

施行控制性降压有利于减少组织的渗血并提供一个干燥的手术野，使组织解剖易于辨认，也适合某些精细操作如血管吻合术的要求，故目前在口腔颌面手术中控制性降压技术的运用非常普遍。由于整个手术时间相对较长，故只需在截骨、肿瘤切除等出血多的步骤时，实行严格的控制性降压，而在血管吻合等显微操作时，可控制血压略低于基础水平，待血管吻合结束后要立即复压，一方面有助于移植物的血液供应，另一方面也有助于外科医生判断和止血。

降压的前提是血容量充足,这样才不会损害组织器官,通常的做法是在诱导后即利用血浆代用品如羟乙基淀粉、明胶等进行扩容,保证循环血量充足的同时还起到血液稀释的作用。降压的实施:①可以通过加深麻醉而达到降压的目的;②应用降压药物,常用的如扩血管药(硝普钠、硝酸甘油等)、钙通道阻滞剂(佩尔地平等)、肾上腺受体阻滞剂(艾司洛尔、拉贝洛尔等)。在控制降压时,可尽量使手术部位高于身体其他部位,这样可使手术野的血压降得最低而不影响其他部位灌注。降压的过程中必须实施有创动脉监护。

四、麻醉后患者的处理

(一)拔管术

拔管术在大多数情况下是顺利的,但在有些特殊患者甚至比插管的挑战更大。由于术后组织的水肿、颜面部结构的改变以及术后的包扎使得面罩通气变得困难甚至无法通气。并且由于担心会破坏修补后口咽和鼻咽的解剖,通气道或喉罩可能也无法使用。为了确保拔管安全,麻醉医师应首先考虑两个问题。第一,套囊放气后导管周围是否漏气? 第二,如果患者在拔管过程中出现气道梗阻,紧急通气包括外科建立气道是否可行? 如果以上答案是肯定的则可尝试拔管。

拔管前应准备好困难气道急救车。充分供氧并吸尽患者气道分泌物和胃内容物。拔管前可静脉注射地塞米松并将患者头稍抬高,有可能缓解气道水肿。可以应用少量气管扩张剂和短效 β_1 受体阻滞剂如艾司洛尔,有助于改善患者呼吸和循环情况。确认患者已完全清醒并且没有残留肌松作用,潮气量和每分通气量基本正常,SpO_2 维持 95% 以上。只要没有外科特殊禁忌,拔管时可让患者半卧,以增加功能残气量和减少气道梗阻。如果拔管后有舌后坠的可能应先将舌牵出并用缝线固定。拔管前将气管引导管或其他类似导管如高频喷射通气管、气道交换导管或纤维支气管镜等留置于气管导管中。这样,拔管后保留的导管还可引导再次插管。用鼻胃管或光索等作为引导管也可起到相应效果。拔管动作要轻柔,先试将气管导管退至声门上,观察有无气管狭窄或塌陷,然后再将气管导管缓慢拔除。少数患者可能出现短暂的喉水肿或喉痉挛,通过加压供氧,肾上腺素雾化吸入等处理,症状一般都能缓解。如症状持续加重甚至出现呼吸困难应考虑再次插管或气管切开。

(二)急性喉痉挛的处理

喉痉挛为拔管后严重的气道并发症,多见于小儿,处理必须争分夺秒,稍有贻误即可危及患者的生命。应立即吸除声门和会厌附近的分泌物,然后可进行如下处理:①用 100% 氧进行持续气道正压,同时应注意将下颌托起,以除外机械性梗阻因素,直至喉痉挛消失;②小剂量的丙泊酚(20～50mg)加深麻醉,直至喉痉挛消失;③如果上述处理无效,可应用短效肌肉松弛药来改善氧合或协助进行气管插管。

(三)术后恶心呕吐

很多因素均会造成术后恶心呕吐(Postoperative Nausea and Vomit,PONV),如术前过度焦虑,麻醉药物的影响、缺氧、低血压以及术中大量的血液、分泌物刺激咽部或吞入胃内。由于呕吐物可能污染包扎敷料和创面从而增加感染机会。对术后吞咽功能不全的患者,也增加了误吸的机会。因此,控制 PONV 对口腔颌面部手术显得尤其重要。对于 PONV 的高危患者,可采取一些预防措施,如:①术后清除咽部的分泌物和血液,术后常规胃肠减压;②避免术后低氧和低血压;③预防和治疗可给予三联抗呕吐药,如昂丹司琼、氟哌利多和地塞米松。

（四）术后镇静和镇痛

术后镇静、镇痛可减少患者的躁动，减少头部的移动，避免血管蒂扭曲、游离皮瓣坏死。术后镇静、镇痛还有助于患者耐受留置的气管导管或气管切开。用于术后镇静和镇痛的药物包括：①咪达唑仑，由于此药有多种给药途径，且起效快，对循环呼吸无特别抑制，所以在临床上用得比较多，单次静脉给药 1～2mg，但反复给药时，需注意其蓄积作用；②丙泊酚，它的最大优点是停药后恢复快而且质量高，易于调控，能起到很好的镇静效果；③芬太尼是很常用的阿片类镇痛药，一般选择患者自控静脉镇痛的方式给药，既可有效镇痛又可避免用药过量。目前认为 4 岁以上的小儿，只要有人监护，即可给予自控镇痛；④非甾体类镇痛药对口腔颌面外科患者可提供有效的镇痛，并有抗感染作用，可经 PCIA 给药，但对于有亚临床肾损害、出凝血时间延长、使用环孢霉素、氨甲蝶呤等抗肿瘤药治疗的患者需慎重。

第十七章 急症手术的麻醉

急症手术患者由于患者病情危重且缺乏充分术前准备,麻醉死亡率比择期手术高约 2 ~ 3 倍。遇到需行急症手术的危重患者,除应常规实施麻醉,还应及时有效地维护患者生命器官功能,包括休克治疗、严重电解质紊乱纠正,以及急性肾衰竭、DIC 和 ARDS 等的预防和处理。充分了解急症手术患者的病理生理特点、正确估计病情、进行必要的术前准备、加强术中监测,并积极做好各种抢救准备,是提高急症手术患者麻醉安全性和患者的术后存活率的重要前提。

第一节 急症手术患者特点

急症手术患者可来自各临床手术科室,种类比较多,但存在一些共同特点。

一、情况紧急

急症患者可能存在大量失血或活动性出血,如严重创伤出血、消化道出血、异位妊娠破裂出血等;急性呼吸道梗阻,如气管异物、分泌物或呕吐物阻塞或误吸、颌面咽喉部损伤引起的组织移位和出血堵塞呼吸道、下颌松弛舌根后坠等;急性心脏压塞、张力性气胸等严重情况要立即进行处理,待病情稳定后再做进一步全面检查。

二、病情危重

严重创伤和失血患者,常因血容量急剧减少致失血性休克;烧伤、肠梗阻患者由于体液大量丢失也可致低血容量性休克;腹膜炎、急性坏死性胰腺炎或其他严重外科感染可导致感染中毒性休克。上述休克患者多数存在明显水、电解质和酸碱平衡失调。胸部外伤、颅脑外伤、复合性外伤等病情发展迅速,可因呼吸循环衰竭死亡。胸部外伤患者病死率约为 10% ,若合并其他部位损伤,病死率可上升到 15% ~ 20% 。所以要充分了解病情的危重程度,重视早期的呼吸循环复苏,尽可能纠正低血容量和代谢紊乱,为麻醉创造有利条件。

三、病情复杂

对外伤患者的救治中有两个最重要的概念:第一,任何伤员均有可能是多处损伤;第二,显而易见的损伤并不一定是最重要或最严重的损伤。若为老年人,还可能并存慢性心肺疾病,增加处理的复杂性,发生并发症的机会也增加。尽可能全面的了解病史,做好详细的体格检查和必要的特殊检查,才能准确判断伤情,提供恰当而及时的治疗。

四、疼痛剧烈

创伤、烧伤、急腹症等急症患者均有严重疼痛,骨关节损伤的疼痛尤为剧烈。疼痛不仅增加患者痛苦,而且能加重创伤性休克,并促使某些并发症的发生。如胸部外伤疼痛干扰患者的呼吸运动,使通气量下降,肺内分泌物潴留,导致缺氧、二氧化碳蓄积和增加肺部感染的机会;下腹会阴部损伤疼痛可引起排尿困难和尿潴留;剧烈疼痛还可使患者烦躁不安,不能较好地配合检查和治疗。因此急症患者术前即需良好的止痛,但术前镇痛、镇静药的用量较大,有可能影响术中和术后麻醉处理,应权衡利弊。

五、饱胃

创伤患者多为饱胃。严重创伤后由于疼痛、恐惧、休克等引起强烈应激反应,使交感神经功能亢进,迷走功能抑制,胃肠排空时间显著延长。正常胃排空时间为 4~6h,有研究结果表明创伤后胃的排空极为缓慢,24h 后胃内仍有食物残留,所以对创伤患者饱胃程度的判断须以进食后到受伤前的一段时间为准。胃肠穿孔、肠扭转梗阻、胰腺炎均可因饱胃而诱发,所以急症患者应一律按饱胃对待。对神志障碍、咽喉反射减弱以及全麻患者,饱胃极易引起呕吐、反流和误吸。有研究结果显示全身麻醉诱导时,择期手术胃内容物反流率约为 10%,而急症手术可达 25% 以上。全身麻醉术后恶心、呕吐发生率更高,约为 25%~30%。

第二节　急症患者术前评估与准备

一、术前伤情评估和病情分级

麻醉医师在处理急症患者前需对患者一般情况和伤情做出全面评估,除了解损伤情况外,更应重视全身情况和重要器官功能状况。

为了对患者的全身情况和麻醉耐受力做出全面的评估,美国麻醉医师学会(ASA)将患者的全身状况进行了分级,这一分级方法已在全世界得到承认和使用。1~2 级患者麻醉耐受力良好,麻醉经过一般较平稳;3 级患者麻醉存在一定危险性,麻醉前须做好充分准备,对可能发生的并发症要采取有效措施进行预防。4~5 级患者危险性极大,麻醉中随时有死亡的危险。急症患者在每级数字前标注"急"或"E"字。

急症患者因发病突然,病情变化迅速,所以用 ASA 分级判断病情尚有一定困难。用创伤患者分级法判断急症患者病情,可能更具有临床价值。创伤分级包括动脉收缩压、脉搏及毛细血管充盈、呼吸频率、呼吸运动、Glasgow 昏迷评分(Glasgow Comascale,GCS)等五项评估标准,总分共 16 分,评分越低说明创伤越严重,麻醉危险性亦越大。动脉收缩压、脉搏及毛细血管充盈情况主要用来判断患者的循环功能状态。

严重失血、休克及心功能低下时,表现为动脉压下降和外周循环障碍。失血、休克时外周血管收缩,动脉舒张压可能变化不显著,不能较敏感地反映循环状态,而收缩压的下降除可反映血容量外,还可反映心肌收缩功能。呼吸频率加快表明有缺氧、二氧化碳蓄积、循环功能低下或呼吸困难。但呼吸频率显著变慢可能是严重缺氧、中枢抑制、颅内高压等危重情况的表现。呼吸运动反常表明有严重上呼吸道梗阻或多根肋骨骨折。Glasgow 昏迷评分是用来表示昏迷深度的评分法,评分越低,说明昏迷越深,脑组织的损伤程度也越重。

自 20 世纪 80 年代以来,美国健康服务中心推荐使用急性生理和慢性健康状况评估法(Acute Physiology and Chronic Health Evaluation,APACHE)。发展至今,APACHE－Ⅱ和 APACHE－Ⅲ被广泛用于危重病患者的病情分类和预后的预测。它可对患者病情做出定量评价,分值越高,表示病情越重,预后越差。APACHE－Ⅱ由急性生理学评分(APS)、年龄评分和慢性健康评分(CHS)三部分组成,具体评分标准见相关专业书籍。APACHE－Ⅱ同APACHE－Ⅲ相比,每一部分的评分细则(或项目)和分值权重都做了较大改进,扩大了急性生理学评分的项目,对中枢神经系统功能的评定未采用传统的GCS法,年龄评分和CHS进一步细化,且分值较APACHE－Ⅱ有较大提高。有研究表明此法比APACHE－Ⅱ更精确。

二、术前心功能评估

即使发病前心功能正常,急症患者发病后仍有许多因素影响心肌功能。

(1)失血等原因引起的长时间休克会导致心肌缺血,影响心肌收缩力,甚至出现心律失常、心衰或心脏停搏。

(2)创伤时心肌抑制因子的产生,可使心肌收缩力减弱。

(3)腹膜炎、胰腺炎等引起的感染性休克,大量毒素吸收可抑制心肌。

(4)心肌直接受到损伤或挤压、移位。

心功能受损的患者可能表现为低血压、心排出量下降、心率增快、中心静脉压或肺毛细血管楔压增高、少尿、无尿、末梢循环差等。急症患者多同时存在低血容量和微循环功能障碍,上述指标的变化常受到各种因素干扰。此外,以日常活动情况、屏气试验作为判断心功能的指标,对急症患者心功能判断用途不大。

急症患者判断心功能最有效方法是监测动脉压、中心静脉压或肺毛细血管楔压、心排出量、尿量、心率和混合静脉血氧饱和度等,以及在此监测基础上进行的输液试验。当患者血压低而中心静脉压或肺毛细血管楔压升高时,表明有心功能不良。输液试验系于5~10min内给低血压而中心静脉压或肺毛细血管楔压正常的患者,输入乳酸钠林格液或生理盐水250mL,若患者中心静脉压或肺毛细血管楔压上升3~5cmH$_2$O,血压、心排出量、尿量、心率和混合静脉血氧饱和度不变或进一步恶化,则提示患者有心功能不良。其中肺毛细血管楔压升高代表左心功能不良,中心静脉压升高代表右心功能不良。若动脉压升高,中心静脉压和肺毛细血管楔压变化不大或不变,则表明存在低血容量。

三、失血量估计和血容量补充

创伤、烧伤、急腹症等患者可因失血、失液导致低血容量甚至休克。失血量估计和血容量补充是急症患者术前、术中及术后处理的重点问题之一。创伤失血与受伤部位、损伤程度有关,一个手掌大小的表面性伤口失血可按500mL计,大血管损伤者更甚。大腿、骨盆、胸腔或腹腔创伤,失血量可达1000~4000mL。血细胞比容或血红蛋白浓度在急性失血时下降并不明显,在肠梗阻、腹膜炎或烧伤等以失液为主的低血容量患者反而会因浓缩而升高。

四、急救设备

(一)呼吸支持设备

1.开放呼吸道用具

开口器、面罩、口咽通气道、喉镜、喉罩、喷雾器、气管导管、食管气管联合导管、管芯、插管钳、牙垫、注射器、吸引器及吸引管。

2.给氧及辅助呼吸用具

氧气、简易呼吸器、麻醉机。

（二）循环支持用具

套管针、中心静脉穿刺器具或静脉切开用品、带电脑输液泵及注射泵加压输血器、除颤仪及各种急救药品。

（三）其他

导尿管、胃管。

五、监测

（一）循环系统监测

除一般监测项目如血压、心电图、脉搏－血氧饱和度（SpO_2）及脉搏以外,急症患者可酌情选用直接动脉测压、中心静脉压、肺动脉压及肺毛细血管楔压、心排出量、体温等监测。

（二）呼吸监测

除呼吸频率、呼吸幅度及呼吸音外,必要时须监测潮气量、分钟通气量、吸入氧浓度、呼气末二氧化碳浓度、呼吸道压力、血气分析。呼气末二氧化碳分压（$PetCO_2$）可反映肺泡气二氧化碳分压,且与 $PaCO_2$ 相关性良好,对于判断通气功能、证实气管导管的位置及通畅程度具有重要意义。

（三）其他监测

有血清电解质如血钾、血钙、血乳酸盐浓度、血细胞比容、血小板计数、出凝血时间、凝血酶原时间、3P 试验等,必要时可行肌松监测和 BIS 监测。

第三节　急症手术麻醉处理

急症麻醉是临床麻醉的重要组成部分,也是临床麻醉工作中较为困难的问题,麻醉死亡率及并发症均高于择期手术患者。麻醉医师须具有良好的判断力,能做到准确有效的控制疼痛,维持血流动力学稳定,保持各生命器官最适宜的供血和氧耗,确保急症手术的顺利完成。

一、麻醉前用药

对急症患者要重视术前止痛,解除患者精神紧张及恐惧心情,因此均应给予麻醉前用药,但用药应以不使血压下降、不引起呼吸抑制为前提。一般可按常规用药,对病情垂危和昏迷患者,可免用镇静、镇痛药物,但不宜省略抗胆碱药。对休克患者均应以小量、分次静脉给药为原则。

急症饱胃的患者术前给予 H_2 受体拮抗剂,可降低胃液酸度,预防 Mendelson 综合征的发生。甲氧氯普胺（胃复安）作为一种中枢性镇吐药,可抑制延脑的催吐化学感受器而产生镇吐作用,它还能增加食管下段括约肌张力,加速胃排空,减少食物反流。术前用于急腹症患者,有预防呕吐和食物反流作用。

二、麻醉方法选择

选择麻醉方法应以不干扰呼吸、循环代偿功能,不影响复苏,又能符合手术操作要求为原则。常用方法为局部麻醉、神经阻滞麻醉、全身麻醉。

(一)局部麻醉

局部麻醉一般用于耳鼻喉、眼科、口腔科及小范围表浅软组织清创缝合和简单的骨折闭合整复等手术。它对全身干扰少,呕吐误吸可能性小,局麻药中加入少量肾上腺素还可减少手术野渗血,有利于手术操作。中耳手术时采用局部麻醉还可及时识别面神经是否有损伤。但局部麻醉受手术范围、时间和局麻药剂量的限制,对手术范围广、手术时间长、要求患者头部长期固定于特殊体位的手术,不宜选用局部麻醉。重危患者,对应用全麻有顾虑者或病情紧急需立即手术改善症状者,如剖宫产合并胎儿宫内窒息的患者亦可先选用局麻。局麻亦用作其他麻醉的辅助麻醉。谵妄和不合作患者应避免单独使用局部麻醉。使用局部麻醉时还需注意局麻药中毒的危险。

(二)神经阻滞麻醉

上臂中部1/3以下的损伤,可选用锁骨上、肌间沟或腋入法臂丛神经阻滞。创伤失血并且休克未完全纠正的患者,绝对禁用蛛网膜下隙阻滞或硬膜外阻滞。单纯下肢或腹部损伤、妇产科急症手术等,估计失血量不大,也无任何低血容量表现,经输血输液治疗,血压脉搏稳定者,尚可慎用连续硬膜外阻滞,但必须注意:保证静脉输注通畅;小量分次注射局麻药,尽量控制最小的有效麻醉阻滞范围,局麻药的浓度和剂量必须尽可能减少。行剖宫产的孕妇硬膜外阻滞后,腹肌松弛,子宫直接压迫下腔静脉,使静脉回流量减少,从而导致心排出量减少,血压降低,易发生"仰卧位低血压综合征",需调节体位并控制麻醉阻滞范围来避免它的发生。对休克前期,或休克初步纠正,但仍有明显血压波动,或改变患者体位时仍出现血压下降,或下肢严重创伤使椎管穿刺有困难的患者,不应勉强采用硬膜外阻滞。

(三)全身麻醉

急症手术需行全身麻醉一般有下列情况:严重创伤(如多发骨折、头颈、心脏、躯干损伤等),原发疾病恶化或急性发作(如肝癌破裂出血、动脉瘤破裂出血、宫外孕失血性休克等),患者循环、呼吸不稳定,其他麻醉方法不利于手术操作、不利于患者监护等。但使用时须避免深麻醉,只需维持浅麻醉复合肌松药即可。对失血性休克患者应在扩容和吸氧下,行气管内插管浅全麻,加肌松药控制呼吸为原则。

1. 麻醉诱导

急症患者多为饱胃,麻醉诱导的关键是首先控制呼吸道,插管时须防止胃内容物反流误吸,可采用清醒插管或静脉诱导插管。如采用静脉诱导插管须按饱胃原则处理。常采取下列措施。

(1)可放置粗胃管负压吸引,虽不能完全吸净胃内容物,但因胃管刺激有时诱发呕吐,有助于将部分胃内容物吐出。

(2)使用H_2组胺受体阻滞药,可降低胃液酸度、减少胃液分泌、减轻酸性胃液误吸综合征的严重程度。

(3)表面麻醉清醒气管插管是保证呼吸通畅、避免误吸的最安全方法。

(4)静脉诱导插管时应结合压迫环状软骨法,防止误吸。

呕吐、误吸不仅发生于麻醉诱导期,麻醉苏醒拔管时也易发生呕吐、误吸。因此,急症手术后,须待患者咳嗽、吞咽反射恢复,呼之能反应后再拔管。如患者手术时间长、病情严重、血流动力学不稳定,须转入重症监护病房监护,待情况稳定后再慎重拔管。

有的急症患者在急症室抢救时已行气管插管,入手术室后应检查气管导管的位置、粗细、通畅度及有无漏气,若不理想应予以更换。

因静脉诱导药物的药理特性、作用方式及优缺点各有不同,不同的急症手术药物选择亦不相同。但总的要求是减少血流动力学改变,避免发生不良反应,力求诱导平稳。

2.麻醉维持

休克与低血容量患者对全麻药的耐量减小,无论吸入、静脉或静吸复合用药,仅需小量就足以维持麻醉,如辅助肌松药用量可更减少。低浓度恩氟烷或异氟烷对循环影响均较小,可选用。异氟烷使心率增快,心排出量增加,外周血管阻力降低,适用于休克患者。氧化亚氮-氧-镇痛药-肌松药复合麻醉对循环影响极轻微,但禁用于气胸、皮下、纵隔气肿或气栓等患者。肌松药可选用对循环影响较小的维库溴铵。氯胺酮可导致颅内压和眼压升高,应慎用于脑外伤和眼外伤的急症患者。

神经安定镇痛麻醉适用于某些危重患者,对血压、脉搏的影响较轻,循环较易维持稳定,但必须在补足血容量的基础上进行。

急症患者的麻醉方法必须掌握多种麻醉药复合的平衡麻醉原则,以尽量减轻机体对麻醉的负担,尤其长时间麻醉时,不宜使用单一的吸入麻醉药,否则麻醉药在组织中过饱和,易导致术后肺部并发症。另外长时间麻醉中为减少全麻药的用量,可采用全麻联合局麻或阻滞麻醉的方式,以减少药物的不良影响。

第四节　围术期呼吸与循环功能支持治疗

一、气道控制及呼吸功能支持治疗

保证足够的气体交换是急症抢救患者的首要问题,因为缺氧是即刻危及生命的最危险因素,氧合能力丧失将导致患者永久性脑损伤,缺氧 5~10min 即可致死。创伤患者往往会面临气道阻塞和通气不足等危险因素。气管内插管的指征包括:脑外伤 Glasgow 昏迷评分≤9 分、休克、呼吸道梗阻、需要镇静的烦躁患者、胸部外伤伴低通气、复苏后缺氧、心脏停搏、全身衰竭、腹腔手术后患者有剧烈腹胀、上消化道大出血、呼吸道烧伤等。气管内插管不仅可解除呼吸道梗阻,还可有效地预防呕吐误吸,同时可行辅助或控制呼吸、改善缺氧及二氧化碳潴留。插入的气管导管应进行确认,导管误入食管或气管内导管脱出均十分常见,如未能及时纠正,病情将迅速恶化。上呼吸道梗阻如为下颌松弛或舌后坠引起者,可用托下颌、头后仰等手法暂时解除,亦可采用口咽或鼻咽通气道,对插管困难、有插管禁忌证、需长时间控制或辅助呼吸者,可行气管切开术。如果需要通过外科手术,如气管造口术、胸廓造口术或开胸术等,建立可靠的气道以维持足够通气,那么这些手术操作务必优先于其他治疗措施。紧急气道的急救技术如下。

1.经皮环甲软骨穿刺造口术

用 14 号套管针经环甲膜插入气管内,拔去内管针,用胶布固定于皮肤上,接氧气管。通过氧气管以 8 ~ 10L/min 气流速度可达到氧合目的,但不能进行通气,只能起暂时性急救作用,不能长时间应用。对上呼吸道完全梗阻患者因可导致严重气压伤,属绝对禁忌。

2. 支气管镜插入术

由气管异物、外伤性气管破裂、气道狭窄或纵隔肿块引起的部分气道梗阻,有时需要用硬支气管镜插入支持呼吸。插入硬支气管镜通常要在全麻下进行。必须准备多种型号的支气管镜以备随时使用。

3. 快速气管造口术

为缓解严重的上呼吸道梗阻,环甲膜穿刺造口术是快速有效的方法,但往往通气不足,可用快速气管造口术。使颈部伸展,在环甲软骨下方作小切口。用手术刀柄或钳分离组织,插入特制气管造口套管或气管导管。

4. 喉罩或食管气管联合导管的应用

当患者情况危急,呼吸极度困难,手边又缺乏气管插管设备,或遭遇困难插管时,可应用喉罩或食管气管联合导管迅速缓解患者呼吸困难和缺氧状况。

二、围术期循环功能支持治疗

急症患者多有出血、低血压等症状,必须极为关注,因为持续失血将在数分钟至数小时内使患者死亡。

如本章第二节所述,需及时对患者失血及循环状况进行评估。在进行其他评估同时,应当考虑到患者存在休克可能。循环的评估应贯穿于整个治疗的全过程,从进入手术室一直持续到正常生理机制恢复。

同时,麻醉医师还要负责围术期液体容量管理并进行适当的复苏。对这类患者及早进行液体治疗至关重要,适当的输液可改善患者循环状况,为手术和麻醉创造良好条件,是决定患者生死存亡的重要治疗措施。

三、围术期神经功能评估和复查

另一项基本检查是通过格拉斯哥昏迷评分(GCS)对患者的神经学状态进行评估。瞳孔检查,包括瞳孔的大小、反应性和对称性;四肢检查,包括感觉和运动功能的检查。神经学检查明显异常是立即进行头颅 CT 检查的指征。多数 GCS 评分较低的创伤患者都不具备手术指征,但对于少数需要行硬膜外或硬膜下血肿清除的患者来说,及时诊断和治疗对其结局有明显影响。同样,对伴有不稳定性椎管损伤和不完全性神经功能损伤的患者尽早手术干预也十分有益。

最后一步基本检查是将患者完全暴露,包括将患者衣物脱除,翻身检查后背,从头到脚检查是否存在可见的损伤或畸形。

以上为创伤患者的优先治疗,麻醉医师必须对患者进行全面的评估后选择最紧急、最适当的治疗措施,从而在确定手术方案、决定手术顺序以及判断患者是否能在病情平稳后进行手术方面发挥重要作用。

四、纠正水、电解质紊乱

急症患者的水电解质失衡以脱水、低钾或高钾较为常见,且对患者生理功能干扰也较大。急症患者发生的脱水一般为等渗性脱水,如肠梗阻大量呕吐、弥漫性腹膜炎及大面积烧伤的渗液,是水和钠同时丢失。

脱水均伴血容量不足,故在纠正低血容量时脱水状态也得到部分纠正。烧伤、大面积损伤尤其是肌肉组织损伤可引起高钾血症;而肠梗阻、颅脑外伤后反复的脱水治疗以及创伤后剧烈的应激反应都可引起低钾血症。血钾异常不仅影响心肌的兴奋性,而且与麻醉选择有一定关系。在创伤、烧伤等患者用琥珀胆碱也可能引起高钾血症,所以对创伤等急症患者术中应监护心电图,必要时应检查血清钾浓度。

一般低钾血症患者在扩容后,当尿量恢复到 40mL/h 时即可静脉补钾,但应根据低钾程度调整补钾速度。高钾血症患者有心律失常时可用 10% 葡萄糖酸钙 10mL 静脉推注,暂时对抗钾离子的作用。继之再用 50% 葡萄糖 50mL 加胰岛素 10U 静脉推注,随后用 5%～10% 葡萄糖液静脉滴注,每 2g 葡萄糖加 1U 胰岛素,使钾离子向细胞内转移,静脉滴注半小时左右血钾可下降 1.0～1.5mmol/L。近年来发现肾上腺素既可升高血压又可降低血钾,必要时可酌情采用。

第十八章　不同手术的麻醉

第一节　肝功能损害手术的麻醉

肝脏是机体维持生命活动、进行物质和能量代谢、对有毒物质和药物进行生物转化和排除的重要器官。其主要功能为：①糖类代谢，肝糖原存储，糖异生，维持血糖浓度；②脂肪代谢，胆固醇代谢，脂肪酸的 β 氧化作用；③胆盐和胆红素排泄；④蛋白质合成，氨基酸的脱氨基作用；⑤药物代谢，失去生物活性，内源及外源性化合物的代谢；⑥吞噬细菌的作用。

造成肝功能损害的主要原因是肝脏原发疾病，如肝炎、肝癌、肝硬化等。心功能不全、休克、败血症、贫血和肾脏疾病等肝外因素亦可以导致肝功能损害。严重肝功能损害患者手术麻醉的核心问题是维护肝脏功能，首先是维持血流动力学稳定，尽可能保持有效的肝脏血流和保证氧供/氧耗平衡，防止肝脏功能的进一步损害。

一、肝功能损害患者的病理生理

1. 心血管系统

严重肝功能损害患者大多处于高动力循环状态，典型表现为"高排低阻"。可能与一氧化氮、胰高血糖素和前列腺素水平升高导致小动脉舒张有关。心血管系统对儿茶酚胺的敏感性降低，因此对缩血管药物的反应性降低。血管舒张和门静脉-全身静脉循环分流可减少有效血容量。但低蛋白血症、醛固酮水平增加和抗利尿激素的分泌，增加全身液体总量，加重腹腔积液和全身性水肿。

2. 肝脏

严重肝功能损害患者容易发生急性肝衰竭。短期内大量肝细胞坏死和脂肪变性，黄疸急剧加深，肝脏进行性缩小，出现肝性脑病、脑水肿、肝肾综合征和心肺功能衰竭。胆红素在肝脏代谢，严重肝功能损害患者多伴有黄疸。而高胆红素的毒性作用降低肝细胞线粒体的氧化磷酸化活性，导致产能障碍，损害库普弗细胞功能，使肝脏对细菌清除能力下降，发生肠道细菌移位，肠道细菌大量繁殖，内毒素产生增加，最终导致内毒素血症。内毒素激活库普弗细胞，而库普弗细胞进一步激活多核粒细胞，产生氧自由基和细胞因子，进一步损害肝功能。

3. 肾脏

有效血容量的下降，可能会导致肾前性肾衰竭。但肝脏合成尿素的能力下降，会产生低血浆尿素氮的假象。由于利尿药的使用，可能导致代碱、低钾、低钠等电解质和酸碱失衡。尽管肝功能不全时心排出量增加、循环阻力下降，但是内毒素血症使血管反应性改变，其中肾血管收缩，导致肾内血流重新分布和肾皮质缺血；同时细胞因子使肾交感神经兴奋，激活肾素-血管紧张素系统，引起血管收缩，肾缺血缺氧，导致肾衰竭，最终产生肝肾综合征。

4. 呼吸系统

严重肝功能损害导致低氧血症，多由肺血管系统紊乱合并肺实质病变引起。大量腹腔积液和胸膜渗出导致肺膨胀不全和限制肺的生理功能。肺血管缺氧性收缩功能下降引起明显的通气/血流比例失调和肺内分流。肺动脉高压,可能的机制是由于心排出量增加,肺循环和体液中某些肺血管收缩因子活性增加所致。

5.凝血功能

肝功能损害影响凝血因子(Ⅱ、Ⅶ、Ⅸ、Ⅹ)和纤溶酶原激活、抑制因子合成减少。胆汁淤积影响肠黏膜对脂溶性维生素 K(合成凝血因子的重要因子)的吸收。另外血小板数量减少、纤溶活性增强及弥散性血管内凝血等都影响凝血功能。

6.中枢神经系统

肝功能严重损害导致肝性脑病的确切原因还不清楚,神经传导损害、内源性 γ – 氨基丁酸能物质升高和脑代谢改变可能参与其病理过程。肝性脑病患者血氨水平升高,但与肝性脑病的严重性和预后并没有相关性。肝性脑病可因食管下端曲张静脉出血、其他部位的胃肠道出血或蛋白质负荷增加等诱发并加重病情。

7.代谢

蛋白质合成障碍,常发生低蛋白血症。糖耐量降低,易发生低血糖。血中乳酸和丙酮酸增多,导致酸中毒。肝细胞对醛固酮、血管升压素(抗利尿激素)、降钙素等激素灭活减弱。

二、麻醉药对肝脏的影响

麻醉药物大多要经过肝脏转化和降解,几乎所有吸入麻醉药都不同程度降低肝血流量。

低蛋白血症影响了麻醉药的体内代谢过程,血浆清蛋白降低,可供药物结合的位点减少,血浆游离药物浓度增高,从而增强了药物的作用,药物的作用时间延长。

琥珀胆碱和酯类局麻药等麻醉药的酯键水解需要血浆假性胆碱酯酶,而严重肝功能损害的患者血浆假性胆碱酯酶的合成减少,所以这类药物作用的时间可能会延长。

肝细胞滑面内质网产生的微粒体酶,将脂溶性药物转化成水溶性,消除药物活性。含微粒体酶肝细胞数量减少和肝血流下降将影响药物代谢,延长药物消除的半衰期,如吗啡、阿芬太尼、利多卡因、罗库溴铵等。另外,严重肝功能损害的患者多次给药可能会产生积累效应。吸入麻醉药减少肝血流量和抑制药物代谢酶的活性,所以可能减少药物清除。

三、麻醉方法

1.麻醉前处理

(1)详细、全面了解病史,特别是要掌握肝脏疾病及其合并疾病病史。通过对临床表现,对血常规、肝肾功能、电解质、凝血功能、心血管功能状态等详细检查与分析,初步评估肝脏功能,准确评估患者的手术风险,制订相应的麻醉预案。

(2)肝功能状态评估。

(3)术前准备严重肝功能损害的患者应尽可能在保肝治疗使患者全身营养状况和肝功能好转后行手术麻醉。积极进行以"保肝"为主的术前准备包括:①增加营养,进高蛋白、高糖类、低脂肪饮食,口服多种维生素,适当补充葡萄糖。②改善凝血功能,口服维生素 K_3 或静脉注射维生素 K_1 促进凝血因子合成。③纠正低蛋白血症,必要时输注适量血浆或清蛋白。④纠正贫血,必要时可少量多次输新鲜红细胞;并根据手术范围和失血情况备好术中用血。⑤消除腹腔积液,必要时于术前 24~48h 行腹腔穿刺,放出适量腹腔积液,改善呼吸功能,以一次量一般不超过 3000mL 为原则。⑥术前 1~2d 给予广谱抗生素治疗,以抑制肠道细菌,减少术后感染。⑦纠正水、电解质平衡紊乱与酸碱失衡。

（4）术前用药　严重肝功能损害的患者术前用药宜少，不宜使用苯巴比妥类药；个别病情重或肝性脑病前期的患者，仅用抗胆碱药阿托品或东莨菪碱即可。

2. 麻醉选择

（1）麻醉方法的选择　麻醉方法的选择应根据手术的类型、患者的全身情况以及肝功能的状况等全面考虑。因为麻醉药物不同程度地在肝脏完成分解代谢，所以肝功能损害患者的麻醉只要满足手术要求，应尽可能选择简单、对肝功能和循环干扰小的麻醉方法。

①局部麻醉与神经阻滞麻醉　局部小手术、不合并凝血功能障碍患者的手术，尽可能选择局部麻醉或区域神经阻滞麻醉，复合小剂量短效镇静药，可以减少交感神经兴奋引起的肝血流下降。如上肢手术选臂丛神经阻滞；颈部手术选颈丛神经阻滞。②椎管内麻醉　对不合并凝血功能障碍的患者中腹部、下腹部、肛门会阴部和下肢手术选连续性硬膜外阻滞或蛛网膜下隙阻滞。上腹部手术，可考虑采用静脉吸入麻醉复合硬膜外阻滞更佳，硬膜外阻滞提供良好的镇痛和肌松，而全麻插管可以控制呼吸、确保氧供、便于呼吸管理以及减少内脏牵拉反应等，这样可以减少镇痛药和肌松药的用量，避免苏醒延迟。但由于个体差异，即使凝血功能正常患者，也可能出现硬膜外出血和血肿形成，所以严重肝功能障碍患者选硬膜外阻滞或蛛网膜下隙阻滞一定要慎重。③全身麻醉　对于全身情况较差以及颅脑、脊柱、心胸等手术或不宜选择硬膜外阻滞的手术应选全身麻醉。

（2）麻醉药物的选择　首先要考虑到麻醉药物与肝脏的相互作用。尽可能选用对肝毒性较低、非经肝脏代谢、作用时间短、苏醒快的短时效麻醉药物。

①全身麻醉药：丙泊酚不仅无明显的肝脏损害作用，而且由于其本身是一种外源性抗氧化药，其对肝脏缺血再灌注损伤具有一定的保护作用。因此，丙泊酚可作为肝脏严重损害患者手术麻醉的诱导和维持药物。麻醉性镇痛药物选择瑞芬太尼。肌肉松弛药选择非经肝脏转化降解的阿曲库铵较为合适。吸入麻醉药异氟烷、七氟烷对肝脏几乎没有毒副作用。严重肝脏功能损害患者静—吸复合麻醉时，肌肉松弛药应适当减量。②局部麻醉药：硬膜外阻滞选择 2% 利多卡因和 0.75% 罗哌卡因各等量的混合液，毒性小，麻醉效果确切。

3. 麻醉处理

（1）防治低血压和低氧血症：无论选择什么麻醉方式，术中均应避免低血压和缺氧造成的肝细胞损害。局部麻醉和全身麻醉都会减少肝血流。手术操作和麻醉引起的短暂的围术期肝脏缺血会加重原有的肝脏疾病。低血压、出血和升压药都会减少肝脏的氧供，增加术后肝衰竭的发生。正压通气和呼吸末正压通气会增加肝静脉压，从而减少心排出量和肝的血流总量。低 CO_2 也会依赖性地减少肝血流，应避免过度通气。手术牵拉和患者体位也会减少肝血流。

（2）加强监测：监测项目包括心电图、SpO_2、BP、$PetCO_2$ 等。观察手术过程中尿量、体温、血糖变化以及电解质、酸碱平衡和凝血功能状态。相对复杂的大手术，最好使用有创监测直接动脉压、中心静脉置管，必要时监测肺动脉压。

（3）肝硬化合并食管静脉曲张患者，气管插管要动作轻柔，对腹内压高和有误吸危险的患者，注意胃内容物反流。

（4）术中注意保肝：可用 10% 葡萄糖溶液 500mL + 维生素 C 5g + 维生素 K 120mg + 醋酸去氨加压素 0.3μg/kg，静脉滴注。

（5）术中补液应注意补充胶体液，并根据监测给予清蛋白、血浆、冷沉淀物或红细胞；维护有效血容量和平稳的血压;过多出血和输血会增加围术期的病残率。低中心静脉压控制麻醉技术,可以减少出血和输血。术中应用小剂量多巴胺可能通过直接扩张肾血管和抗醛固酮效应有助于增加尿量。

(6)积极防治术中并发症,如出血性休克、渗血不止、心律失常和酸碱失衡、术后苏醒延迟和肝性脑病等。

(7)硬膜外联合全身麻醉,患者凝血功能正常才能够选择硬膜外隙阻滞,术毕应监测患者硬膜外隙阻滞平面,平面低于胸$_6$,才能拔除气管内导管,避免麻醉平面过高引起的呼吸抑制。

4.麻醉手术后的处理

(1)手术结束后,仍应密切观察患者的病情,观察生命体征,掌握好拔管时机;对相对复杂的手术,术后可能会发生肺水肿,可适当保留气管内插管。

(2)监测尿量、体温、血糖、电解质、酸碱状态和凝血功能等;根据监测结果,及时纠正、维持水、电解质和酸碱平衡。

(3)保证充足氧供,防止低氧血症。

(4)观察黄疸、腹腔积液情况变化,继续保肝治疗,加强营养支持,保证热量和能量。防治随时可能发生的肝衰竭。

(5)手术后长时间意识未能恢复者,应考虑急性肝衰竭、肝性脑病,合并血氨水平升高应给予精氨酸处理。

(6)术后疼痛会限制患者呼吸,导致通气不足;还会增强炎性反应,导致术后恢复和伤口愈合延迟。镇痛药物种类和量的选择,要注意参考肝脏对药物清除能力的改变。应用硬膜外患者自控镇痛(PCEA)更为理想,但合并凝血功能障碍时不宜选用。

第二节　肺移植手术的麻醉

一、适应证

(1)各种病因所致的终末期肺疾病拟行肺移植手术的患者。

(2)终末期肺疾病的特征在最佳的药物治疗情况下病情渐趋恶化,难以维持生命 1~2年。不能耐受运动,丧失社会活动能力甚至自主生活能力,伴有或不伴有 CO_2 蓄积及红细胞增多,药物治疗失败或不再有药物等治疗的方法可供选择。

(3)进展至终末期肺疾患的常见疾病,包括肺纤维化、肺气肿、原发性肺动脉高压或继发于先天性心脏病所致的肺动脉高压、结缔组织病、自身免疫性疾病(如双肺结节病、肺淋巴血管瘤)、肺间质疾病(化学性或放射性)、肺纤维化、支气管扩张症等。

(4)肺移植受体的确定,是非常慎重的,必须经过内科、外科、影像科、精神科、麻醉科、ICU等多学科专家的会诊、评估、确认,并经伦理委员会的讨论通过,患者及家属的知情同意。由于供体的匮乏,必须考虑供体的利他性。在选择受体的时候应考虑病情,而不能仅依据登记排序。此外,患者必须具有稳定的精神状态,能够服从手术后的抗排异治疗。

（5）受体年龄的选择双肺移植应＜55岁,单肺移植应＜65岁,心肺移植应＜50岁。随着移植技术的进步,年龄可有所放宽。

二、禁忌证

（1）长时间机械通气依赖者。

（2）恶性肿瘤患者。

（3）严重的内科疾病(包括慢性肾功能或肝功能不全或严重的左心功能损害)患者。

（4）存在肺外感染者。

（5）明显肥胖或库欣综合征患者。

（6）药物成瘾或严重的精神疾病患者。

三、术前准备

1. 改善全身状况的准备

（1）改善呼吸功能采用综合方法改善患者的呼吸功能,避免支气管、肺血管的进一步收缩,减轻 V/Q 比例失调等。

①保持呼吸道通畅雾化吸入、翻身扣背、理疗、稀释痰液、辅助排痰、舒张小气道。②氧疗:减轻全身(包括肺泡和肺血管内皮细胞)的缺氧。③抗感染合理选用抗生素防治感染。④呼吸肌力锻炼以利术后恢复。

（2）改善循环功能针对肺疾病所致循环功能改变的病理生理特点进行调整,如减轻应激反应,扩张肺血管,减轻心脏前、后负荷等,给予氧疗增加心脏的储备功能。针对不同个体,如伴有高血压患者的维持治疗。

（3）保护肝、肾功能,改善机体的内环境术前应针对患者营养、水和电解质平衡、酸碱平衡、血糖情况进行调整,尽可能使内稳态接近于生理状况以增加麻醉、手术的安全性;对围术期所用药物进行筛选,抗生素及其他用药尽量简化,尽可能选择对肝、肾无或较少影响的药物,避免肝、肾功能的损害。同时给予氧疗还可增加胃肠道的氧供,提高消化功能,促进营养吸收。

（4）改善中枢神经系统的功能中枢神经系统对缺氧的敏感性较高,终末期肺疾病患者长期处于缺氧状态可使大脑皮质的功能下降,使本体感知功能减退甚至缺失,智力和定向能力下降,情绪失控,甚至做出错误的判断与行为。因此,医护人员应注意鉴别,防止意外事件发生。缺氧也可使中枢神经系统对机体自身整体调节的能力下降,出现呼吸、循环、胃肠道及自主神经功能紊乱。缺氧可使脑内乳酸、腺苷等增加而使脑血管代偿性扩张,高碳酸血症也可使脑血管扩张,造成高颅内压症状。因此,术前氧疗对减轻中枢神经系统的损害有益。

2. 心理准备

终末期肺疾病患者长期饱受疾病的折磨,虽对肺移植手术充满期待,但对手术的风险、手术后的疼痛及手术后长期的医疗费用等会产生众多疑虑。对肺移植患者术前精神、心理准备包括两个方面:首先判断其是否有潜在的精神病学疾病及药物治疗的依从性,以确定接受移植手术后的患者是否能够服从药物治疗并自觉戒烟。第二,对术前紧张、焦虑的心理状态进行疏导。通过与患者的访谈、沟通,耐心讲解手术和麻醉相关问题,解除患者的疑虑,并获取患者的信任,鼓励患者及家属增强手术成功的信心,使其能积极配合医护人员做好术后恢复时呼吸等训练工作。

四、麻醉处理

1. 麻醉方法

（1）全身麻醉（全静脉或静-吸复合麻醉）。

（2）全身麻醉联合硬膜外阻滞或胸椎旁阻滞麻醉。

2. 监测项目

（1）全身麻醉的基本监测心电图（ECG）、无创血压（NIBP）、脉搏血氧饱和度（SpO_2）、$Pg\text{-}CO_2$、体温。

（2）肺移植术所必需的监测与检查有创血流动力学监测，包含有创动脉压（IBP）、肺动脉压（PAP）、中心静脉压（CVP）、肺动脉楔压（PAWP）、心排出量（CO）、SVR、PVR；监测两个部位的 IBP，桡动脉及股动脉或腋动脉。血气分析和电解质、血糖、ACT 测定。

（3）监测脑电双频指数（BIS）、脑氧饱和度、呼吸动力学、肌松监测、经食管超声心动图、凝血与血小板功能（TEG 或 Sonoclot）等。

（4）持续监测尿量，间断计量。

（5）纤维支气管镜检查应贯穿于整个术中，以便及时发现观察支气管吻合口，排除任何黏膜或分泌物阻塞、破裂或缺血。

3. 麻醉管理

（1）术前用药取决于受体的基础疾病。支气管扩张药应持续应用至手术时。免疫抑制药根据各个单位抗排异协议，按照规定给药。预防性抗生素在切皮前 30min 用药。镇静药一般不用，以避免入室前的呼吸抑制。对严重焦虑患者，必须在麻醉医生监护、吸氧下滴定选用。对原发性肺动脉高压患者则应使用镇静药物，以避免焦虑增加肺血管阻力而增加右心负荷。不用抗胆碱能药，需要时术中静脉用药。

（2）麻醉诱导长期处于缺氧和（或）二氧化碳蓄积的终末期呼吸疾病患者，水、电解质、酸碱平衡紊乱，麻醉诱导和自主呼吸向机械通气转换可引起明显的低血压，这不仅与麻醉药的血管扩张作用和心肌抑制有关，还与胸腔从负压变为正压也有关，对有气道阻塞患者还可因内源性 PEEP 致肺泡过度充气，甚至肺大疱破裂、张力性气胸而使循环功能崩溃。因此，麻醉诱导应充分去痰吸氧，增加氧储备；诱导用药须谨慎，避免血压过大波动。推荐用咪达唑仑 1～2mg，芬太尼 5～10μg/kg、小剂量诱导药物如异丙酚（10～30mg），或依托醚酯和非去极化肌肉松弛药。根据麻醉药物血管扩张的程度适当补充液体，以避免低血容量或过多输液；诱导期间挤压呼吸皮囊时宜柔和，忌用力过度，以使患者从呼吸负压状态逐渐向正压状态下平稳过渡。

（3）常规插入左双腔支气管导管，但对某些肺内感染、分泌物多的患者，宜先插入单腔气管导管，经反复变换体位、充分吸引后再更换双腔支气管导管。插管后纤维支气管镜定位，连接 $P_{ET}CO_2$ 及呼吸动力学监测，在监测下开始机械通气。

（4）如选择全身麻醉联合椎旁阻滞，则在全身麻醉后侧卧位下沿手术切口上、下各三个间隙行椎旁阻滞，每点可用 0.375%～0.5% 罗哌卡因 3～5mL。如选择全身麻醉联合硬膜外阻滞，则在全身麻醉前侧卧位下行硬膜外穿刺置管，如计划手术当天需要使用肝素也可在手术前 1d 晚行硬膜外穿刺置管，1.5%～2% 利多卡因 3mL 试验量测出平面后备用。术中可以应用罗哌卡因联合吗啡或芬太尼沿用至术后镇痛。

（5）麻醉维持一般可用异氟烷或七氟烷（0.7～1MAC）、咪达唑仑 0.05～0.1mg/（kg·h）、丙泊酚 6~10mg/(kg·h)维持,芬太尼 5~10μg/(kg·h)镇痛等,维持 BIS 在 50 左右,血压、心率不因手术刺激而波动;如需要体外膜肺氧合(ECMO)支持,应避免同时应用丙泊酚,以防膜肺吸附脂乳造成氧合能力下降。

(6)术后镇痛良好的术后镇痛有利于维持患者足够的呼吸深度,有利于肺扩张,从而降低术后肺部并发症。可用硬膜外自控镇痛,也可用静脉自控镇痛。

五、注意事项

1. 术中呼吸管理的目标是避免缺氧

(1)通气模式有赖于基础病理生理学变化,限制性肺疾病通常需要更长的呼吸比、更低的潮气量和更高的呼吸频率,阻塞性肺疾病要求更低的吸呼比,同时更高的潮气量和更低的呼吸频率。

(2)术前的血气分析可作为通气管理的一个指标,允许性高碳酸血症可降低肺气压伤和过度充气的危险。

(3)严重的气道阻塞(囊性纤维化、肺气肿)增加肺过度充气的危险或直接机械通气时产生"气体活阀作用"(只进不出),引起肺过度充气,降低静脉回流,直接压迫心脏引起严重低血压。因此机械通气后如果低血压持续存在或病因不清,应脱开呼吸机以明确诊断。

(4)终末期肺疾病的患者不能耐受单肺通气(取决于患者的疾病状况、外科医生的手术技巧、麻醉医生的处理水平),需要台上、台下的通力协作。单肺通气后由于无通气有灌注部位静脉血掺杂造成分流量增加即开始出现低氧血症,尽管分钟通气量不变,但由于这些患者肺储备功能有限,CO_2 蓄积与有效通气量下降同步呈现,患者对二氧化碳蓄积的耐受性较好,但是对缺氧的耐受性极差,因此,可以允许性高碳酸血症存在,而应避免缺氧。

(5)动脉血氧分压下降和二氧化碳蓄积治疗措施增加吸入氧浓度,改变正压通气模式,必要时增加每分通气量,增加 PEEP。一旦缺氧不能纠正应适时选择体外循环(CPB)支持。

2. 术中循环管理的目标是尽力维持血流动力学的平稳

(1)由于手术操作对心、肺功能干扰较大,容易造成血压下降,甚至心搏骤停。因此,应熟悉外科手术步骤,麻醉处理的每一步必须与手术步骤相适应。

(2)适时调整容量、应用血管活性药物支持循环功能,经有创血流动力学监测、食管超声心动图监测及术野心脏观察。

(3)如果右心室扩张呈现低心排出量、射血分数明显下降,肺动脉压升高,血压下降,经药物治疗无明显效果,则需要 CPB 支持。

3. 肺动脉阻断后的处理

肺动脉阻断后一般有三种情况:①肺动脉压无明显增高,可耐受肺动脉阻断,外科手术可继续;②肺动脉压升高,但在血管活性药物如吸入一氧化氮或伊洛前列腺、静脉滴注前列腺素 E_1(PGE$_1$)和(或)正性肌力药(如米力农、多巴胺、肾上腺素、去甲肾上腺素等)支持下尚能维持血流动力学稳定,也可继续手术;③肺动脉压升高,经②处理循环不稳定,尤其是动脉血氧分压下降,则应尽早在 CPB 下手术。为了避免长时间 CPB 对机体的不利影响,在双肺移植中还可在第一个肺移植手术操作结束,即将开放肺动脉前开始 CPB,这样避免了在另外一侧肺动脉阻断时全部心排出量进入新移植肺,减轻了新肺的负荷,从而降低与移植相关的肺毛细血管通透性增加所致的肺水肿的发生。

4.肺移植中的体外循环

遵循体外循环的处理原则,因多为辅助循环,注意保温与心脏功能的维护,避免心搏骤停。应用肝素涂层管道与膜肺的 ECMO 可明显减少肝素的用量,减轻对机体凝血功能的干扰,应用 ACT 及凝血与血小板功能监测,有针对性补充血小板和凝血因子,可达到有效保障。

5.肺再灌注、通气后缺血再清注损伤的防治

(1)在移植肺动脉开放前应给予甲泼尼龙 500mg,然后移去肺动脉阻断钳,逐渐用空气轻轻地膨胀肺。此时供体肺内缺血再灌注损伤物质及 PCE_1 进入循环可引起一过性低血压。这种低血压可用补充容量和升压药(去氧肾上腺素及去甲肾上腺素等)来处理。受体肺通气模式从低浓度氧开始,用正常的呼吸频率和低潮气量,并增加 $5 \sim 10cmH_2O$ 的 PEEP 以降低肺内分流。

(2)在避免缺氧的前提下应尽可能降低新移植肺吸入氧浓度,警惕多种因素所致的移植肺失功能。积极处理移植肺失功能,包括轻柔膨肺、$5cmH_2O$ 的 PEEP,让失功能的肺尽可能休息。单肺移植调整非移植的自身肺通气模式以获取更好的通气效能;双肺移植后移植肺失功能应使用体外膜肺氧合(ECMO),保证适宜的氧供,调整全身状况,使失功能的肺逐渐恢复功能。

(3)在保证有效循环血量的前提下,尽可能限制液体,必要时用利尿药,减轻肺水肿。

6.防治肺不张

由于移植肺为去神经脏器,加之双肺移植时手术创伤较大,患者术后容易发生咳嗽无力,必要时应气管镜辅助吸痰。

第三节 肾移植手术的麻醉

一、术前准备要点

1.术前访视和患者准备

(1)仔细阅读病历,掌握病史、全身状况、治疗经过及器官功能。了解各项检查结果,着重于水、电解质及酸碱平衡,贫血状况,肝、肾、心、肺和凝血功能。

(2)术前血液透析通常每周 3 次,每次 $4 \sim 5h$;确保水、电解质、酸碱度正常;术前 $24 \sim 48h$ 需血液透析,使血钾降至 5mmol/L 以下,尿素氮降至 7mmol/L 以下,血清肌酐降到 $133\mu mol/L$ 以下。

(3)纠正严重贫血术前应用叶酸、多种维生素及促红细胞生成素改善贫血,必要时间断输新鲜去白细胞血,不宜输全血,尽量使血红蛋白升至 70g/L 以上。

(4)纠正心血管系统异常:①降压选择联合用药方案,钙拮抗药、血管紧张素转换酶抑制药或血管紧张素 I 受体拮抗药为降压治疗的一线药物,尽量使血压控制在 <160/90mmHg,治疗持续到术前,应注意血管紧张素转换酶抑制药可能会增加肾移植期间血流动力学不稳定的发生。②改善心脏功能充分透析、纠正水钠潴留、强心,保证心脏功能处于最佳状态。③治疗

心肌缺血改善冠状动脉血供,降低心肌氧耗,营养心肌。如怀疑患者严重心肌缺血,还应行冠状动脉造影,根据结果行冠状动脉球囊扩张、支架置入或冠状动脉旁路移植。④纠正心律失常对恶性心律失常要了解病因,治疗原发病,选择性使用抗心律失常药物。⑤治疗胸腔或心包积液积极透析,纠正低蛋白血症。

(5)控制感染,包括细菌、真菌、病毒和寄生虫等感染,在感染治愈或控制后方可考虑肾移植术。

(6)长期应用激素的患者考虑应用"冲击"剂量,甲泼尼龙500~100mg术前静脉滴注。

(7)合并糖尿病患者的准备术前停用口服降糖药,改用胰岛素控制血糖,控制血糖于正常水平,防治酮症酸中毒。

(8)术前应用免疫抑制药,预防排异反应。群体反应性抗体(PRA)阳性,术前应用抗淋巴细胞球蛋白及抗淋巴细胞血清,但应警惕血小板减少和出血倾向。

(9)术前谈话,签署麻醉同意书。

(10)肾移植前禁食时间应不小于12h,禁饮4h,但尿毒症患者胃排空延迟,应警惕麻醉期间可能发生反流、误吸。

2.麻醉准备

(1)器械、用具准备麻醉机(必须具备性能可靠的呼吸机和呼吸参数监测的麻醉机,按照检查程序认真进行性能检查,检查吸入麻醉药挥发罐和供氧报警装置)、插管用具(全套)、吸痰吸引设备。

(2)监护设备准备:①无创监测设备:ECG、血压、SpO_2、体温(口/鼻咽)。②有创监测设备(视情况准备):CVP、动脉内连续测压和肺动脉测压(用于严重心血管病变者)。③实验室检查:术中根据病情监测动脉血气、电解质、血糖、血细胞比容及渗透压等。

(3)建立中心静脉通道准备。

(4)特殊用物准备保温毯、输液加温器、温血器等。

(5)药品准备:①局麻药品准备:利多卡因、布比卡因、丁卡因、罗哌卡因等。②急救药品准备:阿托品、利多卡因、肾上腺素等。③心血管活性药品准备:降压药(硝酸甘油、硝普钠、尼卡地平、乌拉地尔等)、艾司洛尔、美托洛尔(倍他乐克)、多巴胺、氨力农、呋塞米等。④特殊药品准备:环磷酰胺、甲泼尼龙、葡萄糖酸钙、巴利昔单抗(舒莱)、鱼精蛋白等。

(6)核对患者身份、禁食时间,检查备血量和免疫抑制药等药物应用情况。

(7)四肢动—静脉瘘吻合处应有相应标识,造口侧肢体避免放置无创血压袖带和静脉输液。

二、麻醉选择

肾移植术的麻醉选择可选用硬膜外阻滞、全身麻醉或硬膜外阻滞复合全身麻醉,麻醉医师可根据患者的情况选择合适的麻醉方法。

(一)硬膜外阻滞

1.适应证

体质较好、并发症较轻的多数肾移植患者。

2.禁忌证

患者拒绝应用;精神极度萎靡或不合作者;严重凝血功能障碍、正在抗凝治疗或伴有重度贫血者;严重低血容量者;穿刺部位皮肤或骨骼有感染者;脊柱病变或结构异常者;伴有颅内或脊髓病变者。

3.麻醉操作要点

(1)确定 PT、APTT、PLT 在正常范围。

(2)穿刺点选择,单管法(例如:胸$_{12}$~腰$_1$间隙或腰$_{1,2}$间隙向头侧置管)或双管法(例如:胸$_{11,12}$间隙+腰$_{3,4}$间隙向头侧置管)。

(3)严格遵守无菌操作原则。

(4)局麻药中禁忌加用肾上腺素。

(5)麻醉平面控制在上界胸$_{8~9}$。

(二)全身麻醉

1.适应证

有硬膜外阻滞禁忌证者;多器官联合移植患者(胰肾联合移植、肝肾联合移植等)。

2.药物选择

尽量选用不经肾脏排泄、对肾没有直接毒性、体内代谢产物对肾无毒性作用以及不减少肾血流量和滤过率的药物。

(1)静脉麻醉药:可选择丙泊酚、依托咪酯、咪达唑仑等,慎用硫喷妥钠和氯胺酮。

(2)吸入麻醉药:首选 N_2O、异氟烷、地氟烷等,避免应用恩氟烷、七氟烷。

(3)肌肉松弛药:首选阿曲库铵、顺式阿曲库铵、罗库溴铵等,维库溴铵、泮库溴铵也适用于肾移植术。慎用琥珀胆碱、筒箭毒碱等。

(4)麻醉性镇痛药:可选用瑞芬太尼、芬太尼、舒芬太尼等。吗啡、哌替啶宜慎用。

(5)镇静催眠类药物:异丙嗪、氯丙嗪、氟哌啶均可用于肾移植患者。禁用苯巴比妥。

三、麻醉管理要点

(1)无论术前禁食时间多久,肾移植患者都应以饱胃对待。

(2)监测:①常规监测:BP、ECC、SpO_2、CVP、体温、动脉血气分析和电解质等。②有创监测:对合并严重心血管病变者,应进行直接动脉压监测,必要时监测肺动脉压(PAP)及肺动脉楔压(PCWP)、经食管超声心动图(TEE)等。

(3)麻醉处理:应以维护循环功能、纠正严重贫血和电解质紊乱为主。①充分供氧。②根据动脉血气分析或呼气末二氧化碳分压调整机械通气参数,避免通气不足或过度通气。③维持血流动力学稳定:术中血压宜维持在较高水平,特别是在血管吻合完毕开放血流前,不宜低于术前血压的85%(一般要求收缩压维持在 130~160mmHg 或 MAP≥110mmHg,CVP 维持在 10~15cmH$_2$O),以保证移植肾有足够的灌注压。血压的维持应与术中分离髂内外动脉、阻断髂总血管、移植肾与受体血管的吻合和开放等操作相配合。④血管活性药物尽可能不用,尤其不宜大剂量使用强 α 受体激动药,必要时可用多巴胺、美芬丁胺(恢压敏)等升压药。术中心动过速,在排除急性左心力衰竭后,可使用超短效 β 受体阻滞药艾司洛尔控制心率。术中出现严重高血压者,可使用硝普钠、尼卡地平控制性降压。⑤输血、输液管理:术中出入量的掌握是肾移植麻醉处理的关键。应在 CVP、TEE 监测指导下输血、输液;24h 尿量超过 1000mL 者术中输液量可适当放宽;对少尿或无尿及有高血压、水肿和稀释性低钠血症者应严格控制入量,按体表面积蒸发量计算补液;补液时应注意晶体液与胶体液的比例,可适量输注清蛋白(10~

20g），避免短时输入大量晶体液；失血过多时需补充浓缩红细胞，使血红蛋白达到80g/L。⑥电解质及酸碱平衡：监测血清钾，如遇高血钾时应立即处理，如静脉输注碳酸氢钠、葡萄糖酸钙和含胰岛素的高渗葡萄糖。术中若出现严重代谢性酸中毒时，可适量输注5%碳酸氢钠。⑦控制血糖：术中应严格控制糖的输注，常规监测血糖和尿糖，及时纠正术中低血糖并控制高血糖。⑧配合手术步骤用药：移植肾血管吻合开放前，静脉缓慢注射甲泼尼龙500mg、环磷酰胺200mg，根据动脉血压，微量泵静脉注射多巴胺，最好维持肾脏灌注压在110mmHg以上。移植肾恢复血流灌注后给予呋塞米100mg和相对低剂量的甘露醇，通常为0.25～0.5mg/kg。如移植肾早期功能障碍时则只给呋塞米，不用甘露醇，以免发生甘露醇肾病。⑨注意尿量：移植肾循环建立后，应重新记录尿量，如尿量偏少或无尿，移植肾恢复灌注后0.5～1h可静脉再次注射呋塞米100mg。⑩防治心律失常：肾脏保存液含高浓度钾离子，移植肾血管吻合开放后，冰冷的高钾保存液进入血液循环，可能造成严重的低血压和心律失常，因此开放前要静脉注射葡萄糖酸钙或氯化钙，并根据血压静脉注射血管活性药（如多巴胺）。⑪供肾的处理：供肾切除之前应静脉注入适量肝素（1mg/kg）；供肾切除后立即用鱼精蛋白中和；在供肾取出前要保证肾有良好的循环灌注，尽量缩短热缺血和冷缺血时间，热缺血时间应限制在10～40min，冷缺血时间最好不超过20h，以免发生不可逆性肾损害；离体肾需要合理冷藏保存。⑫积极防治并发症：常见并发症为术后疼痛和高血压、术后急性肺水肿、移植肾功能障碍、酸碱失衡及电解质紊乱、免疫排斥反应、感染等。术后镇痛用药可选择芬太尼、舒芬太尼、阿芬太尼、曲马朵、可乐定、布比卡因等。吗啡、哌替啶等镇痛药应谨慎使用。

第四节　心脏移植手术的麻醉

一、术前准备

1.术前评估

该类患者病情都极其严重，多为心脏病的晚期（如心肌缺血性疾病伴广泛多发心室壁瘤、严重传导系统损害、晚期瓣膜病、不能修复的心外伤、先天性心脏畸形不能用常规手术修复者、心脏原发肿瘤或术后不可逆心功能不全等），且术前准备时间有限，麻醉风险极大。术前常服用多种药物，而且有些患者呈恶病质状，因此术前评估应注意心血管系统及其他重要器官受损程度。麻醉前，根据术前体检情况（生命体征、体重、气道检查、周围血管及桡动脉Allen试验等）及实验室检查，如心导管检查、冠状动脉造影、左心室造影、心电图、超声心动图、血液生化检查、凝血功能、胸部X线片检查结果等资料，全面评估患者对麻醉手术的耐受性和危险性，采用适合患者的麻醉药物及麻醉方式，并做好处理意外的各项准备。

2.术前用药

（1）心功能维护术：前将心功能调整至最佳状态。术前心功能维护以强心、利尿、营养心肌为主，必要时应进行机械辅助，如主动脉内球囊反搏（IABP）或左心辅助装置等。

（2）预防误吸：心脏移植手术为抢救性手术，其禁食时间难以得到保证，对饱胃患者应做饱胃处理。

(3)镇静药:麻醉前给予小剂量镇静药既有助于消除患者的紧张情绪,又有助于减轻局麻下实施有创监测所致的不适感,以不应影响患者的呼吸和循环功能为原则。

(4)血液制品的准备:考虑到巨细胞病毒(CMV)败血症免疫抑制受体发生的可能性,对术前查体无 CMV 抗体证据的受体应使用无 CMV 的血液制品。为减少抗体反应,应考虑筛除血液制品中的白细胞。

3. 监测

(1)监测项目与其他心内直视手术相同。

(2)此类患者的循环变化非常迅速,循环功能的代偿能力极为有限。因此,标准的麻醉监护应包括外周动脉、中心静脉和肺动脉压力连续监测。麻醉诱导前开放静脉通路,动脉置管通常在诱导之前完成。

(3)可能情况下进行食管超声心动图监测。

4. 时间的选择

由于这类患者术前常有比较严重的心力衰竭,麻醉及手术操作对患者的血流动力学均有一定的影响,易引起心肌及其他器官的缺血,因此应较准确估计供体到达的时间,一旦麻醉好,应尽快开始手术并建立体外循环,以免循环衰竭而伤及重要器官。为提高供体的心肌质量,应尽量缩短供体心脏缺血时间,一般在取供体前 1~2h 开始麻醉。

二、麻醉诱导和维持

该类患者对麻醉药的耐受力较差,原则上应避免应用对心肌有抑制作用或影响心率的药物。诱导中分次、缓慢推注药物,密切注意血压及心率的变化,切忌操之过急,以免造成循环灾难。气管插管每一步都须严格遵循无菌操作。不提倡鼻腔插管。由于接受心脏移植手术的患者心功能都受到严重的损害,其代偿储备能力比一般心内直视手术的患者差,有的术前即已采用辅助循环的措施如主动脉内球囊反搏治疗。因而,对各种麻醉药物的耐受性,对缺氧、CO_2蓄积、电解质紊乱和各种应激反应的耐受力都很差,故对麻醉药物的选择和麻醉处理的要求都更加严格。麻醉性镇痛药如芬太尼或效能更强的舒芬太尼可有效减少喉镜暴露、气管插管、切皮及锯胸骨等强烈刺激所致的应激反应,并且对心脏抑制作用轻。麻醉维持的原则是既要保持患者代偿所必需的应激反应能力,又要抑制手术刺激所致的过度心血管反应,保持充分镇静和循环系统稳定。

三、注意事项

(1)低血压麻醉诱导至体外循环前常见的异常危险情况为低血压,其发生与受体的心脏功能、全身状况、选择的麻醉药物及给药速度有关。为预防低血压的发生,应选择以麻醉性镇痛药为主的麻醉方法,并应注意给药速度。及时补充必需的循环血量。需要药物支持的患者;应选用正性肌力药物,谨慎使用单纯增加血管阻力的药物,因该类患者常合并严重的肺动脉高压。

(2)由于该类患者术前脏器常处于低灌注状态,体外循环中应力求增加脏器灌注,改善脏器功能,故转流中应给予高流量,并维持较高的灌注压,并应注意晶体液与胶体液的比例。

(3)注意电解质和酸碱平衡。

(4)移植心脏复苏后循环动力学的维持,应遵循生理学原则。移植心脏经电除颤或自动复跳后心率往往缓慢,常表现为心动过缓、结性心律及心肌收缩无力,常需要血管活性药物支持,一般应选用对心脏有直接作用的儿茶酚胺类药物。去神经支配的心脏,β 肾上腺素受体仍然保存,对异丙肾上腺素、肾上腺素、多巴胺等正性肌力作用仍然有效。

(5)心脏移植后右心室功能容易受损,严重时可致移植心脏右心室急性扩张、衰竭。其原因是患者术前多有长期心力衰竭史,导致慢性肺动脉高压。肺动脉高压对心脏移植手术非常不利,长期适应于正常肺血管阻力的供心经低温、缺血、再灌注后已有一定损伤,难以适应突然增高的肺阻力,移植后右心室又面对过高的后负荷,易导致右心功能衰竭。因此,心脏复跳后应立即着手降低肺动脉压。肺动脉高压的原因之一是术前已存在肺动脉高压,但更常见的是继发性的肺血管收缩所致的急性肺动脉高压。此时须联合应用血管活性药物治疗,包括针对右心室的正性肌力药物治疗和肺血管扩张药治疗。磷酸二酯酶抑制药、前列腺素 E(PGE₁)、吸入一氧化氮均为常用的处理措施。如果药物治疗效果不明显,可考虑用机械支持,包括右心辅助装置和体外膜式氧合器(ECMO)。短暂的动、静脉右至左分流已被成功地应用于治疗严重的移植后右心室衰竭,在术后早期肺血管动力学常得以改善。

(6)心律失常主要是室上性的,同血流动力学的改变有关。这些患者常有无症状心肌缺血,应用 ST 段趋势分析仔细观察心电图。通常移植患者的心律失常包括一度房室传导阻滞和房室结双径通道。缓慢型心律失常应用肾上腺素和异丙肾上腺素治疗。一些患者须安置心脏起搏器(最后为房室顺序起搏)。以往认为移植后的心脏不宜使用 β 受体阻滞药,但临床实践证明,β 受体阻滞药只要使用得当,可获得良好的循环动力学反应。

第五节　凝血机制异常手术的麻醉

一、围手术期出、凝血功能的评估

1. 出、凝血异常的临床表现
(1)自发性和轻微创伤后出血难止。
(2)广泛性出血。
(3)出血反复发作,出血持续时间较长。
(4)围手术期无法解释的顽固性出血或渗血。
(5)一般的止血药物治疗效果较差。
(6)患者有出血史或家族性出血史。
2. 传统的实验室检查方法
传统的实验室检查方法包括:血小板计数、出血时间(BT)、部分凝血活酶时间(PTT)、凝血酶原时间(PT)、激活凝血时间(ACT)、凝血酶时间(TCT)、D - 二聚物、纤维蛋白裂解产物(3P 试验)等。
3. 血栓弹力图(TEG)
TEG 能动态连续评估血小板(PLT)和凝血级联反应相互作用,以及血液中其他细胞成分

（如红细胞、白细胞）对血浆因子活性的影响，全面分析血液凝固与纤溶的整个过程。临床上TEG 主要用于：①监测 PLT 功能；②测定纤维蛋白溶解活性；③明确并诊断凝血因子缺乏或不足；④指导和观察血液成分用于出、凝血异常的治疗和效果；⑤高凝状态、DIC 的诊断。

4. Sonoclot 分析仪

Sonoclot 分析仪和 TEG 相似，可监测血栓形成黏滞动力的变化过程。其核心是一套极敏感的弹性检测系统，从凝血的机械角度对血栓形成（凝血）做出直观曲线，自动定量和定性测定。曲线可反映初期凝血形成时间、纤维蛋白形成速率（凝血速率，Clotrate，正常值 15 ~ 45U/min）和血小板功能（凝血收缩达峰值时间，Time To Peak，TP，正常值 <30min）。

二、常见的凝血功能异常

1. PLT 异常

任何手术前都要进行 PLT 检测，确定 PLT 数量或质量是否有异常。①PLT $> 70 \times 10^9$/L 且 PLT 功能正常者，术中和术后发生异常出血的可能性小；②PLT $> 50 \times 10^9$/L 者能经受中小手术，较大型或急诊手术前为了安全应将 PLT 提升到 $(50 \sim 70) \times 10^9$/L；③PLT $< 50 \times 10^9$/L 者有可能会发生创面渗血难止；④PLT $< 30 \times 10^9$/L 或伴 PLT 功能减退者，术前若有皮肤、黏膜出血征象，手术创口可能广泛渗血；⑤PLT $< 20 \times 10^9$/L 者即使不实施手术也会发生自发性出血。继发性 PLT 减少时，只要解除病因或将 PLT 提高到 70×10^9/L 以上，即可实施各种手术。原发性 PLT 减少患者施行脾切除、剖宫产和其他外科手术前，也应做好充分准备。大多数获得性血小板减少症与所使用的药物有关（如阿司匹林），有时 PLT 功能减退可持续 1 周，此类患者术前至少应停药 8d 以上。血管性血友病（vWD）实际上并不是 PLT 缺乏或功能缺陷，而是因为血浆中缺乏抗血管性血友病因子（von Willebrand Factor，vWF）。防治 vWD 患者出血无须输注 PLT，通常给予新鲜冷冻血浆（FP）、冷沉淀物或去氨加压素即可提升 vWF。要求手术前血浆 FⅧ激活物（FⅧ：C）水平达到 20% ~ 25%，特殊情况时（伴感染或存在抗 FⅧ抗体）则需达到 60% ~ 80%。

2. 遗传性出血性毛细血管扩张症

手术、麻醉期间是否会发生异常出血，取决于手术、麻醉操作所涉及的部位有无扩张的毛细血管存在，以及术中止血是否完善。此类患者术中异常出血的发生率近 60%。

3. 肝脏疾病

肝脏疾病是获得性凝血因子（维生素 K 依赖因子）缺乏的常见原因之一。非手术时出血的发生率为 15% ~ 20%，创伤和手术时出血的发生率和严重程度显著增加。此类患者术前应在积极改善肝功能的同时，通过输注 FFP 纠正凝血因子缺乏，避免使用凝血酶原复合物，以防血栓形成。对肝功能障碍特别是终末期肝病患者行肝叶切除或肝移植术时，应准备 FFP，同时补充维生素 K 或给予纤维蛋白原，必要时可辅用抗纤溶药如氨基己酸（EACA）等。

4. DIC

围手术期并发 DIC 者，手术创面严重渗血，伴有身体其他部位广泛出血的发生率高达90%，血压降低或休克的发生率约为 74%。

5. 血友病

当某一凝血因子（FⅧ或 FⅨ）的血浆浓度低于正常值 30% 时，APTT 将会延长。FⅧ严重缺乏时，约 15% 患者可在血浆中发现 FⅧ抑制物。当 FⅧ水平低于正常活性的 1% 时，往往会表现出自发性出血。本病原则上应避免手术,尤其是循环血中存在FⅧ抑制物时,严禁常规手术。必须进行手术时,应于术前足量补充所缺乏的凝血因子,其中血友病A须用新鲜血液和(或)新鲜血浆,血友病B可用库血和(或)FFP。注意:①血友病A首选抗血友病球蛋白制剂(AHG,FⅧ浓缩物)或冷沉淀物(含FⅧ复合物);②血友病B首选富含FⅡ、FⅦ、FⅨ、FⅩ的凝血酶原复合物(PCC)或FFP;③vWD首选冷沉淀物、全血或血浆。在计算使用剂量和输注方法时,要考虑凝血因子的半衰期。为防止围术期严重出血,此类患者血浆FⅧ:C或FⅨ激活物(FⅨ:C)水平小手术时应达到20%~30%,中等手术时应达到30%~40%,大手术时应达到40%~60%。

6. 维生素K缺乏症

维生素K缺乏症是最常见的获得性凝血因子缺乏的病因。人体内维生素K贮存量十分有限,当患者长期禁食、进食量明显减少、大量使用抗生素、消化道吸收不良或口服抗凝药时,短时间(1~3周)便会迅速出现维生素K缺乏,随之维生素K依赖性凝血因子(FⅡ、FⅦ、FⅨ、FⅩ)水平下降。早期PT延长,日久APTT也将延长。

7. 高凝状态

高凝状态是由于体内止血与抗血栓机制(抗凝血酶Ⅲ、蛋白C系统、蛋白S系统、组织因子途径抑制物的平衡失调所致。术前高凝状态患者有易于围术期形成血栓的倾向,特别是术后容易发生深静脉血栓形成(DVT)和肺栓塞,导致手术患者出现严重并发症或死亡。

三、凝血功能异常的处理

1. 围手术期出、凝血异常的治疗原则

①原发性出、凝血障碍的患者术前必须找到原因,并进行相应的补充治疗后实施手术;②术中不明原因的出血,在积极寻找原因的同时,对症处理,同时兼顾止血药的不良反应;③无出、凝血障碍的患者没必要预防性应用止血药物。

2. 常用药物和方法

(1)浓缩血小板(PC):1U约30mL,适用于血小板减少症和(或)血小板功能异常者。PC应尽可能在采制后6h内输注。术前患者出现以下情况应考虑输注PC:①PLT明显减少并伴有出血征象,可能危及患者生命,或伴头痛怀疑颅内出血,尤其是当PLT<20×10⁹/L时;②急性可逆性严重PLT减少且有出血危险时(药物性骨髓抑制);③PLT减少但必须实施手术、活检或严重外伤时。血小板功能减退的患者(70kg),只需输注2~5UPC,就可使凝血功能获得纠正。每输1UPC,可增加PLT(4~20)×10⁹/L,PLT半衰期约为8h。成人PC推荐输注剂量为24h内1U/10kg体重。

(2)新鲜冷冻血浆(FFP):含有全血中所有凝血因子,200mL血袋中含FⅧ200U、FⅨ和纤维蛋白原400mg,通常10~15mL/kg可使血浆凝血因子活性增加30%。由于多数凝血因子活性提高25%~30%即可达到止血作用,故FFP输注剂量不宜过大,首次量为10mL/kg,维持量减半。

(3)凝血酶原复合物浓缩剂(PCC):其中主要含有维生素K依赖性凝血因子Ⅱ、Ⅶ、Ⅸ、Ⅹ和蛋白C,临床上适用于预防或治疗FⅡ、FⅦ、FⅨ、FⅩ缺乏引起的出、凝血异常,尤其是重型血友病B。每瓶PCC为30mL,约含500UFⅨ和略低的FⅡ、FⅦ、FⅩ。所用剂量取决于出、凝血异常程度,以及期望达到的血浆FⅨ水平。一般情况下对于有急性出血的血友病B患者,常用剂量为 10 ~ 20U/kg,每隔 8 ~ 12h 重复注射。

(4)FⅧ浓缩剂:主要用于血友病 A 出血患者的防治。输入 FⅧ浓缩剂 1U/kg 体重,可提高血浆 FⅧ2%,剂量取决于 FⅧ:C 的缺乏程度及有无并发症,计算公式:所需剂量(U) = 体重(kg)×所需提高的水平(%)×0.5。根据上述公式推算:①轻度出血应补充 FⅧ活性 10% ~ 20%;②中度出血应补充 FⅧ活性 20% ~ 30%;③重度出血应补充 FⅧ 活性 30% ~ 50%。若无条件测定 FⅧ水平,可按体重(kg)大致估计所需输注 FⅧ的剂量:①轻度出血者需输注10 ~ 15U/kg;②中度出血者需输注 20 ~ 30U/kg;③重度出血者需输注 40 ~ 50U/kg;④大手术者应给予 50U/kg。

(5)冷沉淀物:内含丰富的 FⅧ:C、FⅧ、vWF 和纤维蛋白原,主要用于凝血因子尤其是 FⅧ和纤维蛋白原缺乏所致的出、凝血异常患者(血友病、vWD、纤维蛋白原缺乏症、尿毒症性血小板功能紊乱)。200mLFFP 制备的冷沉淀物为 1 个包装单位(含 80 ~ 100IU),容积 20 ~ 30mL,其中含 FⅧ≥80U、纤维蛋白原 >200mg、vWF >60U、纤维蛋白 >60mg、FⅦ >80U 以及其他各种免疫球蛋白。

(6)维生素 K:补充维生素 K 是纠正因维生素 K_1 缺乏所致出、凝血异常的有效方法。若患者无出血倾向或手术可择期进行,可皮下或肌内注射维生素 K 10mg。尽量避免静脉注射,必须静脉注射时应以生理盐水或葡萄糖液稀释,缓慢注射(1mg/min)。用药后 24h 内 PT 可恢复正常,否则可重复给药。对术前出血严重或急诊手术患者,在注射维生素 K 同时可给予FFP,以迅速补充缺少的凝血因子。

(7)鱼精蛋白(PTM):静脉注射肝素 500U(相当于 50mg)可使 CT 延长 2 倍,维持 3 ~ 4h逐渐自动恢复正常。

此间若需施行急诊手术,术前可用 PTM 终止肝素抗凝作用。用药时应注意:①刚静脉滴注肝素不久者,PTM 剂量(mg)仅相当于末次肝素剂量(U)的 1%;②静脉滴注肝素 30min 以上者,因肝素半衰期不到 12h,所需 PTM 剂量仅为上述剂量的 1/2;③注射肝素4 ~ 6h 者,通常无须再用 PTM 拮抗;④皮下注射肝素吸收慢,PTM 剂量只需静脉滴注肝素剂量(mg)的 50% ~ 75%,但由于肝素仍在不断吸收,故需重复注射 PTM;⑤PTM 必须缓慢静脉滴注(最好是经外周静脉缓慢滴注),注射速度过快可引起 PLT 减少和(或)严重循环功能抑制导致血压骤降且不易回升;⑥PTM 过量其本身可转变为弱抗凝药。

(8)去氨加压素(Desmopressin):静脉或皮下注射可增加血浆中 FⅧ活性 2 ~ 4 倍,也可增加循环血中血管性血友病抗原因子(vWF:Ag),同时释出组织型纤溶酶原激活物(t - PA)。此药可用于控制或预防患有某些疾病(肝硬化、尿毒症或药物引起的血小板功能障碍)的手术患者围术期异常出血。

术前预防出血可静脉注射 0.3μg/kg(用 0.9% 氯化钠注射液稀释至50 ~ 100mL,15 ~30min 输完),作用可持续 8 ~ 12h。若效果不显著,可每 6 ~ 12h 重复 1 次。

(9)高凝状态:在术前积极祛除高凝状态的诱因,如提前数周停用避孕药、纠正心力衰竭、降低血液黏稠度等前提下,对高凝状态手术患者可给予适量肝素治疗。例如腹部手术前2h 皮下注射肝素 5000U,并于术后每 8 ~ 12h 注射 1 次,直至患者可下床活动,能有效防止血栓形成。用药期间 APTT 并不延长。建议蛛网膜下隙或硬膜外阻滞穿刺应于末次注射低分子量肝素后 12h 进行。

四、麻醉相关处理

1. 麻醉前评估和准备

麻醉前通过术前评估,对手术患者出、凝血的危险程度做出正确评估,对需要治疗的及时补充相应的血液成分,使手术患者的出、凝血功能满足手术的要求。麻醉前用药尽量采用口服或静脉注射,避免肌内或皮下注射,以防皮下血肿,对血友病患者尤需注意。

2. 麻醉方法的选择

有出、凝血障碍者不宜选用局部浸润麻醉或神经阻滞麻醉。椎管内麻醉虽然有引起组织损伤出血的危险,临床实践证明经术前充分准备,输注新鲜血或凝血因子,一般仍可安全进行手术麻醉,如对某些常见血液病的治疗性的脾切除以及骨髓移植术的麻醉,选用连续硬膜外阻滞仍属安全易行。小儿在基础麻醉下行硬膜外阻滞,可以减少术后呼吸道并发症及口咽部黏膜出血的危险,但应严格无菌操作,选用穿刺针要细,操作轻柔,避免反复多次穿刺,因多孔穿刺损伤后易造成感染、局部渗血或血肿形成。选用全身麻醉气管内插管时要注意保护口咽部黏膜,选用材质良好的气管导管,避免气管黏膜损伤出血。

3. 血小板减少性紫癜患者的麻醉

此类患者术前经皮质激素及小量多次输新鲜血治疗,手术麻醉的耐受性可显著增强。外科常采取脾切除治疗,选用连续硬膜外阻滞并非禁忌,但穿刺、置管操作应轻柔,避免或减少组织损伤。选用气管内插管全麻更为安全,要求插管操作谨慎轻柔,以避免黏膜损伤。

4. 血友病患者的麻醉

血友病并非手术禁忌证,该类患者可以接受各类外科手术,但必须于围手术期定时检测 F Ⅷ和 F Ⅸ 的水平。一般认为血友病 A 静脉滴注抗血友病球蛋白(AHG),血友病 B 静脉滴注凝血酶原复合物,使血液中 F Ⅷ：C 或 F Ⅸ：C 活性 >25% 即可防止术中大出血,大手术须达50% 以上。手术前后须避免使用抗凝药物以及影响血小板功能的药物,如阿司匹林、吲哚美辛(消炎痛)、双嘧达莫(潘生丁)等,以免影响凝血功能,导致术中和术后出血。硬膜外阻滞或蛛网膜下隙阻滞易发生血肿,危险性很大。采用快速诱导气管内麻醉或氯胺酮全麻较安全。四肢关节手术如血友病膝关节血肿或指(趾)骨血肿,形成骨假瘤须截骨者,也可选用区域静脉麻醉,麻醉前应给予补充因子血、新鲜冷沉淀物或新鲜成分输血(新鲜血小板),止血带时间以1h 为度。凝血因子半衰期为 8 ~ 12h,术后必须继续补充凝血因子。术中、术后监测凝血指标,指导替代治疗。

第十九章　内分泌疾病手术的麻醉

第一节　甲状腺手术的麻醉

近年来,甲状腺疾病发病率急速攀升,根据中华医学会内分泌学会进行的《社区居民甲状腺疾病流行病学调查》结果显示,甲亢的患病率为1.3%,甲减的患病率是6.5%,甲状腺结节的患病率是18.6%,甲状腺结节中有5%~15%是甲状腺癌。甲状腺和甲状旁腺均位于颈部,接近气道,甲状腺素和甲状旁腺素,对机体代谢、生长发育、电解质平衡、神经系统、心血管系统和消化系统等都有重要的作用。这些特点增加了手术、麻醉和围术期处理的难度。

一、甲状腺解剖及其疾病的病理生理特点

甲状腺(Thyroid)位于颈前下方软组织内,大部分在喉及气管上段两侧,其峡部覆盖于第2~4气管软骨环的前面。偶有甲状腺向下深入胸腔,称为胸骨后甲状腺。甲状腺由许多球形的囊状滤泡构成。滤泡衬以单层上皮细胞,滤泡细胞分泌甲状腺素又称四碘甲状腺原氨酸(Thyroxine,T_4)和三碘甲状腺原氨酸(Triiodothyronine,T_3)。二者释放入血后,即组成甲状腺激素。而滤泡旁细胞则分泌降低血钙的激素,即降钙素(Calcitonin)。

甲状腺激素对生长发育,性成熟,心血管和中枢神经系统,体温和新陈代谢都有重要影响。主要生理功能:①促进细胞内氧化,提高基础代谢率,使组织产热增加。甲状腺激素能促进肝糖原酵解和组织对糖的利用;促进蛋白质的分解,如骨骼肌蛋白质分解,出现消瘦和乏力;并增加脂肪组织对儿茶酚胺和胰高血糖素的脂解作用,加快胆固醇的转化和排泄;②维持正常生长发育,特别对脑和骨骼发育尤为重要。甲状腺功能低下的儿童,表现为智力下降和身材矮小为特征的呆小病;③心血管系统作用:甲状腺激素能够增强心肌对儿茶酚胺的敏感性;④中枢神经系统作用:甲状腺功能亢进时可出现易激动,注意力不集中等中枢系统兴奋症状;⑤对消化系统的影响:甲状腺功能亢进时食欲亢进,大便次数增加,这可能与胃肠蠕动增强及胃肠排空加快有关。

许多甲状腺疾病需要手术治疗,如甲状腺肿、各种甲状腺肿瘤、甲状腺功能亢进等。这些疾病引起的病理生理变化主要表现为两个方面:①甲状腺素分泌异常带来的变化;②甲状腺病变对周围组织压迫,尤其是对呼吸道压迫引起的变化。

甲状腺素分泌过多引起甲状腺功能亢进症。临床上表现为心动过速、血压增高、脉压增宽、食欲亢进、消瘦、情绪激动、易出汗、手颤、眼球突出等症状。

甲状腺疾病压迫气管导致不同程度的上呼吸道梗阻,引起呼吸困难、喘鸣和发绀等。压迫严重时,患者不能平卧。

二、甲状腺肿瘤切除手术的麻醉

甲状腺肿瘤有良性和恶性之分,良性肿瘤多为腺瘤,常发生于40岁以下的中青年女性,可单发或者多发,亦可恶变或并发甲亢,应及早进行手术。甲状腺癌有多种病理类型,如乳头状

瘤、腺癌、未分化癌等,均需要及时进行手术。肿瘤晚期压迫呼吸道可产生严重后果,有时需要行气管切开缓解症状。

(一)病情评估

甲状腺肿瘤术前应详细检查,充分了解疾病的性质,有无相邻近组织的侵害,特别是有无呼吸道的压迫与梗阻。全面了解重要脏器的功能,如心血管系统、呼吸系统、肝肾功能、水和电解质平衡等情况。甲状腺肿瘤体位表浅,一般可通过触诊明确肿瘤的大小、硬度和活动度。对较大肿瘤则需要摄颈胸 X 线和 CT 片,以确定肿瘤的大小形态、是否位于胸骨下,以及气管受压程度和方向。术前评估呼吸困难程度与气管受压程度。如果患者静卧时有喘鸣或不能平卧,提示气管受压严重,这种患者则要做好困难气道的准备。术前是否有声音嘶哑和饮水呛咳的症状,如有可通过间接喉镜检查,以明确声带活动度和有无声带麻痹。如果颈部大静脉受压,可导致头颈静脉回流障碍,患者表现为颜面发绀、水肿,颈部、胸前浅静脉扩张,病情危重。

(二)麻醉选择

对一般甲状腺良性肿瘤,无气管受压症状的患者,可选用颈丛神经阻滞麻醉。患者术中保持清醒,通过医患对话可随时检查发声与声带情况,避免发生喉返神经损伤。但是颈丛神经阻滞有时镇痛不完善,有牵拉反应,加上头后仰和仰卧位不适,尤其是肿瘤较大时常需静脉辅助用药,为确保气道通畅,可应用喉罩通气。具有以下情况者,宜选择全身麻醉:①巨大的甲状腺肿瘤或甲状腺弥散性肿大;②有气管受压症状或呼吸困难症状者;③胸骨后甲状腺肿;④可能发生气管软化;⑤有重要脏器功能受损者及拒绝局部麻醉或不配合者。在全麻气管插管下行手术,对外科手术医师的解剖技术要求更高,以避免发生喉返神经损伤。近年喉罩麻醉的使用越来越多,应用喉罩患者可以保留自由呼吸,易于实时监测声带的功能。

(三)麻醉诱导和气管插管

术前有气管受压或气管移位征象者,气管插管可能存在一定困难。在结合症状体征和 X 线和 CT 片进行气道评估的基础上,可用全身麻醉诱导下气管插管,也可采用表面麻醉下使用纤支镜清醒插管。插管体位宜选用患者自主呼吸最舒适体位。清醒插管前需给患者做好解释工作,取得患者配合,要充分做好气道的表面麻醉。如果出现声门下气管插管困难,切忌强行插管,可在助手协助下改变患者体位或更换小一号气管导管。目前随着气管插管可视化技术的发展,如光学纤维喉镜、光学电子喉镜、可视喉镜等,使得困难气道易于解决。关键在于发现困难气道、正确评估与完善的准备工作。

(四)麻醉维持和管理

局部麻醉或颈丛神经阻滞期间,呼吸道的管理特别重要,尤其是在给辅助药物时,严密监测,及时发现和处理呼吸抑制。颈丛神经阻滞时常出现显著的心动过速和血压升高。此时,如麻醉阻滞效果不全,可给予辅助镇痛药物或者改用其他麻醉方式;如麻醉效果好,则可用心血管药物控制。全身麻醉期间保持呼吸道通畅、避免缺氧和二氧化碳蓄积、监测血流动力学变化和维持循环稳定。巨大的甲状腺肿瘤切除术或颈部清扫术可发生大量出血,术前应做好准备。术中应了解气管是否软化,以防术毕拔管后气管发生塌陷。此外,术中还应根据手术操作步骤,适时监测与调整气管导管套囊的压力。以免手术牵拉压迫气管使气囊压力和摩擦增加,造成术毕气道与声门水肿,影响呼吸功能。有观察发现颈部大手术中气管导管套囊的压力与术后气道并发症呈正相关,主张将套囊压力维持在 $\leq 25\text{cmH}_2\text{O}$ 为宜。

（五）麻醉恢复期的处理

手术结束及拔管期间可因切口渗血、敷料包扎过紧、气管软化、喉头水肿、呼吸道分泌物堵塞、喉痉挛等发生急性气道梗死，应积极预防和处理。术毕应准确判断麻醉恢复程度，待患者完全清醒，咳嗽反射、吞咽反射和肌力恢复满意，无呼吸抑制方可拔管。拔管时，备好各种抢救药物及紧急气管插管与气管切开器械，以防不测。术中发现或疑有气管软化者，宜做气管悬吊术或延长保留气管导管时间，送至 ICU 观察。

甲状腺次全切除术的其他并发症还包括喉返神经损伤和手术切除了甲状旁腺而致甲状旁腺功能低下。在术后的第 24～96h 就会发生低钙血症的症状。喉鸣渐进造成喉痉挛可能是低钙血症抽搐的早期表现之一。在这种情况下，可静脉推注氯化钙或葡萄糖酸钙。并监测镁离子浓度，及时纠正进行。双侧喉返神经损伤是极少见的并发症。一侧神经损伤较常见，其典型表现是声音嘶哑和声带麻痹，双侧则导致失声。术中、术后返神经损伤或病变所致气管塌陷可能需要紧急再次气管插管。

三、甲状腺功能亢进症手术的麻醉

甲状腺功能亢进（Hyperthyroidism）是由各种原因导致正常甲状腺素分泌的反馈机制失控，血液循环中甲状腺素异常增多而出现以全身代谢亢进为主要特征。根据引起甲状腺功能亢进的原因可分为原发性、继发性和高功能腺瘤三类。

甲状腺激素分泌过多的临床表现包括：体重减轻、燥热、肌无力、腹泻、反应过激和神经敏感。重症可以出现细震颤、眼球突出和甲状腺肿大。心脏方面表现有窦性心动过速、房颤和心力衰竭等。甲状腺功能亢进患者的血清总 T_4（结合和非结合）的升高，血清 T_3 及游离（非结合）T_4 的升高。当出现上述临床症状，同时血清 $T_3 > 230ng/dL$，$T_4 > 12ng/dL$，就可诊断为甲状腺功能亢进。甲状腺功能亢进的药物治疗包括：抑制激素合成（如丙硫氧嘧啶和甲巯咪唑）；阻止激素释放（如钾和碘化钠）或改善交感神经兴奋症状（如普萘洛尔）。虽然 β 肾上腺素能受体阻滞剂不影响甲状腺功能，但却降低 T_4 在外周转化为 T_3。放射性碘可破坏甲状腺细胞的功能，但不推荐妊娠患者使用，这可导致甲状腺功能低下。

（一）术前准备

所有择期甲状腺功能亢进症外科手术，包括甲状腺部分切除术，都应该延期直到患者经过治疗后临床症状得到控制和甲状腺功能基本正常。术前准备包括一般的甲状腺功能检查，并建议术前静息状态下心率应低于 85 次/分。苯二氮卓类药物可用于术前镇静。抗甲状腺药物和 β 受体阻滞剂应该持续应用到手术当天早晨。使用丙硫氧嘧啶和甲巯咪唑进行治疗较好，因为两者的半衰期相近。如果必须进行急诊手术，可考虑应用艾司洛尔来抑制循环系统的高动力状态。如果病情严重、病程长、年老体弱的患者，则需要行较长时间的术前准备，直到基础代谢率下降，并稳定在 ±20% 以内、体重增加、血压基本正常、心率减慢至 80 次/分以下、脉压减小、心脏收缩期杂音消失、全身症状改善和情绪稳定，蛋白结合碘 4h < 25%，24h < 60%，甲状腺激素水平在正常范围（TSH 0～10mU/L，T_3 1.8～2.9nmol/L，T_4 65～156nmol/L，FT_3 3～9nmol/L，FT_4 9～25nmol/L）。再考虑进行手术。

（二）麻醉选择

对于轻症甲亢患者，术前准备比较好、甲状腺较小且无气管压迫症状和能合作者，可以颈丛神经阻滞麻醉下进行手术。症状严重和甲状腺较大的患者行甲亢手术应在全身麻醉下进行,尤其是术前有精神紧张、情绪不稳定、甲亢未完全控制、胸骨后甲状腺肿和有气管压迫的患者。

(三)麻醉管理

甲状腺功能亢进患者术中应该密切监测心血管系统和体温。重症甲状腺功能亢进患者的眼球突出增加了角膜擦伤或溃疡的危险,因此患者的眼睛需很好的保护。氯胺酮、阿曲库铵、泮库溴铵、拟肾上腺素能受体激动剂和其他可刺激交感神经系统的药物应尽量避免使用,以免引起血压剧烈升高和心率增快。早年选择硫喷妥钠为诱导药物,因为在大剂量时具有抗甲状腺活性的功能;目前临床上多选用丙泊酚或依托咪酯为诱导药物。

甲状腺功能亢进的患者可能存在慢性的低血容量和血管扩张,在麻醉诱导时容易发生明显的低血压,所以麻醉诱导前需行适当的扩容处理。麻醉维持需要足够的深度,避免刺激产生心动过速、高血压和室性心律失常。肌松药的选择和使用要谨慎,因为甲状腺功能亢进可能增加肌肉疾病和重症肌无力的发生率。另外,甲状腺功能亢进不增加麻醉药的需要量。

(四)麻醉恢复期管理

甲状腺功能亢进患者术后最严重的危及生命的并发症是甲状腺危象,特别是甲状腺功能亢进患者术前准备不充分手术时发生概率大大增加。其典型症状为高热、心动过速、神志障碍和低血压。甲状腺危象通常发生在术后 6~24h,但也可以发生在术中,需要与恶性高热、嗜铬细胞瘤及麻醉过浅等进行鉴别。与恶性高热不同的是,甲状腺危象不出现肌肉僵硬、肌酐升高和严重的代谢性与呼吸性酸中毒。治疗包括:补液和降温、输入艾司洛尔或静脉给予普萘洛尔(每次递增 0.5mg 直到心率 <100 次/分)、给予丙硫氧嘧啶(250~500mg/6h,经口或经鼻胃管),然后给予碘化钠(12h 内静脉给予 1g),并且纠正致病因素(如感染等)。推荐使用甲泼尼龙 80~120mg/8h 来预防由于肾上腺功能受抑制所引起的并发症。其他对症治疗包括吸氧、镇静、应用大量 B 族维生素和维生素 C、纠正水和电解质的失衡及补充能量等。

第二节　甲状旁腺手术的麻醉

一、甲状旁腺的解剖特点

一般情况下,80% 的甲状旁腺位于正常的较为隐蔽的位置,上一对甲状旁腺位于甲状腺侧叶后缘中点以上至上 1/4 与下 3/4 交界处;下一对位于甲状腺侧叶的下 1/3 段,均在甲状腺固有囊与筋膜鞘之间。甲状旁腺的血液供应一般来自甲状腺下动脉。甲状旁腺主要由大量的主细胞、少量的嗜酸性细胞和基质所构成。主细胞分泌甲状旁腺素。嗜酸性细胞可能是老化的主细胞,正常情况下无分泌功能。甲状旁腺分泌甲状旁腺素(Parathyrin,PTH),其生理作用是调节体内钙、磷代谢,与甲状腺滤泡旁细胞分泌的降钙素共同维持体内钙磷平衡。

二、甲状旁腺疾病的病理生理特点

甲状旁腺有以下的作用:①促进近侧肾小管对钙的重吸收,使尿钙减少,血钙增加;②抑制近侧肾小管对磷的吸收,使尿磷增加,血磷减少;③促进破骨细胞的脱钙作用,使 Na_3PO_4 自骨基质释放,提高血钙和血磷的浓度;④促使维生 D 的羟化作用,生成具有活性的 125 — 二羟 D_3,后者促进肠道对食物中钙的吸收。血钙过低刺激甲状旁腺素的合成和释放,使血钙上升,血钙过高抑制甲状旁腺素的合成和释放使血钙向骨骼转移,降低血钙。上述作用使正常人的血钙维持在正常范围。正常人的血钙与血磷间呈相反的关系,血钙高则血磷低,血钙与血磷的乘积恒定,维持在 35 ~ 40。甲旁亢时血钙常超过 12mg/dL,血磷多降至 2 ~ 3mg/dL,血中碱性磷酸酶增高;尿中钙排出量显著增高,每 24h 可超过 20mg。据此可以明确诊断。

原发性甲状旁腺功能亢进症是全身性内分泌疾病。原发性甲状旁腺功能亢进者要积极手术治疗,而继发性甲状旁腺功能亢进的原因可以消除,亢进可消退,因此甲状旁腺不需要切除。至于由长期肾功能不全所致继发性甲状旁腺功能亢进是否需要手术主要取决于甲状旁腺功能亢进的程度。麻醉医师应重点了解甲状旁腺亢进症是否损害重要脏器的功能和导致内环境紊乱。甲状旁腺功能亢进致甲状旁腺激素(PTH)分泌过多,PTH 正常值为 20 ~ 90ng/L。钙离子动员进入血液循环,引起血钙升高(血钙正常值为 2 ~ 2.6mmol/L)。同时,导致广泛骨质脱钙,骨基质分解,黏蛋白、羟脯氨酸等代谢产物从尿排泄增多,形成尿结石,或肾钙盐沉着症,加以继发感染等因素,肾功能常严重损害。此外,肾小管对无机磷再吸收减少,尿磷排出增加,血磷降低。如果肾功能完好,尿钙排泄量随之增加而使血钙下降,但持续增多的甲状旁腺激素引起的尿路结石可导致肾功能不全,甚至肾衰竭。甲状旁腺功能亢进引起的消化系统疾病可导致水电解质紊乱和酸碱失衡。高钙血症还可致心律失常,甚至心力衰竭等。因此,应针对具体病情做好充分的麻醉前准备,并根据手术范围的大小选择合适的麻醉方法。同时加强术中监测,防止并发症。

三、甲状旁腺手术特点

需要手术的甲状旁腺疾病主要是有甲状旁腺功能亢进和肿瘤,后者也常合并有甲状旁腺功能亢进。甲状旁腺腺瘤或增生切除术要仔细探查,紧靠甲状腺固有囊清理并完整保留固有囊外侧叶上下端附近的脂肪组织和疏松结缔组织,防止损伤喉返神经。

四、甲状旁腺手术的麻醉管理

(一)术前准备

首先是维持有效循环血容量和纠正电解质紊乱。有慢性高钙血症的患者要评估肾功能、心脏功能和中枢神经系统有无异常。当血清钙离子浓度超过 15mg/dL(3.75mmol/L)时为高钙危象,需紧急处理。因为血钙增高可能引起心律失常。可通过扩充容量和利尿降低血清钙的浓度。在治疗高钙血症时,术前还要注意低磷血症的矫正。血清磷酸盐水平过低使心肌收缩力下降可导致心力衰竭,以及骨骼肌无力、溶血和血小板功能异常。轻度低磷血症血磷可不做特殊处理,增加富含磷的食物即可。

对严重的低磷血症患者需要更为积极的治疗方法,即静脉输入帕米磷酸二钠或依替磷酸二钠,使血磷水平维持在 1.0 ~ 1.3mmol/L。通常每日的补磷量为 33 ~ 100mmol,并在补磷时应密切监测血磷浓度的变化,随时调整补磷量,以免出现高磷血症或继发性软组织钙化。对于甲状旁腺功能亢进伴有骨质疏松患者,在气管插管时头颈过度后可能发生椎体压缩,在搬运过程中也可能并发骨折。

(二)麻醉选择

全面了解高钙血症的临床表现对麻醉选择具有重要意义。随着钙水平的升高,引起认知功能缺陷从记忆丧失到神志不清,甚至昏迷。其他的症状和体征包括便秘、胃酸过度分泌、溃疡症状、多尿及肾结石。一般选用全身麻醉,也可根据患者全身状况进行颈丛神经阻滞麻醉。

(三)麻醉处理

麻醉和手术前应全面检查重要脏器的功能和确定肿瘤与周围组织特别是气管的关系,正确判断和处理气管梗阻。麻醉期间除常规全麻监测外,主要是维持电解质平衡,尤其是血钙的监测。术前有心、肾功能不全及神经肌肉兴奋性改变者,术中肌松药的使用,应高度重视。可选择阿曲库铵和(或)减少用药剂量。

(四)术后处理

术后并发症包括:喉返神经损伤、出血或一过性或完全性甲状旁腺功能减退。单侧喉返神经损伤的典型表现是声音嘶哑,一般不需要治疗。双侧喉返神经损伤很少见,可能导致窒息需要立即行气管插管。成功的甲状旁腺切除术后血钙下降。术前有明显代谢性骨骼疾病者在切除了甲状旁腺体后常会发生饥饿骨骼综合征(Hungry Bone Syndrome)出现低钙血症,这是骨骼快速再矿物化的结果。血清钙的最低点多发生在术后 3~7d,临床上可反复出现口唇麻木和手足抽搐等低钙血症状。所以,应密切监测血清钙、镁和磷的水平,直到平稳。常规治疗是补充维生素 D 和钙剂,但效果有限。对于已有代谢性骨骼疾病,需切除甲状旁腺的患者,近年来有学者提出术前 1~2d 服用帕米磷酸(Pamidronic Acid)治疗,可明显改善术后低钙血症状,仅少部分患者需行补钙处理。

第三节 糖尿病手术的麻醉

糖尿病是由于胰岛素相对或绝对缺乏以及不同程度的胰岛素抵抗,引起碳水化合物、脂肪及蛋白质代谢紊乱的综合征,表现为血糖增高和(或)糖尿为特征的慢性全身性疾病。糖尿病后期可出现广泛的微循环及大血管病变,导致失明、肾功能损害、肢端坏死、心脑血管病变等。糖尿病患者在接受手术时,麻醉和手术可加重病情,病情严重或术前控制不满意的患者,可能发生酮症酸中毒、循环衰竭甚至死亡等严重问题。目前糖尿病的发生率占总人口的 2%~5%,其中大约 50% 的患者同时合并外科疾患需要手术和麻醉。因此,熟悉糖尿病的病理生理改变、了解病情特点及患者用药治疗情况,对糖尿病患者手术的麻醉及围手术期管理十分必要。

一、术前评估和准备

糖尿病患者手术麻醉的主要危险是由于糖尿病所引起的相关脏器功能改变,如心血管疾病、肾功能不全等。由糖尿病本身引起的死亡例数已明显减少,而糖尿病的慢性并发症已成为糖尿病患者的主要死亡原因。因此,应重视脏器功能的术前评估和治疗,以保证患者处于最佳的术前状态。

（一）术前评估

轻型糖尿病或控制良好的糖尿病患者,无糖尿病并发症,这类患者对手术和麻醉的耐受性较好,围手术期病死率与常人无异。但病情较重或已出现糖尿病并发症的患者,如合并了心血管疾患时病死率可达常人5倍,手术和麻醉的风险性增加。所以,麻醉医师通过术前访视患者,要充分了解病情。术前评估的重点在于对心血管系统、肾脏系统、神经系统和肌肉骨骼系统功能及并存疾病的了解。

（1）术前应详细了解患者的糖尿病类型,是否有低血糖、酮症酸中毒和高渗性非酮症昏迷等病史;了解病程的长短、血糖最高水平、现在控制血糖的方法(饮食、口服降糖药、胰岛素)及所用药物剂量。应注意药物作用高峰及其降低血糖的效应,如应用胰岛素后常常出现低血糖反应者,提示患者糖原储备较低,需特别注意血糖变化。

（2）判断有无糖尿病的并发症及对全身脏器的影响,有无水电解质紊乱及酸碱失衡。对伴有器官(如心、肾)功能损害者,应进一步了解其功能受损情况,了解ECG有无异常、BUN检查结果,必要时应检查肌酐清除率及心脏运动负荷试验。一般来讲,具有全身或重要脏器功能受损的并发症,如心肌受累、肾脏病变、严重感染等,可加重糖尿病病情和代谢紊乱,增加麻醉处理困难。

（3）合并有高血压的糖尿病患者,常使用血管紧张素转化酶抑制剂或(和)β受体阻滞剂,应将血压控制在130/80mmHg以内。需注意患者出现低血糖时可能导致严重的心动过缓,麻醉药物可能增强β受体阻滞剂的作用。使用利尿剂特别是排钾利尿药时,应密切监测血钾。

合并有冠心病、缺血性心脏病和外周动脉粥样硬化的患者,手术和麻醉期间血流动力学波动较大,危险性增加。如果患者具有两个或更多的心脏风险因素并且要经历大手术时应考虑做负荷试验。如果已发生自主神经病变,则应警惕无症状性心肌缺血的出现。在一项1123例2型糖尿病患者的研究中发现,心脏自主功能障碍是反应心肌缺血的重要指标,故术前心血管系统自主功能的检测是合并冠心病的糖尿病患者围手术期风险评估的重要组成部分。如果冠状动脉疾病存在,应用β_1受体阻滞剂可降低围手术期发病率和病死率。

（4）合并自主神经病变患者易出现围手术期心律失常和低血压、胃轻瘫以及无症状低血糖。代偿性交感神经反应的丧失干扰了血流动力学异常的察觉和治疗。有自主神经病变的患者,心脏对应激反应能力降低,麻醉和手术的风险性增加。心电图RR变异性检测、Valsalva试验(堵鼻鼓气法)、体位血压测量试验可用来进行心血管自主神经功能的评估。扑热息痛试验(口服1500mg扑热息痛后,测定其吸收率)是一种简单、有效、无创的测定糖尿病患者胃排空情况的方法,可以用来评估糖尿病患者胃轻瘫状况。对已有外周神经病变者,应了解感觉神经麻木的程度和范围,以及运动神经障碍的程度。如运动神经病变严重,对肌肉松弛药反应可能异常。骨骼肌肉系统的术前评价应侧重于颈部关节活动受限,此受限源于蛋白的非酶糖基化和胶原蛋白的异常交联。后颈部和上背部(糖尿病硬肿症)僵硬、木质感、非凹陷性水肿加上关节灵活性受损限制颈部的活动,并可能使气管插管困难。

（5）合并有关节强直综合征的患者在实施全身麻醉前,应仔细评估颈部活动情况及气道分级,发现可疑困难气道,及早准备困难气道设备。

（6）肾功能不良的糖尿病患者,其代谢胰岛素的能力减低,需减少胰岛素的用量。术后伤口感染以及愈合不良是重要的术后并发症,有统计表明目前有17%的糖尿病患者发生隐匿性感染。

（7）手术种类对麻醉处理影响不同。手术应激反应导致的高血糖、交感神经系统的激活和儿茶酚胺、皮质醇、生长激素的释放可能使控制良好的糖尿病变成显著的高血糖，甚至酮症酸中毒。此外，手术可降低机体对胰岛素的敏感性。手术和麻醉对控制不佳的糖尿病患者的代谢有着深远的影响。甲状腺或腹腔手术、大的骨折创伤、脓肿切开引流等手术应激反应大，应增加胰岛素用量。合并酮症酸中毒及高渗性昏迷者应禁止行择期手术。

（二）血糖控制临床试验和流行病学研究

血糖控制临床试验和流行病学研究分析了血糖控制程度和微血管及大血管并发症发生率之间的关系。随机对照临床试验已明确证实，严格控制血糖可以降低微血管（肾病、周围神经病变、视网膜病变）糖尿病并发症的风险。微血管功能障碍是糖尿病患者特有的，特征为非闭塞性的微循环血管通透性降低以及血流量和血管张力自动调节障碍。

高血糖是这些变化进展必不可少的因素，急性和慢性高血糖会导致脱水、伤口愈合障碍、感染率增加、中枢神经系统/脊髓缺血性损伤恶化、高黏血症与血栓形成，故围手术期严格控制血糖十分重要。有研究结果表明，严格的血糖控制（接近正常范围）可以延迟微血管病变的发生和发展，显著改善微血管并发症。然而，Ⅱ型糖尿病的主要发病率和病死率继发于动脉粥样硬化，动脉粥样硬化是多因素疾病而不仅仅是由高血糖引发。因此，治疗必须针对除了高血糖之外的多种危险因素，如高血压、高血脂和吸烟。虽然越来越多的流行病学研究证实，大血管（心血管、脑血管及周围血管）的并发症与高血糖程度相关，但大规模的随机临床试验结果并没有令人信服地表明大血管疾病受血糖控制的影响。大血管病变在形态和功能上与非糖尿病患者是相似的，都是以冠状动脉和周围动脉的动脉粥样硬化病变为特征。

对糖尿病患者术前血糖应达到多少目前尚无一致的意见，一般不要求控制到完全正常水平，以免发生低血糖。一般认为：①择期手术患者术前空腹血糖应控制在 8.3mmol/L 以下，最高不应超过 11.1mmol/L、或餐后血糖不超过 13.9mmol/L；②尿糖检查为阴性，24h 尿糖在 0.5g/dL 以下；③尿酮体阴性。

术前需口服降糖药的患者在接受短小手术时，术前可不停用降糖药。手术中及手术后应反复测定血糖水平。如行较大手术，口服降糖药应术前 24～48h 停止，改用常规胰岛素控制血糖。在整个围手术期中也应避免应用磺脲类药物，因为其阻止心肌三磷酸腺苷敏感性钾通道，此通道参与心肌的缺血保护。控制良好的Ⅱ型糖尿病患者做小手术时不需要使用胰岛素。控制不佳的Ⅱ型糖尿病患者和所有Ⅰ型糖尿病患者（即使行小手术）以及行大手术的糖尿病患者均需要使用胰岛素。对于大手术，如果术前血糖高于 15.0mmol/L，应推迟手术，而应用静脉注射胰岛素控制血糖。对于术前已使用长效或中效胰岛素的患者，最好于术前 1～3d 改用常规胰岛素。此类患者术中胰岛素用量应参考术前用量，或先按胰岛素与葡萄糖 1∶4（即 1 单位胰岛素加入 4g 葡萄糖液中），然后根据血糖测定结果调整。

二、麻醉管理

麻醉及手术刺激可以引起交感神经兴奋，使血糖升高。而患者紧张、疼痛、术中出血等均可加重应激反应。因此，应尽可能选用对糖代谢影响小的麻醉方法。

（一）麻醉方式的选择

手术刺激可引起机体应激反应使血糖增高，而精神紧张、疼痛、出血、缺氧及二氧化碳蓄积等可加重患者的应激反应，从而加重患者高血糖反应。理想的麻醉应有效地减少应激反应，避免影响机体代谢。麻醉方式的选择应根据病情、有无并发症以及并发症的严重程度、手术部位、大小和手术要求等而定。一般来说,局麻、神经阻滞、椎管内阻滞麻醉对机体代谢影响小,椎管内阻滞时由于患者缺乏有效的压力反射调节功能,患者在椎管内阻滞时易出现明显的血压下降,应注意麻醉平面不宜过广,防止术中血压波动。患者局麻药需要量低,神经损伤的危险性增高,局麻药中加入肾上腺素也增加了缺血和水肿性神经损伤的危险。另外应注意患者是否存在周围神经病变,以便与某些神经并发症相鉴别。

糖尿病患者可出现喉镜显露声门困难,可能是由于关节僵硬、寰—枕关节活动度减小所致。此类患者对气管插管的心血管反应较强,麻醉诱导期应维持适宜的麻醉深度。术中应加强麻醉管理,避免加重已存在的代谢紊乱。

(二)麻醉药物的选择

1.静脉麻醉药苯二氮䓬类药物

如咪达唑仑可以减少皮质醇和胰岛素的分泌,增加生长激素的产生。虽然常规的镇静剂量下此种作用微乎其微,但对 ICU 中长期应用咪达唑仑的患者来说,其引起的糖代谢的变化应引起重视。依托咪酯抑制肾上腺皮质激素的分泌,从而减弱机体围手术期的血糖调节。丙泊酚对胰岛素分泌的影响目前尚未可知,诱导剂量的丙泊酚对糖尿病患者无不良反应,但有动物实验表明,丙泊酚可以影响糖尿病动物的左室舒张末容量,从而产生更显著的负性肌力作用。

2.吸入麻醉药

吸入麻醉药物如恩氟烷、异氟烷等可抑制机体对胰岛素的敏感性,且这种抑制作用呈剂量依赖性。在一项临床观察中,Diltoer 等报道异氟烷可以使患者糖耐量受损。另外一项研究报道,氟烷和七氟烷对糖尿病患者的心肌抑制作用比非糖尿病患者明显。

3.阿片类药物

阿片类药物不仅可以影响术中循环状态,对体内激素和代谢状态也有一定影响。阿片类药物可以有效抑制交感神经系统和下丘脑—垂体轴功能,抑制围手术期代谢激素的分泌,有利于糖尿病患者术中的血糖控制。

4.其他

α_2 受体激动剂可以降低交感神经张力,抑制神经末梢释放去甲肾上腺素。虽然可乐定对垂体肾上腺功能的影响目前尚有争议,但是,Belhoula 等报道 II 型糖尿病患者术前 90min 应用可乐定有助于术中血糖控制,减少术中胰岛素的用量。Venn 等也报道另一种高选择性强效 α_2 受体激动剂右旋美托咪啶也可以减少大手术后胰岛素的分泌而不干扰体内糖代谢,可能的机制与其减低交感神经活性有关。

(三)麻醉期间管理

手术及麻醉等各种应激性刺激使得临床上难以将血糖控制在一个很窄的范围,通常认为围手术期可接受的血糖低限是不引起低血糖发作,高限是不会引起渗透性利尿和高渗性昏迷。

(1)术中一般不输含糖液体,以免出现高血糖。可选用复方林格液或生理盐水。如需输葡萄糖液时,应根据患者血糖检测结果按一定比例同时输注胰岛素。

(2)合并严重心脏疾患或自主神经功能异常的患者对麻醉药、血管扩张药较敏感,循环容量不足及失血时易出现血压下降,且程度较重。另一方面患者对手术操作等刺激敏感性增加,当刺激较强时或应用某些血管活性药物时,易出现较剧烈的心血管反应。因此,应维持适当的麻醉深度,麻醉操作轻柔,尽量避免血流动力学的剧烈波动。

(3)合并有自主神经病变的患者常常胃排空延迟,应注意防止麻醉诱导期间发生胃反流、误吸。

(4)长期使用胰岛素的患者在体外循环后期采用鱼精蛋白逆转肝素的残余作用时应非常小心慎重。

(四)麻醉中监测

(1)术中除常规监测血压、心电图、脉搏氧饱和度外,还应加强有创性监测如直接动脉测压、肺动脉漂浮导管等,及时了解血流动力学变化。

(2)术中应加强呼吸管理,避免缺氧和二氧化碳蓄积。

(3)术中应监测尿量,以了解肾功能状态。

(4)术中应根据病情反复测定血糖、尿糖、尿酮体,依据监测结果给予适当治疗,如静脉输注胰岛素,或输注含葡萄糖液体。

(五)急诊手术的麻醉处理

急诊手术使糖尿病发展成酮症酸中毒或高血糖脱水综合征的风险加大。手术应推迟 4 ~ 6h,以优化患者的代谢状况。

酮症酸中毒多由 1 型糖尿病发展而来,行手术者通常由感染、肠梗阻或创伤等因素促成。表现为高血糖、高渗、严重脱水、酮症和酸中毒。严重脱水继发于渗透性利尿、呕吐、过度通气以及进食减少,可造成严重低血压、循环性休克及急性肾小管坏死。钠和钾整体缺乏,经常出现磷、镁缺乏。治疗包括给予大量生理盐水和胰岛素。最初的处理方法为给予 0.1U/kg 胰岛素,而后每小时输注 0.1U/kg 的胰岛素。每小时监测一次血糖,每 2h 监测一次电解质。当血糖下降到低于 13.9mmol/L 时,静脉注射液中应包括葡萄糖。胰岛素要持续应用直到酸中毒纠正。碳酸氢钠并不作常规应用,但在 pH 值小于 7.10 时应予输注。

高血糖脱水综合征通常发生在年老、虚弱的 2 型糖尿病患者。这些患者代谢紊乱比酮症酸中毒患者严重,严重的脱水(>7 ~ 10L),高渗透压(>320mOsm/L)和高血糖(>44.4 ~ 55.6mmol/L)。患者表现为意识模糊、癫痫或昏迷。但电解质缺乏(K^+,PO_4^{2-},Mg^{2+})严重程度低于酮症酸中毒。

治疗包括给予大量生理盐水和与糖尿病酮症酸中毒相当剂量的胰岛素。这些患者发生脑水肿的风险很大,因此,空腹血糖和渗透压的纠正应在 12 ~ 24h 内逐步进行。但也要注意避免随后出现的低血糖。一些急诊手术的患者往往患有糖尿病,应在病情允许的情况下进行必要的术前准备,包括了解病情、必要的实验室检查,以及相应的治疗。

三、术后治疗方案

糖尿病患者的术后管理需要对胰岛素的应用量进行详细记录,应将 24h 内即将出院的患者胰岛素需求与术前门诊胰岛素用量相比较。为了决定胰岛素用量,要计算最近 24h 内的总胰岛素的量,减少的量 50% 为长效或中效胰岛素,50% 为短期胰岛素。在加强医疗病房(ICU)积极胰岛素治疗有益于发病率和病死率降低。

强化胰岛素治疗(IIT)的倡导者认为接受常规胰岛素治疗的患者(血糖 10.0 ~ 11.1mmol/L)比严格控制血糖(4.4 ~ 6.1mmol/L)患者病死率高。原因包括中性粒细胞和巨噬细胞功能更好,黏膜/皮肤屏障的发生有利性改变,红细胞生成增加,淤积减少,呼吸肌功能改善,神经轴突变性减少。但2009年一项著名的多中心研究报告ICU危重患者IIT治疗不仅未提高存活率,且低血糖发生率明显升高。目前多数观点认为血糖控制是一个复杂的细胞和神经内分泌过程。围手术期和危重患者血糖控制应采用个体化方案,多数学会支持的血糖控制方案是7.8~10.0mmol/L。

第四节　皮质醇增多症手术的麻醉

肾上腺由皮质和髓质组成,分泌多种激素,在调节新陈代谢、水电解质平衡,以及维持神经和心血管功能方面起着重要作用。

肾上腺肿瘤可发生在皮质或髓质,并产生相应的激素,从而引起不同的病理生理改变,肾上腺皮质肿瘤和髓质肿瘤手术对麻醉有着不同的特殊要求。

一、病情特点

皮质醇增多症又称库欣综合征。肾上腺皮质增生、功能亢进、以及肾上腺肿瘤等引起内源性皮质激素,主要是皮质醇分泌过多。临床表现主要是由于长期血皮质醇浓度升高所引起的蛋白质、脂肪、糖、电解质代谢严重紊乱,同时干扰了多种其他内分泌激素分泌,而且机体对感染抵抗力降低所引起。此外,ACTH分泌过多,以及其他肾上腺皮质激素的过量分泌也会引起相应的临床表现。

二、麻醉要求和术前准备

(一)麻醉要求

(1)维持患者血流动力学稳定,根据需要及时应用糖皮质激素,避免和预防肾上腺功能不全和肾上腺皮质危象。

(2)硬膜外阻滞患者,应充分给氧,保障呼吸道通畅。

(3)注意控制血糖和维持水、电解质平衡。

(二)术前准备

1. 控制血糖和高血压

继发性糖尿病,术前应根据血糖水平,采取控制饮食,必要时用胰岛素控制血糖。如有高血压,应予以药物控制。

2. 纠正水和电解质紊乱

对伴有盐皮质激素过多的患者常有水钠潴留和低钾血症,应用保钾利尿药,促进水钠排出和保钾,同时有利于血压的控制,必要时根据血钾水平补钾。

3. 应用皮质激素

一般术前不须补充皮质激素。一侧肾上腺腺瘤或癌肿切除患者,因常有对侧肾上腺萎缩,或双侧肾上腺切除患者,术中及术后肾上腺皮质激素分泌不能满足需要,为预防术后发生肾上腺皮质功能危象,应在术前、术中及术后补充糖皮质激素。有主张术前3~4d开始补充,每天肌内注射甲泼尼龙40mg或氢化可的松100mg静脉滴注。

4.术前用药

镇静、催眠及镇痛药应减量,一般用正常量的1/3~1/2。肥胖患者不宜用吗啡类镇痛药,以免引起呼吸抑制或呼吸暂停。

三、麻醉选择

(一)全身麻醉

全身麻醉便于维持和调控循环功能。除依托咪酯有抑制肾上腺皮质功能外,其他常用静脉及吸入麻醉药对肾上腺皮质功能均无明显影响,但患者对各种全麻药及肌松药的需要量均减少。腹腔镜手术应选用全麻。

(二)硬膜外阻滞

硬膜外阻滞对肾上腺皮质功能影响小,基本可满足手术需要。由于手术部位较深,常有牵拉反应及不适,需静脉辅助用药。患者肥胖引起硬膜外穿刺困难,合并有心血管疾病的患者循环功能不易维持稳定,肥胖患者呼吸道不易保持通畅等,主张用全麻或全麻复合硬膜外阻滞更为安全有效。

四、术中管理和注意事项

(一)术中管理

1.血压调控

升压药效果不明显时,应疑为急性肾上腺皮质功能不全危象。除一般抗休克治疗外,特异性应用糖皮质激素,如氢化可的松100~300mg或甲泼尼龙40~80mg静脉滴注。如出现严重低血压休克,需增加激素用量,并给予升压药支持循环功能。此外,部分皮质醇增多症患者术前易并发高血压,术中探查、挤压肾上腺时,会使血压进一步升高,应维持一定的麻醉深度,必要时用降压药物控制血压。

2.充分估计麻醉难度

气管插管或硬膜外穿刺的困难,全麻需做好困难气管插管相应的准备,如纤支镜等,避免硬膜外反复穿刺,以免损伤。

3.加强呼吸管理

向心性肥胖和肌萎缩无力患者常合并呼吸功能不全。硬膜外阻滞患者术中应充分给氧,全麻患者应注意术后呼吸抑制及苏醒延迟。肾上腺术中易损伤胸膜而出现气胸,硬膜外阻滞患者应面罩加压吸氧,肺膨胀后缝合胸膜,并注意是否仍有气胸及肺压缩情况对呼吸造成的影响。

4.控制血糖

皮质醇增多症患者常引起继发性糖尿病,术中血糖如低于16.7mmol/L(300mg/dL),可不予特殊处理,肾上腺切除后血糖会下降。

部分患者肾上腺切除后如未及时补充皮质激素和葡萄糖时,可发生低血糖,甚至引起患者苏醒延迟。术中应根据需要监测血糖浓度。

5.纠正电解质紊乱

患者常有低钾血症,术前未纠正,术中应继续补钾。

（二）注意事项

（1）术前注意纠正电解质紊乱和调控血糖。

（2）严密监测循环功能，刺激、挤压肾上腺会出现血压的升高。肾上腺切除后，尤其是双侧肾上腺切除，肾上腺皮质激素水平剧烈下降，引起血压剧降。

用肾上腺皮质激素和去甲肾上腺素纠正血压，并适当补充血容量。肾上腺皮质激素需应用至术后 1~2 周或更长时间。

（3）患者肥胖，颈部短粗，麻醉诱导及气管拔管后易出现呼吸道梗阻。

（4）患者有骨质疏松，可发生病理性骨折，皮肤菲薄有出血倾向，应注意皮肤保护和肢体固定。

（5）患者抗感染能力差，应注意无菌操作，并应用抗生素。

第五节　嗜铬细胞瘤手术的麻醉

肾上腺髓质疾病包括嗜铬细胞瘤和嗜铬细胞增生。嗜铬细胞瘤通常发生于肾上腺髓质（约90%），少数（10%）发生于肾上腺以外的嗜铬细胞组织，如椎旁交感神经丛、肠系膜、膀胱、睾丸等。由于肿瘤所分泌的肾上腺素和去甲肾上腺素的种类、比例的不同及肿瘤大小的差异等，临床表现常常多样化。一般肾上腺外嗜铬细胞瘤由于不能或很少分泌肾上腺素，故以高去甲肾上腺素血症和高神经肽类激素血症的临床表现为主，但肿瘤的部位不同，其表现也有很大差异。

一、病情特点

（一）高血压

高血压是嗜铬细胞瘤患者最常见的临床表现，由于肿瘤分泌肾上腺素和去甲肾上腺素的比例不同，高血压可表现为阵发性、持续性或在持续性高血压的基础上有阵发性加重。以分泌去甲肾上腺素为主患者，表现为阵发性高血压或持续性高血压阵发性加重。以分泌肾上腺素为主患者的表现除了有高血压外，还有心动过速、心律失常等。嗜铬细胞瘤患者的高血压一般为常规抗高血压药物治疗无效的难治性高血压，但有时对钙通道阻滞剂和硝酸酯类降压药有反应，对 α - 肾上腺能阻滞剂反应良好。此外，约15%的患者血压正常。

（二）头痛、心悸、多汗三联征

头痛、心悸、多汗是嗜铬细胞瘤高血压发作时最常见的三个症状，80%以上的患者有头痛，表现为严重的前额痛或枕部持续性或搏动性头痛，常较剧烈，呈炸裂样；心悸常伴有胸闷、胸痛、心前区压榨感或濒死感；有些患者平时即怕热多汗，发作时表现为大汗淋漓、面色苍白、四肢发冷。

（三）心脏病变

其表现是在没有冠心病的患者常出现胸痛、心绞痛甚至急性心肌梗死。并且可伴多种心律失常，如窦率过速、窦率过缓、室上性心动过速、室性期前收缩、左或右束支传导阻滞。也可有充血性或肥厚性心肌病,充血性心力衰竭。另外由于肺毛细血管内皮损害、肺动脉压力增加及细胞内液渗出可引起非心源性肺水肿。

(四)体位性低血压和休克

体位性低血压可能与循环血容量减少、肾上腺素能受体下调、自主神经功能受损等导致反射性外周血管收缩障碍等有关。另外嗜铬细胞还可贮存和释放引起血管舒张的神经肽和肾上腺髓质素,有极少数患者低血压是因为肿瘤主要分泌多巴胺,使血管扩张所致。低血容量会减弱血管平滑肌对加压物质的升压反应。

(五)代谢异常

儿茶酚胺(Catecholamine,CA)使体内耗 O_2 量增加,基础代谢率上升,出现不耐热、多汗、体重减轻等表现,有时可有发热;CA 在体内可使肝糖原和肌糖原加速分解,并可促进糖原异生。另外 α_2 -受体有抑制胰岛素释放及对抗外源性或内源性胰岛素降血糖的作用,使血糖升高。25%～30% 有糖耐量异常,肿瘤切除后血糖可恢复正常。少数患者高血糖可能与嗜铬细胞瘤分泌释放的 ACTH、促肾上腺皮质激素释放激素(CRH)、生长激素释放激素(GHRH)有关。CA 促进脂肪分解,使血中游离脂肪酸增多,患者消瘦,皮下脂肪减少。因持续性高血压加上脂肪代谢紊乱,可诱发动脉粥样硬化及小动脉硬化。高钙血症是一种较少见的并发症,可能与合并甲状旁腺功能亢进有关。另外,嗜铬细胞瘤分泌的甲状旁腺激素相关蛋白(PTHrP),也可引起高钙血症,肿瘤切除后,血钙恢复正常。

(六)消化系统症状

CA 可抑制内脏平滑肌的收缩,使肠蠕动减弱,可引起腹胀、腹痛、便秘,甚至结肠扩张,有时还可有恶心、呕吐。另外 CA 还可引起胃肠壁血管增生性及闭塞性动脉内膜炎,以致发生溃疡出血、穿孔等,此时有剧烈腹痛、休克、出血等急腹症表现。CA 还可使胆囊收缩减弱,Oddi括约肌张力增高,引起胆汁潴留。

(七)泌尿系统

长期持续性高血压可使肾血管受损,引起大量蛋白尿,甚至肾功能不全。

(八)静止型嗜铬细胞瘤

静止型嗜铬细胞瘤指临床无任何症状,常在其他疾病检查或健康体检时偶尔被发现,在特殊情况下(如手术刺激)可诱发嗜铬细胞瘤性高血压。

(九)嗜铬细胞瘤

高血压危象嗜铬细胞瘤高血压危象的特点表现为血压骤升达超警戒水平或高、低血压反复交替发作,血压大幅度波动,甚至出现低血压休克。发作时多伴有全身大汗、四肢厥冷、肢体抽搐、神志障碍及意识丧失等。有的患者在高血压危象时发生脑出血或急性心肌梗死。其发病机制可能是肿瘤在原有的高儿茶酚胺血症的基础上再阵发性地大量分泌释放儿茶酚胺,作用于血管中枢引起血管的收缩反射。

二、麻醉要求、术前准备和麻醉选择

(一)麻醉要求

(1)建立有效的循环功能监测,如桡动脉穿刺直接测压(IBP)、CVP 监测等。

(2)避免使用兴奋交感神经、释放儿茶酚胺的麻醉药。麻醉维持以静吸复合较为理想,无论是麻醉诱导或麻醉维持,均应达到足够的麻醉深度。

(3)补足血容量、适时应用降压和升压药,调控和减少血压波动。

(二)术前准备

(1)控制高血压:①α受体阻滞剂:最常用的是口服酚苄明,10mg/次,每天2次,逐渐增加剂量至血压控制满意。现也常用α₁受体阻滞剂哌唑嗪,1mg口服,每天3次,逐渐增加至血压控制满意;②β受体阻滞剂:用α受体阻滞剂后心率过快和心律失常,或分泌肾上腺素为主的嗜铬细胞瘤患者有心律失常或心动过速,需加用β受体阻滞剂,常用艾司洛尔、美托洛尔或阿替洛尔。应注意在使用长效α受体阻滞剂基础上方可加用β受体阻滞剂,不宜单独或在α受体阻滞剂前使用β受体阻滞剂,否则可引起严重高血压、充血性心力衰竭或肺水肿,尤其是儿茶酚胺性心肌病患者更易出现;③α和β受体阻滞剂:拉贝洛尔具有α和β受体阻滞作用,由于α阻滞作用弱,只有β阻滞作用的1/7,目前不推荐术前首选用药;④其他:抗高血压药如钙通道阻滞剂等也可使用。2014年美国内分泌学会指南建议目标血压:坐位血压低于130/80mmHg,站立位收缩压高于90mmHg;目标心率:坐位心率60~70bpm,站立位心率70~80bpm。

(2)纠正低血容量:用α受体阻滞剂扩张血管的同时,术前高盐饮食,补充血容量,可使术中肿瘤切除后更易维持血压的平稳。但对心功能损害患者,应避免负荷过重。

(3)术前用药:要达到充分镇静,避免因紧张、抗抑郁药及焦虑可引起血压升高和心动过速。可给咪达唑仑及吗啡类镇痛药。避免用阿托品以免增加心率。还应避免使用甲氧氯普胺、氟哌利多和有组胺释放的药,如吗啡等。

(4)嗜铬细胞瘤患者好发于30~50岁,10~20%有家族史。肾上腺肿瘤患者,有时高血压症状不明显,但对某些药物使用后产生升血压反应时应警惕可能存在嗜铬细胞瘤,这些药物包括甲氧氯普铵、氟哌到多、组胺、胰高糖素、三环类抗抑郁药及吩噻嗪类药等。

(三)麻醉选择

气管插管全身麻醉是嗜铬细胞瘤患者首选麻醉方法。

三、麻醉处理

(一)麻醉药选择

避免用增加交感—肾上腺系统兴奋性及促儿茶酚胺释放的药物,如氟烷可增加心肌对儿茶酚胺的敏感性,地氟烷、氯胺酮、泮库溴铵等可使心率增快血压升高。但有些不宜使用的药物是相对的,此外,有组胺释放作用的肌松药也不宜作为首选用药。

(二)监测常规

监测直接动脉压、中心静脉压、心电图、尿量等。按需测定电解质、血气分析、血糖和监测麻醉深度。有儿茶酚胺心肌病患者可插Swan-Ganz导管监测血流动力学变化。食管超声在监测患者的心室壁运动,以及容量监测和管理方面有独到之处。

(三)全麻诱导与维持

全麻诱导应力求平稳,药物包括异丙酚、咪达唑仑、阿片类镇痛药和非去极化肌肉松弛药等。麻醉诱导前可静脉注射利多卡因1~1.5mg/kg,以减轻气管插管的心血管反应。必要时也可加用降压药、β受体阻滞剂等抑制插管时心血管不良反应的药物,确保诱导平稳。麻醉维持应根据不同手术阶段和血流动力学状态,调控麻醉深度。

（四）手术方式

腹腔镜手术推荐应用于肿瘤<6cm 的患者。腹腔镜手术腹腔镜下肾或肾上腺切除,需行后腹膜腔气腹,对血流动力学影响与腹腔镜阻囊手术基本相似,但应注意气腹对肿瘤牵拉使心排血量增加和血压升高,同时 CO_2 进入血液引起高碳酸血症可使交感神经张力增加。由于腹腔镜肾上腺切除损伤小,疼痛轻,有利于术后恢复。开放手术推荐于肿瘤巨大>6cm、疑恶性、肾上腺外副神经节瘤、多发需探查者。

四、术中管理

（一）心血管活性药物

常用心血管活性药物主要包括:①降压药:酚妥拉明、硝普钠、尼卡地平、硝酸甘油;②升压药:去甲肾上腺素、肾上腺素、去氧肾上腺素、血管升压素;③抗心律失常药:艾司洛尔、拉贝洛尔、利多卡因。麻醉前根据所具备的药物、病情特点、对药物熟悉程度、用药经验等选择所准备的药物。一般降压药和升压药为必备药,各选择1~2 种药物。抗心律失常药根据情况可在麻醉前准备,按具体情况进行选择应用。心血管活性药物理想的用药方式是用微量泵输注,并在手术开始前均应与静脉通路连接好。重症患者麻醉期间由专人管理,以便随时用药、快速调控剂量和停药。

（二）高血压的处理

在麻醉诱导、体位改变、术中探查、分离和挤压肿瘤时,常发生高血压,甚至高血压危象。尤其注意的是,手术当中挤压瘤体会导致大量儿茶酚胺入血。术中应注意与手术医生的沟通,一旦发生严重高血压,立刻告知手术医生暂时停止操作,并即刻使用降压药。降压药物的用法如下:硝普钠为1~8μg/(kg·min),一般总量不超过1~1.5mg/kg。酚妥拉明静脉注射1~5mg,继以1~10μg/(kg·min)维持,或直接泵注。硝酸甘油静脉注射40~100μg,继以1~8μg/(kg·min)维持,或直接泵注。尼卡地平静脉注射10~30μg/kg,继以2~5μg/(kg·min)维持,或直接泵注。上述药物用量仅供参考,重要的是根据患者血压进行调节,使血压维持在理想水平。由于患者高血压的同时常伴有心率增快,或降压药用后心率反射性增快,并使降压效果下降,应使用β受体阻滞剂,首选短效的艾司洛尔,其效应不会延续至肿瘤切除后。小剂量拉贝洛尔不仅能减慢心率,也有助于降压。

（三）低血压的处理

肿瘤切除或其血管结扎后,循环中儿茶酚胺浓度剧降,引起血压下降。立即起动升压药输注泵,并同时补充血容量。升压药物的用法如下:去甲肾上腺素0.1~1μg/(kg·min),紧急时先静脉注射0.1~0.2μg/kg。去氧肾上腺素静脉注射100~200μg,继以1~5μg/(kg·min)维持。肾上腺素0.1~1μg/(kg·min),紧急时先静脉注射0.1~0.2μg/kg。多巴胺0.5~1.5mg静脉注射,继以3~10μg/(kg·min)维持。如不是在血压急剧下降,或收缩压≥80mmHg,各种升压药均不必先单次静脉注射,而直接以微量泵输注,这样可减少血压的波动。有些患者对各种升压药反应不佳,既使用较大剂量,也难以恢复到较理想的血压水平,尤其是双侧肾上腺切除患者,应给予肾上腺皮质激素,可使血压恢复正常水平。

（四）心律失常的处理

心律失常最常见的是心动过速,其次是室性期前收缩等。以分泌肾上腺素为主患者的患者更多见。通常用短效β受体阻滞剂控制心率,利多卡因抑制室性期前收缩。必要时暂停或减少手术刺激。

（五）术中液体管理

患者术前存在不同程度的低血容量和血液浓缩,肿瘤切除前,应用晶体和代血浆进行一定的容量预负荷,可使中心静脉压达到12mmHg,甚或更高,有利于肿瘤切除后维持血压的平稳。肿瘤切除后根据中心静脉压及心脏功能状况,继续补充血容量。如循环功能稳定、容量充足,则应及时使用利尿药,监测并调整血细胞比积。由于肿瘤切除后,儿茶酚胺浓度的下降,解除了儿茶酚胺对胰岛素的抑制,可在3h后出现低血糖,甚至低血糖休克,应注意监测并及时补充葡萄糖。

嗜铬细胞瘤患者手术和麻醉处理较复杂,麻醉和手术期间可发生急骤的血流动力学变化,对麻醉的要求较高,麻醉医师在处理该类患者时,注意力高度集中,随时准备采取应急措施,注意:①术前准备的关键是应用长效 α 受体阻滞剂等控制高血压,并纠正低血容量;②麻醉前使患者充分镇静,避免紧张和焦虑;③保证有足够有效的静脉通路,建立有效的循环功能监测;④备好各种心血管活性药物,重症患者由专人管理和调控;⑤严密观察和及时处理挤压肿瘤时的血压升高,以及肿瘤切除后的血压下降。

第二十章 血液系统疾病患者的麻醉

随着医学科学技术的快速进步,血液系统疾病患者的生存期明显延长,因并发外科系统疾病、创伤或妊娠而需手术治疗的机会增加。由于血液系统疾病的种类繁多,其病理生理和临床表现具有特殊性,使这些患者的麻醉选择和管理难度增加。麻醉医师必须了解各种血液系统疾病,掌握疾病的病理生理改变及对机体各器官、系统的影响;了解患者手术前疾病状态及治疗情况;评估实施手术和麻醉的风险;并与血液科医师、手术医师及输血科医师通力合作,做好充分的术前准备。麻醉医师须综合考虑患者全身情况、血液病的特点、手术的种类及创伤大小,制订相应的麻醉计划和措施,以提高围手术期安全性,使麻醉手术顺利进行。

第一节 麻醉选择

一、麻醉方法选择及注意事项

根据对患者的全面评估、手术部位及手术时长等,选择适当的麻醉方法。对于无出凝血功能障碍的患者,麻醉方法的选择无特殊禁忌,可选用局部麻醉、神经阻滞麻醉、椎管内麻醉和全身麻醉。

有出凝血障碍者在没有做好充分的术前准备情况下,不宜选择椎管内麻醉,以避免硬膜外血肿,引起神经损伤,甚至截瘫。有报道对未诊断的血友病患者实施硬膜外阻滞,出现血肿导致永久性截瘫。有出凝血障碍患者如何进行区域阻滞麻醉,目前没有明确的指南、建议或指导方针,其应用应基于个体患者围手术期并发症和手术转归风险与收益而决断。许多临床实践证明,许多出血性疾病,如血小板减少性紫癜、血友病、血管性血友病等,在积极的术前准备下,输注血小板或凝血因子,达到正常标准后,选用连续硬膜外阻滞仍属安全,一般均可安全进行麻醉和手术。如果腰麻能满足手术要求,建议用细的穿刺针,避免反复多次穿刺,以减少硬膜外血肿的发生。通常情况下,在无出血顾虑以及凝血功能正常的前提下,椎管内麻醉安全的血小板计数在 $80 \times 10^9/L$ 以上,且血小板质量应正常。一些研究表明在血小板计数 $50 \times 10^9/L \sim 80 \times 10^9/L$ 时,成功实施神经阻滞麻醉,未出现血肿等并发症。但目前仍未明确神经阻滞麻醉的最小安全血小板计数。

拟行椎管内麻醉时还应考虑其他风险:如多发性骨髓瘤可能使椎体骨质破坏而压迫神经,术前详细了解神经系统的症状和体征;腰背部接受放疗的患者,因为皮肤受损、组织水肿、易出血等,应放弃硬膜外麻醉;放化疗加重免疫功能的抑制,增加感染机会,应严格遵守无菌操作技术,术后观察肢体感觉和运动的恢复;放化疗对心脏有毒副作用,麻醉中发生低血压、心律失常等的风险大,不适当的麻醉处理可能会出现严重事件,高平面(胸$_4$以上)的硬膜外麻醉阻滞心交感神经,应慎用。

选用气管内插管全身麻醉时应注意操作手法轻柔,保护口咽部黏膜。黏膜的损伤可增加出血和感染。有的易出血患者黏膜损伤后出血不止。选择喉罩可减少黏膜损伤的机会,但也应选用大小合适的号码,用润滑剂涂抹,轻柔操作,避免黏膜下血肿的发生。颌面、颈部放疗的患者,麻醉前要检查口咽、张口、颞颌关节的功能情况,一般认为宜作为困难气道处理。一些白血病患者,如单核细胞白血病和淋巴细胞白血病能引起扁桃体、咽喉部增生肿胀,造成气管插管困难,并有出血危险。对于白血病、淋巴瘤等可能有纵隔肿块的患者,应注意肿块对气管、支气管及上腔静脉的压迫。压迫严重者全麻诱导给肌松剂后可能出现气道完全梗阻,必要时应清醒插管,气管导管要插到狭窄部位以下。

对于时间不长的浅表手术可以选择局麻复合镇静和镇痛的麻醉方法。如咪达唑仑、丙泊酚或依托咪酯,与芬太尼类镇痛药或氯胺酮复合应用。术前要严格禁食,术中常规吸氧、监测呼吸,出现舌后坠和呼吸抑制时,要托下颌开放上呼吸道或人工辅助通气。

二、麻醉药物的选择

常用的全麻药物、镇痛药、肌松药及局麻药都可用于血液系统疾病的患者。具体麻醉药物的选择和使用剂量应根据患者病情、心血管功能、肝肾功能和手术大小等仔细考虑。

许多血液病患者因疾病本身或放化疗的影响,存在心、肺、肝或肾功能障碍,应选择对心血管抑制轻的药物及对肝肾毒性小的药物。可选用依托咪酯、咪达唑仑、芬太尼等。瑞芬太尼、阿曲库铵、顺式阿曲库铵不经肝肾代谢,可安全用于肝肾功能差的患者。

出血性疾病或有出血倾向的患者还应考虑药物对凝血功能的影响。一些文献报道局部麻醉药可以抑制血小板的功能,从而抑制凝血功能。硬膜外阻滞麻醉时局麻药经硬膜外腔部分吸收入血,减少血小板黏附、聚集和释放,抑制凝血功能。有报道利多卡因和布比卡因均可影响血小板的功能和纤溶系统;左旋布比卡因对血小板也有一定的抑制作用,且与剂量相关。但未见临床应用局麻药导致出凝血异常的报道。丙泊酚有抑制血小板聚集的作用,曾有报道与脂肪乳剂有关,但也有报道是丙泊酚本身抑制了血小板的功能。因此有凝血障碍患者长时间的全麻手术应避免长时间、大剂量地使用丙泊酚。咪达唑仑也有抑制血小板聚集的作用。氟烷和七氟烷可抑制血小板功能,且有剂量相关性。而临床常用浓度的异氟烷、恩氟烷、地氟烷和氧化亚氮对凝血功能几乎没有影响。阿片类药物和肌松剂对凝血基本没有影响。神经安定镇痛药,吩噻嗪类药对凝血机制有影响,应防止过量。有报道个别患者使用氟哌利多后发生白细胞减少或粒细胞缺乏症,吩噻嗪类药物对血液病患者的降压作用也较正常人明显。非甾体抗感染药(NSAID)是围手术期常用的解热镇痛药,其中非选择性 NSAID 对血小板聚集有明显影响,禁用于血小板异常患者;而选择性 COX_2 抑制剂则影响明显小。

三、激素的应用

许多血液系统疾病在治疗中常应用肾上腺糖皮质激素。如果患者长期应用激素,可致正常的下丘脑–垂体–肾上腺系统的功能受抑制,在围手术期的应激作用下,有出现肾上腺皮质功能不全的风险。通常围手术期需要补充肾上腺皮质激素,以预防肾上腺皮质功能不全,提高手术麻醉安全性。如果是短小的手术,可以只在手术当天静脉补充氢化可的松 50～100mg 即可。如果拟实施较大的手术,可于手术前一晚静脉补充氢化可的松 50～100mg,手术当日补充100～200mg,并持续用至术后 1～2d。遇手术创伤大,术中出血多,循环不稳定的患者应加大激素的用量,术日氢化可的松 100～200mg,每 6～8h 重复应用。也可以使用其他激素,如甲泼尼松 20～40mg 或地塞米松 10～20mg。

第二节　常见血液病患者的麻醉

患有血液系统疾病的患者,可能会因并发外科系统疾病而需行择期或急诊手术;也可能为明确血液病的诊断或治疗,需做淋巴结活检或脾脏切除术。疾病不同,其病理生理改变不同,其围手术期的麻醉处理具有特殊要求,需作全面考虑。麻醉医师应和内科医师、外科医师及血液病专家进行必要的交流与协作。

一、镰状细胞贫血

(一)病理生理

镰状细胞贫血是一种血红蛋白病引起的遗传性溶血性贫血。血红蛋白是由血红素和珠蛋白组成的结合蛋白。珠蛋白有两种肽链,即 α 链和非 α 链(β、γ 及 δ 链)。β 珠蛋白链的异常使红细胞扭曲成镰状细胞(镰变)。镰变红细胞僵硬,变形性差,在微循环中易遭破坏而发生溶血。镰变的红细胞使微循环血流滞缓、血管堵塞,引起组织缺氧、酸中毒,导致脏器功能障碍。肾髓质的缺氧,高渗,低 pH 值环境易导致镰变和血管阻塞,进而引起肾髓质梗死甚至肾乳头坏死。骨营养血管阻塞引起骨坏死。由于经常有血管内溶血,发生色素性胆石症的危险增加。

(二)临床表现

患者出生 4~6 个月就可表现有黄疸、贫血及肝、脾大,患儿发育较差。重者可有腹痛、气促和血尿。若伴发感染可使病情恶化,甚至死亡。

血管闭塞危象为本病的突出表现,主要表现为疼痛及器官损害。常出现躯干及四肢剧烈疼痛,若内脏及脑梗死则出现相应症状和体征。诱因常为感染、脱水及酸中毒。

杂合子红细胞内异常的血红蛋白在 20%~40% 之间,在正常情况下一般不发生镰变,也不发生贫血,临床可无症状。仅在严重缺氧情况下才出现微循环障碍。低氧血症、低温、低灌注及酸中毒是诱发红细胞镰变的因素。

大约 30% 的镰状细胞病患者肺动脉压升高,其原因是多因素的,其中血管内溶血导致的内皮细胞功能障碍起了重要的作用。

(三)治疗

本病无特殊治疗,应预防感染和防止缺氧。溶血发作时可予供氧、补液和输血等。发生脾功能亢进,脾脏肿大扣留大量红细胞和血小板产生"脾隔离危象"者,须紧急脾切除。30%~40% 的镰状细胞患者可发生股骨头无菌性坏死,其中 17% 需行全髋关节置换。有症状的胆石症需行胆囊切除。

(四)术前评估和准备

术前评估包括有无血管阻塞症状及后遗症、发热、感染、脱水等。评估器官功能,尤其是肺功能。镰状细胞贫血患者必须做好充分的术前准备,控制感染,使血红蛋白在一个可接受的范围之内。应根据患者的全身情况、手术种类来决定是否需要术前输血。建议在行大手术时进行部分交换输血,使循环血中异常的血红蛋白低于 30%,以减少红细胞的镰变。输血的目的是使血细胞比容达到 35%~40%,正常血红蛋白达到 40%~50%,降低血液黏滞度,增加携氧能力,降低镰变。

（五）麻醉与围手术期管理

麻醉可选择全身麻醉、椎管内阻滞或神经阻滞麻醉。阻滞麻醉的优点是扩张血管利于改善血液循环；提供良好镇痛，减少应激反应。全麻的优势是能够提供充分的氧供。

因为低氧血症、低温、低灌注及酸中毒是诱发红细胞镰变的因素，所以围手术期应注意避免和预防。提供充足的吸入氧浓度避免低氧血症。做好麻醉管理，维持血流动力学平稳，避免血压下降和心动过缓引起的脏器血流淤滞和低灌注，维持正常的血容量和心排出量，保证组织氧供，避免酸中毒。避免通气不足，防止呼吸性酸中毒。动态测量动脉血气，监测患者酸碱平衡状态。调节合适室温，温毯保温，液体加温输入，以避免低体温。不建议使用止血带，若必须使用止血带，尽可能减低压力，缩短时间。放止血带时应特别注意防止缺氧、防止呼吸性酸中毒和代谢性酸中毒。

大多数围手术期死亡发生于术后，低氧血症和肺部并发症是最重要的危险因素，因此要加强术后管理。全麻最常见的并发症是肺不张，术后必须充分氧疗，继续保温、镇痛。术后注意变换体位和早期运动，避免肢体血流不畅而发生血栓。

二、淋巴瘤

（一）病理生理

淋巴瘤起源于淋巴结或淋巴组织，是免疫系统恶性肿瘤，可发生于身体的任何部位，表现为淋巴结肿大，可伴有器官压迫症状。病变侵及结外组织如扁桃体、鼻咽部、胃肠道、脾及骨髓等，则表现为相应组织器官受损症状。根据组织病理学特征将淋巴瘤分为霍奇金淋巴瘤和非霍奇金淋巴瘤。

（二）临床表现

霍奇金淋巴瘤首发症状常是无痛性颈部或锁骨上淋巴结进行性肿大，其次为腋下淋巴结肿大。少数患者可浸润器官组织或因深部淋巴结肿大压迫，引起各种相应症状。发热、盗汗、瘙痒及消瘦等全身症状较多见。非霍奇金淋巴瘤对各器官的压迫和浸润较霍奇金淋巴瘤多见，常以高热或各器官、系统症状为主要临床表现。

淋巴瘤的治疗以化疗为主，化、放疗结合的综合治疗，合并脾功能亢进者如有切脾指征，可行脾切除术以提高血常规，为化疗创造有利条件。

（三）术前评估

主要评估肿大淋巴结或淋巴组织压迫器官脏器而对器官功能的影响，以及对麻醉的影响。有些类型淋巴瘤病变发展迅速，肿瘤可在短时间内迅速增长，如纵隔内的肿瘤可在几天内对心脏、肺部功能产生明显影响。①咽部淋巴病变有吞咽困难、鼻塞、鼻出血及颌下淋巴结肿大，可能造成困难气道。②纵隔肿块压迫气管或支气管，引起呼吸困难、肺不张。严重者麻醉诱导后有导致气管塌陷、气管导管置入困难的危险。③纵隔肿块还可压迫上腔静脉导致头面部、上肢水肿，使口、鼻咽腔黏膜水肿、狭窄，造成气管插管困难。④硬膜外浸润压迫脊髓，重者导致截瘫。麻醉前应注意评估。⑤压迫胆道系统可致黄疸，应注意肝功能及凝血功能。⑥腹膜后淋巴结肿大可压迫输尿管，引起肾盂积水。肾损害主要为肾肿大、高血压、肾功能不全及肾病综合征。⑦侵及胸椎及腰椎，使腰椎或胸椎骨质破坏，可导致脊髓压迫症状。

（四）麻醉与围手术期管理

鉴于淋巴瘤的肿瘤压迫症状，麻醉医师应作相应准备和选择。肿瘤压迫气管或支气管，使之移位或狭窄,使呼吸道不畅。对于有气管插管困难的,要做好困难气道的准备,如可视喉镜、纤维支气管镜、可插管喉罩等,以免出现紧急情况后忙乱。纵隔大肿块明显压迫气管者,全麻诱导时应警惕气管塌陷致气道梗阻,预计可能出现气管导管不能插入和气道不能通气的险情。应考虑清醒插管,并考虑应用加长的气管导管通过狭窄区域。

对于纵隔肿瘤压迫纵隔血管致上腔静脉压迫综合征的患者,麻醉医师要注意上肢和头面部水肿及脑水肿的情况。肿胀严重者,皮肤组织发硬,弹性差,托下颌困难。警惕口、鼻、咽部黏膜严重水肿使鼻腔、口咽腔变窄,使通气和气管插管困难。在下肢开放粗大的静脉,以便快速输血输液。

胸颈部放疗的患者,行中心静脉穿刺时要注意皮肤的放射性损害,避免皮肤穿刺损害后经久不愈。颌面、颈部放疗的患者,麻醉前要检查口咽、张口、颞颌关节的功能及颈部活动度情况,评估气管插管难易程度。

警惕肿瘤侵及导致的神经症状和脊髓压迫症状,避免椎管内麻醉,否则可能导致截瘫。

三、多发性骨髓瘤

(一)病理生理

多发性骨髓瘤是浆细胞的恶性肿瘤。骨髓瘤细胞在骨髓内克隆性增生,引起溶骨性骨骼破坏;骨髓瘤细胞分泌单株免疫球蛋白,正常的多株免疫球蛋白合成受抑,本周蛋白随尿液排出;常伴有贫血,肾衰竭和骨髓瘤细胞髓外浸润所致的各种损害。

(二)临床表现

1. 骨骼破坏

骨骼破坏可导致骨质疏松及溶骨性破坏,常见症状为骨痛,活动或扭伤后剧痛者可能出现自发性骨折,多发生在肋骨、锁骨、下胸椎和上腰椎。广泛的溶骨造成高钙血症和尿钙增多。

2. 髓外浸润

出现淋巴结、肾脏和肝脾大。胸、腰椎破坏压迫脊髓导致截瘫。多发性神经病变,呈双侧对称性远端感觉和运动障碍。

3. 感染

感染是导致死亡的第一位原因。因正常多株免疫球蛋白产生受抑及中性粒细胞减少,免疫力低下,容易发生各种感染,甚至脓毒血症。

4. 高黏滞综合征

骨髓瘤细胞分泌的单株免疫球蛋白(M蛋白)增多,尤以IgA易聚合成多聚体,可使血液黏滞性过高,引起血流缓慢、组织淤血和缺氧。在视网膜、中枢神经和心血管系统尤为显著。症状有头昏、眩晕、眼花、耳鸣、手指麻木、冠状动脉供血不足、慢性心力衰竭等。

5. 出血倾向

鼻出血、牙龈出血和皮肤紫癜多见。原因是骨髓瘤患者血小板减少,M蛋白包在血小板表面,影响血小板的功能;M蛋白与纤维蛋白单体结合,影响纤维蛋白多聚化,M蛋白还可直接影响因子Ⅷ的活性;高免疫球蛋白血症和淀粉样变性损伤血管壁。

6. 肾功能损害

肾功能损害为仅次于感染的致死原因。临床表现有蛋白尿、管型尿和急、慢性肾衰竭。急性肾衰竭多因脱水、感染、静脉肾盂造影等引起。慢性肾衰竭主要是本周蛋白对肾小管细胞的损害。

7. 淀粉样变性

主要是大量 M 蛋白沉积于组织中所致。可见舌肥大、腮腺肿大、肝脾大，严重者可导致心脏扩大、充血性心力衰竭。

（三）术前准备

多发性骨髓瘤的患者常因骨骼损害而行矫形外科手术。因为疾病及放化疗对机体的影响，患者可能有心、肝、肾等损害、贫血及血小板减少等，术前应做相关检查和治疗。对于高钙血症患者，应予补足水分、联合应用利尿剂和肌内注射降钙素促进钙的排出。

（四）麻醉和围手术期管理

累及脊柱引起脊髓或神经根病变时，应禁用椎管内麻醉。有报道应用椎管内麻醉后出现神经功能损害症状，且治疗后不缓解，疑硬膜外血肿导致，行椎板减压取出的组织经检查证实为骨髓瘤。

应关注患者肾功能状态，手术及麻醉中注意维护肾功能，尽量使用不经肾脏排泄和肾毒性小的药物，术中维持血流动力学平稳，维护肾灌注。

注意高钙血症、血黏滞度过高致冠状动脉供血不足等对心脏的影响，对术前有冠心病表现或心功能不全者，麻醉手术风险增加，应加强围手术期血流动力学监测，尽量维持心肌氧供需平衡。行脊柱手术时，可能出血多、出血速度快，应做好快速输血的准备，并做好容量监测及管理。同时要监测脑栓塞的相关指标，全麻下术中发生脑栓塞，术后将出现苏醒延迟。

四、急性非淋巴细胞白血病

急性非淋巴细胞白血病是造血干细胞的恶性克隆性疾病，分为 8 型，即急性髓细胞白血病未分化型(M_0)；急性粒细胞白血病未分化型(M_1)；急性粒细胞白血病部分分化型(M_2)；急性早幼粒细胞白血病(M_3)；急性粒 – 单核细胞白血病(M_4)；急性单核细胞白血病(M_5)；红白血病(M_6)；急性巨核细胞白血病(M_7)。

（一）病理生理

急性非淋巴细胞白血病骨髓中异常的原始细胞及幼稚细胞（白血病细胞）大量增生。白血病细胞增生失控，分化成熟能力丧失，在骨髓中大量聚积，各阶段不成熟的细胞进入血液，不断地侵入全身的组织和器官，形成组织脏器内白血病细胞浸润，引起组织及器官受累的各种相应症状和体征。白血病细胞的大量增生抑制正常造血，使正常的白细胞、红细胞和血小板生成显著下降。

（二）临床表现

主要表现为贫血、发热、感染及出血。

1. 发热和感染

多数患者以发热起病。感染可发生在各个部位，以口腔炎、牙龈炎、咽峡炎最常见；肺部感染、肛周炎、肛旁脓肿亦常见，严重时可致败血症。

2. 出血

血小板的减少和白血病细胞浸润对血管壁的损伤，致 40%～70% 的患者伴出血倾向。皮肤、齿龈、鼻出血常见；视网膜出血可致失明；颅内出血时会发生头痛、呕吐、瞳孔大小不对称，甚至昏迷而死亡。

3.贫血

红细胞生成减少、化疗、出血等均可致患者贫血。

4.淋巴结和肝脾大

白血病细胞增生浸润使淋巴结和肝脾大。纵隔淋巴结肿大严重者引起气管、颈静脉压迫症状。

5.神经系统

中枢神经系统白血病表现有头痛、头晕、呕吐、颈项强直,甚至抽搐、昏迷。

6.心脏和呼吸系统

一些患者心肌及心包受累,可表现为心肌炎、心律失常、心力衰竭。肺部可因感染、白血病细胞浸润及瘀滞导致肺动脉栓塞、呼吸衰竭。

7.高白细胞血症

当循环血液中白细胞数 $>200 \times 10^9 / L$,患者可产生白细胞淤滞,表现为呼吸困难、低氧血症、反应迟钝、言语不清以及颅内出血等。病理学显示白血病血栓栓塞与出血并存,高白细胞不仅会增加患者早期病死率,也增加髓外白血病的发病率和复发率。

8.其他

关节骨骼疼痛,眼部粒细胞白血病形成粒细胞肉瘤或绿色瘤,睾丸出现无痛性肿大,消化道系统受累,白血病细胞的高代谢状态和化疗后白血病细胞的大量崩解所导致的高尿酸可引起肾功能损害。

(三)术前准备

如果疾病正处于缓解期,手术危险性不大;处于部分缓解期时,手术也相对安全。急性白血病患者因易感染、出血、贫血及高代谢等,通常非急症者不宜行手术治疗。若行手术时应尽量做好术前准备。术前作血红蛋白、血细胞压积、血小板、电解质、肌酐及尿素氮的检测;胸部 X 线片或胸部 CT 了解可能的纵隔肿块和肺部情况。若有严重贫血,应输注去白细胞的浓缩红细胞;血小板低于 $50 \times 10^9 / L$ 时,最好输入人类白细胞抗原相容性血小板。出现高白细胞血症时,应紧急使用血细胞分离机,单采清除过高的白细胞(M_3 型不首选),同时给予化疗和水化。

(四)麻醉及围手术期管理

根据患者病情、手术大小等选择麻醉方法。如果考虑应用椎管内麻醉,在麻醉前要注意血小板和凝血功能的检查,并结合患者有无出血倾向,推断有无椎管内麻醉禁忌证。在进行深静脉穿刺或深部神经阻滞时也应估计出血的问题。患者口咽及呼吸道黏膜发生变化,有明显出血倾向,特别是血小板减少时,轻微的操作也可引起黏膜出血。

血中白细胞 $>100 \times 10^9 / L$ 时,输入浓缩红细胞可引起高白细胞血症的症状。根据临床情况,在白细胞降低之前,即使血红蛋白仅为 70g/L,也不应输注,以免使血液黏滞度升高。如心肺功能良好、无急性感染,机体应能耐受血红蛋白 70 ~ 80g/L。

正常的粒细胞减少、化疗药物对骨髓的毒性抑制、肾上腺皮质激素的应用都使患者易受病原体感染。麻醉的各种操作者都应注意严格无菌技术,尽量减少损伤。

五、真性红细胞增多症

真性红细胞增多症是以克隆性红细胞增多为主的骨髓增生性疾病,可同时有血小板、白细胞的增多。大部分真性红细胞增多症患者无症状,只在筛查或因为其他疾病检查时而被诊断。

(一)病理生理

1.出血倾向

造成真性红细胞增多症出血倾向的原因有血管内皮损伤、血小板第 3 因子减少及功能异常、血块回缩不良等。

2.血栓栓塞

血液黏滞度高、血小板增多、血流缓慢、组织缺氧,有血栓形成、栓塞的可能。

(二)主要临床表现

临床以红细胞数量及容量显著增多为特点,男性血红蛋白 >180g/L,女性 >170g/L。血液黏滞度增高,导致全身各脏器血流缓慢和组织缺氧,可出现头痛、疲乏、健忘等症状;血栓形成,导致栓塞,最常见于四肢、肠系膜、脑及心脏冠状血管,出现相应症状;其出血倾向可见于创伤或手术后出血不止;高尿酸血症可产生继发性痛风、肾结石及肾功能损害。约一半的病例有高血压。2/3 的患者有轻度肝肿大,后期可导致肝硬化。大多数患者有脾大,可发生脾梗死,引起脾周围炎。

(三)术前准备

本病麻醉手术的风险在于出血与血栓形成,术前控制红细胞和血小板的数量是预防围手术期并发症的最主要措施。

1.评估各脏器的功能

注意栓塞症状,评估心、脑及肾脏功能。

2.降低血液黏滞度

可通过放血和血液稀释降低血液黏滞度。术前采集适量自体血储存,一方面可降低血细胞比容和血压,另一方面在术中大出血时可以回输自体血。术前推荐维持血细胞比容男性低于 45%,女性低于 42%,孕妇低于 36%,血小板计数低于 400×10^9/L。放血量较大者适当输入晶体液、胶体液或血浆。

3.出血倾向

真性红细胞增多症术中易出血、栓塞,当血细胞比容增至 60%,可出现凝血酶原减少,部分凝血酶时间显著延长和纤维蛋白下降,出现出血倾向。术前经放血治疗、血液稀释后,也应注意出血倾向。必要时准备新鲜冰冻血浆、冷沉淀物或凝血酶原复合物。

4.其他

年龄 >65 岁、有血栓形成史、糖尿病史、吸烟和脾切除术后的患者,血栓形成发生率增高。抗血小板治疗可减少心血管事件的发生。

(四)麻醉与围手术期管理

因真性红细胞增多症有出血倾向,不宜选择区域阻滞麻醉,多采用全身麻醉。全麻实施气管内插管时,应强调保护口、咽喉和气管黏膜,防止损伤和出血。可以采用静吸复合麻醉,维持适当的麻醉深度和血流动力学的稳定。避免高血压引起颅内出血,避免低血压、脱水、低体温引起血栓形成。麻醉中监测血氧饱和度和呼气末 CO_2 浓度,以便及早发现并避免低氧血症或高碳酸血症。术中可应用激素如氢化可的松 100mg 单次静脉缓慢注射,以改善毛细血管功能状态,使出血倾向好转,并可抑制血小板抗体生成,减少血管通透性,提高手术和麻醉的安全性。

六、血友病

(一)病理生理

血友病是一组因遗传性凝血活酶生成障碍引起的出血性疾病,包括血友病 A、血友病 B 及遗传性凝血因子 XI(FXI)缺乏症(也称血友病 C),其中以血友病 A 最为常见。血友病 A 和血友病 B 是 X 染色体连锁的隐性遗传性出血性疾病,绝大部分为男性患者。血友病 A 是凝血因子Ⅷ(FⅧ)质或量的异常所致,血友病 B 为凝血因子Ⅸ(FⅨ)质或量的异常所致。FⅧ或 FⅨ 的异常造成内源性凝血途径障碍和出血倾向。遗传性 FXI 缺乏症为常染色体隐性遗传性疾病,较为罕见。血友病 A 的患者数约占血友病的 85%,血友病 B 为 14%,遗传性 FXI 缺乏症 1%。

(二)临床表现

血友病以出血及出血压迫症状为主要临床表现。

1. 出血

出血的轻重与血友病类型及相关因子缺乏程度有关。血友病 A 出血较重,血友病 B 则较轻。通常将 1mL 正常人血浆中的 FⅧ含量定义为 1 单位(U),FⅧ活性正常值为 50% ~150%(根据检测仪器和方法的不同可能会有一些差异)。临床上 FⅧ活性达到 30%,可使凝血功能的检查在正常值范围内。按血浆 FⅧ的活性水平,可将血友病 A 分为 3 型:FⅧ活性低于健康人的 1% 为重型,相当于健康人的 1% ~5% 为中型,相当于健康人的 5% ~25% 为轻型。血友病 B 也根据临床严重程度与 FⅨ 的相对活性分为 3 型:重型(≤1%),中型(1% ~5%),轻型(5% ~40%)。重型可有关节、肌肉、内脏、皮肤黏膜等反复自发性出血;中型有自发性出血,但创伤、手术后有严重出血;轻型常无自发性出血,但创伤、手术后出血明显。实验室检查可见 FⅧ促凝活性水平低下、活化部分凝血酶原时间(APTT)明显延长,而凝血酶原时间、出血时间及血小板计数均正常。

血友病的出血多为自发性或轻度外伤、小手术后(如拔牙、扁桃体切除)出血不止,关节腔或深部组织出血是本病的特征。

常表现为负重关节或负重肌肉群,如膝、踝关节等反复出血,最终可致关节肿胀、僵硬、畸形,可伴骨质疏松、关节骨化及相应肌肉萎缩(血友病关节)。深部组织出血如腰大肌、臀部肌肉等。重症患者可发生呕血、咯血,甚至颅内出血。约四分之一的血友病患者死于颅内出血。皮肤紫癜少见。

2. 血肿压迫症状及体征

血肿压迫周围神经可致局部疼痛、麻木及肌肉萎缩,压迫血管可致相应供血部位缺血性坏死或淤血、水肿,口腔底部、咽后壁、喉及颈部出血可致呼吸困难甚至窒息,压迫输尿管致排尿障碍等。血友病 A 的症状较血友病 B 的症状重。

(三)术前准备

未纠正的凝血障碍是手术禁忌,即使是拔牙等小手术也应尽量避免。围手术期准备应充分。

1. 替代治疗

血友病的术前准备主要是补充凝血因子,使之达到一定水平,以纠正凝血障碍,防止出血过多。由于 FⅧ的半衰期不长,为了弥补术中的丢失及术后的代谢,血友病患者围手术期 FⅧ的补充应维持到创口愈合为止。目前尚无指南明确指出各类手术围手术期 FⅧ输注标准,但多数文献建议,实施拔牙或脓肿切开等小手术时,应将FⅧ的活性提高到30%。较大的手术要提高至60%以上,且术后维持FⅧ至少在30%以上持续10~14d,直至创口愈合。对于大的骨科手术,如膝关节、髋关节置换,替代治疗应持续4~6周。血友病B手术要求FⅨ活性达正常的60%,术后至少维持20%10~14d,大的矫形外科手术应适当延长。术后监测至少2次/天,使最低浓度达到足够止血的水平。较大腹腔内、心血管、颅内等手术前1~2h,应将FⅧ补充至>100%,同时监测凝血因子水平并维持凝血因子正常。手术后4d应维持FⅧ在正常水平的80%以上,术后5~8d维持30%~40%,此后的2~4周维持10%~20%。

由于血浆用量大,引起血容量增加,故宜用FⅧ制剂,如冷沉淀物(主要含FⅧ、vWF及纤维蛋白原等,其FⅧ浓度较血浆高5倍~10倍)或浓缩FⅧ等。FⅧ的半衰期是10~12h,所以应每12h输注一次。浓缩FⅨ或凝血酶原复合物(含FⅩ、Ⅸ、Ⅶ、Ⅱ)适应于血友病B,FⅨ的半衰期为18~30h,故每日1次即可。

2. 血友病抑制物的准备

对临床上有反复应用血制品治疗史的患者,术前替代治疗后,监测活化部分凝血酶时间、FⅧ或FⅨ的活性仍不能满足术前要求时,需怀疑是否出现FⅧ或FⅨ抑制物(FⅧ或FⅨ抗体),应做相应检查。有抑制物的血友病患者暂缓择期手术,应用免疫抑制剂阻止抑制物的产生或加重。血友病A患者出现抑制物时,首选血浆源性人FⅧ浓缩物或凝血酶原复合物。血友病B患者出现抑制物时,首选凝血酶原复合物或FⅨ浓缩物。可用1-去氨基-8-D-精氨酸加压素(DDAVP)治疗,可以提高FⅧ浓度2倍~4倍,但此药对重型血友病A患者无效。

3. 术前1周不可服任何含阿司匹林的制剂及非甾体类抗感染药

(四)麻醉与围手术期管理

未诊断治疗的血友病患者手术中可出现严重出血,甚至危及生命。通常对血友病患者麻醉选择应禁用神经阻滞及椎管阻滞,多选用全身麻醉。避免肌内注射,以免引起血肿。但有许多临床报道,在麻醉前及围手术期输入凝血因子,维持正常FⅧ水平,即FⅧ为100%时,可安全地行椎管内及外周神经阻滞。具体麻醉方法的选择应结合患者病情、手术大小、并发症的风险等,权衡利弊做出决定。

全麻插管应手法轻柔,以避免唇、舌及口咽部黏膜损伤。应避免经鼻盲探气管内插管,以防止鼻咽部黏膜出血。未给予足够凝血因子替代治疗前不应盲目地行气管插管,因舌、口咽部血肿可能完全阻塞上呼吸道。可采用有创动脉监测,既能及时观察血压变化,利于术中维持血流动力学平稳,又能避免无创测压时袖带反复充气对上肢血管的损伤。手术中可附加应用抗纤溶药如氨基己酸和氨甲环酸。

七、血管性血友病

(一)病理生理

血管性血友病是血管性血友病因子(vWF)异常的遗传性出血疾病。vWF对FⅧ起两种作用,首先是保护FⅧ不会被降解和清除,延长其血浆半衰期;其次是促进FⅧ生成与释放。vWF在血小板与血管壁的结合中起着重要的桥梁作用。vWF使活化的血小板牢固地黏附于受损血管内皮并诱导血小板聚集。vWF生成减少或功能异常使血小板黏附、聚集功能障碍。

(二)临床表现

出血倾向是本病的突出表现。与血友病比较,其出血在临床上有以下特征。

（1）出血以皮肤黏膜为主：如鼻出血、牙龈出血、瘀斑等，外伤或小手术（如拔牙）后的出血也较常见。

（2）男女均可发病：女性月经过多及分娩后大出血。

（3）随年龄的增长出血倾向可以减轻：可能与随着年龄增长而 vWF 活性增高有关。

（4）自发性关节、肌肉出血相对少见，由此致残者亦少。

（三）术前准备

1. 替代治疗

新鲜冷冻血浆及冷沉淀物、FⅧ浓缩制剂等均含有 vWF，手术前适量补充可有效提高 vWF 水平，同时还可补充 FⅧ。如需行大型手术，剂量应酌情增加，最好在术前 24h 输入。重组人活化因子Ⅶ（rFⅦ$_a$）也可有效治疗血管性血友病患者的难治性出血，对于产生了 vWF 抗体的患者也有预防出血的作用。常用剂量是 90μg/kg，每 2 ~ 3h 静脉注射，直至出血停止。

2. 去氨加压素（DDAVP）

可促进 vWF 由内皮细胞释放，使血浆 vWF 浓度增加 2 ~ 6 倍，并提高 FⅧ活性，对大多数血管性血友病有效。

3. 糖皮质激素

对反复输入 vWF 制剂后产生抗 vWF 抗体的患者，应用糖皮质激素有一定的治疗作用。

4. 剖宫产患者的术前准备

孕妇行剖宫产时通常不需替代治疗，因为妊娠晚期 vWF 的浓度可增加 3 ~ 4 倍，出血并发症并不常见。但应警惕产后出血，因为产后 vWF 的浓度可迅速下降，应该给予止血治疗。应注意 vWF 的浓度在不同时间变化大，感染、妊娠、避孕药及手术等应激时，vWF 的浓度增加。

（四）麻醉与围手术期管理

血管性血友病的麻醉原则同血友病。椎管内麻醉有引起椎管内血肿的危险，应禁用。原则上应选用全身麻醉。在积极的术前准备后，确定去氨加压素有效，术前进行了替代治疗，也可选用椎管内麻醉，同时避免使用抑制血小板功能的止痛药。妊娠末期的产科血管性血友病Ⅰ型患者，其凝血功能常常处于正常状态。这些患者行神经阻滞麻醉往往可不需补充凝血因子。

八、特发性血小板减少性紫癜

特发性血小板减少性紫癜（Idiopathic Thrombocytopenic Purpura，ITP）是免疫介导的血小板过度破坏所致的出血性疾病。在大多数患者体内可检出抗血小板自身抗体，又称为特发性自身免疫性血小板减少性紫癜。

（一）病理生理

ITP 与多种病毒感染相关，病毒改变血小板膜糖蛋白的结构，形成自身抗体破坏血小板。自身抗体致敏的血小板被单核 - 巨噬细胞系统过度吞噬破坏，使血小板寿命显著缩短。ITP 以广泛皮肤黏膜及内脏出血、血小板减少、骨髓巨核细胞发育成熟障碍、血小板生存时间缩短及出现血小板膜糖蛋白特异性自身抗体等为特征。

（二）临床表现

1. 急性型

急性型儿童多见。多数患者发病前 1 ~ 2 周有病毒感染史。表现为皮肤黏膜出血或内脏出血。可有全身皮肤瘀点、紫癜、瘀斑，严重者可有血泡及血肿形成；鼻出血、牙龈出血、口腔黏膜及舌出血;损伤及注射部位可渗血不止或形成瘀斑。当血小板低于 $20 \times 10^9/L$ 时,可出现内脏出血,如呕血、黑便、咯血、血尿、阴道出血等。颅内出血是本病致死的主要原因。如果出血量过大,可出现程度不等的贫血、血压降低甚至失血性休克。

2. 慢性型

慢性型成人多见。起病隐匿,多在常规查血时偶然发现。出血倾向多数较轻,但易反复发生。可表现为皮肤、黏膜于瘀点、紫癜、瘀斑及外伤后止血不易等,鼻出血、牙龈出血亦常见。严重内脏出血较少见,但月经过多较常见。患者病情可因感染等而骤然加重,出现广泛、严重的皮肤黏膜及内脏出血。病程长者可有贫血和脾大。

(三)术前准备

ITP 患者行手术治疗时血小板计数要求大于 $80 \times 10^9/L$,低于 $50 \times 10^9/L$ 创面出血可能性增加。小于 $20 \times 10^9/L$ 常出现严重出血。

(1)对拟行择期手术的患者术前的措施有:①给予免疫球蛋白 $0.4g/kg$,静脉滴注,$4 \sim 5d$,常可提升血小板数量。作用机制与封闭单核 - 巨噬细胞受体、中和抗体及调节免疫等有关;②大剂量甲泼尼龙 $1g/d$,静脉注射,$3 \sim 5d$,可通过抑制单核 - 巨噬细胞系统而发挥作用;③输注血小板:术前、术中及术后输注单采血小板或血小板悬液,并检测血小板数量。从 200mL 循环血中单采所得的血小板为 1 单位血小板。成人输 1 单位血小板大概可升高血小板 $2 \times 10^9/L \sim 3 \times 10^9/L$。可根据病情使用;④血浆置换:$3 \sim 5d$ 内,连续 3 次以上,每次置换 3000mL 血浆,也有一定的效果。

(2)对行急诊手术的患者,如阑尾炎、胃肠穿孔等,如术前血小板过低,围手术期应输注血小板。

(3)对行脾切除治疗 ITP 的患者,或妊娠末期行剖宫产的患者,对血小板的要求不一定严格。血小板在低于 $50 \times 10^9/L$ 时,也能耐受手术,而无过量出血。

(4)禁用抑制血小板的药物。

(四)麻醉及围手术期管理

术前综合评估患者的病情、血小板数量及质量、出血情况、手术的种类及大小,做出适当的麻醉选择。对于大手术、有出血倾向的患者选用全身麻醉。各种麻醉操作应轻柔、谨慎,避免出现出血和血肿。

ITP 患者选用椎管内麻醉应慎重,以避免出现硬膜外血肿,压迫脊髓造成截瘫。虽然有许多临床报道 ITP 患者在血小板低于正常值的情况下应用了椎管内麻醉,如血小板 $75 \times 10^9/L \sim 100 \times 10^9/L$ 时、甚至 $50 \times 10^9/L \sim 75 \times 10^9/L$ 时应用硬膜外阻滞;或血小板 $50 \times 10^9/L \sim 75 \times 10^9/L$、甚至低于 $50 \times 10^9/L$ 应用腰麻,没有出现血肿并发症,但是没有一个具体的指南供临床参考。一般认为血小板低于 $80 \times 10^9/L$,椎管内血肿的风险明显增大,应综合考虑椎管内阻滞的利益和风险,做出个体化的麻醉选择。

术中根据出血情况和血小板监测数据,酌情输入浓缩红细胞及血小板制剂。对于术前用激素治疗的患者,围手术期应给予强化剂量,预防肾上腺皮质功能衰竭。

九、血栓性血小板减少性紫癜

血栓性血小板减少性紫癜(Thrombotic Thrombocytopenic Purpura,TTP)是一种较少见的弥散性微血管血栓 - 出血综合征。TTP 有遗传性和获得性两类。

（一）病理生理

遗传性 TTP 患者多为基因突变所致，而多数获得性 TTP 病因不明，少数继发于妊娠、药物、自身免疫性疾病、严重感染、肿瘤、造血干细胞移植等。TTP 因异常的血小板黏附与聚集，在微血管内形成血小板血栓，血小板消耗性减少，继发出血、微血管管腔狭窄、红细胞破坏、受累组织器官损伤或功能障碍。

（二）临床表现

临床以血小板减少性紫癜、微血管病性溶血、神经精神症状、肾损害和发热典型五联征表现为特征。女性多发。

1. 出血

血小板消耗性减少引起皮肤、黏膜、视网膜出血，严重者可发生内脏及颅内出血。

2. 微血管病性溶血

红细胞机械性损伤引起溶血，导致贫血、黄疸和脾大。

3. 神经精神症状

神经精神症状可表现为头痛、意识紊乱、淡漠、失语、惊厥、视力障碍、谵妄和偏瘫等，变化多端。

4. 肾脏表现

肾血管受累致肾损害，有蛋白尿、血尿及急性肾衰竭。

5. 发热

发热见于半数患者。

（三）术前准备

1. 血浆置换和输注新鲜冷冻血浆

血浆置换为首选治疗，置换液应选用新鲜血浆或冰冻血浆。由于 TTP 病情凶险，诊断明确或高度怀疑本病时，应即刻开始治疗。遗传性 TTP 患者可输注冰冻血浆。每天置换 $1 \sim 1.5$ 个血浆容量，直至血小板计数正常和溶血消失。

2. 糖皮质激素

血浆置换的同时应用激素。

3. 其他疗法

大剂量静脉输注免疫球蛋白，长春新碱、环孢素、环磷酰胺等对获得性 TTP 可能有效。

（四）麻醉及围手术期管理

TTP 患者可能行急诊手术如剖宫产术，或脾切除术。脾切除后去除了扣押及破坏血小板和红细胞的场所，在部分难治性患者中有效。此类患者多选全身麻醉，应避免因气管插管所致的黏膜损伤。当 TTP 伴严重血小板减少时可输注血小板，其目的是防止严重出血并发症，如致死性出血或颅内出血。否则禁忌输血小板。因为输入的血小板很快被消耗，不但不能止血，反而使血栓形成加快，病情恶化。有报道 TTP 患者血小板输注后引起突然死亡，减低生存率和延迟恢复。术前应给予输血以纠正或改善贫血，并且通过抗血小板聚集治疗控制血栓形成，才可以进行脾切除或其他手术。术中出血时应输注新鲜冰冻血浆。

第三节　抗凝治疗与麻醉选择

近年来抗凝治疗有了较大进展,麻醉医师经常面对许多抗凝治疗与手术麻醉的问题。一些患者既往长期服用抗凝药物以预防心、肺、脑血管缺血事件的发生,主要为房颤、冠心病、经皮冠状动脉介入治疗后、动静脉血栓及心脏瓣膜置换术后等。另一些老年心血管病、创伤骨折、关节置换等患者,面临围手术期静脉血栓的巨大风险,可以受益于抗凝治疗的应用。面对这些患者应如何选择麻醉,麻醉医师必须谨慎考虑。单从麻醉选择考虑,抗凝患者禁用椎管内麻醉。若全面参考患者病情、手术大小、围手术期并发症、医疗费用、术后镇痛及康复等,椎管内麻醉可能优于全身麻醉。这部分抗凝患者的麻醉选择对麻醉医师提出了严重挑战。麻醉医师要了解抗凝治疗对于不同的患者所用的药物和方法不同。美国和欧洲相关麻醉学会或组织相继发布了抗凝治疗患者的麻醉指南。2008 年,我国也提出了围手术期抗凝药物治疗患者椎管内血肿的预防原则的专家共识。

一、抗血小板药物

抗血小板药物普遍应用于预防动脉血栓形成,如稳定性和不稳定性心绞痛、心肌梗死、缺血性脑卒中、经皮冠状动脉介入(PCI)治疗和周围血管闭塞症等。

(一)阿司匹林

阿司匹林是使用最普遍的第一代抗血小板药物,广泛地用于减少心脑血管疾病的发生和改善心脏血管疾病发生后的转归或减少复发。手术前常遇到使用阿司匹林的患者,常用剂量是 100mg(75 ~ 150mg)/d。

阿司匹林抑制血小板的环氧合酶,从而抑制血小板的聚集。虽然阿司匹林的血浆半衰期只有 15 ~ 20min,但对血小板环氧合酶的抑制是不可逆的。在血小板 8 ~ 10d 的生存期内,其功能始终处于抑制状态。

尽管以往有服用阿司匹林治疗的患者发生椎管内血肿的报道,现在认为单独应用阿司匹林或非甾体抗感染药(NSAIDs)并不增加椎管内阻滞血肿发生的风险。美国关于抗凝患者椎管内麻醉血肿风险指南中明确指出单纯应用阿司匹林抗凝不增加椎管内麻醉血肿风险,术前不需要停药。若服用阿司匹林或非甾体抗感染药患者合并凝血功能障碍,或与其他抗凝药物(如肝素、低分子量肝素或口服抗凝剂)联合应用,则增加出血并发症的风险。

(二)其他抗血小板药物

噻氯匹定(Ticlopidine,又名抵克力得)和氯吡格雷(Clopidogrel,又名波立维)均为二磷酸腺苷(ADP)受体拮抗剂,属第二代抗血小板药物。第三代抗血小板药物为血小板膜糖蛋白 II_b/III_a 受体拮抗剂,主要有依替非巴肽(Eptifibatide)、替罗非班(Tirofiban)和阿昔单抗(Abciximab)。施行椎管内阻滞前推荐的停药时间如下:噻氯匹定为 14d、氯吡格雷为 7d、依替非巴肽和替罗非班为 8h、阿昔单抗 48h。

总之,抗血小板药物对血小板凝集有较大的影响,在有足够的血小板功能恢复之前应避免进行椎管内操作。反复穿刺、穿刺针过粗、置管困难等是显著增加血肿风险的因素。应结合患者病情、手术大小,尽量选择细针单次腰麻,避免硬膜外置管,以减少椎管内血肿的发生。深静脉穿刺时也需注意止血。

二、肝素

（一）普通肝素

围手术期肝素常见用于血管手术或肾衰竭患者的血液透析。

1. 静脉注射肝素

至少停药 4h、凝血指标恢复正常之后，方可行椎管内穿刺、置管或拔管操作。在行椎管内穿刺、置管或拔管 1h 后方可静脉应用肝素。虽然大样本报道围手术期静脉应用肝素行连续硬膜外麻醉和连续腰麻未出现脊髓受压的并发症。但某学者医院出现 1 例硬膜外穿刺置管后 1h，应用肝素后出现硬膜外血肿压迫脊髓的病例。应注意延长抗凝治疗，特别是与其他抗凝剂和溶栓剂联合应用，会增加椎管内血肿形成的风险；术后常规定时观察患者运动阻滞恢复的情况，以便万一出现椎管内血肿，也能及时发现；选择最低有效浓度的局麻药，便于术后对神经功能恢复的监测。

2. 皮下注射肝素

如果每日两次、注射总剂量不超过 10000 单位，发生椎管内血肿的风险较小，不是椎管内阻滞的绝对禁忌证，但应特别注意衰竭的患者。每日用量大于 10000 单位则处理同静脉应用肝素。大剂量、频繁使用肝素者不推荐实施椎管内麻醉。

3. 其他

肝素引起血小板减少的发生率约为 15%，在应用肝素 1~5d 出现。皮下应用肝素 5d 以上者，应于椎管内阻滞或导管拔除之前进行血小板计数测定，明确血小板计数是否正常。

（二）低分子量肝素

低分子量肝素（LMWHS）的药理学和药代动力学特性优于肝素，近年来发展很快。通常采用皮下注射。因其吸收较完全，生物利用度高，作用时间长，一般患者只需每天皮下注射一次即可取得满意的效果。

LMWHS 对血小板功能和数量影响小，出血并发症减少。在预防围手术期深静脉血栓的风险中得到广泛应用接受 LMWHS 的患者如何选择麻醉方法和术后镇痛技术应引起麻醉医师的重视。

①围手术期应用 LMWHS 的患者，施行单次腰麻是最安全的椎管内阻滞方法。②在行椎管内麻醉操作前，要明确 LMWHS 的用药时间和剂量。若应用血栓预防剂量的 LMWHS，在给药 12h 后方可施行椎管内阻滞的相关操作包括进行穿刺、置管或拔管。若应用治疗剂量 LMWHS，在给药后 24h 方可进行椎管内穿刺、置管或拔管。③术后需用 LMWHS 预防血栓形成的患者，应于椎管内穿刺 24h 以后，拔除导管 2h 以上，方可开始应用 LMWHS。④椎管内导管必须在末次使用预防血栓剂量 LMWHS 至少 12h 后拔除，且拔除导管后至少 2h 以上方可再次使用。⑤LMWHS 与抗血小板药物或口服抗凝剂联合应用增加椎管内血肿的风险。

三、口服抗凝剂

口服抗凝剂常应用于某些疾病如深静脉血栓形成、肺栓塞、心肌梗死、心脏瓣膜置换术、风湿性心脏病、各种病因造成的房颤及有症状的遗传性易栓症等。为防止血栓形成和循环栓塞的发生，需长期抗凝治疗。一般的抗凝治疗要将患者的凝血酶原国际标准化比值（INR）控制在 2.0~3.0。

（一）华法林

华法林是目前常用的口服抗凝剂，是维生素 K 拮抗剂的代表药物，抑制维生素 K 参与的凝血因子 Ⅱ、Ⅶ、Ⅸ、Ⅹ 在肝脏的合成，对血液中已有的凝血因子 Ⅱ、Ⅶ、Ⅸ、Ⅹ 并无抵抗作用。因此抗凝作用须待有活性的凝血因子消耗后才能有效，起效后作用和维持时间亦较长。服用华法林后 2~3d 开始发挥抗凝作用，停药 2~5d 后药物的抗凝作用才消失。

（1）术前 36h 内开始华法林治疗者，不影响患者的凝血状态。术前口服华法林治疗超过 36h 者，应监测凝血酶原时间（PT）和国际标准化比值（INR）。

（2）长期服用华法林抗凝的患者，实施椎管内麻醉时需特别谨慎。停药 4~5d 后，监测 PT 和 INR 恢复正常后才能实施。

（3）如果术后留置了硬膜外导管镇痛，同时又已经开始口服华法林，则应选择拔管时机。拔出硬膜外导管前监测 PT 和 INR。在 INR<1.5 时方可拔出椎管内导管。在导管留置期间和拔除导管后至少 24h 内需监测感觉、运动功能的恢复情况。

（4）对于不能间断抗凝的高危患者，通常在拟行择期手术前，停用华法林 4~5d，改用肝素或低分子肝素维持抗凝，同时监测活化部分凝血酶时间（APTT）和 INR，使 INR 控制在 1.6。若选用椎管内麻醉时，按肝素或低分子肝素停药的方法进行。

（5）尽管有报道口服抗凝药的患者，接受硬膜外腔阻滞或蛛网膜下腔阻滞，没有发生任何并发症。但还是应持谨慎态度，一旦发生椎管内出血后果非常严重。麻醉前要仔细确认停药的时间，并再次监测 PT 和 INR。

（二）其他口服抗凝剂

利伐沙班（Rivaroxaban）和达比加群酯（商品名为 Pradaxa）是新型口服抗凝药物。临床上已用于预防髋关节和膝关节置换术后患者深静脉血栓和肺栓塞的形成。利伐沙班高度选择性、竞争性抑制游离和结合的 Xa 因子以及凝血酶原活性，从而起到抗凝作用。达比加群酯直接抑制凝血酶，是非肽类凝血酶抑制剂。

通常在手术后开始服用抗凝药以预防手术后深静脉血栓和肺栓塞的形成，且持续 1~2 周。这就涉及椎管内麻醉和术后镇痛与应用抗凝用药的时机问题。目前尚无关于利伐沙班和达比加群酯与椎管内麻醉的指南。通常在停药后 18h 才能拔除硬膜外导管，拔管后 2h 方可服用抗凝剂。

四、溶栓药和纤溶药

常用的溶栓药有尿激酶、阿替普酶（人重组阿替普酶 rt-PA）及阿替普酶的衍生物（瑞替普酶、兰替普酶和替奈普酶等）。溶栓药的消除半衰期仅数小时，但其溶栓作用则可持续数日。除特殊情况外，应用溶栓药和纤溶药的患者尽量避免施行椎管内阻滞。一般认为溶栓治疗 10d 内椎管内阻滞应视为禁忌，在椎管内阻滞后 10d 内应避免应用该类药物。对已施行椎管内阻滞者，应至少每隔 2h 进行一次神经功能评估；如应用连续硬膜外腔阻滞，应做到最小有效的感觉和运动阻滞，以利于神经功能的评估；何时拔出椎管内留置导管可参考纤维蛋白原的测定结果。

第二十一章　烧伤手术的麻醉

第一节　烧伤病情的判断

烧伤一般系指热力所引起的组织伤害,主要是指皮肤和(或)黏膜的烧伤,严重者也可伤及皮下和(或)黏膜下组织如肌肉、骨、关节甚至内脏。大面积烧伤是一种严重的外伤,除局部组织遭受严重的破坏以外,身体受到强烈的刺激,内脏功能发生显著改变。大面积烧伤的患者,由于并发休克与感染,常伴有不同程度且持续时间较长的全身代谢障碍,生理功能紊乱和某些内脏并发症。因此麻醉医师必须较全面地熟悉烧伤患者,特别是严重烧伤患者的病理生理变化,熟悉烧伤患者的手术特点,才能比较正确地进行麻醉前准备、麻醉选择和麻醉处理,提高麻醉安全,减少麻醉意外发生。本章主要介绍烧伤患者的早期救治,并重点讨论相关外科手术的术前评估和准备以及围术期麻醉管理原则。

一、烧伤面积的估计

烧伤面积是指皮肤烧伤区域占全身体体表面积,决定着病情的严重程度和预后。目前,我国常用的估计方法有"中国九分法"和"手掌法"。

(一)成人中国新九分法

将身体表面积划分为若干个9%的等份来计算烧伤面积,具体为:成人头颈部占9%,双上肢为2×9%,躯干前后(各占13%)及会阴部(1%)占3×9%,双下肢及臀部为5×9%+1%。可根据以下口诀记忆:头面颈333,双上肢567,躯干会阴13131,臀部及双下肢713215。

小儿的躯干和双上肢体表面积所占百分比与成人相似。特点是头大下肢小,并随年龄的增长而又不同,可用下列简易公式计算:头面颈为9+(12-年龄),臀部及双下肢为46+(12-年龄)。

(二)手掌法

无论成人或小孩,其五指并拢后的手掌面积大约等于体表面积的1%。

二、烧伤创面深度的判断

烧伤深度是根据所伤及的皮肤组织学深度划分的,取决于致热源温度及作用时间。我国目前普遍采用Ⅲ度四分法,即分为Ⅰ、浅Ⅱ、深Ⅱ、Ⅲ。可根据以下口诀记忆:Ⅰ度红,Ⅱ度泡,Ⅲ度皮肤全死掉,浅Ⅱ是大泡,深Ⅱ是小泡。

三、烧伤严重程度的分类

烧伤的严重程度与烧伤面积、深度有密切关系。因此,正确的估计和认识烧伤面积与深度,对伤情的判断和治疗至关重要。现在国内对烧伤严重程度的分类通用的是1970年全国烧伤会议拟定的标准。

四、烧伤临床分期

根据烧伤临床发展病理生理特点分为四期,各期相互交错,烧伤越重,关系越密切。

1. 体液渗出期(休克期)

伤后48h内,此期以体液大量渗出为主,主要治疗抗休克。

2. 急性感染期

烧伤后易感染原因很多,主要有:皮肤、黏膜屏障受损,机体免疫力降低,抵抗力下降,易感性增加等。防治感染是此期关键。

3. 创面修复期

伤后不久即开始,无严重感染的浅Ⅱ度和一部分深Ⅱ度烧伤创面可自愈,但Ⅲ度创面和发生严重感染深Ⅱ度创面需植皮方可愈合。此期关键是加强营养,扶持机体修复能力和抵抗力,积极消灭创面和防止感染。

4. 康复期

深度创面愈合后可形成瘢痕,需要功能锻炼,患者心理适应也需调整,此期关键是减少预防瘢痕增生,减轻病废。

五、烧伤早期处理

(一)初步处理

立即脱离现场,如有大出血、窒息、开放性气胸等需迅速抢救,出现心跳呼吸骤停应立即复苏。初步估计伤情,注意有无吸入性损伤、复合伤及中毒。有呼吸困难者,可考虑气管切开或气管插管并吸氧,疑有一氧化碳中毒者应吸入高浓度氧。对于骨折患者要先固定,严重胸腹、颅脑外伤者优先处理。此外,以现场最清洁之敷料包扎,寒冷季节注意保暖。

(二)冷疗

用于中小面积特别是四肢烧伤,方法为将烧伤创面在自来水下淋洗或浸入干净水中(水温15～20℃)0.5～1h,直至创面无剧痛为止。如果为化学性烧伤要求运用大量清洁水冲洗至少20min。

(三)镇静止痛

轻度烧伤,一般可用哌替啶肌内注射。严重烧伤可用哌替啶稀释后缓慢静推,多与异丙嗪合用,但老年人、婴幼儿有吸入性损伤或脑外伤者慎用哌替啶及吗啡。镇静止痛药物不要长期大量使用,以免抑制呼吸。

(四)补液治疗

现场立即静脉输液,若无条件则口服补液盐或含盐液体,切忌口服大量开水以免导致水中毒。烧伤后除损伤的一般反应外,迅速发生体液渗出,渗出速度伤后6～12h内最快,持续24～36h,严重者可延至48h以上。如果不行补液治疗,可因为体液大量渗出,导致有效循环血量减少而发生休克。

国人烧伤面积在15%以上或儿童烧伤面积在10%以上均需进行液体复苏治疗。国内通用的成人烧伤补液公式为:伤后第1个24h补液总量 = 烧伤面积(%)×体重(kg)×1.5mL + 2000mL。公式中烧伤面积是指Ⅱ、Ⅲ度面积之和;1.5mL为胶体液和晶体液之和,两者比例按0.5∶1,重者按1∶1;2000mL为基础水分摄入量,包括经口摄入和5%葡萄糖溶液静脉输入。

若为儿童患者,公式中的 1.5mL 改为 2mL,基础水分摄入量则根据儿童年龄和体重计算。

静脉输液时应先快后慢,前 8h 晶胶各一半,余一半在第 2、3 个 8h 各给 1/4。生理需要量平均每 8h 给 1/3,晶体胶体,糖水交替补给。

第二节　烧伤患者的麻醉

一、烧伤患者的病理生理变化

严重烧伤患者会经历休克期(体液渗出期)、急性感染期、创面修复期和功能康复期四个复杂的临床过程,在各临床分期也会发生相应的病理生理变化。

(一)血容量减少

烧伤患者发生血容量减少的根本原因是微血管的扩张、通透性及静水压的增加,使血浆样液体渗出增加,导致血容量减少。浅 II 度烧伤,患者呈现等渗脱水,III 度烧伤主要为高渗脱水。等渗脱水主要丢失的是细胞外液,可依血细胞比容升高程度去评估体液丢失量,高渗脱水主要丢失的是细胞内液,可依血钠升高情况去评估体液丢失量,积极进行液体治疗是烧伤后体液渗出期治疗的主要内容。

(二)对红细胞的损害

热能可将血流的温度提高到足以使红细胞破裂产生严重溶血此外,由于血液 pH 及渗透压改变,红细胞能量代谢障碍,氧自由基及脂质过氧化物自由基的大量生成等影响,均可使红细胞膜变僵硬和损伤,从而发生溶血,溶血释放的大量血红蛋白将在肾小管沉积,造成肾功能损害。

(三)重要脏器功能变化

烧伤患者呼吸系统的主要病变是肺部病变,大面积烧伤后的急性呼吸窘迫综合征(ARDS)是以肺的微循环障碍为主要病理生理改变的急性肺功能衰竭综合征。严重烧伤后,免疫系统功能严重受损,使机体防御能力降低,同时由于它们的变化还可产生各种组织损伤,毛细血管病变及感染易感性增加。严重烧伤后,可因血容量减少,肾毒性物质生成(如血红蛋白、肌红蛋白)、弥散性血管内凝血及严重感染等造成急性肾衰竭。

(四)疼痛的影响

在浅 II 度烧伤时,局部疼痛十分剧烈,患者情绪紧张不安,严重疼痛可使患者虚脱,神志消失,疼痛的心血管反应多为血压上升,心率增快,强烈的疼痛可使心率缓慢,血压下降,甚至休克。

(五)毒素及氧自由基的生成

严重烧伤时,机体在不同的时期产生大量氧自由基和脂质过氧化自由基,体内大量自由基的生成,不仅损害红细胞,细胞内溶酶体膜,使蛋白质变性,还使前列腺素生成减少致小动脉收缩、血小板聚集及微循环障碍,甚至发生弥散性血管内凝血。

二、烧伤患者的术前评估与准备

烧伤患者的术前访视与评估与一般患者既存在共性,又有特殊要求。对患者循环、呼吸及肝肾功能等做出正确评估并制订相应的个体化麻醉方案是确保患者接受麻醉和手术安全并有利于患者恢复的关键环节。

(一)烧伤面积、深度及严重程度

烧伤面积和烧伤深度是确定烧伤严重程度的两个最重要因素,麻醉处理的难易程度在很大程度上取决于烧伤面积的大小和烧伤深度。严重烧伤可刺激各种介质的释放如白介素、肿瘤坏死因子等,进入血液循环,导致免疫抑制感染和脏器功能损害。一般烧伤手术的大小与病情严重性一致,烧伤面积烧伤面积越大,手术切痂、植皮范围越广,对患者创伤越大,出血多,同时伴随的循环和呼吸系统的病理生理改变也越剧烈。

(二)烧伤部位

不同部位烧伤对麻醉选择和处理产生不同的影响。腰背部、臀部、下肢后部等需要在俯卧位下进行手术,如同时伤及身体的前面部位术中还需翻身。肢体的烧伤可能会影响血压监测,胸部烧伤及焦痂形成影响呼吸。头面部及颈部烧伤,常伴有吸入性损伤,引起呼吸道梗阻、呼吸困难等。

(三)烧伤病程

患者处于烧伤的不同病程阶段,其烧伤局部、重要脏器功能及全身状态存在很大差异,手术方法及其对麻醉的要求也不同。烧伤患者局部和全身的防御能力下降,可能引起多个脏器的功能或器质性损害,如肺部感染、肝肾功能障碍等。康复期包括残余创面或残余肉芽创面的修复,后期创面愈合后产生不同程度的瘢痕增生、挛缩,使肢体及其他功能障碍。

(四)并发症评估

烧伤患者是否有并存疾病及并存疾病的种类和严重程度对患者麻醉的风险有很大影响,如哮喘、肝肾功能不全等。有些情况下并存疾病则成为烧伤患者麻醉的主要风险,如糖尿病可因烧伤引起酮症昏迷。因此,还必须询问有无并存疾病、病情严重程度、治疗及用药情况,并按相应的并存疾病进行术前准备。急症患者有时无法直接从患者获得有关信息,应向其直系亲属或护送人员了解情况,可能会获得一些有益的信息。

(五)循环功能评估

严重烧伤的体液渗出期,患者常处于低循环血流动力学状态,甚至休克。随着体液的复苏治疗及病程的病理生理变化,一般烧伤后48h后,患者处于高代谢及高血流动力学状态:心脏指数增加,外周血管阻力降低,呈现高排低阻,肝、肾及其他内脏血流量增加。通过烧伤病情及是否有心血管系统并存疾病了解,结合临床症状及辅助检查,从而对患者的心血管功能进行全面评估。

(六)呼吸功能评估

烧伤患者术前呼吸功能评估是麻醉前评估的另一重要方面。首先应判断是否有吸入性损伤。严重烧伤,尤其头面部烧伤及昏迷患者,需判断是否有中枢性或外周性通气功能障碍。中枢性通气功能障碍主要反映在呼吸节律和频率的变化,麻醉中易发生呼吸暂停;外周性通气功能障碍包括限制性和阻塞性,限制性主要为胸部焦痂的形成限制胸廓运动,阻塞性主要为吸入性损伤和呼吸道并发症。同时迅速判断麻醉时建立气道的难易程度,准备相应插管工具及药品。对于有呼吸道烧伤或头、面、颌颈部烧伤而有气道水肿或梗塞,以及大面积严重烧伤等难以维持有效自主呼吸时,应及时气管切开,吸氧或辅助通气治疗。

(七)其他脏器功能评估

大面积烧伤患者,尤其并发严重感染,易引起多脏器功能障碍。术前要注意患者尿量、血浆肌酐水平的变化以了解肾功能变化。如合并有肝功能障碍可能会影响麻醉药物的代谢。

烧伤患者容易出现水电解质酸碱平衡失调,术前要调至最佳状态。大面积烧伤患者早期由于创伤、低血容量等的影响可能存在精神障碍。

(八)术前准备

烧伤早期及时进行液体复苏,并纠正电解质及酸碱平衡紊乱。严重烧伤或电烧伤时,常伴有肌红蛋白和血红蛋白尿,导致急性肾功能不全,应注意碱化尿液。大面积烧伤病程长,能量消耗大,分解代谢加速,出现负氮平衡。患者常有低蛋白血症、贫血、营养不良及水电解质紊乱。术前均应积极纠正,提高患者耐受力。

术前用药种类及用量视麻醉方法及病情而定。一般患者可常规术前用药,患者若疼痛明显应加用镇痛药。对高热、心动过速者不宜用阿托品,可用东莨菪碱或新的抑制唾液分泌药物盐酸戊乙奎醚(长托宁)。吗啡可释放组胺导致支气管痉挛,有时产生呼吸抑制,在大面积烧伤及伴有吸入性损伤者不宜使用。病情严重及体质差者少用或不用术前药。

三、烧伤患者麻醉的药物选择

对机体各系统及器官功能无明显影响的小面积烧伤,麻醉药物的选择与一般手术麻醉的麻醉药选择类似。对于大面积严重烧伤,以及头面、颈、呼吸道等特殊部位烧伤,则需根据患者的病情及所具备的条件进行麻醉药物选择,与选择同样重要的是对于不同病情如何合理应用麻醉药。

(一)局麻药选择

局部浸润麻醉宜用1%普鲁卡因,如用量小也可用0.25%~0.5%利多卡因。对于神经阻滞宜选用罗哌卡因、丁卡因,椎管内麻醉宜利多卡因和丁卡因混合液、罗哌卡因、丁哌卡因,由于烧伤患者手术对肌肉松弛要求低,可用较低浓度局麻药。如大面积烧伤,病情严重,多器官功能衰竭,低蛋白血症,局麻药代谢消除率低,游离药物浓度升高,机体对局麻药耐受性降低,易出现局麻药毒性,应减少局麻药用量。

(二)静脉麻醉及镇痛药选择

(1)氯胺酮麻醉是静脉麻醉的一种形式,根据调查研究显示,在160例烧伤患者麻醉中,氯胺酮使用者129例,占总数80%,氯胺酮为烧伤患者较理想的麻醉药,其优点是体表镇痛好,不需肌松,吞咽咳嗽反射存在,呼吸功能好,可减少气管插管的应用,四肢肌力增强,有助回心血增多,血压增高,心率加快,心排量增加,中心静脉压增高,用于休克患者,静脉注射1~2mg/kg一直用于烧伤患者的麻醉诱导;其缺点在于苏醒质量不甚满意分泌物增加明显,易诱发喉痉挛,其代谢中间产物仍具有镇痛和麻醉作用,大剂量和长时间应用会引起蓄积和苏醒延迟等。

(2)咪达唑仑主要用于全身麻醉诱导或作为监护麻醉用药,具有镇静或遗忘作用,可用于各种烧伤患者的麻醉,尤其与氯胺酮复合应用时可明显减轻氯胺酮的神经系统异常导致的幻梦现象。用量0.02~0.04mg/kg。

(3)依托咪酯特点是起效快、维持时间短、镇静良好、无镇痛作用,显著优点是心血管系统功能稳定,无明显呼吸抑制作用。在肝脏和血浆内经酯酶水解而失去作用,无明显体内蓄积。用于烧伤休克及危重患者麻醉诱导易维持循环稳定,诱导剂量 0.2~0.6mg/kg。

(4)丙泊酚特点是起效快、维持时间短,苏醒安静、舒适、迅速,循环、呼吸抑制作用强。

用于麻醉诱导、维持,维持期间采用"静脉 - 吸入 - 静脉"式的复合麻醉,后期以及麻醉苏醒期可以用来过渡。如循环功能不稳定或处于休克状态,虽仍可用丙泊酚诱导,宜小量、分次、缓慢静脉注射,或分步 TCI,或与氯胺酮联合诱导,以减轻对循环抑制。3 岁以下患儿应避免长时间持续输注,以免影响脂肪代谢。

(5)芬太尼特点是镇痛和呼吸抑制作用强、循环抑制轻,维持时间长,主要经肝脏的代谢,长时间用药有体内蓄积。用于麻醉诱导、维持或术后镇痛,由于烧伤高代谢期由于药代学和药效学变化,患者对芬太尼需要量增加。麻醉维持时,可间断静脉注射或连续输注,随着时间延长,用量应逐渐减少,尤其在烧伤休克期或肝肾功能损害时更易发生蓄积,用量减少应更明显。

(6)瑞芬太尼特点是镇痛强,镇痛有封顶效应。呼吸抑制作用强,有一定的循环抑制作用,维持时间短,易被血液和组织中的非特异性酯酶水解,以肝外代谢为主,如血浆胆碱酯酶受抑制或肝功能受损,其分解不受影响;排出不受肾功能影响,肾功能也不影响其消除。因此,无体内蓄积,长时间应用无须减少用量。可用于各种烧伤患者麻醉诱导和维持,维持时宜连续输注或 TCI 给药。

(7)舒芬太尼镇痛作用是芬太尼的 7~10 倍,循环功能稳定。单次用药作用时间 1~3h,分布容积和清除率与芬太尼相似,时 - 量半衰期短,无体内蓄积作用。

(8)肌松药:烧伤患者对去极化类肌松药琥珀胆碱敏感性增强,需要量减少。由于当Ⅲ度烧伤面积达 10% 以上,应用琥珀胆碱即可引起短暂高血钾,引起致命性心律失常,并且高血钾反应自烧伤后数日开始,可持续到烧伤后 2 年。因此,对于烧伤患者,即使烧伤痊愈后,也应避免使用琥珀酰胆碱。而烧伤患者对非去极化类肌松药敏感性降低,需要量增加 1.5~3 倍。如能以肌松监测仪指导肌松药应用,则可达到个体化的合理用药量及理想的肌松效应。

在烧伤患者选择非去极化类肌松药时需从手术时间长短、循环功能状态和肝肾功能状态三方面主要因素考虑。

(三)吸入麻醉药

吸入麻醉药因主要以原型经肺排出,很少经体代谢转化消除,烧伤引起的病理生理变化对其药代和药效学影响较小,麻醉可调控性好,是烧伤患者,尤其是大面积严重烧伤及长时间手术患者理想的麻醉药物。N_2O 镇痛作用强、麻醉作用弱,对循环影响小,与其他吸入麻醉药符合用于烧伤患者麻醉有一定优越性。但如有严重感染、肠麻痹,不宜用 N_2O,应避免或减少肠胀气。异氟烷苏醒快,肝肾毒性小,但对呼吸道有刺激,引起咳嗽、屏气甚至喉或支气管痉挛,不宜单独用于诱导,可用于维持,且血容量不足的患儿用异氟烷易导致血压下降。而七氟烷诱导和苏醒迅速,对呼吸道刺激小,可用于诱导和维持,对循环抑制较异氟烷小,但对肝肾功能不全、颅内高压、肥胖小儿等应慎用。

(四)其他药物

从 1:1000 到 1:500000 浓度的肾上腺素溶液表面或皮下浸润通常用来减少创面和供体部位的血液丢失。失去皮肤屏障保护的烧伤患者十分容易发生感染。预防性应用抗生素并无益处,而仅仅带来了耐药菌种类的增加。由于清除率的增加,氨基糖苷类、头孢菌素类以及

β-内酰胺类抗生素的需要量有所改变,临床上应该监测血药浓度,以选择合适的药物剂量。

四、烧伤患者的麻醉方法选择

(一)氯胺酮静脉麻醉

这是国内应用最广泛的烧伤麻醉方法。通常首次静脉注射氯胺酮 1～2mg/kg,以后以 0.1%～0.2% 的氯胺酮液静脉滴注维持麻醉,用量为 2～5mg/(kg·h)。低龄儿童也可肌内注射氯胺酮进行麻醉诱导,剂量通常为 6～8mg/kg。氯胺酮单独应用尤其多次反复使用时不良反应较多,为克服其缺点,可与苯二氮卓类、丙泊酚等符合应用以减少用量,但应严密监测,防止呼吸抑制。

(二)丙泊酚静脉麻醉

丙泊酚良好的苏醒特性使其成为全凭静脉麻醉中最受人关注的药物,但其用于烧伤麻醉却因为镇痛作用弱和循环抑制强而受到较大限制。丙泊酚复合阿片类镇痛药物或者小剂量氯胺酮是临床上两种常用的配伍。选取 160 例大面积烧伤患者麻醉病例进行研究分析,结果表明,丙泊酚—氯胺酮静脉复合与羟丁酸钠—氯胺酮静脉复合相比,能明显减少氯胺酮的用量,苏醒更快,术中呼吸更通畅,提高了麻醉的安全性。在没有可靠气道保障的情况下应避免单独应用丙泊酚行烧伤手术麻醉。

(三)静-吸复合麻醉

静吸复合麻醉是采用静脉麻醉药诱导插管,然后吸入恩氟烷、异氟烷、七氟烷或 N_2O 维持麻醉,这是目前最常用的方法,可用于各种烧伤患者,尤其适用于长时间手术,但应避免深麻醉。

目前临床常用的静脉和吸入麻醉药均可应用。采用静脉麻醉药进行诱导插管或喉罩,吸入麻醉药、镇痛药和肌肉松弛药维持麻醉,麻醉结束前停用吸入麻醉药,改用静脉麻醉药维持麻醉,以排出吸入麻醉药,使麻醉平稳,清醒舒适、迅速。

(四)局部和区域麻醉

如果患者气道未受到威胁,血流动力学状态稳定,在满足手术需要的情况下,可选用局部麻醉和区域阻滞。前者适用于单一部位创面小而浅的手术。常用普鲁卡因和利多卡因加肾上腺素来完成。上、下肢小面积烧伤,如穿刺部位及其附近皮肤完好,可用区域、臂丛、神经或椎管内阻滞,尤其适用于这些部位烧伤晚期的整形手术,麻醉方法及管理与常规无明显差别。

五、烧伤患者的麻醉管理

小面积烧伤患者的麻醉管理并无特殊要求。严重烧伤患者因创面广泛,加之切痂取皮时手术野范围大,出血多及监测困难等,给麻醉管理带来很大的难度。

(一)建立有效输液通道

广泛性烧伤由于浅表静脉损伤,常给静脉穿刺带来困难,然而烧伤患者大面积切痂手术创面暴露大,渗血多、止血困难,尚需加压输液输血,才能及时得到容量补充,术前应尽量开放足够数量和流量的静脉。深静脉穿刺置管常是建立静脉通路的有效方法,既可保证术中输液的需要,同时可用于监测容量负荷状态。

(二)呼吸管理

即使没有明显的气道损伤,麻醉医师也应该高度警惕任何可能发生的气道问题。如果有任何疑问,应该准备清醒或纤维支气管镜插管。已经插管的患者应确认气管导管位置并在手术开始前将其良好固定。喉罩目前已成功应用于手术中不需要变换体位的烧伤患者,严重呼吸道烧伤者必要时行气管造瘘术。

(三)循环管理

烧伤初期可发生心排出量和动脉压降低,与循环中抑制心肌收缩力的因子及低血容量有关;烧伤后期患者可有营养不良、毒素吸收甚至脓毒症或脓毒性休克。因此,术中输液需在有效循环功能监测(如血压、中心静脉压、尿量等)下进行,必要时用心血管活性药物。

(四)其他器官功能的管理

严重烧伤患者的病程长,在整个治疗过程中需要经受多次手术和麻醉,烧伤面积越大,手术次数可能越多。多次反复手术麻醉,患者对麻醉药物的耐受性、耐药性产生变化,还可能发生变态反应。大面积严重烧伤及多次手术使患者机体处于严重消耗状态,可能存在多个器官功能异常,代偿能力下降,对麻醉和手术的耐受力差,麻醉危险性明显上升。术前应积极纠正患者的病理生理改变,最大限度地改善患者的一般情况,提高对麻醉和手术的耐受力。术中加强监测,及时发现和处理病情变化。

(五)术中失血和输血的管理

烧伤切削痂或取皮等手术,出血多而迅速,1%体表面积的清创术就会造成200mL的快速血液丢失,而且烧伤手术常是两组以上医生同时多处进行,因此大面积烧伤患者血液丢失迅速,很容易造成低血容量。此外,烧伤手术中,失血常藏在纱布、铺巾等上,难以确切判断失血量,肾上腺素止血纱布的应用又使血压升高,掩盖了低血容量的情况。术中应根据多项检测及时发现和判断血容量情况,及时予以补充。

(六)术中体温的变化及处理

大面积烧伤患者由于皮肤功能的丧失,体温受环境温度的影响较明显。加之麻醉后血管扩张,手术暴露面积大,体温大量丧失,以及大量输液、输库存血均可使体温下降,小儿患者更加明显。体温过低容易导致心律失常,影响组织灌注,术中要注意保温,所输液体或血液均应加热。需要大量输液、输血时,最佳的方法就是应用快速加温输液器,如无条件也应将输液体和血液加温后再输入。

六、烧伤患者的麻醉监测

术中常规基本监测包括血压、脉搏氧饱和度、心电图、体温监测、尿量、CVP 和呼气末二氧化碳分压。另外,还应根据病情、手术大小及时间选择其他监测,如血气及电解质等。心脏功能异常、持续低血压等危重患者,必要时可放置肺动脉导管监测心排量、血管阻力、肺动脉压力、肺小动脉楔压等。由于烧伤患者其创伤的特殊性,尤其是严重烧伤患者,很多通过体表获得信息的临床常规监测无法应用,因此,常通过多指标监测,根据实际情况进行综合分析来加以解决。

第二十二章　严重创伤患者的麻醉

第一节　创伤分类与创伤评分

没有任何一个创伤与另一个创伤是完全相同的,创伤分类的目的在于准确地了解创伤的性质和严重程度,使伤员得到及时有效地救治。创伤评分的目的在于尽可能按照统一的量化指标对创伤患者损伤严重程度进行评估,以便于临床正确救治、实施麻醉管理、资料分析和经验总结。

一、创伤分类

(一)按照伤口是否开放分类

根据体表结构的完整性是否受到破坏,可将创伤分为开放性和闭合性两大类。

1. 开放性创伤

如擦伤、撕裂伤、切伤或砍伤、刺伤等。

2. 闭合性创伤

如挫伤、挤压伤、扭伤、震荡伤、关节脱位、闭合性骨折、闭合性内脏伤等。

(二)按照致伤部位分类

根据正常的解剖部位,人体致伤部位的区分大致分为九类,包括颅脑伤、颌面伤、颈部伤、胸部伤、腹部伤、骨盆(阴臀部)伤、脊柱(脊髓)伤、上肢伤、下肢伤。当伤员出现两个或两个以上解剖部位的损伤(不论损伤程度如何)时称为多发伤,但也有部分学者认为必须有一处伤情可危及生命时才如此称谓;当多个损伤仅位于同一解剖部位时,则称为多处伤。

(三)按照致伤因素分类

(1)火器伤指各种由火药发射的枪弹或炮弹、弹片、弹珠等投射物所致的损伤。

(2)冷器伤:相对于用火药发射的火器伤而言,多指以利刃或锐利器物所致损伤,也称冷武(兵)器伤。

(3)烧伤:因热力作用而引起的损伤,包括火灾、接触炽热物体、纵火武器(如汽油弹、火焰喷射器)、核武器爆炸时的光辐射等。

(4)冷伤指寒冷环境造成的机体全身性或局部性损伤,包括冻结性损伤和非冻结性损伤两类。两者的主要区别在于前者受损伤时环境温度低于组织冰点,局部组织发生冻结。

(5)冲击伤:冲击波导致的机体损伤,也有爆震伤之称。冲击波可以通过空气、水下或固体等传播而致伤,引起鼓膜破裂、肺出血、肺水肿等。

(6)化学伤:因接触糜烂性、腐蚀性、刺激性化学物质而导致的损伤。

(7)放射性损伤:因接受过量的电磁波辐射(如 γ 线)或粒子辐射(如 α、β 和中子等)而引起的损伤。

二、创伤评分

创伤评分的基本目的是通过定量评分来估计伤员的损伤严重程度。创伤评分对于伤员的伤情评估、救治顺序的合理安排、手术治疗与麻醉处理、疗效与救治水平的评价等方面都是重要的基本依据。

创伤评分系统主要根据创伤后生理变化、损伤的解剖部位对损伤严重程度进行分析,可分为分类系统和预后/比较系统两大类;按照其不同的适用范围,又分为院前评分法、院内评分法两部分。

创伤评分的具体方法较多,以下重点介绍临床麻醉中常用的几种评分方法。

(一)格拉斯哥昏迷评分(GCS)

1974 年由 Teasdale 等提出的头部损伤时对伤员运动反应、语言反应、睁眼反应等神经学状态进行评估的方法。通过对三种反应相应状态的评分总和的计算,判断伤员伤情的严重程度,总分为 15 分,分值越低,则伤情越重。

RTS 总分为 0~16 分,<11 分为严重伤员。评分越低创伤越重,麻醉风险越大。①动脉收缩压、脉搏及毛细血管充盈状况主要用于判断患者的循环功能状态。严重失血、休克及心功能低下时表现为动脉血压下降和外周循环障碍;②呼吸频率加快表明有缺氧、二氧化碳蓄积、循环功能低下或呼吸困难,胸壁反常运动表明有呼吸抑制上呼吸道梗阻或多根肋骨骨折;③Glasgow昏迷评分是用来表示昏迷程度的评分法,评分越低,说明昏迷越深,脑组织损伤程度越重。

也有人建议不必要计算总和,只要伤员具备三项条件之一:①GCS < 13;②收缩压 < 90mmHg;③呼吸次数 <10 或 >29,即可视为重伤员。

(二)损伤严重程度评分(Injury Srverity Score,ISS)

1974 年由 Baker 提出,仍然以解剖部位损伤为基础,更注重多发伤的严重程度与存活率之间关系的评估,是目前评价多发伤严重程度的常用方法。

1. ISS 的分区

ISS 的分区包括 6 个分区,即头颈、面、胸、腹或盆腔、四肢或骨盆架、体表等。

2. ISS 的计算原则

计算人体 6 个区域中 3 个损伤最严重区域的最高 AIS 值(简明损伤定级)的平方和。

3. ISS 分值与伤情

ISS 分值范围为 1~75。一般将 ISS >20 作为严重创伤的标准。

ISS 对损伤严重程度特别是多发伤严重程度的评估具有简单易行的优点,但是由于其以解剖损伤为依据,对伤员受伤后生理变化、年龄或伤前健康状况对伤情的影响未能反映,并且一个身体区域只能取一个损伤最严重部位的编码进行计算,当同一身体区域出现多个脏器损伤时,就难以充分反映损伤的严重程度。许多学者在 ISS 基础上提出不少新的改进评分方法。

第二节　麻醉前准备

创伤后需要急诊手术的患者,病情严重程度很不一致,若遇情况紧急、伤情复杂危重,或多个及成批伤员需要同时抢救等情况时,往往没有充分的时间进行足够的术前准备。创伤患者的麻醉处理与伤情的严重程度有关,救治难度各不相同,处理得当与否直接关系治疗效果并可能影响到患者的预后。

一、伤情评估

(一)伤情判断

1. 了解病史

麻醉前病史主要通过目击者或患者自身描述而了解,包括致伤因素、受伤经过或事故现场等方面的信息。要注重检查受伤部位、范围、程度以及估计失血量,注意全身及重要器官所并存的功能障碍。严重创伤患者通常具有伤情渐进性发展和加重的特点,就诊初期有些症状或伤情并不一定全部表现出来,需要在救治过程中根据生命体征等情况及时对伤情做出进一步的判断,防止延误救治。

在对创伤患者救治的临床实际工作中,有许多情况下,既往病史(如过敏史、以前存在的疾病、做过的手术和药物治疗等)、系统体检、鉴别诊断和详尽的治疗计划等常规的系列工作有时需要舍弃,因为及时的抢救比诊断的明确显得更为重要,以便确保创伤患者生命体征的稳定,为获得成功的预后争取更多的时间。这正是创伤患者救治工作的特殊性所在,其基本救治原则是:首先确定和纠正最有生命威胁的问题。

2. 术前检查

创伤患者的术前检查包括体检、实验室分析与影像学检查两个方面:

(1)体检:应避免对伤员的漏诊或检诊无序,除严格按照头颅、颈、胸、腹、四肢的经典顺序全面体检方法外,建议对严重创伤患者采取注重重点部位或系统快速检查的"CRASHPLAN"法,即9个字母所分别代表的循环、呼吸和胸部、腹部、脊柱脊髓、头部、骨盆、四肢、动脉、神经等。

高级创伤生命支持(Advanced Trauma Life Support, ATLS)教程中强调在初期评估中按照"ABCDE"顺序优先检查和确定患者的伤情,即A,检查气道是否通畅,颈椎有无损伤;B,呼吸状况;C,循环状况;D,功能障碍状况;E,在病情允许情况下,尽早将患者完全暴露,对全身损伤状况进行全面、准确的判断。

(2)实验室分析与影像学检查:包括B超、多层CT扫描、胸部X线片、颈部X线片、动脉血气、血红蛋白和血细胞比容测量、血糖、尿素氮、肌酐和电解质及心电图。

3. 术前调控

重点注意以下几个方面:

(1)维持气道与稳定颈部脊柱:①观察有无胸壁活动、收缩和鼻翼扇动;②听呼吸音,有无喘鸣音和阻塞性通气音;③观察呼吸动度,呼吸通畅程度。

(2)通气支持:①确定通气和氧合是否足够;②胸部检查排除开放性气胸、吸入性胸部损伤或连枷胸;③比较双侧呼吸音;④对通气困难者提供辅助通气。

（3）循环调节：①检查外周血管搏动、毛细血管灌注和血压；②测心电图；③通过生命体征确定休克程度；④放置静脉通道，纠正血容量不足并抽取血液标本。

（4）中枢神经系统：①意识和神经精神状态；②四肢运动和肌张力情况；③警觉状态；④言语刺激反应；⑤疼痛刺激反应。

在意外或突发事件造成的创伤患者中，一些患者可能未能得到良好的现场急救处理便被送至医院，对于这类患者，更需要准确判断伤情，针对重点环节进行救治，切忌顾此失彼。在一些重大灾害或意外事件中，可能出现成批创伤患者需要同时救治的情况，将给抢救工作带来巨大的压力，务必充分利用伤情评估原则，分清轻重缓急，合理利用有限的救治能力发挥最大救治效果。

（二）失血量的估计

不论是闭合性或开放性损伤，创伤患者多数伴有出血。麻醉医师对患者失血量的估计与血容量的补充，应当与呼吸支持同时进行，不宜拖延。

1. 根据临床表现估计

可分为四级。Ⅰ级，脉搏增快，血压、呼吸及血管充盈度仍正常。失血量占体内总血容量的 15% 左右（约 750mL 以上）。Ⅱ级，患者烦躁不安，脉率 >120 次/分，呼吸加快，收缩压下降，脉压减小，毛细血管再充盈试验 2s，尿量正常。失血量达体内总血量的 15%～30%（750～1500mL）。Ⅲ级，临床症状较Ⅱ级为重，出现神志改变、少尿等。失血量达总血容量的 30%～40%（1500～2000mL）。Ⅳ级，患者常表现为嗜睡、精神错乱甚至昏迷，血压低于 7kPa 或测不出，无尿。失血量达体内总血量 40% 以上（>2000mL）。

2. 根据骨折的部位估计

单侧闭合性骨折部与失血量估计：①骨盆：1500～2000mL；②髂骨：500～1000mL；③股骨：800～1200mL；④胫骨：350～500mL；⑤肱骨：200～500mL；⑥尺、桡骨：300mL；⑦单根肋骨：100～150mL。

以上是单侧闭合性骨折时各部位可能导致失血量的估计，对开放性创伤或多处伤的患者应做相应调整。

二、麻醉前处理

（一）容量复苏

严重创伤患者的液体复苏治疗应分为两个阶段进行考虑。①早期：患者仍存在活动性出血。大量的液体输入将导致体温下降和凝血障碍，红细胞稀释将降低血液的携氧能力；更为重要的是因容量补充引起的血压短暂增高能使血管扩张、凝血块松解而再次增加出血，随之将引发血压再次下降，以致需要补充更多液体。人们已经意识到并注意防范这种早期积极补液所致的恶性循环对创伤患者救治的不利影响，主张"限制性液体复苏"（即低血压复苏）或"延迟性容量复苏"，认为可降低继续失血，减轻酸中毒等内环境紊乱，提高存活率；②后期：所有出血得以控制。应及时补充足够的液体，合理补充各种血液成分，有效改善患者的氧输送能力和凝血机制。

失血性休克容量复苏的最终目标是使氧耗恢复正常。创伤出血性休克患者由于氧的大量缺失而足以致命。通过增加组织氧的供应以快速补充氧缺失，使严重创伤患者细胞代谢恶性循环链中断，为存活创造机会。

1. 输液途径

救治早期,应优先选择上肢肘部较粗的外周静脉穿刺并置入14G或16G留置针;如果周围静脉塌陷而难以建立合适静脉通道时,可以通过骨髓腔穿刺将液体通过骨髓内的静脉管道输入体内,这种方法对骨髓发育活跃的青少年患者效果尤为确定。目前已有市售特制的电动或手动骨髓腔穿刺输液装置供临床使用;有条件时,应尽早进行深静脉穿刺并置放大口径静脉导管,用机械泵或气囊挤压袋等快速输液装置补充液体。通常情况下,建立两个静脉通道便能够保证复苏需要。对于考虑有腹部大血管损伤的患者不应选择下肢建立静脉通道。创伤患者的锁骨下静脉不易受损伤,是常用的深静脉输液通道。

2. 输液种类

容量复苏液体的成分与输注速度和应用时机具有同等的重要性。应根据丢失的血液量、血红蛋白浓度、血细胞比容(HCT)、凝血状态等确定血液成分的补充量。创伤患者救治早期盲目输注全血是一种不必要的血源浪费,对患者并无更多益处。由于输血引起的潜在性的疾病传播(如HIV、AIDS等)因素,以及在大力提倡成分输血和血液保护、节约用血等新观念的情况下,合理匹配和补充晶体溶液、胶体溶液或血浆代用品、血液成分,完全能够有效、安全地实施创伤患者的容量补充。

(1)胶体溶液:常用于快速血浆容量补充,易于保存和应用,如羟乙基淀粉、明胶、缩合葡萄糖、清蛋白、右旋糖酐等能改善和提高创伤患者的预后。胶体溶液比晶体溶液能更有效地维持血容量及微循环血液灌注,通过比晶体液更低的输入量就能提高心排出量、增加氧供及维持血压。

(2)等渗晶体液:因价格便宜,使用方便,无过敏风险,加温迅速,是任何创伤患者早期容量补充的首选成分,但并不提倡作为主要成分而大量输注。主要不足是在血管内停留时间短,扩容效果差,容易造成组织间隙的水肿。

(3)高渗盐水:国内外对应用高渗盐和胶体的混合物来保证创伤患者复苏效果进行了大量研究,并相继生产了一些产品投入临床应用。高渗氯化钠作为一种晶体液,具有扩容作用迅速、明显,输注量小,携带便利等优点,在院前救治中尤为适用。单独应用7.5%氯化钠溶液(4mL/kg体重)能快速恢复出血性休克患者血压,但其扩容效果维持时间很短;联合应用高渗盐和胶体(如右旋糖苷或羟乙基淀粉)具有扩容效果强、维持时间长的特点,将成为一种新型抗休克药物用于临床。国内有学者研制的4.2%氯化钠—羟乙基淀粉40注射液(霍姆0)已成功应用于临床救治。

3. 血液成分的补充

容量复苏早期治疗期间出现的风险多数与血液稀释有关,密切观察患者对治疗的反应,动态监测血红蛋白浓度或血细胞比容,及时补充足够的血液制品。可以通过伤情评估系统或生命体征估计患者失血量。

失血量少于或等于30%,出血控制后补充出血量3倍的晶体溶液一般能够恢复足够的血容量;出血量超过30%或持续出血患者,应采用胶体和等量的血液制品,同时给予1~3倍出血量的晶体液。对于失血量大于有效循环血容量的40%的创伤患者进行容量复苏时,必须及时补充足量的血液成分,因为大量的急性失血包括血液的全部成分,尤其是血液中的凝血因子的丢失。

(1)浓缩红细胞(PRBC):治疗严重创伤患者的主要血液成分。一个单位的PRBC平均红细胞容积为 60% ~70%，具有良好的携氧能力和扩容作用。只要时间允许，必须进行交叉合血。紧急情况下，可以首选 O 型血进行治疗。

（2）血浆：具有明显的血容量扩张作用。与 PRBC 一样，由于低温贮存的因素，输注时都必须给予适当加温，以免使体温迅速降低。当创伤患者输注 PRBC 超过 4U 或达到大量输血（相当于全血容量或约 10UPRBC）时，需要每输注 1UPRBC 补充 1U 血浆。

（3）冷沉淀：如果没有先天性因子缺乏的情况，一般不应将冷沉淀或特殊凝血因子用于创伤救治期间稀释性凝血功能障碍的治疗。

（4）血小板：创伤患者出现的凝血功能异常多数是凝血因子消耗所致。创伤患者容量复苏治疗期间可出现继发性的血小板减少、纤维蛋白原及其他凝血酶的消耗。血小板低于 $70000/mm^3$ 需要考虑输入血小板。输入的血小板在血中仅存留几天，通常只用于出现明显凝血功能障碍的患者，并且最好在外科止血后才进行输注。输注血小板时不应使用滤过器、加温装置或快速输液装置等，以免血小板黏附在这些装置的表面，减少实际到达血液循环中的血小板数量。

（5）血红蛋白：血红蛋白氧载体（HBOC）已被作为创伤救治时 PRBC 的替代品进行临床试用。对创伤患者应当给予 100% 的氧浓度以保证血液最大限度地氧合以满足组织氧供，直到血红蛋白补充至足够水平后逐渐降低吸入氧浓度；以维持血红蛋白 >80g/L，血细胞比容 0.35 为宜。

目前，对于创伤失血性休克的容量复苏的研究重点集中在维持足够的组织灌流，以达到改善氧和其他物质的运输和利用，从而纠正氧供与氧耗之间的比例失调，并以此作为复苏终点，而并不是以往单纯强调的动脉血压的维持。这就要求液体复苏用量的正确判断，在不引起患者血细胞比容稀释和过量水肿的情况下维持组织灌流，可通过混合静脉血氧饱和度（SvO_2）监测维持氧供-氧耗的平衡并指导液体治疗。动脉血气碱剩余（BE）、血乳酸盐水平恢复正常是缺氧得到纠正的指征之一。

（二）紧急呼吸道处理

创伤患者可因气道梗阻引起严重缺氧而在数分钟内死亡。常见的原因包括：创伤后意识丧失或昏迷患者舌后坠造成的气道梗阻；呕吐物、异物、血液凝块、口咽分泌物或其他组织碎块等所致的误吸或直接堵塞气道；颌面部外伤（如双侧下颌骨骨折）所致的急性软组织水肿或出血引起的气道阻塞。遇到这类创伤患者时应积极建立通畅并稳定的呼吸道，以便充分供氧，避免因严重缺氧而导致心搏骤停、脑水肿或颅内压增高而死亡。

紧急呼吸道处理的措施如下：

1. 维持呼吸道通畅

清除口腔异物、凝血块或呕吐物；结扎口腔内活动出血，头部后仰或托起下颌；放置口咽通气道或喉罩。创伤患者早期气道管理中临时放置口或鼻咽通气道等不稳定性气道处理措施不能确保呼吸道持续通畅，一般只用于在准备气管内插管期间维持一个暂时的开放性气道。

在重症创伤者，从患者救治初期就应当通过经喉或外科方法获得确定的气道。喉罩能为困难插管的创伤患者提供一种快速建立通气的方法，但应用不当时仍可能存在一定隐患，使用时应密切观察通气效果。近年来应用于临床的改进式新型喉罩可以在改善和保证通气的前提下进一步通过喉罩置入气管内导管以获取确定的通气，此外，操作简便的气管-食管双腔导管对于困难气道的创伤患者建立有效通气也极为有效。

2.气管内插管

气管内插管适用于无自主呼吸、昏迷或不能长时间维持气道通畅的创伤患者。对于提高肺气体交换以及防止患者误吸均极为重要。操作前仔细检查气道通气状况,以便了解如果患者插管失败时能否或如何进一步维持通气的信息。

在进行气管内插管操作时,对伴有颌面部创伤或颈椎损伤的患者应十分慎重。既要注意创伤引起的解剖改变所致的插管困难性增加,又要防止骨折移位造成继发性损伤或加重损伤。对已知颈部脊柱骨折的患者行控制气管内插管时,要注意选择合适体位,借助纤维支气管镜、可视喉镜等辅助措施,避免颈部活动;气管局部表面麻醉充分,应用药物减少唾液分泌,并尽可能保持患者清醒,以便在插管前后能证实患者神经学功能的变化。

当存在不稳定下颌或颌面部骨折时,因不可能应用面罩通气,可以在清醒状态下用经口、鼻气管内插管或外科手术行气管切开。这类患者口咽或上呼吸道出血可能使视野不清楚而无法操作,采用直接喉镜插管常优于纤维支气管镜。临床实践中关于困难气道处理的原则和方法在创伤患者救治中必须遵守。

肌松药的使用可以使操作更为顺利,但有许多医师担心应用肌松药后容易使不稳定的脊柱进一步移位而造成继发性损伤,主张采用清醒状态下的盲探插管法。实际上,通过许多临床观察结果表明,一个处置得当的经口气管内插管完全能够在不需过度后仰颈椎的情况下完成。操作期间应使患者处于水平位置并妥善地固定头颈部以保证插管时颈部脊柱的稳定。有条件时最好选择可视喉镜引导插管。

3.气管切开

用于不能经喉进行气管内插管的患者。例如贯通伤造成口底大面积破坏,喉或颈部气管破坏,或存在气管变形、水肿而不能插管者是急诊气管切开的指征。无论如何,除非直接喉镜能看到开放的喉软骨,用小的气管内导管企图小心地给患者插管,比气管切开常常危险得多,因为盲目的试探可能使导管置入假道或加重损伤,引起咽喉部水肿而加重窒息。紧急气管切开通常选择在环甲膜处。

情况紧急时可用粗针头作环甲膜穿刺或采用制式经皮—环甲膜穿刺套管针置入气管内导管维持通气。实际上,只要密切观察病情,及时注意病情的发展,掌握适当的处理时机,需要紧急气管切开的机会甚少。对存在严重缺氧和二氧化碳潴留的患者,应尽可能在先作气管插管的基础上进行气管切开操作以策安全。在气管内插管前通过面罩和气囊通气给氧以提高氧合,是创伤患者困难气道管理的一个重要组成部分。因中心性呼吸功能障碍显示明显的缺氧(如胸廓机械运动紊乱、肺内通气和灌注失常等)情况下,在插管期间十分容易出现严重心律失常,导致病情恶化。

(三)饱胃与误吸的处理

创伤患者常因惊骇、恐惧、疼痛、休克以及应用药物等因素而影响胃排空功能。进食至受伤之间的时间愈短,其胃内存留物愈多。有些患者受伤后胃排空活动可完全停止,甚至伤后24h仍有未消化的胃内容物呕出。因此,创伤患者在麻醉前均应被视为"饱胃者"而给予必要处理,尤其是伤情严重者更应注意。饱胃的危险性在于胃内容物的呕吐及反流所致的误吸,造成急性呼吸道梗阻和吸入性肺炎,大量胃内容物误吸的病死率可高达70%。

插管前可以向胃内充入非微粒抗酸剂中和胃酸,如在气管内插管前 0.5~1h 静脉给予 H_2 组胺拮抗剂或甲氧氯普胺等药物以提高 pH 并减少胃内容物的量。

麻醉诱导期间是呕吐及误吸的易发时期。麻醉诱导前需询问患者进食情况以及进食至受伤的间隔时间,并采用以下方法予以预防:

(1)在伤情允许的情况下,延缓手术并禁食。

(2)排空胃内容物,抑制胃液分泌:①安置胃管:可置入硬质粗胃管(内径7mm),通过吸引排空胃内容物;②药物:甲氧氯普胺、格雷司琼、恩丹西酮等药物,具有抗呕吐作用,促进胃排空,减少胃内容物;③抑制胃液分泌的药物:如枸橼酸钠、格隆溴铵、水化铝酸镁、H_2 - 受体拮抗药西咪替丁(甲氰咪胍)和呋喃硝胺、法莫替丁(高舒达)、质子泵抑制剂奥美拉唑等,可使患者胃液量减少,pH 升高,以减少误吸后胃酸对呼吸道的损伤。

(3)采取必要的处理方法:①机械性堵塞呕吐通道:如利用带套囊的 Macintoeh 管、Miller-Abbott 管等;②清醒气管插管:此方法主要目的在于保留患者咳嗽反射,避免贲门括约肌松弛导致胃内容物反流等,安全有效。插管前及麻醉期间应注意检查套囊漏气与否,以免胃液反流后流入气管及肺内。经表面麻醉和给予适量镇静药物后插入气管导管,并将导管套囊充气,封闭气道;③平卧位行快速诱导时,从患者失去保护性气道反射开始到确认气管内导管置入并且气囊充气整个操作期间,均应保持将环状软骨压向颈椎,即 Sellick 法。可以闭合食管防止胃内容物反流所致的误吸,并可以预防插管前面罩通气期间过多的气体吹入胃肠内;④适当的头低位可使反流的胃内容物滞留于咽部,便于吸引清除及减少被误吸的机会;⑤术毕待完全清醒后再拔除气管导管,以防拔管后误吸。

预防创伤患者误吸最好的方法是顺利并及时地完成气管内插管,以及待患者气道反应完全恢复后再拔管。

(四)呼吸支持

(1)给氧或人工呼吸:中或重度创伤患者常伴有呼吸功能改变,术前应采用鼻塞、面罩给氧,以纠正低氧血症和呼吸性酸碱平衡紊乱。必要时应尽早行气管内插管术,施行机械通气。机械通气时,潮气量按 10mL/mg 体重计算,吸入氧浓度一般在 40% ~ 70%,监测呼气末 CO_2 浓度并维持在正常范围。

(2)对伴有张力性气胸的患者,麻醉前应先行胸腔闭式引流。颅脑损伤伴颅内压明显增高者,适当过度通气可一定程度缓解症状。对连枷胸的患者采用持续气道正压(CPAP)或呼气末正压(PEEP)呼吸,能减轻胸壁浮动及其不良作用。

(3)及时吸引和清除呼吸道分泌物,以维持良好通气。对呼吸道梗阻已解除,并已充分给氧而仍不能改善缺氧时,应注意是否并发血气胸、心包填塞、心肌损伤、ARDS 等情况。

三、麻醉方法的选择原则

麻醉选择包括麻醉时机、麻醉方法和麻醉药物三个方面。

(一)麻醉时机

创伤患者因失血、休克、重要脏器或系统功能障碍并存而使病情复杂,在有限的时间内需处理和调整的环节较多。

如何正确地掌握手术和麻醉时机十分重要。盲目追求尽早手术,患者的内环境紊乱及承受能力低弱,风险愈大。

然而,过于强调充分准备和调节机体平衡,又可能延误患者救治时间或失去最佳救治机会并导致病情恶化。

（二）麻醉方法

临床常用麻醉方法在创伤患者救治中均能得到应用,重要的是如何针对不同的创伤患者,根据手术方案(包括手术部位、切口、体位、手术可能持续时间,以及手术对麻醉的特殊要求)和手术中可能出现的问题与困难确定合适的麻醉方法。因为麻醉方法选择不当,或者选择麻醉实施者所不熟悉的麻醉方法(包括药物、器具和设备)而引发的意外在临床中绝非罕见。

一般而言,局部麻醉具有不干扰患者心肺功能操作简便而且避免气道控制等优点,但由于镇痛范围所限仅被用于一些表浅的小创伤处理;神经阻滞通常被用于单侧肢体创伤的手术患者;椎管内阻滞(如蛛网膜下隙阻滞或硬膜外腔阻滞,或硬—腰联合阻滞等)可用于腹部或下肢创伤的手术。椎管内阻滞时由于交感神经阻滞通常使机体对出血后自身代偿机制受到干扰,当患者伴有明显的低血容量时不宜应用。

在严重创伤患者救治时,因为患者伤情重、时间紧迫或多部位损伤不便于穿刺体位设置以及麻醉管理安全性等因素,通常选择在气管内插管和机械通气的支持下采用全身麻醉方法实际上更为有利。

确定麻醉方法的基本原则是:①能满足手术的要求,足够的镇痛与镇静;②便于麻醉操作、术中呼吸和循环管理,能保证患者的安全;③麻醉实施者对所选方法、药品、设备充分了解并能熟练应用。

第三节　麻醉的实施与管理

一、麻醉前准备

严重创伤患者的救治通常是在紧急状况下进行的,医院应当具备包括麻醉医生在内的受过专业训练的救治团队。建立从院前急救、急救部、化验或超声、影像学检查到手术室各个环节能高效快速反应的紧急救治"绿色通道"。在患者到达手术室(或急救部手术室)之前能够通过电话或院内网络获得患者相关信息,同步准备好急救复苏所需的药品、液体和设备、有创压力测定装置,手术间环境温度的调节等各项工作。

创伤麻醉前准备工作应着重在以下三个方面。

（一）患者方面

1. 精神和心理准备

根据创伤程度确定适当的术前镇静药物的配方和剂量。

2. 胃肠道准备

正常人胃排空时间一般在 4~6h。创伤后所致的恐惧、疼痛、焦虑及情绪改变等均可能使胃排空时间明显延长。对需要做手术的创伤患者术前必须严格禁食、禁饮。

3. 膀胱准备

为了防止术中、术后尿潴留,并且便于术中对尿量的观察,对中、重度以上的创伤患者均应做好留置导尿准备。为了减少患者术前不适,通常在麻醉诱导后再实施导尿术等操作为宜。

为尽可能避免救治时间的耽搁和减少患者的痛苦,除术前诊断需要外,胃管或导尿管等各种侵袭性导管的置入可在麻醉诱导后进行。

(二)器具方面

器具方面包括氧源、负压吸引、麻醉机或呼吸机、监测仪、气管插管用具、麻醉药物或辅助用药、急救药品等。对可能存在困难插管的患者,还应准备相应特殊器具,如插管钳、喷雾器、喉罩或环甲膜穿刺置管装置、逆行插管用具等;有条件时应准备纤维支气管镜。对中、重度创伤患者或建立外周静脉通道困难的患者,应尽早行中心静脉穿刺置管,并建立有创动脉血压监测;新近在临床应用的漂浮导管鞘与中心静脉导管一体化设计的留置导管套件(AVA 三腔中心静脉导管)对创伤患者的救治十分有利,既能够确保快速输液输血补充血容量,必要时又便于放置漂浮导管监测血流动力学与评估心脏功能。

(三)手术方面

对于需要紧急手术治疗的中、重度创伤患者,麻醉医师应尽可能参加术前讨论或会诊,充分了解手术方案,包括手术切口部位、体位、手术所需时间、特殊操作及其对麻醉的要求和影响,以及多发伤或多处伤患者手术治疗程序等。

虽然创伤患者救治过程中可变或不定的因素较多,病情变化,内环境也随着伤情发展和治疗措施干预而变化,但麻醉前并不能因此而忽视麻醉计划中对术中可能发生的变化、意外事件及并发症的预断,以及应急防范措施、处理方案的构思。应当有多种预案准备,以便在紧急情况下能抓紧时机及时处理。

二、围术期监测

为了保证创伤患者围术期的安全和救治质量,不论实施麻醉的地点是在急诊室、诊疗室、放射室、手术室或重症监测室,都必须对患者进行最基本的无创性监测。有条件时应当采用必要的有创性监测,以更准确地获取患者对治疗反应的指征并更客观地评价救治效果,调整治疗措施。例如通过留置导尿管既可以监测尿量以评价液体平衡情况,又可以反映肾脏排泄功能,以及判断创伤后引起血尿的原因。通过置入肺动脉导管可以测定心排出量以及利用动脉氧分压和肺动脉氧含量的差别来计算氧耗。

(一)基本监测

基本监测是对基本生命体征动态观察所必需的,而且是有条件实施的监测。主要包括脉搏、血压、中心静脉压、尿量、体温、常规实验室检查等。

(二)呼吸监测

当患者可能由于肺或胸部损伤、大量输血、感染、脂肪栓塞、误吸等原因使呼吸功能受到影响时应加强对呼吸功能的监测。主要内容包括呼吸频率、潮气量、分钟通气量、气道压、呼气末 CO_2 浓度、氧浓度、SpO_2、血气分析、气道阻力等。

(三)神经系统监测

神经系统监测包括患者的意识状态、瞳孔的大小形状及对光反射、眼球的活动、体态、肢体运动情况、肌张力、各种反射以及体温等。

(四)凝血及纤溶系统监测

凝血及纤溶系统监测包括出凝血时间、毛细血管脆性实验、血小板记数、凝血酶原时间、部分凝血酶原时间、纤维蛋白原定量等。有条件可采用血栓弹性计动态监测血液凝固与纤溶功能。

（五）脏器功能测定

脏器功能测定包括肾功能、胃肠功能、肝功能测定。

三、各部位创伤的麻醉处理

（一）颅脑创伤的麻醉

脑外伤后极容易出现呼吸道梗阻、呼吸暂停、缺氧、高碳酸血症、神经源性肺水肿等并发症。脑外伤手术的主要目的是清除颅内血肿。麻醉处理时一般选用气管内插管、全身麻醉为宜，有利于消除呼吸道异物或分泌物，充分供氧和实施机械通气。麻醉期间注意适当过度通气有利于减轻脑水肿，降低颅内压。手术期间开颅减压后可能导致血压骤降，必须及时补充血容量。对于昏迷的患者，应用全麻药物应酌情减量，或不用而只需用肌松剂维持即可。

（二）胸部创伤的麻醉

无论开放性或闭合性胸部损伤，都将影响正常的通气功能。气胸是胸部创伤后常见的并发症，可使纵隔移位，严重影响呼吸和干扰循环。如胸腔内大血管破裂，往往出血急剧。如合并颅脑、腹、四肢创伤时，处理的困难性更大。

胸部创伤施行急诊开胸手术，麻醉处理时要注意判断有无气胸存在。如有气胸时，麻醉前要穿刺排气或做闭式引流，以免麻醉诱导时因正压通气而加重气胸。麻醉诱导后，常规行气管内插管术，采用静脉复合或静吸复合全麻维持。对有气管或支气管断裂的患者，全麻时应选择单侧气管插管或双腔气管导管插管，有利于术中呼吸管理。

对肺实质损伤的患者，麻醉诱导期间需注意受损肺组织内出血及引起的窒息。伴有心包填塞的胸部伤，应先在局麻下行心包穿刺减压。为及时预防和处理肺水肿，术中输血输液应加以限制，并在中心静脉压监测下进行。

（三）腹部创伤的麻醉

腹部创伤的麻醉处理取决于患者循环与呼吸功能。对于未伴有其他部位损伤、血流动力平稳的单纯腹部创伤患者，可以采用硬膜外麻醉。但对于循环、呼吸功能不稳定，考虑有腹腔实质性脏器损伤的患者，则宜采用全身麻醉。麻醉期间注意保持良好的肌松，减少牵拉反射所致不良反应，积极进行容量复苏。

腹部创伤内出血治疗应尽早进行，无肝、胆及胃肠损伤污染的腹腔血尽量回收再输注。严重的肝、脾破裂伤一般出血都在 2000mL 以上，肠系膜血管破裂或下腔静脉破裂出血常有发生。术中切开腹膜后，体腔内积血可能大量溢出，致血压进一步下降，因此，对此类患者，尤需注意血容量的补充，术前应做好快速输血准备。

（四）四肢、脊柱、骨盆创伤的麻醉

对不伴有脊柱损伤的四肢伤者，一般可采用硬膜外阻滞、腰麻或神经阻滞，但出血较多，伴有休克或低血容量的患者不宜采用硬膜外阻滞或腰麻，以免加重休克。上肢伤多采用臂丛神经阻滞。遇双上肢伤均需手术时，不宜同时施行双侧臂丛阻滞，应间隔一定时间，以免局麻药物过量；此外，也可采用高位硬膜外阻滞。对伴有脊柱损伤，尤其是穿刺部位有损伤时，应尽可能避免采用椎管内麻醉。

脊柱手术常需要采用俯卧位或侧俯卧位进行手术，麻醉管理具有一定困难。麻醉方法多选用全身麻醉，气管内插管有利于麻醉期间呼吸管理和维持。高位截瘫的患者因咳嗽能力减

弱,常因呼吸道分泌物积聚而造成呼吸困难,此外还可能并发肺水肿或肺栓塞而导致死亡。脊髓损伤 3 ~ 6 个月内麻醉诱导时,使用琥珀胆碱容易出现高钾血症而诱发心搏骤停。颈椎损伤患者麻醉中应注意颅骨牵引,保持头部稳定,尤其是行气管内插管时,切勿使头过度后仰以免加重脊髓损伤。

止血带在四肢手术中常用,应注意正确使用。止血带充气压力因人而异,一般上肢高于收缩压 4 ~ 6.67kPa,下肢高于收缩压 6.67 ~ 9.33kPa 即可。止血带维持时间上肢一般以 1h,下肢 1.5h 为限。若手术时间长,应每隔 1h 放气一次,间隔 15min 后再充气。放松止血带后可能出现"止血带休克",表现为恶心、出汗、血压下降等,应注意预防。

四、特殊创伤患者的麻醉处理

(一)挤压综合征的麻醉

创伤患者因四肢或躯干肌肉丰富部位长时间受外部重力压迫,而造成肌肉组织缺血坏死导致严重的全身中毒反应和肾功能不全,临床表现常为神志改变、烦躁、呼吸深快、高热、心律失常等。化验检查可出现肌红蛋白尿、高钾血症、贫血、酸中毒和氮质血症等。为控制伤情恶化,须及时行筋膜间隙切开减压术。

麻醉处理需注意肾功能受损程度,避免采用影响肾功能的药物。对不伴休克的单纯下肢截断术的患者可采用硬膜外麻醉。当伤情较重、低血容量存在时,则须选全麻更为安全。术中可应用 5% 碳酸氢钠纠正酸中毒,碱化尿液,防止肌红蛋白在肾小管中沉积。

(二)烧伤患者的麻醉

烧伤是存活的创伤患者最严重的形式之一,烧伤患者给麻醉提出了考验,因为这些患者存在静脉入路困难、水电解质紊乱、非去极化肌松药量增加及体温调节问题。明显三度烧伤患者应在专门的烧伤中心治疗,能够给烧伤患者提供重症护理和控制感染,全身烧伤患者可能需要立即进行焦痂切开术来保证肢血流或胸部扩展。

小面积烧伤的麻醉处理无特殊性。总面积超过 80% 的严重烧伤,或头、面、呼吸道烧伤,在麻醉处理中难度较大。主要在于头、面部烧伤时常因面颈部肿胀而致气管插管困难,呼吸道烧伤时易致呼吸道梗阻或气管黏膜水肿致插管困难。此外,静脉通道的建立也常不容易。麻醉应尽可能做到苏醒迅速,减少术后反应。气管内插管困难时,应及时行气管造口术。烧伤限于四肢时,尽可能选用阻滞麻醉或硬膜外麻醉。

面积较大或躯干部手术时则须用全麻,但应避免用吸入麻醉,以减少呼吸道分泌物增多。植皮或切痂手术可采用氯胺酮静脉注射,必要时辅助少量镇痛药,一般不需行气管内插管术。但面颈部手术时则须行气管内插管。

(三)小儿创伤患者的麻醉

小儿创伤患者麻醉处理特点在于其难以主动配合,伤情变化迅速,机体耐受能力较差等。儿科创伤患者的救治仍遵循与成人创伤救治相同的原则,尤其是呼吸道的管理。早期插管对严重受伤儿童有益,因为换气不足时小儿缺氧发展迅速。小儿补液要慎重,避免长时间组织缺血和液体过量。经验丰富的麻醉管理及手术后重症护理将明显减少创伤儿童的死亡。严重受伤儿童只要病情足够稳定,应尽早送到儿科专科机构进一步救治。

小儿禁食时间以 8h 为宜,禁食过长可能发生低血糖。

全身麻醉是小儿麻醉最常用的方法。一般清创手术可以采用氯胺酮麻醉,静脉或肌内注射。但对于伤情严重、头颅、胸腹部手术则宜在气管内插管情况下采用静脉或静吸复合麻醉,以保证呼吸道通畅。小儿气管较狭小,选择导管时应避免过粗而造成气管或喉损伤、喉水肿、气管痉挛等并发症。

小儿硬膜外麻醉时,需有助手协助,避免身体活动而影响穿刺,必要时可先肌内注射氯胺酮 $3 \sim 5mg/kg$,待小儿入睡后再行穿刺。小儿硬膜外麻醉常用药物是 $0.7\% \sim 1.5\%$ 利多卡因或 $0.1\% \sim 0.2\%$ 丁卡因。利多卡因用量为 $8 \sim 10mg/kg$,丁卡因用量为 $1.2 \sim 1.5mg/kg$ 上肢手术也可采用臂丛阻滞,因小儿常不能配合操作,以选择肌间沟径路为宜。

小儿麻醉期间,输液是保证麻醉安全的重要措施。小儿正常液体维持量为 $7 \sim 100mL/(kg \cdot d)$,即每小时 $3 \sim 4mL/kg$。麻醉中应根据伤情及时和适当增加补充量,一般说,腹部手术可按 $10mL/(kg \cdot h)$ 补充;胸腔、脑外科手术按 $4 \sim 6mL/(kg \cdot h)$、浅表手术按 $3 \sim 4mL/(kg \cdot h)$ 补充。

(四)怀孕创伤患者的麻醉

怀孕妇女并非与创伤完全无关。创伤同样是近年来女性死亡上升的重要因素之一。在对遭受创伤的孕妇实施救治的过程中最重要的特点是需要同时关注对母亲和胎儿的挽救。孕妇创伤容易引发自发性流产、妊娠终止、早产等,对任何创伤孕妇有必要请产科医师早期会诊,立即进行处理和随访。对受孕小于 3 个月的创伤患者容易被忽略,因此对于任何育龄期创伤妇女均应将 HCG 检查作为早期实验室检查项目。对发育中胎儿的最佳治疗是对母亲进行迅速而完全的容量复苏。

早期妊娠宜选择静脉麻醉。对于发生于妊娠中晚期的创伤有必要尽早进行超声检查,以确定胎儿存活状况,足月胎儿应进行分娩。麻醉期间必须注意所用药物对胎儿影响的程度,有条件时应进行胎心监测;许多情况下,常常因母亲重度的休克而导致胎儿死亡,为救母亲的生命必须快速手术终止怀孕。偶尔有受到严重的脑外伤的孕妇能保留住活的胎儿,通过人工生命支持系统维持母亲直到胎儿到达适合产出的时间的临床报道。这种情况并非都能成功,而且会给 ICU 工作人员带来巨大的负担。

(五)老年患者的麻醉

老年人的生理功能退化,多伴随慢性疾患,所以患者的手术并发症和病死率,必然较青壮年为高。由于血管粥样硬化、心肌对儿茶酚胺反应减退及压力感受器反应迟钝等原因,对血容量不足或超负荷耐力差,心肌收缩、血管张力和对体位改变的代偿能力下降。呼吸储备减少,容易发生缺氧及二氧化碳潴留,呛咳反应迟钝;肝肾血流灌注减少;药物转化和清除明显延迟。药物作用时间不仅延长,还容易发生过量,呈现中毒的意外。

麻醉中要尽力维持接近伤前的状态。麻醉应分次小量给药。密切观察生命体征,术后尽早恢复到伤前的生理功能状态,力争有所改善和好转。

(六)休克患者的麻醉

休克是创伤救治中常见的临床情况。麻醉处理时要注意善于分析和判断休克所处的病理生理时期,以采取相应有效的救治措施。术前应进行或准备好充分的抗休克措施后,才能开始麻醉。对于已处于明显休克状态的内出血严重的患者,应在抗休克治疗的同时尽早手术止血。容量复苏中,应随时监控 HCT,一般而言,在活动性出血未确定性控制前可以晶体胶体溶液为主,待确切止血后再输入红细胞、血浆等。

如出血速度较快,应采用快速或加压输血。保证血液的携氧功能,防止心、脑、肾等重要器官缺氧。

严重休克患者的救治与麻醉期间,如有条件应尽可能经桡动脉穿刺插管,直接测定动脉压;经颈静脉插管,测定中心静脉压与肺毛细血管楔压(PCWP)以监测补液,留置导尿管观察每小时尿量。

休克患者的麻醉前用药与一般患者相似,因组织微循环障碍,多采取静脉注射给药,酌情减量。伴有明显疼痛的患者,麻醉前需及时给予镇痛药。局部麻醉和神经阻滞对循环、呼吸抑制轻微,适用于损伤范围小而且表浅的手术。椎管内麻醉常使血管扩张,血压下降,原则上在休克纠正之前禁忌使用。但对于一些容易纠正或已初步改善的患者,也可采用先置入硬膜导管,待平卧位建立静脉通道或给予一定容量补充后,分次小量注入药液,控制阻滞平面,尽可能维持血压。虽然许多全麻用药对循环抑制作用较明显,但全身麻醉仍适用于大多数休克患者,因其具有便于呼吸管理、充分给氧、利于抢救等优点。重点在于选用对循环、呼吸抑制作用小的药物,如地西泮、氯胺酮、芬太尼、氧化亚氮等。在休克状态下,静脉用药作用时间维持较其他患者长,应注意减量或延长追加间隔时间,避免药物蓄积。

在注意麻醉处理的同时,对救治过程中大量输血输液的患者,应注意心功能的维护以及血细胞比容、凝血功能的监测,防治可能出现的并发症。

五、术中常见问题的处理

(一)长时间手术

长时间的手术需要长时间的麻醉,两种因素均会给创伤患者的预后及机体恢复带来不利影响。如果能在较短的手术时间内或者在很少的手术次数中使患者的外科问题得到解决或纠正,不稳定的多发伤患者一般能获得满意的结果。严重创伤的救治过程中应遵循"损伤控制外科"(Damage Control Surgery,DCS)救治原则,将早期手术治疗作为整个救治过程的一个基本环节,不宜追求一次手术完成所有确定性修复,尽可能缩短手术时间,避免对创伤患者生理机制等内环境稳定的过分干扰,从而遏制以代谢性酸中毒、低温、凝血功能障碍为主要特征的创伤患者"致死三联征"的发生。近年来,"损伤控制麻醉"(Damage Control Anesthesia,DCA)的概念的提出,进一步强调了麻醉医生在严重创伤患者内环境调控方面所具有的重要作用。

(二)低体温

严重创伤救治过程中,维持体温稳定是每个麻醉医生面临的严峻问题,体温和创伤评分的反比关系已经引起人们注意。许多患者受伤或手术后体温很低,与长时间暴露在寒冷的环境或手术间室温过低、呼吸道热量散发、输入冷液体或库存血、休克引起的热产生减少等因素密切相关。为了避免这种以往常被忽略的保暖问题,所有非手术部位的皮肤表面都应覆盖以减少对流和辐射性散热。利用水温加热湿化吸入气体可减少肺部对流导致热量丢失,并通过略高于体温的吸入气流对患者产生主动保暖作用;所有的静脉用液体都要加热。现代化的加热设备能够获得在非常快的输液速度情况下加热气体到37℃。其他保持体温的方法包括合适调整手术室温度(以22~25℃为宜),用温水冲洗开放的身体创口,持续的动静脉复温、调温毯或保暖设施的应用等。

(三)大量输液输血

严重创伤患者、手术需时长、创面大量渗血或出血等,通常需要补充大量液体。大量快速输血是指短时内一次输血量3000mL以上,或者在24h内超过5000mL。除了要注意一般的输血并发症之外,如低钙血症、高钾血症、代谢性酸血症等,容易被忽视的问题是低温和出血倾向。①大量输入4℃的库存血,容易使体温下降。而体温在28℃以下,就会造成心室纤颤或心跳停止。输血速度>50~100mL/min时,可发生心搏骤停。避免的方法是将库血加温后再输注;②输注大量冷藏的库血还可能导致明显的血压下降。在患者的血容量被替换到一定程度时,常发生稀释血小板减少症、凝血时间延长和暂时性的钙离子浓度降低。应及时补充适当的凝血因子治疗凝血性疾病。正常的体温对于维持凝血功能正常尤其重要。有报道表明临床上伴有凝血异常的低温患者,随着体温恢复正常,凝血酶原时间和部分促凝血酶原激酶时间也得到纠正。应当动态测定体温、凝血指标并用于正确指导补充治疗,防止因盲目治疗导致患者机体内环境的紊乱或失调。当钙离子水平下降或尽管补充了足够的液体仍有低血压时,就应该开始补钙。

(四)血管活性药物的应用

创伤患者发生大失血时必须首先补充有效循环血容量,才能维持血压和合适的心排出量。当加压快速输血输液还不能及时补充失血量时,为了避免持久的低血压的不良影响和防止心跳停止,可考虑短暂使用血管收缩药物,常用的是多巴胺、间羟胺或去氧肾上腺素。应避免一味地增加升压药用量使内脏严重持久的缺血,应积极补足血容量。尽早减少升压药的应用。即使是在感染性休克的高心排出量低末梢阻力阶段,也应该维持合适的有效循环血量,以免转变为低心排出量休克。使用血管收缩药不是主要手段,而只是暂时维持心跳的应急措施。因为血管收缩药物是牺牲组织和某些脏器的灌流以维持血压,后果常十分严重,如发生肾衰竭。因此应使用量尽量小,时间尽量短。

(五)酸血症的纠正

由于休克时组织的低血液灌流,必然会产生乳酸血症,造成对组织细胞的进一步损害。但休克治疗的总体目标是迅速恢复有效循环血容量,和改善组织的血液灌流。即使是血压已接近于恢复正常,还应注意改善末梢循环。只要循环能够保持稳定,依靠机体本身的代偿调节,便足以自身纠正乳酸血症。乳酸在肝脏能迅速代谢,因此恢复肝脏的有效灌流,比用药物纠正酸血症更为重要。只有在血液pH过低,剩余碱过低时,才需要考虑使用碳酸氢钠。要避免单纯依靠碱性药物以纠正酸血症。过多地应用碱性药物可导致代谢性碱中毒、处理困难。

(六)麻醉后恢复期处理

严重创伤患者手术后需要较多的治疗干预:包括术后早期的重症护理和后期康复治疗。在许多国家,创伤患者救治是最昂贵的医疗服务。

在恢复室,创伤患者可能出现的问题包括苏醒时呕吐和误吸、麻醉后苏醒延迟、苏醒后谵妄或躁动等。受伤前刚进食的患者因胃排空延迟,可能在麻醉苏醒时呕吐。急诊手术后创伤患者气管拔管要延迟,直到患者恢复咳嗽反射保护气道。创伤手术后患者拔管的标准也包括维持足够的自主呼吸、无分泌物和氧供正常。有些情况下救治创伤患者的急诊手术可能非常紧急,除仅仅对最威胁生命的情况予以粗略诊断和治疗外,其他方面未进行更多的彻底检查。因此,在手术期间以及在恢复室仍需要继续完成这些患者的进一步诊断。

中、重度创伤患者术后应进入重症监护室给予必要的全面监测和治疗。仔细关注代谢、营养支持和适当的心肺支持是给这些患者提供最好的存活机会所必需的。严重感染、ARDS、多器官功能衰竭是创伤患者术后死亡最常见的原因。

（七）患者的转运

严重创伤患者在救治过程中的转运是一个常见问题。既包括院前抢救过程中向医院或创伤救治中心的转运，还包括到达医院后或手术后各诊疗专科之间的转运，如 X 线摄片、CT、磁共振成像和放射性核素成像等特殊检查或治疗。麻醉医师对这项工作的参与程度很大，应充分准备各种应急措施和必要设备，如具备蓄电池的便携式心电、血压和脉搏氧饱和度监测仪。严重患者还可能需要持续监测动脉血压、呼气末二氧化碳，以及小型呼吸机进行呼吸支持。目前临床使用的监测仪中有些还可以存储患者各种资料和信息，在相同机型中随时传递而不会丢失和中断。

院前救治中，有条件时应在直升机或救护车中配备上述必要的设施，为安全转运患者提供保证。

创伤救治在现代医学实践中越来越重要，紧急救治网络的建设和完善对严重创伤的及时救治和病死率减少发挥着巨大作用。如何减少活着送到医院的创伤患者的病死率，如何进一步更新"黄金时间"的认识和定义，如何完善创伤救治中心的诊疗流程，提高救治能力和水平，是麻醉医生和创伤外科医生正面临的挑战。

第二十三章 休克患者的麻醉

第一节 休克的分类和发病机制

引起休克的病因很多,分类方法也不统一。依据休克的病因、血流动力学变化、始动环节和治疗效果的不同有多种分类方法。各种分类都有其特点,临床上多以病因分类法为主要依据,再结合其他分类法的特点综合分析,利于医生制订出全面有效的抢救方案。

一、休克的分类

(一)按休克的病因分类

1.低血容量性休克

低血容量性休克是外科最常见的一种休克类型。由于循环血容量减少,使有效循环血容量绝对不足,导致组织灌注不足和弥漫性缺血缺氧。低血容量是指有效循环血量减少,包括血液有形成分的减少,血浆量的减少或者水分的丢失。

机体遭受严重创伤而导致低血容量称为创伤性休克。因烧伤引起大量血浆和体液丢失也称为烧伤性休克。剧烈呕吐和腹泻时体液大量丢失,肠梗阻可导致大量分泌和渗出的液体被隔离在肠管内,抑或腹膜炎时大量液体渗出到腹腔内也使有效循环血量减少,这些原因都可引起低血容量性休克。

2.感染性休克

感染性休克也称为脓毒性休克,是指全身感染的患者在给予足够的液体复苏后仍无法纠正的持续性低血压,常伴有低灌注状态(包括乳酸酸中毒、少尿或急性意识障碍等)或器官功能障碍。低血压是指收缩压 <90mmHg 或在无明确造成低血压的原因(如低血容量性休克、心源性休克等)情况下收缩压下降幅度 >40mmHg。

在各种感染源所致休克中,以肺部感染、胆道感染、外伤或烧伤感染、肠道感染等最为常见。感染性休克不仅有微生物及其毒素的直接损害作用,还与许多的细胞因子及其受体有关,它实际上代表了宿主对全身性炎症的病理生理过程。

3.过敏性休克

已致敏的机体对抗原物质产生急性全身性炎症反应,造成呼吸、循环急性衰竭,称为过敏性休克,属Ⅰ型变态反应。由 IgE 与肥大细胞表面结合引起组胺和缓激肽大量释放入血,引起血管床容量增加,毛细血管通透性增加,有效血容量相对不足,导致组织灌流和回心血量急剧减少所致。常伴有消化道症状、荨麻疹、血管性水肿、严重呼吸困难等。

4.心源性休克

由于原发性心排出量急剧减少[CI < 2.2L/(min·m²)]而发生的一类预后很差的休克。心脏泵功能衰竭,或心脏前、后负荷过重,超过心脏的代偿能力或心脏充盈障碍,均可致心排出量过低,有效循环血量明显减少,血压下降,使各主要器官和周围组织灌注不足。急性心肌梗

死是心源性休克最常见的原因,尤其是大范围心肌梗死(超过左室40%)时心脏泵功能即难以维持正常循环状态。其他可引起心源性休克的少见原因还包括心肌病、心律失常、心脏瓣膜病和急性弥漫性坏死性心肌炎。

心源性休克患者的血压多在早期即显著下降,而外周阻力的变化却不一致。多数患者表现为外周阻力增高,这是因为血压下降,动脉充盈不足,使交感—肾上腺髓质系统兴奋,儿茶酚胺释放增多。少数患者外周阻力降低,可能是由于心肌梗死或心室舒张末容积增大刺激了心室壁的压力感受器,反射性地抑制了交感神经中枢所致。

5. 神经源性休克

正常情况下,血管运动中枢不断发放冲动沿传出的交感缩血管纤维到达全身小血管,使其维持一定的紧张性。当血管运动中枢发生抑制或传出的交感缩血管纤维被阻断时,小血管将因紧张性的丧失而发生扩张,结果使外周阻力降低,大量血液淤滞在微循环中,回心血量急剧减少,引起休克发生。此类型休克多发生于过深麻醉、强烈疼痛刺激后(血管运动中枢被抑制)或在高位脊麻或损伤时(交感神经传出路径被阻断)。由于发生机制比较简单,处理有针对性,预后较好。

(二)按休克时的血流动力学变化分类

1. 高动力型休克

血流动力学特点是外周阻力降低,心排出量增加,又称高排低阻型休克。其临床表现为四肢温暖、皮肤潮红,其脉搏充实有力但血压降低。

此型休克的真毛细血管组织灌流量仍然减少,动静脉血氧分压亦减少,主要见于轻型和早期的感染性休克。

2. 低动力型休克

血流动力学特点是外周阻力增高,心排出量减少,又称低排高阻型休克。临床特点与一般低血容量性休克相似。高动力型休克未得到及时有效治疗,必然发展为低动力型休克。

3. 低排低阻型休克

此型休克的血流动力型特点是外周阻力和心排出量都降低,故血压下降更为明显,是休克时机体失代偿的表现。

(三)按休克的始动环节分类

(1)低血容量性休克。

(2)心源性休克。

(3)血液分布性休克:血管舒缩调节异常,包括感染性休克、神经源性休克、药物性休克。

(4)梗阻性休克:血流主要通路受阻,包括肺动脉栓塞、心包压塞或缩窄、心瓣膜狭窄、静脉梗阻。

(四)按休克时的病情经过与预后分类

1. 可逆性休克

休克若能早期发现并及时治疗,病情很快稳定,各主要脏器未受到明显损伤,实质上是休克的早期。

2. 难治性休克或顽固性休克

此型休克患者病情时好时坏,若病因消除,治疗有效,病情可逐渐好转甚至痊愈,也有部分患者病情进一步恶化。

3. 不可逆性休克

当上述休克未得到缓解与纠正，病情继续恶化，最后发生 DIC 和（或）严重多器官功能障碍而死亡者，称不可逆型休克。

二、休克的发病机制

（一）休克发生的始动机制

尽管引起休克的病因不同，但组织器官的有效灌注不足是各类休克发生、发展的共同基础。影响有效灌注的原因主要包括三个方面：①全血量减少（包括失液、失血或丢失血浆）；②血管床容量增加（即广泛毛细血管床开放）；③心脏泵功能下降。

（二）休克发生的微循环机制

微循环是指微动脉与微静脉之间的血液循环。包括微动脉—后微动脉—毛细血管前括约肌—毛细血管—微静脉，也包括微动脉和微静脉之间的直接吻合支。微循环是循环系统中最基本的功能单位。

毛细血管容量很大，平时只有 20%～30% 处于开放状态，正常情况下微循环血容量仅是全身血容量的 5%～10%。休克时微循环的变化大致分三个时期。

1. 休克早期——缺血缺氧期

微循环变化的特点是全身的小血管，包括小动脉、微动脉、后微动脉、毛细血管前括约肌和微静脉、小静脉持续痉挛，微循环内血流速度显著减慢，组织灌注量减少，微循环内血流只出不进。休克早期的代偿机制包括微静脉和小静脉收缩，加上肝储血库收缩，迅速而短暂地增加回心血量；组织液反流入血；血流重新分布。皮肤、内脏、骨骼肌和肾血管的 α 受体密度高，对儿茶酚胺的敏感性也高，而脑动脉和冠状动脉系统则无明显改变，这种微循环变化的不均一性，使血流重新分布，保证了心、脑等主要生命器官的血液供应。

2. 休克中期——淤血缺氧期

由于微静脉端血流缓慢、红细胞发生聚集、白细胞滚动及贴壁嵌塞、血小板聚集、血黏度增加，微循环内血流只进不出。

3. 休克晚期——循环衰竭期

可发生弥散性血管内凝血（DIC）或重要器官功能衰竭。机体失去了早期所有的代偿机制，微循环内血流停滞，组织完全得不到氧气和营养物质供应。微血管平滑肌麻痹，对任何血管活性药物均失去反应。

休克晚期是休克发展到了极其严重的阶段，治疗非常棘手。但是如果各种治疗矛盾和难点逐个进行全面针对性的综合性处理，使一个个难点得到攻克，仍有可能使休克缓慢逆转。

临床实践中，各期临床表现并无明显界限，常是逐步移行或重叠出现。由于始动原因不一，个体反应性也有差异，所以有的休克发展十分迅速，尚未来得及全面处理，患者已进入不可逆性休克而死亡。有的发展较慢，通过有效的全面医治能使之恢复。总体来说，休克的发展是快速的，抢救措施应积极，不能有丝毫松懈。

第二节　休克的治疗原则

对休克患者的理想化处理是在休克的临床症状明显化之前,早期发现并在其尚未发展到难治性休克前给予有效治疗,阻止病程进一步恶化。治疗应着重于改善微循环,而不是单纯追求一个"满意"的血压。很多时候麻醉医生接诊时患者已经出现明显临床症状如心率加快、血压降低、皮肤湿冷、尿量减少等,这表明休克已经发展到失代偿阶段,此时麻醉医生的首要任务是尽可能准确地判断病情,提供正确有效的治疗。

一、病因治疗

早期发现和消除休克的病因是治疗各型休克的根本措施。如某些低血容量性休克的扩容治疗和(或)手术治疗;过敏性休克的抗过敏治疗等有时均能起到立竿见影的效果。又如创伤性休克,手术止血和清创修复是最根本的治疗措施。但有的休克不容易立刻发现病因,特别是感染性休克,有时病因诊断较为困难。对这类休克,只有靠流行病学的特点和动态观察病情进行分析,选用相关的抗生素进行试验性的病因治疗。

二、维持循环稳定和组织器官灌注

(一)恢复有效循环血量——液体复苏

休克发病的中心环节是有效循环血量减少,治疗休克的第一个目的就是尽可能快速恢复有效循环血量,维持循环稳定和组织器官灌注。液体补充是急性复苏的基础。出血、缺血细胞的摄取和组织间液渗漏等因素常导致血管内血容量丢失。静脉输液可以增加低血容量患者的心排出量,升高血压。麻醉医生应努力识别休克进展的情况,使用适当的液体、以适当的容量、在适当的时间对患者进行复苏。但液体复苏不能盲目,必须分两个阶段加以考虑。

1. 早期复苏

患者仍存在活动性出血。美国外科医师协会的高级创伤生命支持(ATLS)课程提倡给所有低血压患者快速输入2L加温的等张晶体,以恢复正常血压和尿量。但在活动性出血没有纠正之前,快速补液有一定的风险,必须将之与持续低灌注所带来的风险进行权衡。

2. 后期复苏

出血已得到有效控制。

3. 复苏液体的选择

(1)等渗晶体液:可选乳酸钠林格液,反应良好应表现为心率减慢、血压升高、尿量增加、氧输送增加。

等渗晶体液快速输入后大部分转移至组织间隙,每输入1000mL晶体液约增加血浆容量200mL。晶体液的缺点包括无携氧能力、无凝血作用,在血管内半衰期有限。补液初期可补充休克患者细胞外液体缺乏,过量输注晶体液有可能在血容量尚未完全纠正时即出现周围组织水肿。

(2)高渗盐水(HS):7.5%的HS通过吸引组织间液进入血管可迅速扩容,已成为紧急情况下液体复苏的普遍选择,尤其适用于不能耐受组织水肿患者(如闭合性脑损伤)。但高渗盐水扩容和改善循环作用持续时间较短,不能反复应用,用药后产生一过性高钠血症。

（3）胶体液：当静脉输液量受限时，胶体复苏在用量很少的情况下更好地恢复血容量，可弥补单纯晶体液的不足之处，具有扩容迅速、输液量小、作用持续时间长等优点。由于胶体溶液不能携氧还有可能影响凝血功能，对血液的稀释作用与晶体液相似。休克晚期毛细血管通透性增加，输入的胶体液渗漏至组织间隙，增加组织间隙胶体渗透压，可加重组织水肿。

（4）血液制品：浓缩红细胞（Packed Red Blood Cells，PRBCs）是治疗出血性休克的主力军。一个单位 PRBCs 平均红细胞比容为 60%~70%，具有良好的携氧能力并且与任何胶体一样具有很好的扩容作用。

理想的复苏效果应使患者血细胞压积不低于 30%。储存在 4℃条件下，注意要加温输注，否则会使患者体温迅速下降。

出血性休克复苏期间发生的凝血功能障碍是使用血浆的适应证。像 PRBCs 一样，血浆也是一种极佳的容量扩增剂，同时也必须加温输入，特别是在复苏早期。只需输注 1~4U PRBCs 的患者通常不必输血浆，大多数患者有足够的凝血因子储备以补充随血液丢失的凝血因子。已达到大量输血极限（全血容量或约 10U PRBCs）的患者通常需要每单位 PRBCs 补充一个单位血浆。当需输注 5~9U PRBCs 时，血浆需要量则不尽相同。

快速输入库存血可能给受血者带来"枸橼酸盐中毒"的危险。每个血袋内都有凝血制剂，以枸橼酸最常用，它可与体内游离钙结合，使血清钙明显减少从而减弱心肌收缩力，是复苏后容量恢复正常时持续低血压的常见原因。大失血患者应注意监测钙水平，必要时需要补充钙离子。

（二）改善组织灌注

组织灌注不足是休克发生发展及导致患者死亡的重要因素，因此尽快改善组织灌注是休克治疗的主要目的之一。保证重要脏器组织灌注的基础是提供满意的心排出量和足够的有效灌注压。休克患者为偿还氧债需要保持相对高的心脏排出量，充分液体复苏后 CI 仍低于 $4.5L/(min \cdot m^2)$ 或 MAP 低于 70mmHg 时考虑应用正性肌力药。一般首选多巴胺，由小剂量 $[(2~4\mu g/(kg \cdot min)]$ 开始，剂量过大 $[>10\mu g/(kg \cdot min)]$ 时多巴胺有 α 兴奋作用，提高血压要以牺牲组织灌注为代价，因此建议应用能维持最低可接受血压水平的最小剂量。用药后血压升高而心排量低于目标水平时可酌情应用血管扩张药。如血压和心排量均不能达标建议联合应用多巴酚丁胺和去甲肾上腺素。对儿茶酚胺不敏感患者应检查并纠正酸中毒和低钙血症。重要器官灌注充分的标志应是血流动力学稳定，尿量满意，血乳酸浓度下降，血气检查无明显酸中毒，混合静脉氧饱和度大于 75%。

（三）保证组织氧合

保证组织灌注的目的之一就是向组织供氧以满足细胞水平的氧消耗。如果组织需氧量大于氧输送量，细胞就转入无氧代谢，结果造成乳酸酸中毒最终导致细胞死亡。因此，对休克患者应加大氧输送量以提供足够的氧供组织消耗。

组织供氧量（DO_2）是动脉血氧含量和心脏指数的乘积，表示为 $DO_2 = CI \times CaO_2 \times 10$，参考值为 $520mL/(min \cdot m^2)$。动脉血氧含量（CaO_2）可表示为 $Hb \times 1.39 \times SaO_2$。由此可知血液稀释时或 SaO_2 降低时动脉血携氧能力下降，维持组织供氧要靠增加心排量来代偿。而当休克患者心排量受限时，维持相对高一些的血细胞比容（30%~35%）即为保证组织供氧所必须。组织耗氧量（VO_2）是机体所有氧化代谢反应耗氧量的总和，相当于动静脉氧差和心脏指数的乘积,即 $VO_2 = CI \times Ca - VO_2 \times 10$,参考值 $130mL/(min \cdot m^2)$。VO_2 和 DO_2 的比值代表组织氧摄取率(ERO_2),正常为 0.25。ERO_2 值升高常提示供氧不足;若患者存在动脉低氧血症而 ERO_2 无相应升高表现应考虑是否存在供氧分布异常。检查 DO_2 是否能够满足组织氧合需要,可逐渐提高 DO_2,看 VO_2 是否随之升高,升高表明存在氧债且 DO_2 相对不足,临床应通过提高心排量、增加吸入氧分数及调节血细胞比容(维持 Hgb $9 \sim 11g/dL$)等方法进一步提高 DO_2 直到 VO_2 不再随之升高(达到平台相)为止。

三、调整组织器官的代谢状态

内环境的平衡是细胞正常代谢的必要条件,也是维持各器官组织生理功能的必需条件。水、电解质代谢紊乱和酸碱失衡是休克的常见原因,也可以是各型休克发生过程中的继发性改变,如不能及时发现,予以纠正,常导致休克不可逆性发展。休克的治疗全程都应密切关注内环境的稳定。

四、防治继发性器官功能障碍

休克晚期如出现 DIC 和器官功能障碍,除采取一般治疗外,还应针对不同器官的特点采取针对性治疗。如急性左心衰时,应控制前、后负荷并强心、利尿;出现休克肺,则应呼末正压通气,支持呼吸功能;发生急性肾衰竭,尽早利尿和进行血液透析等。

总之,虽然目前对休克本质有了进一步的认识,但还存在许多的争论和没有被认知的领域,休克的研究已进入细胞代谢和功能的分子水平,从代谢、功能和结构多方面进行综合性研究,随着对休克本质认识的逐步深入,对休克的防治水平也将不断获得提高。

第三节　麻醉前评估、准备与用药

一、麻醉前评估

创伤和出血使者处于高度应激状态;所有麻醉药和麻醉方法都可影响患者的生理状态稳定性;外科疾病与并存的内科疾病又有各自的病理生理改变,这些因素都将造成机体生理潜能承受巨大负担。在手术前麻醉医生应迅速了解患者基本病情,评估伤情、出血部位和失血量,有无饱胃情况,有无血气胸等与麻醉相关的其他并存情况,对全身情况和重要器官生理功能做出充分估计。

麻醉医生还应于术前与手术医师沟通,了解手术意图、手术方式、难易程度、出血量、时间长短、手术危险所在,以及是否需要专门麻醉技术(如低温、控制性低血压等)配合。此外,还需了解手术的急缓程度。非抢救性手术术前应详细了解患者病情及治疗经过,尤其注意血管活性药物使用情况,了解既往麻醉史。检查患者意识状态,呼吸循环情况。已有气管插管患者检查导管深度是否合适,导管气囊是否漏气并予妥善固定。听诊两侧呼吸音不对称检查有否插管过深进入右侧支气管或有气胸、血胸和肺不张。抢救性手术如急性出血性休克,尽快控制活动性出血是抢救患者的关键,不应过分强调纠正术前情况而贻误手术。出血性休克患者在出血未得到有效控制前,不必过于积极地输血强行将血压恢复到正常水平,因为有些患者出血过快不可能通过输血维持正常血压,有效控制出血前维持稍低于正常的血压水平可减少血液进一步丢失,前提是要保证重要脏器功能正常。多中心回顾性研究已经表明创伤患者术前大量输血并不能提高抢救成功率。

二、麻醉前准备

(一)建立有效静脉通路

术前开放快速输血通路,建立静脉通路时注意避开患者损伤部位。严重休克患者应同时开放两条以上输液通路,外周静脉条件不好可行中心静脉穿刺置管,输液给药同时还可测定CVP。中心静脉可选颈内静脉、锁骨下静脉和股静脉。股静脉置管深静脉血栓形成的风险高,一旦患者情况稳定应尽早拔出。颈外静脉粗大表浅,位置相对固定,紧急情况下可用做快速输液通路。

(二)维持热量平衡

麻醉医生应努力维持休克患者的热量平衡。低体温可能加重稀释性凝血障碍和全身性酸中毒。此外,因寒冷导致的寒战和血管收缩作用将增加机体耗氧量,严重者可致心肌缺血。许多休克患者在入手术室前就已存在低体温,所以保温措施应尽早实施,所有的静脉液体都应预热或经加温装置输入。必要时采用温毯并调节环境温度。

(三)建立完善的术前监测

尽早测定患者动脉血压、脉搏、心电图和脉搏氧饱和度有助于病情估计。有创动脉压监测可方便行血气分析并动态观察血压变化,尤其在麻醉诱导期可指导临床用药,避免循环剧烈波动,故应尽早应用。

CVP监测有助于判断容量状态,其变化趋势对容量治疗有一定的指导意义。总之,麻醉医生应尽最大的努力,调整全身情况和脏器功能,以提高患者对手术麻醉的耐受力,并在做好相应抢救准备(人员、设备和药品等),并保证血液制品储备充足后再开始麻醉。

三、麻醉前用药

休克患者麻醉前用药取决于休克程度。循环尚稳定患者处理与常人相同,只是休克患者动脉血压常常依赖增高的交感张力维持,一旦术前用药对抗了交感张力,本来对血压心率影响很小的苯巴比妥、麻醉性镇痛药和苯二氮䓬类药物也有可能导致循环抑制。已经合并心肺功能不全患者,合并应用苯二氮䓬类药物和麻醉性镇痛药可以产生循环波动和呼吸抑制,引起或加重低氧血症。血容量尚欠缺的患者绝对禁用吩噻嗪类药,可致血压进一步下降,甚至猝死。休克常并存周围循环衰竭,低灌注下肌肉或皮下注射药物吸收速度受影响,若经皮下或肌内注射用药,药物吸收缓慢,药效受影响,麻醉前用药尽量通过静脉途径小剂量给药。总之,休克患者应减少术前用药量或不用。

饱胃的急症休克患者,可于麻醉前给予甲氧氯普胺以减少误吸的危险。甲氧氯普胺是多巴胺拮抗药,其主要作用在于刺激胃肠道规律性蠕动,促进胃排空的同时又可增加食管下端括约肌张力,且不引起胃液分泌增加,这些机制都有利于降低误吸风险。麻醉诱导前30～60min,甚至更短的时间内给药都有助于预防气管插管时误吸发生。

第四节 麻醉方法和药物的选择

休克患者的麻醉选择首先要强调安全,尽量选用对全身影响小,麻醉者最熟悉的麻醉方法。要防止因麻醉选择不当或处理不妥所造成的病情加重,也需防止片面满足手术要求而忽视加重患者负担的倾向。

一、局部麻醉和神经阻滞

对轻症休克患者,若手术仅限于表浅外伤清创缝合或肢体手术,局部麻醉和神经阻滞麻醉则有一定的优越性,如全身影响小,可降低交感神经张力,减轻应激反应,减少术中出血和术后深静脉血栓形成。患者在手术期间保持清醒状态,也有利于神经和意识的判断以及术后镇痛等。上肢手术最常用臂丛神经阻滞,下肢手术可在腰丛和坐骨神经阻滞下完成手术。神经阻滞一般单次用药剂量较大,而局麻药的血药浓度与血浆清蛋白含量成反比。休克患者因大量失血和输液,多存在低蛋白血症,对局麻药耐受下降,易发生局麻药中毒,要严格控制单位时间用药量。

若患者循环不稳定、存在意识障碍、呼吸困难或凝血功能差,抑或手术范围大、耗时长,不要勉强选择局麻。局麻(包括神经阻滞)可与全麻联合应用,可显著减少麻醉药用量,有利于保证休克患者麻醉期间循环呼吸管理。

二、椎管内麻醉

在休克未纠正前禁用椎管内麻醉,尤其禁止应用蛛网膜下隙麻醉。椎管内麻醉时交感神经阻滞,外周血管阻力降低,同时血管扩张将减少静脉回流,心排量也减少。交感神经阻滞范围决定于注药部位和药量。尽管在阻滞部位以上可以出现反射性血管收缩,但动脉血压仍会下降。T_4以上高位阻滞时,心脏交感神经也被阻滞,使患者在外周血管扩张时不能产生代偿性心动过速,血压下降会更明显。处于代偿阶段的休克患者,其动脉血压在很大程度上依赖于血管收缩,椎管内麻醉使阻滞区域血管扩张,可导致严重低血压,无复苏准备可使患者出现灾难性后果。

下腹部以下手术,如循环功能代偿尚好可以考虑应用硬膜外麻醉,但应强调在充分补液扩容的基础上,分次小量使用局麻药。注药后密切观察循环变化,出现血压下降或改变体位时血压下降提示血容量不足,应继续液体治疗,情况紧急时先应用适量麻黄碱支持血压。严格控制麻醉平面在可满足手术需要的最低水平,切忌阻滞范围过广。麻醉平面过高,腹肌张力下降,患者不能形成有效咳嗽保护气道,可能发生误吸。少数诊断明确的低血容量性休克患者,如异位妊娠破裂出血,病变部位明确,手术时间短,若循环尚稳定,可先放置硬膜外导管,先在全麻下开始手术,待出血控制,低血容量状态基本纠正后分次注药,建立硬膜外麻醉逐渐取代全麻。

休克合并凝血功能障碍或有感染败血症患者不选用椎管内麻醉。

三、全身麻醉

休克患者病情往往比较危重,生命体征不稳定,气管插管全身麻醉可提供充分的氧供、镇痛和满意的肌松,抑制内脏牵拉反射,降低应激反应,方便呼吸和循环管理,在很多情况下是一种安全的麻醉方法。休克患者对麻醉药耐受能力降低,少于正常用量的麻醉药即可使患者进入麻醉状态。临床上经常是吸入麻醉药与静脉药物配伍使用。

(一)麻醉诱导用药

低血容量患者在应用麻醉诱导药物后出现低血压的原因与交感神经代偿性兴奋被阻断有关。以往身体健康的年轻患者在动脉压下降之前,可能已丢失了多达40%以上的血容量。在此情况下,无论选择何种药物,麻醉诱导均可导致严重的循环衰竭。当面临出血情况时,必须减少麻醉药的剂量,而对于低血容量危及生命的患者应当避免使用麻醉药物。

1. 咪达唑仑

咪达唑仑作为目前麻醉中最常应用的苯二氮卓类药物,具有突出的遗忘作用,常与镇痛药联合应用于休克患者麻醉诱导。小剂量咪达唑仑应用能降低知晓的发生率,正常情况下该药对循环影响轻微,但当严重低血容量时,静脉注射后出现血压下降、心率加快,心排量不变,提示血压下降源于外周阻力降低。咪达唑仑蛋白结合率高,在休克合并低蛋白血症时(如大量液体复苏后)其作用强度和时间也明显增加。

2. 丙泊酚

丙泊酚作为手术室内麻醉诱导的主要药物,由于它的血管扩张和负性变力作用,并不适用于临床上有明显低血容量表现的休克患者。

3. 依托咪酯

有文献表明,依托咪酯用于创伤患者时较其他镇静催眠药具有更佳的心血管稳定性。该药对循环影响小,不降低心肌收缩力也不阻断交感反应,适用于并存低血容量和循环状态不稳定的休克患者。由于降低脑代谢和脑血流,尤其适用于合并颅脑损伤的休克患者。诱导用量0.2~0.4mg/kg,静脉注射后一个臂—脑循环时间即可入睡,心率和心排量基本不变,依托咪酯的问题包括注射部位刺激痛和肌痉挛,可以通过静脉注射利多卡因、小剂量咪达唑仑(1~2mg)和快速起效肌松剂来减轻或缓和这些不良反应。依托咪酯用药后偶发一过性肾上腺皮质功能抑制,可通过补充外源性激素治疗。

4. 氯胺酮

氯胺酮除直接作用于中枢神经系统导致交感介质释放外,还可抑制节后交感神经末梢对去甲肾上腺素再摄取。在正常患者,氯胺酮引起的儿茶酚胺释放掩盖了其对心脏的直接抑制作用,用药后产生血压升高和心率加快。而对处于血流动力学应激状态的患者来说,可能无法掩盖其心脏抑制作用,从而导致循环衰竭。有动物实验表明,相比于异氟烷麻醉,氯胺酮虽然能提升血压但并不增加组织灌注。

5. 阿片类镇痛药

因吗啡和哌替啶均具有组胺释放作用,故常选用芬太尼。芬太尼对血流动力学影响较小,不抑制心肌功能。芬太尼轻度扩张周围静脉,与催眠性诱导药结合使用有协同作用,故对高交感张力的患者,该药可使心率减慢和血压下降。舒芬太尼作用类似芬太尼,起效和消除更快。

6. 神经肌肉阻滞剂

琥珀胆碱仍然是目前显效最快的肌松药,1~2mg/kg静脉注射,1min内即可提供满意肌松,循环影响轻微,是休克患者快速诱导插管的常用药物。使用琥珀胆碱能够在"既不能插管,又不能通气"的情况下,使患者在发生明显缺氧前恢复自主呼吸,但麻醉医生不能依靠自主呼吸的恢复来挽救困难气道处理的困境。琥珀胆碱重复用药或与氟烷联合使用可导致心律失常,在大范围软组织损伤、严重烧伤和截瘫患者可因严重高钾血症导致心搏骤停。可替代琥珀胆碱的药物包括罗库溴铵(1mg/kg)和维库溴铵(0.1~0.2mg/kg),两者均无明显心脏毒性,大剂量使用可迅速松弛全身肌肉。但此剂量下其作用持续时间可长达1~2h,困难气道的患者若不能顺利完成气管插管,麻醉医生应注意保护气道通畅,避免缺氧。

(二)麻醉维持用药

1. 吸入麻醉药

几乎所有的现代吸入麻醉药都有循环抑制作用,影响程度与吸入浓度有关。作用途径包括抑制心肌收缩力、改变外周血管张力和影响自主神经活动。吸入麻醉期间易于出现节性心律等室上性心律失常,心电图P波消失,处于代偿期休克患者可因丧失心房有效收缩而导致心排量下降,血压降低。休克患者常见的动脉低氧血症也加重吸入性麻醉药的循环抑制作用。在吸入性麻醉药中氟烷和安氟烷心肌抑制明显。异氟烷、地氟烷和七氟烷降低血压主要是由于外周血管扩张的结果。与其他吸入麻醉药相比,氧化亚氮心肌抑制作用最轻,吸入浓度为25%有镇静作用,25%~50%镇痛,麻醉维持浓度30%~70%。氧化亚氮因麻醉作用较弱,常与其他药物配伍应用。但患有气胸、肠梗阻或需要吸入高浓度氧的患者不宜应用。

吸入麻醉药造成的低血压可通过降低吸入麻醉药的浓度,加快液体输注速度,谨慎地使用增强心肌收缩力药物或血管收缩药迅速缓解。

休克患者由于低心排和过度换气,吸入麻醉肺泡浓度升高速度加快,肺泡浓度高导致血药浓度高,心功能抑制等药物毒不良反应也相应增加。由于多数吸入麻醉药的循环抑制作用是剂量依赖型,因此休克患者麻醉时倾向于小量联合应用,如氧化亚氮—氧—肌松药,辅以小量七氟烷或异氟烷,麻醉作用相加而循环抑制减轻。

2. 静脉麻醉药

休克患者静脉麻醉耐量减少,除低蛋白血症使血浆游离药物浓度增加外,血管内容量相对减少也使血药浓度易于升高。因此安全处理休克患者麻醉的关键是无论选择何种药物,均应小量分次用药,依据患者反应决定用药总量。

芬太尼对心血管功能差的患者能提供良好镇痛作用,可与低浓度吸入麻醉药或小剂量苯二氮卓类药物联合用于循环欠稳定患者手术的麻醉。一般1~2μg/kg用于提供镇痛;2~20μg/kg与吸入性麻醉药联合用于阻断手术应激反应;50μg/kg也可单独用于手术麻醉,缺点是术中有时镇静程度不足,不能完全阻断对手术刺激的交感反射,术后需要机械通气。故长时间手术使用大剂量者,手术结束时可用纳洛酮(0.1~0.4mg)对抗,以减少术后呼吸抑制。

常选用非去极化肌松药用于麻醉维持。非去极化肌松药种类很多,可根据临床要求选择应用。中短效药物维库溴铵循环稳定,但与大剂量芬太尼联合应用时可发生心动过缓,需静脉注射阿托品对抗。阿曲库铵不依赖肝肾代谢,无药物蓄积危险,用量大或注射速度快有组胺释放作用,容易引起血压下降。顺式阿曲库铵在保留阿曲库铵代谢优点同时避免了组胺释放作用。中长效药物中泮库溴铵用药后心率增快,可对抗芬太尼心率减慢作用,罗库溴铵和泮库溴铵在临床用量不阻断交感神经节,无组胺释放作用,都可用于休克患者。

短效麻醉药在休克患者的麻醉中可能有一定的地位。持续静脉泵注丙泊酚和瑞芬太尼并通过改变输注速度可达到对麻醉深度的精确调控,也更容易维持血流动力学的平稳。

第五节　休克患者的术中监测

休克患者应尽早建立基本的无创监测,包括心电图、血压、中心体温、脉搏氧饱和度和呼末CO_2监测等。呼末CO_2监测结合动脉血气分析对判断循环容量状况很有帮助。呼末CO_2与动脉血CO_2的差值代表了肺泡无效腔的变化,而后者又可反映血容量的改变。对于循环不稳定的患者,采取有创监测,包括直接动脉穿刺测压、CVP、肺动脉楔压及尿量监测等,会对病情严重程度的判断和衡量治疗措施是否有效具有重要价值。

一、中心静脉压和肺动脉楔压

中心静脉置管为术中补液输血提供了方便通路,对CVP的动态观察,对容量治疗具有一定的指导意义。但CVP零点标定的准确度对其绝对值影响很大,因此临床应用时观察CVP变化趋势比看绝对值更重要。CVP难以及时反映左心功能,对整体心功能迅速变化的反应迟缓,敏感程度也低。尤其在休克治疗时常不能及时反馈治疗效果,此时放置肺动脉导管更有意义。通过肺动脉导管监测PAWP、心排出量,并通过计算得出每搏量和左室收缩功,这些参数可以作为心肌收缩力的指标,而且计算全身血管阻力为临床提供了左心室后负荷情况,对指导休克患者的治疗具有重要价值。PAWP在$2 \sim 2.4kPa(15 \sim 18mmHg)$以下可安全使用血管扩张剂。

二、心排出量

心排出量是临床上了解循环功能最重要的基本指标之一。可反映整个循环系统的功能状态,包括心脏机械做功和血流动力学,了解前、后负荷和心肌收缩力。通过计算血流动力学指标绘制心功能曲线,常用于危重患者和血流动力学不稳定患者,指导临床治疗并观察病情进展。监测心排出量的方法有很多,分为无创和有创两种。

三、血气分析

可提供pH、PaO_2和$PaCO_2$、钾、钠等电解质水平,血红蛋白含量和血细胞比容和乳酸水平等指标,有助于判断休克患者的酸碱失衡的类型、程度(呼吸和代谢),电解质紊乱和失血情况,从而指导临床治疗。休克患者测定血乳酸值具有重要的临床意义。休克时组织供氧不足,无氧代谢产生乳酸增加,乳酸水平是反映组织灌注和代谢情况的灵敏指标,其升高程度与休克严重程度正相关。有报道出血和创伤性休克患者乳酸浓度7.3mmol/L时只有50%存活率。休克治疗期间乳酸浓度下降表明病情好转,持续升高提示预后不良。

四、体温

体温升高或降低对患者均不利。休克患者常合并或易发生低体温,低体温给机体带来很多不利影响,包括降低肾小球滤过率,抑制血小板功能,减少葡萄糖利用,影响药物代谢等,故体温监测在休克患者尤为重要。体温监测电极可放置在鼻咽腔、食管、直肠或贴敷在皮肤表面。休克患者由于周围血管收缩,皮肤温度与核心温度差别较大,一般多监测体腔核心温度。食管温度接近心脏温度,测定数值可能受呼吸道气体温度影响。直肠温度当患者肠腔内有硬结粪便时也影响测定结果。最方便的测温途径是经鼻咽腔,读取数值稍低于食管和直肠温度。

五、尿量

0.5～1.0mL/(kg·h)是组织灌注满意的指标。尿量是反映肾脏血液灌注的可靠指标,也间接反映全身循环情况。监测方法简便,但休克患者监测尿量要求计量准确,集尿瓶中最好应有滴管,便于随时了解尿量变化及观察治疗反应。

六、氧供需指标和混合静脉血氧饱和度(SvO_2)

休克治疗的目的是恢复细胞水平供氧,血流动力学指标满意不代表组织供氧满意。通过肺动脉导管从肺动脉抽取真正的混合静脉血氧标本,可以反映体内的氧供需状况。通过光纤肺动脉导管还可监测 SvO_2,抗休克治疗的理想 SvO_2 值是70%。休克患者常表现为高代谢状态,保证足够的组织氧输送更为重要。组织供氧量(DO_2)表示为动脉氧含量和心脏指数的乘积,组织耗氧量(VO_2)表示为动静脉氧含量差和心脏指数乘积,氧摄取率 $ERO_2 = VO_2/DO_2$,正常为0.25,超过0.25说明供氧不足。逐渐增加供氧量至耗氧量不再增加时表明组织供氧已能满足代谢需要。

测定氧供需指标需要通过肺动脉导管采血测混合静脉血氧,外周动脉取血测动脉血氧。结合心排量计算结果。连续心排量监测仪(CCO)在输入患者相关数据后可直接报出各种氧代谢指标。

七、脑电双频谱指数(BIS)

如条件允许,应对所有危重患者实施麻醉深度监测如 BIS。尚无研究证实休克时 BIS 值的变化一定和麻醉深度相平行,但确有动物研究显示,低血容量性休克时脑电图呈现出频率减慢和波幅加深的变化。

BIS 用于腹主动脉瘤腔内修复的患者,动脉夹释放后即刻即观察到 BIS 值下降,而生命体征的变化则 10min 后才显现。危重患者的麻醉药耐量是未知的且个体差异很大,应用麻醉深度监测滴定麻醉用药量,使循环更容易调控。

八、血栓弹力图 TEG

严重休克患者常合并凝血功能障碍,TEG 不仅可提供还能全面分析凝血形成反应时间及快速的 ACT 时间、血块溶解的全过程,还可分析凝血异常的原因、动态地评估血小板与血浆凝血因子的相互作用,具有动态性、及时性和准确诊断的特点。TEG 应用于可能出现凝血障碍的患者,指导成分输血和抗凝治疗具有实用意义。

第六节　常见并发症的防治

一、急性呼吸窘迫综合征

急性呼吸窘迫综合征(ARDS)是继发于多种疾病的,以严重的、难以纠正的低氧血症为主要特征的急性呼吸衰竭。目前一致认为 ARDS 与急性肺损伤(ALI)的病变本质是相同的,不同之处在于 ALI 包括了急性肺损伤从轻到重的连续性的病理生理过程,ARDS 则是病变较为严重的 ALI。

　　休克引发的全身炎性反应导致弥漫性肺毛细血管内皮和肺泡上皮损伤,血管通透性增高,进一步引发肺水肿、肺透明膜形成和肺不张。炎性反应综合征时肺泡 I 型细胞炎性反应使肺泡毛细血管膜通透性增加,跨膜渗出液体使肺泡表面活性物质减少,丧失了表面活性物质的肺泡趋于萎陷发生弥漫性肺不张,肺容量和顺应性降低,从而增加分流,产生顽固性低氧血症。休克时可造成肺泡—毛细血管损伤的其他原因还包括组织低灌注、感染、误吸、胸部创伤、长骨骨折时脂肪栓塞及由白细胞、血小板和纤维蛋白原形成的微栓损害。休克时心功能损害或因大量液体复苏导致 PAWP 升高以及血浆胶体渗透压降低也是休克后肺水肿的可能原因。临床表现常常是多因素综合作用的结果,只是休克原因不同影响因素的主次、位置可能不同。

　　ARDS 诊断标准包括具备引发 ARDS 的高危因素;急性发病,呼吸频数和(或)呼吸窘迫;胸部 X 线片双肺弥漫性浸润;低氧血症,ALI 时 $PaO_2/FiO_2 \leq 300mmHg$,ARDS 时 $PaO_2/FiO_2 < 200mmHg$;PAWP $\leq 18mmHg$ 或临床上能除外心源性肺水肿。全身感染是 ARDS 的常见原因和主要危险因素,休克患者尤其是感染性休克患者出现呼吸困难,呼吸加快,进行性低氧血症,应首先考虑 ARDS。由于肺是休克时最易受到损伤的器官,也是多发性器官功能衰竭时的首发器官,因此 ARDS 常常是多器官功能衰竭(Multiple Organ Disfunction Syndrome,MODS)的前奏。

　　ARDS 的治疗原则包括治疗原发病,吸氧与正压通气,维持体液平衡治疗肺水肿。有感染因素存在时先选择广谱抗生素,然后依据血培养结果调整应用有效抗生素。机械通气是治疗ARDS 的主要手段。应用气道正压(CPAP、PEEP)通气的目的在于避免肺泡在呼气相萎陷。适当的气道正压可增加肺容量、减少分流、增加顺应性、减轻低氧血症、减少呼吸做功。尽管ARDS 是弥漫性损害,但仍有正常肺组织保留,且存留正常肺组织对维持呼吸功能相当重要。为吹张萎陷肺泡应用过高气道正压会损害正常肺泡组织,这也是 ARDS 抢救成功率不高的重要原因。为防止气压性肺损伤,目前提倡采用小潮气量(6~8mL/kg)、低正压($<40cmH_2O$)、适度呼末正压($10cmH_2O$)和适当延长吸气时间的综合通气措施。

　　提高吸入氧浓度可改善低氧血症,但尽可能应用较低浓度氧,只要维持 $PaO_2 60mmHg$ 以上即可。长时间高浓度氧吸入应警惕氧中毒,后者造成的肺损害与 ARDS 很难区别。静脉补液是初期复苏的重要手段,但在肺毛细血管通透性增加时即使 PAWP 不高也会加重肺水肿。近年来曾尝试应用吸入 NO,静脉输注前列腺素 E 和应用外源性肺表面活性物质等治疗方法,效果尚不确切。休克后 ARDS 是可以预防的,预防比治疗要容易得多。临床分析表明,ARDS患者在诊断成立前的主要生理改变包括:低血容量、心脏代偿功能不足(CI 升高不能达到最佳要求)、组织灌注不足(DO_2 和 VO_2 提示)和肺血管收缩增强(MPAP、PVR 升高),针对性的治疗将减少 ARDS 发生,并有望改善其预后。

二、急性肾衰竭

　　急性肾衰竭(Acute Renal Failure,ARF)是指肾功能在短时间内急剧、进行性减退而出现的一组临床综合征。根据病因,ARF 可分为肾前性、肾实质性和肾后性三种类型。ARF 是休克的常见并发症之一,故又称为休克肾。

(一)发病机制

　　休克后 ARF 的发病机制十分复杂,主要机制如下。

1. 肾血流降低

休克时肾脏反应先于其他器官,作为对急性血容量减少的一种保护性机制,通过血液重分配,优先灌注心、脑、肺等重要生命器官。但肾脏本身是高血流器官,血流量约占心排量的1/4,因此对缺血很敏感;肾动脉短粗并与腹主动脉直接相连,全身动脉血压的任何变化都会立即影响肾灌注。MAP 低于70mmHg后,肾血流丧失自我调节能力,肾血流随血压下降而减少。完全性肾缺血几小时即可发展成急性器质性肾衰竭。机体血容量减少和动脉血压降低均可引起皮质肾单位的入球和出球小动脉收缩,肾血管收缩反应先于全身反应,而且当全身动脉血压恢复后,由于休克时启动的一些体液介质持续作用于入球小动脉,使动脉痉挛继续存在。肾血管收缩减少肾小球滤过率并造成肾小管缺血,是休克后急性肾衰竭早期的主要发病机制。

2. 肾小管阻塞

肾缺血后肾小管细胞肿胀,肾小管被管型和组织碎片阻塞,管内压力上升,降低肾小球有效滤过压而产生少尿。创伤和溶血后的游离肌红蛋白和血红蛋白阻塞肾小管也是造成休克肾损害的重要原因。

3. 肾小管损伤

严重肾缺血后肾小管上皮细胞广泛坏死,基膜断裂,使尿液到达肾小管时经断裂基膜弥散到间质。间质水肿压迫肾小管,加重肾小管阻塞;压迫肾小管周围的毛细血管,进一步减少肾血流,形成恶性循环加重肾损害。

4. 肾小球超滤系数降低

肾小球超滤系数即肾小球毛细血管通透性和肾小球血管滤过面积的乘积。肾缺血导致肾血管收缩减少了毛细血管滤过面积,从而降低了肾小球超滤系数,与临床少尿有关。

急性肾衰竭初期和功能性肾衰竭,肾血管收缩使肾血流减少起重要作用。但肾血管收缩是一时性的,在肾衰竭持续期并不起主要作用。当病变发展到肾小管坏死时,肾小管阻塞,尿液反流到肾间质和肾小球超滤系数降低加重肾损害就起到重要作用。

尿液分析(血、糖、蛋白)、血浆清蛋白、血尿素氮(BUN)、血清肌酐值、内生肌酐清除率、尿浓缩试验和酚磺酞试验等,是临床较有价值的肾功能测定。以24h内生肌酐清除率和BUN为指标,可将肾功能损害分为轻、中和重度三类。

(二)临床表现

急性肾衰竭常表现为少尿或无尿,但多尿性肾衰竭也并非少见。

典型的急性肾衰竭可表现为少尿期、多尿期和恢复期。

1. 少尿期

患者在休克发生后1d内出现少尿,平均每天约150mL,真正无尿很少。少数患者每天尿量大于400mL,称非少尿性肾衰竭。少尿期可出现进行性氮质血症,血浆肌酐同时升高;水钠潴留导致全身水肿;血钾逐渐升高,无外来钾摄入时血钾每天上升0.5~1mmol/L;代谢产生的固定酸引起酸中毒。少尿期患者还可引起机体各系统功能障碍。

2. 多尿期

尿量进行性增多是肾功能逐渐恢复的表现。尿量超过400mL/d标志进入多尿期。早期尿量增多但肾功能尚未完全恢复,BUN仍可继续升高,一般5~7d后BUN和肌酐开始下降,多尿期易于出现水和电解质失衡,少尿期的一些严重并发症仍然存在,约1/4死亡患者死于多尿期。

3. 恢复期

多尿期后肾功能逐渐恢复正常，多数患者肾功能都恢复到能维持正常生活并从事轻微劳动，但严格检查约 2/3 患者残留程度不等的肾功能损害。

（三）治疗

（1）首先去除引发肾衰竭的肾前因素，包括保证足够的循环血容量和血液携氧能力，维持最佳心脏充盈压和心排量，维持满意的肾灌注。

（2）试验性输液治疗：在血流动力学指标监测下，快速输液 250～500mL，观察排尿反应。若尿量增加提示存在肾前性低血容量因素，根据 CVP、PAWP、BP、HR 等容量指标继续调整输液量和输入速度。

输液后无排尿增加，也应先调节容量指标到正常上限后开始肾衰竭的针对性治疗。对 PAWP 已经达到正常上限的少尿性肾衰竭患者慎用输液治疗。

（3）利尿治疗：甘露醇改善肾皮质血流，通过其渗透性扩容作用增加心室前负荷、心排量、RBF、跨肾小球静水压和 GFR。渗透性对抗水吸收增加了肾小管的液体流动有助于减轻肾小管梗阻。甘露醇引起的心房容量扩张抑制缺血肾肾素分泌，有助于解除微动脉持续性收缩。高渗性还可减轻肾小管水肿。一般 12.5～50g/次，有效时每 4～6h 重复使用。甘露醇也可与呋塞米合用，小剂量（10～20mg）开始，逐渐加量至显效，注意用量过大可引起听神经损伤。治疗期间维持尿量 0.5～1mL/（kg·h）即可。少尿时应首先排除血容量不足，不适当地使用利尿剂将进一步加重低血容量和肾衰竭。

（4）多巴胺 1～3μg/（kg·min）静脉滴注，选择性作用于 DA 受体，扩张内脏和肾脏血管，增加肾血流和 GFR，抑制远曲小管对钠的重吸收，起到排钠利尿作用。用药后改善尿量，但能否改善急性肾衰竭预后尚无定论。

（5）血管扩张药：硝酸甘油小量应用时［＜1.5μg/（kg·min）］除非存在严重低血容量状态，否则对动脉血压影响很小，但由于解除了肾小动脉痉挛，改善肾灌注，常可达到良好治疗效果。尤其对休克早期肾脏缺血性少尿患者，用药后很快即可见到尿量增加。

（6）血液透析：药物治疗效果不明显，或出现严重高钾血症、氮质血症和肌酐升高患者，应及早开始透析治疗。

三、弥散性血管内凝血（DIC）

DIC 是许多疾病发展过程中出现的一个病理过程，是一组严重的全身性血栓—出血综合征。其特点为在严重原发病基础上首先出现短暂的高凝状态、血小板聚集、纤维蛋白沉着，在循环内有广泛微血栓形成，而致凝血因子消耗及继发性纤溶亢进。临床表现为出血、栓塞、微循环障碍及溶血。休克晚期患者出现伤口广泛渗血，实验室检查出现血小板 $< 10 \times 10^9/L$；纤维蛋白原 $<1.5g/L$；$INR >1.25$；血清 $FDP >20mg/L$；3P 试验阳性。以上五项任何三项阳性应高度怀疑发生 DIC。

（一）休克引发 DIC 原因

长时间低灌注状态与血中液体成分外渗导致血液浓缩血流缓慢，血小板与红细胞聚集成团；严重缺氧酸中毒引起血管内皮广泛损伤，激活凝血系统；休克时单核/巨噬细胞释放大量细胞肽（TNF、IL-1 等）使血管内皮表现促凝性质；休克后期，肠道内毒素和细菌转移，导致内毒素血症，促进 DIC 发生。

（二）DIC 治疗

1.处理原发病

尽快去除原发病是治疗 DIC 的根本措施。多数感染引起的 DIC，及时有效控制感染后，DIC 常自行好转。

2.改善微循环

（1）扩容：早期应用低分子右旋糖酐，扩容兼有抗血栓形成作用。中晚期已有出血表现患者应用 FFP 后 5% 清蛋白，既扩容又可补充凝血因子。

（2）解除血管痉挛：应用作用缓和的血管扩张药，或具有血管扩张作用的药物如山莨菪碱，扩张血管同时还可能有抑制血小板聚集等保护作用。

（3）纠正电解质与酸碱平衡紊乱。

（4）呼吸支持，改善组织缺氧。

3.针对性治疗

（1）抗凝治疗：肝素 6000～12000U/d 或 300～600U/h 连续静脉滴注，主张早用，调节药量到 APTT 延长到正常值 1.5～2.5 倍，DIC 缓解后停药。晚期已经有大量凝血因子消耗，出现明显出血倾向时禁用肝素。抗凝治疗还可应用低分子量肝素、抗凝血酶Ⅱ等药物，应依据病情和条件选用。

（2）补充凝血因子：凝血因子消耗是 DIC 出血主要原因，可以在抗凝治疗同时补充 FFP、新鲜全血、冷沉淀物、纤维蛋白原、血小板等凝血因子。

（3）纤溶活性调控：DIC 一般不主张应用促纤溶药，因为纤溶活性增强是 DIC 的必然结果。DIC 早期与中期也不用抗纤溶药，只在明确纤溶是出血主要原因时，可以在肝素抗凝的基础上应用氨基己酸 4～10g/d 静脉滴滴，或用氨基环酸 500～700mg/d 静脉点滴。

四、多器官功能障碍综合征

器官功能衰竭是一连串病理过程的终末阶段，其之前应先出现器官功能不全。1992 年，美国胸科医师学会和危重症医学会建议将多器官功能衰竭（MOF）更名为多器官功能障碍综合征（MODS）。MODS 基本定义为：严重创伤、休克或感染等打击 24h 后，机体同时或序贯出现的、与原发病无直接关系的 2 个或 2 个以上系统或器官功能不全或衰竭。

休克时出现 MODS 是其严重并发症之一，病死率极高。

MODS 的发病机制非常复杂。目前认为机体失控的全身炎症反应可能起主要作用。多种炎症介质和细胞因子是造成这种炎症反应和器官损伤的物质基础。体液介质大量释放，炎性应激反应进行性发展，形成一个呈失控状态并逐级放大的连锁反应过程，即全身炎症反应综合征（SIRS）。其本质是机体抗病的一种积极性保护反应，但若这种炎症反应过度或持续发展，则可能失去控制。

MODS 的临床表现除了出现受累器官功能衰竭的表现外，还具有一些普遍特征：与创伤、休克和感染关系密切；有高代谢和高动力循环的特点；功能不全器官的特征。MODS 发生后治疗十分困难，因此重在预防。目前临床上多采用对症治疗和器官支持疗法，尽可能减少器官损伤，临床上机械通气、连续性血液净化（CBP）和营养支持是目前救治 MODS 的三大支持手段。

第二十四章　特殊疾病患者的麻醉

第一节　肾功能障碍患者的麻醉

一、肾脏的生理基础

1. 分泌尿液,排出代谢废物、毒物和药物

(1)尿的生成,通过肾小球的滤过,肾小管与集合管的重吸收和分泌作用来完成,并受神经与体液因素等的调节。

(2)葡萄糖、氨基酸、维生素、多肽类物质和少量蛋白质,在近曲小管几乎被全部回收,肌酐、尿素、尿酸及其他代谢产物,经过选择,或部分吸收,或完全排出。

(3)肾小管尚可分泌排出药物及毒物,如酚磺酞、对氨马尿酸、青霉素类、头孢菌素类等。

(4)药物若与蛋白质结合,则可通过肾小球滤过而排出。

2. 维持水、电解质和体内酸碱平衡

(1)肾脏调节人体水及渗透压平衡的部位主要在肾小管。在近曲小管中,葡萄糖及氨基酸被完全回收,碳酸氢根回收 $70\% \sim 80\%$,水及钠的回收 $65\% \sim 70\%$ 。

(2)滤液进入髓袢后进一步被浓缩,约 25% 氯化钠和 15% 水被回吸收。远曲及集合小管不透水,但能吸收部分钠盐。

(3)肾脏调节酸碱平衡反应缓慢,它的途径是通过以下方式完成:①排泄 H^+ ,重新合成 HCO_3^- ,主要在远端肾单位完成;②排出酸性阴离子,如 SO_4^{2-} 、 PO_4^{3-} 等;③重吸收滤过的 HCO_3^- 。

3. 内分泌功能

肾脏还能分泌激素,如肾素、前列腺素、激肽类物质,1,25 - 二羟维生素 D_3 及促红细胞生成素等。

这些激素与维持体液内环境稳定、骨代谢和红细胞生成有关。

二、肾功能不全对麻醉的影响

(一)肾功能不全患者的功能代谢变化

1. 尿的变化

早期表现为多尿、夜尿多,晚期可发生少尿或无尿。低渗尿或等渗尿。蛋白尿、血尿或脓尿。

2. 氮质血症

血浆尿素氮(BUN)受肾外因素影响,直到肾小球滤过率(GFR)降至 25% 以下时,BUN 才会明显升高。

血清肌酐浓度和清除率是整体肾功能和 GFR 的更好的指标。

3. 水、电解质和酸碱平衡紊乱

主要存在水钠潴留、高钾血症、高镁血症、高磷血症、低钙血症。早期的代谢性酸中毒是非阴离子间隙改变造成的，随着肾衰竭的发展，后期表现为高阴离子间歇性酸中毒。

4. 肾性高血压

水钠潴留，肾素分泌增多，肾脏降压物质生成减少等原因导致。

5. 肾性骨营养不良

由于钙磷代谢障碍，继发性甲状旁腺功能亢进，$VitD_3$ 活化障碍和酸中毒引起的。

6. 出血倾向

体内有毒物质蓄积抑制血小板功能，临床常表现为皮下瘀斑和黏膜出血。

7. 肾性贫血

促红细胞生成素减少，有毒物质抑制骨髓造血功能，出血等造成。

（二）麻醉药药理学改变

脂溶性和在非离子状态下是弱电解质的药物，被肾小管大量再吸收，容易在体内蓄积。

但因这些药物经过生物转化后失去活性，所以是无害的。多数麻醉药物、巴比妥类药物、苯二氮卓类药物、吩噻嗪类药物、氯胺酮和局部麻醉药属于此类。

非脂溶性或在生理 pH 范围内高度离子化的药物，以不变的形式在尿中清除，它们的作用时间在肾功能受损患者会延长。这类药物包括肌肉松弛药、胆碱酯酶抑制剂、噻嗪类利尿药、地高辛和许多抗生素。

三、术前风险评估与准备

（一）术前病情评估

（1）了解患者的全身状况、肾功能检查结果和肾功能障碍的严重程度。

（2）肾小球滤过功能与肾血流量是临床上了解肾功能的重要指标之一。肾小球滤过率（GFR）是反映肾小球滤过功能的客观指标，在临床上常被用于评价肾功能的损害程度。

①肾功能正常时血尿素氮/血肌酐（BUN/Cr）通常为 10/1。当 BUN > 8.9 mmol/L 时，即可诊断为氮质血症。

②当发生氮质血症且 BUN/Cr 增高时，常说明此氮质血症系肾前因素引起。

③氮质血症伴 BUN/Cr 下降时，多为肾脏本身实质性病变所致。

（3）对有肾功能障碍的患者，术前必须考虑肾功能障碍的严重程度，以指导围手术期麻醉用药及水电、酸碱失衡的调节。

（二）麻醉前准备

麻醉前准备的基本原则是保护肾功能、维持正常的肾血流、肾小球滤过率、水电解质平衡，改善患者的营养状况，使患者在体格和精神两方面均处于可能达到的最佳状态，以增强患者对麻醉和手术的耐受力，提高患者在麻醉、手术中的安全性，降低术中、术后医源性肾脏并发症。

（1）改善患者的营养状况：如纠正严重贫血、低蛋白血症等。对于营养底物的供给应尽可能经胃肠道途径，既可保护胃肠道功能，又可减少全胃肠外营养的相关并发症。只有当胃肠道内营养支持不足以维持机体能量供给时，才考虑部分或完全胃肠外营养支持。

（2）控制心律失常，纠正血容量不足及贫血，改善心功能。

（3）调节水电解质的平衡：严重肾功能障碍使水与钠的调节逐渐减退而终于丧失，只能依靠摄入来调整。如果处理不当则易发生水肿或脱水。

①如果每日尿钠大于 60mmol/L,并已控制血压和水肿,补液时可酌量加含钠液体。

②血钾可因使用利尿药、激素、呕吐或用含钾偏低的透析液而下降,补钾务必小心缓慢地进行。术前血钾如超过 7mmol/L,应尽力使之降至 5mmol/L 以下,可静脉注射高渗葡萄糖、胰岛素,或加用钙剂和碳酸氢钠,乃至采用透析。

③纠正酸中毒忌碳酸氢钠逾量,以免液体过多和造成细胞内脱水。

(4)积极的药物支持治疗:如有水钠潴留时,使用心房利钠肽可以扩张人球小动脉,收缩出球小动脉,提高肾小球滤过压,在不增加肾血流量的情况下增加肾小球滤过率,从而改善肾功能。其他如多种生长因子如表皮生长因子、转化生长因子、胰岛素样生长因子、肝细胞生长因子等的应用可有助于受损肾小管上皮细胞的再生和修复,从而改善肾小管功能。

(5)肾脏替代治疗:对慢性肾衰竭或急性肾衰竭的患者,在术前或术中配合使用肾脏替代治疗,如血液净化技术,可明显提高患者对手术和麻醉的耐受力。

四、麻醉选择与管理

(一)麻醉用药对肾功能的影响

麻醉药对肾功能的影响可直接通过影响肾小管对钠的主动转运,也可通过循环功能间接影响肾血流动力学和肾小管功能,通常以间接作用较为重要。

1. 基础用药

常用术前药阿托品和东莨菪碱很少影响肾功能。阿托品有部分以原形经肾排除;而东莨菪碱则更少,仅有1%,因此更适用于重危肾病者。

2. 吸入麻醉药

吸入麻醉药对中枢神经系统作用的消退依赖肺排泄,所以,肾功能受损并不会改变机体对这些麻醉药的反应。

(1)吸入麻醉药引起短暂的、可逆的肾功能抑制,原因多为肾外因素,如降低肾血流量、自身调节功能丧失和神经内分泌反应等。

(2)目前常用的安氟醚、异氟烷、七氟醚以及地氟醚都能用于肾功能不全患者。

(3)地氟烷和七氟烷是两种新型吸入麻醉药,地氟烷具有高度稳定性,很难被钠石灰和肝降解,长时间吸入对肾功能无影响;七氟烷稳定性差,钠石灰可以导致其分解,并在肝进行生物转化,长时间吸入血浆无机氟化物浓度升高,但是,在人类还没有发现七氟烷损害肾功能的证据。

3. 静脉麻醉药

(1)静脉麻醉药中,巴比妥类药物明显减少肾小球滤过率(20% ~ 30%)和尿量(20% ~ 50%)。

(2)硫喷妥钠对肾功能有一过性轻微抑制,若其剂量过大或注射速度过快,可因心输出量下降、血压降低,继而肾血流量降低、肾小球滤过率和尿量减少,应慎用于心血管功能减退的患者,禁用于肾功能不全的患者。

(3)氯胺酮有短暂的交感神经兴奋作用,使血压升高,肾血管明显收缩,肾血流量相应减少。

(4)丙泊酚不会对肾功能产生不利的影响。

(5)依托咪酯药代动力学无明显变化,低蛋白血症时,药效延长。

（6）苯二氮卓类药物半衰期长，容易产生蓄积。

4.麻醉性镇痛药

（1）吗啡减少肾血流9%，降低肾小球滤过率17%。应用于肾衰竭患者易导致代谢产物蓄积而抑制呼吸。哌替啶的代谢产物去甲哌替啶对肾有毒性作用，因此，这两种药物对肾衰竭的患者应谨慎使用。

（2）尽管肾衰竭患者血浆蛋白结合率降低可能会影响芬太尼类阿片类药物的游离部分，但不会影响其临床药理作用。与芬太尼一样，舒芬太尼的药代动力学无改变。瑞芬太尼的药代动力学和药效动力学都不受肾功能受损的影响。

（3）即使在终末期肾病患者体内，瑞芬太尼作用时间也很短暂。虽然其主要代谢产物GR90291在肾脏清除，但它的活性仅有瑞芬太尼的1/4000，因此可以安全地在这类患者中使用。

5.肌松药

（1）去极化肌松药琥珀胆碱可以用于肾功能不全患者，但因其可导致血钾升高，故尿毒症高钾血症的患者应禁用。

（2）非去极化肌松剂在肾衰患者作用时间可能延长。

①阿曲库铵经过霍夫曼消除，形成无活性产物，不依赖肾排泄，霍夫曼消除占整个顺阿曲库铵清除的77%，所以肾衰竭对其作用时间的影响很小，可作为首选药物。

②维库溴铵经由肾消除，清除半衰期延长。

③罗库溴铵的清除半衰期延长是由于分布容积增加而清除率不变。

（二）麻醉方法的选择

麻醉方法选择的原则是保证无痛、肌肉松弛，术中平稳及并发症少。

（1）椎管内麻醉本身对肾功能无影响，因阻滞交感神经节前纤维，外周血管扩张可出现低血压，肾脏血流量下降；局麻药可用利多卡因、罗哌卡因、布比卡因，不宜加肾上腺素，以免影响肾脏的血供。另外还要避免局麻药过量所致的毒性反应。

（2）全身麻醉对肾小球滤过率、肾血流量有一过性抑制，术中正压通气过大会导致回心血量减少，肾小球滤过率下降。

①麻醉诱导：静脉麻醉药可选择丙泊酚及依托咪酯，也可选用硫喷妥纳，麻醉性镇痛药可选择舒芬太尼、芬太尼等，咪达唑仑也可使用。

②麻醉的维持：多选择静吸复合麻醉。吸入麻醉药可采用异氟烷、七氟烷、地氟烷、氧化亚氮。非去极化肌松药阿曲库铵是首选，维库溴铵、罗库溴铵也可使用。机械通气宜轻度过度通气，保持二氧化碳分压（$PaCO_2$）于4.3～4.7kPa（32～35mmHg）。术毕一般不用肌松药拮抗剂，宜继续进行辅助或控制呼吸，直至自主呼吸回复。为防止术后肺部感染，推荐尽早拔出气管导管。

（三）麻醉管理需注意的问题

麻醉中充分镇痛，避免所有可能导致肾功能进一步恶化的情况，如低血压，交感神经活力亢进、血管收缩药或利尿药的使用等。忌将测血压的袖套缚在可能做透析的动静脉瘘的上肢，以免血管梗死。

1.慎选麻醉药物

肾衰患者由于血浆蛋白低和贫血，特别是同时并存其他脏器功能不全的危重患者对麻醉药的耐受较差,因此,选用麻醉药应以对循环、代谢影响最小、可控性佳、时效短的药物为原则。

2. 保证肾的血液灌注

肾功能不全患者多伴有高血压,术中既要控制高血压,又应避免发生低血压,尿毒症患者常并存心、脑、肝等重要器官损害,对低血压的耐受性很差,因此术中一般宜维持血压在较高水平。

3. 保持血浆中电解质的平衡

术中密切监测患者的水、电解质状况,适当补液与利尿。肾功能不全的患者排泄游离水和浓缩尿液的能力均下降,既有发生体液过多,也有发生体液丢失的危险。

4. 注意尿量

预防性使用利尿剂,增加肾小球滤过率(GFR),阻止肾损害的进一步发生。

5. 注意出血量

纠正贫血,失血过多输入新鲜血液。尿毒症患者常有血小板质量缺陷,使毛细管脆性增加,凝血酶原的生成抑制。因此,患者常有贫血和出血倾向,输血时要给新鲜血。

五、麻醉及围手术期的肾保护

1. 维持循环血量和携氧能力来维持肾足够的氧供是至关重要的肾保护策略

因此,应强调维持血流动力学的稳定,谨防血压下降而影响肾血流灌注。硬膜外阻滞平面不宜超过 T_5,以控制在 T_{10} 以下为宜,局麻药中禁用肾上腺素。全身麻醉机械通气潮气量不宜过大,避免因心排出量减少而致肾灌流下降。

2. 合理的输液是肾保护的重要措施

超量补液是肾功能不全患者的大忌,易诱发 ARDS 乃至多脏器功能衰竭。在维持灌注的前提下欠量补液,则危害较小,但要防止因灌注不足和缺氧导致的肾小管坏死而诱发急性肾衰竭。

3. 避免缺氧,避免使用肾毒性药物

小剂量多巴胺被认为具有肾保护作用,按 $1 \sim 3 \mu g/(kg \cdot min)$ 静脉滴注最为有效,若剂量超过 $10 \mu g/(kg \cdot min)$,其扩张血管的作用则转为血管收缩,反致肾血流减少。甘露醇被认为具有肾保护作用。

六、术后管理

(1)大多数肾功能障碍的患者全麻术后都可以拔除气管导管送入术后恢复室观察,需要送入 ICU 的比例较低。送入 ICU 的患者通常是因为败血症或液体超负荷。

(2)采用椎管内麻醉者术后应重视脊神经损伤硬膜外腔血肿和麻醉后头痛等并发症。终末期肾脏疾病患者均有不同程度出血倾向,应及时发现严重的硬膜外腔血肿,并早期给予积极的处理。

(3)术后患者常会有轻至中度的疼痛,可加重高血压等并发症,对于合并有心肌缺血的糖尿病患者尤其危险,应通过硬膜外或静脉给予阿片类药物镇痛,同时给予抗高血压药控制血压,以免发生急性心血管事件。非甾体抗感染药及 COX-2 抑制剂对肾功能有害,应慎用于此类患者。

第二节 癫痫患者的麻醉

一、概述

（一）癫痫的分类

根据病因的不同，癫痫可分为原发性和继发性两大类。原发性癫痫又称特发性癫痫，是指以目前的诊断技术尚不能找到明确病因的癫痫。随着医学诊断技术的提高，原发性癫痫会越来越少。继发性癫痫指有明确病因的癫痫，又称症状性癫痫或获得性癫痫。脑部的炎症、肿瘤、外伤、血管病、寄生虫等中枢神经系统各类疾病均可引起或诱发癫痫发作。全身中毒性疾病、心血管疾病、代谢内分泌疾病及妊娠中毒症等也可造成大脑皮质某些部位兴奋性过高，导致该部位神经元突然放电，发生一过性脑功能异常而出现肢体抽搐、意识丧失等。高热、缺氧、低血糖、低血钙、低血镁及某些感觉性刺激而致神经元兴奋性过高，产生异常高频发放，并向正常脑组织扩散，导致脑组织的广泛兴奋，从而出现特有的惊厥症状。

（二）癫痫发作的临床表现

癫痫发作的临床表现多种多样，过去习惯性分为大发作、小发作、局限性发作和精神运动性发作四类。1981 年国际抗癫痫联盟分类及命名委员会把癫痫发作分为部分性发作（首发的临床症状和 EEG 异常表明最初的神经元异常活动限于一侧半球的局限范围内，不伴有意识障碍称为单纯部分性发作，若伴有意识障碍称为复杂部分性发作）、全身性发作（首发的临床症状和 EEG 异常均表明为双侧性的）和不能分类的发作。常见的发作表现如下。

1. 全身性强直阵挛发作

全身性强直阵挛发作为临床最常见的类型，是"大发作"的主要形式。发作时意识突然丧失，全身痉挛性抽搐，多持续数分钟，可间歇数周或数月一次，也可以一周数次，每次发作过程可以分为先兆、惊厥和惊厥后状态三个阶段。

（1）先兆：是惊厥发作前的一种躯体、内脏或特殊感觉体验，常见肢体麻刺感和上腹部不适，持续数秒至数十秒钟。先兆是发作的一部分，约57%的患者有先兆，1/4 表示其先兆难以用语言形容。先兆可以提示发放的起源点，并且预示惊厥的来临。服用抗癫痫药后有时仅有先兆发作而不发生惊厥。

（2）惊厥：先兆后数秒即可发生惊厥，分为强直和阵挛两期。典型的过程为：先兆—意识丧失，尖叫，骨骼肌持续收缩，四肢伸直，颈和躯干反张，双眼上翻，牙关紧闭，可咬破舌尖，呼吸道梗阻，呼吸暂停，面色青紫或淤血，大小便失禁；强直期持续 10～30s，四肢末端逐渐出现细微震颤，震颤幅度增大并延及全身；进入阵挛期→头强而有力地抽动，四肢屈肌痉挛和松弛交替出现，呼吸深大，口吐白色或血色泡沫，可大汗淋漓；阵挛间隔逐渐延长、减弱，最后停止，阵挛期持续数十秒至数分钟。临床上可见到仅有强直发作而无阵挛发作，或无强直发作而仅有阵挛发作的情况。

（3）惊厥后状态：惊厥后全身肌肉松弛，昏睡数小时或立即清醒。有的患者发作后出现头痛、全身肌肉酸痛、无力数小时。个别患者出现精神异常，也可发生一过性偏瘫。

2. 失神发作

失神发作多见于儿童，表现为毫无先兆的突然意识丧失，语言或动作中断，双眼凝视，并不跌倒,持续5~20s,突然恢复,可继续原来的谈话或动作。常合并节律性眼睑阵挛或轻微的肌阵挛,面色苍白,流涎。发作虽短暂但频繁,每日发作数十至数百次,智力很少受影响。有时失神发作可能不典型。

3. 失张力发作

突然肌张力低下,头下垂,下颌松弛而张口,上肢下垂,甚至倒地,可伴有短暂意识障碍。也可以为一侧肢体或单一肢体的局限性肌张力低下。

4. 局部性阵挛发作

任何部位的局部肌肉阵挛,无扩散,持续数秒至数分钟,神志清楚。

5. 扩散性阵挛发作

肌肉阵挛起源于局部,逐渐扩散到一个肢体或一侧肢体,神志清楚。如果扩展至全身,则称为部分性发作继发全身发作。

6. 复杂部分性发作

复杂部分性发作多见于成人和5岁以上的儿童,表现形式多样化,如自动症、情感障碍、记忆力障碍、知觉异常、梦样状态、冲动行为等,由于发作时有程度不同的意识障碍,发作后可以自知"犯病",但对发作内容多不能记忆。

7. 感觉发作

感觉发作可表现为痛、针刺、麻木等本体感觉异常,或嗅、视、听、味觉等特殊感觉异常。

8. 自主神经—内脏发作

自主神经—内脏发作较为罕见。以眩晕、麻木、疼痛等感觉症状伴有暴怒、恐惧、恶心呕吐、心悸、寒战、发热等为主要表现。

9. 癫痫持续状态

癫痫持续状态为特殊的发作形式。包括强直阵挛持续状态、部分性运动发作持续状态和非惊厥持续状态。

(1)强直阵挛持续状态:指强直阵挛多次发作,两次发作间意识障碍不恢复>30min,或发作持续30min以上。发生率占癫痫的2%~6%,占癫痫持续状态的85%,病死率高达10%~20%。反复惊厥可以导致:①神经元过度兴奋,脑代谢率持续增加,氧和葡萄糖供需失衡,发生脑缺氧,细胞毒性物质蓄积,破坏神经元的结构和功能;②大量Ca^{2+}进入神经元内,激活Ca^{2+}依赖性蛋白酶,造成神经元不可逆损害;③大量兴奋性氨基酸释放,造成神经元水肿;④脑血流自动调节功能障碍,脑缺血和脑损害加重。这些因素综合作用,使相关神经元发生不可逆损害。另外,惊厥持续发作对全身也产生许多负面影响,如呼吸道梗阻、通气量不足、机体耗氧量增加、低氧血症、酸中毒、高钾血症、心律失常、重要脏器功能受损等,所以要积极防治。其发生诱因包括饮酒、突然停用抗癫痫药、合并感染等。

(2)部分性运动发作持续状态:持续性局限性或一侧肌肉抽搐,意识可清楚或障碍,多见于急性脑栓塞、脑损伤、颅内炎症或肿瘤等。

(3)非惊厥持续状态:意识障碍与失神发作相似,有复杂的自动症表现,如言语、咀嚼、吞咽、解扣脱衣、搬东西、游走奔跑、唱歌等,并有肢端震颤。

二、麻醉前准备

癫痫不是择期手术的禁忌证。癫痫大发作时,患者容易遭遇外伤或灼伤,有时需要紧急手术处理,此时,关键是在围手术期避免癫痫大发作。否则不仅妨碍手术进行,而且有唾液分泌剧增及胃内容物反流,将导致误吸、窒息等意外。

麻醉前准备的原则是:避免诱发大发作的各种因素、应用抗惊厥药治疗以控制其发作。

具体准备事项如下:

(1)稳定情绪,做好安慰、解释工作,术前数天开始按需加用镇静药。

(2)应用抗癫痫药,持续用至癫痫症状得到控制,但手术前 1~2d 开始需暂停用药。

(3)麻醉前药物,在术前停用抗癫痫药时,可常规给巴比妥类及抗胆碱药,紧张者可加用安定和小量氯丙嗪。

三、麻醉处理方式

(一)阻滞麻醉

在抗癫痫药和麻醉前用药充分发挥作用的前提下,可选用阻滞麻醉,但需强调阻滞完善,避免任何精神紧张、疼痛和不适;防止局麻药过量和误注血管内引起局麻药中毒。

(二)全身麻醉

长期频发癫痫的患者常伴有精神和性格异常,以选用气管内插管复合全麻为宜。

(1)选用全麻药的原则是单纯中枢抑制型的全麻药均可用,如硫喷妥钠、咪达唑仑、七氟醚、异氟烷等。

(2)对中枢抑制伴中枢兴奋型的全麻药,由于剂量过大常诱发惊厥,故应慎用或不用,如氯胺酮、羟丁酸钠、普鲁卡因、安氟醚、N_2O 等。

(3)肌松药的选择苯妥英钠等抗癫痫药物与非去极化肌松药之间有协同作用,故使用非去极化肌松药时应当减量。

四、麻醉处理

(一)癫痫患者行非癫痫病灶切除手术的麻醉

癫痫患者行非癫痫病灶切除手术的麻醉等同于其他类型的手术。对发作已基本控制的合作患者可依手术部位及方式选用神经阻滞麻醉,用药量及注意事项基本上同于非癫痫患者;对于发作频繁术中有可能诱发癫痫者应在全麻下手术,选用中枢抑制较强的静脉或吸入麻醉剂。慎用氯胺酮、羟丁酸钠、安氟醚等。

(二)癫痫患者行癫痫病灶切除或联络通路切断手术的麻醉

术前准备及术前用药同前,其特殊用药原则如下:

(1)保留癫痫灶的活性,不消除也不激活病灶的活性。

(2)为手术提供最佳状态。

①局麻十安定镇痛麻醉:用于合作者发作基本控制的患者行立体定向和颅内电极植入等放射学检查手术时,常用药物如氟哌利多(0.1mg/kg) + 芬太尼(0.5~0.75μg/kg) + 局麻,也可采用镇静剂量的咪达唑仑(0.1mg/kg)或异丙酚(0.5~1mg/kg)辅助阿芬太尼,均可以获得患者良好的合作以及精确的皮层下脑电分析,术中可维持良好呼吸。

②全身麻醉:局麻虽不影响脑电监测,但其受患者的体位、合作程度、呼吸道的管理、术中可能诱发癫痫等原因不被普遍采用。

五、麻醉注意事项

全麻在药物选择上应注意药物对癫痫病灶的影响。研究表明,阿片类药物可以引起癫痫患者大脑边缘系统的癫痫样电活动,但这种电活动是否具有足够的持续时间和强度以致构成临床危险信号尚不清楚。因此,应用大剂量阿片类药物时,应当合用巴比妥类或苯二氮卓类抗惊厥药,或复合吸入七氟醚。

此外,低二氧化碳血症易诱发癫痫发作,故一般主张维持适度的血二氧化碳浓度,不宜实施过度通气。

第三节 重症肌无力患者的麻醉

重症肌无力(Myasthenia Gravis, MG)是一种由乙酰胆碱受体(Acetylcholine Receptor, AChR)抗体介导、细胞免疫依赖、补体系统参与,主要累及神经—肌肉接头突触后膜 AChR 的自身免疫性疾病。主要临床表现为骨骼肌极易疲劳,活动后症状加重,休息和应用胆碱酯酶抑制剂治疗后症状明显减轻。

一、麻醉前准备

充分的术前准备是降低重症肌无力患者术后并发症和病死率的重要环节。

1. 了解肌无力的程度及其对药物治疗的反应

合理调整抗胆碱酯酶药物的剂量,其原则为以最小有效量的抗胆碱酯酶药维持足够的通气量和咳嗽、吞咽能力。如果停药 1~3d 而症状不明显加重则更好。如果停药后病情加重,应迅速给予抗胆碱酯酶药,观察对药物的反应性,这对判断术中和术后用药有很大的价值。

2. 完善术前检查

胸部 CT 或 MRI、纵隔气体造影能明确有无胸腺肿瘤及其范围和性质;ECG 及 MCG 能了解心脏功能及肌力情况;免疫学如免疫球蛋白 IgA、IgG、IgM 检查能确定抗体蛋白的类型;血清 AChR – Ab 效价测定及血清磷酸激酶(CPK)测定能明确病源及肌肉代谢情况;测定肺功能及胸部 X 线片等有助于了解肺功能。肺功能明显低下,咳嗽、吞咽能力不良者宜延缓手术。

3. 支持治疗

MG 患者术前应有足够的休息及适当的营养,以增强体质,加强抗病菌能力;对吞咽困难或发呛者宜鼻饲,防止发生吸入性肺炎。

4. 麻醉前用药

以小剂量、能镇静而又不抑制呼吸为原则。病情较轻者可适用苯巴比妥或安定类药物;病情重者镇静药宜减量或不用。吗啡和抗胆碱酯酶药物间有协同作用,不宜使用。为抑制呼吸道分泌及预防抗胆碱酿酶药不良反应,应常规用阿托品或东莨菪碱,但剂量宜小,以免过量造成呼吸道分泌物黏稠或掩盖胆碱能危象的表现。

二、麻醉选择和管理

1. 药物的选择

（1）硫喷妥钠、丙泊酚、氯胺酮对神经肌肉传导的影响很轻，可酌情复合应用。特别是丙泊酚，由于其诱导迅速、作用时间短、苏醒快的特点，是 MG 患者较为理想的药物。MG 患者通常对非去极化肌松药敏感，在一些患者即使只用很小剂量非去极化肌松药也可以导致几乎完全麻痹。如术中必须使用肌松药，应选择短效非去极化药物，并且应该以相当于 $0.1 \sim 0.2$ 倍的 95% 有效剂量的小剂量递增给药，直至获得满意的神经肌肉阻滞效应。近几年随着肌松拮抗剂 sugammadex 在临床中的应用，可能罗库溴铵将成为 MG 患者较为理想的肌松药。MG 对去极化肌松药表现为耐药或早期 II 相阻滞。若选用琥珀胆碱，应注意脱敏感阻滞而引起的延迟性呼吸抑制。所以，对 MG 患者最好不用肌松药。

（2）吸入麻醉药已成功应用于 MG 患者的麻醉。MG 患者由于神经肌肉接头处的安全域受损，在不使用肌松药的情况下，吸入麻醉药通常能提供满足大多数外科手术操作所需的肌肉松弛。吸入麻醉药的神经肌接头阻滞强度依为异氟烷＞七氟烷＞恩氟烷＞地氟烷＞氟烷＞氧化亚氮，高浓度吸入可加重肌无力的程度，若与静脉麻醉药复合应用，浓度可明显降低。麻醉性镇痛药与静脉麻醉药、肌松药复合应用，则呼吸抑制作用明显，应慎用。

（3）一些抗生素（如链霉素、新霉素、庆大霉素、肠黏菌素等）可阻碍乙酰胆碱释放，有神经肌接头阻滞作用，可加重肌无力，应注意。有些抗心律失常药物（如奎尼丁、普鲁卡因胺等）可抑制肌纤维的兴奋传导，减少节后神经末梢释放乙酰胆碱，如果再用肌松药，肌无力症状可趋恶化。降压药胍乙啶、六羟季胺和单胺氧化酶抑制剂均可增强非去极化肌松药的作用，故慎用。利尿药呋塞咪促使血钾降低，可加重肌无力。此外，低钠、低钙和高镁也可干扰乙酰胆碱的释放。

2. 麻醉方法的选择和管理

麻醉选择以尽可能不影响神经肌肉传导及呼吸功能为原则。对于非开胸手术，可采用局麻或椎管内麻醉。胸腺手术一般取胸骨正中切口，有损伤胸膜的可能，为确保安全以选用气管插管全麻为妥。对于伴有呼吸道压迫症状的胸腺瘤患者，最好选择表面麻醉后清醒气管内插管，以免快速诱导后气管塌陷造成呼吸危象。麻醉维持如以吸入麻醉为主，其吸入浓度应根据患者血流动力学状况、麻醉深度和骨骼肌松弛情况予以调整。术毕静脉注射抗胆碱酯酶药物新斯的明和阿托品拮抗，但是神经肌肉功能的恢复延长。

三、术后处理

术后拔除气管导管必须具备下列指征：神志完全清醒，自主呼吸恢复，潮气量满意，咳嗽、吞咽反射恢复。

对于术前存在以下情况的患者，术后不必急于拔除气管内插管，可带管送入术后恢复室或 ICU 病房：①病程在 6 年以上；②合并与 MG 无关的慢性阻塞性肺疾病；③术前溴吡斯的明剂量 48h 内超过 750mg；④术前肺活量低于 2.9L。

MG 患者术后处理的重点在于排痰及呼吸支持，应持续监测呼吸功能，间断行血气分析。

胸腺切除术后可使患者对胆碱酯酶抑制药的敏感性发生变化，术后这类药物用量不足或过量均可引起危象发生，故应注意。

四、重症肌无力危象的处理

MG 危象是指 MG 患者本身病情加重或治疗不当引起咽喉肌和呼吸肌严重麻痹所致的呼吸困难状态,MG 危象分肌无力危象、胆碱能危象和反拗性危象三种类型。处理的原则是首先保持呼吸道通畅和人工呼吸支持,然后再仔细鉴别危象性质,采取进一步的处理。

(1)因 MG 危象患者的呼吸道分泌物较多,宜采用气管切开,利于吸痰。

(2)用依酚氯铵试验鉴别 MG 危象的类型将 10mg 依酚氯铵稀释到 1mg/mL,注射 2～10mg,如 1min 内肌力增强,呼吸改善者为肌无力危象;如症状加重伴肌束震颤者为胆碱能危象;无反应者为反拗性危象。

(3)肌无力危象者立即给予新斯的明 1mg 肌内注射,也可小心静脉注射溴吡斯的明 1～2mg。为预防毒蕈碱样反应,应用此类药物前先静脉注射阿托品 0.5～1mg。如症状不能控制则加用类固醇激素,采用短期大剂量疗法,停用激素应逐渐减量,以防症状反跳。

(4)胆碱能危象是由于使用胆碱酯酶抑制剂过量,神经肌肉接头部位乙酰胆碱积聚过多,突触后膜持续去极化,复极过程受阻,影响下一次神经兴奋向肌肉传导,从而导致呼吸肌麻痹。除肌无力外,还表现毒蕈碱样中毒症状(如恶心、呕吐、腹泻、大汗、瞳孔缩小、分泌物增加等)和烟碱样反应(如肌肉跳动、无力以及中枢反应如意识模糊、惊厥甚至昏迷)。一旦发生立即停用胆碱酯酶抑制剂,静脉注射阿托品 1～2mg,每 30min 一次,直至出现轻度阿托品样中毒。解磷定能恢复胆碱酯酶的活性,并对抗胆碱酯酶抑制剂的烟碱样作用,故可同时静脉滴注,直至肌肉松弛,肌力恢复。

(5)反拗性危象的治疗主要是对症治疗,纠正通气不足。

无论何种危象,在治疗过程中都应注意改善患者的全身情况,若有水、电解质紊乱或酸碱失衡,尤其低钾血症,应采取措施及时纠正。

第四节　截瘫患者的麻醉

截瘫可由外伤、脊髓肿瘤等引起,该类患者早期手术处理对神经功能的恢复有良好作用。但此类患者麻醉非常棘手,尤其是高位段(C_{1-4})截瘫患者,因此,正确掌握脊髓损伤后的病理生理,对麻醉的实施具有重要的指导作用,以便预防进一步损害和并发症的发生,使生存率明显提高。

一、截瘫的病理生理

当脊髓受到损伤、肿瘤、血肿、脓肿压迫后,可迅速发生水肿、缺血、栓塞及创伤后脊髓灌注减少等,严重影响脊髓功能。组织学研究表明,中央型脊髓损伤,出血可迅速向中央灰质波及,4～6h 可扩展至灰质外周,最后累及白质外层,导致不可逆性脊髓破坏。另外,损伤处有大量去甲肾上腺素堆积,可抑制脊髓神经生物电活动,并引起缺血痉挛等,均可加重脊髓组织的低氧和坏死。

一般脊髓完全缺血、低氧时限为 45min,在 6h 内行椎板切除减压,多数患者可以恢复,24h

内尚有恢复可能,超过 72h 往往神经功能较难恢复,争取早期手术是唯一恢复脊髓功能的措施。

二、术前病情的估计

该类患者伤情复杂,应注意以下几方面。

1. 截瘫平面的高低

T_4 平面以上尤其是 $C_{1~4}$ 区域,截瘫患者多有严重呼吸功能障碍及头颈活动受限。此种患者麻醉插管时要避免颈椎的过度后仰,以免进一步损伤脊髓。

2. 有无其他合并伤

如脑、胸及肝、脾损伤。

3. 呼吸道有无梗阻

尤以外伤时多见,往往对于面部损伤、昏迷及胃潴留、头颅和颈部固定的患者,可造成气道不畅。

4. 通气功能障碍

由于肋间肌麻痹、肺泡通气减少,潮气量可降低 60% ,C_4 平面以上损伤的患者,还可出现完全性膈肌麻痹,膈肌松弛时,反常呼吸运动明显,呼气相胸腔容量增加,咳嗽无力以及血中 β 内啡肽水平增高,使呼吸冲动受抑制,分泌物迅速积聚,可导致肺不张和塌陷。

5. 胃潴留

由于腹部或脊髓创伤等引起,此类患者喉反射往往不健全,易引起误吸,应插入胃管减压或应用西咪替丁等药物治疗。

6. 神经源性肺水肿

其特征是肺血管明显充血,肺泡内出血、水肿液含有大量蛋白质,发病时间在伤后数分钟到 48h 或更迟。为防止肺水肿,输血、输液应慎重,以尿量维持 0.5mL/(kg·h) 为宜。有条件的插入中心静脉导管或 Swan - Ganz 导管测定肺动脉楔压。

7. 血压及脉搏的变化

高位截瘫患者(T_4 以上平面),心脏缺乏加速冲动时,交感神经阻滞丧失代偿机理,容易产生低血压伴窦性心动过缓。尤其当体位变动、胸膜腔内压增加、失血时,危险性更大,应引起注意。

8. 气管反射异常

一般患者刺激上、下呼吸道时可出现高血压,但该类患者由于呼吸肌麻痹,常有呼吸困难,又因交感神经张力障碍,故有心动过缓及低血压,易发生低氧,如较长的时间做气管内吸引,常加重低氧,故吸痰时应注意 SpO_2 的变化。若 SpO_2 低于 90% 以下,应停止吸引,及时供氧,若心率在 50 次/分以下时,应立即静脉注射阿托品 0.3 ~ 0.5mg。

9. 体温

高位截瘫患者麻痹部位排汗和血管收缩功能丧失,患者不易维持恒温,手术时由于皮肤热量极易散失,应注意室温的保持及体温监测。

10. 深部静脉血栓形成和肺栓塞

由于截瘫患者长期卧床及血液黏稠度增加、血流速度缓慢,易形成附壁血栓,当栓子脱落时可造成肺动脉栓塞,术中应严密监测,对术前已知有血栓者可加用滤网防止肺栓塞。

11.电解质的测定

尤其血清钾的测定,因截瘫患者应用琥珀胆碱后,可使血钾升高而引起心搏骤停,尤其在瘫痪后 3~8 周的敏感期内,危险性最大。一年后,如病变不是处于进展期,则危险性降低,另外,与肌肉损伤程度和范围有关。血钾升高程度与应用量的大小呈正比关系。血钾升高机理还不明确,可能与肌肉失神经支配后,肌细胞膜对离子的通透性发生变化,使整个细胞膜对琥珀胆碱的反应与运动终板的反应一样,导致对琥珀胆碱的敏感性增大,大量的细胞内钾离子逸出细胞外进入血流有关。用顺式阿曲库铵或阿曲库铵,或其他非去极化肌松药,如维库溴铵和罗库溴铵等效果良好。

三、麻醉

1.麻醉前用药

除已有明显呼吸障碍者外,全身麻醉应给阿托品 0.5mg 肌内注射,口服地西泮 10mg 或肌内注射阿片类药物等;局麻及硬膜外阻滞,口服地西泮 10~15mg 或肌内注射巴比妥钠 0.1g。

2.麻醉选择

应根据患者具体情况及截瘫患者麻痹平面的高低而定,全身麻醉诱导时肌松药禁用琥珀胆碱,可用非去极化肌松药,麻醉维持可采用静—吸复合方法。一般 T_6 平面以下患者可选择连续硬膜外阻滞,首次药可应用 1.6% 利多卡因溶液,但药量宜小,麻醉平面不宜超过 T_4 再次用药可追加 0.25% 布比卡因溶液 5~7mL 或 0.3750/罗哌卡因溶液 7mL,然后可将导管拔除,以避免手术时切断而发生意外。

四、注意事项

1.气管内插管

高位截瘫患者气管内插管时,头不宜后仰,因颈椎伸展可使脊髓受压而加重损伤的危险,一般采用患者能够耐受的头位充分张口下插管,纤维支气管镜引导插管或视频喉镜的应用可能更有利于这类患者保持原来的头位。近年来,也有用喉罩替代气管内插管。

2.体位

切忌突然翻身,应保持好头颅牵引的合理位置。

3.呼吸支持

术后呼吸恢复不满意或高位截瘫患者,应用通气机支持呼吸 6~24h,必要时可继续应用 7d,后可改用鼻插管或气管切开,但应注意雾化及吸痰时严格无菌操作,以防肺部并发症发生。

第五节 肥胖患者的麻醉

近年来,随着经济发展,饮食结构改变,我国的肥胖人数日益增多。肥胖对人类的健康危害很大,其引起的相关疾病患病率逐年增加,如心血管疾病、糖尿病、关节炎、胆石症和肿瘤等。肥胖可引起呼吸、循环等系统一系列病理生理改变,使心肺储备、机体代偿及应激能力下降,从而使麻醉处理难度及危险性增加,容易发生麻醉意外,且手术及术后并发症,病死率增加。

一、肥胖患者的麻醉特点

（1）肥胖患者呼吸储备功能相对低下，功能余气量（FRC）减少，患者手术和麻醉需取仰卧位，麻醉后功能余气量进一步减少，故加大通气量、有效的控制呼吸对肥胖患者围手术期低氧血症的预防是很有必要的。

（2）肥胖患者患高血压的风险高，循环血量、心排出量随着体重和氧耗量的增加而增加，心排出量的增加主要靠增加每搏量来实现，而心率正常或稍低。肥胖人每搏量增加显著降低了心血管储备功能，增加围手术期的风险。

（3）肥胖患者常并发非胰岛素依赖性糖尿病，另外很多患者血脂增高，极易导致重要器官的小血管硬化，尤其是冠心病的发生，增加围手术期血压波动的风险。

（4）肥胖患者腹内压增高，禁食状态下的肥胖患者仍有高容量和高酸性的胃液，麻醉诱导期误吸及吸入性肺炎的发生率均高于非肥胖患者。

二、麻醉前准备与处理

（一）麻醉前访视

肥胖患者麻醉前评估除详细了解病史及体检外，应着重了解呼吸和循环系统的问题以及注重插管困难度的评估与准备。

（1）肥胖患者麻醉无论选择何种麻醉方法，都要进行插管困难度的评估与准备，因为即使行非全身麻醉时，也有可能出现呼吸道并发症需要紧急插管，充分的插管困难度评估与准备对于肥胖患者的围手术期安全具有举足轻重的作用。评估内容包括头后仰度、枕寰关节活动度、颞下颌关节活动度、舌体大小、张口度等，有无颈部、口腔、咽喉部手术史。

（2）了解患者呼吸道通畅程度，询问与麻醉和手术有关的上呼吸道梗阻、气道暴露困难史及睡眠时有无气道阻塞的症状（有无夜间打鼾、呼吸暂停、睡眠中觉醒以及日间嗜睡等），以明确患者是否伴有 OSAS 及其严重程度。术前力求要明确诊断和全面评估，必要时可暂缓手术，做必要的检查或请相关科室会诊，以保障患者围手术期的安全。

（3）肺功能检查、动脉血气检查以及屏气试验等，以判断患者的肺功能及其储备能力。术前动脉血气基础值的测定有助于判断患者的 CO_2 清除能力，有利于指导术中和术后的通气治疗以及术后对拔管困难度的预测。

（4）详细询问患者有无高血压、肺动脉高压、心肌缺血等的病史或症状。常规心电图检查有助于发现心室肥厚、心肌缺血等，但漏诊率高达 60% 以上。必要时可建议患者行动态心电图、心脏彩超等检查。肺动脉高压最常见的表现为：呼吸困难、乏力和昏厥。这些都反映患者运动时 CO_2 不能相应增加。心脏彩超发现三尖瓣反流是诊断肺动脉高压最有价值的指标。胸部 X 线片检查也有利于发现可能存在的肺疾患和肺动脉膨出征象。严重肺动脉高压的患者需进行肺动脉压监测。

（5）询问患者入院前 6 个月内及住院期间的用药史，尤其应关注是否服用减肥药物以及采用其他减肥治疗措施等。部分新型减肥药具有一定的拟交感作用和（或）内源性儿茶酚胺耗竭作用，使患者在麻醉诱导和维持中循环功能的变化难以预料，出现严重低血压或高血压的可能性增加，对麻黄碱等常用血管活性药物的反应性明显降低。麻醉医生对这类药物的药理学特性应十分了解，术中使用血管活性药物可考虑使用去氧肾上腺素等受体作用更单纯而明确的药物。必要时可暂时推迟手术时间,以进行进一步的检查和内科治疗。

(6)必须了解空腹血糖、糖耐量;如果发现有糖尿病或酮血症时,应该在手术前给予治疗。此外还应询问患者是否有食管反流症状。

(7)告知患者围手术期呼吸系统相关并发症的发生风险。包括清醒插管,术后拔管延迟,呼吸机辅助呼吸,甚至气管切开的可能性。

(二)麻醉前用药

(1)肥胖尤其是重度肥胖对各类中枢抑制药物敏感,术前应用镇静药物、麻醉性镇痛药物发生上呼吸道梗阻的可能性增加,术前应慎用。已有研究表明盐酸右美托咪定可安全用于肥胖患者清醒气管插管达到镇静镇痛的要求,但其负荷剂量要根据患者去脂体重来计算,否则,易出现低血压、心动过缓等不良事件。

(2)术前应给予足量的抗胆碱药物,比如阿托品、东莨菪碱或者是长托宁,尤其是需要清醒插管的患者。

(3)肥胖患者易发生胃内容物反流,因此麻醉前应给抑酸药(H_2-受体阻滞药),以减少胃液,提高胃液的 pH。但常规应用可能会增加术后感染的风险。术后伤口感染发生率高,需预防性使用抗生素。

(4)病态肥胖是术后急性肺栓塞的一个独立的危险因素,建议围手术期应用低剂量的肝素到术后完全活动,以减少深静脉血栓及肺栓塞的发生。

(三)麻醉前准备

除进行常规麻醉设施准备外,任何用于肥胖患者的术中术后管理设备都必须适合于肥胖患者的特点。呼吸机、麻醉机、气管导管等设备的型号必须适当。此外,应特别准备气管插管困难所需的用具,如氧气面罩、口咽通气道、鼻咽通气道、导管芯、枪式喷雾器、多种型号的喉罩、各种型号的咽喉镜片及纤维支气管镜等。

三、麻醉方式选择

对于麻醉医师来说,肥胖患者麻醉最困难的问题是气道管理。肥胖患者全麻和手术后易发生呼吸功能紊乱已很明确,而且肺膨胀不全的发生率明显高于非肥胖者,术后 24h 内常无显著改善。因此对于肥胖患者的麻醉选择主要从以下几方面进行考虑。

(1)如果能满足手术需要,椎管内麻醉、神经阻滞麻醉应作为首选。椎管内麻醉时穿刺难度较大,腰麻时麻醉平面也难以预测和控制,大剂量的椎管内阻滞药物会引起患者较广的交感神经阻滞,并且带来呼吸管理的一些问题,故腰麻药量应减少;近年来由于采用周围神经刺激仪辅助定位,提高了神经阻滞的成功率和麻醉效果。

(2)硬膜外阻滞复合气管插管采用浅的全身麻醉行上腹部手术对重度肥胖者甚为适应,不仅可减少术中辅助药的用量,而且硬膜外阻滞还可用于术后镇痛,对预防和减少术后肺部并发症有益。

(3)某些手术,比如脑科手术、口腔、耳鼻喉手术等不适合神经阻滞及椎管内麻醉的手术必须选用全身麻醉时,麻醉实施前应充分评估面罩通气、气管插管困难度,抬高上半身和头部,即斜坡位可改善直接喉镜的窥喉视野,提高插管的成功率,可采用充分表麻下纤维气管镜或清醒气管插管。

四、围手术期的麻醉管理

（一）围手术期监测

（1）肥胖患者无论行全身麻醉或者是椎管内麻醉或神经阻滞麻醉时,均应常规监测心电图、SpO_2、无创血压,当过度肥胖患者上臂周径过大使无创血压无法测量时,应选择有创动脉血压监测。

（2）全身麻醉患者,除了上述常规监测外,应监测呼气末 CO_2,较长时间手术、或者手术较大时,应监测血气分析、有条件者可行 Bis、肌松监测,调节麻醉深度,避免药物过度蓄积。

（3）对于某些较大手术或合并心脏疾病的患者,可行中心静脉置管监测中心静脉压,另外PCWP 监测便于术中和术后液体管理。

（4）术后仍应密切监护,根据手术大小、患者恢复情况确定术后监护时间,询问患者有无呼吸困难,及早发现呼吸道并发症并及时处理。

（二）围手术期麻醉处理

1. 区域阻滞麻醉

（1）肥胖患者区域阻滞麻醉时,药量应酌减。需行蛛网膜下隙阻滞时,用药量大概是正常人用量的 2/3,注药后密切关注麻醉阻滞平面,及时调节,避免麻醉平面过高。阻滞平面超过T_5 水平,则可产生呼吸抑制,对伴有呼吸系统疾病的肥胖患者,影响更大。高平面阻滞时,可能导致心血管功能抑制,这种抑制可能在牵拉腹膜时突然加重,患者同时也会出现打哈欠等其他症状。

（2）肥胖者的腹内压较高,下腔静脉血易被驱向硬膜外腔静脉系统致硬膜外腔静脉丛怒张,硬膜外穿刺时易致硬膜外腔出血。术后应及时观察和随访患者下肢活动情况,避免出现硬膜外血肿引起的严重后果。

（3）肥胖患者因 V/Q 的失调、体位对肺容量的影响,易发生低氧血症。因此无论采用何种麻醉方法,麻醉期间均应吸氧。

2. 全身麻醉

（1）麻醉诱导和气管插管:清醒插管还是诱导后插管应详细评估、慎重考虑后做出选择,主要取决于事先估计的困难程度及麻醉医生的技术水平。对面罩通气困难、预计插管困难的患者应选择清醒气管插管。插管前应充分吸氧、应用适量抗胆碱类药,镇静镇痛药物应慎用,在完善表面麻醉下进行气管插管。

纤维支气管镜引导下完成插管更容易被患者接受。如果选择全麻诱导下插管,应预先吸氧去氮充分氧合,将患者的头、颈部适当垫高,呈头高斜坡状,使下颌明显高于患者的胸骨水平,诱导后置入口咽或者鼻咽通气道,保持呼吸道通畅。肥胖患者氧的储备量较少,因此对肥胖患者施行快速气管插管操作应尽量在 2min 内完成。气管插管操作时,应采用呼气末 CO_2分压监测,可早期发现导管误入食管。

（2）麻醉维持:吸入麻醉药七氟醚和地氟醚的血中溶解度较低,这可加速麻醉药的摄取和分布以及在停药后更快地恢复。

由于挥发性麻醉药很少在脂肪组织中分布,并在停药后能很快排出体内,故病态肥胖患者非常适合使用挥发性麻醉药。阿片类及巴比妥类静脉麻醉药可积存于脂肪而延长药效,如肥胖患者的硫苯妥钠消除半衰期较非肥胖者延长 5 倍。但芬太尼消除半衰期在肥胖患者与非肥胖患者之间并无差异。肌松剂以阿曲库铵较为理想,如阿曲库铵 1mg/kg 的作用时间在肥胖患者与非肥胖患者相似。

应用肌松药最好持续监测神经—肌阻滞程度,尽量使用最低有效剂量,以避免术后神经—肌阻滞残余效应。

(3)麻醉恢复与转归:肥胖患者全麻术后拔管或者是带管送 ICU 需要根据术前评估状态、手术因素、术毕恢复情况等综合评估,权衡利弊,保证患者安全。

①术后拔管:对于决定术后拔管的患者,应注意肥胖特别是阻塞性睡眠呼吸暂停(OSA)的患者拔管后发生气道阻塞的危险性显著增高。患者自主呼吸时产生明显的气道内负压,因而负压性肺水肿的发生率也显著增加,这种负压性肺水肿的患者通常需要重新插管。因此,拔管时患者应处于完全清醒的状态并且排除肌松残余的可能,拔管时应常规准备口咽通气道或鼻咽通气道,并做好重新插管以及紧急气道处理的准备。

②术毕带管送 ICU:肥胖患者行口腔、咽喉部、颈部手术后,口腔、咽喉部及颈部的组织、气道水肿会使患者出现呼吸困难,再次插管困难度增加,该类患者术后应带管送重症监护室,甚至较大手术行气管切开度过危险期。另外肥胖患者行其他部位手术后,呼吸、循环功能影响较大者,也应送 ICU 改善呼吸循环状态稳定后再拔管。

③术后镇痛:利于患者咳嗽及深呼吸,并可有效地改善低氧血症,预防肺部并发症。采用 PCA 经静脉给予阿片类药物,通常情况下是安全、有效的,但对伴有低通气综合征(OHS)的患者有较大的危险。如果手术前已放置硬膜外导管,可经硬膜外导管给局部麻醉药或含阿片类药物的局部麻醉药镇痛。肥胖患者硬膜外镇痛所需的局部麻醉药或阿片类药物的剂量与正常体重患者所需用量相似。由于肥胖患者呼吸道管理困难,而硬膜外阿片类药物镇痛可能出现延迟性呼吸抑制,故更需要在严密监护下进行。

(4)术后并发症及其预防:肥胖患者应着重预防可能出现的并发症,并做到严密监护,及时处理。

①低氧血症:肥胖患者术后易发生低氧血症,腹部手术后低氧血症可持续 3 ~ 4d,故术后 4 ~ 5d 内应持续氧疗,并进行 SpO_2 监测。如循环稳定,协助患者取半卧位或坐位可改善肺功能,减轻低氧血症。

②肺部并发症:施行上腹部或胸部手术的肥胖患者,伴有呼吸系统疾病的肥胖患者,伴有 OHS 或匹克威克综合征的患者,术后容易发生呼吸系统并发症。对这些患者术后最好是有选择地送入 ICU,以便早期发现病情变化,积极进行预防及治疗,如吸入湿化气体、尽早进行胸部理疗、合理供氧以及在护理人员帮助下早期活动等。

③深静脉血栓:肥胖患者下腔静脉受腹部脂肪压迫及活动量减少致使术后深静脉血栓发生率增加。应积极采取预防深静脉血栓形成的措施,比如:手术中即开始用弹力绷带包扎双下肢 1 周,术后应早期离床活动或早期腿部理疗,合理补液以及围手术期低分子肝素的应用等。

第六节　高血压患者的麻醉

目前我国高血压患病率约为24%，并逐渐年轻化，合并高血压的手术患者也不断增加。围手术期高血压可诱发或加重心肌缺血、导致脑卒中、增加手术出血以及肾脏衰竭等并发症。

一、概述

（一）高血压定义与分级

高血压的定义为在未使用降压药物的情况下，非同日3次测量血压，收缩压≥140mmHg和（或）舒张压≥90mmHg，90%～95%为原发性高血压，余为继发性高血压。根据血压升高水平将高血压分为1～3级。

（二）术前高血压的常见诱因

1. 原发性高血压

原发性高血压占90%～95%，主要受遗传易感性和环境因素的影响，另外肥胖、服用特殊药物、睡眠呼吸暂停低通气综合征等也可引起原发性高血压。

2. 继发性高血压

继发性高血压占5%～10%，血压升高仅是某种疾病的临床表现之一。引起继发性高血压的常见的疾病包括血管疾病、颅脑疾病、肾脏疾病、内分泌疾病以及妊娠期高血压。

3. 精神因素

临床上很多患者对麻醉和手术有恐惧心理，入手术室后测量血压偏高，回病房或适度镇静后血压恢复正常。

4. 其他病理生理状态

导致高血压的其他常见原因还包括：①升压药物使用不当；②输液过量；③尿潴留；④肠胀气；⑤寒冷与低温；⑥术后咳嗽、恶心、呕吐及术后疼痛等。

二、麻醉前准备与评估

（一）麻醉前准备

对于高血压患者术前访视应重点了解高血压的病程、进展情况和降压药物治疗的情况，争取麻醉前有效控制血压水平，降低围手术期并发症。

（1）择期手术前应系统的降压治疗，通常在血压得到有效控制后行择期手术，同时改善受损器官功能。择期手术控制血压的目标：中青年患者血压<130/85mmHg，老年患者<140/90mmHg，高血压合并糖尿病患者血压<130/80mmHg。高血压合并慢性肾脏患者血压<130/80mmHg，甚至<125/75mmHg，同时避免过度降压导致心肌缺血或脑缺血。

（2）行急诊手术患者在术前准备时适当控制血压。如血压>180/110mmHg在严密监测下行控制性降压，血压维持至140/90mmHg左右。如患者病情复杂，应请心血管内科医师会诊指导处理。

（二）麻醉危险性的估计

1. 病程

麻醉风险主要取决于高血压病程和重要脏器受累情况。另外，恶性高血压麻醉风险很大，虽病程短但早期就可出现心、脑及肾并发症。

2. 高血压分级

一般手术并不增加 1、2 级高血压(BP < 180/110mmHg)患者围手术期心血管并发症发生的风险。但对于 3 级高血压(BP≥180/110mmHg)患者在围手术期较容易发生心肌缺血、心力衰竭及脑血管意外。

3. 重要脏器功能损害情况

高血压合并重要脏器功能损害者,麻醉风险显著增加。术前应充分了解高血压患者有无心绞痛心力衰竭、高血压脑病和糖尿病等并发症。

4. 手术种类

(1)低危手术:内镜检查,白内障手术,乳腺手术及浅表手术等。

(2)中危手术:头颈部手术,腹腔或胸腔手术,矫形外科手术和前列腺手术等。

(3)高危手术:急诊大手术,尤其是高龄患者,大血管手术,长时间手术(>4h)和出血较多手术等。

术前应全面检查明确高血压是原发性还是继发性,要注意是否为嗜铬细胞瘤。对于伴有严重器官损害的患者,术前应完善术前检查,权衡手术与麻醉的耐受性,并积极处理。

(三)麻醉前抗高血压药物的应用

1. 利尿剂

利尿剂是传统抗高血压药物,可降低血管平滑肌对缩血管物质的反应性,术中不利于血压的控制,利尿药还可能导致围手术期水电解质紊乱,建议术前 2 ~ 3d 停用利尿药。同时围手术期要严密监测血钾,一旦有低钾血症应及时纠正。

2. 血管紧张素转化酶抑制剂(ACED)和血管紧张素Ⅱ受体阻滞剂(ARB)

血管紧张素转化酶抑制剂和血管紧张素Ⅱ受体阻滞剂是高血压患者应用最广泛药物,两类药物可减少蛋白尿和改善慢性心力衰竭 转归。ACEI 和 ARB 类药物可能会加重手术引起的体液丢失,术中易引起低血压。ACEⅠ类药物作用平缓,手术前可适当调整。ARB 类药物氯沙坦及代谢产物能抑制血管紧张素Ⅱ受体和血管紧张素Ⅰ受体,建议手术当天停用。

3. β受体阻滞剂

β受体阻滞剂是临床应用较普遍的术前降压药,β受体阻滞剂可减少房颤的发生,降低非心脏手术心血管并发症的发生率。术前应服用β受体阻滞剂至手术当天,防止术中心率的反跳。

4. 钙通道阻滞剂

治疗剂量的钙通道阻滞剂对血流动力学影响不明显,可改善心肌氧供/需平衡。钙通道阻滞剂可增强吸入麻醉药、静脉麻醉药、肌松药和镇痛药的作用,应持续服用到术晨。

5. 中枢性抗高血压药

若术前突然停用可乐定可增加血浆儿茶酚胺浓度,血压严重反跳,甚至可诱发高血压危象。可乐定还降低术中麻醉药药量,可持续服用到术晨。

6. 其他

利血平可消耗外周交感神经末梢的儿茶酚胺。应用该药的患者对麻醉药的心血管抑制非常明显,术中可能发生难以纠正的低血压和慢性心律失常。术中低血压时,间接作用的拟交感神经药物如麻黄碱和多巴胺则升压不明显,直接作用的拟交感神经药物如肾上腺素、去甲肾,上腺素可引起血压骤升。可应用甲氧明小剂量分次给药缓慢升血压至满意水平。长期服用利血平的患者,最好术前7d停药换用其他降压物。

三、麻醉管理

(一)麻醉前用药

高血压患者术前应充分镇静缓解紧张情绪。术前访视时消除患者顾虑,术前保证有良好的睡眠。患者入室开放静脉通路,常规监护后可给予咪达唑仑镇静。术前服用利血平或普萘洛尔的患者,麻醉诱导前给予阿托品,防止麻醉过程中发生心动过缓。

(二)麻醉选择

高血压患者应根据病情和手术种类,选择对血流动力学影响最小的麻醉方法和药物,麻醉过程中保证完善的镇静、镇痛效果,降低应激反应。

1. 局部麻醉

(1)选用局部浸润麻醉或神经阻滞时局麻药中不宜加用肾上腺素,尽量阻滞充分,必要时予镇静。

(2)静脉麻醉药

①氯胺酮可升高血压,增加心率,高血压患者应避免使用。

②丙泊酚具有剂量依赖性的心肌抑制和血管扩张作用,使用时避免血压骤降。

③咪达唑仑可轻度扩张全身血管,降低心排出量,对心率影响较小。

④芬太尼不抑制心肌收缩力,对心血管系统影响较轻。芬太尼和舒芬太尼可降低交感神经活性,有效地抑制气管插管的应激反应。

2. 联合麻醉

(1)硬膜外阻滞的优缺点:硬膜外阻滞可阻断手术伤害性刺激,镇痛效果充分,可以提供较完善的术后镇痛。但手中探查时可发生牵拉痛、鼓肠、呃逆、恶心和呕吐等;硬膜外麻醉平面过高时可明显抑制呼吸循环功能。

(2)全身麻醉的优缺点:全身麻醉时患者意识消失,患者舒适更容易接受。术中应用肌松剂,机械通气保证有效通气,同时满足手术要求。但全身麻醉浅时不能有效阻断伤害性刺激,增加全麻药物同时增加其不良反应。胸、腹及下肢手术可联合应用全身麻醉和硬膜外阻滞,显著减少麻醉药物用量和不良反应,使麻醉更完善。

(三)麻醉管理

全身麻醉诱导置入喉镜、气管插管及拔管时易引起应激反应,导致血压升高。在麻醉深度足够的情况下插管,尽可能减小置入喉镜的刺激。麻醉过程中减轻应激反应的方法如下。

(1)吸入强效麻醉药5~10min,加深麻醉。

(2)单次应用阿片类药物(阿芬太尼15~25μg/kg;瑞芬太尼0.5~1μg/kg;芬太尼2.5~5μg/kg及舒芬太尼0.25~0.5μg/kg)。

(3)尼卡地平10~20μg/kg静脉注射,或艾司洛尔0.2~1mg/kg,或乌拉地尔0.25~0.5mg/kg。

(4)右美托咪定1μg/kg插管前10~15min静脉泵注。

(5)利多卡因1~1.5mg/kg静脉或气管内使用。

(6)硝酸甘油静脉0.2~0.4μg/kg注射,同时防止心肌缺血。浅麻醉下拔除气管导管时易引起血压升高,手术结束后患者尚未完全清醒前实施术后镇痛,同时可在一定深度麻醉下拔管。

四、高血压急症

高血压急症是指在某些诱因作用下,原发性或继发性高血压患者,血压突然显著升高(大于 180/120mmHg),同时伴有进行性心、脑、肾等重要靶器官功能不全的表现。高血压急症需作紧急处理,否则严重危及患者生命。采取逐步控制性降压,防止血压急骤下降,使重要器官的血液灌注明显降低。初始阶段(数分钟到 1h 内)平均动脉压的降低幅度不超过治疗前水平的 25%,在之后的 2~6h 内将血压降至 160/100mmHg 左右。若患者可耐受,病情稳定的情况下,在以后 24~48h 逐步降压至正常水平。制订具体的降压方案时需充分考虑患者的年龄、病程、血压升高的程度及靶器官损害。

一旦发生高血压急症时常用控制性降压方法。

(一)血管扩张药

(1)硝酸甘油降压同时可有效预防、治疗心肌缺血。

(2)硝普钠降压起效快、停药后血压容易反跳,大剂量使用时避免代谢性酸中毒和硫氰酸中毒。

(3)心率较快的患者可以选择艾司洛尔,但支气管疾病患者禁用。

(4)尼卡地平降压同时改善脑血流量,适用于颅脑手术,也可应用于支气管疾病患者。

(5)拉贝洛尔降压同时可维持生命器官的血流量,可用于肾衰竭或妊娠高血压急症。

(6)乌拉地尔的降压作用具有自限性,较大剂量使用时也不产生过度低血压。

(二)吸入麻醉药

吸入麻醉药物舒张血管平滑肌同时对心肌有较强的抑制作用,使血压下降。异氟烷抑制心肌作用较轻,可以保证组织灌注,适用于术中短时间降压。如需较长时间降压,可与其他降压药联合使用。

第二十五章　精神疾病患者的麻醉

第一节　精神疾病药物的药理作用

治疗精神疾病的药物主要包括抗精神分裂症药物(简称抗精神病药)、抗抑郁药、抗躁狂药和抗焦虑药。

一、抗精神分裂症药物

精神分裂症的治疗药物包括典型抗精神病药物以及非典型抗精神病药物。典型抗精神病药物包括氯丙嗪、氟哌啶醇等。氯丙嗪镇静作用强,不良反应明显,对心血管和肝脏毒性较大,用药剂量较大;氟哌啶醇抗幻觉妄想作用突出、镇静作用较弱、对心血管和肝脏毒性小、治疗剂量较小。非典型抗精神分裂症代表药物包括氯氮平、利培酮、奥氮平、喹地平等。治疗剂量较小,出现不良反应的情况较少,对精神分裂症单纯型疗效较传统抗精神病药好,但大多价格昂贵。

所有的抗精神病药物几乎都能阻断脑内多巴胺受体(尤其是多巴胺 D_2 受体)而具有抗精神病作用。大致地说,典型抗精神病药主要有4种受体阻断作用,包括 D_2、α_1、M_1 和 H_1 受体。非典型抗精神病药在阻断多巴胺 D_2 受体基础上,还通过阻断脑内 5 – HT 受体(主要是 5 – HT_{2A} 受体),增强抗精神病作用同时有效地减少其不良反应。

1. 多巴胺受体阻断作用

多巴胺受体主要是阻断 D_2 受体。脑内多巴胺能系统有四条投射通路,其中中脑边缘和中脑皮质通路与抗精神病作用有关;黑质纹状体通路与锥体外系不良反应有关;下丘脑—垂体的结节漏斗通路与催乳素水平升高导致的不良反应有关。

2. 5 – 羟色胺受体阻断作用

主要是阻断 5 – HT_{2A} 受体。5 – HT 阻断剂具有潜在的抗精神病作用,5 – HT_2/D_2 受体阻断比值高者,锥体外系症状发生率低并能改善阴性症状。

3. 肾上腺素能受体阻断作用

主要是阻断 α_1 受体。可产生镇静作用以及体位性低血压、心动过速、性功能减退、射精延迟等不良反应。

4. 胆碱能受体阻断作用

主要是阻断 M_1 受体。可产生多种抗胆碱能不良反应,如口干、便秘、排尿困难、视物模糊、记忆障碍等。

5. 组胺受体阻断作用

主要是阻断 H_1 受体。可产生镇静作用和体重增加的不良反应。

抗精神病药物的药理作用广泛,除了上述阻断作用以外,还具有加强其他中枢抑制剂的效应、镇吐、降低体温、诱发癫痫以及对心脏和血液系统的影响等作用。

二、抗抑郁药

抗抑郁药包括单胺氧化酶抑制剂(MAOIs)、三环类抗抑郁药、四环类抗抑郁药、选择性5－羟色胺再摄取抑制剂(SSRIs)、5－羟色胺和去甲肾上腺再吸收双重抑制剂(SNRIs)、去甲肾上腺素能和特异的5－羟色胺能抗抑郁药(NaSSA)、5－羟色胺再摄取增强剂等等。按作用机制可分为三类:再摄取抑制剂、酶抑制剂和受体阻滞剂。

(一)再摄取抑制剂

1. 三环类抗抑郁药(TCAs)

常用药有丙咪嗪、阿米替林、多虑平和氯丙咪嗪。通过阻滞单胺递质(主要为肾上腺素和5－HT)再摄取,使突触间隙递质含量升高而产生抗抑郁作用。

2. 选择性5－羟色胺再摄取抑制剂(SSRIs)

常用药有氟西汀、帕罗西汀、氟伏沙明、舍曲林和西酞普兰。作用机制为选择性抑制突触前膜5－羟色胺的再摄取,增加5－羟色胺在突触间隙的浓度,发挥抗抑郁作用。

3. 5－羟色胺和去甲肾上腺再摄取双重抑制剂(SNRIs)

常用药有文拉法辛,呈剂量依赖性抑制单胺再摄取。药理学特征:①低剂量($<75mg/d$)仅有5－HT再摄取阻滞;②中至高剂量($>150mg/d$)有5－HT和NE再摄取阻滞;③非常高的剂量有三种单胺(即多巴胺、5－HT和NE)再摄取的阻滞作用。

4. 其他

①NEPI再摄取抑制剂如瑞波西汀,选择性地抑制去甲肾上腺素的再摄取。多巴胺再摄取抑制剂,仅增加肾上腺素能和多巴胺能神经元活性,不影响5－HT;②5－羟色胺再摄取增强剂:常用药达体朗,作用机制为增加海马部位锥体细胞的自发性活动,并加速其功能受抑制后的恢复;增加大脑皮质和海马部位神经元对5－羟色胺的再吸收作用。

(二)酶抑制剂

通过抑制单胺类递质在突触前的神经末梢的代谢来增加突触间隙里5－HT、去甲肾上腺素和多巴胺的量从而起到抗抑郁的作用。

1. 经典的单胺氧化酶抑制剂(MAOIs)

常用药苯乙肼和反苯环丙胺。通过非选择性地抑制MAO及其他酶活性,减少中枢单胺递质的分解,以提高突触间隙单胺类递质浓度来发挥作用。

2. 可逆的单胺氧化酶A抑制剂(RIMAs)

常用药吗氯贝铵。选择性、可逆性抑制单胺氧化酶A,增加NE、5－HT和多巴胺。它的这种特性使其不良反应较MAOIs小,安全性和耐药性好,但是在使用高剂量时选择性降低。

(三)受体阻滞剂

去甲肾上腺素能和特异的5－羟色胺能抗抑郁药(NaSSA):常用药米氮平,中枢突触前膜α_2受体拮抗剂,从而增加突触间隙的5－HT、NE也可以增强肾上腺素能的神经传导。同时,它还能作用于突触后膜的各种受体,阻断中枢的5－HT$_2$和5－HT$_3$受体:米氮平的两种旋光对映体都具有抗抑郁活性,左旋体阻断α_2和5－HT$_2$受体,右旋体阻断5－HT$_3$受体。

(四)其他

如拟GABA药物、混合性5－HT药物(曲唑酮)、中草药等。值得注意的是,各种主要的抗抑郁药物,如单胺氧化酶抑制剂,选择性5－HT再摄取抑制剂等,根据其药理效果,仅需数小时即可改变突触内单胺能神经递质水平,但是其治疗效果则须坚持服用 2～3 周后才能产生,且 50% 的患者效果甚微。

三、抗躁狂药

用于治疗躁狂症的药物,主要指碳酸锂。有些药物虽然也可用于治疗躁狂症,但并非首选药物,而且习惯上归属其他类别,如氯丙嗪和氟哌啶醇属于抗精神病药,卡马西平和丙戊酸钠则属于抗癫痫药物。

1. 锂盐与 G 蛋白

G 蛋白是一类具有受体效应活性的生物活性物质,不同 G 蛋白与不同的效应子偶联,执行不同的功能。G 蛋白的功能可能与多个通路的整合相互调节有关,如情感、食欲、觉醒和推理过程等。锂盐可通过影响 G 蛋白的表达而发挥作用。

2. 锂盐与蛋白激酶 C(PKC)

PKC 在神经信号的突触前后传递过程中起重要作用,长期给锂则导致 PKC 介导的效应减弱。

3. 锂盐与磷酸肌醇循环

磷酸肌醇循环在信号传递途径中起着相当重要的作用,锂盐可耗竭细胞内游离肌醇,从而抑制磷酸肌醇循环。

4. 锂盐对即刻早期表达基因的作用

锂盐对即刻基因的表达有不同程度的影响,从而改变基因的转录调节,进而影响靶基因的表达,产生神经递质释放和受体—效应偶联作用,这可能与锂盐需连续用药方能起效的机制有关。

四、抗焦虑药

抗焦虑药又称弱地西泮剂,是一组主要用以消除紧张和焦虑症状的药物。特别是苯二氮卓类药物(Benzodiazepines)在治疗量时具有镇静、抗焦虑、抗癫痫和松弛肌肉作用,剂量较高时有催眠作用。其药理主要是通过增加 γ-氨基丁酸(GABA)和甘氨酸两种抑制性神经递质的活性而产生的,抗焦虑作用与抑制脑干网状结构及边缘系统的 5-HT 能活性有关。目前认为控制情绪活动的主要部位是大脑边缘系统(如下丘脑、海马、杏仁核等),这些部位在神经衰弱的发病中有着重要的作用。抗焦虑药主要选择性地抑制边缘系统的海马、杏仁核,产生抗焦虑作用,同时亦能抑制脑干网状结构,使大脑皮质的兴奋性下降,产生镇静催眠作用,它尚能抑制脊髓运动神经元产生中枢性骨骼肌松弛等作用。用于抗焦虑的药物主要分四大类。

1. 苯二氮卓类

此类药物有地西泮、氯氮平、奥沙西泮、硝地西泮、氟西泮等。这类药物都具有抗焦虑作用、镇静作用和大剂量时的催眠作用,亦是一种有效的肌肉松弛剂和抗癫痫药物。其药物主要作用于大脑的网状结构和边缘系统,产生镇静催眠作用。

2. 氨甲酸酯类

如甲丙氨酯、卡立普多等。本类药物具有镇静和抗焦虑作用,可用于失眠症,本药主要用于神经官能症的紧张焦虑状态。

3. 二苯甲烷类

如定泰乐,本类药物具有镇静、弱地西泮及肌肉松弛作用,并有抗组织胺作用,因而可用于治疗失眠。一般主要用于轻度的焦虑、紧张情绪激动状态和绝经期的焦虑不安等精神、神经症状。

4. 其他类

如芬那露、谷维素。谷维素主要是调整自主神经功能,减少内分泌平衡障碍,改善精神、神经失调症,不仅能改善焦虑状态,对焦虑形成的失眠也有较好的作用。

除上述四大类外,还有 β-肾上腺素能受体阻断剂、吩噻嗪类、巴比妥类和其他镇静药等,有时临床也配合运用。

第二节　精神疾病患者麻醉注意要点

在临床麻醉工作中,罹患精神疾病同时需要手术的患者已不在少数,然而,对于精神患者的麻醉,目前尚缺乏统一的标准和指南性的措施,因此,麻醉医师必须正确认识该类患者的特殊性,在麻醉诱导、管理和苏醒过程中做好充足的准备。

一、精神疾病患者的特殊性

(1)精神病患者需要急诊手术,除了可能发生在身体各处的器质性疾病外,多半可能是由于自我伤害(如自杀,误食金属锐器等)造成,这种患者往往病情紧急,常可伴有失血性休克和酸碱电解质失衡等严重病理生理状况。

(2)精神病患者疾病及药物治疗相对特殊,现病史获得较困难,常常可能合并其他未能预料的疾病。

(3)精神病患者可能具有潜在的攻击性,尤其是在不熟悉的医务工作者和手术室环境下,因为紧张情绪和意识障碍而具有攻击性。

(4)合并酒精、药物等滥用的患者,常常会影响麻醉药的作用效果。

二、精神病患者的麻醉注意要点

(一)术前注意要点

(1)术前应详细了解患者既往病史以及抗精神病药物的使用情况,切忌轻率中断精神类药物的使用,以防止患者既往精神症状的复发或加重。

(2)对于急诊手术的精神疾病患者,在尽可能详尽收集相关病史的基础上,严密观察患者生命体征,及时、积极处理可能发生的失血性休克等急症情况,麻醉同意书应由有行为能力的法定监护人签字。

(3)对于可能有潜在攻击性的精神病患者,应在术前给予适当约束,可以考虑术前使用镇静药物,同时尽量保证足够多的工作人员在场。

(4)对于急性药物中毒或出现药物戒断症状的患者,应积极使用药物治疗其戒断症状,如阿片类药物依赖患者可尝试使用阿片类药物予以治疗,酒精依赖患者予以苯二氮卓类药物(如咪达唑仑)行替代性治疗,躁狂患者急诊手术则可使用氟哌啶醇10mg予以镇静。

（二）术中注意要点

（1）麻醉中经常遇到的精神疾病患者包括痴呆、精神分裂症、抑郁、包括毒品在内的药物成瘾、药物依赖以及急慢性酒精中毒等，因此在麻醉管理中将会涉及精神异常的控制和麻醉药物的选择等方面的问题。通过对肝药酶的作用，许多精神类药物都可以加速麻醉药物在体内的降解而降低麻醉药的血药浓度，因此在麻醉诱导和麻醉维持过程中，可在 BIS 等麻醉镇静深度监测仪器监测帮助下适当加大麻醉药物的剂量，同时注意麻醉药物和精神类药物可能存在的协同呼吸循环抑制作用，防止不良事件的发生。

（2）急性酒精中毒患者神志不清，且往往合并饱胃的风险，此类患者在麻醉诱导前，可先用纳洛酮催醒，待清醒后使用止吐药物，最好先行胃管冲洗引流，再进行快诱导气管插管术。

（3）大部分精神类药物都能够阻断中枢和外周的儿茶酚胺受体，外周以 α - 肾上腺素受体为主，表现为外周血管扩张，血压下降，大剂量时可引起体位性低血压。因此，精神类药物与肾上腺素合用时，由于肾上腺素的 α 受体效应受阻，β 受体效应得到突出体现，表现为明显的低血压和心动过速。而另一些观点认为，长期使用中枢与外周的儿茶酚胺受体阻滞剂，将会使患者体内儿茶酚胺受体的表达上调，对内源性和外源性的儿茶酚胺亲和力提高，手术刺激或静脉注射时内、外源性儿茶酚胺的升高均会引起严重的血流动力学波动，同时室性心律失常的阈值明显升高。因此，在精神疾病患者全麻诱导或椎管内麻醉后出现低血压时，应注意选择合适的药物进行纠正，谨慎选用直接缩血管为主的去氧肾上腺素；如高血压发作，则应使用酚妥拉明。

（4）尽量避免使用通过血脑屏障的抗胆碱能药物，后者可能会导致患者术后出现严重的意识错乱。

（5）躁狂患者由于长时间使用碳酸锂进行治疗，而锂剂的治疗窗非常窄（正常血锂浓度在 $0.4 \sim 1.0 \text{mmol/L}$），因此注意其中毒作用。锂中毒的临床表现为意识模糊，肌力减弱，心电图异常，低血压，发音不清等，极易与麻醉状态混淆，应以电解质水平为准。

（6）动物实验表明，麻醉药均有不同程度的神经毒性作用，如氯胺酮可以造成神经细胞凋亡，异氟烷可能加速神经元 β - 淀粉蛋白的沉积而加重痴呆的严重程度。因此，在满足手术需要、维持患者稳定和适宜的麻醉深度的基础上，应尽量减少各类麻醉药物的用量，避免过量用药加重患者术后精神症状的可能。

（7）术前长期服用抗精神病药物的患者，可能存在肝肾功能损害，麻醉医师在术中选用麻醉药时应注意保护患者的肝、肾功能。

（三）术后注意要点

（1）由于术前一般不主张停用精神类药物，致使精神类药物与围手术期使用麻醉药物产生协同作用，术后患者常表现为苏醒延迟。然而，为了防止术后躁动的发生，该类患者一般不主张积极使用催醒药物，应在维持其镇静、镇痛的基础上，缓慢逐级递减麻醉深度，平稳苏醒。

（2）由于患者基础疾病的特殊性，麻醉医师一般很难与其进行沟通，因此在整个苏醒过程中，务必保证患者呼吸道通畅。拔管前，务必确认患者自主呼吸完全恢复、方可拔管。

（3）尽量减轻在拔管、吸痰等操作过程中对患者的刺激，严密观察患者苏醒期各项生命体征，并及时进行处理，处理原则同术中。

（4）术后随访并记录患者的恢复情况，观察并记录麻醉和手术对患者术后的精神疾病可能造成的影响。

第三节　抑郁症电休克治疗的麻醉

抑郁症是一种常见的精神类疾病,其症状常常表现为悲观、情绪低落、自卑,焦虑甚至具有自杀倾向。由上文可知,现行的抗抑郁药物具有滞后性,且50%的患者疗效甚微。因此,对于抑郁的发病机制及治疗手段,科学家提出了新的假设。通过大量的动物实验和尸体解剖结果发现,抑郁症患者中枢神经系统内神经细胞发生广泛的萎缩,以海马和大脑皮质表现最为严重。目前新的观点认为,这种病理性变化的发生与神经细胞失去营养支持有关。现已证明,抗抑郁药物以及电休克治疗均是通过提高海马内脑源性神经营养因子(Brain Derived Neurophic Factor, BDNF)及其下游细胞膜受体 Trk－B 的水平,达到缓解焦虑症状的作用。同时,海马内微注射 BDNF 亦收到相同的治疗效果,这提示 BDNF－Trk－B 信号通路可能参与了治疗抑郁的关键步骤。

电休克治疗(Electroconvulsive Therapy, ECT)一直被认为是治疗重型抑郁的最为有效的治疗手段之一。对于抗抑郁药物无效的患者,ECT 更是作为一种首选的治疗措施。然而,电休克治疗却伴有明显的不良反应。研究表明,抑郁患者本身会伴有认知功能的损害,在电休克治疗以后,患者的情绪得到明显改善,然而,其认知功能的损害则将进一步加重。临床表现为急性期的认知混淆,阶段性顺行性遗忘以及掌握新知识的能力严重障碍。根据美国精神病学研究协会的报道,电休克介导的顺行性遗忘最迟可以长达 1～6 个月。因此,顺行性遗忘成为电休克治疗应用的一个重要的限制性因素,其严重程度将影响患者预后的生活质量。

一、麻醉药对于电休克介导顺行性遗忘的作用

目前针对电休克介导的顺行性遗忘的产生,科学家通过膜片钳实验数据以及蛋白质组学的研究提出了许多可能机制,其中包括电信号机制,糖皮质激素调节机制,COX－2 调节机制等等,而最为经典的是在构建膜片钳研究基础上提出的 NMDA 受体介导的"LTP 饱和理论"(Long－term Potentiation, LTP,长时程增强效应)。我们知道,海马是中枢神经系统调控认知和情绪的重要结构,海马内神经元细胞膜表面的 NMDA 受体直接参与了 LTP 的形成,而后者是决定突触可塑性进而形成认知的重要电位形式。NMDA 受体作为中枢神经系统谷氨酸受体的一种,在生理情况下,NMDA 受体的开放不但需要谷氨酸作为配体,而且需要 AMPA(另一种谷氨酸受体,对 Na^+ 具有高通透性)提供的内向离子流移除封闭通道的 Mg^{2+},进而 NMDA 受体开放钙离子内流,通过 Ca^{2+} 相关的一系列细胞内的生化反应产生并维持 LTP。LTP 饱和理论认为,在行 ECT 治疗时,治疗采用的电位将直接激活中枢神经系统内突触前后膜通道,进一步导致谷氨酸释放增加,同时 NMDA 受体强直性开放,LTP 长时间表达进而达到饱和(Synaptic Saturation),饱和的突触在治疗后的相当长一段时间均不能再形成有效的 LTP,进而导致患者产生顺行性遗忘。

因此,如何解决 ECT 介导的顺行性遗忘成为关键性问题。经过大量的基础和临床试验研究,科学家提出 MECT 的概念(Modified Electroconvulsive Therapy, MECT,改良电休克)。MECT 即是在电休克之前,使用麻醉药物和肌肉松弛药物,观察受试对象预后认知功能的状况,研究表明与对照组相比,干预组认知功能显著改善。

NMDA 受体与 AMPA 受体同属谷氨酸受体,GABAα 受体属苯二氮卓受体。大量临床试验

表明,具有 NMDA 受体强拮抗作用的氯胺酮与仅具有 GABAα 受体激动作用的依托咪酯相比较,其认知功能保护作用更加显著;NMDA 受体拮抗剂通过直接抑制 NMDA 受体的开放,阻止电休克治疗期间突触后膜 Ca^{2+} 内流以及 LTP 的形成,进而抑制"LTP 饱和"现象的产生。氯胺酮由于存在一定的精神作用,精神疾病患者使用有可能进一步加重其精神症状,因此尚存在一定的争议。而同样具有 NMDA 受体拮抗作用的丙泊酚和七氟烷得到了广泛的应用。研究表明,在抑郁大鼠模型上,电休克治疗前使用丙泊酚预处理相较于单纯电休克组,水迷宫实验评估结果得到显著的改善,同时通过对大鼠海马内蛋白质组学的分析,观察到丙泊酚显著抑制脑内兴奋性神经递质谷氨酸的过度释放,同时显著抑制突触后膜 NMDA 受体亚基 NR-2β 电休克诱导的过度表达,而后者被认为是可能参与认知功能障碍的蛋白质组学的机制之一。

二、电休克患者的麻醉注意要点

临床上常用的电休克治疗常在精神科的电休克治疗室进行,电休克治疗是通过经皮发送小的电刺激到脑部,引起癫痫大发作,进而治疗包括抑郁在内的严重的神经衰弱性疾病。统计表明,通常有效电休克治疗产生的电刺激可致患者癫痫持续时间为 30~90s,而从患者麻醉开始至术后苏醒时间一般小于 15min。电休克患者的复苏时间常为 45~90min,患者苏醒后往往伴有重度精神错乱,因此需要严密的监护。电休克治疗每天一次,通常需要维持 6~12d。

电休克治疗的许多方面都需要麻醉医师的参与。第一是难控制的癫痫大发作,如无全身麻醉,ECT 可致使患者出现椎体断裂和手足的强直痉挛,即使在麻醉诱导后,患者也产生咬肌的强烈收缩,表现为牙齿的损伤;第二,ECT 所致的颅部肌肉痉挛和血管扩张,将会使 40% 患者术后产生周期性疼痛,部分患者可能要求止痛;第三,ECT 又产生潜在血流动力学改变的风险,表现为心动过缓性心律失常甚至窦性停搏,部分患者可出现 MAP 的升高。据不完全统计,电休克治疗的相关病死率接近 4/10000,以出现心脏和肺部急症为主。

(一)术前评估

(1)评估患者的气道状况,排除可能存在的困难气道的风险。

(2)评价患者的心血管系统功能,近期(<3 个月)出现心肌梗死和嗜铬细胞瘤是 ECT 的绝对禁忌证;相对禁忌证则包括主动脉瘤、心绞痛、慢性心力衰竭以及血栓性静脉炎。对于装有起搏器的患者,应将起搏器转为不同步节律。

(3)胃肠准备:术前患者需禁食,对于有反流误吸风险的患者应考虑气管插管。

(4)注意药物之间的相互作用,接受三环类抗抑郁药治疗的患者可能会对拟交感神经药物反应敏感,表现为心动过速、心律不齐和高热,同时增强抗胆碱药物如阿托品的效果。一般术前不能停用该类药物,术中应注意可能存在的药物间相互作用。对于使用锂剂的患者,由于锂剂可以造成患者术后神经兴奋和精神错乱,所以在 ECT 之前应至少停用 3d。

(二)术中管理

1. 诱导

丙泊酚 1~1.5mg/kg;在止血带重启后,注射琥珀酰胆碱 1mg/kg 诱导肌松;诱导期间应防止过度通气,以避免癫痫发作;放置牙垫,防止患者在 ECT 中出现咬肌痉挛所致的牙齿损伤;可以考虑使用瑞芬太尼 1~3μg/kg 以减少巴比妥类药物的用量同时控制发作后的血压。

2. 维持

由于时间较短,一般极少考虑维持,但应注意可能存在的心血管风险,对症治疗可能存在的严重的心率和血压变化。

3.苏醒

患者苏醒后常伴有不同程度的兴奋和定向障碍,可使用小剂量咪达唑仑 0.5mg 进行控制。ECT 最常见术后并发症包括治疗本身所致的严重头痛、肌痛,暂时性顺行性遗忘(常为 1~3 周,记忆的丧失常限于对术前和术后的情景记忆),以及可能存在的心肺症状(如严重的心律失常、心肌梗死、肺水肿等)。

第四节　精神分裂症患者的麻醉

精神分裂症是一种常见的精神疾病。1908 年,Eugen Bleuler 首次引用了"精神分裂症"这个词,并将其症状表述为"不能辨别现实与想象"。该病的临床症状分为阳性症状和阴性症状,前者主要包括幻觉、妄想、兴奋、打闹等怪异行为;阴性症状主要包括思维贫乏、情感淡漠、意志缺乏及认知障碍等。

一、精神分裂症的发病机制

精神分裂症的发病机制以 CNS 内多巴胺神经系统失衡为主,目前治疗精神分裂症以中枢多巴胺拮抗剂为主,如氟哌啶醇和氯丙嗪等均是较强的多巴胺受体拮抗剂,其对控制阳性症状效果较好,然而对阴性症状的治疗效果较差,且可能损害患者的认知功能。胆碱能系统是公认的与认知最为相关的神经通路,神经病理学研究表明长期用药的精神病患者皮层中 M 型 Ach 受体的表达和密度均降低,且随着抗精神病药物的持续使用,患者的认知功能出现明显的损伤。随着对精神分裂症的研究逐渐深入,越来越多的实验证据表明精神分裂症是一个涉及多受体功能异常的疾病,其发病与受体功能的异常有着密切的关系,精神分裂症患者中枢神经系统中存在受体功能紊乱的现象,然而,这种受体功能异常的机制尚未明确。

精神分裂症病程复杂、迁延,因此患者需长期服用抗精神病药物。由于抗精神病药物不良反应较大,且与麻醉药物之间存在协同作用,因此需要麻醉医师在麻醉管理过程密切关注。

二、精神分裂症患者的麻醉

(一)术前访视

(1)仔细复习病史,重点了解抗精神病治疗的药物种类、用药效果、用药时间以及目前精神症状控制情况(若为外科急诊,应向其家属询问受伤原因)。访视时,与患者交谈时尽量亲切温和,切勿将手术事宜专业化、具体化,以防患者由于恐惧而产生过激反应。

(2)术前一般不主张停用精神类药物。但应注意的是,患有精神分裂症孕妇由于肝脏代谢的加快和表观分布容积的增加,导致药物血药浓度的降低,术前症状的控制非常困难,因此此类患者需要根据病情及时调整药物用量。

(3)长期服用一些抗精神病药如氯氮平会引起肝肾功能损害,应注意患者的肝肾功能情况。

（4）精神分裂症患者易罹患肥胖，最新一项研究显示精神分裂症患者的肥胖发病率高达63%。其发病原因与患者饮食不规律，摄入高能量食物，以及长期服用非典型抗精神病药物如奥氮平（奥氮平拮抗 5-HT 受体，后者与摄食行为关系密切）等有关。对于肥胖患者，应注意评价气管插管的困难程度，对于潜在的困难气道，麻醉诱导应做好充足准备。

（二）术前准备

（1）仔细核对患者，详细了解患者既往病史以及抗精神药物的使用情况。

（2）对于急诊自我伤害的精神疾病患者，在尽可能详尽收集相关病史的基础上，严密观察患者生命体征，及时、积极处理可能发生的失血性休克等急症情况，麻醉同意书应由其有行为能力的法定监护人签字。

（3）精神病患者可因在不熟悉的医务工作者和手术室环境下，存在紧张情绪和意识障碍而具有攻击性。对于存在潜在攻击性的精神病患者，应在术前给予适当约束，可以考虑术前使用镇静药物，同时尽量保证足够多的工作人员在场。

（三）麻醉选择

精神分裂症患者常不能很好合作，且由于长期服用氯丙嗪等药物而导致循环不稳定，因此一般选用全麻；对患精神分裂症产妇行剖宫产术，目前临床上考虑硬膜外麻醉辅用小剂量氯胺酮和氯丙嗪静脉注射的方法。氯胺酮易透过胎盘屏障，静脉注射 2min 后胎儿体内浓度达到高峰，与母体内呈正比，研究表明低剂量氯胺酮在用作硬膜外阻滞不全时的剖宫产产妇，可提供满意的镇痛而并不导致新生儿抑制。但是，需注意氯胺酮对胎儿神经发育影响的可能。此外，氯胺酮与氯丙嗪的合用，一方面氯胺酮可以抵消氯丙嗪不利的心血管抑制作用，另一方面，氯丙嗪亦可拮抗氯胺酮不利的精神症状，从而使患者围手术期更加平稳。

（四）术中管理

（1）如前所述，精神类药物都能够阻断外周 α-肾上腺素受体，表现为外周血管扩张，血压下降，大剂量时可引起体位性低血压。因此，在精神疾病患者全麻诱导或椎管内麻醉后出现低血压时，应注意选择合适的药物进行纠正，在纠正有效循环血容量不足的基础上，谨慎选用直接缩血管为主的去氧肾上腺素；如高血压发作，则应使用酚妥拉明。

（2）氯丙嗪类与巴比妥类静脉麻醉药合用，可降低惊厥阈值，产生肌颤现象。因此，对于长期服用此类药物者，应避免使用恩氟烷麻醉。

（3）抗精神病药恶性综合征（Neuroleptic Malignant Syndrome，NMS）是一种少见却可能致命的并发症。它通常由服用抗精神病药诱发，临床表现以高热、肌强直、意识障碍、锥体外系症状、自主神经功能紊乱为特征。实验室检查特点是血肌酸激酶升高和白细胞增多。此症状与恶性高热较为类似，因此长期服药者术中应加强体温的监测。

（4）术前长期服用抗精神类药物可对肝肾功能有不同程度的损害，因此术中麻醉药物应选用对肝肾功能影响较小且半衰期较短的药物，如丙泊酚、瑞芬太尼、阿曲库铵等。

（五）术后苏醒

精神病患者术后常出现苏醒延迟，但此类患者一般不主张使用催醒药物，应在维持其镇静、镇痛的基础上，缓慢逐级递减麻醉深度，平稳苏醒。

第五节　酒精成瘾患者的麻醉

一、酒精的药理作用特点

研究表明,酒精和巴比妥类药物、非巴比妥类镇静药物以及苯二氮卓类药物在药理作用上具有一定的相似性。值得注意的是,长期反复使用以上几种药物均可产生相应的药物依赖,而且停药后的戒断症状呈现相似性。

更重要的是,四种药物之间具有交叉依赖的表现,这意味着一旦其中一种药物的戒断症状产生,可以用其他三种药物进行替代治疗。临床工作中,处理酒精戒断症状的常用药物为苯二氮卓类,如咪达唑仑等。

二、酒精的血中浓度与临床症状

临床上,将酒精介导的记忆空白状态称之为"blackout",在此期间,饮酒者往往能够正常和他人交流,并具有一定的行动能力,而事后当事人对此间发生的所有情况无任何印象,长期慢性饮酒者同时还会伴有认知功能障碍。这种记忆空白的出现和认知功能的损伤与酒精的中枢作用机制高度相关。

三、酒精的中枢作用机制

酒精的中枢作用机制并不是通过专一作用于一种受体,除了增强 GABAα 受体的抑制作用以外,还可做用于谷氨酸受体、甘氨酸受体、阿片类受体、肾上腺能受体和 5 - HT 受体等多种神经元受体。

酒精介导的记忆空白状态和认知功能损伤与 GABAα 受体以及谷氨酸受体(如 AMPA 受体和 NMDA 受体)高度相关。实验证明,海马是人类以及啮齿类动物空间学习记忆的重要脑区,其中人类外显记忆中的情景记忆和语义记忆均与海马的功能呈高度相关性。影响海马记忆相关功能的重要受体包括谷氨酸受体和 GABA 受体等。GABAα 受体主要分布于突触前膜,酒精与苯二氮卓类药物通过激动 GABAα 受体,进一步介导氯离子内流,细胞超极化,致使兴奋传导抑制;同时,酒精通过拮抗 NMDA 受体,降低了 NMDA 受体介导的 Ca^{2+} 内流,而后者是产生 LTP 的前提条件。通过对以上两种受体的作用,长期饮酒将对记忆功能产生不同程度的损伤作用。

有研究表明,慢性饮酒可以导致额叶的萎缩以及额叶皮层的代谢率降低,临床表现为执行功能的损伤(额叶功能不全)以及记忆力的损伤。

临床实验表明,阿片类受体拮抗剂可以减轻酒精成瘾患者的饮酒量,这说明酒精可能产生了对阿片受体直接或间接的作用。然而,目前仍无充分证据证明酒精介导了内源性阿片肽的释放。酒精本身对神经细胞有直接的毒性,这种毒性可能会导致患者痴呆。

四、酒精依赖以及酒精戒断症状

研究表明,每日饮酒量达 400～500mL 并持续 48d 以上可以产生酒精依赖并在停饮后产生戒断症状,戒断症状轻重不一,从头痛、烦躁不安,到震颤、惊厥、谵妄的出现,甚至发生心血管意外。酒精的戒断症状分为 3 期。

1. 第一期

在停饮后数小时发生,此刻酒精的血中浓度为 100mg/100mL 或更高,患者常表现为:肢体颤抖、虚弱、明显出汗,同时可伴有头痛、焦虑、恶心、呕吐以及腹部绞痛,该阶段患者反应过度,且易激惹。

2. 第二期

酒精介导的意识夺获期,表现为意识不清,判断能力受损,行为克制能力降低,一般出现在酒精依赖的患者中,该期患者危险性相对较高,但是可以使用苯二氮卓类药物进行治疗。

3. 第三期

第三期又称为谵妄期,一般出现在饮酒后 3~4d,在此期间患者的听触视嗅觉均产生严重的幻觉,基本失去判断能力,同时出现严重的全身症状,表现为低体温和外周循环的衰竭。更重要的是,一旦患者出现谵妄症状,安全剂量的中枢神经系统抑制药物将很难再将患者镇静,因此这种谵妄状态对患者可能是致命性的打击。

五、酒精成瘾患者麻醉的注意要点

(一)酒精成瘾患者的麻醉

长期反复使用酒精和巴比妥类药物、苯巴比妥类镇静药物以及苯二氮卓类药物可以导致患者出现交叉耐受,因此在麻醉诱导、麻醉维持期间,应加大麻醉药物剂量,防止麻醉过浅时气管插管等操作对患者的严重不良影响以及术中知晓的发生,同时酒精成瘾患者术后苏醒期易发生躁动,应密切注意患者状况,适当进行约束,同时适时使用苯二氮卓类药物进行治疗。

(二)酒精依赖患者戒断症状的防治

对于术前出现意识不清,判断力下降等严重戒断症状时,应严密监护患者的血流动力学参数,并立即予以苯二氮卓类药物进行纠治,同时预防性应用抗癫痫药物,避免患者进一步进入谵妄期。

(三)酒精中毒患者的处理

急性酒精中毒患者神志不清,且往往合并饱胃的风险,此类患者在麻醉诱导前,可先用纳洛酮催醒,待清醒后使用止吐药物,最好先行胃管冲洗引流,再进行快诱导气管插管术。

第二十六章　老年患者的麻醉

第一节　老年患者麻醉前评估

老年患者由于生理功能减退,可能合并多种疾病,这些并存症多发生于心、脑、肺、肾等重要脏器,尤其是并存的心血管疾病,可使患者对麻醉和手术的耐受能力大为降低,导致围术期并发症率和病死率增加。引起老年患者死亡的常见原因有心力衰竭、心搏骤停、脑血管意外等,麻醉选择或处理不当会增加风险。因此,老年患者麻醉前的准备与评估显得非常重要。但大多数的证据显示常规检查是不一定需要,检查应根据患者的病史、手术的性质、和现有的症状等个体化临床状况重点进行。

一、麻醉前评估

(一)麻醉前访视

老年患者通常有听觉和视觉障碍。术前访视时需减慢语速,尽可能不使用专业术语与老年患者沟通。麻醉前访视包括患者的全身状况及心、肺、肝、肾等重要器官的功能,以及中枢神经系统和内分泌系统的改变。同时实验室检查、病史和体格检查也非常重要。对患者全身状况评估,及早对异常状态进行治疗。老年患者的常见疾病可对麻醉有显著影响,与年龄相比,麻醉相关的风险与并存病症更为重要,因此术前需要评估患者全身情况。糖尿病和心血管疾病在老年患者中很常见,肺部并发症是患者术后死亡的主要原因,术前必须了解和改善患者的肺功能。注意老年患者通常合并的抑郁、营养不良、长期卧床以及脱水等。确定老年患者的认知障碍状态,因为认知障碍可能导致预后不良和围术期病死率增加。

(二)手术类型

应该根据外科手术损伤程度的大小,对老年患者进行适当的术前评估。不同手术的部位、手术时间和失血量的麻醉手术风险不同,颅脑、心胸和腹部大手术以及失血量较多的手术麻醉和手术风险较大。

(三)用药情况

与其他年龄段患者相比,老年患者通常服用多种药物。年龄超过 65 岁的患者,90% 至少服用一种药物,40% 服用五种或五种以上药物,12% ~ 19% 使用十种或更多的药物。因此必须考虑各种药物的不良反应。了解患者的处方药用药史,以及目前的用药情况,包括中草药、保健品和滋补药。了解药物的相关作用以及药物的相互影响。尤其是长期使用药物的围术期调整至关重要,如 β - 受体阻滞剂等。如术前长期服用他汀类药物的老年患者,术后间断他汀类药物治疗是严重的隐患(尚无静脉注射剂型),特别是血管手术患者。血管外科手术的患者围术期应用抑制素能够改善患者术后心血管不良事件的发生率,减少血清脂质和炎症因子的水平。此外,心脏手术患者术前应用抑制素还能减少急性肾衰竭的发生率。然而也有研究认为术前应用抑制素会增加老年患者谵妄的发生。美国心脏病学会(ACC)建议围术期不停用 β -

受体阻滞剂。认为非心脏手术术前使用 β - 受体阻滞剂能降低术后心肌梗死发病率。

二、风险评估

手术危险性与年龄(>65 岁)、患者全身情况(ASA 分级)、手术类型(急症与大手术)及是否有并存症有关。

(一)年龄

高龄对手术预后、风险评估、并发症均有影响。早期研究认为,高龄增加了更多的危险,麻醉并发症和围术期病死率均随年龄增长而增高,老年患者围术期并发症发生率和病死率高于青壮年。不同类型的手术,90 岁以上患者的围术期病死率为 0 ~20%。例如,髋部手术后,90 岁以上患者的围术期病死率较高。但年龄并非影响患者围术期病死率的唯一因素。对 75 岁以上患者进行的研究表明,尽管最初病死率较高,但该人群的整体存活率接近年龄相当的普通人群。将 90 岁以上患者的病死率和病残率与年龄、性别、生理年龄等同的普通人群相比,观察 5 年生存率并与预期生存率相比发现,患者的 1 年生存率会降低,2 年后升高。百岁以上年龄的老年患者中,48h,30d 和 1 年病死率分别为 0%,16.0% 和 35.5%。接受手术和麻醉的百岁老人同年龄、性别、生理年龄相当的普通人群相比,其生存率和未经历手术的百岁老人的预期生存期相当。当然,这需要考虑生理年龄,而非单纯时间年龄。老年患者风险增大的原因,主要是年龄相关性疾病,其次才是增龄引起的多器官功能减退。

(二)ASA 分级

ASA 分级是对并发症和身体条件的总的术前评估,ASA 评估的最初目的是围绕患者的身体状况,不主张使用手术风险。Ⅰ级:正常健康患者;Ⅱ级:轻微系统疾病;Ⅲ级:严重系统疾病,功能在代偿范围内;Ⅳ级:严重系统疾病,功能失代偿,面临生命危险;Ⅴ濒临死亡,无论手术与否难以维持 24h。实际上是准确可靠预测围术期病死率的方法之一。有研究证实术后并发症的最高比值比(OR)与 ASA 分级增加有关。ASA Ⅳ级预示的发生围术期并发症的 OR 是 4.26,ASA Ⅲ级的 OR 是 2.24,ASA Ⅱ级的 OR 是 1.5。一项把 10 项患者特点作为病死率预测因素的研究得出 ASA 分级是最强的预测因子。

(三)急诊或择期手术

对于非心脏手术的患者,急诊手术是术后并发症的独立预测因素。术前生理状态较差或术前准备不充分对预后都有很大影响。急诊手术带来许多特殊问题,如随衰老出现机体组成和代谢需求的变化、疾病的非典型症状、呼吸循环系统改变和水电解质紊乱等。急诊手术的风险比择期手术大,因为急诊患者往往病情较重,而且缺乏足够的时间对病情进行充分的评估和治疗准备。

(四)外科手术类型

一般而言,手术病死率随年龄增加而增加,但不同手术类型的结果变化较大。因此,Goldman/Detsky/Lee 心脏危险指数,病死率和并发症发生率的生理学和手术严重性评分(POSSUM)和 ACC/AHA 指南等一些风险评价把手术因素作为一个重要的决定因素。高危手术包括主动脉及大血管手术、外周血管手术及大量液体转移和血液丢失造成的手术过程延长;中危手术包括胸腹部手术、整形手术、前列腺手术、头颈部手术及颈动脉手术;低危手术包括内镜、白内障及乳腺手术。有研究表明,腹部动脉瘤修补术、胸部手术及上腹部手术,这些高风险大手术与老年患者肺部并发症的发生率密切相关。很多老年患者疾病需要接受手术治疗,随着技术进步和设备的发展,许多手术的病死率和并发症发病率已明显下降。

三、麻醉前用药

　　老年患者对麻醉药物的耐受性降低,药物作用时间延长,麻醉前用药剂量约比青年人减少
$1/3 \sim 1/2$。对于紧张的患者,术前晚可给予镇静催眠药。麻醉性镇痛药容易产生呼吸、循环抑
制,导致呼吸频率减慢、潮气量不足和低血压,只有当患者术前存在明显疼痛时才考虑使用阿
片类药物。老年人对镇静催眠药的反应性也明显增高,易致意识丧失而出现呼吸抑制,应减量
和慎重使用。一般宜用咪达唑仑 $3 \sim 5mg$ 肌内注射,少用巴比妥类药。也有主张麻醉前只进
行心理安慰,不应用镇静催眠药。阿托品有利于麻醉的实施和调整心率。如患者心率增快、有
明显心肌缺血时应避免使用,可用东莨菪碱代之。然而东莨菪碱常出现的兴奋、谵妄,对老年
人一般属于禁忌,应酌情慎用。老年患者通常唾液腺萎缩多不需要使用抗胆碱能药物。麻醉
前使用东莨菪碱、阿托品等抗胆碱能药物,易使老年患者感到口干不适,以及眼压升高等。因
此,除非有明确指征,应尽量避免使用。H_2 受体拮抗剂可以减少误吸的风险,常用的 H_2 受体
拮抗剂有西咪替丁、雷尼替丁、法莫替丁和尼扎替丁等,但应注意在具体使用中要掌握适应证,
严格用药剂量及防范不良反应,还应重视避免种种不恰当的联用,以使用药更加安全、有效。

第二节　老年患者的麻醉

一、麻醉选择和实施

　　老年患者麻醉选择总的原则:根据患者情况和手术要求选用简单、安全、效果确切的麻醉
方法。

(一)局部麻醉和神经阻滞

　　局部麻醉和神经阻滞麻醉对全身干扰小,适用于老年人的短小手术,机体功能恢复快,便
于早期活动。但老年人对局麻药的耐量降低,需根据患者的具体情况恰当定量,并注意局麻药
毒性反应。根据不同部位选择不同的阻滞麻醉,如颈丛神经阻滞适用于颈部手术,臂丛神经阻
滞适用于上肢手术,腰神经丛和坐骨神经阻滞适用于下肢手术。麻醉时需掌握操作技巧,尽量
避免发生并发症。另外也可考虑与全身麻醉联合应用,以减少全麻药的剂量,如颈丛阻滞与全
麻复合。使用喉罩通气更能发挥局部麻醉和神经阻滞麻醉与全身麻醉联合应用的优点。

(二)椎管内麻醉

1. 硬膜外阻滞麻醉

　　椎管内麻醉可保持患者清醒,止痛和肌松良好、应激反应低、还有助于改善凝血功能和减
少下肢静脉栓塞。老年患者硬膜外阻滞麻醉的最大优点是术后中枢神经系统和呼吸系统的并
发症较少,且对患者的血液系统、内分泌系统、免疫系统的影响较小。老年患者硬膜外阻滞的
适应证:下腹部以下手术如疝修补术、会阴肛门手术、髋关节手术及下肢手术等。老年患者硬
膜外阻滞的特点包括:①临床资料表明,年龄对局麻药在硬膜外间隙扩散有一定影响,$20 \sim 30$

岁每阻滞1个神经节段约需2%利多卡因1.5mL,而从20~40岁硬膜外阻滞所需药量随年龄增加而逐渐减少,至70~80岁每阻滞1个神经节段所需的药量较20~30岁年龄段几乎减少一半,这是由于老年人椎间孔狭窄致药液经椎间孔向椎旁间隙扩散减少,及老年人的硬膜变薄使药液易透过硬膜等因素所致老年人的硬膜外间隙较成人狭窄、椎管比较狭小,因此老年人对局麻药的用量减少;②老年人的脊椎韧带已经产生钙化和纤维性变,椎管穿刺可能较年轻人困难,直入法难以成功时,旁入法可以达到目的;③老年人硬膜外麻醉时血流动力学改变比全麻明显。尤其是患有高血压老年患者施行中胸段硬膜外阻滞时更易出现低血压,注药前需先开放静脉输液,平卧后注入极小量试验剂量,以后分次小量追加维持量,直至获得满意的阻滞平面,适当延长给药间隔时间。术中要求麻醉效果确切、氧供充分、镇痛完善、心血管系统功能稳定;④局麻药液中肾上腺素浓度不宜过高,以1:40万为宜。

2.蛛网膜下隙阻滞麻醉

老年人脊麻后头痛发生率低,对下肢和肛门会阴部手术,采用细针(25~26G)穿刺做蛛网膜下间隙阻滞,仍有一定优点可取。脊麻操作相对简便,起效较快和效果确切。老年患者由于脊髓及神经系统的退行性改变,神经元总数减少,蛛网膜绒毛增大及椎旁间隙变窄,脑脊液(CSF)的理化特性直接影响着局麻药的扩散。与年轻人相比,老年人CSF压力较低,CSF比重较高,增龄所致的体内水分和细胞外液的减少,导致老年人CSF容量减少,压力降低,故局麻药容易在蛛网膜下隙扩散,少量的局麻药就可以获得满意的阻滞效果。常用重比重布比卡因或罗哌卡因,如适应证掌握恰当,局麻药剂量适中(一般较青壮年减少1/4~1/3),麻醉平面可控制在T_{10}以下,对血流动力学的影响不会很大。

硬膜外阻滞联合蛛网膜下隙麻醉也适用于老年患者的下肢及下腹部的手术麻醉,效果确切,只要阻滞平面控制得当,对老年患者循环和呼吸的影响较小,可满足较长手术的要求,留置硬膜外导管可用于术后镇痛。

(三)全身麻醉

全身麻醉的优点是术中麻醉医师对呼吸道的有效控制,从而从容地调整麻醉深浅,易于保持患者循环状态的稳定性;缺点是气管插管、拔管等操作会引起患者循环系统的剧烈波动,患者易发生心肌缺血、高血压等危象。虽然老年患者对镇痛药物耐受性有所下降,但由于心血管系统的退行性改变,使老年患者对伤害性刺激的心血管反应较年轻人更剧烈,所以在老年患者麻醉中必须注意配合足够的镇痛药物才能减轻心血管的反应,从而减少可能发生的心脑血管并发症。在老年人对静脉麻醉药的代谢分解及排泄延缓,为防止苏醒延迟,宜尽量选用短效药物。

1.全麻诱导

(1)诱导用药:老年人循环时间较慢,静脉麻醉诱导时作用出现相对延缓,加上老年人对药物敏感性的个体差异大,诱导用药宜小剂量缓慢静脉注射,少量递增,严密观察。切勿操之过急,导致过量而发生低血压。同时密切观察心率和血压变化。静脉诱导药的剂量:①咪达唑仑0.02~0.03mg/kg,丙泊酚1~1.5mg/kg,或依托咪酯0.2~0.3mg/kg或氯胺酮1~1.5mg/kg。氯胺酮剂量过大也可引起低血压。据研究BIS=50时,对循环功能抑制程度为丙泊酚>硫喷妥钠>咪达唑仑>依托咪酯。所以依托咪酯是老年患者较好的全麻诱导药;应用依托咪酯进行全麻诱导,比异丙酚的低血压发生率明显减少。即使在心脏病患者,依托咪酯0.2~0.3mg/kg对血流动力学和心肌功能影响也很小,这是依托咪酯最大的优点。联合用药

(阿片类药、咪达唑仑等)时,丙泊酚靶浓度显著降低。另外老年患者靶控输注全麻应用分级诱导,降低初始血浆靶浓度(如 0.5 ~ 1μg/mL),每隔 1 ~ 2min 增加血浆靶浓度 0.5 ~ 1.0μg/mL,直至患者意识消失后行气管插管,诱导过程密切观察和维持血流动力学平衡;②肌松药宜选择中短时效的顺阿曲库铵、维库溴铵和罗库溴铵;③芬太尼的剂量应根据心率和血压,一般用 3 ~ 5μg/kg。此外,也可用静吸复合麻醉诱导,如对呼吸道刺激较小的七氟烷(浓度<1MAC),与适当剂量的上述药物配合,使诱导期血流动力学更稳定,减轻气管插管后的心血管反应。

(2)诱导时气道管理:老年人的气道管理常较困难。牙齿松动脱落较多,牙槽骨萎缩,面罩密合度较差,必要时可用纱布或特制颊部支撑器填高或放置口咽通气道可以改善面罩通气。松动的牙齿需用丝线缚牢,极度松动的牙齿和体积较小的义齿宜事先取出,以免脱落堵塞呼吸道或造成损伤。体积较大而固定较好的义齿不妨保留在口腔内,有利于保持较大的口腔空间。老年人颞下颌关节活动障碍和颈椎僵硬者较多,易致喉镜暴露和气管插管困难,事先要有所了解,必要时做好盲探插管或用纤维支气管镜引导插管的准备。颈椎病患者,颈部不可过度伸展,防止基底动脉受压导致脑部血供不足。环状软骨加压时,避免压迫颈动脉,以防止动脉内斑块脱落。

(3)诱导时循环调控:患者入手术后测量 CVP,如 CVP 低于正常值,麻醉诱导前应适当增加补液,全身情况较差或血容量不足的老年患者应减少诱导用药剂量,避免或减轻诱导后的低血压。高血压和心肌缺血患者,应预防喉镜操作引起心动过速和血压升高,具体办法有事先喉头作表面麻醉,静脉注射少量利多卡因或芬太尼抑制过度心血管反射,或用少量艾司洛尔等调控。

2.体位安置

老年人常有骨质疏松,脊柱后凸,长期卧床或肢体活动受限者往往关节挛缩或强直,做过人工关节置换手术者关节活动度也常受限。安放体位时应事先了解其关节活动度,动作轻柔,肢体外展、外旋等不可过度,以免造成损伤。此外,老年人皮肤弹性减退,皮下结缔组织减少,受压点要注意加垫。枕头高低要适当,以免影响脑部血流。最好在清醒时先试放手术体位,以确保患者能较好耐受。翻身后应注意监测心率和血压。

3.麻醉维持

常用单纯静脉维持或静吸复合麻醉,胸腹部大手术也可用全麻复合硬膜外阻滞。静吸复合麻醉,可吸入 <1MAC 的七氟烷或异氟烷,同时持续输注丙泊酚。镇痛可用芬太尼或短效的瑞芬太尼持续输注,应用于老年患者麻醉维持瑞芬太尼的剂量为 0.05 ~ 0.15μg/(kg·min),按心率、血压及手术刺激强弱调节输注速度,可达到麻醉满意和血流动力学稳定的目的。手术即将结束前,先停止吸入麻醉药,再停瑞芬太尼,丙泊酚可持续输注到拔管。应用丙泊酚和瑞芬太尼维持麻醉,老年患者术后很快清醒。但应注意瑞芬太尼剂量稍大,可发生心率减慢。另外停药后还可出现超敏痛,需在手术结束时静脉注射小剂量芬太尼。

4.恢复期处理

老年患者麻醉后恢复期易发生各种并发症,有研究显示,84000 例非心脏手术,17% 术后发生呼吸系统并发症,肺炎占 3.6%,呼吸衰竭 3.2%,另一项调查 288 例老年普外科手术后175 例发生肺不张、高血压、低血压、低氧血症、高碳酸血症、谵妄和精神障碍等,因此,必须严密监测和防治,区域(部位)麻醉施行短小手术,病情稳定者可送回病房。椎管内麻醉后病情不稳定或麻醉平面较高以及全麻患者均应送麻醉后恢复室监护。老年患者麻醉后恢复过程应注意:①老年患者较年轻人苏醒慢,在麻醉后恢复室中停留时间较长(一般在1.5h以上);②老年人肌松药和麻醉性镇痛药的作用时间延长,应重点注意加强呼吸功能和肌松药作用监测,以免发生呼吸抑制意外;③患者完全清醒,呼吸和循环功能稳定后才能拔除气管导管,拔管过程需注意监测SpO_2、心率和血压,及时处理低氧血症、高碳酸血症、低血压和心动过速或过缓;④应加强老年患者术后镇痛监测和管理,调节和控制麻醉性镇痛药的剂量,可合用非甾体类消炎镇痛药,以免剂量太大而发生嗜睡或呼吸抑制;⑤老年危重患者术后送SICU,在运送过程中应吸氧并有脉搏氧饱和度监测。

(四)全身—硬膜外联合麻醉

对老年人胸腹部手术,在加强监测的条件下,联合应用全身麻醉和硬膜外麻醉能取长避短,减少全身麻醉药和局麻药的用量,有利于保持各系统功能的稳定,特别是呼吸功能的稳定,减少围术期低氧血症的发生。手术结束后保留硬膜外导管可做术后镇痛。

二、围术期监测

老年人各项功能减退,且常患并存疾病,麻醉和手术期间对各类药物作用较敏感,影响呼吸循环功能。对于潜在的各种伤害如不及时发现和纠正,就会造成并发症甚至死亡的危险。因此要比年轻人更加全面而详尽地监测各项生理功能,力求不超出正常波动范围。具体地说,除常规使用无创血压、脉搏血氧饱和度和心电图外。心电图监测最好用五导联有S－T段分析,有利于心肌缺血的及时发现和治疗。采用收缩压和心率乘积(RPP)作为心肌耗氧量的临床指标,RPP＞12000时,表示心肌耗氧量增加,在心肌供氧不能相应增加的情况下,就有引起心肌缺血的可能。较大手术还应监测体温。老年患者体温调节功能较差,易受环境温度影响,尤其是胸腹腔大手术,常发生体温降低,低温对老年患者危害极大,增加耗氧,如有冠心病心肌缺血,可能并发心肌梗死、因此,应加施监测并注意保温。全麻患者宜监测通气功能和呼吸气体成分。尿量监测对输血补液量的控制很有价值。老年人肾功能减退,大多数肌松药的半衰期延长,有条件时应使用神经刺激器监测肌松程度,以利于肌松药的合理使用,防止术后残余肌松药造成并发症。病情较重或中等以上手术,应监测中心静脉压和直接动脉压,必要时进行肺动脉压监测和心输出量测定。此外,麻醉期间还需选择性地定期做实验室检查,如血气、血糖、电解质、血细胞比容等。

此外,麻醉深度监测有助于指导全麻药的使用,适当的麻醉深度,可避免深麻醉导致低血压,同时也可防止麻醉过浅而发生体动及术中知晓。应当强调指出,任何仪器监测都不能完全代替麻醉医师的直接观察和分析判断。只有认真负责的麻醉医生才能够充分发挥各项监测仪器的作用。

三、输液与输血

老年人体液总量及细胞外液量均有一定缩减,有效循环量减少。老年人肾小管对ADH敏感性减弱,尿浓缩功能减退,尿渗压降低;同时由于垂体—肾上腺系统反应迟钝,保钠能力亦较差;因此,老年人常处于循环容量不足的边缘状态,比较容易出现低血后休克。老年患者术前常见脱水和营养不良(发生率20%～40%),尤其是慢性心肺疾病和急症手术患者,对血容量改变十分敏感而又耐受性差。所以必须加强对血容量评估,可根据心率、血压和CVP,确定应用多少晶体或胶体液,必要时测定血红蛋白和血细胞比容,根据失血量,适当输血,维持血细胞比容 30% 左右。对于急症创伤患者,血气指标中的碱缺失也可作为衡量输血的指标。术前对于老年贫血患者应予以纠正,通过补充铁剂提高血红蛋白浓度,可减少术中输血需求。老年患者术中失血 1000 ~ 1500mL 以上,麻醉和手术的风险较大,术后并发症增加,应重视处理,对出血较多的手术应使用血液回收,自体输血对老年患者维持循环稳定十分有利。近年研究显示,急性等容或高容血液稀释对老年患者的血流动力学有一定的影响,但无心肺疾患的老年患者,术中应用血液稀释是可行的,用 6% 羟乙基淀粉(万汶)10 ~ 15mL/kg 术前容量治疗可减少麻醉诱导时的循环功能变化,增加了血容量储备,对老年患者凝血功能和肾功能无明显影响,同时可以减少术中、术后异体血输注。因此,年龄并不是影响血液稀释实施的主要因素,只要心肺功能正常,对老年患者行血液稀释是安全有效的措施。但是血液稀释后 CO 增加,血黏度降低,外周阻力降低和心血管交感神经兴奋会导致心脏前负荷明显增加,因而对老年人快速输注或对有心肺疾患的老年人行血液稀释时应加强监测,以免循环容量负荷过多。此外,还应注意电解质和酸碱平衡,特别是纠正低钾血症和酸血症。如有低蛋白血症应补充清蛋白。

　　麻醉期间需经常全面地评估血容量变化情况,除密切观察心率、血压、尿量、静脉压外,必要时进行无创或有创监测,危重和大手术老年患者可进行食管多普勒或肺动脉压监测。由于老年人对血容量不足和容量过度负荷的耐受都比较差,心肾功能不全者更甚,故补液的速率和容量都要仔细慎重地掌握,既要及时补充失液,又不可过量。有疑虑时采用"滴定法",即在较短时间内以较快速度输入一定量的液体,同时密切观察血流动力学改变,借以决定一段时间内输液的速率和剂量。有时需反复"滴定"。如估计容量已补足而循环仍不稳定,可用静脉输注小剂量多巴胺支持循环功能。

四、老年患者术后镇痛

　　老年人的生理功能均有不同程度的减退,尤其是心血管系统和呼吸系统最为明显,中枢神经系统也有退行性变,表现为反射迟钝,痛阈增高,情绪容易失控,同时老年人常伴有高血压、冠状血管供血不足、肺气肿和糖尿病等疾病,增加术后处理的困难。老年患者痛阈提高,对药物的耐受性较差,心血管的调控能力下降。术后疼痛有时可使高血压患者血压骤升而发生脑血管意外,镇痛处理不当又可使血压急剧下降而出现脑血管栓塞,老年患者中呼吸功能常已有减退,对麻醉性镇痛药较为敏感,呼吸容易受抑制,因此,应重视老年患者术后镇痛。特别注意防止呼吸抑制和血压大幅度波动,所以麻醉性镇痛药用量宜小,传统术后镇痛用哌替啶肌内注射或静脉注射,不仅可引起呼吸抑制,而且有时还可出现兴奋、血压下降等不良反应。所以不应常规使用。

　　良好的术后镇痛有利于预防并发症、加速康复,根据给药途径不同可分为区域性镇痛(硬膜外)和全身镇痛。用药途径以患者自控硬膜外镇痛为首选,镇痛药物可选择吗啡或芬太尼,阿片类镇痛药与低浓度局麻药合用时可减少阿片类药物用量并加强镇痛效果。患者自控静脉镇痛可用于神志清醒者,且用药量却明显减少。不论何种途径用药,应用于老年急腹症患者时应注意剂量酌减,同时要注意观察和监测呼吸功能的变化。

　　由于老年患者术后镇痛具有许多优点,如术后镇痛可有效减慢心率,降低心肌缺血、心肌梗死的发生率,降低患者术后谵妄等中枢神经症状的发生率,有报道,术后疼痛可严重影响患者尤其是老年患者的睡眠,通过镇痛可减轻老年患者术后认知功能障碍。对于胸腹部手术患者术后有效镇痛,可使患者用力呼气量增加,改善呼吸功能,降低术后低氧血症发生率、肺部感染率和肺不张率。因此,除非有禁忌证,一般应常规实施。

　　老年患者术后镇痛常用患者硬膜外自控镇痛(PCEA)和患者静脉自控镇痛(PCIA),两种方法各有优缺点,由于PCIA大多用麻醉性镇痛药,患者往往伴有不同程度的镇静,甚至有部分患者表现为嗜睡,不愿咳痰,如果掌握不好,还可能存在呼吸抑制而致缺氧的危险。另外,麻醉性镇痛药对胃肠功能的恢复可能有一定的影响。而PCEA除操作和管理较复杂之外,其镇痛效果满意,并具有一定的优势。老年患者术后镇痛存在呼吸抑制等风险,因此在实施过程中应注意:①制订个体化的镇痛方案:相同年龄的老年人生理功能减退的程度相差较大,对镇痛药物的耐受性也有较大差别,因此选择药量及用药速度需谨慎;②加强监测:用药后根据镇痛效果及时调整药物剂量和输注速度;③采用多模式镇痛:根据手术大小和疼痛程度,联合应用多种方法、多种途径、不同作用机制的多种药物,如神经阻滞,非甾类消炎止痛药的应用等,可减少麻醉性镇痛药的剂量,减少对全身生理影响,降低不良反应如术后谵妄和认知功能障碍等,减少住院时间,有利于患者的康复。

第二十七章　妇科麻醉基本理论

第一节　女性生殖器官的生理解剖学特点

一、女性生殖器官生长发育过程

麻醉医师了解女性生殖器官生长发育的特点,有助于个性化麻醉管理。在此首先介绍胚胎学,因为胚胎学与先天性畸形、两性畸形、内分泌器官之间的相互联系以及肿瘤的发生等都有关系。卵子受精后4周,生殖管在泄殖腔膜的腹侧顶端形成,男女两性的外生殖器均由这一结构发育而成。睾丸产生的雄激素可使其发育成男性外生殖器,如缺乏雄激素则发育成女性外生殖器。内生殖器及尿道下段通过原始管状系统的生长和吸收发育而成。泌尿生殖嵴在体腔后部两侧形成。由这些始基细胞发育成卵巢、午非管(Wolffian duct)和午非体以及米勒管。输卵管、子宫、宫颈和阴道上段由米勒管发育而成。在形成上述后三个器官之前,两侧的米勒管必须在中线融合。如果一侧发育不全或两侧未融合均可以导致先天性发育异常。融合的中隔若不吸收,则可以形成双子宫或双阴道以及阴道或子宫纵隔。覆盖在午非体表面的体腔上皮最终发育成卵巢。女性从出生开始一直到生命终止,经历了一系列生殖系统解剖结构和生理变化,根据这些变化,女性一生可以分为新生儿期、儿童期、青春期、生育期、围绝经期和老年期,了解各个时期的生理特点,将有助于维持女性的身心健康以及辨别生理、病理情况。

(一)新生儿期(Neonatal Period)

胎儿出生后的4周内称为新生儿期。由于生理调节和适应能力还不够成熟,因此新生儿期发病率和病死率均较高,应加强护理。

(二)儿童期(Childhood)

从出生4周至12岁左右称为儿童期。该时期体格增长和发育的速度加快,但卵巢和生殖系统仍处于幼稚状态,阴道狭长、上皮薄且细胞内缺乏糖原,阴道内酸度低,容易感染诱发阴道炎。

(三)青春期(Adolescence)

从月经初潮到生殖器官逐渐发育成熟的时期,即卵巢功能自幼稚状态向成熟状态过渡的时期称为青春期。这一时期的生理特点是体格形态的改变、第二性征(除生殖器官外女性特有的特征)形成、生殖器官的发育以及体内激素的改变。

月经初潮,即第一次月经,是青春期发育的一个重要标志。由于卵巢功能尚未完全发育成熟,故初潮后月经周期多数没有一定的规律,常为无排卵型月经,功能失调性子宫出血较为常见。随着下丘脑—垂体—卵巢轴调节功能的健全,月经周期逐渐接近正常。女性青春期生理变化很大,心理变化如思想情绪波动亦较大,故家庭、学校、社会应注意其身心健康。

(四)性成熟期(Sexual Maturity)

性成熟期一般自18岁左右开始,持续约30年。这一时期中枢神经系统、下丘脑—垂体—

卵巢轴的闭式反馈系统已经完全成熟,女性内分泌和生殖功能在卵巢周期性排卵及分泌性激素作用下正常运行。此期在女性一生中所占的比例最大,而且生育活动最旺盛,故又称生育期。

(五)围绝经期(Peri – Menopause)

围绝经期曾称为更年期,一般开始于 40 岁,持续 10 年左右。这一时期卵巢功能逐渐下降,生殖器官开始萎缩并逐渐向衰退过渡,最终以绝经为标志。

由于卵巢功能减退,卵巢分泌性激素逐渐减少,因此这一时期具有以下临床特点。

(1)月经的改变:表现为闭经、月经稀少或不规则出血。

(2)绝经前期功能性子宫出血:可以引起贫血或其他并发症。

(3)绝经期综合征:曾称为更年期综合征,是一组以自主神经系统功能紊乱,伴有神经心理症状的综合征,主要由于妇女在绝经前后雌激素水平波动或下降所致。这一时期应注意围绝经期保健知识的教育,并根据个体情况适当补充性激素。

(六)老年期(Senility)

此期卵巢功能进一步衰退,女性机体逐渐老化、生殖器官进一步萎缩。国际上一般以年龄 65 岁以上称为老年期。老年期女性由于性激素分泌减少,易导致代谢紊乱,将出现不同程度的老年性疾病,如绝经后骨质疏松症、心脑血管疾病和早老性痴呆症,即阿尔茨海默病(Alzheimer Disease)等。因此,老年期医疗保健日益受到人们的重视。

二、女性生殖器官神经支配特点

人体盆部的神经一部分来自腰、骶神经,另一部分来自内脏神经。腰丛的闭孔神经沿盆侧壁经闭膜管至股部。骶丛由腰 4、腰 5 神经以及骶 1 ~ 4 神经和尾神经的前支组成。骶丛位于骨盆腔内,在骶骨及梨状肌前面,髂内动脉的后方,其分支分别穿梨状肌上、下孔分布于盆壁(包括臀部)、会阴和下肢。

(一)外生殖器官的神经支配

支配外阴部的神经主要为阴部神经,由第 2、3、4 骶神经的分支组成,位于盆腔梨状肌上方,包括运动神经与感觉神经。阴部神经通过坐骨大孔离开骨盆,跨越坐骨棘,此处常作为会阴部神经阻滞术的标志,再经坐骨小孔返回盆腔。其与阴部内动脉并行,在坐骨结节内侧下方分为 3 支,即痔下神经、阴蒂背神经及会阴神经,分布于肛门、阴蒂、阴唇和会阴。

(二)内生殖器官的神经支配

内生殖器官主要由交感神经与副交感神经所支配。内脏大神经(由胸$_{5～9}$交感神经节发出)和内脏小神经(由胸$_{10,11}$交感神经节发出)在腹腔神经节内更换神经元后发出节后纤维与迷走神经的分支组成腹腔丛。腹腔丛向下接受腰部交感神经节发出的节后纤维在腹主动脉前形成腹主动脉丛,下行入盆腔分为两部分,一支为卵巢神经丛,经卵巢门入卵巢,并在阔韧带内形成小分支分布于输卵管,另一支沿腹主动脉下降,在第 5 腰椎前面形成骶前神经丛,即上腹下丛,是腹主动脉丛向下的延续部分,其在直肠壶腹部后面分成左右两束下腹下丛,内有交感神经、副交感神经和内脏感觉神经纤维。该丛的纤维随髂内动脉的分支走行,除少数神经纤维分布于子宫外,大部分在阔韧带骶部的宫颈旁形成骨盆神经丛,分布于子宫体、宫颈及膀胱上部。骨盆神经丛中有来自第 2、3、4 骶神经的副交感神经纤维,并含有感觉神经纤维。骨盆神经丛分出的神经支配子宫肌肉活动,而子宫发出的冲动经内脏感觉神经传入神经传递到中枢,从而反射性引起子宫收缩,但子宫平滑肌有自律活动,完全切断其神经后,仍能有节律的收缩,还能完成分娩活动。

由于第一胸神经节常与颈下神经节合并为星状神经节,因此胸段只有 11 个交感神经节。根据神经解剖,开腹行卵巢及子宫切除手术,椎管内麻醉平面应达到胸$_6$水平。

三、女性生殖器官与其他器官之间的关系

女性生殖器官与骨盆腔其他器官不仅在位置上互相邻接,而且在血液供应、静脉和淋巴回流以及神经支配上有密切联系,因此,某一器官的增大、收缩、充盈或排空可以影响其他器官的正常位置;而某一器官的创伤、感染、肿瘤等,更易累及邻近器官,在妇科疾病的诊断治疗上也互有影响。因此,建议明确以下各邻近器官与女性生殖器官之间的联系。

(一)乙状结肠(Sigmoid Colon)

乙状结肠以其特有的 S 形曲线沿左侧骨盆的边缘跨过左髂外血管、髂腰肌、卵巢血管及输尿管前方进入骨盆腔,平第 3 骶椎位置续接直肠。在盆腔段结肠的后面是髂外血管、左梨状肌和左骶神经丛,前面由几段小肠曲与子宫分开。

(二)直肠(Rectum)

直肠的上端在第 3 骶椎水平上接乙状结肠,下端与肛管相连,全长 15 ~ 20cm。直肠上端有腹膜覆盖,至直肠中段腹膜折向前上方,覆于子宫颈及子宫后壁,形成直肠子宫陷凹。直肠前面上部隔此陷凹与子宫及阴道穹窿后部相邻,下部借直肠阴道隔与阴道后壁相邻,直肠后面邻骶、尾骨和骶前筋膜,其间有直肠上血管、骶丛、盆内脏神经和盆交感干等结构。直肠下部无腹膜覆盖。肛管长 2 ~ 3cm,在其周围有肛门内括约肌及肛提肌,而肛门外括约肌为骨盆底前浅层肌的一部分。因此,妇科手术及分娩处理时应注意避免损伤肛管、直肠。

(三)阑尾(Appendix Vermiformis)

阑尾一般位于右髂窝内,通常从盲肠游离端后内侧壁伸出。严格地说阑尾不属于盆腔脏器,但由于阑尾的长度不定且尖端游离,故其位置多有变化,其尖端有时伸入盆腔甚至触及盆腔脏器,更有少数人阑尾位置变异为盆位阑尾,因此,女性患阑尾炎时有可能累及子宫附件,其症状和体征要与右侧附件炎相鉴别。

(四)尿道(Urethra)

女性尿道为一肌性管道,长约 4.0cm,从膀胱三角尖端开始,经阴道前面、耻骨联合后面,穿过泌尿生殖膈,在此处由尿道阴道括约肌环绕,终止于阴道前庭的尿道外口。由于女性尿道短而直,又接近阴道,故容易发生上行性泌尿系统感染。

(五)膀胱(Urinary Bladder)

膀胱为一空腔器官,空虚时呈三棱锥体状,可分为尖、体、底和颈,位于耻骨联合之后、子宫之前,即骨盆腔前部。膀胱壁由浆膜、肌层及黏膜 3 层构成。浆膜即腹膜的一部分。前腹壁下部腹膜覆盖膀胱顶,向后移行达子宫前壁,两者之间形成膀胱子宫陷凹。膀胱底部黏膜形成一三角形区域,为膀胱三角,三角形的尖向下为尿道内口,三角形底边两侧为输尿管开口。此三角与宫颈及阴道前壁相邻,其间的组织在正常情况下比较疏松,经阴道行妇科手术时,可能损伤膀胱或输尿管而形成瘘。膀胱的大小、形状可因其充盈程度及邻近器官的情况而变化。膀胱充盈时可凸向骨盆腔甚至腹腔,膀胱的前下壁可直接与腹前壁相贴,故妇科手术前放置导尿管使膀胱排空,以避免损伤膀胱和影响操作。

（六）输尿管（Ureter）

输尿管为一对肌性圆索状长管,将尿液从肾盂输送到膀胱,它位于腹膜后并由纤维脂肪组织保护。输尿管从肾盂开始沿腰大肌前面偏中线侧下行,在骶髂关节处,越过髂外动脉起点的前方进入骨盆腔,此后输尿管呈弓状沿骶髂下行,达子宫阔韧带基底部,并在距子宫颈外侧约2cm处横经子宫动脉的后下方,又经过阴道侧穹窿顶端绕向前方,穿过膀胱宫颈韧带,进入膀胱壁,在壁内斜行1.5~2.0cm,开口于膀胱三角底的外侧角。在输尿管下行过程中,与卵巢、子宫韧带及子宫动脉毗邻,故行子宫、附件手术时,易损伤输尿管。

四、女性内分泌激素的分泌规律与功能

女性生殖系统自胎儿开始就在神经内分泌的支配和调控下产生、生长、分化、发育乃至成熟,其中任一环节发生异常或缺陷,都会在女性不同生理时期出现特有的病变,这些病变与医学遗传学、分子生物学、免疫学以及内分泌代谢学相关,同时也与麻醉学有着密切的联系。

女性一生在中枢神经系统的协调下,由内分泌腺分泌各种激素,调节着各器官组织的生长发育和生理功能。其中下丘脑—垂体—卵巢轴（Hypothalamic - Pituitary - Ovarian Axis, HPOA）是女性内分泌激素分泌变化的主体,也是各个时期生理变化的主要原因。

（一）下丘脑

下丘脑在大脑底部,其神经元具有双重功能,既能传导神经冲动,又能分泌多种激素。其中下丘脑的神经分泌细胞分泌卵泡刺激素释放激素（FSH - RH）与黄体生成激素释放激素（LH - RH）,两者通过下丘脑与脑垂体之间的门静脉系统进入脑垂体前叶,脑垂体在其作用下,释放卵泡刺激素（Follicle Stimulating Hormone, FSH）与黄体生成激素（Luteinizing Hormone, LH）。下丘脑神经细胞的分泌功能同时受大脑皮层的控制。

（二）脑垂体

脑垂体前叶的嗜碱性细胞在下丘脑所产生的激素控制下,分泌两种激活性腺功能的促性腺激素,即 FSH 和 LH。在整个月经周期中都有 FSH 分泌,在排卵前1~2d 水平最高,形成高峰。它能刺激卵巢中卵泡生长发育和颗粒细胞增生,并在少量 LH 作用下使卵泡分泌雌激素, LH 在一定比例的 FSH 影响下能促使成熟卵泡排卵、黄体形成和分泌雌、孕激素。

此外,垂体前叶嗜酸性细胞分泌催乳激素（Prolactin, PRL）,其功能与刺激泌乳有关。PRL 在青春晚期,有明显的昼夜变化和规律的周期变化,它与雌激素呈正相关,而与孕激素呈负相关。在许多生理状态下如睡眠、哺乳、进食、性交以及精神抑郁紧张等,血中 PRL 水平均上升,考虑其应与应激相关。在妊娠最初3个月 PRL 即开始上升,在孕期的高雌激素内环境的刺激下,足月妊娠时 PRL 较非孕期增长10倍以上。分娩发动时垂体后叶分泌的催产素促使 RL 下降。PRL 的分泌调节与下丘脑有关,下丘脑分泌的催乳激素抑制激素（Prolactin Inhibitory Hormone, PIH）能抑制催乳激素的分泌,而促甲状腺素释放激素（Thyrotropin Releasing Hormone, TRH）除能促使垂体分泌甲状腺激素外,还能刺激催乳激素的分泌。由于 PIH 与促性腺激素释放激素（GnRH）对同一刺激或抑制作用常同时发生效应,因此,当 GnRH 受到抑制时,可出现促性腺激素水平下降,而催乳激素水平上升,导致闭经泌乳综合征。而某些甲状腺功能减退的妇女,其 TRH 升高,刺激催乳激素分泌,引起乳汁分泌现象。

（三）卵巢

卵巢作为女性的性腺,其主要功能是排卵和分泌女性性激素。女性从青春期开始到绝经

前,卵巢在形态和功能上发生周期性的变化。卵巢中的原始卵泡在垂体分泌的促性腺激素作用下逐渐发育为成熟卵泡。卵泡在生长、发育成熟、排卵并变成黄体的同时,又合成并分泌性激素。卵巢主要合成和分泌雌、孕激素,同时少量合成和分泌雄激素。目前认为排卵前雌激素主要来源于卵泡内膜细胞,排卵后孕激素与雌激素则由黄体细胞分泌。

1. 雌、孕激素的周期性变化

(1)雌激素:卵泡在开始发育时,雌激素分泌量很少,当卵泡生长直径达(8~10)mm 时,雌激素水平开始逐渐上升,于排卵前分泌达峰值,从而触发 LH 的分泌峰值。排卵后雌激素分泌减少,在黄体形成时,雌激素出现第二个高峰,但这次高峰较第一次低而钝。直至黄体萎缩,雌激素水平急剧下降,在月经前达到最低值。

(2)孕激素:在卵泡成熟前产生少量孕激素,至排卵前几乎与 LH 峰出现的同时孕激素水平开始上升。故可以将血中孕激素含量的升高作为预测排卵的指标之一。在排卵后 7~8d 黄体成熟时形成孕激素分泌高峰,随后逐渐下降,在月经来潮时恢复到排卵前的水平。

2. 雌、孕激素的生理作用

随着雌、孕激素的周期性变化,女性生殖器官也发生一系列周期性生理变化,其中以子宫内膜变化最为显著,表现为子宫内膜增生期和分泌期的交替变换及规律性月经周期,阴道黏膜、宫颈黏液和输卵管也随着卵巢的排卵周期出现雌孕激素影响的特征性改变。此外,雌激素促进水、钠潴留,促进脂肪代谢,降低总胆固醇,有利于防止冠状动脉硬化,同时雌激素还可以促进骨中钙的沉积。孕激素则通过中枢神经系统发挥升温的作用,正常情况下,女性在排卵后基础体温可以升高(0.3~0.5℃)。而且孕激素与雌激素相比可以促进水、钠的排泄。

(四)下丘脑—垂体—卵巢轴(HPOA)调节作用

卵巢作为垂体的靶器官,在内分泌调节轴中占有着极其重要的位置。性激素在血液中浓度的变化反馈到中枢,促进或抑制下丘脑—垂体的分泌功能,于是便形成了下丘脑—垂体—卵巢轴自动调节系统。使下丘脑兴奋,分泌性激素增多者称为正反馈(Positive Feedback);反之,使下丘脑抑制,分泌性激素减少者称为负反馈(Negative Feedback)。血液中雌激素升高抑制下丘脑分泌 FSH-RH(负反馈),但促进下丘脑分泌 LH-RH(正反馈)。孕激素水平升高对 LH-RH则呈抑制作用(负反馈)。

当下丘脑因受卵巢性激素负反馈作用的影响而使卵巢释放激素分泌减少时,垂体促性腺激素(Gonadotropic Hormone,GTH)释放也相应减少,黄体失去 LH 的支持而萎缩,由其产生的卵巢激素也随之减少。当性激素减少到一定程度时,对下丘脑的抑制解除,下丘脑则重新分泌 FSH-RH 和 LH-RH,于是一个新周期又开始了,如此循环反复,使月经按期来潮。

(五)阿片肽与下丘脑—垂体—卵巢轴(HPOA)

阿片类物质作为麻醉性镇痛药的主要组成部分,在临床麻醉中应用广泛。阿片类物质包括内源性和外源性阿片肽。内源性阿片肽(Endogenous Opioid Peptide,EOP)包括内啡肽、脑啡肽、强啡肽等,分别与组织中相应的 μ 受体、δ 受体、K 受体结合。这些 EOP 除具有镇痛作用外,还参与调节腺垂体激素的分泌功能。其中 β-内啡肽在女性内分泌系统的调节中起重要的作用,内啡肽可升高泌乳素、抑制 GnRH,抑制 LH 的基础分泌,阻断排卵前 LH 峰。大量资料表明,EOP 在月经周期、性腺轴的功能调节以及青春期性成熟中起了重要的作用,β-内啡肽通过影响雌二醇(Estradiol,E-2)的反馈机制调控排卵。外源性阿片肽包括天然以及人工合成、半合成的阿片生物碱,主要有吗啡、可待因、美沙酮、二乙酰吗啡(海洛因)等。吗啡作用于阿片受体,使得 EOP 无法对 HPOA 轴进行调节,因此吗啡可以间接抑制 HPOA 轴。快速给予吗啡后下丘脑中 β - 内啡肽水平降低,而垂体与血浆中含量升高;而慢性吗啡成瘾时,血浆和垂体中的 β - 内啡肽含量下降,可以认为开始时吗啡促进 β - 内啡肽的释放,随后内啡肽系统受到了抑制。

第二节 妇科围术期麻醉管理

一、妇科手术特点

女性生殖器官具有实现性生活、完成生育等特殊的生理功能,同时也会发生各种病理性改变。采用手术治疗时,涉及器官的去留,不仅要考虑疾病本身,还要顾及患者术后生活的质量。因此,妇科手术尤为复杂特殊。

(一)解剖学特点

女性生殖器官位于盆腔深部,与多个脏器毗邻,无论经腹部还是经阴部实行操作,手术视野均较为狭小,而病变器官体积增大或与其他脏器粘连增加了手术区暴露的难度,因此容易发生泌尿器官损伤、肠管损伤等。此外,由于阴道口邻近尿道口、肛门,输卵管开口于腹腔,故术后易发生感染。

一般良性病变手术涉及范围较小,对于全身生理状况影响不大,如子宫肌瘤、卵巢囊肿等。而妇科恶性肿瘤的根治手术涉及组织器官多,手术创伤大、时间长、出血多,对全身生理状况影响较大,麻醉管理难度亦增加。

(二)内分泌学特点

卵巢作为重要的女性生殖器官之一,不仅承担着排卵的重要任务,还分泌性激素维持女性内分泌系统的平衡,因此妇科疾病采取手术治疗时,对于是否切除卵巢要慎重考虑。

择期妇科手术原则上宜在月经间期进行,但也不必因此失去最佳手术时机。

(三)术式相关的特点

传统的妇科手术分为经腹和经阴道两种主要的术式。自从 1960 年妇科医生将腹腔镜应用于腹腔、盆腔疾病诊断以来,腹腔镜技术已经从诊断发展到治疗,从输卵管结扎发展到进行妇科恶性肿瘤根治术。与开腹手术相比,腹腔镜技术创伤小、术后并发症少、恢复快,是妇科手术的未来发展趋势。大多数腹腔镜手术需要人工气腹和特殊体位,对于患者呼吸、循环系统造成干扰,使麻醉管理复杂化。

(四)体位相关的特点

妇科手术经常采用膀胱截石位、头低截石位、头低仰卧位。

1. 截石位

妇科经阴道手术的患者需要采取截石位。患者采取标准截石位时,双下肢同时被分开并抬高,髋和膝关节屈曲,大腿与躯干呈 90°左右,小腿则与地面平行。如果髋和膝关节过度屈曲,会造成关节处大血管受压,将影响下肢血液灌注及回流。为了避免扭转应力对腰椎的损伤,当手术结束下肢复位时,应先在矢状平面将双下肢同时伸直并拢,随后缓慢放回手术台上,使机体逐渐适应循环血容量减少,避免出现血压的明显降低。

2. 头低位

为了更好地暴露盆腔脏器,妇科手术常常采用头低截石位、头低仰卧位。既往曾采用患者头低倾斜30°~45°,术中使用肩部约束带防止患者从手术台滑落,但由于长时间固定可造成患者臂丛神经损伤,因此目前建议患者头低倾斜角度控制在10°~15°。患者采取头低位时,心脏前负荷增加,引起右心负荷增加;颅内血管充血,颅内压升高;由于腹腔脏器向头侧移位,膈肌上抬,限制吸气时膈肌的下降,自主呼吸做功增加;由于重力作用,血液更多的流向通气较差的肺尖部,导致通气/血流比例失调;机械通气时,气道压力升高。

3. 神经损伤

患者采取截石位时可能会发生下肢神经损伤。Warner 等收集了 1957 年至 1991 年期间 198461 名采取截石位手术患者的围术期资料,研究发现,下肢神经损伤导致持续 3 个月以上运动受限的发生率为 1/3608,其中最常见的是腓神经损伤。此外腓肠肌长时间直接受压可以导致下肢筋膜间隙综合征(Compartment Syndromes)。因此,术中对于采取截石位的患者应在膝关节及踝关节处垫以软垫以防止发生神经损伤。

二、妇科手术患者特点

妇科手术患者年龄范围广,个体差异大,使麻醉管理更加复杂。

妇科患者以中老年居多,老年人各脏器功能减退,生理储备能力下降,应激和代偿能力降低,特别是老年患者伴有不同程度的慢性呼吸系统疾病,心、脑血管疾病,肝、肾功能不全和糖尿病等,均对麻醉方法的选择、实施以及管理带来一定的复杂性和危险性,容易发生各种并发症。麻醉前应继续合理治疗原有基础疾病,控制其处于稳定状态。

妇科患者常常合并急、慢性贫血,多由异位妊娠破裂、月经异常等引起。血红蛋白的降低、血液的携氧能力下降或者氧与血红蛋白的结合力过强等引起血液释放到组织的氧减少而导致组织缺氧,降低了组织器官的活动与耐力,长时间慢性贫血可以出现劳累性呼吸困难、代偿性心肌肥厚或者脾大。同时长期慢性贫血可以使机体重要器官因缺氧产生继发病变,甚至累及肾功能。麻醉前应治疗和纠正中、重度贫血。

女性在人类繁衍、家庭生活中扮演着重要角色,而妇科手术常常会影响妊娠、性生活等。对于妇科患者,无论是手术治疗不孕症、主动或者被动终止妊娠、去除盆腔包块等,经常会感觉到痛苦、恐惧、内疚、不适等情感压力。这种情感压力会持续整个围术期,麻醉医师认知并理解患者的压力对于麻醉实施很重要。

三、术前用药

妇科手术麻醉前使用药物,希望能达到以下目的:①缓解焦虑,充分镇静;②产生遗忘,预防或者减少术中知晓;③提高痛阈,加强术中麻醉用药的镇痛作用;④减少气道分泌物;⑤预防自主反射反应,稳定血流动力学;⑥减少胃液分泌量,提高胃液 pH;⑦预防术后恶心、呕吐;⑧有利于麻醉诱导平稳;⑨减少麻醉药用量;⑩预防变态反应。由于患者的心理状态、身体状况和年龄不同,手术种类、持续时间不同,决定了给予术前用药要做到个体化,防止药物不足及过量。对于年龄过大或者过小、生理储备少、低血容量或者昏迷的患者,为保证麻醉安全一般不给予术前用药。

术前用药采用口服时,应在患者进入手术室前 60 ~ 90min 给予,喝水量控制在 150mL 以内;采用肌内注射时,应在患者到达手术室前 30 ~ 60min 给予,才能达到全效。小儿亦可采取经鼻或经直肠途径给药。常用药物种类如下。

(一)神经安定类药物和镇静催眠药物

1. 苯二氮䓬类药物

此类药物作为术前用药最受欢迎,它具有抗焦虑、遗忘、镇静和预防局麻药中毒的作用,对于预防全麻术中知晓发生亦有良好的作用。苯二氮䓬类药的主要不良反应是产生暂时性烦躁不安、谵妄,并可能诱导幻觉;有时会出现对中枢神经系统抑制过深过长,特别是使用劳拉西泮时。

(1)地西泮(安定,Diazepam):地西泮为弱安定类药,解除恐惧和焦虑情绪,具有催眠和遗忘作用,只产生轻微的呼吸循环抑制,尤其适用于一般情况差、合并心脏病、休克而精神紧张的妇科手术患者,与东莨菪碱合用,催眠、遗忘作用加强。一般常用剂量为 0.1 ~ 0.2mg/kg,口服、肌内注射或静脉注射均可。由于地西泮不溶于水,必须溶于有机溶剂(丙二醇、苯甲酸钠),经静脉及肌内注射产生疼痛,静脉注射后可以诱发静脉炎,因此推荐口服用药。地西泮的消除半衰期较长,为 20 ~ 100h,地西泮的半衰期与患者的年龄有相关性,粗略估计约为每增加 1 岁延长 1h。

(2)劳拉西泮(Lorazepam):劳拉西泮的药效是地西泮的 5 ~ 10 倍,其遗忘效果优于地西泮。由于劳拉西泮的作用受组织再分布的消除量影响不如地西泮迅速,因此更易产生长时间镇静,不适用于行妇科门诊手术的患者,因其对循环抑制轻微,故适用于有严密监测的住院行大手术及入住 ICU 的患者。

劳拉西泮的常规剂量为 25 ~ 50μg/kg,可产生 4 ~ 6h 的镇静、顺行性遗忘作用,多数文献建议成人剂量不超过 4mg。

(3)咪达唑仑(Midazolam):咪达唑仑产生抗焦虑、镇静和遗忘作用,降低全麻术中知晓的发生率,其强度是地西泮的 2 ~ 3 倍。

一般一次静脉注射量为 1.0 ~ 2.5mg,肌内注射量为 0.05 ~ 0.10mg/kg,口服剂量为 7.5 ~ 15mg,用药后起效迅速,30 ~ 60min 后出现峰效应,其消除半衰期较短 1 ~ 4h,随年龄增长,咪达唑仑的半衰期可延长为 8h。咪达唑仑在术前用药方面基本上取代了地西泮,也适用于门诊手术患者。

2. 巴比妥类药物

此类药物具有镇静、引导睡眠、预防局麻药中毒的作用。作为术前用药基本上已被苯二氮䓬类药物取代,但由于其费用低,常规剂量很少出现呼吸循环抑制,在某些情况下仍然可以使用。

(1)司可巴比妥:通常成人口服剂量为 50 ~ 200mg,60 ~ 90min 起效,镇静作用持续 4h 或以上。

(2)戊巴比妥:此药可经口、静脉或肌内注射用药。成人常用口服剂量为 50 ~ 200mg,生物转化半衰期大约为 50h,因此不适用于短小手术及门诊手术的术前用药。

(二)镇痛药

麻醉性镇痛药具有较强的镇痛作用,同时也有镇静、抗焦虑作用,可以提高患者痛阈;与全身麻醉药有协同作用;减轻气管插管的心血管反应。但其可以长时间降低二氧化碳对延髓呼吸中枢的刺激作用,具有呼吸抑制的不良反应;干扰外周血管平滑肌的代偿性收缩,可以引起直立性低血压;此外可以导致恶心、呕吐、皮肤瘙痒等,因此一般只有术前疼痛患者需要注射麻醉性镇痛药。新的非甾体类抗感染药,环氧化酶-2(COX-2)抑制剂术前应用可以有效地减少妇科经腹手术术后阿片类药物的使用剂量。

1. 吗啡(Morphine)

成人肌内注射 0.05~0.10mg/kg 吗啡,15~30min 起效,45~90min 达到峰效应,持续约 4h。静脉注射后 20min 达峰效应。吗啡注射后可以引起组胺释放,故禁用于合并胆道、支气管痉挛性疾病的妇科患者,亦不适用于老年患者、一般状况差以及危重的妇科患者。

2. 哌替啶(Pethidine)

哌替啶镇痛强度大约是吗啡的十分之一,成人肌内注射剂量为 1~2mg/kg,麻醉前 30~60min 注射,15min 起效,60min 达峰效应,一般持续 2~4h 后作用消失。成人静脉注射剂量 0.5~1.0mg/kg,麻醉前 10~15min 注射,5min 起效,20min 达峰效应。此外哌替啶可以抑制术中和术后的肌颤。其恶心、呕吐、呼吸抑制等不良反应均比吗啡轻,可以使呼吸道腺体分泌减少,支气管平滑肌松弛,有抗组胺作用,可解除支气管痉挛,引起血压轻度降低,目前已基本替代吗啡作为麻醉前用药。

3. 环氧化酶-2(COX-2)抑制剂

COX-2 抑制剂具有良好的镇痛作用,而且几乎没有胃肠道反应,可以作为妇科患者超前镇痛的用药,以前国内只有口服制剂塞来昔布(Celecoxib),现在已有静脉制剂帕瑞昔布钠可用。

(三)抗胆碱能药

抗胆碱能药通过阻断节后胆碱能神经支配的效应器上的胆碱受体,抑制腺体分泌,减少呼吸道黏液和唾液的分泌,具有干燥呼吸道的作用,此外抗胆碱能药也具有镇静和遗忘作用。

1. 阿托品(Atropine)

阿托品成人常用剂量 0.5mg 肌内注射,对心脏迷走神经反射的抑制作用并不明显,可引起心率增快,但老人或新生儿心率增快并不明显;可引起瞳孔散大,对正常人眼内压影响不大,但可致窄角青光眼眼压进一步升高,故不适用于合并青光眼的妇科患者。

2. 东莨菪碱(Scopolampne)

东莨菪碱成人常用剂量 0.3mg 肌内注射,对腺体分泌的抑制作用则比阿托品稍弱,但有中枢镇静作用,可协同苯二氮卓类药物、麻醉性镇痛药增强镇静和遗忘功效。老年人、小儿或剧痛患者应用后,有可能出现躁动和谵妄不良反应,此类患者更适合选择阿托品。

3. 盐酸戊乙奎醚(长托宁)

盐酸戊乙奎醚作为选择性作用于 M_1、M_3 和 N_1、N_2 受体的新型抗胆碱药,对心脏和神经元突触前膜的 M_2 受体无明显作用,因此在减少唾液和呼吸道腺体分泌的同时,不引起心率加快,对患者心肌耗氧量无明显影响,尤其适合于合并窦性心动过速、甲状腺功能亢进、心脏疾病和老年妇科患者的麻醉前给药。此外,长托宁作为麻醉前用药,作用于中枢 M_1 受体,可以产生中枢镇静作用。

健康成人肌内注射量为 1~2mg,静脉注射量为 0.02mg/kg,长托宁在体内吸收速度很快,20~30min 达到峰值血药浓度,其消除半衰期约为 10.34h,达峰时间快于阿托品,而半衰期是阿托品的 2.5 倍。

（四）抗组胺药

组胺作用于 H_1 和 H_2 两种受体。H_1 受体主要分布在平滑肌和血管，组胺与 H_1 受体作用引起平滑肌痉挛，可致支气管痉挛、肠痉挛和子宫收缩；引起小动脉和毛细血管扩张，通透性增高，可致血管神经性水肿，表现为皮肤潮红、荨麻疹和低血压，甚至喉头水肿和休克，这些作用可被 H_1 抗组胺药所阻滞，是麻醉前用药的主要药物。组胺与 H_2 受体作用引起消化道腺体分泌，可被 H_2 抗组胺药所抑制，但一般不用作麻醉前用药。

常用的 H_1 抗组胺药主要为异丙嗪（Promethazine）和异丁嗪（Trimeprazine），基本药理作用主要有：①消除支气管和血管平滑肌痉挛；②抑制中枢神经，产生镇静、抗焦虑、降低基础代谢率；③抑制呕吐中枢；④协同增强麻醉性镇痛药、巴比妥类药、苯二氮卓类药物的作用；⑤抑制唾液腺分泌。

异丙嗪的成人常用肌内注射剂量为 25～50mg，小儿常用肌内注射剂量为 0.5～1.0mg/kg，麻醉前 1.0～1.5h 肌内注射。

（五）调节胃液 pH 及胃液量的药物

健康的妇科择期手术患者在禁食水后麻醉过程中的误吸发生率很低，因此没有必要常规给予预防性用药。但急诊手术、肥胖、溃疡病史、其他原因导致的胃麻痹（糖尿病、肾透析）的妇科患者，可以给予药物预防，以防止发生误吸。

使用 H_2 组胺受体阻滞药可做到胃液酸度降低而又不增加胃内容物容量。胃动力药甲氧氯普胺（灭吐灵，Metoclopramide）不仅可排空胃内容物，同时又可增加食管下端括约肌张力。非微粒性抗酸药如枸橼酸钠（Sodium Citrate）可碱化停滞的胃液，升高胃液 pH（酸度降低）。

（六）α_2 肾上腺素能激动药

可乐定是中枢性 α_2 肾上腺素能激动药，具有镇静、消除气管插管及手术刺激诱发的高血压和心动过速作用，可用于合并高血压的妇科患者，但其存在不可逆性的交感反应减退，可干扰潜在血容量丢失及其代偿情况的正确判断。术前用药剂量为 2.5～5μg/kg。

四、麻醉方法的选择

妇科手术均属盆腔、阴道与会阴的手术，而手术的切口以下腹部及阴部两种方式为主。绝大多数手术患者为已婚的中、老年，但也有少数患者为未婚青年，甚至也有学龄儿童。因此妇科手术患者的年龄跨度大，中、老年患者又可能合并相关并发症，这给麻醉管理带来一定的困难。

由于妇科手术所涉及的子宫与附件，皆位于盆腔的深处，无论由腹部或通过阴道进行操作，手术区显露都有一定的困难，加之肠曲膨出干扰，可能会妨碍手术进行。因此妇科手术无论采用何种麻醉方法，都应具备良好的镇痛与肌松是至关重要的。与此同时麻醉中力争维持血压相对稳定，避免造成恶心、呕吐的诱因，对牵拉反射尽量采取有效措施，保持患者呼吸平稳，防止膈肌上下过度移动。

此外，近年来妇科无创技术得到了的很大发展，腔镜手术所占比例增加，因此除了应具备良好的镇痛与肌松外，还应重视预防和处理气腹引起的一系列生理反应如血流动力学变化、高碳酸血症等。

总之，麻醉医生根据病情、妇科手术方式与种类，选择切实可行的麻醉方法，即椎管内麻醉、全身麻醉与局部浸润麻醉。

（一）椎管内麻醉

椎管内麻醉包括蛛网膜下隙麻醉和硬膜外麻醉。对于经腹或阴道进行的妇科手术，椎管内麻醉不失为一个最佳的选择，它具有可以降低手术引起的应激反应、降低术后下肢静脉血栓的发生率等优势。此外，椎管内麻醉可以用于手术后疼痛治疗。

1. 连续硬膜外麻醉

（1）适应证：适用于经腹或阴道进行的妇科手术，以及无气腹的腹腔镜手术。妇科手术涉及的主要脏器在盆腔，因此要求骶神经充分阻滞，而为了抑制牵拉反射，麻醉上平面要求达到胸$_5$或胸$_6$水平，为了满足手术要求，既往常常采用硬膜外双管法，随着腰麻—硬膜外联合麻醉（Combined Spinal – Epidural Anesthesia, CSEA）技术的成熟，目前联合麻醉已经基本取代了硬膜外双管法。

硬膜外联合应用局麻药和阿片类药进行镇痛治疗，可产生良好的镇痛作用及较少的并发症，是妇科术后镇痛最常用的方法之一。

（2）禁忌证：绝对禁忌证：①严重的低血容量；②穿刺部位感染；③菌血症；④凝血功能障碍引起的低凝状态；⑤患者拒绝硬膜外麻醉。

相对禁忌证：①中度低血容量；②轻度凝血功能障碍；③患者不能合作；④合并有严重的心血管疾病等。

（3）操作步骤：由于硬膜外阻滞采用的局麻药用量较大，为预防局部麻醉药中毒反应，麻醉前可给予巴比妥类或苯二氮卓类药物，推荐静脉注射咪达唑仑 1~2mg。

①患者取侧卧位或坐位，以前者最常用，患者屈膝弯腰，下颌尽量向胸前屈曲，使脊柱间隙最大限度展开。

②选择合适的穿刺点，一般取支配手术范围中央的相应棘突间隙，下腹部手术选 $T_{2~4}$ 或 1~2，会阴部手术选 4~5。一般参考体表解剖标志确定棘突间隙，两侧髂嵴最高点连线交于 $Ig_{1~4}$ 棘突间隙或者 1~4 棘突。皮肤常规消毒铺单后，以 16~18 GTuohy 或 Weiss 针行硬脊膜外腔穿刺。无论采用正中或旁正中入路法，只要针尖抵达黄韧带，即拔出针芯，针尾注上水，继续进针，一旦针尾处的水被吸入，并有落空感，注射器推注空气阻力消失，回抽无血液或脑脊液，即可初步判断针已进入硬膜外腔。

③置入硬膜外导管时应先测量皮肤至硬膜外间隙的距离，随后将硬膜外导管经针尾置入，导管过针尖 3~5cm 后，一边退出硬膜外针一边固定好导管，防止导管脱出。穿刺针拔除后，调整好导管在硬膜外腔的长度，导管末端连接注射器，回吸无血及脑脊液，注入少量生理盐水无阻力，即可以用胶布固定导管。平卧后注入实验量 2% 利多卡因 3~5mL，观察 5min，若无下肢麻痹或口舌发麻，可进一步排除硬膜外导管误入蛛网膜下隙或刺破血管的可能性。

硬膜外导管置入过程中患者出现明显异感或其他原因需要将导管退出重新穿刺置管时，必须将导管和穿刺针一起退出，防止穿刺针尖端在患者体内削断导管。

（4）常用局麻药：硬膜外阻滞常用的局麻药有利多卡因、丁卡因、布比卡因、左布比卡因及罗哌卡因。利多卡因常用 1%~2% 浓度，其起效快，5~12min 即可发挥作用，在组织内浸透扩散能力强，所以阻滞完善，效果好，作用持续时间约为 1.5h，成年人一次最大用量为 400mg。丁卡因常用浓度为 0.25%~0.33%，起效时间为 10~15min，维持时间长达 3~4h，一次最大用量为 60mg。布比卡因常用浓度为 0.5%~0.75%，4~10min 起效，可维持 4~6h，0.75% 布比卡因肌肉松弛效果好。左布比卡因常用浓度也是 0.5%~0.75%，4~10min 起效，可维持 4~

6h,可产生中度至全部的运动阻滞,其毒性反应远低于布比卡因。如无明显的高血压、动脉硬化、糖尿病或甲亢等并发症,可在局麻药液中加入1/20万肾上腺素,以防止发生毒性反应。罗哌卡因是一种新型的长效酰胺类局麻药,临床应用浓度为0.5% ~ 1.0%,剂量可用至150 ~ 200mg,10 ~ 20min起效,持续时间为4 ~ 6h,具有明显的感觉—运动阻滞分离特点,临床上常用罗哌卡因硬膜外阻滞作术后镇痛及分娩镇痛。

妇科手术硬膜外阻滞后,自注入局麻药后30 ~ 50min,也就是局麻药在体内血药浓度达到高峰时,往往发生血压降低或心率减慢,如与手术探查或纱布垫填塞肠曲步骤重叠,血压降低可能更明显,在适当补充容量后一般可用阿托品或麻黄碱进行纠正。

(5)硬膜外麻醉的管理:硬膜外麻醉的穿刺部位是决定阻滞平面的最主要因素。此外,局麻药的容量和剂量亦是决定硬膜外阻滞平面和阻滞效果的重要因素,而局麻药浓度对阻滞平面的影响相对较小。如果药物浓度不变,药物容量愈大,阻滞范围愈广,反之,则阻滞范围窄。为达到满意的腹肌松弛,麻醉阻滞上平面至少在名,但也不宜过高,超过T会对呼吸循环系统有较大的影响。

硬膜外阻滞平面和阻滞效果与患者情况相关,婴幼儿、老年人及妊娠后期孕妇硬膜外注入少量局麻药就可以达到比较广泛的阻滞平面,临床麻醉时应当注意。

常用的局麻药一般在注入硬膜外腔后5min起效,短效局麻药达峰值的时间为15 ~ 20min,而长效局麻药则需要20 ~ 25min。

硬膜外阻滞除感觉神经被阻滞外,交感神经、运动神经也被阻滞,引起一系列生理学改变,最常见的是血压下降、呼吸抑制和恶心呕吐。因此术中应注意控制适当的麻醉平面,常规吸氧,密切监测患者生命体征,及时进行处理。

(6)硬膜外麻醉的并发症:硬膜外麻醉的并发症既可以发生在穿刺过程中,也可以在用药后数小时或数天后发生。主要包括局麻药全身中毒反应、全脊麻、硬膜下间隙阻滞、硬膜外导管折断、硬膜穿破后头痛、背部疼痛、硬膜外感染、硬膜外血肿、神经损伤等。

2.蛛网膜下隙麻醉(腰麻)

腰麻适用于外阴与阴道手术,也可用于短时间妇科腹部手术,腰麻肌松效果更满意,但术后可能发生硬脊膜穿刺后头痛(Post – dural Puncture Headache,PDPH),随着近年来25 ~ 27C腰麻针的推广应用以及笔尖式侧孔腰麻针,这一并发症发病率已明显下降。

(1)适应证:适用于妇科子宫切除、附件手术以及会阴、阴道手术等。

(2)禁忌证:合并有中枢神经系统疾病的患者,特别是脊髓或脊神经根病变者,麻醉后有可能遗留长期麻痹;疑有颅内高压患者也应列为禁忌;脊椎外伤患者禁用腰麻;其他与硬膜外麻醉的禁忌证相同。

(3)操作步骤。

①患者取侧卧位或者坐位,以侧卧位多用,屈膝弯腰,下颌尽量向胸前靠近,使脊柱间隙最大限度展开。鞍区麻醉一般需要取坐位。

②蛛网膜下隙首选$L_{3~4}$棘突间隙,脊髓于此也已形成终丝,故不会损伤脊髓。无论采用正中或旁正中入路法,当穿刺针穿过黄韧带时,因为阻力突然消失出现"落空"感觉,继续推进常有第二个"落空"感觉,提示已穿破硬膜与蛛网膜进入蛛网膜下隙。一般常常将黄韧带和硬膜一并刺穿,故往往只有一次"落空"感觉。

③针尖进入蛛网膜下隙后,拔出针芯即有脑脊液流出,连接注射器,将药物注入。

（4）常用局麻药：蛛网膜下隙阻滞较常用的局麻药有普鲁卡因、利多卡因、布比卡因和丁卡因，其作用时间依次延长。根据所用局麻药与脑脊液比重差别，蛛网膜下隙局麻药可分为重比重液、等比重液和轻比重液。局麻药溶液的比重是 1.00 即为等比重溶液，通常加 5% 葡萄糖溶液配成重比重液，其比重大于脑脊液，容易随重力作用向体位低侧扩散；局麻药经过注射用水稀释配成轻比重液，其比重小于脑脊液；经脑脊液稀释配制成等比重液。注入局麻药后，应当根据所用药物的比重和所要达到的阻滞范围调整体位，使药物向目标位置扩散以达到麻醉目的。普鲁卡因成人用量为 100～150mg，常用浓度为 5%，麻醉起效时间为 1～5min，维持时间仅 45～90min。利多卡因一般用量为 100mg，最高剂量为 120mg，常用浓度为 2%～3%，起效时间为 1～3min，维持时间为 75～150min。布比卡因常用剂量为 8～12mg，最多不超过20mg，一般用 0.50%～0.75% 浓度，起效时间需 5～10min，可维持 2.0～2.5h。丁卡因常用剂量为 10～15mg，常用浓度为 0.33%，起效缓慢，需 5～20min，麻醉平面有时不易控制，维持时间 2～3h，须注意丁卡因容易被弱碱中和产生沉淀，使麻醉作用减弱。

（5）蛛网膜下隙麻醉的管理：腰麻阻滞平面的范围取决于局部麻醉药在蛛网膜下隙的扩散程度。局麻药的特性、患者自身的特征以及操作技术都会影响腰麻阻滞平面，其中局麻药的比重最重要，其次是患者的体位。重比重局麻药流向脊柱下垂的部分，轻比重局麻药则上升，而重力对于等比重局麻药无影响。麻醉医师可以通过选择局麻药的比重和患者的体位来调节腰麻阻滞平面的范围。一般阴道、宫颈手术麻醉平面达到胸$_{10}$即可，经腹盆腔手术麻醉平面需要达到胸$_6$。

蛛网膜下隙阻滞后，可能引起一系列生理紊乱，其程度与阻滞平面密切相关。腰麻平面超过胸$_4$后，常出现血压下降，心率减慢，多数于注药后 15～30min 发生，严重者可因脑供血不足而出现恶心呕吐等症状。可给予补液以及血管活性药物（麻黄碱等），纠正低血压，静脉注射阿托品 0.25～0.50mg 以降低迷走神经张力纠正心率缓慢。这类血压下降主要是由于交感神经节前神经纤维被阻滞，使小动脉扩张，周围阻力下降，加之血液淤积于周围血管，静脉回心血量减少，心排出量下降而造成。因此在实施腰麻前可以给予补液治疗以减轻血压下降程度。

腰麻平面超过胸$_4$后，引起肋间肌麻痹，可出现呼吸抑制，应给予吸氧，必要时辅助呼吸。如果发生全脊麻可引起呼吸、心跳停止，应立即施行气管内插管人工呼吸、维持循环等措施进行抢救，因此实施椎管内麻醉时，麻醉机应该常规处于备用状态。

（6）蛛网膜下隙麻醉的并发症：常见的并发症包括阻滞后低血压、腰麻后头痛、恶心呕吐、腰部疼痛。此外，还可能发生罕见但严重的并发症，包括穿刺损伤脊神经根、蛛网膜下隙出血、无菌性脑膜炎、细菌性脑膜炎、马尾综合征、脊髓缺血。

3. 腰麻—硬膜外联合麻醉（CSEA）

Brownridge（1981 年）首次提出将硬膜外加蛛网膜下隙联合麻醉用于产科麻醉，旨在利用蛛网膜下隙起效快，阻滞可靠性大的优点，与硬膜外相对阻滞平面的灵活调控和可提供长时间麻醉及术后镇痛的特点，互相取长补短。

操作步骤：患者准备与硬膜外阻滞相同。可选择一点穿刺，即 L$_{3～4}$棘突间隙，当硬膜外针进入硬膜外间隙后，将25～27 GWhitacre 腰麻针经硬膜外针内腔向前推进，直达蛛网膜下隙，拔出针芯，有脑脊液回流后，注入局麻药，退出腰麻针，然后在硬膜外腔置入硬膜外导管3～4cm。如果术后采用硬膜外镇痛，建议两点法穿刺，即先经 T$_{11～12}$或 T$_{12}$～L$_1$硬膜外穿刺置管，然后经 L$_{3～4}$蛛网膜下隙穿刺给药，这样可以以最小剂量达到最大的镇痛效果。平卧后，测阻滞平面,若平面不够,可通过硬膜外导管补加2%利多卡因。术中麻醉作用减退,可随时经硬膜外导管追加局麻药。无论追加或补加硬膜外麻醉药物,都应首先给予试验剂量。

腰硬联合麻醉存在一定风险,特别是全脊髓麻醉和术后头痛比单纯硬膜外阻滞发生率高,其失败率为4%。

4.椎管内麻醉过程中辅助镇静

妇科手术大部分器官在盆腔内,只要自T_6到S神经完全阻滞,就能满足手术的镇痛、肌松的要求。椎管内麻醉本身无镇静作用,而患者多为年轻女性,手术因涉及生育、内分泌、性生活等,患者容易产生疑虑和不安,因此大多数患者围术期需要辅助镇静。常用药物有咪达唑仑、哌替啶与氟哌利多合剂(度氟合剂)、芬太尼与氟哌利多合剂(芬氟合剂)、哌替啶与异丙嗪合剂(度非合剂)等。

虽然椎管内麻醉本身无镇静作用,但由于多节段的脊神经被阻滞,使得向大脑传递的兴奋性刺激被削弱,大脑中枢的镇静阈值有所降低,对镇静药物的敏感性会增加,临床表现在广泛的椎管内神经阻滞后镇静药物的镇静作用增强,全麻用药量减少。因此术中辅助镇静的药物剂量应根据患者的镇静程度适当调整,以免过量。

另外,当椎管内神经阻滞平面高于T_4时,可能会影响患者的胸式呼吸,降低呼吸的储备功能,即补吸气量下降。当静脉加用镇静、镇痛药时,如阿片类药物等,会进一步加重呼吸抑制,因此在硬膜外麻醉辅助静脉镇静时应个体化用药,防止镇静过深甚至静脉全身麻醉,同时应格外注意对患者呼吸功能的监测,建议常规鼻管吸氧。

(二)全身麻醉

全身麻醉的目的是使患者遗忘、意识消失、无痛、降低术中应激反应和肌肉松弛,提供最佳的手术条件和维持患者重要脏器生理功能。除个别小手术可用一种全麻药完成外,绝大多数手术都需要多种药物复合,以扬长避短,使麻醉的可控性做到最好和对脏器功能影响最小,既创造良好的手术条件,又能更大限度保证患者的安全和迅速苏醒。

1.适应证

全麻适用于失血多、体液转移量大的盆腹腔大范围手术、需要长时间保持大角度的头低脚高位的盆腔手术、气腹腹腔镜手术、患者要求全麻等情况。

2.常用全身麻醉药

(1)静脉麻醉药:理想的静脉麻醉药应具有入睡快,苏醒迅速,遗忘性能好,对脏器影响轻,静脉刺激小等特点,它包括镇静催眠和神经安定药。目前常用的有以下几种:①硫喷妥钠:仅用于全麻醉诱导和短小手术。诱导用量为4~7mg/kg,静脉注射30s入睡,15~25min清醒,醒后仍可嗜睡一段时间。对呼吸、循环的抑制与剂量和注射速度呈正相关,可引起喉及支气管痉挛;②丙泊酚(异丙酚):为新一代静脉麻醉药。具有速效(30s起效)、短效(8~10min清醒)、苏醒质量高的优点,不增加喉及支气管敏感性,也存在剂量依赖性的呼吸和循环抑制。成人诱导剂量为1~2mg/kg,小儿诱导剂量为1.5~2.0mg/kg,维持剂量为50~100μg/(kg·min)静脉滴注或微泵输注,靶控输注血浆浓度(2~6)mg/L[(2~6)μg/mL];③氯胺酮:除睡眠镇静外,尚有镇痛作用。静脉注射后1min内起效,维持15~20min。呼吸抑制比上述二药轻,由于兴奋交感神经,给药后血压升高,心率增快。能松弛支气管平滑肌,故常用于哮喘和血容量不足的妇科全麻患者。但由于其不良反应,如肌张力高,增加颅内压,术后幻觉幻视,恶心呕吐等发生率较高,限制了它的使用。若用其亚临床剂量与异丙酚合用,可减少其不良反应,又能降低后者的循环抑制作用,可用于危重患者的全麻诱导;④咪达唑仑:为水溶性制剂,对静脉无刺激,起效比安定快,镇静、遗忘作用和对心血管的抑制作用均优于安定。咪达唑仑是全麻诱导气管插管的复合用药之一,并常用于麻醉维持和 ICU 使用呼吸机患者的镇静治疗。诱导用量为 0.1 ~ 0.2mg/kg,维持用 0.2 ~ 0.5μg/(kg·min)。

(2)吸入麻醉药:临床常用的有异氟醚、安氟醚、七氟醚和地氟醚。它们均具有麻醉作用强,诱导及苏醒迅速,不增加呼吸道分泌物等优点。其麻醉强度为异氟醚 > 安氟醚 > 七氟醚 > 地氟醚;对心血管呈剂量依赖性抑制;对肝肾功能影响为安氟醚 > 七氟醚 > 异氟醚 > 地氟醚。

氧化亚氮是目前唯一尚用的气体麻醉药,具有镇静、镇痛作用,但麻醉性能很弱,需与其他全麻药合用才能满足手术要求。该药在不缺氧的情况下,对各脏器功能无影响。由于吸入氧化亚氮麻醉后,可增加术后恶心呕吐(PONV)的发生率,因此如果妇科手术患者麻醉维持使用了氧化亚氮,应当给予止呕药物预防 PONV。

(3)麻醉性镇痛药:是全麻中不可缺少的复合用药,它不仅减少其他全麻药的用量,降低心血管的抑制,并可抑制术中的应激反应。全麻中常用的镇痛药有吗啡、哌替啶和芬太尼类药物。由于芬太尼类的镇痛作用强,对心血管抑制轻,控制应激反应好,已成为全麻首选的镇痛药。

(4)肌肉松弛剂:也是当今全麻不可缺少的组成部分。保证肌肉松弛,利于气管插管、机械通气以及手术操作。

3. 全身麻醉方法

(1)诱导方法:①快速诱导:面罩吸氧去氮 3 ~ 5min,然后静脉注射异丙酚等静脉镇静药,插管前 3min 静脉给予芬太尼,随即注入肌肉松弛剂,麻醉医师行控制呼吸,待肌肉完全松弛后行气管插管,接麻醉机行机械通气;②慢速诱导:先用 1% 丁卡因喷咽喉部,然后静脉注射氟哌利多、哌替啶或芬太尼,3min 后再静脉注射咪达唑仑或异丙酚,患者呈嗜睡状态,经环甲膜注入 1% 丁卡因 2 ~ 3mL 行气管内表面麻醉,面罩吸氧 5min,即可行气管插管。此法优点在于保留自主呼吸,避免快速诱导时遇到困难插管出现的无自主呼吸时的缺氧,甚至引起心搏骤停;由于该法表面麻醉完善,消除了置入喉镜和插管时的反应;且在镇静、镇痛药的作用下,大多数患者术后无气管插管的不良回忆,是一种安全、有效的气管插管方法,特别适合于困难插管和插管技术不熟练者。

(2)气管插管技术。

①气管导管:气管导管是全身麻醉中最常用的设备,分为经口和经鼻气管插管,成人多选择前者。气管插管技术是麻醉学最基本的操作技能之一。

②喉罩:通气导管前端衔接一个用硅橡胶制成的扁长凹形套囊,其大小恰好能盖住喉头,故称其为喉罩。a. 适应证:无呕吐反流危险的妇科手术,尤其是气管插管困难的病例;b. 禁忌证:饱食、腹内压过高、有反流误吸高度风险的患者。因此,气腹腹腔镜手术并不适用;c. 优点:喉罩经高压蒸汽消毒后可反复应用;操作简单、容易;操作刺激小,不易出现喉水肿、声带损伤、喉返神经麻痹等并发症;d. 缺点:气道封闭性较差,正压通气时容易漏气;气道与食管口之间的隔离不够充分,容易出现误吸;此外价格昂贵;e. 插入技术:常规方法是头轻度后仰,操作者左手牵引下颌以增大口腔间隙,右手持喉罩(成人选择 3 号或 4 号),罩口朝向下颌,沿舌正中线贴咽后壁向下置入,直至不能再推进为止,将罩周围的套囊充气;逆转方法与常规法基本相同,只是先将喉罩口朝向硬腭置入口腔至咽喉底部后,轻巧旋转 180°(喉罩口对向喉头)后,再

继续往下推置喉罩,直至不能再推进为止,将罩周围的套囊充气。喉罩置入的最佳位置是喉罩下端进入食道上口,罩的上端紧贴会厌腹面的底部,罩内的通气口正对声门。

(3)麻醉维持方法:①静吸复合麻醉:以吸入麻醉为主,辅以静脉镇痛药及肌松剂。即气管插管后持续吸入适当浓度的挥发性麻醉药或同时吸入 50% ~70% $N_2O:O_2$ 混合气体,根据手术刺激强度和肌肉松弛的需要,间断静脉注射芬太尼类和非去极化肌肉松弛剂。此法的优点是麻醉深度可调控性好,血流动力学稳定,避免术中知晓,且术毕苏醒快;②全凭静脉麻醉:持续静脉滴注或微量泵泵入速效、短效静脉麻醉药,应包括静脉镇静药和镇痛药,间断注射非去极化肌肉松弛剂。常用配方有:异丙酚 + 瑞芬太尼持续泵入,根据麻醉深浅即时调节输入速度,或采用靶控输注。全凭静脉麻醉可能会出现术中知晓,术前应给予苯二氮卓类药物,或者术中进行麻醉深度的监测,以避免发生术中知晓。

(三)局部麻醉

局部麻醉包括局部浸润麻醉、神经阻滞麻醉。局部浸润麻醉是指沿手术切口分层注射局麻药,阻滞组织中的神经末梢。神经阻滞麻醉包括阴部神经阻滞麻醉、宫旁阻滞麻醉等,一般用于经阴道妇科小手术。

五、术中液体管理

妇科手术术前禁饮、禁食、肠道准备;麻醉导致血管扩张补充量(Compensatory Intravascular Volume Expansion,CVE);晚期恶性肿瘤衰竭;手术创伤、术中出血、手术野蒸发;异位妊娠破裂等引起的出血性休克;以及感染中毒性休克等原因,患者术中需要接受补液、输血等治疗,保证充足的有效循环容量,维持和恢复组织灌注,确保机体内环境稳定。恰当的术中液体治疗对保证手术成功、减少术后并发症具有重要意义。

一般情况下,机体具有体液平衡的代偿调节能力。因此,身体状态良好,无其他系统并发症的妇科患者,实行中、小手术,例如子宫切除术等,围手术期很少出现体液失衡。但许多妇科手术患者,例如老年人、身体状况差以及伴有心、肺、肝、肾等器质性病变的患者、合并糖尿病的患者、晚期恶性肿瘤衰竭患者,体液平衡的代偿调节能力差,增加了术中液体治疗的复杂性。

(一)术中体液失衡情况的评估

围术期患者以液体容量丢失为主,妇科患者术前或术中失血是容量的丢失,这种情况大多数是等渗性失水。麻醉医师首先应根据临床表现,初步评估等渗性失水的程度。

(二)术中液体管理

1.术中输液量的评估

术中输液总量由补偿性扩容、生理需要量、累积丢失量、继续丢失量及第三间隙丢失量组成。麻醉前或诱导时静脉滴注 5~7mL/kg 的平衡盐液可对抗麻醉引起的血管扩张和循环血量改变,此即补偿性扩容。生理需要量根据 4-2-1 法则,即体重第 1 个 10kg 的液体量以 4mL/(kg·h)计算,第 2 个 10kg 以 2mL/(kg·h)计算,其余公斤体重所需液量以 1mL/(kg·h)计算,可以得出患者每天对水的基本需求量。累积丢失量主要指手术麻醉前禁饮禁食损失的体液,即生理需要量与禁食时间的乘积。所有患者术中均会有不同程度的细胞外液继续丢失,如失血、术野蒸发、第三间隙丢失量等,术中失血量可根据吸引瓶中的血量及手术敷料吸附的血液估算,若较难估计出血量,动态监测 HCT 可作为参考指标。第三间隙丢失量在较小手术,如腹腔镜手术,为 2~3mL/(kg·h);在中等手术为 4~6mL/(kg·h);较大暴露面的手术,如妇科恶性肿瘤根治术,为 7～10mL/(kg·h)。

2. 常用输液种类

术中使用的液体有晶体液和胶体液两大类,术中液体治疗时晶体液与胶体液的选用依病情需要而定,晶体液可补充细胞外液和循环血量的欠缺,但在扩容时需以 3 倍容量补充丢失的血容量。胶体液可以以等量体积补充丢失的血容量,快速扩容时效果优于晶体液,且可改善心排出量和氧运输,但大量使用对肾功能、凝血功能产生影响。

(1)晶体液:晶体液是临床上采用的纠正水和电解质缺乏的基本液体,其主要作用是补充功能性细胞外液,增加肾小球的滤过率。由于大部分晶体液在输入后渗出到血管外组织间隙,所以晶体液仅在一定程度上补充循环血容量,维持尿量。

临床上常用的晶体液有葡萄糖液、生理盐水、林格液、乳酸钠林格液、醋酸钠林格液(勃脉力 A)、乳酸钠山梨醇等。

(2)胶体液:胶体液又根据来源分为天然胶体(如人清蛋白、冻干血浆、全血)和人工胶体。由于血源的短缺以及血液制剂具有传染血源性疾病的潜在危险,所以使用人工胶体进行容量治疗极其重要。

①6% 右旋糖酐液:右旋糖酐是多种类型的葡萄糖聚合物的混合物,根据分子量大小分为中分子右旋糖酐(D－70)和低分子右旋糖酐(D－40)两种。D－70 主要用于补充血浆容量,输入后的扩容作用可持续 4h。D－40 主要用于改善微循环灌注,半衰期为 2h。但是,在输入大量高分子右旋糖酐时,对凝血功能可能会产生不利的影响,其对凝血功能的影响与分子质量及用量有关。文献推荐使用的中分子右旋糖酐为 1g/(kg·d),低分子右旋糖酐 1～1.5g/(kg·d)。右旋糖酐与明胶制剂或者淀粉制剂相比,其过敏反应更为严重,甚至导致死亡,因此限制了其使用。

②明胶溶液:明胶是牛胶原降解产生的多元分散系多肽,目前改良的明胶产品有两种:琥珀酰明胶(Gelofusine,GEL,佳乐施,血定安),尿素高联明胶(Haemaccel,HAE,血代,血脉素)。明胶类分子质量较小,半衰期短,琥珀酰明胶血管内停留时间为 2～3h,在体内不蓄积,理化性质与血浆相似,可同时提高血管内外的容量,几乎对肾功能、凝血功能无影响,适用于扩容治疗。但其也有过敏反应,临床应用中应注意。

③羟乙基淀粉溶液:羟乙基淀粉(Hydroxyethyl Starch,HES)是由淀粉水解后经羟乙基化所生成的水溶性淀粉衍生物,它是一种改良合成的天然多糖胶体溶液。其分子量越低扩容持续时间则越短,而取代级高,清除则慢,蓄积后易引起出、凝血障碍。自 20 世纪 70 年代,羟乙基淀粉经历了 3 代产品的演变。目前临床中应用的是第三代中分子量低取代级的羟乙基淀粉,有贺斯(200/0.5)和万汶(130/0.4)两种。贺斯(HAES),分子质量为 200kD,平均摩尔取代级为 0.5(即 200/0.5),其扩容效力可达 100%,扩容时间为 4～8h,过敏反应低。根据血液稀释原理,血液稀释过程中一般红细胞比容不能低于 0.20。由于大剂量静脉输注贺斯(200/0.5)会引起患者凝血功能障碍,因此贺斯安全使用剂量一般不应超过 33mL/(kg·d)。第三代最新产品万汶(Voluven),其分子质量 130kD,除具有贺斯的特点外,还具有对凝血和肾脏功能影响小,过敏反应少等优点,更适合于临床术中的容量治疗,是目前安全性和可靠性能最优良的人工胶体,应用最大剂量可达 50mL/(kg·d)。

3. 术中输液的监测

术中大量输注平衡盐溶液、胶体液会引起患者容量过多;低血容量患者的临床体征往往受多种因素干扰而不确切,所以使用动脉压与中心静脉压(CVP)联合监测输液,观察它们的变化,结合患者尿量情况,有利于判断血容量与心功能的状态,决定输液量及速度。

六、术中生命体征的监护

麻醉与手术期间患者的监测有四项主要目的:①早期发现与诊断恶化趋势;②判断病情严重程度;③判断治疗反应;④确保患者的麻醉安全。麻醉下患者生命体征的监护,包括一般的物理诊断观察和无创或者有创的监测技术。

(一)物理诊断监测方法

虽然生命体征监测设备在临床中得到了广泛的应用,但物理诊断监测方法始终是判断生命体征最基本有效的方法。

(二)设备监测

1. 心血管功能监测

(1)心电图:术中心电监测多采用综合导联,用于发现心律失常、心肌缺血、电解质紊乱及起搏心律。

(2)血压:分为无创血压监测和经动脉有创血压监测。无创血压监测是常规监测项目,包括人工听诊袖带测压法和电子自动测压法。合并有严重的心脑血管疾病的妇科患者、异位妊娠破裂等大出血或者估计术中大出血的患者应进行有创血压监测。

(3)中心静脉压:中心静脉压监测适用于大量失血、血容量不足、脱水、各类重症休克、合并心力衰竭等的妇科手术患者。中心静脉穿刺多选用颈内静脉、锁骨下静脉,正常值为 $5 \sim 12cmH_2O$。

2. 呼吸功能监测

(1)脉搏血氧饱和度(SpO_2):SpO_2 是可以早期发现低氧血症的无创监测技术。吸空气时成人的正常值为 $95\% \sim 97\%$。

(2)呼气末二氧化碳压力监测:呼气末二氧化碳压力($PetCO_2$)用于监测全麻患者机械通气情况、肺灌注状态,间接反映循环功能。在妇科腹腔镜手术中监测 $PetCO_2$,可以及时发现气腹时患者发生的 CO_2 蓄积,其正常值为 $35 \sim 45mmHg$。

第三节　术后镇痛

术后剧烈疼痛不但可使患者在精神上承受巨大痛苦,还可对生理功能产生一系列不良影响,如血压增高、心率加快、血管阻力增加、心肌耗氧增加。腹部伤口疼痛及腹带固定限制了腹式呼吸,使潮气量降低,肺内分流增加,低氧血症和肺部感染概率增加。剧烈疼痛时,交感神经张力和括约肌张力增加,使肠道及膀胱运动减弱,肠麻痹和尿潴留。应激和疼痛后血小板黏附性增加,纤溶抑制,使机体处于高凝状态,血栓的发生率明显增加。积极的术后镇痛治疗不仅能够缓解疼痛,消除焦虑情绪,还能加速康复过程。

一、妇科手术术后疼痛特点

(一)疼痛发生机制

1.创伤

手术切割、器官牵拉可直接导致外周伤害感受器的激活,组织细胞的破坏所释放的 H 离子、K 离子、5 – HT 和组胺等都可以直接刺激神经末梢产生疼痛。

2.炎症反应

局部组织损伤(如外科手术)可以直接诱导或通过释放的细胞因子(TNFa,IL – 1 等)、有丝分裂原和生长因子引起的炎症反应,这些细胞因子具有很强的外周或中枢神经系统致痛作用,同时还可刺激 COX – 2 以及 PGE_2 大量释放。在巨噬细胞、单核细胞、内皮细胞中亦可以见到 COX – 2 诱导表达。COX – 2 可以催化花生四烯酸转化为前列腺素和其他炎性介质。前列腺素又通过增加血管通透性和放大肾素、5 – HT 和组胺等炎性介质的致炎性作用来引起并维持整个炎症过程。

3.肠胀气

手术刺激、吸入性麻醉气体和阿片类药物均可抑制肠蠕动,引起术后肠麻痹、肠胀气、肠绞痛。肠功能的异常又可导致患者恶心、呕吐,从而加重伤口的疼痛。

4.焦虑紧张

女性作为一个特殊群体比男性更易于焦虑,焦虑程度在术前明显高于男性,术前焦虑、抑郁程度高的患者术后会体验到更严重的疼痛。

(二)疼痛特点

1.疼痛强度

单纯开腹子宫及附件切除术术后平均疼痛评分为 6 ~ 8 分(10 分制),若是恶性肿瘤需行子宫附件切除及淋巴结清扫,则手术创伤大、时间长,所以术后疼痛评分要高一些,平均为 7 ~ 9 分。随着微创手术技术的不断提高和逐渐普及,现在大多数妇科手术都可在腔镜下完成,其创伤明显减轻,术后疼痛强度也有大幅度的下降,腹腔镜手术后疼痛强度平均为 3 ~ 5 分。

2.持续时间

当术中麻醉药物作用消失后,患者开始出现疼痛,下腹部切口的患者,如单纯子宫、附件切除,一般静息疼痛高峰在术后 12 ~ 24h,24h 后静息痛会明显减弱,即患者不活动时可无明显的疼痛。对于创伤较大,切口扩大至上腹部的手术,如卵巢癌根治淋巴结清扫术等,静息痛会持续 36 ~ 48h。腹腔镜手术 24h 后,基本无明显疼痛。

3.疼痛性质

创伤性和炎症性疼痛多表现为烧灼样、刀割样跳痛。而肠胀气引起的疼痛多表现为胀痛和绞痛。

(三)疼痛强度的评估

1.口述描述法

通过文字描述将疼痛的强度分为无痛、轻度、中度、重度和剧烈疼痛。此法缺点是分级不够细。

2.数字分级法(NRS)

用 0 ~ 10 的数字代表不同程度的疼痛,将 0 定为无痛,10 为所能想象的最剧烈疼痛。由患者评出最能代表其疼痛程度的数字。此法简单常用,可重复性强。

3. 视觉模拟分级法(VAS)

视觉模拟分级法与 NRS 类似,应用 0 ~ 100mm 的划尺,一端代表无痛,另一端代表剧烈疼痛,让患者在线上指出疼痛程度位置,由医生读出尺子反面相对应的数值。

二、镇痛方式的选择

(一)镇痛方式选择的原则

由于患者个体之间所需镇痛药存在明显差异,以及不同病理生理改变和不同治疗方法相互作用的差异和不同患者对疼痛的体验不同,使得术后疼痛治疗常常很难达到绝对的满意。不过具体选择什么样的镇痛方法,除主要考虑镇痛外,还应依照其对预后的影响、治疗费用、住院时间来决定最适合的镇痛方式,即现在所提倡的个体化镇痛。

(二)硬膜外镇痛

由于大多数妇科手术均可在椎管内麻醉下完成,因此硬膜外管可继续留置用于术后镇痛,硬膜外镇痛是妇科手术最常用的镇痛方法之一。

凡有硬膜外麻醉禁忌证的患者均不适宜应用此方法,如凝血功能障碍、穿刺部位感染、中枢神经系统疾患、脊柱严重畸形、患者拒绝等。

1. 硬膜外单次注射

常用药物有长效局麻药(以布比卡因、罗哌卡因为主)、阿片类药(主要有吗啡、芬太尼、曲马朵),可单独应用或联合应用。单独硬膜外应用局麻药镇痛时间为 4 ~ 6h,吗啡(1 ~ 2mg)的镇痛时间可长达 12 ~ 24h,芬太尼作用时效较短,很少单独用于单次硬膜外注射镇痛。由于大部分妇科手术,如子宫、附件切除静息痛在 24h 后明显减弱,所以单次应用吗啡复合口服药物也可达到较满意的术后镇痛效果,且操作简单,费用低廉。

2. 硬膜外连续输注

镇痛作用持久,满意率高。常用药物为 0.10% ~ 0.15% 罗哌卡因或布比卡因复合 2μg/mL 芬太尼或 0.05mg/mL 吗啡,输注速度 2 ~ 3mL/h。

3. 患者自控硬膜外镇痛

患者自控硬膜外镇痛适用于创伤大,有可能须随时调整镇痛药物剂量的患者,此方法可控性好,镇痛满意率高。常用药物同硬膜外连续输注。

(三)静脉镇痛

硬膜外穿刺困难或有硬膜外镇痛禁忌证的患者可选用静脉镇痛。大部分妇科患者术后疼痛强度为中、重度,采用静脉镇痛也能达到良好的镇痛效果。静脉镇痛起效快,使用方便。

1. 常用药物

阿片类药(主要有吗啡、芬太尼、舒芬太尼或曲马朵)和非甾体类抗感染药(酮洛酸、可赛风、氟比洛芬酯)。由于阿片类药物个体差异较大,需要及时调整剂量才能达到满意镇痛效果,否则对重度疼痛镇痛效果欠佳。

2. 给药方式

可采用单次注射、连续输注或患者自控镇痛(PCA)三种方式。单次注射可选用作用时效比较长的药物,阿片类药物有吗啡、舒芬太尼或哌替啶,NSAIDs 可选用氟比洛芬酯。单次给药相对简单、便宜,但镇痛满意度不如连续输注或 PCA。

（四）皮下

皮下输液管可留置于三角肌内侧,经皮下镇痛起效比静脉慢,但不良反应相对少。对于术后不需常规静脉输液的患者是一种比较可取的镇痛方式。药物主要以阿片类为主,剂量和设置同静脉。

（五）经肠道镇痛

单纯子宫、附件切除或经阴道手术患者,对肠功能影响较小,术后 6h 即可进食,所以可采用经肠道给药的镇痛方式。主要药物有阿片类（吗啡、羟考酮、可待因）、非甾体类抗感染药（芬必得、醋氨酚、扶他捷）、选择性环氧化酶 2 抑制剂（西乐葆）等。

1. 口服

大部分镇痛药物均可经口服给药。

2. 直肠给药

直肠给药适用于口服不方便的患者。主要药物包括曲马朵、吲哚美辛（消炎痛）、缓释吗啡,但术后许多患者不易接受经直肠给药。

3. 舌下

药物吸收后直接进入循环,避免药物的首过代谢。主要药物有丁丙诺非,二氢埃托非。

（六）肌内注射

注射本身可有疼痛,且注射后药物吸收波动大,需要 30~60min 达到峰值作用。其结果就是接受注射治疗的患者镇痛不完全或过度镇痛,不良反应发生率高。肌内注射不宜用于许多次给药的长时间镇痛。主要药物为阿片类（吗啡、哌替啶、芬太尼、曲马朵）。

（七）局部浸润

1. 局部单次浸润

局部单次浸润可用于浅表或小切口手术如腔镜下手术。镇痛时间为 4~6h,主要药物为局麻药或吗啡。

2. 切口皮下导管连续输注

此项技术是新近开发的一种镇痛方法,已成功地应用于心外科、骨关节置换手术、妇科手术的术后镇痛。手术结束前,由手术大夫将多孔导管沿一端切口方向置于肌筋膜和皮下软组织之间,另一端连接持续输注泵。常用药物为 0.2%~0.5% 布比卡因。此方法的优势在于不但能提供良好的术后镇痛,增加患者满意度,还可减少吗啡用量及其相关不良反应,特别是恶心呕吐。伤口处直接应用局麻药镇痛机制包括两个方面:局麻药直接阻止疼痛信息自伤害性传入神经的传递;另一方面不断有证据显示局麻药可以抑制组织损伤后的炎症反应,从而减低因炎症引起的疼痛和痛觉过敏。目前的研究表明,切口局部输注局麻药不会增加伤口感染的概率。

三、镇痛药物的选择

（一）阿片类

阿片受体存在于边缘系统、丘脑、纹状体、下丘脑、中脑和脊髓。阿片类药主要作用在位于脊髓和脊髓上中枢神经元上的阿片受体,可影响疼痛调节部位的神经元活性,如胶质、脊髓三叉神经核、导水管周围灰质、脑桥缝核和下丘脑。一般用于中度以上的急性疼痛患者。阿片受体激动剂包括吗啡、芬太尼、哌替啶和可待因,其中前三者为强效镇痛剂,后者是弱镇痛剂。阿片类的主要不良反应包括呼吸抑制、皮肤瘙痒、便秘、头晕、嗜睡和尿潴留等。不良反应的发生率和严重程度与药量和给药途径有关。

1. 吗啡

吗啡为阿片受体激动剂,是应用最广、研究最深入的镇痛药。由于吗啡为水溶性,穿透血—脑脊液屏障较缓慢,因此静脉注射后其血浆药物浓度与镇痛及不良反应并不平行,即使血浆浓度降低,但镇痛或不良反应仍可持续。吗啡主要在肝脏代谢,经肾脏排泄,主要代谢产物为吗啡-3-葡萄糖醛酸和6-吗啡葡萄糖醛酸,其中前者无活性,后者仍可作用于 μ 受体,产生镇痛作用,且镇痛效能和作用时间均强于吗啡。由于吗啡代谢产物主要是由肾脏排泄,所以对于慢性肾功能不全的患者,建议改用其他阿片类药物,以免代谢产物蓄积,增加不良反应。

2. 芬太尼

芬太尼为纯阿片受体激动剂,与 μ 受体有非常高的亲和力,与吗啡不同,芬太尼的脂溶性很高,容易穿过血—脑脊液屏障,起效比吗啡快,镇痛效能是吗啡的 75~100 倍。经静脉单次给药时,芬太尼可快速再分布于脂肪等组织,因此作用时效很短。但芬太尼快速起效的这一特性非常适合采用静脉 PCA 镇痛方式。芬太尼几乎全部在肝脏代谢为去甲芬太尼,然后经肾脏排泄。单次静脉给予芬太尼后 72h 内在尿中可检测到去甲芬太尼。

3. 舒芬太尼

舒芬太尼是芬太尼的衍生物,镇痛效能是芬太尼的 5~10 倍,由于舒芬太尼脂溶性高,因此组织亲和力高,可迅速通过血—脑脊液屏障在中枢起到镇痛作用。在肝脏通过 N 脱羟基和 D 脱甲基代谢,大部分自肝脏排泄,因此舒芬太尼的清除对肝血流变化很敏感,但对肝脏解毒能力的改变不敏感。舒芬太尼可用于 PCIA 和 PCEA。

4. 哌替啶

哌替啶为人工合成阿片激动剂,可作用于 μ 受体和 κ 受体。结构上哌替啶有些类似于阿托品,所以有些阿托品样的解痉作用。镇痛效能是吗啡的十分之一,作用时间 2~4h。哌替啶几乎全部在肝脏代谢为去甲哌替啶,主要经肾脏清除,去甲哌替啶仍有哌替啶一半的镇痛活性,另外,去甲哌替啶还有中枢兴奋作用,可产生焦虑、震颤甚至惊厥大发作。哌替啶只适合短时间内间断注射镇痛,肝肾功能不良、惊厥史和服用单胺氧化酶抑制剂的患者不宜用 PCA 或连续输注哌替啶镇痛。

(二)局麻药

局麻药主要作用在神经膜上钠通道,可减少伤害性刺激引起的神经兴奋性传导,缓解疼痛。通过局部浸润对神经末梢阻滞或通过椎管内对某一区域内的神经根阻滞产生镇痛作用。局麻药除了抑制疼痛的传导外,还有抗感染作用,如减少中性粒细胞释放炎症介质和在内皮细胞上的黏附,减少氧自由基形成,减低水肿。常用局麻药有布比卡因和罗哌卡因等两种长效局麻药。常用浓度为 0.0625%~0.1500%。罗哌卡因为新型局麻药,其心脏毒性和神经毒性较布比卡因低,它的另一优点是低浓度时感觉和运动阻滞分离,即对感觉神经的亲和力较运动阻滞强,感觉神经阻滞同时运动神经无明显阻滞。

(三)环氧化酶抑制剂

环氧化酶(COX)可催化花生四烯酸氧化代谢生成前列腺素。正常生殖过程中的排卵、受精、植入、蜕膜化和分娩均有前列腺素的参与。子宫内膜异位症、原发痛经、原发性月经过多、多囊性卵巢综合征也多与前列腺素过度合成有关。目前已知的环氧化酶至少有两种:COX-1

和 COX-2。两者结构类似,但活化位点上的氨基酸序列有关键性区别。COX-1 是构成和参与维持内环境稳态所必需的,花生四烯酸经 COX-1 代谢生成的前列腺素,对维持胃肠道黏膜的完整性、正常血小板聚集功能和肾功能是必需的,抑制 COX-1 可引起胃肠道、肾脏和出血、凝血疾病。COX-2 由各种炎症介质诱导产生,参与疼痛和炎症反应。已证实,COX-2 明确参与多种正常妇科生理过程和一些妇科疾病的病理发生。创伤可诱发 COX-2 和 PGE_2 分泌及释放,从而引发炎症反应。另一方面,前列腺素可以增加受创伤组织中伤害性感受器的敏感性,并使平时为非兴奋性感受器("静息伤害性感受器")转变至易兴奋状态,以此来引起疼痛。

环氧化酶抑制剂镇痛的主要机制是通过抑制环氧化酶,降低前列腺素 E 合成,除对乙酰氨基酚外大部分环氧化酶抑制剂主要作用部位在外周。主要环氧化酶抑制剂有对乙酰氨基酚(泰诺)、非选择性环氧化酶抑制剂,即传统非甾体类抗感染药(NSAIDs)如布洛芬、酮洛酸、双氯酚酸、美洛昔康等,以及选择性环氧化酶 2 抑制剂塞来昔布(商品名:西乐葆)。除对乙酰氨基酚外,环氧化酶抑制剂有较强消炎作用,对伴有炎症反应的疼痛有效,同时可协同阿片类的镇痛作用。但单独应用时,不能有效缓解中度以上的疼痛。所有非选择性环氧化酶抑制剂(对乙酰氨基酚除外)均对血小板有抑制作用。另外,由于前列腺素合成受到抑制,使胃黏膜分泌黏液和 HCO_3 减少,易导致溃疡形成。大量使用非甾体抗感染药可促成急性肾功能不全、肾小球坏死,特别是对于肾功能本身有问题的患者。因此创伤较大的手术不宜在围术期应用非选择性环氧化酶抑制剂。与传统 NSAIDs 相比 COX-2 抑制剂的主要优势为对胃肠道和血小板功能无明显影响,不会增加术后胃溃疡和出血,另外对于高敏患者不会增加支气管痉挛的发生率,较适合用于围术期镇痛治疗,其抗感染和镇痛的作用与传统 NSAIDs 相当。但值得注意的是 COX-2 抑制剂对肾功能的不良反应与 NSAIDs 无差异,高危患者围术期禁用。塞来昔布使用方法:首次剂量口服 400mg,之后每 12h 服用 200mg。

(四)曲马朵

曲马朵为人工合成非阿片类药物,可以部分激动阿片受体和抑制中枢对 5 羟色胺和去甲肾上腺素的再摄取,静脉给药的镇痛效能为吗啡的 1/6 ~ 1/10,与哌替啶类似,但无镇静、呼吸抑制、胃肠道抑制或潜在滥用等不良反应。耐受性好,但可增加恶心、眩晕等不良反应限制其在妇科手术后的应用。曲马朵的主要生物转化途径为 O-去甲基化和 D-去甲基化,O-去甲基曲马朵有镇痛活性,曲马朵代谢较慢,大部分为原型经肾脏排泄。曲马朵的常见不良反应有出汗、口干、头晕、恶心、呕吐和嗜睡。可以口服、肌内注射和静脉注射给药。肝脏首过效应为20%,经口服生物利用度较高,为 70%。

(五)其他辅助镇痛药物

1.氯胺酮

氯胺酮为 NMDA 受体拮抗剂,多项研究证明,围术期给予镇痛剂量的氯胺酮(0.5mg/kg)可有效降低手术切口部位的痛觉过敏,提高镇痛效果。但即使小剂量氯胺酮也会产生精神病样作用和认知功能障碍,因此目前还没有有力证据证明吗啡和氯胺酮合用用于术后镇痛的优势。

2.糖皮质激素

手术导致的炎症、代谢、激素和免疫反应在组织切开时迅即被激活,地塞米松和其他激素由于其抗感染和免疫抑制活性可有利于减少这些术后不良反应。平衡镇痛不但能改善术后镇痛效果,而且还可减少每种镇痛药的剂量,因此减低总体不良反应发生率。许多研究报道表明皮质激素的另一潜在优势是可有效预防和治疗术后恶心呕吐。地塞米松的生物半衰期是24~48h,地塞米松的作用时程恰符合术后炎症反应最强的时间,也就是创伤最初愈合的3~4d。最佳剂量和给药方式尚不确定,但有充分证据证明皮质激素能增强外科术后镇痛效果而且很安全。激素不良反应与治疗时程和强度相关,健康患者短期用于急性术后镇痛是安全的。皮质激素会独立增加一系列胃肠道事件的风险,如胃炎、溃疡形成和胃肠道出血,与NSAIDs联合应用会协同增加胃肠道事件的发生率。皮质激素对肾功能和系统循环动力学的不良反应主要是增加水钠潴留,尤其是对心、肾功能不全患者风险性增加。皮质激素还会增加正常人和高血压患者的血压。

3. 可乐定

可乐定为α_2肾上腺素能受体激动剂,兼有镇痛作用,曾成功地用于术中和术后辅助镇痛。有报道,静脉吗啡PCA镇痛时加入可乐定可明显减少女性行腹部手术患者术后恶心呕吐。

目前的药物治疗中,多主张联合应用两种或两种以上作用机制不同的药物,使镇痛作用相互协同的同时减少每种药物的药量,从而降低不良反应的发生率和严重程度。如阿片类与非甾体类合用,硬膜外阿片类复合局麻药,硬膜外阿片类复合局麻药同时加用口服非甾体类药等。

四、术后镇痛的不良反应及其治疗

(一)恶心呕吐

1. 流行病学

术后恶心呕吐是妇科手术后最常见的不良反应,发生率可高达40%~80%,是影响治疗满意度、增加治疗负担的主要原因,也是患者术后最担心的问题,有时甚至比术后疼痛更不能忍受。

妇科患者术后恶心呕吐发生率较高的主要原因是此类人群伴有许多高危因素,如年轻女性、术中有可能应用吸入N_2O麻醉、妇科手术、术后使用抗生素、甲硝唑等。如果术后镇痛药中含有阿片类药物,可进一步增加恶心呕吐的发生率。恶心呕吐的程度与手术术式、术中麻醉药、焦虑、疼痛等许多因素有关。

2. 发生机制

致吐机制是多方面的,目前还不完全清楚,可能与阿片类等药物、低血压对大脑呕吐中枢的刺激有关。

3. 高危因素

与患者相关的危险因素有女性、非吸烟者、术后恶心呕吐或晕动症病史;与麻醉相关的危险因素有2h内使用挥发性吸入麻药,应用氧化亚氮,术中术后应用阿片类药;与手术相关的危险因素包括腹腔镜手术、神经外科手术、耳鼻喉科手术、斜视手术和整形外科手术,手术时间每延长30min即可增加60%恶心、呕吐的风险。

4. 治疗

(1)降低恶心、呕吐风险:尽量使用区域阻滞;采用丙泊酚诱导维持麻醉;术中补充足够氧和液体;尽量避免使用氧化亚氮(N_2O,俗称笑气)和挥发性麻醉剂;尽量减少术中、术后阿片类药量;少用新斯的明。对于低危患者可以不用预防镇吐,但中、高危患者建议常规使用预防镇吐治疗。

(2)药物治疗:由于引起呕吐的原因是多方面的,因此采取复合应用不同镇吐机制的药物可取得更好的治疗和预防效果。主要药物有 5 - HT 拮抗剂,如昂丹司琼 4～8mg,或托烷司琼 5mg,或格雷西龙 0.35～1.00mg;地塞米松 5～10mg;氟哌利多 0.625～1.250mg。三联镇吐治疗是指上述三种药物联合应用,其中氟哌利多不应超过 1mg。

(二)下肢麻木

1. 发生机制及临床表现

主要为低浓度局麻药作用于神经引起的感觉异常。多为单侧肢体麻感,有时伴有感觉功能减退,运动功能可保持正常。

2. 治疗

若使用镇痛泵,将持续泵入模式改为间断 PCA 模式,并观察下肢感觉功能恢复情况。大部分患者会在几小时后恢复。若同时合并运动功能明显障碍,应停用镇痛泵,改用其他镇痛方法,如口服、静脉注射等。

(三)低血压

1. 发生机制及临床表现

引起血压下降的药物有两类,一类为硬膜外局麻药对交感神经阻滞引起有效循环血量不足,特别是较大手术,术中失血较多患者。另一方面原因是椎管内吗啡对外周和脑血管扩张引起的体位性低血压。

2. 治疗

补充液体,增加有效循环血容量,必要时适当给予小剂量的血管收缩药。

(四)瘙痒

1. 发生机制及临床表现

瘙痒是阿片类药物引起的,皮肤瘙痒的机制目前尚不清楚。主要表现为皮肤瘙痒,部位多集中在前胸部、上肢、面部。皮肤表面外观正常,无红疹。

2. 治疗

(1)改变给药模式:如果患者采用的是连续输注或连续输注复合 PCA 的给药模式,可停用连续输注,改为单次给药即 PCA 模式。

(2)药物治疗:如果患者瘙痒严重,或改变给药模式后仍不能有效缓解症状时可用药物治疗。常用药物为小剂量纳洛酮静脉推注,0.02～0.04mg/次,间隔时间 2～3min,直至瘙痒缓解。或丙泊酚 10mg/次静脉推注,但维持时间较短。每 1mg 吗啡中加 15μg 氟哌利多可有效减少瘙痒的发生。组胺拮抗剂有时也可奏效。

(3)若上述方式仍不能缓解瘙痒时,需改用其他镇痛药物。

(五)头晕、嗜睡

1. 发生机制及临床表现

头晕、嗜睡主要为阿片类药物的中枢镇静作用,贫血和低血压可加重头晕症状。

2. 治疗

及时纠正贫血和因血容量不足引起的低血压。在保证镇痛效果的同时减低背景输注量。合用非阿片类镇痛药,如 NSAIDs,在协同镇痛的同时,降低阿片类的用量,从而降低相应不良反应。

（六）呼吸抑制

1. 发生机制及临床表现

呼吸抑制发生的主要机制是过量的阿片类药物抑制了低氧和二氧化碳蓄积对延髓呼吸中枢的刺激作用。临床表现为呼吸频率的降低、每分通气量下降和血氧饱和度降低。静脉 PCA 时，引起的呼吸抑制的危险因素有：使用背景连续输注；由护士或大夫控制给药；同时合用镇静催眠药；患者肝、肾、肺功能受损；呼吸暂停综合征以及肥胖等。由于吗啡水溶性较强，经硬膜外吸收并沿脑脊液到大脑中枢缓慢，因此硬膜外吗啡还可引起延迟性呼吸抑制，最迟可发生在给药后 $10 \sim 12h$。

2. 治疗

暂时停用或降低阿片类镇痛药剂量，经鼻管吸氧。严重呼吸抑制的同时患者一般都伴有过度的镇静，因此若呼吸频率低于 8 次/分，辅助通气的同时应给予纳洛酮拮抗。美国疼痛协会 APS 推荐治疗呼吸抑制的方法为将 0.4mg 纳洛酮稀释至 10mL，每 $2 \sim 3min$ 静脉推注 1mL，同时观察呼吸状况，务必不要过度拮抗，因为纳洛酮为广谱阿片类药物拮抗剂，小剂量时可拮抗不良反应，大剂量时拮抗镇痛作用后会引起明显的撤药反应，患者会出现强烈的疼痛和烦躁。

第二十八章　妇科腹腔镜手术的麻醉特点

第一节　人工气腹和手术体位对人体生理的影响

一、CO_2人工气腹和手术体位对心血管系统的影响

CO_2气腹对循环系统功能的影响主要与腹腔内压力(IAP)升高影响静脉回流从而影响回心血流(前负荷)以及高碳酸血症引起交感兴奋儿茶酚胺释放、肾素—血管紧张素系统激活、血管升压素释放导致血管张力(后负荷)增加有关。

气腹期间 IAP 一般控制在 12~15mmHg,由于机械和神经内分泌共同介导,动脉血压升高,体循环阻力增加,心脏后负荷加重,气腹可使心排出血量降低 10%~30%,心脏疾病患者心排出血量可进一步下降;另一方面,增加的腹内压压迫腹腔内脏器,使其内部血液流出,静脉回流增加,CVP 升高,心脏前负荷增加,心排出量增加,血压上升。

而当 IAP 超过 15mmHg 时,由于下腔静脉受压,静脉回流减少,CVP 降低,心脏前负荷降低,心排出量降低,血压下降。由于 CO_2 易溶于血液,人工气腹过程中不断吸收 CO_2,当 $PaCO_2$ 逐渐升高至 50mmHg 时,高碳酸血症刺激中枢神经系统,交感神经张力增加,引起心肌收缩力和血管张力增加,CO_2 的直接心血管效应使外周血管扩张,周围血管阻力下降,引起反射性儿茶酚胺类递质分泌增加,增强心肌兴奋性,可能诱发室上性心动过速、室性期间收缩等心律失常。

在置入腹腔穿刺针或者 Trocar 过程中、人工气腹引起腹膜受牵拉、电凝输卵管刺激、二氧化碳气栓等情况均可引起迷走神经反射,导致心动过缓;而 CO_2 人工气腹引起的高碳酸血症引起交感兴奋儿茶酚胺释放、肾素—血管紧张素系统激活可以导致患者心动过速。

CO_2 人工气腹对患者术中循环系统的影响并非表现为前述某一个方面的情况,而是上述各方面因素综合作用的结果。心血管功能正常的患者通常可以耐受人工气腹导致的心脏前后负荷的改变。患有心血管疾病、贫血或低血容量患者可能无法代偿人工气腹 IAP 改变引起的心脏前后负荷改变,人工气腹充气、补充容量和变换体位时需要特别谨慎。IAP 对心脏前负荷的影响还与机体自身血容量状态有关,在手术中由于患者迷走神经过度兴奋,人工气腹 IAP 过高,腹膜牵拉,CO_2 刺激反射性引起迷走神经兴奋,过度的迷走神经兴奋可抑制窦房结,导致脉率及血压下降,高碳酸血症时心肌对迷走神经的反应性增强,如果同时存在低血容量状态,易引起心搏骤停。

腹腔镜手术人工气腹期间患者体位对循环系统的影响比较复杂,头高位时回心血量减少,心排出量下降,血压下降,心指数降低,外周血管阻力和肺动脉阻力升高,这种情况让人容易与麻醉过深引起的指征相混淆,临床麻醉过程中应注意区分。相反,当头低位时回心血量增加,心排出量增大,血压升高,肺动脉压力、中心静脉压及肺毛细血管楔压增高。

二、CO_2人工气腹和手术体位对呼吸系统的影响

由于腹腔内充入一定压力的CO_2可使膈肌上升,肺底部肺段受压,胸肺顺应性降低,通气—血流比例失调,气道压力上升,功能残气量(FRC)下降,潮气量及肺泡通气量减少,从而影响通气功能。气腹IAP在12~15mmHg范围内可以使肺顺应性降低30%~50%、使气道峰压和平台压分别提高50%和81%。IAP达25mmHg时,对膈肌产生$30g/cm^2$的推力,膈肌每上抬1cm,肺的通气量就减少300mL。尤其是肥胖患者术前胸廓运动受阻,横膈提升,双肺顺应性下降,呼吸做功增加,耗氧量增多等,加上术中建立气腹,进一步增加腹内压,膈肌上抬明显,使功能残气量明显下降,导致患者出现通气—血流比失衡,甚至带来严重的不良后果。呼吸功能不全的患者则应慎行腹腔镜手术,因呼吸功能不全的患者腹腔镜手术中建立CO_2气腹后,肺顺应性降低,潮气量减少,同时易产生高碳酸血症和CO_2潴留。人工气腹后,CO_2的高溶解度特性,使之容易被吸收入血,加上IAP升高导致的胸肺顺应性下降、心排出量减少致通气—血流比失调,容易形成高碳酸血症。随着气腹时间延长,人体排出CO_2的能力减弱,高碳酸血症进一步加剧。此时,呼气末CO_2浓度已经不能反映血液的CO_2浓度的真实情况。临床上长时间CO_2人工气腹时应当进行动脉血气分析监测。

妇科腔镜手术采用头低脚高位时,可使功能残气量进一步减少,肺总量下降,肺顺应性降低10%~30%,对呼吸系统影响加重。头低位时,腹腔内容物因重力和气腹压的双重作用,可使膈肌上抬,胸腔纵轴缩短,肺活量及功能残气量降低,呼吸系统顺应性下降,气道阻力增大,从而影响患者的通气功能,且随着气腹时间延长,变化越来越明显。

三、CO_2气腹对肝脏代谢的影响

CO_2人工气腹时IAP急剧升高压迫腹内脏器和血管,使血液回流受阻,体内儿茶酚胺递质释放增加,同时CO_2气腹引起的高碳酸血症,引起肠系膜血管收缩,使肝血流量减少,肝血流灌注不足是影响肝功能的直接原因。由于肝脏缺血缺氧,使肝细胞内ATP合成下降,引起各种离子出入细胞内外,导致细胞生物膜、细胞骨架及线粒体功能障碍,造成肝细胞损害。另外,手术结束时突然解除气腹,血流再通,内脏血流再灌注,出现一过性充血,在纠正缺血缺氧的同时,亦会产生缺氧—再灌注损伤,不可避免地引起活性氧自由基增多,使磷脂、蛋白质、核酸等过度氧化损伤,进一步造成肝细胞损伤,甚至坏死。

四、CO_2气腹对肾脏功能的影响

CO_2气腹条件下对肾脏功能的影响主要表现在对尿量、肌酐清除率、肾小球滤过率、血肌酐及BUN的影响。CO_2人工气腹引起IAP升高,直接压迫肾脏,使肾皮质灌注血流下降,可导致肾脏尿排出量减少。这已在动物实验和临床中得以证实,而且气腹压越高,尿量减少就越明显。CO_2气腹还影响肾脏中的激素水平,人工气腹机械刺激导致血浆肾素—血管紧张素系统被激活,引起肾血管收缩,降低肾血流量,影响肾功能。

五、CO_2人工气腹对颅内压的影响

由于妇科腹腔镜手术CO_2人工气腹期间发生的高碳酸血症、IAP升高、外周血管阻力升高以及头低位等因素的影响,引起脑血流量(CBF)增加,颅内压升高。人工气腹期间CO_2弥散力强,腹膜面积大,CO_2经腹膜和内脏吸收,致血CO_2分压及呼气末CO_2分压($PetCO_2$)上升,

很容易形成碳酸血症,可使 CBF 明显增加,且随气腹时间延长,CBF 增加更加明显,一方面由于 CO_2 吸收引起高碳酸血症,而 CBF 对 CO_2 存在正常的生理反应性,当 $PaCO_2$ 在2.7~8.0kPa 范围内与 CBF 呈直线相关,$PaCO_2$ 每升高 0.13kPa(1mmHg),CBF 增加 1~2mL/(100g·min)。另一方面是腹内压增高刺激交感神经,导致平均动脉压增高,同时伴有微血管痉挛而致血流减少,CBF 增加主要体现在局部大血管,形成脑充血,从而使脑组织氧摄取和利用减少。

六、CO_2 气腹对神经内分泌和免疫系统的影响

腹腔镜手术对神经内分泌的影响明显轻于同类开腹手术。CO_2 气腹可引起血浆肾素、血管升压素及醛固酮明显升高。结合时间—效应曲线分析,可发现上述三者与外周血管阻力(SVR)及 MAP 变化密切相关;促肾上腺皮质激素、肾上腺素、去甲肾上腺素、皮质醇和生长激素虽有增加,但变化不显著,而且在时间上也晚于血管升压素等;泌乳素则依据气腹中是否使用过阿片类镇痛药而有不同改变。腹腔镜手术与开腹手术后白细胞介素均有升高,但开腹手术患者的升高水平比腹腔镜手术患者明显,因此腹腔镜手术免疫抑制程度小。研究表明,CO_2 具有免疫下调作用。

此外,CO_2 人工气腹期间易发生皮下气肿,可能因为腹腔镜手术早期,Trocar 多次退出腹腔,Trocar 偏离首次穿刺通道致腹腔处有侧孔,腹腔内气体移入皮下所致。

第二节　妇科腹腔镜手术的麻醉

一、麻醉前准备

(一)麻醉前访视

麻醉医师应该在麻醉前 1~2d 访视患者,全面了解患者一般状态、既往史、现病史及疾病治疗过程,与妇科医师充分沟通,了解手术具体方案,评估麻醉中可能出现的问题,制订合适的麻醉方案。

1.详细了解病史、认真实施体格检查

询问患者既往是否有心脏病史、高血压病史、血液系统病史、呼吸系统病史、外伤史、手术史、长期用药史以及药物过敏史等;进行全面的体格检查,重点检查与麻醉相关的事项,如心肺功能、气道解剖和生理状况等。

2.查阅实验室检查及辅助检查结果

血、尿、便常规,胸透或胸部 X 线片、心电图;血清生化、肝功能检查;年龄大于60岁者或有慢性心肺疾病者应常规作动脉血气分析、肺功能检查、屏气时间等。查阅相关专科检查结果,了解患者病情。

3.与患者和术者充分沟通

使患者了解手术目的、手术操作基本过程、手术难度及手术所需要的时间等情况,根据患

者病情向术者提出术前准备的建议,例如是否需要进一步实施特殊检查,是否需要采取措施对患者血压、血糖及电解质等基础状态进行调整等。

4.对患者做出评价

在全面了解患者病情的基础上评价患者 ASA 分级、评估心功能分级和气道 Mallampati 分级,制订合适的麻醉方案,向患者交代麻醉相关事项,让患者签署麻醉知情同意书。

(二)患者准备

1.患者心理准备

通过向患者介绍麻醉方法、效果和术后镇痛等情况,尽量消除患者对手术造成痛苦的恐惧、焦虑心理,充分了解患者的要求与意见,取得患者的充分信任,使患者得到充分的放松和休息,减少紧张导致的应激反应。

2.胃肠道准备

术前访视患者应告知患者术前禁食水时间,以防患者因不知情而影响麻醉。一般情况下,妇科医师会给患者使用缓泻剂以清理胃肠道、防止手术中胀大的肠管影响术野清晰,妨碍手术操作。

(三)麻醉器械、物品准备

1.麻醉机

麻醉前常规检测麻醉机是否可以正常工作,包括检查呼吸环路是否漏气,气源是否接装正确,气体流量表是否灵活准确,是否需要更换 CO_2 吸收剂等。

2.监护仪

检查监护仪是否可以正常工作,通常要监测血压、心电图、脉搏氧饱和度、呼气末 CO_2 浓度、体温等。

3.麻醉器具

检查负压吸引设备是否工作正常,检查急救器械和药品是否齐备。在麻醉诱导前准备好麻醉喉镜、气管导管、气管导管衔接管、牙垫、导管管芯、吸痰管、注射器、口咽通气道、吸引器、喉罩等器械物品,并检查所有器械物品工作正常。

二、妇科腹腔镜手术麻醉选择

麻醉医师应当在选择麻醉方式的一般原则的基础上,根据腹腔镜手术的特点、患者体质的基本状态、麻醉设备情况、麻醉医生的技术和临床经验来决定实施麻醉的方案。

(一)人工气腹腹腔镜手术麻醉方法选择

1.全身麻醉

虽然腹腔镜手术对局部的损伤小,但是如前所述人工气腹腹腔镜手术过程中对患者的呼吸循环功能影响较大,因此应该选择全身麻醉实施手术。这样就利于术中患者气道管理,调节合适的麻醉深度,控制不良刺激引起的有害反射,有利于保证适当的麻醉深度和维持有效的通气,又可避免膈肌运动,利于手术操作,在监测 $PetCO_2$ 下可随时保持通气量在正常范围。全身麻醉期间宜应用喉罩或者气管插管进行气道管理,时间短小、术中体位变化不大、采用低压人工气腹技术时,可以在应用喉罩通气道的情况下安全实施手术;而由于气管插管全身麻醉是最确切、安全的气道管理技术,因此目前临床上大多数人工气腹腹腔镜手术都是采用这种气道管理方式,尤其是手术时间长,术中体位变动大的情况更是应该实施气管插管。

2. 椎管内麻醉

椎管内麻醉镇痛确切、肌松效果良好,可以基本满足腹腔镜手术的麻醉镇痛需要,但是 CO_2 人工气腹升高的 IAP、手术操作牵拉腹膜、CO_2 刺激等均可导致迷走神经反射性增强;CO_2 人工气腹期间导致的高碳酸血症也使心肌迷走神经反射增强;椎管内麻醉阻滞部分交感神经,导致副交感神经相对亢进;椎管内麻醉不能满足手术过程中所有的需要,患者舒适度差,可以辅助静脉镇静—镇痛剂,使用不当则会影响到呼吸、循环系统的稳定;上述这些因素都是导致患者术中出现腰背、肩部不适,甚至虚脱、恶心呕吐等症状,使手术无法继续进行,而且这些因素也是麻醉过程中发生不良事件的潜在风险,麻醉管理起来相当困难,因此目前已基本不选择椎管内麻醉实施人工气腹腹腔镜手术。诊断性检查,或短小手术,可考虑选择椎管内麻醉。

(二)免气腹腹腔镜手术麻醉方法选择

1. 局麻

如前所述,时间短小的免气腹腹腔镜检查术是采用局麻的适应证。

2. 椎管内麻醉

由于免气腹腹腔镜手术没有人工气腹操作导致一系列的生理学改变,但是要求腹肌松弛度良好,以便腹壁得到充分悬吊,为手术创造良好视野;椎管内麻醉镇痛确切、肌松效果好,术后恢复快,术后恶心呕吐发生率低,因此椎管内麻醉尤其是腰硬联合麻醉是妇科免气腹腹腔镜手术的理想麻醉选择。

3. 全身麻醉

虽然椎管内麻醉可以满足妇科免气腹腹腔镜手术的麻醉要求且有前述的很多优点,但是由于妇科患者大多数存在恐惧、焦虑等情况,很多患者自己选择全身麻醉实施手术,这些患者就是实施全身麻醉的适应证。

三、妇科腹腔镜手术麻醉实施

虽然妇科腹腔镜手术以手术创伤小、对患者生理功能影响小为特点,但我们不可否认的是妇科腹腔镜手术的麻醉并不简单。虽然妇科腹腔镜手术的器械日新月异,随着科技的发展不断地为妇科医师实施手术创造条件,但是我们的麻醉设备和技术却仍然保持其基本面貌没有太大的改变。这就要求麻醉医师认真准备,努力以既往娴熟的技术来满足现代手术的需要。

四、妇科腹腔镜手术麻醉监测与管理

(一)妇科腹腔镜手术麻醉监测

妇科腹腔镜手术麻醉过程中在选择了合适麻醉方法的基础上必须进行合理的监测来及时发现异常情况和减少麻醉并发症。妇科腹腔镜手术麻醉时通常需要常规监测心电图、无创动脉血压、脉搏血氧饱和度、体温、气道压、$PetCO_2$、肌松监测、尿量等项目。对于肥胖患者、血流动力学不稳定患者以及心肺功能较差患者,术中需要实施动脉穿刺置管严密监测血压变化、定时监测血气分析。

(1)$PetCO_2$ 监测是妇科腹腔镜手术麻醉期间最常用的无创监测项目,用以代替 $PaCO_2$ 来评价人工气腹期间肺通气状况。然而应该特别注意的是人工气腹时由于通气/血流不相匹配致使 $PetCO_2$ 与 $PaCO_2$ 之间浓度梯度差异可能增加,此时两者的浓度梯度差已不是普通手术全身麻醉时的两者之间相差 $3 \sim 5mmHg$,而是因患者心肺功能状态、人工气腹 IAP 大小等因素而异。因此,我们无法通过 $PetCO_2$ 来预测心肺功能不全患者的 $PaCO_2$,故在这种情况下就需要进行动脉血气分析来评价 $PaCO_2$ 以及时发现高碳酸血症。对于肥胖患者、术中高气道压、低氧血症或 $PetCO_2$ 不明原因增高患者,也需要监测动脉血气分析。

(2)妇科腹腔镜手术机械通气时术中监测气道压的变化有利于及时发现 IAP 过高。当 IAP 升高时,由于膈肌抬高,胸肺顺应性降低,导致气道压升高,故当术中发现气道压较高时,排除气道梗阻、支气管痉挛等情况后,应当提醒术者注意 IAP 是否太高。

(3)妇科腹腔镜手术期间应当监测患者肌松状态,术中肌肉松弛,以使腹壁可以有足够的伸展度,令腹腔镜有足够的操作空间,且有清楚的视野,同时可以降低 IAP;另一方面,足够的肌松状态也可以确保患者术中不会突然运动,导致意外损伤腹腔内组织器官。

(二)妇科腹腔镜手术麻醉管理要点

妇科腹腔镜手术的特点决定了麻醉的特点,除遵循常规的麻醉原则外,尚需针对妇科腹腔镜手术的特点注意相应的特殊问题。一般地,腹腔镜手术麻醉过程中首先要维持手术时适宜的麻醉深度,合适的肌肉松弛状态,以防术中患者突然运动造成腹腔内组织器官损伤。其次,CO_2 人工气腹腹腔镜手术时,要适当过度通气,以维持体内酸碱平衡状态。第三,妇科腹腔镜手术时体位改变也可能对患者造成一定的影响,应当注意防止体位改变引起的损伤。这里主要叙述 CO_2 人工气腹腹腔镜手术时全身麻醉的管理要点。

1. 麻醉维持

提供适当的麻醉深度,保障循环和呼吸平稳,适当的肌松状态并控制膈肌抽动,慎重选择麻醉前用药和辅助药,保证术后尽快苏醒,早期活动和早期出院。妇科腹腔镜手术时间一般较短,因此要求麻醉诱导快、苏醒快、并发症少。适合于此类手术麻醉维持的药物及方式有:①丙泊酚、芬太尼、罗库溴铵静脉诱导,吸入异氟烷、七氟烷维持麻醉,术中适量追加肌松剂;②丙泊酚、芬太尼、罗库溴铵静脉诱导,静脉靶控输注丙泊酚、瑞芬太尼或者可调恒速输注丙泊酚、瑞芬太尼维持麻醉,术中适量追加肌松剂;③吸入七氟烷麻醉诱导,吸入或者静脉麻醉维持。

2. 妇科腹腔镜手术麻醉循环管理

腹腔镜手术人工气腹 IAP 在 $20cmH_2O$ 以下时,中心性血容量再分布引起 CVP 升高,心排出量增加。当 IAP 超过 $20cmH_2O$ 时,则压力压迫腹腔内血管影响右心充盈而使 CVP 及心排出量降低,麻醉过程中应当考虑这些因素对循环的影响,采取相应的措施。当人工气腹头低位时,要注意由于头低位可能引起回心血量增加,前负荷增加,引起血压升高,并非是麻醉深度不足的表现,不要一味加深麻醉而致麻醉药过量。腹腔镜手术过程中可能由于人工气腹压力升高、手术操作牵拉腹膜等因素,引起迷走神经反射,导致心动过缓,应当及时发现,对症处理。术中根据手术出血量情况适当输血补液,维持患者血容量正常。

3. 妇科腹腔镜手术麻醉呼吸管理

目前腹腔镜手术多数是在 CO_2 人工气腹下实施的,腹内压升高可致膈肌上抬而引起胸肺顺应性下降,潮气量下降,呼吸无效腔量增大,FRC 减少,$PetCO_2$ 或 $PaCO_2$ 明显升高,BE 及 pH 降低,$PA-aCO_2$ 增加,加之气腹时腹腔内 CO_2 的吸收,造成高碳酸血症,上述变化在头低位时可更显著。

人工气腹后,腹式呼吸潮气量降低,胸式呼吸潮气量与总潮气量比值增加,均说明腹部呼吸运动受限,因此要求人工机械通气实施过度通气。常规实施 $PetCO_2$ 监测,及时调节呼吸参数,使 $PetCO_2$ 维持在 $35 \sim 45mmHg$ 之间。

4. 苏醒期管理

妇科腹腔镜手术结束后早期，即使是已经停止了 CO_2 人工气腹，由于手术过程中人工气腹的作用，患者仍然有可能存在高碳酸血症，这种状态一方面可以刺激患者呼吸中枢，使患者呼吸频率增快，通气量增加，另一方面也导致患者 $PetCO_2$ 升高。如果在此期间由于麻醉药物残留患者呼吸功能尚未完全恢复，通气量不足，更加容易加重高碳酸血症状态，导致严重后果，此时就需要延长机械通气时间，等待患者通气功能完全恢复后方可停止机械通气。术前患有呼吸系统疾患的患者可能无法排出多余的 CO_2 导致高碳酸血症甚至呼吸衰竭。患有心脏疾病的人可能由于腹腔镜人工气腹导致的高碳酸血症而引起血流动力学状态不稳定。麻醉医师必须关注这些腹腔镜手术结束时特有的情况，并且予以及时处理。

5. 术后镇痛

虽然与开腹手术相比，腹腔镜手术后患者的疼痛程度相对轻，持续时间也没有开腹手术疼痛时间长，但是腹腔镜手术后也是相当痛的，因此也需要预防和处理。通常可以使用局麻药、非甾类抗感染药和阿片类镇痛剂来进行处理，可以手术开始前非甾类抗感染药等实施超前镇痛，使用也可以这几种药物联合应用。

（三）妇科腹腔镜手术麻醉常见问题及处理

1. 妇科腹腔镜手术过程中可能会出现低血压、心动过缓、心动过速等

心律失常、CO_2 蓄积综合征和 CO_2 排出综合征等并发症。气腹后 CVP 升高，肺内分流量增大，下腔静脉受压回流减少，心排出量下降，可致血压下降，CO_2 吸收入血可致总外周阻力增加，通气/血流比例失调，因而可增加心肺负荷。人工气腹吹胀膈肌、手术操作牵拉腹膜，都可能引起迷走神经反射，高碳酸血症心肌对迷走神经的反应性增强，引起心动过缓。气腹压和术中头低位所致的血流动力影响，对心功能正常者尚能代偿，但心血管系统已有损害者将难以耐受。患者存在高碳酸血症可能引起 CO_2 蓄积综合征，使患者颜面潮红、血压升高、心率增快。在 CO_2 快速排出后容易导致 CO_2 排出综合征，使患者血压急剧下降，甚至可能导致心搏骤停。另外，手术期间由于呼吸性酸中毒、缺氧、反应性交感神经刺激都可能导致心律失常。如果术中发生低血压，首先要分辨低血压原因，如果是由于 IAP 过高导致静脉回流减少所致，应提醒妇科医师调整 IAP，如果是由于麻醉深度过深导致低血压则需降低麻醉药用量，在没有查清原因前，可以对症处理。对于心动过缓者，给予阿托品静脉注射对症处理。术中监测 $PetCO_2$，调整呼吸参数，防止 CO_2 蓄积，一旦出现 CO_2 蓄积，在处理时要逐步降低 $PetCO_2$，以防出现 CO_2 排出综合征。

2. 气管导管移位进入支气管

由于人工气腹期间腹腔内压力增加，膈肌上升，肺底部肺段受压，头低位时引起腹腔内脏器因重力而向头端移位，使胸腔长径缩短，气管也被迫向头端移位，从而使绝对位置固定的气管导管与气管的相对位置发生改变，原本位于气管内的导管滑入了支气管内，导致单肺通气，患者表现为低氧血症、高碳酸血症、气道压上升，故当人工气腹建立后、体位改变后都要重新确认气管导管位置，以及时发现气管导管进入支气管。相反地，当头低位时，也可能由于重力的原因导致气管导管滑脱，这种情况相对少见。

3. 胃液反流

人工气腹后，因胃内压升高可能致胃液反流，清醒患者常有胃肠不适的感觉，全麻患者则有吸入性肺炎之虑。因此，要求术前常规禁食至少 6h，禁水 4h，术中经胃管持续胃肠减压。术

前应用抗酸药和 H_2 受体阻滞药可提高胃液 pH，以减轻误吸的严重后果。气管插管选用带气囊导管、气腹过程中常规将气囊充足。

4. 术后恶心呕吐

由于女性患者容易发生恶心呕吐、腹腔镜手术人工气腹牵拉膈肌、术中以及术后使用阿片类药物等因素，所以妇科腹腔镜手术后恶心呕吐发生率较高。所以妇科腹腔镜手术以后可以预防性使用止呕药，尤其是术后使用阿片类药物镇痛者更应该使用。甲氧氯普安、氟哌利多以及 5 – HT 受体阻滞剂昂丹司琼、阿扎司琼、托烷司琼等均可以降低术后恶心呕吐的发生率。

第二十九章　宫腔镜手术的麻醉

第一节　宫腔镜手术的特点

宫腔镜检查是采用膨宫介质扩张宫腔,通过纤维导光束和透镜将冷光源经宫腔镜导入宫腔内,直视下观察宫颈管、宫颈内口、宫内膜及输卵管开口,以便针对病变组织直观准确取材并送病理检查,同时也可在直视下行宫腔内的手术治疗。目前比较广泛应用的宫腔镜为电视宫腔镜,经摄像装置把宫腔内图像直接显示在电视屏幕上观看,使宫腔镜检查更方便。

检查适应证:①异常子宫出血的诊断;②宫腔粘连的诊断;③节育环的定位及取出;④评估超声检查的异常宫腔回声及占位性病变;⑤评估异常的 HSG 宫腔内病变;⑥检查原因不明不孕的宫内因素。

治疗适应证:①子宫内膜息肉;②子宫黏膜下肌瘤;③宫腔粘连分离;④子宫纵隔切除;⑤子宫内异物的取出。

一、宫腔镜有两种基本操作技术

接触镜和广角镜,分别取决于镜头的焦距。接触镜通常不需扩张宫颈和宫腔,供诊断用,检查简便但视野有限,亦不需麻醉和监测,可在门诊实施。广角宫腔镜应用复杂精细的设备,通过被扩张的宫颈并需使用膨胀宫腔的膨宫介质,视野满意,便于镜检诊断及手术治疗,因扩张宫颈及宫腔以及手术治疗,都需麻醉和监测。

二、宫腔镜

宫腔镜有直的硬镜和纤维光学可弯软镜,前者有镜鞘带有小孔供膨胀宫腔的膨宫介质或灌流液流通,硬镜主要管道可容手术器械通过,如剪刀、活检钳、手术镜以及滚动式电切刀等。纤维光镜外径细,适用于诊断及活组织检查,尤适用于非住院患者的诊断应用。

第二节　宫腔镜麻醉处理

宫腔镜手术刺激仅限于宫颈扩张及宫内操作。感觉神经支配前者属 $S_{2\sim4}$,后者属 $T_{10}\sim L_2$。麻醉选择取决于以下几点:

(1)诊断镜或手术治疗镜用光学纤维镜或是硬镜。

(2)是否为住院患者。

(3)患者的精神心理状态能否合作,患者的麻醉要求。

（4）手术医师的要求和熟练程度。

麻醉可分别选择全身麻醉，区域麻醉（脊髓麻醉、硬膜外麻醉或由手术医师行宫颈旁阻滞）。区域麻醉最大的优点是一旦发生 TURP 综合征和穿孔时便于患者提供主述症状并监测其特有的体征，尤其是稀释性低钠血症时可能发生的意识改变，硬膜外麻醉和宫颈旁阻滞适用于非住院患者，对中老年患者可选择脊髓麻醉，脊髓麻醉后头痛发生率低于青年女性，脊髓麻醉阻滞效果完善，阻滞速度优于硬膜外麻醉。

宫腔镜麻醉和监测一如常规，但更重要的是基于麻醉医师应知晓宫腔镜手术可能发生的不良反应（如 TURP 综合征）和手术操作的并发症，通过分析监测生理参数及其变化，为尽早诊治提供依据，并为手术医师对并发症的进一步手术处理（如腹腔镜手术诊治内出血，必要的剖腹探查等）提供更好的麻醉支持和生理保障。

术中应监测与评估体液平衡情况，有主张在膨宫液中加入酒精，监测呼出气中酒精浓度可提示膨宫液吸收程度。对泌尿科应用 5% 葡萄糖为冲洗液或进行妇科宫腔镜检查时用膨宫液的患者，术中输液仅用平衡液，定时快速测定血糖浓度（One Touch 血糖测定仪），遇血糖升高提示冲洗液或膨宫液吸收，继而测定床边快速生化（I - stat 生化测定仪），测定血液电解质，可早期检出稀释性低钠血症，为防治急性水中毒提供可靠诊断依据。

宫腔镜手术一般耗时不长，被认为是普通手术，而忽视正确安放手术体位——截石位。长时间截石位时膝关节小腿固定不妥可致腓骨小头受压使腓总神经麻痹，术后并发足下垂，妥善的体位安置避免组织受压亦应作为麻醉全面监测项目之一。

新型的宫腔镜已采用高亮度纤维冷光源，通过微型摄像头将宫腔图像借电视屏幕显示。手术关键是为了宫腔镜能窥视宫腔，常需扩张宫颈，同时应用气体（CO_2）或液体作膨宫介质扩张宫腔。随之在术中可能引发有关不良反应和严重并发症。麻醉人员对此应有所认识，除麻醉处理外应进行相应的监测，以行应急治疗。

第三节　宫腔镜的并发症

一、损伤

（1）过度牵拉和扩张宫颈可致宫颈损伤或出血。

（2）子宫穿孔：诊断性宫腔镜手术子宫穿孔率为 4%，美国妇科腹腔镜医师协会近期报道，宫腔镜手术子宫穿孔率为 13%。严重的子宫粘连、瘢痕子宫、子宫过度前倾或后屈、宫颈手术后、萎缩子宫、哺乳期子宫均易发生子宫穿孔。有时子宫穿孔未能察觉，继续手术操作，可能导致严重的肠管损伤。穿孔都发生在子宫底部。同时应用腹腔镜监测可减少穿孔的发生。一旦发生穿孔，应停止操作，退出器械，估计穿孔的情况，仔细观察腹痛及阴道出血。5mm 的检查镜穿孔无明显的后遗症，而宫腔镜手术时穿孔，则需考虑开腹或腹腔镜检查。近年来使用的电凝器或激光器所致的穿孔，更应特别小心。宫腔电切手术时，通过热能传导可能损伤附着于子宫表面的肠管，或者电凝器穿孔进入腹腔，灼伤肠管、输尿管和膀胱。宫腔镜电切手术时，同时用腹腔镜监测,可协助排开肠管,确认膀胱空虚,减少并发症的发生。宫腔镜下输卵管插管可能损伤子宫角部,CO_2 气体膨宫可致输卵管积水破裂,气体进入阔韧带形成气肿。

二、出血

宫腔镜检术后一般有少量阴道出血,多在一周内消失。宫腔镜手术可因切割过深、宫缩不良或术中止血不彻底导致出血多,可用电凝器止血,也可用 Foly 导管压迫 6~8h 止血。

三、感染

感染发生率低。掌握好适应证和禁忌证,术前和术后适当应用抗生素,严格消毒器械,可以避免感染的发生。

1. 膨宫引起的并发症

膨宫液过度吸收是膨宫常见的并发症,多发生于宫腔镜手术,与膨宫压力过高、子宫内膜损伤面积较大有关。膨宫时的压力维持在 100mmHg 即可,过高的压力无益于视野清晰,反而促使液体经静脉或经输卵管流入腹腔被大量吸收。手术时间长,也容易导致过度吸收,导致血容量过多及低钠血症,引起全身一系列症状,严重者可致死亡。用 CO_2 做膨宫介质,若充气速度过快,可引起静脉气体栓塞,可能导致严重的并发症甚至死亡。目前采用专用的充气装置,充气速度控制在 100mL/min,避免了并发症的发生。CO_2 膨宫引起术后肩痛,系 CO_2 刺激膈肌所致。

2. 过敏反应

个别患者对右旋糖酐过敏,引起哮喘、皮疹等症状。

第三十章　分娩镇痛

分娩疼痛是人类最常见的疼痛,亦是大部分妇女一生中所遭遇的最剧烈的疼痛。有统计资料表明约80%的初产妇认为分娩时宫缩痛难以忍受,同时因疼痛而烦躁、大声喊叫、影响休息可增加体力消耗,并影响子宫收缩,易造成产妇衰竭、难产,此外部分产妇因担心剧烈疼痛而选择剖宫产,从而使剖宫产率增加。从1847年英国医师John Snow用氯仿为Victoria女王实施第1例分娩镇痛以来,临床上进行了各种方法和药物的研究,如全身给予镇静或镇痛药物、全身麻醉法、局部神经阻滞法和椎管内间断推注镇痛法等。但由于镇痛效果不确定、方法较烦琐,易产生产妇低血压和对胎儿呼吸抑制等不良反应,因此未能在临床推广应用。随着患者自控镇痛和新药罗哌卡因的临床应用,大大减少了分娩镇痛对产妇、胎儿及分娩过程的不良影响,提高了分娩镇痛的有效性和安全性,使分娩疼痛治疗进入了一个新时代。分娩镇痛越来越受到产科医师、麻醉医师及患者的高度重视,成为临床重要的疼痛治疗手段。

选择分娩的镇痛方式应以患者状态、产程以及设备条件为依据,椎管内麻醉是较为理想的一种方法,其目的是在分娩时提供充分的镇痛,而尽可能减少运动阻滞。使用低浓度局麻药物可达到这一目的,复合阿片类药物时局麻药物浓度可进一步降低而仍能提供完善镇痛。

第一节　相关问题

一、分娩生理

（一）分娩动因的内在机制

分娩的发生、发展及完成由胎盘—胎儿分泌的一系列激素和细胞因子所决定,如前列腺素(特别是PGE_2)、皮质醇、雌/孕激素、催产素以及细胞因子等,各种激素和细胞因子的分泌在妊娠末期即明显增加,分娩临产后迅速达到高峰,使子宫产生强烈的有规律的收缩,导致了分娩的发生。

（二）分娩动因的外在表现

从分娩动因的外在表现看,分娩的发生是由于子宫强烈的有规律收缩,在各种辅助肌肉的配合下,使胎儿排出体外。

（三）分娩的分期

分娩全过程是从有规律宫缩开始至胎儿胎盘娩出时为止,共分为三个产程。第一产程:从间歇5~6min的规律宫缩开始,到子宫颈口开全。初产妇需11~12h,经产妇需6~8h;第二产程:从子宫颈口开全到胎儿娩出,初产妇需1~2h;第三产程:从胎儿娩出至胎盘娩出,需5~15min,不超过30min。

二、分娩的疼痛路径

在决定采用哪种镇痛方法之前,了解分娩的疼痛路径很重要。国际疼痛研究协会将疼痛定义为"一种与确切或潜在组织损伤有关的不愉快的感觉和情感体验"。产妇对疼痛的理解是一个包括了外周和中枢机制的动态过程。有许多因素影响妇女在分娩过程中所体验的疼痛程度,包括心理准备,分娩过程中的情感支持,过去的经验,患者对生产过程的期望、催产素、胎位异常(例如枕后位)可能也会促使早期的分娩痛更剧烈。然而,毫无疑问的是对于大多数妇女,分娩和剧烈的疼痛是相伴的,并且往往超出预料。

第一产程痛主要由于子宫收缩,子宫下段和宫颈进行性扩张引起,信号经内脏神经的 c 和 Aδ 纤维传至 $T_{10} \sim L_1$ 脊神经,形成典型的"内脏痛",同时邻近盆腔脏器,神经受牵拉和压迫产生牵扯痛。因此,第一产程痛特点为疼痛范围弥散不定,产妇对疼痛部位和性质诉说不清。

第二产程自宫口开全至胎儿娩出,其痛源于先露部对盆腔组织的压迫及对骨盆出口及下产道(包括会阴部)的扩张、牵扯、撕裂等,疼痛冲动经阴部神经传入 S_{2-4} 脊髓节段构成典型的"躯体痛",第二产程特点为刀割样剧烈疼痛、疼痛部位明确集中在阴道、直肠和会阴部。

第三产程自胎儿娩出到胎盘娩出,一般痛觉已显著减轻。

因此,要消除子宫收缩引起的疼痛需阻滞 $T_{10} \sim L_1$;而要消除宫颈和盆底组织的疼痛则需阻滞 $S_2 \sim S_4$ 节段。分娩疼痛的强度通常与产妇的痛阈和分娩次数等因素有关。

三、分娩镇痛的目的及必要性

(1)可显著减轻或消除孕妇的分娩痛,最大限度地减少孕妇的痛苦。

(2)给孕妇提供人性化的医疗服务,这是社会生活发展的必然要求。

(3)帮助孕妇树立自然分娩的信心,提高自然分娩率。

(4)阻滞交感神经,理论上还可扩张胎盘血管,增加胎儿血供;减轻或消除疼痛所致的过度通气及其带来的对母婴各方面的不良影响,消除疼痛给孕妇带来的不适,孕妇可适当进食、休息,为分娩做好充分的准备。

四、分娩镇痛对母婴安全性的影响

分娩镇痛在近十几年来经过不断改进和更新,很多国家已在临床上大规模推广应用。实践证明,只要规范操作,严格管理,对孕妇是一种安全可靠的镇痛方法。大量研究证明,分娩镇痛对胎儿或新生儿是比较安全的,对胎儿没有明显的不利影响。常用的监测及评价胎儿或新生儿的方法有:胎心、脐动静脉血气分析、子宫胎盘血流速率检测、Apgar 评分、NACS 评分等指标,还没有发现分娩镇痛对上述指标造成严重影响。局麻药(罗哌卡因、布比卡因)都有微量通过胎盘进入胎儿体内,但对胎儿没有明显不利影响;而阿片类药一般都可迅速通过胎盘,大剂量反复应用时对胎儿有一定的抑制作用。从目前来看,芬太尼等是目前最为安全的阿片类药,分娩镇痛常用的芬太尼浓度一般仅为 $1 \sim 2\mu g/mL$,对胎儿没有明显的不利影响。

五、分娩镇痛对分娩的影响

分娩镇痛对分娩过程和母婴后果的影响是麻醉科和产科医护人员所共同关注的问题。硬膜外镇痛广泛用于分娩镇痛是在 20 世纪,目前在英国大约 20%、在美国 58% 的产妇采用硬膜外分娩镇痛。很多学者对分娩镇痛模式(主要是椎管内麻醉)对母婴的影响,尤其是分娩过程,进行了评价。

1.对分娩内在机制的影响

分娩的发生、发展及完成由胎盘—胎儿分泌的一系列激素和细胞因子所决定,如前列腺素

（特别是 PGE_2）、皮质醇（Cortisol）、雌/孕激素、催产素以及细胞因子等，各种激素和细胞因子的分泌在妊娠末期即明显增加，使子宫产生强烈的有规律的收缩，导致了分娩的发生。"胎盘—胎儿"是一个相对独立的系统，决定着分娩的发生、发展及完成。有研究证明，分娩镇痛没有影响"胎盘－胎儿"这一相对独立的系统中各种激素的分泌，因此，对分娩的内在机制无不良影响。

2.对产程以及分娩方式的影响

准确地评价椎管内麻醉分娩镇痛对产程和剖宫产率的影响非常困难，因为要求分娩镇痛的产妇可能存在一些增加分娩不良后果的特征，如入院时属于分娩早期或胎头高浮、骨盆出口偏小、胎儿较大、初产妇等，这些特征因素可能会增加产程延长、器械助产、剖宫产以及其他不良后果（背痛、发热、会阴损伤、胎儿窘迫等）。一些回顾性研究结果认为，椎管内阻滞分娩镇痛与剖宫产率增高有关。但近期的前瞻性研究结果及循证医学的系统评价认为采用椎管内麻醉进行分娩镇痛可能增加了阴道助产率、延长产程、增加产妇发热和新生儿感染的发生率，但不增加剖宫产率。

分娩镇痛（主要以硬膜外镇痛为例）可能从以下几个方面对产程和分娩方式造成影响：①影响子宫收缩。分娩时子宫的收缩主要由胎盘各种组织分泌的各种子宫收缩激素决定，另外，交感神经也参与调节子宫的收缩。我们的研究证明，硬膜外镇痛没有影响子宫收缩激素的分泌，但由于阻滞交感神经而造成子宫收缩一过性减弱；②腹肌和隔肌等辅助肌肉收缩力减弱及减弱程度与局麻药浓度及麻醉阻滞平面相关；③使肛提肌和盆底肌肉的收缩减弱，使胎头俯屈和内旋转受到妨碍；④分娩时产妇主动用力的愿望减弱。

3.其他

有研究发现，椎管内阻滞分娩镇痛可能增加产妇发热与新生儿感染的发生率。一些临床观察发现椎管内阻滞镇痛的产妇体温升高达 38℃ 以上。椎管内阻滞镇痛是否增加产妇和新生儿感染尚有待研究。

接受镇痛者产程可能更长，导致感染的可能性增加，也可能存在体温调节功能的改变以及产程中高代谢以及热量再分布等原因。

第二节　常用方法

一、孕妇准备

（一）镇痛前评估及检查

1.产妇的病史和体检

重点应放在详细了解和麻醉有关的产科病史和仔细检查气道。如果选择区域性麻醉镇痛，应进行必要的背部和脊柱检查。为保障产妇和新生儿的安全以及产妇生产的顺利，麻醉医师应与产科和儿科医师，针对每个患者的具体情况进行讨论。此外，注意了解有无高血压、糖尿病等妊娠并发症。

2.禁食情况

在待产期间,适当饮用液体饮料可使患者减少口渴、提神、补充能量以及增加舒适感,但不是所有的饮料都可以饮用,我们这里指的是无渣的液体饮料(Clear Liquid),也就是国内所说的清流食,譬如:清水、无渣的水果汁、汽水、清茶和不加牛奶的咖啡等。产妇饮用的液体种类比饮用的液体容量更有临床意义。饮用液体应因人而异,如产妇有下列情况应适当限制液体的饮用:胃肠动力失调(如肥胖症、糖尿病、胃食管反流等情况)、困难气道、有需手术分娩的可能性(如胎儿健康情况不明、产程进展缓慢等情况)。

3.增加凝血功能检查

是否应对每个产妇做血小板检查,曾经有过争议。现认为对健康的产妇不需要常规做血小板的检查,但对患有能改变血小板浓度疾病(譬如妊娠高血压)的患者应做血小板检查。因此,临床决策应根据每个患者的具体情况而定。

(二)术前用药

(1)不建议常规术前用药(如阿托品,心率的增加可增加产妇的耗氧)。

(2)妊高征患者降压药持续至术前。

(三)术前准备

麻醉机和复苏用品,包括新生儿复苏用品及抢救药品。胎儿娩出时应有新生儿医生协助治疗。监测方面,除了常规监测以外,关于胎儿心率的监测,在美国,对妊娠超过20周的产妇实施区域阻滞麻醉前后,都应由专业人员监测胎儿的心率。

二、常用方法及优缺点

许多局部麻醉技术用于分娩时既提供理想的镇痛效果,同时对母亲和胎儿的不良影响又很小。与静脉和吸入麻醉技术相比,局部麻醉可控性更强,更有效,抑制效应更少。最常用的局部麻醉技术是椎管内麻醉镇痛,尤其是硬膜外镇痛。较少用的有腰交感神经阻滞。有时产科医生也使用宫颈旁麻醉、阴部麻醉、局部会阴浸润麻醉技术。每一种技术都有其优点和缺点,须根据设备条件、患者情况及麻醉医生的经验等选择采用。

(一)椎管内麻醉

1.蛛网膜下隙阻滞

穿刺点以 $L_{3~4}$ 为宜,可以采用坐位或侧卧位下实施。对于肥胖的产妇,坐位是蛛网膜下隙穿刺的最佳体位。蛛网膜下隙注入小剂量阿片类药物,可以迅速达到镇痛效果。例如 $10~20\mu g$ 芬太尼或 $3~6\mu g$ 舒芬太尼,可以立即缓解产妇产程中疼痛。蛛网膜下隙阻滞的优点是起效快,阻滞效果完善,缺点是镇痛时间不易控制,不能任意延长镇痛时间,而且术后头痛的发生率较高,因此目前在临床上应用较少。

2.硬膜外阻滞

硬膜外阻滞是最为常用的分娩镇痛方法,其优点为镇痛效果好,麻醉平面和血压较容易控制,对母婴安全可靠。其缺点为起效缓慢。

有一点穿刺和两点穿刺置管两种。一点穿刺置管法:穿刺 $L_{3~4}$ 或 $L_{4~5}$ 间隙,向头置管3cm。两点穿刺法一般选用 $L_{1~2}$ 穿刺,向头置管3cm,和 $L_{4~5}$ 穿刺,向尾置管3cm,上管阻滞 $T_{10}~L_2$ 脊神经,下管阻滞 $S_{2~4}$ 脊神经,常用1%利多卡因或0.25%罗哌卡因,在胎儿监测仪和宫内压测定仪的监护下,产妇进入第一产程先经上管注药,一次4mL,以解除宫缩痛。于第一产程后半期置管注药,一次 3~4mL(含 1:20 万肾上腺素),根据产痛情况与阻滞平面可重复用药。只要用药得当,麻醉平面不超过 T_{10},对宫缩可无影响。两点穿刺法对初产妇和子宫强直收缩、疼痛剧烈的产妇尤为适用,用于先兆子痫产妇还兼有降血压和防抽搐功效,但局麻药中禁加肾上腺素。分娩镇痛禁用于原发和继发宫缩无力,产程进展缓慢,以及存在仰卧位低血压综合征的产妇。两点穿刺法用于第二产程时,因腹直肌和提肛肌松弛,产妇往往屏气无力,由此可引起第二产程延长,或需产钳助产。因此,在镇痛过程中应严格控制麻醉平面不超过 T_{10},密切观察产程进展、宫缩强度、产妇血压和胎心等,以便掌握给药时间、用药剂量和必要的相应处理。

硬膜外分娩镇痛常用的局麻药物为罗哌卡因和布比卡因,常复合应用阿片类药如芬太尼、舒芬太尼等。常用的药物浓度为 0.075%~0.125% 罗哌卡因(布比卡因)+1~2μg/mL 芬太尼。常用的硬膜外分娩镇痛方法有连续硬膜外镇痛(CIEA)和孕妇自控硬膜外镇痛(PCEA),其中 PCEA 是目前最为常用的硬膜外镇痛方法。具体方法为:穿刺点选择 $L_{3~4}$ 或 $L_{2~3}$,穿刺成功后给 1.0% 利多卡因 3~5mL 作为试验量,观察 5min 无异常接电脑泵,首剂设为 8~10mL,每小时量设定量 6~8mL,PCA 量设定为 3~5mL,锁定时间为 10~15min。PCA 可由孕妇或助产士给药,胎儿娩出后可给予 2% 利多卡因以消除会阴缝合的疼痛。其优点为镇痛效果满意,对运动神经影响轻,而且减轻了麻醉医生的工作量,又可个体化用药。其缺点为镇痛作用起效较慢。

PCEA 让患者自己用药来控制镇痛程度,而很少需要麻醉医师干涉,运动阻滞也轻,泵控可获得更广泛的药物扩散范围,较浅的麻醉也减少了产妇低血压的发生率。PCEA 使用局麻药的总量减少,提供更符合产妇需要的药物剂量,与标准硬膜外镇痛技术相比产妇的满意度增加。PCEA 是目前最有效的分娩镇痛方法,如果配合适当的产科处理,硬膜外镇痛技术可以达到令人满意的低钳助产率和剖宫产率,让患者享受到无痛分娩的经历。

3. 蛛网膜下隙—硬膜外联合阻滞(CSE)

1984 年首次报道 CSE 用于剖宫产,现在已经迅速推广。近十几年来,CSE 在产科的应用越来越多。CSE 结合了腰麻和硬膜外的特点,起效快并且肌肉松弛良好,和腰麻相比可较好地控制麻醉平面并可任意延长麻醉时间;由于可以随时追加药物,因而可以使用小剂量局麻药,这样可以减少蛛网膜下隙阻滞平面过高和低血压的发生;还可提供术后镇痛。此外,现在 CSE 的穿刺器械有了很大的改进。例如普遍使用管内针技术,从而使针芯更细,减弱了硬膜的损伤程度,同时避免了和皮肤的直接接触,减少了感染的机会;笔尖式针芯、针孔侧置使针芯不似传统的斜面式腰麻针那样切开硬脊膜,而是分开硬脊膜,对硬脊膜的损伤更小、且更容易愈合,明显减少了脑脊液的外漏等。正是由于这些方法和技术上的改进,使 CSE 的并发症发生率大大降低。

具体方法为:硬膜外穿刺成功后,用特制细针芯刺穿硬膜,见有脑脊液流出,推入小剂量镇痛药(15~20μg 芬太尼或 3~6μg 舒芬太尼+1.5~2.5mg 罗哌卡因或布比卡因),然后从硬膜外置管保留,至孕妇自感疼痛时再从硬膜外给低浓度局麻药(0.075%~0.125% 罗哌卡因+1~2μg/mL 芬太尼或 0.1μg/mL 舒芬太尼)。用 CSE 行分娩镇痛结合了腰麻和硬膜外的优点,先从蛛网膜下隙少量给药以快速起效,需要时再从硬膜外持续给药,可任意延长镇痛时间。该方法镇痛效果迅速、确切,对运动神经影响小,由于蛛网膜下隙给药量极少(1.5~2.5mg 罗哌卡因或布比卡因),因此对呼吸循环的影响小。其缺点为有一定的不良反应,如芬太尼注入蛛网膜下隙可导致一定程度的瘙痒,存在一定的感染风险,其头痛发生率是否增高还存在争论,有研究认为由于穿刺器械的改进,头痛以及感染的发生率极低,和硬膜外相比并没有明显差别。

4.可行走式分娩镇痛(AEA)

可行走式分娩镇痛是根据孕妇的运动能力来定义的。它是指在给孕妇提供满意的镇痛的同时充分保留孕妇的运动能力,在分娩的第一产程,孕妇可自如的行走,并可适量进食,充分休息,对孕妇非常方便。AEA对运动神经的影响轻微,最大限度地保留了辅助肌肉在分娩中的作用,减轻硬膜外阻滞对分娩的影响。而且孕妇在行走时,胎儿的重力作用可能会加速分娩,曾有研究报道可行走式分娩镇痛可以缩短产程。因此目前应用越来越广泛,AEA包括两种方法,原理基本相似。①患者自控硬膜外镇痛:是目前最为流行的方法,一般采用0.075% ~0.1%罗哌卡因 +1 ~2μg/mL 芬太尼,镇痛效果确切,对母亲胎儿影响小。研究证明,罗哌卡因的量大于0.1%则有可能影响孕妇运动能力,小于0.075%则有可能镇痛效果不满意,一般以0.1%罗哌卡因 +1 ~2μg/mL 芬太尼为佳(PCEA);②腰麻—硬膜外联合阻滞(CSE):方法已如上述。其特点为蛛网膜下隙局麻药药量极少(1.5 ~2mg 罗哌卡因或布比卡因),芬太尼药量 15 ~20μg,硬膜外用量同上。

5.骶管阻滞

主要用于第二产程以消除会阴痛。缺点为用药量大;穿刺置管易损伤血管或误入蛛网膜下隙,发生局麻药中毒者较多;麻醉平面过高可能影响宫缩频率和强度。此外,因盆底肌肉麻痹而无排便感,不能及时使用腹压,延长第二产程。故一直未能广泛应用。

(二)全身麻醉

在分娩过程中,可使用亚麻醉浓度的吸入或静脉麻醉药来缓解产程中疼痛。这种疼痛缓解技术不能与临床普遍使用的全麻相混淆,后者可以产生意识模糊和保护性喉反射丧失。这种技术可以作为椎管内麻醉的辅助用药或者用于无法应用局部麻醉的产妇;可以间断性(在子宫收缩过程)或者连续性的给药。产妇可以自行给药,但是必须同时有一名医护人员在场来保证足够的意识水平和正确的使用仪器。

1.静脉给药分娩镇痛

麻醉性镇痛药(如吗啡、哌替啶、芬太尼等)及镇静药(如地西泮、氯丙嗪、异丙嗪等)在产科的应用时间较长,使用也较为普遍。须注意,二者都极易透过胎盘,且对胎儿产生一定的抑制。静脉全麻药应用较多的是氯胺酮。作为一种 NMDA 受体拮抗剂,氯胺酮可引起分离麻醉,早在 1968 年就已用于产科,具有催产、消除阵痛增强子宫肌张力和收缩力的作用,对新生儿无抑制,偶可引起新生儿肌张力增强和激动不安。

根据 Fick 定律,目前常用于产科的全麻药经胎盘转运至胎儿体内均是时间依赖性与剂量依赖性的,提示在全麻下用药剂量越大,母/脐静脉血药浓度越高,分娩时间越长,母/脐静脉血药浓度越接近而对胎儿影响越大。因此应强调低浓度、短时间使用。值得注意的是,研究表明不少临产妇禁食 8 ~24h 后胃内仍有不少固体内容物,因此所有产科患者围麻醉期均应按饱胃处理,尤其是对于准备使用亚麻醉剂量的全麻药物的产妇,采用积极措施防治反流和误吸。①间断给药法:是指根据患者的需要,每隔一段较长的时间(60 ~90min)将大剂量阿片类镇痛药从静脉给予,这种方法容易使母体、胎儿血药浓度急剧升高,造成呼吸抑制等不良反应的发生;②静脉自控镇痛(PCIA):其基本方法和硬膜外自控镇痛(PCEA)相似,先给一定量首剂,再静脉持续给予维持量,同时设置患者自控给予 bolus 量和锁定时间,这些都由电脑泵控制。可根据患者的需要自己给药,提高了镇痛的满意率,同时使母体和胎儿的血药浓度平稳,并减少了药物的需要量,采用 PCA 给药也体现了个体化给药的原则。PCIA 所用的药物仍以阿片类为主,一般为度冷丁或者芬太尼,由于新出现的药物雷米芬太尼代谢快,蓄积量少,对胎儿的影响可能较小,其应用正在受到重视。

尽管静脉镇痛分娩的方法有了较大的改进,但所用传统的阿片类药仍存在较大不足:一是镇痛不完善,一般只有 2/3 左右的孕妇表示满意;二是阿片类药量偏大,对母婴的影响较大,无论是哌替啶还是芬太尼都可能引起胎儿呼吸的抑制、Apgar 评分、NACS 评分的改变,增加纳洛酮的使用率。有研究显示,新药瑞芬太尼用于 PCIA 有较为满意的镇痛效果,同时对胎儿无明显的不良反应,但也有研究者对此持谨慎态度。但对于孕妇有硬膜外阻滞禁忌证时,PCIA 也有应用的价值。

2. 吸入给药分娩镇痛

氧化亚氮和氟类吸入麻醉药已被成功地应用于分娩的麻醉。氟类吸入麻醉药麻醉效果与氧化亚氮相当或更佳,但其应用由于可致困倦,气味难闻以及费用较高而受到限制。使用这类药物的最大风险就是意外的剂量过大导致的意识不清和保护性反射消失。此外,因多数采用半紧闭法给药,若产房没有换气系统,可能导致相关医护人员长期暴露在一个过高水平的吸入麻醉药的环境中。

(1)氧化亚氮:氧化亚氮吸入体内后显效快,30~60s 即产生作用,停止吸入后数分钟作用消失。同时,氧化亚氮镇痛作用强而麻醉作用弱,质量分数为 30~50,亚麻醉质量分数 >80 才有麻醉作用。这些药理学特点使氧化亚氮成为较理想的分娩镇痛药。氧化亚氮吸入分娩镇痛具有下列优点:①镇痛效果好,能缩短产程;②不影响分娩方式,不抑制胎儿呼吸和循环功能,不增加产后出血量,安全,无明显不良反应;③产妇始终保持清醒,能主动配合完成分娩;④显效快,作用消失也快,无蓄积作用;⑤有甜味,无呼吸道刺激性,产妇乐于接受,且使用方便。

氧化亚氮的镇痛效果与其间断吸入的时机和量有着重要的关系。由于氧化亚氮吸入后需30~60s 方起效,而子宫收缩又先于产痛出现,故间断吸入镇痛至少要在子宫收缩前50s 时使用,这样才能使镇痛作用发生与产痛的出现在时相上同步。若在疼痛时才开始吸入,不但起不到镇痛效果,反而易于在间歇期进入嗜睡状态,并伴有不同程度的头晕、恶心。一般应在每次子宫收缩前30~45s 时,嘱产妇吸入较适宜,宫缩间歇期停止吸入,这样既能有效镇痛,又不至吸入过量,同时严密监测产程进展及胎心变化情况,观察产妇的意识是否清醒,发现有头晕、恶心现象,可暂停吸入氧化亚氮即可很快恢复正常。

使用时应注意产妇对氧化亚氮的敏感性和耐受力有个体差异,麻醉医师须随时了解镇痛效果和不良反应,如出现头晕、乏力、嗜睡或不合作情况,说明已过量,应及时减少吸入次数和深度,以确保安全有效。其次,因氧化亚氮的弥散性缺氧作用,对于缺血缺氧的心肌可能有害,加之长时间(>50h)吸入氧化亚氮对骨髓增生可能有不良反应,因此对心肺功能不全、血液病及妊娠子痫等产科并发症患者须慎用。

(2)氟烷类吸入麻醉药:氟烷类吸入麻醉药都易于通过胎盘,可引起与剂量相关的子宫收缩抑制,浅麻醉时对子宫抑制不明显,对胎儿也无明显影响;深麻醉对子宫有较强的抑制,容易引起子宫出血。多作为氧化亚氮的辅助药物,有比氧化亚氮更强的镇痛效果,于第二产程开始时间断吸入。0.2%~0.25%恩氟烷、异氟烷及地氟烷也被成功地应用于分娩的麻醉,效果似乎与氧化亚氮相当。

(三)其他技术

局部麻醉包括宫颈旁阻滞、阴部神经阻滞、椎旁腰交感神经阻滞、外阴及会阴部局部浸润麻醉等,只要掌握合理的局麻药用量,避免误注入血管,局部麻醉不影响宫缩和产程,不抑制胎儿,对母子都可较为安全,更适于合并心、肺、肾功能不全的产妇。但这些方法都存在镇痛效果不确切,患者满意度不高的问题。虽然产科医生仍旧将这类技术用于非产科手术,但是它在产科的应用因为引起胎心减慢、局麻药中毒、神经损伤和感染而受到限制。这种胎心减慢的病因学可能与子宫血流降低以及胎儿血中局麻药水平较高有关。常用药物为0.5%利多卡因。

(1)宫颈旁阻滞:宫颈旁阻滞是一种用于不想或不能接受神经根阻滞的孕妇的替代技术,是一种操作相对简单的阻滞,为第一产程提供镇痛,并且不会影响分娩的进程。其方法是通过子宫和子宫颈结合的侧后部,将局麻药注入子宫颈阴道侧穹隆黏膜下以阻滞穿过子宫颈中心的神经。因为这种阻滞不影响会阴部的躯体感觉纤维,所以不能缓解第二产程的疼痛,仅适于第一产程镇痛,可加快宫口扩张,缩短第一产程减轻疼痛。

(2)阴部神经阻滞麻醉:会阴神经来源于较低位骶部神经根($S_{2~4}$),支配阴道下段、阴道外口和会阴部的感觉及会阴部肌肉的运动。经阴道途径容易阻滞该神经,在两侧骶棘韧带后注入局麻药。适于第二产程,在宫口开全后开始阻滞,可缩短第2产程。此法可为阴道分娩和低位产钳分娩提供满意的镇痛,但是在中位产钳分娩、阴道口损伤和宫腔探查时镇痛不足,而且阻滞的失败率较高。

(3)其他:椎旁腰交感神经阻滞可用于阻止第一产程中由子宫产生的疼痛的传导。虽然这项阻滞技术实施困难,但与子宫颈旁阻滞相比,相关的并发症似乎要少得多。

第三节　注意事项

分娩结局受多方面因素的影响,包括镇痛药物种类及浓度的选择、镇痛实施的时机、分娩镇痛疗效的观察、分娩镇痛不良反应的防治、产妇对疼痛理解和对镇痛的要求、缩宫素的使用、产程中的积极管理以及产科医师对分娩过程的指导等。良好的分娩结局有赖于麻醉医生、产科医护人员以及产妇的密切配合。

一、积极预防和处理分娩镇痛对产程的影响

1.积极地使用催产素

催产素是一种强烈的子宫收缩剂,早已在临床上常规使用。硬膜外分娩镇痛虽然可造成子宫收缩的一过性减弱,但完全可以用催产素来纠正。

2.降低局麻药的浓度

复合一定量的阿片类药物如芬太尼,可使局麻药物浓度大幅度降低,目前所用的局麻药浓度一般为0.075%~0.100%罗哌卡因或布比卡因,镇痛效果满意,患者可以自如行走,对运动神经影响轻微,对患者各种辅助肌肉几乎没有影响。

3.积极的产程管理

其管理措施包括:积极的宫颈检查,早期破膜,催产素的使用以及对难产严格的诊断标准。通过积极的产程管理可明显降低分娩镇痛对产程的影响。研究证明,通过这些方法的采用,硬膜外镇痛对分娩的影响是可以消除的,实验组和对照组的产程和分娩方式没有明显差别。

二、积极预防和处理分娩镇痛的相关并发症

1.硬脊膜穿刺后的头痛

硬脊膜穿刺后头痛的病理生理主要有两个方面:颅内压降低与代偿性脑血管扩张。硬脊膜穿刺后头痛的临床过程并非都表现为自限性,亦并非都表现为良性,患者常主诉体位性头痛,有的可出现外展神经麻痹、听觉障碍和硬脊膜下出血。目前治疗多采用硬膜外填充和保守治疗。研究证据支持延迟填充,即在硬脊膜穿刺24h后进行。

2.麻醉期间低血压

椎管内麻醉,尤其是蛛网膜下隙阻滞,对孕妇循环系统影响较大,诸多学者应用多种液体(胶体液、晶体液)、不同液体量(10~30mL/L)和各种血管加压药物试图解决这一问题,但是并不能完全消除低血压的发生。麻醉之前一定要开放静脉通道,如果时间允许,尽可能在麻醉前迅速预防性扩容,同时准备好常用的升压药品。产妇最好采用左侧倾斜30°体位。液体预扩容能防止产科手术中低血压,不管使用何种液体预扩容,均必须有足够的量(最好是1000~1500mL晶体液进行中度水化),才能显著增加心排出量,以有效地防止椎管内麻醉时的低血压。液体预扩容可达到增加血容量,降低低血压发生率的目的,早期、积极地应用药物处理低血压,麻黄碱有防治产科低血压的效果,研究认为单次5~10mg剂量麻黄碱对于液体预扩容的剖宫产者小剂量蛛网膜下隙麻醉时可起到预防低血压的作用。如果持续低血压,应立即手术分娩。

3.产后腰背痛

产后腰背痛较常见发生率为15%~30%,主要原因为产妇负荷减轻、产妇体重增加和分娩后骨盆韧带及腹部肌肉还处于松弛状态。椎管内麻醉是否引起产后腰背痛目前还没有定论,但穿刺点局部不适在椎管内麻醉中常见。

4.神经损伤

近年来发现,由于神经损伤并发症引起的医疗纠纷较多,分析其原因有以下几种:①操作损伤,以感觉障碍为主,大多数患者数周内缓解,神经根损伤,有典型根痛症状,很少有运动障碍;与穿刺点棘突的平面一致,而脊髓损伤为剧痛,偶伴意识障碍;②脊髓前动脉栓塞,前侧角受损(缺血坏死)表现,以运动功能障碍为主的神经症状,因可能有严重低血压,局麻药中肾上腺素浓度过高,血管变(糖尿病);③粘连性蛛网膜炎,注药错误或消毒液、滑石粉等误入蛛网膜下隙造成;④血肿压迫。凝血功能障碍,产妇的血管丰富易穿破出血造成血肿。

5.反流及误吸

产科麻醉中,产妇反流及误吸的发生率相当高。产妇发生误吸性肺炎的主要危险因素有四个:①胃内充满酸性内容物,尤其是在急诊产科手术患者;②腹内压或胃内压增加;③食道下端括约肌(LES)的屏障压下降;④食管上端括约肌的保护机制丧失或实施环状软骨压迫操作延迟。产妇胃肠运动减弱和胃排空延长,因此术前禁食禁饮应相应延长。降低产妇酸误吸危险性的主要措施包括:①降低产妇的胃液量和酸度,除进行胃内容物抽吸外,尚可采取药理学

措施;②尽量避免产科患者使用全身麻醉,采用可维持母体意识清醒的其他麻醉方法;③对母体的呼吸道进行合理的评估,即使是急诊手术亦应如此;④提高紧急和择期气管插管(或通气)失败处理的水平;⑤气管插管操作中采用压迫环状软骨操作。

6. 仰卧位低血压综合征

孕妇仰卧位时,子宫压迫下腔静脉及腹主动脉,静脉回心血量显著减少,心排出量降低,血压明显降低。这时应将子宫移向左侧,或将手术台往左侧倾斜。注意在硬膜外注药后血压急剧降低,用麻黄碱效果不理想或血压回升后又很快下降应考虑仰卧位低血压综合征。将子宫移向左侧是防治仰卧位综合征最有效的办法。

第三十一章　剖宫产麻醉

近年来,国内剖宫产率显著增高(25%~50%),剖宫产麻醉是产科麻醉的主要组成部分。麻醉医师既要保证母婴安全,又要满足手术要求、减少手术刺激引起的有害反应和术后并发症,这是剖宫产手术麻醉的基本原则。剖宫产麻醉的特点:其手术与其他专科手术比较相对简单、时间短小,如果不出现并发症则恢复较顺利,但由于麻醉医师面对的是产妇特殊的病理生理改变以及孕妇、胎儿的双重安危,不恰当的麻醉处理可导致严重的甚至致死性的后果,因此,剖宫产手术对麻醉的要求很高,我们对围麻醉期的每一个环节都必须予以高度的重视,如采用的技术方法和药物在使用前应反复权衡,避免或减少使用可能透过胎盘屏障的药物,麻醉方法的选择应力求做到个体化。

剖宫产麻醉要点:①麻醉医师应有足够的经验和预防、处理并发症的能力与条件,以最大限度保证母婴安全;②在妊娠期间孕妇的病理生理发生了一系列明显的变化,必须针对这些变化考虑麻醉处理,做好紧急处理失血、栓塞、呼吸循环骤停等严重并发症的应对措施;③一些妊娠并发症如先兆子痫、子痫、产前与产后出血等增加了麻醉风险,麻醉医师应拓宽知识面,能事先考虑到并有效处理围产期的各种问题。因此,做好剖宫产麻醉的关键是必须通晓产妇的病理生理改变,掌握各种麻醉技术,了解麻醉药物对胎儿的影响,合理选择麻醉方法,并注重围术期麻醉医师、产科医师、及相关人员及时有效的沟通与协作,这样才能最大限度地保证母婴安全。

第一节　择期剖宫产麻醉

一、麻醉特点

目前,造成择期剖宫产率升高的原因是多方面的。

(1)选择性剖宫产比率的上升是使剖宫产率增高的原因之一。国外把以社会因素为指征的剖宫产称为选择性剖宫产,即指母体无并发症,缺乏明显的医学指征而患者积极要求的剖宫产。

(2)母婴有异常者,为了确保母婴安全,临床工作中常常放宽了剖宫产的指征,如:①头位难产,包括:骨盆狭窄、畸形、头盆不称、巨大胎儿、胎头位置异常等;②瘢痕子宫;③胎位异常,包括:臀位、横位等;④中重度妊娠高血压综合征;⑤前置胎盘;⑥妊娠并发症。

(3)剖宫产手术技术和麻醉安全性的提高,使剖宫产率有了不断上升的趋势。其麻醉特点为:①麻醉医生、产科医生、患者三方都有充足的准备时间,利于术前准备,包括满意的禁食水,良好的术前评估、合理的麻醉选择等;②没有发动宫缩的产妇剖宫产后易出现宫缩乏力,应备好促进子宫收缩的药物及做好补液、输血的准备。

二、麻醉前准备及注意事项

麻醉医生必须深刻地认识到产科麻醉的风险,高度的警惕性与合理的防范措施可确保产科麻醉的安全。

（一）术前评估

麻醉医师应全面了解孕产妇有关病史,包括既往史、药物过敏史、实验室检查结果,同时在麻醉前产科医师应监测胎心,预测手术的紧迫程度及胎儿的风险,并同麻醉医师积极沟通母胎的情况,产妇是否合并有严重并发症,如妊娠高血压综合征、先兆子痫、心肝肾功能不良等,并了解术前多科会诊结果、术前用药的效果以指导术中用药,对凝血功能障碍或估计有大出血的产妇应做好补充血容量和纠正凝血障碍的各种准备。麻醉前必须评估凝血功能状态,对凝血功能的评估以及麻醉方法的选择可能是年轻麻醉医师的难点。许多行剖宫产的产妇往往合并凝血功能异常,如妊娠期高血压疾病、子痫、HELLP 综合征(妊娠高血压综合征患者并发溶血、肝酶升高和血小板减少,称为 HELLP 综合征)、预防性抗凝治疗等。评估凝血功能的方法包括实验室检查及临床观察是否有出血倾向的表现,其中实验室检查方法主要有:出血时间(BT)、凝血酶原时间(PT)、部分凝血酶原激活时间(APTT)、血小板计数(PC)、国际标准化比率(PT - INR)、血栓弹性图描记法等。只有通过对多种检查结果的综合分析,才能全面评估产妇的凝血功能情况。产妇的血小板由于高凝状态的耗损往往较低,美国麻醉学会(ASA)曾建议血小板 $< 100 \times 10^9/L$ 的产妇尽量避免椎管内麻醉而选择全身麻醉。但国内学者认为血小板 $< 50 \times 10^9/L$ 或出血时间 $> 12min$ 应禁忌椎管内麻醉。血小板在 $50 \sim 100 \times 10^9/L$ 且出血时间接近正常者应属相对禁忌,预计全麻插管困难者可谨慎选用椎管内麻醉,但需注意操作轻柔。另外,如果各项凝血功能的实验室检查结果都正常而且临床上无任何易出血倾向表现者,只要血小板 $> 50 \times 10^9/L$,也可谨慎选用椎管内麻醉。当然,麻醉方法的选择还与麻醉医师的熟练程度密切相关。

（二）术前禁食禁饮

由于产妇胃排空延迟、不完全,对于择期剖宫产产妇必须禁食固体食物 6~8h,对于无并发症的产妇在麻醉前 2h 可以进清液体。由于产妇糖耐量下降,考虑到胎儿的糖供应,术前可补充适量的 5% 葡萄糖液。

（三）术前用药

目前,剖宫产术前镇静药的应用并不常见,但对于某些具有并发症的产妇,如:先兆子痫或其他原因引起的癫痫样发作、抽搐等,必须给予镇静剂加以控制。对于合并精神亢奋、焦虑过度的产妇在耐心劝解效果不良时可以在严密监测母胎情况下静脉注射咪达唑仑 1.0~2.5mg。

对于可以选择椎管内麻醉的产妇,不常规给予抗酸剂,选择全麻的产妇为了降低胃内容物的酸度,可在麻醉前给予抗酸剂,临床常用 H_2 受体拮抗剂,如西咪替丁、雷米替丁以减少胃酸的分泌,需要注意的是 H_2 受体拮抗剂不能影响胃内容物本来的酸度,需在麻醉前 2h 前应用才有效。或者术前 30min 内口服枸橼酸钠液 30mL,效果更佳。

对于易恶心、呕吐的产妇可以麻醉前静脉注射 5 - HT 受体拮抗剂如格雷司琼、恩丹西酮等,以预防术中各种原因导致的恶心、呕吐,减少反流、误吸的发生率。

（四）麻醉方法的选择及准备

择期剖宫产术的麻醉选择主要取决于产妇的情况,大多数可以选择椎管内麻醉,包括硬膜外麻醉,蛛网膜下隙麻醉或腰麻—硬膜外联合麻醉。对于椎管内麻醉有禁忌证或合并精神病不能合作的患者,可选择全身麻醉。

麻醉前,麻醉医师必须亲自检查麻醉机、氧气、吸引器、产妇及新生儿的急救设备、药物,以便随时取用。根据术前的评估状况,向巡台护士口头医嘱患者所需的套管针型号及穿刺部位,以便输血、补液。备好各项监测手段,包括血压、心电图、脉搏氧饱和度。对于心肺功能障碍、凝血功能障碍等高危产妇应进行有创监测,动态观察动脉压及中心静脉压,以指导术中容量补充,并可以及时进行血气分析,合理调节产妇的内环境稳态。

(五)术前知情同意

麻醉医师经过认真的术前评估后,拟定麻醉方案,向产妇简述麻醉过程,以征得其信任与配合,并客观地向患者及其家属交代麻醉风险,以获得理解与同意并签写麻醉同意书。对于选择性剖宫产者,要特别注意意外情况的告知,如麻醉的严重并发症,围产期大出血等。

(六)关于预防性扩容

剖宫产麻醉大多数选择椎管内麻醉,椎管内麻醉后,由于交感神经阻滞,血管扩张,相对血容量不足而引起低血压;加之产妇仰卧位时下腔静脉受压,使回心血量下降而发生仰卧位低血压综合征。产妇低血压又会导致子宫血流量下降,引起胎儿缺氧,所以为了减少椎管内麻醉所致低血压的发生,在实施椎管内麻醉前进行预防性扩容治疗是十分必要的。

1.晶体液的选择

生理盐水虽为等张液,但除含钠离子和氯离子外不含其他电解质,且氯离子含量高于血浆,大量输入可造成高钠血症和高氯血症,现已被乳酸钠林格液取代。

(1)乳酸钠林格液:林格液是在生理盐水的基础上增加了 Ca^{2+}、K^+ 等电解质,属等张溶液。乳酸钠林格液在此基础上又增加了乳酸钠 28mmol/L,更接近于细胞外液的组成,但为低 Na^+、低渗液。乳酸钠林格液又称为平衡盐溶液,主要用于补充细胞外液容量。输入后在血管内存留时间很短,且还有稀释血液,对红细胞的解聚作用,妊娠末期,产妇自身血容量增多,常合并有稀释性血细胞降低,因此,椎管内麻醉引起的低血压不能完全通过乳酸钠林格液来纠正,相反,大量输注可以降低携氧能力,使剖宫产后肺水肿与外周水肿的危险性增加。

(2)葡萄糖液:葡萄糖液是临床上常用的不含电解质的晶体液,然而,麻醉与手术期间由于应激反应会使血糖增高,若术中输入葡萄糖液,产妇和胎儿都可能发生高血糖,并且出现相关的不良反应,可降低脐动静脉血的 pH 和胎儿的血氧饱和度,出现新生儿反应性低血糖和大脑缺血引起的神经系统功能损伤。因此,剖宫产术中基本不用葡萄糖液扩容。

2.胶体液的应用

剖宫产麻醉前应用胶体液主要是预防低血压,在 Ueyama 的研究中用晶体液(乳酸林格液)与胶体液(中分子羟乙基淀粉)做了扩容效应的比较:当快速输注 1500mL 晶体液后 30min,仅 28% 的输注量留在血管内,只增加血容量 8%,而心排出量无显著变化。当输注胶体液(贺斯,HES)后,100% 留在血管腔内,输入 500mL 和 1000mL 胶体液可分别增加心排出量 15% 和 43%,同时降低腰麻引起的低血压发生率达到 17% 和 58%。这一研究结果表明若想有效降低低血压的发生率,预防性扩容必须足量到使心排出量增加,选择胶体液可以达到事半功倍的效果。

在剖宫产术中目前常用的胶体液有羟乙基淀粉(贺斯和万汶)、琥珀酰明胶(佳乐施)。临床一般选择晶体液与胶体液的容量比为 2:1 至 3:1,既可有效减少低血压的发生,对产妇和新生儿又不会带来任何不良影响,但研究显示明胶的类过敏反应发生率较羟乙基淀粉明显增高。

(七)围术期的用药

1. 术前应用地塞米松

择期剖宫产,尤其是选择性剖宫产,多数是在产程未发动、无宫缩情况下进行,容易引起新生儿湿肺等并发症,应用地塞米松预防可减少并发症的发生。地塞米松为糖皮质激素类药物,能刺激肺表面活性物质基因的转录,上调肺表面活性物质 mRNA(SPmRNA)的表达,并维持其稳定性,从而增加肺表面活性物质产生。此外应用地塞米松可以增加 SPmRNA 的水平,提高肺泡 Ⅱ 型细胞对表面活性物质激动剂如 ATP 的敏感性,且随地塞米松浓度升高敏感性升高。另外它还可通过多种途径促进肺成熟,如通过增加肺组织抗氧化酶活性,增加肺组织抗氧化损伤的能力,上调肺内皮型一氧化氮合成酶表达,增加上皮细胞钠离子通道活性等。而且静脉注射地塞米松有预防恶心、呕吐的作用,研究显示,此作用的最低有效剂量为 5mg。

2. 预防性应用葡萄糖酸钙

妊娠时子宫肌组织尤其是子宫体胎盘附着部的肌细胞变肥大,胞浆内充满具有收缩活性的肌动蛋白和肌球蛋白,进入肌内的钙离子与肌动蛋白、肌球蛋白的结合,引起子宫收缩与缩复,对宫壁上的血管起压迫结扎止血作用,同时由于肌肉缩复使血管迂回曲折、血流阻滞,有利血栓形成血窦关闭。另外钙离子是凝血因子 Ⅳ,在多个凝血环节上起促凝血作用。尤其对于术前没发动宫缩但要行选择性剖宫产的患者,由于术后部分患者子宫平滑肌细胞不能及时收缩致产后出血量增多。有研究报道,妊娠晚期选择性剖宫产术前静脉滴注葡萄糖酸钙能有效预防产后出血、降低产后出血发生率。

3. 预防性应用抗生素

关于预防性应用抗生素问题一直有争议,提倡应用者认为:正常孕妇阴道和宫颈内存在着大量细菌,各种菌群保持着相对稳定性,当剖宫产时子宫切口的创伤,手术干扰和出血等可使机体免疫抵抗力下降,为阴道内细菌上行入侵和繁殖创造了机会。细菌一旦入侵后即大量繁殖,其倍增时间为 15~20min。因此选择性剖宫产术后感染实为阴道内潜在病原菌的内源性感染。鉴于选择性剖宫产术前患者并无感染存在,抗生素的使用完全是预防手术创伤而引起的感染,故抗生素应在细菌污染或入侵组织前后很短时间内达到局部组织。术前 30min 应用抗生素能把大量的细菌消灭在手术前,当手术时药效在血液中已达到高峰。但麻醉医师须了解抗生素与麻醉药物的关系,避免围术期药物的相互作用对母婴安全造成影响。

总之,应高度重视剖宫产麻醉的术前评估与准备工作,产科医师、接产护士、麻醉医师必须训练有素,各负其责并能积极配合,从而避免人为因素、设备因素等造成严重并发症。

三、麻醉方法的选择

择期剖宫产最常用的麻醉方法为椎管内麻醉(腰麻、连续硬膜外麻醉、腰麻—硬膜外联合麻醉)和全身麻醉,只有在极特殊的情况下,选用局部浸润麻醉,每种麻醉方法都有其优缺点,麻醉方法的选择应根据产妇的身体状况、预计剖宫产手术时间、麻醉医师对麻醉技术的熟练程度等来决定。尽可能做到因人施麻,在保证母婴安全的前提下个体化地选择麻醉方法、麻醉药物的种类和剂量。

(一)椎管内麻醉

因具有镇痛完善、肌松满意、便于术后镇痛、对胎儿影响小等特点,适用于大多数择期剖宫产手术患者。

1. 连续硬膜外阻滞(Continuous Epidural Anesthesia,CEA)

(1)连续硬膜外阻滞的特点:①硬膜外阻滞在剖宫产术中镇痛效果可靠,麻醉平面易于控制,一般不超过 T_6;②局麻药起效缓慢,血压下降缓慢易于调节,仰卧位低血压综合征的发生率明显低于蛛网膜下隙阻滞;③并发症少,便于术后镇痛;④对母婴不良影响小,由于阻滞区的血管扩张,动静脉阻力下降,可减轻心脏前后负荷,对心功能不全的产妇有利;区域阻滞后可增加脐血流而不增加其血管阻力,对胎儿有利;⑤与全麻相比降低了静脉血栓的发生率。

(2)连续硬膜外阻滞的方法:硬膜外隙穿刺采取左侧卧位(或右侧),常用的 CEA 有两种:①一点法: $L_{1~2}$ 或 $L_{2~3}$ 穿刺置管的连续硬膜外麻醉,麻醉平面上界控制在 $T_{6~8}$。优点:减少多点穿刺所造成的穿刺损伤;不足之处在于麻醉诱导潜伏期较长,延长了胎儿娩出时间,对急需娩出胎儿者不利;②两点法: $T_{12}~L_1$, $L_{2~3}$ 或 $L_{3~4}$ 穿刺分别向头尾侧置管进行双管持续硬膜外麻醉。优点在于用药量小,阻滞作用出现快于一点法,但 $L_{2~3}$ 或 $L_{3~4}$ 易置管困难,可在备好急救药品、静脉通路的前提下行 $T_{12}~L_1$ 穿刺向头侧置管, $L_{2~3}$ 或 $L_{3~4}$ 不置管,单次推入适量局麻药,平卧后了解麻醉平面情况后于 $T_{12}~L_1$ 再注入适量局麻药。其优点是用药量小,麻醉阻滞作用出现快,无置管困难发生。通过我们大样本的临床研究显示:硬膜外导管置入的顺畅程度、注入试验量以后导管内是否有回流均与硬膜外麻醉效果有显著的相关性。

(3)常用局麻药的选择:由于酰胺类局麻药渗透性强,作用时间较长,不良反应较少,普遍用于产科麻醉。我国目前最常用的局麻药为:利多卡因、布比卡因、罗哌卡因。①利多卡因:为酰胺类中效局麻药。剖宫产硬膜外阻滞常用 1.5% ~2.0% 溶液,起效时间平均 5~7min,达到完善的节段扩散需 15~20min,时效可维持 30~40min,试验量后应分次注药,总量因身高、肥胖程度不同而应有所差异。可与布比卡因或罗哌卡因合用,增强麻醉效果、延长麻醉时间。1.73% 碳酸利多卡因制剂,渗透性强,起效快于盐酸利多卡因,适于产科硬膜外麻醉,但其维持时间亦短于盐酸利多卡因;②布比卡因:为酰胺类长效局麻药。0.5% 以上浓度腹部肌松尚可,起效时间约 18min,镇痛作用时间比利多卡因长 2~3 倍,由于其与母体血浆蛋白的结合度高于利多卡因等因素,相比之下布比卡因不易透过胎盘屏障,对新生儿无明显的抑制作用,但布比卡因的心脏毒性较强,一旦入血会出现循环虚脱,若出现严重的室性心律失常或心搏骤停,复苏非常困难。因此剖宫产硬膜外麻醉时很少单独使用布比卡因,可与利多卡因合用,增强麻醉效果,减少毒性反应;③罗哌卡因:是一种新型的长效酰胺类局麻药,神经阻滞效能大于利多卡因,小于布比卡因。起效时间 5~15min,作用时间与布比卡因相似,感觉阻滞时间可达 4~6h,与布比卡因相当浓度、相同容量对比,罗哌卡因起效快、麻醉平面扩散广、运动阻滞作用消退快、感觉阻滞消退慢、肌松效果略弱,但神经毒性、心脏毒性均小于布比卡因。在剖宫产硬膜外麻醉中其常用浓度为 0.50% ~0.75% 的溶液,总量不超过 150mg,可与盐酸利多卡因合用,但不可以与碳酸利多卡因合用(避免结晶物的产生)。

(4)常见并发症及处理。

①低血压:硬膜外阻滞后引起交感神经阻滞,其所支配的外周静脉扩张,导致血容量相对不足,易发生低血压;如平面高达 $T_{1~5}$ 时则阻滞心交感神经,迷走神经相对亢进,出现心动过缓,1 分钟心排出量下降,进一步引起血压下降;有 90% 临产妇在仰卧位时下腔静脉被子宫压迫,使回心血量减少,即出现仰卧位低血压综合征,表现为血压降低、心动过速或过缓、并伴恶心、呕吐、大汗。如不及时处理,重者会虚脱和昏厥,甚至意识消失。持续低血压将影响产妇肾与子宫胎盘的灌注,对母胎都会带来不良影响,应高度重视,积极防治。预防性的扩容会减低

硬膜外麻醉下低血压的发生率;由于子宫压迫下腔静脉,其回流受限,下肢静脉血通过椎管内和椎旁丛及其静脉等回流至上腔静脉,使椎管内静脉扩张,硬膜外间隙相对变窄,因此临产妇硬膜外腔局麻药的容量应少于非产妇,且应根据身高、体重做到个体化,少量分次注入直到满意的阻滞平面可降低低血压的发生率;产妇在硬膜外穿刺后向左倾斜30°体位可避免仰卧位低血压综合征的发生。在扩容的基础上如血压下降大于基础值的20%,可使用血管活性药物,目前常用静脉注射麻黄碱5～10mg,但研究显示,麻黄碱在维持血流动力学稳定的同时却减少了子宫胎盘的血流。2007 ASA产科麻醉的指南中指出对于不存在心动过缓的患者可以优先使用苯肾上腺素(0.1mg/次),因为它可以改善胎儿的基础酸状态。如出现心动过缓,可静脉注射阿托品0.3～0.5mg。麻醉中除连续监测心率血压外,产妇应持续面罩吸氧。

②恶心呕吐:硬膜外麻醉下剖宫产时的恶心、呕吐主要源于血压骤降,脑供氧减少,兴奋呕吐中枢;其次,迷走神经功能亢进,胃肠蠕动增加也增加了此并发症的风险。

处理上应首先测定麻醉平面和确定是否有血压降低,并采取相应措施;其次,暂停手术,以减少迷走神经刺激,一般多能收到良好效果。若不能控制呕吐,可考虑使用止吐药氟哌啶,甲氧氯普胺(胃复安)或5-HT₃受体拮抗剂恩丹西酮、格雷司琼、阿扎司琼、托烷司琼等。

③呼吸抑制:硬膜外麻醉下剖宫产时的呼吸抑制多数是由于局麻药误入蛛网膜下隙,或局麻药相对容量过大,使药物扩散广泛引起,由此导致麻醉平面过高,胸段脊神经阻滞,引起肋间神经麻痹、呼吸抑制,表现为胸式呼吸减弱,腹式呼吸增强,严重时产妇潮气量不足,咳嗽无力,不能发声,甚至发绀。

因此,再次强调注入局麻药时应少量多次给予到满意平面,严密观察心率、血压变化及麻醉平面的扩散范围,能及时避免此并发症的发生。一旦出现呼吸困难处理原则同全脊麻,应迅速面罩辅助或控制通气,直至肋间肌张力恢复为止,必要时行气管内插管机械通气。同时静脉注射血管活性药来维持循环的稳定。

④寒战:与其他手术相比,剖宫产产妇的寒战发生率较高,可高达62%。其机制可能为:a.妊娠晚期基础代谢率增高,循环加快,阻滞区血管扩张散热增加;b.在胎儿娩出后,因腹内压骤降,使内脏血管扩张而散热增多;c.羊水和出血带走了大量的热量;d.注射催产素后,血管扩张等因素而使寒战更为易发。寒战使产妇耗氧量增加,引起产妇不适,重者可导致胎儿宫内窘迫。目前,尚未发现决定寒战反应的特定解剖学结构或生理药理作用部位,可能是神经内分泌及运动等系统共同调节寒战的发生、发展过程。建议椎管内麻醉下剖宫产产妇应采取保温措施,维持适当的室温,尽可能使用温液体输注,最大限度地减少产妇寒战的发生。寒战发生后,应当常规面罩吸氧,避免因产妇缺氧而导致胎儿宫内窒息的发生,并且及时采取有效的治疗措施。有研究表明,μ受体激动剂对术后寒战有一定的治疗效应,其中镇痛剂量的哌替啶具有独特的抗寒战效应;有研究证实硬膜外麻醉前静脉注射1mg/kg曲马朵可防治剖宫产产妇的寒战,而曲马朵的镇静作用较弱且极少透过胎盘,对新生儿基本上无影响,现已有静脉注射曲马朵施行分娩镇痛的报道。

⑤硬膜外阻滞不充分:剖宫产麻醉在置管时发生异常感觉及阻滞效果不全的发生率显著高于一般人及同龄女性,当硬膜外麻醉后,阻滞范围达不到手术要求,产妇有痛感,肌松不良,牵拉反应明显,其原因有:硬膜外导管位置不良:包括进入椎间孔、偏于一侧、弯曲等;产妇进行过多次硬膜外阻滞致间隙出现粘连,使局麻药扩散受阻;局麻药的浓度与容量不足。

对于局麻药的浓度与容量不足,可追加局麻药量,静脉使用阿片类药最好在胎儿娩出后给予。Milon 等发现,硬膜外使用 $1\mu g/kg$ 或 0.1mg 芬太尼,可以使产妇疼痛有所改善,芬太尼剂量 $<100\mu g$ 时对母婴未见不良影响。如经以上处理后产妇仍感觉疼痛时可视母胎状况改换间隙重新穿刺或改成蛛网膜下隙阻滞或全麻完成手术。

⑥局麻药中毒:临产产妇由于下腔静脉受压、回流受限,硬膜外间隙内静脉血管怒张,穿刺针与导管易误入血管,一旦局麻药注入血管后会引发全身毒性反应。早期神经系统表现为头晕、耳鸣、舌麻、多语;心血管系统表现为心率加快、血压增高;呼吸系统表现为深或快速呼吸。血浆内局麻药浓度达到一定水平会出现面肌颤动、抽搐、意识丧失、深昏迷;心血管毒性反应:血压下降、心率减慢、心律失常、甚至心脏停搏。硬膜外穿刺置管后、给药前应常规回抽注射器,看有无血液回流;给局麻药开始就密切观察产妇以早期发现中毒反应。一旦可疑毒性反应立即停止给药,面罩吸氧的同时注意观察产妇或试验性的再次给予并观察产妇的反应,如确定为全身毒性反应,应拔管重新穿刺。若没有及时发现,出现抽搐与惊厥应立即面罩加压给氧,静脉注入硫喷妥钠、咪达唑仑或地西泮中止抽搐与惊厥。同时边准备心肺复苏边继续行剖宫产术立刻终止妊娠,并做好新生儿复苏准备。

⑦全脊麻:全脊麻是硬膜外麻醉中最严重的并发症,若大量局麻药误入蛛网膜下隙,可迅速麻痹全部脊神经与脑神经,使循环与呼吸中枢迅速衰竭,若处理不及时则为产妇致死的主要原因。临床表现为注药后,出现迅速广泛的感觉与运动神经阻滞,意识丧失、呼吸衰竭、循环衰竭。

预防措施:麻醉医师熟练操作技巧,按常规细心操作,以免刺破硬膜,一旦穿破可向上改换间隙,但需注意注入局麻药用量减少,必要时改全麻完成手术。同时要求规范的操作程序,如试验剂量 3~5mL 后的细心观察,置管、给药前的常规回抽,以及少量间断注药。

处理原则:一旦发现全脊髓麻醉,应当立即按照心肺脑复苏(CPCR)程序实施抢救处理,维持产妇呼吸及循环功能的稳定,若能维持稳定对产妇及胎儿没有明显不利影响。争取同时实施剖宫产术,尽快终止妊娠娩出胎儿。如果心搏骤停发生,施救者最多有 4~5min 来决定是否可以通过基本生命支持和进一步心脏生命支持干预使心脏复跳。娩出胎儿可能通过缓解对主动脉、腔静脉的压迫来改善心肺复苏产妇的效果。

2. 腰麻(SA)

(1)腰麻的特点:①起效快,肌松良好,效果确切;②与硬膜外阻滞相比,用药量小,对母胎的药物毒性作用小。

(2)腰麻的方法:左侧(或右侧)卧位,选择 $L_{3\sim4}$ 为穿刺部位。

(3)常用局麻药及浓度的选择:①轻比重液,0.125% 布比卡因 7.5~10mg(6~8mL),0.125% 罗哌卡因 7.5~10mg(6~8mL);②等比重液,5% 布比卡因 ≤10mg,0.5% 罗哌卡因 ≤10mg;③重比重液,0.75% 布比卡因 2mL(15mg)+10% 葡萄糖 1mL=3mL,注药 1.0~1.5mL(5~7.5mg),0.75% 罗哌卡因 2mL(15mg)+10% 葡萄糖 1mL=3mL,注药 2~2.5mL(10~12.5mg),临床中轻比重与重比重液常用。

(4)常见并发症及处理

①头痛:是腰麻常见的并发症,由于脑脊液通过硬脊膜穿刺孔不断丢失,使脑脊液压力降低、脑血管扩张所致。腰麻后头痛与很多因素有关:穿刺针的直径、穿刺方法以及局麻药中加入辅助剂的种类均会影响到头痛的发生率,如加入葡萄糖可使头痛发生率增高,而加入芬太尼($10\mu g$)头痛发生率则降低。典型的症状为直立位头痛,而平卧后则好转。疼痛多为枕部、顶

部,偶尔也伴有耳鸣、畏光。

预防措施:尽可能采用细穿刺针(25G、26G 或 27G)以减轻此并发症;新型笔尖式穿刺针较斜面式穿刺针占有优势;直入法引起的脑脊液漏出多于旁入法,所以直入法引起的头痛发生率也高于旁入法。

治疗方法主要有:去枕平卧;充分扩容,避免应用高渗液体,使脑脊液生成量多于漏出量,其压力可逐渐恢复正常;静脉或口服咖啡因可以收缩脑血管,从而用于治疗腰麻后头痛;硬膜外持续输注生理盐水(15 ~ 25mL/h)也可用于治疗腰麻后头痛;硬膜外充填血(Blood Patch)法,经上述保守治疗后仍无效,可使用硬膜外充填血疗法。80% ~85% 脊麻后头痛患者,5d 内可自愈。

②低血压:单纯腰麻后并发低血压的发生率高于硬膜外阻滞,其机制与处理原则同前所述,麻醉前进行预扩容,麻醉后调整患者的体位可能改善静脉回流,从而增加心排出量,防止低血压。进行扩容和调整体位后血压仍不升,应使用血管加压药,麻黄碱是最常用的药物,它兼有 α 及 β 受体兴奋作用,可收缩动脉血管以升高血压,也能加快心率,一次常用量为 5 ~ 10mg。

③平面过广:腰麻中任何患者都可能出现平面过广,通常出现于脊麻诱导后不久。平面过广的症状和体征包括:恐惧、忧虑、恶心、呕吐、低血压、呼吸困难、甚至呼吸暂停、意识不清,治疗包括给氧、辅助呼吸及维持循环稳定。

④穿刺损伤:比较少见。在同一部位多次腰穿容易损伤,尤其当进针方向偏外侧时,可刺伤脊神经根。脊神经被刺伤后表现为 1 根或 2 根脊神经根炎的症状。

⑤化学或细菌性污染:局麻药被细菌、清洁剂或其他化学物质污染可引起神经损伤。用清洁剂或消毒液清洗脊麻针头,可导致无菌性脑膜炎。使用一次性脊麻用具既可避免无菌性脑膜炎,也可避免细菌性脑膜炎。而且局麻药的抽取、配制应注意无菌原则。

⑥马尾综合征:通常用于腰麻的局麻药无神经损伤作用,但是目前临床有腰麻后截瘫的报道。表现为脊麻后下肢感觉及运动功能长时间不恢复,神经系统检查发现鞍骶神经受累、大便失禁及尿道括约肌麻痹,恢复异常缓慢。

由于腰麻的并发症多且严重,近年来单独腰麻应用得较少。

3.连续腰麻

随着微导管技术的出现,使得连续腰麻成为可能。连续腰麻的优点主要是使传统的腰麻时间任意延长;但是连续腰麻不仅操作不方便,而且导管置入蛛网膜下隙较费时、腰麻后头痛的发生率也随之增加,目前在临床上还很少应用。

4.腰麻—硬膜外联合麻醉(CSEA)

(1)腰麻—硬膜外联合麻醉的特点:CSEA 是近年来逐渐受欢迎的一种新型麻醉技术,其优点:①起效快、肌松满意、阻滞效果好、镇痛作用完善;②麻醉药用量小,降低了药物对母体和胎儿的不良影响;③可控性好,灵活性强,可任意延长麻醉时间,并可提供术后镇痛;④笔尖式穿刺针对组织损伤小,脑脊液外漏少,头痛发生率低。

(2)腰麻—硬膜外联合麻醉的方法:常用的 CSEA 有两种:①单点法(针内针法):左侧(或右侧)卧位,选择 $L_{3～4}$ 进行穿刺,穿刺针进入硬膜外隙后,将腰麻针经硬膜外针内腔向前推进直到出现穿破硬脊膜的落空感,拔出腰麻针芯,见脑脊液流出,将局麻药注入蛛网膜下隙,然后拔出腰麻针,再经硬膜外针置入导管。其不足之处是当发生置管困难时,可能在置管时其麻醉固定于一侧或放弃置管则会出现麻醉平面不够;②双点法:常用 T_{12} ~ L_1 间隙行硬膜外穿刺置管，$L_{3\sim4}$ 间隙进行腰麻。优点在于麻醉平面易控性好，硬膜外穿刺和腰穿不在同一椎间隙，减少硬膜外注入的局麻药进入蛛网膜下隙的量及导管进入蛛网膜下隙的机会。

（3）常用局麻药及浓度选择：常用局麻药的比重、浓度与药量同腰麻所述。

（4）腰麻—硬膜外联合麻醉在临床应用中的地位及注意事项：①由于其阻滞快速、肌松完善等特点，使 CSEA 优于 CEA，尤其在紧急剖宫产时；②由于其头痛发生率、局麻药的用量、低血压发生率均低于 SA，使 CSEA 的临床应用多于 SA；③CSEA 在临床中应用的比例越来越高，但应注意硬膜外导管可经腰麻针穿破的硬脊膜孔误入蛛网膜下隙，硬膜外给药进行补充阻滞范围或进行术后镇痛时均应先注入试验量；④鉴于 CSEA 的患者有截瘫等神经损伤的发生率，建议选择 $L_{3\sim4}$ 间隙实施腰穿。

（二）全麻

1. 全麻的特点

剖宫产全身麻醉最大的优点是诱导迅速，低血压发生率低，能保持良好的通气，便于产妇气道和循环的管理。其次，全身麻醉效果确切、能完全消除产妇的紧张恐惧感、产生理想的肌松等都是区域麻醉无法比拟的，尤其适用于精神高度紧张与椎管内麻醉有禁忌的产妇。其不足在于母体容易呕吐或反流而致误吸，甚至死亡，此外，全麻的操作管理较为复杂，要求麻醉者有较全面的技术水平和设备条件，麻醉用药不当或维持过深有造成新生儿呼吸循环抑制的危险。

在我国，全麻在产科剖宫产术中应用不多，但近几年随着重症产妇的增多，为确保产妇与胎儿的安全，在全麻比例上升的同时，全麻的质量也逐渐在提高。

择期剖宫产采用全身麻醉的适应证：①凝血功能障碍者；②某些特殊心脏病患者，因心脏疾患不能耐受急性交感神经阻滞，如肥厚型心肌病，法洛四联症，单心室，Eisenmenger 综合征，二尖瓣狭窄，扩张型心肌病等；③严重脊柱畸形者；④背部皮肤炎症等不宜行椎管内麻醉者；⑤拒绝区域麻醉者。

全身麻醉对胎儿的影响主要通过以下 3 条途径：

（1）全麻药物对胎儿的直接作用：目前所用的全麻药物几乎都会对胎儿产生不同程度的抑制作用，其中镇静、镇痛药的作用最明显。决定全麻药物对胎儿影响程度的关键因素除了用药种类和剂量外，主要是麻醉诱导至胎儿娩出时间（I－D Intervals）的长度。Datta 等认为，全麻下 I－D 时间 ＞8min 时就极有可能发生低 Apgar 评分，因此，应尽量缩短麻醉诱导至胎儿娩出时间，提高手术者的操作水平以缩短切皮至胎儿娩出时间，使全麻对胎儿的影响降到最低点。

（2）全麻引起的血流动力学变化特别是子宫胎盘血流的改变对胎儿氧供的影响：在全麻时，尽管低血压发生率较低，但我们也应该意识到 90% 的临产产妇平卧时子宫都会对腹主动脉、下腔静脉造成压迫，我们在手术前应考虑到体位的问题，避免仰卧位低血压综合征的发生，减少血管活性药物的使用，因为这些药物虽然可以维持血流动力学的稳定但是他们却减少了子宫胎盘的血流。

（3）全麻过程中通气、换气情况的改变所致的酸碱变化及心排出量的变化对胎儿的影响：因产妇的氧耗量增加，功能残气量减少，氧储备量下降，在麻醉诱导前先用面罩吸纯氧或深吸气 5min，以避免产妇及胎儿低氧血症的发生。而且在全麻中应维持动脉二氧化碳分压在 $4.27\sim4.53kPa$（$32\sim34mmHg$），在胎儿娩出前避免过分过度通气，因由此产生的碱血症会使胎盘和脐带的血流变迟缓,并使母体的氧离曲线左移,减少氧的释放,影响母体向胎儿的氧转运。

2. 麻醉方法

产妇进入手术室后,采取左侧卧位或垫高右侧臀部30°,使之稍向左侧倾斜。连续监测血压、心电图、脉搏血氧饱和度,开放静脉通路,准备吸引器,选择偏细的气管导管(ID 6.5 ~ 7.0mm)、软导丝、粗吸痰管及合适的喉镜,做好困难插管的准备。同时手术医师进行消毒、铺巾等工作准备,开始诱导前,充分吸氧去氮3 ~ 5min。静脉快速诱导,硫喷妥钠(4 ~ 6mg/kg)或异丙酚(1.0 ~ 2.0mg/kg)、氯琥珀胆碱(1.0 ~ 1.5mg/kg)静脉注射,待产妇意识消失后由助手进行环状软骨压迫(用拇指和中指固定环状软骨,食指进行压迫),待咽喉肌松弛后放置喉镜行气管内插管。

证实导管位置正确并使气管导管套囊充气后才可松开环状软骨压迫,此法可有效减少呕吐的发生。麻醉维持在胎儿娩出前后有所不同,胎儿娩出前需要浅麻醉,为满足产妇与胎儿的氧供可以吸入1∶1的氧气和氧化亚氮,并辅以适量吸入麻醉药(安氟烷、异氟烷、七氟烷),以不超过1%为佳,肌松剂选用非去极化类(罗库溴铵、维库溴胺、顺阿曲库铵),这些药通过胎盘量少。阿片类药对胎儿异常敏感,宜取出胎儿,断脐后应用以及时加深麻醉。娩出胎儿后静脉注射芬太尼(100μg)或舒芬太尼(10μg),同时氧化亚氮浓度可增至70%。手术结束前5 ~ 10min停用吸入药,用高流量氧"冲洗"肺泡以加速苏醒。待产妇吞咽反射,呛咳反射和神志完全恢复后才可以拔除气管内导管。

总之,剖宫产全麻应注意的环节有:①仔细选择全麻药物及剂量;②有效防治仰卧位低血压综合征;③断脐前避免过度通气,以防止子宫动脉收缩后继发胎盘血流降低,对胎儿造成不利影响;④认真选择全麻诱导时机(待消毒,铺巾等手术准备就绪后再诱导),以尽力缩短 I – D 时间。通过注意各环节,全麻对胎儿的抑制是有可以避免的。

3. 全身麻醉的并发症及处理

(1)插管困难:由于足月妊娠后产妇毛细血管充血,体内水分潴留,致舌、口底及咽喉等部位水肿;另一方面脂肪堆积于乳房及面部。这些产妇特有的病生理特点使困难气管插管的发生率大为提高。产妇困难插管的发生率约为0.8%,较一般人群高10倍,Mallampati 气道评分Ⅳ级和上颌前突被认为是产妇困难气道的最大危险因素。产妇死亡病例中有10%没有进行适当的气道评估,随着椎管内麻醉比例的增加,产妇总的病死率有所下降,但全麻病死率几乎没有改变。

问题在于:没有足够时间评估气道;意料外的气道水肿;急诊手术;操作者水平所限;对插管后位置确认不够重视等。对策:根据实际情况尽可能全面的评估气道;除常规备齐各型导管、吸引器械等设施外,可能尚需备气道食管联合导管、喉罩等气道应急设施,并做好困难插管的人员等准备,当气管插管失败后,使用面罩正压通气,或能使口咽通畅的仪器保证通气,如果仍不能通气或不能使患者清醒,那么就应该实施紧急气管切开了。

(2)反流误吸也是全麻产妇死亡的主要原因之一,急诊手术和困难插管时更容易出现。不做预防处理时,误吸综合征的发生率为0.064%。在美国,大多数医院碱化胃液已作为术前常规。尽管没有一个药物能杜绝反流,但30mL的非颗粒抗酸剂可显著降低反流后的风险。H2 受体阻滞剂(如雷尼替丁)虽能碱化胃液但不能立即起效,需提前2h服用,其余对策包括:术前严格禁食水;麻醉前肌内注射阿托品0.5mg;快速诱导插管时先给小剂量非去极化型肌松药如维库溴铵 1mg 以消除琥珀胆碱引起的肌颤,避免胃内压的显著升高;诱导期避免过度正压通气,并施行环状软骨压迫闭锁食管;给予 5 - HT 受体拮抗剂如格雷司琼预防呕吐。

(3)术中知晓是产科全身麻醉关注的另一个问题,部分全麻剖宫产者主诉术中做梦或能回忆起术中的声音,但全麻剖宫产术中知晓的确切发生率目前尚无统计。术中知晓并不一定导致显性记忆,但即便是在没有显性记忆的情况下,隐性记忆也可产生不良影响,甚至是创伤后应激反应综合征(PTSD)。有研究发现,单纯 50% 的氧化亚氮(笑气)并不能提供足够的麻醉深度,术中知晓的发生率可高达 26%。有学者对 3000 例孕妇辅以低浓度的强效挥发性麻醉药(如 0.5% 的氟烷、0.75% 的异氟烷或 1% 的安氟烷或七氟烷),可使知晓发生率降至0.9%,同时不增加新生儿抑制。娩出后适当增加笑气和挥发性麻醉药的浓度,给予阿片类或苯二氮卓类药物以维持足够的麻醉深度也可降低知晓的发生率。

(4)新生儿抑制:除某些产前急症外,很多原因都可导致新生儿抑制,已证实,臀位和 I - D时间延长是导致全麻下剖宫产新生儿抑制和窒息的重要因素。有研究显示,全麻和椎管内麻醉下行择期剖宫产时,新生儿酸碱状态、Apgar 评分、血浆 β - 内啡肽水平、术后 24h 和 7d 行为学均无明显差异,但全麻下 I - D 时间与 1min Apgar 评分存在显著相关。I - D 时间 <8min,对新生儿的抑制作用有限;I - D 时间延长,可减少 Apgar 评分,但只要防止产妇低氧和过度通气、主动脉压迫和低血压或是控制 I - D 时间 <3min,新生儿的酸碱状态可不受影响。

(5)宫缩乏力:挥发性吸入麻醉药呈浓度相关性抑制宫缩,这在娩出前是有益的,但术后可能导致出血。有人分别用 0.5MAC 的异氟烷和 8mg/(kg·d)异丙酚持续输注维持麻醉(两组都合用 67% N_2O 和 33% O_2,),结果异氟烷组产妇宫缩不良比例较高。如果能将挥发性吸入麻醉药浓度控制在 0.8 ~ 1.0MAC 以下,子宫仍能对催产素有良好的反应。氧化亚氮对子宫张力无直接影响。氯胺酮对宫缩的影响各家报道不一。

(6)产妇死亡和胎儿死亡:尽管全麻下剖宫产的相对危险度较高,但考虑到全麻在高危剖宫产术中的地位,全麻剖宫产母婴病死率高居不下也不足为奇。美国麻醉护士协会(AANA)对 1990 ~ 1996 年有关产科麻醉的内部资料进行回顾:新生儿死亡和产妇死亡是最常见的严重并发症,分别占 27% 和 22%,产妇死亡病例中有 89% 是在全麻下实施剖宫产的,不能及时有效控制气道是导致产妇死亡最主要原因。

第二节　紧急剖宫产麻醉

紧急剖宫产是指分娩过程中母体或胎儿出现异常紧急情况需快速结束分娩而进行的手术,是产科抢救母胎生命的有效措施之一。常见原因为胎儿宫内窘迫、前置胎盘、胎盘早剥、脐带脱垂、忽略性横位、肩难产、子宫先兆破裂、产时子痫等,以急性胎儿宫内窘迫因素手术者为多见。由于手术是非常时刻临时决定的,以最快的速度结束产程、减少手术并发症、降低新生儿窒息率、保证母婴安全,高质量地完成手术是最终目的。故急诊剖宫产麻醉的选择非常重要。

紧急剖宫产时通常选择全麻,或静脉麻醉辅助下的局麻,也可通过原先行分娩镇痛的硬膜外导管施行硬膜外麻醉。美国妇产科学会（ACOG）指出，对于因胎心出现不确定节律变化而行剖宫产者，不必要将椎管内麻醉作为禁忌，腰麻—硬膜外联合麻醉使麻醉诱导时间缩短，镇痛及肌松作用完全，内脏牵拉反应少，避免了应用镇静镇痛药对胎儿造成的不良影响，减少新生儿窒息和手术后并发症，提高了剖宫产抢救胎儿的成功率，对减少手术后并发症起到很大的作用，是多数胎儿宫内窘迫可选择的麻醉方式。而且如果事先已置入硬膜外导管，通过给予速效的局麻药足以应付大多数紧急情况。如遇到子宫破裂、脐带脱垂伴显著心动过缓和产前大出血致休克等情况仍需实施全麻。

注意要点：①对急诊或子痫昏迷患者需行全麻时，宜按饱胃处理，留置胃管抽吸，尽可能排空胃内容物。术前给予 H_2 受体阻滞药，如甲氰咪胍以减少胃液分泌量和提高胃液的 pH 值，给予 5 – HT 受体拮抗剂如格雷司琼预防呕吐；②快速诱导插管时先给小剂量非去极化型肌松药以消除琥珀胆碱引起的肌颤，避免胃内压的显著升高，插管时施行环状软骨压迫闭锁食管，以防反流误吸；③常规备好应对困难气道的器具如：小号气管导管、管芯、喉罩、纤支镜等；④由于氯胺酮的全身麻醉效应及其固有的交感神经兴奋作用，故对妊娠高血压综合征、有精神病史或饱胃产妇禁用，以免发生脑血管意外、呕吐误吸等严重后果。

第三节　特殊剖宫产麻醉

一、多胎妊娠

一次妊娠有两个或两个以上的胎儿，称为多胎妊娠。多胎妊娠属高危妊娠，与单胎妊娠相比较，具有妊娠并发症发生率高，病情严重等特点，并易导致胎儿生长受限，低体重儿发生率高，其围产儿病死率是单胎妊娠的 3~7 倍，随着辅助生育技术的提高和广泛开展，多胎妊娠发生率近年来有上升趋势，故如何做好多胎妊娠的分娩期处理十分重要。而多胎妊娠的分娩方式选择又与新生儿窒息密切相关，所以选择正确的分娩方式尤为重要。分娩方式对新生儿的影响。研究表明，第一胎儿出生后新生儿评分在剖宫产与阴道分娩两组间并无差异，而第二、三胎经阴道分娩组新生儿窒息率显著高于剖宫产组。因此对于手术前已明确胎位不正、胎儿较大、产道狭窄或阴道顺产可能性不大的多胎妊娠以及前置胎盘、妊娠高血压综合征、瘢痕子宫及有母体并发症的产妇等应以剖宫产为宜。

（一）多胎妊娠，妊娠期和分娩期的病理生理变化

1. 心肺功能易受损

多胎患者，宫底高，可引起腹腔和胸腔脏器受压，心肺功能受到影响，血流异常分布。胎儿取出后腹压骤减，受压的腹部脏器静脉扩张，双下肢血流增加，循环血容量不足引起血压下降；或胎儿取出后腹压骤减使下肢淤血回流，血压上升加重心力衰竭。因此在取胎儿时严密观察血压、心率、呼吸的变化，进行补液和使用缩血管药或扩血管药维持循环稳定。

2. 易并发妊娠高血压综合征

由于子宫腔过大，子宫胎盘循环受阻造成胎盘缺氧，如合并羊水过多，使胎盘缺血更甚，更

易发生妊娠高血压综合征,比单胎妊娠明显增多,发生时间更早,而且严重并发症如胎盘早剥、肺水肿、心力衰竭多见。

3.易并发贫血

多胎妊娠孕妇为供给多个胎儿生长发育,从母体中摄取的铁、叶酸等营养物质的量就更多,容易引起缺铁性贫血和巨幼红细胞性贫血;另外,多胎妊娠孕妇的血容量平均增加50%～60%,较单胎妊娠血容量增加10%,致使血浆稀释,血红蛋白和血细胞比容低、贫血发生程度严重,使胎儿发育受限。贫血不及时纠正,母体易发贫血性心脏病。

4.易并发早产

多胎妊娠子宫过度膨胀,宫腔内压力增高,易发生胎膜早破,常不能维持到足月,早产儿及低体重儿是围产儿死亡的最主要因素,也是多胎妊娠最常见的并发症之一。

5.易并发产后出血

多胎妊娠由于子宫腔容积增大,压力增高,子宫平滑肌纤维持续过度伸展导致其失去正常收缩功能,且多胎妊娠有较多的产前并发症。妊娠高血压综合征者因子宫肌层水肿,及长期使用硫酸镁解痉易引起宫缩乏力导致产后出血。此外,多胎妊娠子宫肌纤维缺血缺氧、贫血和凝血功能的变化、胎盘附着面大,使其更容易发生产后出血。准备好常用的缩宫剂:如缩宫素、卡孕栓等,以及母婴急救物品、药品;术中建立两条静脉通道,做好输血、输液的准备。

(二)多胎妊娠的麻醉处理要点

1.重视术前准备

合并心力衰竭者一般需经内科强心、利尿、扩血管、营养心肌等综合治疗以改善心功能。妊娠高血压综合征轻、中度者一般不予处理,重度者给硫酸镁等解痉控制血压,以提高麻醉和手术耐受性。

2.椎管内麻醉是首选方法

因其止痛效果可靠,麻醉平面和血压较易控制。宫缩痛可获解除,对胎儿呼吸循环几乎无抑制。

3.充分给氧

妊娠晚期由于多胎子宫过度膨胀,膈肌上抬可出现呼吸困难等压迫症状。贫血发生率达40%,还有严重并发症如心力衰竭。氧疗能提高动脉血氧分压,对孕妇和胎儿均有利,故应常规面罩吸氧。

4.合适体位

仰卧位时手术床应左倾20°～30°,以防仰卧位低血压综合征的发生。有报道90%产妇于临产期取平卧位时出现仰卧位低血压综合征。多胎妊娠发生率更高。

5.加强术中监护

常规监测心电图、血压、脉搏血氧饱和度、尿量,维持术中生命体征平稳。血压过低、心率过缓者,给麻黄碱、阿托品等心血管活性药。心力衰竭、妊娠高血压综合征者,随着硬膜外麻醉起效,血管扩张,血压一般会有所下降,只有少数患者才需降压处理。注意补液输血速度,特别是重度妊娠高血压综合征者,往往已使用大量镇静解痉药及降压利尿药,注意预防术中、术后循环衰竭的发生。

6.促进子宫收缩减少产时出血

多胎妊娠剖宫产中最常见并发症是产后出血,主要原因是子宫收缩力差。子宫肌层注射缩宫素 10U,静脉滴注缩宫素 20U,多能获得理想的宫缩力量,促进子宫收缩,减少产后出血。

7. 重视新生儿急救处理

由于双胎妊娠子宫过度膨胀,发生早产可能性明显增加,平均孕期 260d,有一半胎儿体重 <2500g。多胎妊娠的新生儿中低体重儿,早产儿比例多,应做好新生儿抢救保暖准备,尽快清除呼吸道异物。重度窒息者尽早气管插管,及时建立有效通气。心率过缓者同时胸外心脏按压,并注射血管活性药物和纠酸药品等。

8. 术后镇痛

适当的术后镇痛可缓解高血压,心力衰竭,有利于产妇康复。

二、畸形子宫

畸形子宫类型有双子宫、纵隔子宫、双角子宫、单角子宫、弓形子宫等。畸形子宫合并妊娠后,在分娩时可发生产程延长,胎儿猝死以及胎盘滞留等。为挽救胎儿,畸形子宫妊娠的分娩方式多采用剖宫产。但就麻醉而言,无特殊处理,一般采用椎管内麻醉均可满足手术。

三、宫内死胎

宫内死胎指与孕期无关,胎儿在完全排出或取出前死亡。尽管围产期病死率下降,宫内死胎的发生率一直持续在 0.32%,宫内死胎稽留可引起严重的并发症——"死胎综合征",这会引起潜在的、渐进的凝血障碍,纤维蛋白原浓度下降 <120mg/dL,血小板减少 <100000/μL,aPTT 延长大多在纤维蛋白原浓度下降 <100mg/dL 时才出现。凝血障碍发生率(平均10% ~ 20%)首先取决于死胎稽留的时间。

在宫内胎儿死亡最初 10d 内这种并发症很少出现,时间若超过 5 周,25% ~40% 的病例预计发生凝血障碍病。因为从胎儿死亡到开始治疗的时间大多不明,确诊死胎后,为排除凝血障碍的诊断必须立即进行全套凝血检查:纤维蛋白原浓度、抗凝血酶Ⅲ浓度、血小板计数、aPTT、凝血活酶值以及 D-二聚体。对血管内凝血因子消耗有诊断意义的是纤维蛋白原浓度下降至 120mg/dL 以下,抗凝血酶Ⅲ的明显下降,血小板减少至 100000/μL 以下,aPTT 延长以及 D-2 聚体浓度升高。治疗应在止血能力降低时(如纤维蛋白原 <100/dL),及时给予新鲜冰冻血浆,给予浓缩血小板的绝对适应证是血小板降至 20000/μL 以下。凝血障碍严重者均采用全麻完成手术。

四、产妇脊柱畸形

产妇脊柱畸形,伴随不同程度的胸腔容量减小,加上妊娠中晚期膈肌上抬,严重者可出现肺纤维化、肺不张、肺血管闭塞或弯曲等,引起肺活量降低和肺循环阻力增加,导致肺动脉高压和肺源性心脏病。如发生肺部感染,更增加通气困难,易致心肺功能不全。此外,妊娠期血容量比非孕时血容量增加约 35%,至孕 32 ~34 周达高峰,每次心排出量亦增加 20% ~30%,心脏负荷明显加重。因此脊柱畸形合并妊娠常引起呼吸循环衰竭,严重者威胁母儿生命。脊柱畸形孕妇对自然分娩的耐受力极低,一旦胎儿成熟,应择期行剖宫终止妊娠,以孕 36 ~37 周为宜。临床麻醉医师应依据脊柱畸形部位、严重程度以及自身的麻醉技术水平来选择麻醉方式。

第三十二章　孕妇非产科手术的麻醉

妊娠期实施外科手术的情况并不多见,有1%～2%的孕妇需要实施非产科手术,然而一旦需要实施手术,则这些手术都是不可避免的,并且比较紧急甚至有生命危险,这无疑给麻醉科医师和手术医师提出了挑战。常见妊娠期手术包括与产科原因相关的宫颈功能不全(Cervical Incompetence)、与外伤有关的手术、一些急腹症和近年兴起的胎儿手术等。妊娠期手术的麻醉处理比非孕状态手术的麻醉处理复杂得多,妊娠期麻醉要同时考虑孕妇与胎儿的安全,与围产期产科麻醉不同的是,妊娠期非产科手术麻醉要考虑的最重要问题是防止流产,同时防止因麻醉剂通过胎盘抑制胎儿发育,还必须考虑早期妊娠妇女胎儿畸变的危险性。胎儿手术的目的是通过多学科合作治疗胎儿疾病,胎儿手术的麻醉既要考虑给孕妇实施麻醉,又要考虑如何使胎儿安全度过围术期。

第一节　妊娠期孕妇的生理改变及麻醉对孕妇的影响

一、妊娠期孕妇的生理改变

妊娠使孕妇的生理发生很大的变化,这些变化会影响麻醉的实施。我们对妊娠晚期孕妇的生理学变化研究得比较清楚,但是对妊娠早期、中期这些变化的研究却不多。

(一)循环系统改变

(1)心排出量增加。

(2)血容量增加。

(3)妊娠子宫对主动脉、下腔静脉的压迫引起的改变,即仰卧位低血压综合征(SHS)。

(二)呼吸系统改变

(1)呼吸系统黏膜毛细血管充血、肿胀(孕妇渗透压降低引起)。

(2)由于潮气量和呼吸频率增加导致每分通气量增加。

(3)呼气末二氧化碳浓度降低。

(4)功能残气量减少。

(5)氧需要增加。

(三)胃肠道改变

(1)由于胃动力降低导致胃液容量增加,酸度增加。

(2)食管下端括约肌压力降低。

(四)中枢和周围神经系统改变

全麻、硬膜外麻醉和蛛网膜下隙麻醉的麻醉剂用量降低。

二、麻醉对孕妇的影响

妊娠后孕妇的生理变化使其各个系统的代偿能力降低,麻醉药物对孕妇的影响要比对普通人群的影响更大、更剧烈。

(一)麻醉对孕妇呼吸系统的影响

孕妇 FRC 下降,对缺氧的代偿能力下降,由于乳房发育、胸部脂肪增加,也限制了胸式呼吸动作,使胸廓顺应性降低,麻醉诱导后可使 FRC 进一步降低,而正常人麻醉诱导并不导致 FRC 的明显下降。$PaCO_2$ 下降,氧离曲线右移,有利于胎儿血供增加,全身麻醉时 $PaCO_2$ 应该维持在 28～32mmHg。体重增加,毛细血管通透性增加,呼吸道、声门水肿,麻醉诱导后孕妇容易发生舌后坠,这通常会给全身麻醉诱导过程中维持气道通畅增加麻烦。

(二)麻醉对孕妇循环系统的影响

孕妇循环系统改变表现为血容量、心排出量增加,稀释性贫血,仰卧位动脉—腔静脉受压,血管反应性降低而压力感受性反射增强,因而麻醉诱导后孕妇循环功能容易失代偿,引起低血压。麻醉过程中应当注意血流动力学监测,适当调整麻醉药用量,维持孕妇循环稳定,同时这也是维持胎盘、脐带血流量稳定进而维持胎儿循环稳定的必要条件。孕妇凝血因子增加,术中、术后都应采取措施积极预防血栓形成,包括严密监测凝血功能,必要时使用适当的抗凝剂。

(三)麻醉对孕妇消化系统的影响

妊娠期由于胃动力降低导致胃液容量增加,酸度增加,胃—食管括约肌张力常减低,麻醉后胃—食管括约肌张力变得更加低,胃内容物更容易反流,高酸度胃液一旦误吸,将导致孕妇严重肺部并发症。

(四)麻醉对孕妇神经系统的影响

孕妇自主神经系统的变化是双相的,早期迷走神经张力增加交感神经活动降低,血容量增加,中、晚期迷走神经张力降低,交感神经活动增加以适应子宫对血管的压迫效应和胎儿脐循环的低阻力状态。孕妇 MAC 降低 30%,MV 增大,吸入诱导变迅速,吸入药的排除也相应增快。神经组织对局麻药敏感度增加,治疗剂量和中毒剂量降低 30%,同时蛛网膜下隙、硬膜外腔容积减小,所以常规剂量药物常会导致广泛的麻醉阻滞平面,因而麻醉时应当谨慎用药。

第二节　麻醉对胎儿的影响

对胎儿这一人群来说,麻醉最大的顾虑是麻醉剂对其的致畸作用,对于大多数麻醉剂的致畸作用目前尚无确切的证据;其次考虑的就是麻醉操作及麻醉药物对胎盘血流的影响。实际上胎儿血供不足导致胎儿发育受到影响甚至其致畸作用要远比麻醉药物的影响大。麻醉剂对胎儿的影响可分为镇静剂、催眠剂、阿片类镇痛剂、肌肉松弛剂以及吸入药物的急性影响和医务工作者因职业原因吸入麻醉剂引起的慢性影响。孕妇接受麻醉和手术可能导致胎儿的生活环境产生改变,引起先天性畸形、自然流产、宫内死胎和早产等后果。

导致孕妇围手术期严重低血压或者低氧血症的因素极易引起胎儿畸形,糖类代谢异常或者高热也是致畸的因素,低体温并不引起胎儿畸形。

离体或动物试验证明麻醉剂可以减缓细胞生长和分裂,具有细胞毒性与致畸作用,但是在人体却没有发现这些情况发生。这可能与以下因素有关：①对某一种属具有致畸作用的药物对其他种属没有致畸作用；②药物持续作用时间不同，实验时麻醉药在孕期只有 21d 的大鼠作用时间长达 12h 到 24h 得出的结果肯定是无法与孕期长达 40 周的人类只使用几个小时的麻醉药相比；③用药剂量的影响。

一、急性暴露

虽然人体实验证明麻醉剂急性暴露可以导致自然流产的发病率增加，却不能证明麻醉剂对胎儿有致畸作用。国外研究证明孕妇在孕期早、中期实施手术者自然流产的发病率明显增加，该项研究发现这些手术多数是在全麻下实施的，所以无法比较全麻与局麻导致自然流产的发病率。孕期手术和非手术的孕妇所生胎儿先天性异常的发病率没有区别，而手术孕妇早产和宫内胎儿发育迟滞的发病率却很高。

二、慢性暴露

有文献报道女性麻醉医师和其他手术室工作人员自然流产和胎儿先天性异常的发病率增加，工作时使用吸入麻醉剂的女牙科医师及其助手也比不使用吸入麻醉剂者自然流产的发病率增加，另外也有人证明麻醉护士比其他科室护士胎儿不良后果的风险增加。目前，吸入麻醉剂导致自然流产的确切原因不明，及时清除手术室内废气有助于降低吸入麻醉剂不良反应的发病率。

目前不同麻醉剂致畸作用的研究结果都是动物实验得出的，很难将这些结论外推到人类。美国食品药品管理局（FDA）根据药物对动物和人类所具有不同程度的致畸危险，将药物对妊娠危险性等级分五级：A、B、C、D、X 级，供临床选择孕期安全用药参考。

第三节　常见孕妇非产科手术的麻醉

一、概述

胎儿对母体低血压和缺氧十分敏感，当孕妇因出血导致低血压时，母体释放儿茶酚胺，引起子宫收缩，胎盘低灌注，可能导致胎儿损伤。

（一）麻醉的目标
（1）使母体的生理功能理想化并维持正常。
（2）维持正常子宫—胎盘血流和氧供，避免并及时处理低血压，避免腹主动脉—腔静脉压迫。
（3）避免药物对胎儿的不良反应。
（4）避免刺激子宫肌（催产作用）。
（5）避免全麻术中知晓。
（6）尽可能不选择全身麻醉。
（7）有条件者监测胎心率、子宫活动。

（二）麻醉前评估

麻醉前评估包括与产科医师、新生儿科医师密切的沟通，如果是临产孕妇应当进行超声波诊断，很多与心脏疾病有关的症状如呼吸困难、心脏杂音和周围组织水肿等在正常孕期常见。孕期可能的心电图改变包括心电轴左偏、期前收缩和非特异性的 ST – T 波改变等。术前应当检查相关的实验室检查，包括血常规、生化常规、肝肾功能和凝血功能等，大手术要进行交叉配血。必要时按照急救复苏原则进行抢救，同时采取左侧倾斜体位以防止仰卧位低血压。术前用药应当使用镇痛剂和抑制胃酸分泌药物等。此外，还要了解妊娠中、晚期的孕妇仰卧位时有没有不适感觉出现，平时平躺喜欢采取哪种姿势等，这些信息可供术中调节患者体位时参考。原则上择期手术应当尽量推迟到产后实施，限期手术则最好推迟到妊娠中、晚期实施。

（三）妊娠早期实施麻醉要点

妊娠 6~8 周后，孕妇心血管系统、呼吸系统和代谢指标都相应地改变，每分通气量增加，耗氧量也增加，功能残气量降低，氧储备减少，因而孕妇在妊娠早期 6~8 周后已经很容易缺氧，所以麻醉时应当注意维持孕妇呼吸稳定，充分供氧，孕妇会有轻度过度通气，麻醉过程中 $EtCO_2$ 应该维持在 32~34mmHg。由于妊娠期黏膜血管增加，应该尽量避免经鼻置入通气道；孕妇对麻醉药敏感，吸入麻醉药 MAC 降低约 30%，静脉麻醉药的用量也要相应减少。在孕 15~56d 时胚胎对药物的致畸作用是最敏感的，虽然既往的研究没有确定目前临床上所用的静脉镇静催眠药、阿片类药物等对胚胎有致畸作用，但在这一时期最好避免使用苯二氮卓类药物，以防导致唇腭裂畸形。这一时期也要避免使用氧化亚氮（笑气），因为氧化亚氮是蛋氨酸合成酶抑制剂，可能影响叶酸代谢，干扰 DNA 合成，从而影响胚胎发育。麻醉维持过程中应当避免出现低血压，以维持子宫、胚胎血供。

（四）妊娠中、晚期实施麻醉要点

妊娠中、晚期实施麻醉建议预防性使用制酸剂以防误吸，此时实施麻醉同样要注意妊娠早期麻醉的注意事项。孕妇妊娠中晚期胸壁前后径增加，乳房增大，体重增加，组织水肿，困难气道的可能性增加，麻醉前要充分准备。

处于妊娠中、晚期的孕妇，随着胎儿、子宫的增大，子宫压迫腹腔内血管引起母胎相应的改变是麻醉中要警惕的问题，因为一旦出现腹腔血管受压，不仅会影响母体循环稳定，而且也会进一步导致子宫、胎盘供血不足，使胎儿处于缺氧的威胁之下。孕妇侧卧位、令手术台左偏 15 度或者在孕妇右臀下垫枕等都可以使子宫向左移位，有效缓解腹腔血管受压。妊娠期孕妇处于高凝状态，并发症血栓栓塞的发病率至少增加 5 倍，应当采取预防措施。

麻醉过程中最重要的是避免胎儿宫内缺氧，这就要求维持母体正常的氧合与正常的血流动力学状态。麻醉过程中避免母体低氧血症、高碳酸血症、低碳酸血症、低血压和子宫张力增高是十分重要的，这比考虑避免不同麻醉剂的致畸作用还要重要。母体短期轻度缺氧尚可令胎儿耐受，然而母体长时间严重缺氧会引起子宫—胎盘血管收缩、减少子宫—胎盘血流灌注，导致胎儿低氧血症、酸中毒甚至胎儿死亡。母体高碳酸血症直接导致胎儿呼吸性酸中毒，严重呼吸性酸中毒可以引起胎儿心肌抑制，高碳酸血症还引起子宫动脉收缩从而减少子宫、胎儿血供，低碳酸血症也会引起子宫动脉收缩从而减少子宫、胎儿血供，最终导致胎儿酸中毒。过去人们认为处理术中低血压首选麻黄碱，因为动物实验发现与 α 受体阻断剂相比麻黄碱对子宫血流影响最小，然而最近的调查发现麻黄碱有很多不良反应，如难以静脉持续用药、可以引起母体心动过速以及降低胎儿 pH 可能引起酸中毒等。去氧肾上腺素（新福林）是一种快速、持续时间短的强效缩血管药,具有可以持续静脉输注用药、患者恶心、呕吐发生率低、不会导致胎儿酸中毒等特点,配合晶体液和胶体液静脉快速输注是目前最有效的纠正低血压的方法。然而去氧肾上腺素也有降低心率和心排出量的缺点,临床上用于高危孕妇的资料还不足够多,具体应用时也要严密监测患者病情。

胎心率监测和宫缩描记图监测:妊娠 18～22 周以后就可以监测胎心率,25 周以后就可以监测胎心变异性,如果有条件,手术过程中应该监测胎心率,虽然没有证据表明胎心监测可以改善胎儿结果,但是胎心率监测确实是提示子宫—胎盘灌注不足的很好指标,因而很多产科教科书建议进行监测。

二、常见孕妇非产科手术的麻醉处理

(一)妊娠期外伤手术的麻醉

在导致孕妇死亡的原因中,外伤排在第一位,车祸是导致孕妇外伤的首要因素,其次是摔伤,再次是家庭暴力。孕妇损伤越严重,胎儿受到损伤的风险越高,孕妇外伤后存活者其胎儿死亡常常是由于前置胎盘引起,也可能是由于早产并发症或者对胎儿的直接穿通伤引起。妊娠期外伤分为钝器伤和穿通伤。钝器伤多由车祸、摔伤引起,可能导致包括颅脑外伤、肝脾破裂腹腔内出血、骨盆骨折、子宫胎盘血管损伤等威胁生命的多发性复合伤,由于骨盆区血供丰富,骨盆骨折时可能存在大量隐性失血,妊娠期子宫血流量达 500mL/min,因此子宫损伤时可能导致大出血。妊娠期增大的子宫将膀胱向腹腔内推移,所以膀胱受损的可能性增加。由于增大的子宫具有保护作用,妊娠期妇女消化道受损的机会降低,由于腹壁和子宫的保护,钝器伤时直接损伤胎儿的可能性较小,但也可能导致胎儿颅骨骨折、颅内出血或者胎盘前置。穿通伤常常导致胎儿损伤,这种情况胎儿病死率高达 40%～70%,妊娠早期因子宫尚在盆腔内受骨盆保护的胎儿受损伤的可能性不大,妊娠中、晚期子宫位于腹腔内时受到穿通伤则容易直接损伤胎儿或者导致胎膜破裂。处理孕妇外伤原则上首先稳定孕妇病情,这样能改善母婴存活率。对于大部分外伤孕妇主要处理方法与普通外伤处理相同,多数需要急诊手术治疗,对于腹部穿通伤,多数专家都建议实施剖腹探查,如果处于妊娠晚期的胎儿宫内窘迫,应该行剖宫产术。

1. 麻醉前评估和准备

妊娠期外伤者病情多数是比较紧急的,麻醉前评估所见病历资料可能不足以充分评估患者状态,故在麻醉前应该更加仔细询问病史、既往史等以采集第一手临床资料,细心地进行体格检查,并且与外科医师、产科医师充分交流,总体掌握患者病情。对于外伤致腹腔内出血比较重、失血量大、病情紧急的孕妇,要准备足够的同型血以备输入,同时准备实施有创监测生命体征器械和血管活性药物。

2. 麻醉方法

(1)麻醉方式:①局麻,适合于小伤口的清创缝合术;②臂丛神经阻滞,适合于上肢外伤手术的麻醉;③椎管内麻醉,适合于下肢外伤、下腹部轻伤手术的麻醉;④全身麻醉,适合于所有外伤手术的麻醉,病情严重者首选;妊娠早期患者非全身麻醉可以满足手术要求者尽量不选择全身麻醉。

(2)麻醉实施。

①上肢外伤手术选用臂丛神经阻滞麻醉,根据手术部位可以选择肌间沟、锁骨上或者腋路

臂丛神经阻滞麻醉,根据手术估计用时的长短可以选择单次或者置管连续阻滞,麻醉诱导时注入局麻药时一定要确定没有注入血管内,预防局麻药毒性反应。

②下肢外伤、下腹部轻伤手术可以选择椎管内麻醉,根据不同手术区域选择相应的间隙穿刺(置管)实施麻醉。

③病情严重者首选全身麻醉,外伤严重者区域阻滞无法满足手术需要,外伤严重、失血较多甚至失血性休克代偿期的患者都应该选择全身麻醉。麻醉诱导前应当根据个体情况充分准备好应对困难气道措施,麻醉诱导时用药剂量应当根据具体情况相应减小,诱导时尽量避免血流动力学指标大幅度波动,以保障子宫—脐动脉血液供应,同时应当选用临床用药记录良好的药物,减小致畸的可能性。气管插管时操作动作要轻柔,避免加重本来就存在水肿的咽喉区的水肿程度。妊娠8~56d的患者尽量避免使用可能有致畸作用的药物。已经处于失血性休克代偿期的患者,应该首先补充血容量,纠正休克状态的同时实施麻醉诱导。麻醉诱导时要更加小心用药剂量与速度,力求诱导期血流动力学稳定。

3.术中麻醉管理

术中严密监测,及时处理可能出现的胆心反射,术中应当维持确切的镇痛效果,$Et\ CO_2$维持在32~35mmHg,以适应孕妇妊娠期生理需要。妊娠中、晚期孕妇应该调整体位使子宫偏移以避免仰卧位综合征。术中液体维持量应相对增加以适应妊娠期血容量增加的需要。妊娠期血容量增加、心排出量增大,这通常会掩盖低血容量病情,在发现血流动力学指标不稳定前可能已经失血达2L或者孕妇血容量的30%,所以应该警惕潜在的低血容量,及时纠正,维持麻醉过程中血流动力学稳定。必要时监测有创血流动力学指标,根据监测结果指导治疗。

(二)妊娠期急性阑尾炎行阑尾切除术的麻醉

急性阑尾炎是妊娠期较常见的外科并发症,妊娠期发病率为0.1%~3%,妊娠各期均可发生急性阑尾炎,但以妊娠前6个月内居多,妊娠并不诱发阑尾炎。因妊娠期病程发展快,易形成穿孔和腹膜炎,因而是一种潜在危险的并发症,早期诊断和处理极为重要。妊娠期间,随着子宫的增大,盲肠和阑尾向上向外移位,临床表现不典型,给诊断造成困难,常因延误诊疗发生坏疽和穿孔,其穿孔率比非孕期高2~3倍。同时增大的子宫把大网膜向上推,不能包围感染病源,炎症不易局限而扩散、造成广泛的腹膜炎,当炎症波及子宫浆膜层时,可刺激子宫收缩,发生流产、早产或刺激子宫强直性收缩,导致胎儿缺氧而死亡。

妊娠合并阑尾炎,宜手术治疗。妊娠早期(1~3个月),阑尾切除术对子宫干扰不大;中期(4~7个月),胚胎在子宫内已固定,不易流产,是手术切除阑尾的最好时机;晚期(8~9个月),即使手术造成早产,婴儿大多也能存活。可以说,妊娠并发阑尾炎对胎儿存活的危险不是手术造成的,而是延误诊断或拖延手术引起的,特别是一旦阑尾穿孔,后果不堪设想。

1.麻醉前评估和准备

麻醉前应该详细询问孕妇现病史、既往史、手术史、药物过敏史等,询问术前禁食禁饮时间,复习术前必要检查结果,包括血常规、血清电解质检查结果、凝血功能等,病情较重患者应该了解更多的相关检查信息。与患者充分沟通,解除患者恐惧心理。并且与外科医师、产科医师充分交流,总体掌握患者病情。察看腰背部皮肤是否适合实施椎管内麻醉,检查背部是否有水肿,椎间隙是否可以触诊清楚等。

2.麻醉方法

(1)麻醉方式:首选连续硬膜外麻醉,不适合实施硬膜外麻醉的患者则选择全身麻醉。

（2）麻醉实施：硬膜外麻醉选择 $T_{11/12}$ 或 T_{12}/L_1 间隙穿刺硬膜外置管,硬膜外置管时要细心谨慎,尽量减少导管对硬膜外腔内血管的损伤甚至导管置入硬膜外腔血管丛内导致置管失败,硬膜外麻醉诱导的剂量应该根据具体情况相应减小,因为妊娠期患者神经组织对局麻药敏感度增加,治疗剂量和中毒剂量降低30%,同时蛛网膜下隙、硬膜外腔容积减小,所以常规剂量药物常会导致广泛的麻醉阻滞平面。同时要尽量避免麻醉阻滞平面过广,导致患者血压下降,这对胎儿极其不利。

（3）麻醉监测和维持：麻醉过程中应该常规监测血压、呼吸频率和幅度、SpO_2、尿量、体温等指标,孕25周以上的患者有条件应监测胎心率和宫缩描记图。

3. 术中麻醉管理

术中麻醉维持应该确保镇痛完善,可以适当使用镇静镇痛剂,但是应当避免使用可能有致畸作用的药物,例如咪达唑仑、地西泮等,尽量使用B级药物进行镇静镇痛。术中应该及时补液,以补充代偿性血管内容量扩张量、缺失量、维持量、丢失量和液体再分布量。术中吸氧,增加孕妇氧储备,维持患者循环稳定,这样就能够维持子宫和脐动脉的血供和氧供。

（三）妊娠期胆囊切除术的麻醉

妊娠期急性胆囊炎和胆石症的发病率仅次于急性阑尾炎,国外报道妊娠期急性胆囊炎的发病率为0.8%,70%急性胆囊炎合并胆石症。妊娠期在孕激素的作用下,胆囊及胆道平滑肌松弛致使胆囊排空缓慢及胆汁淤积;雌激素降低胆囊黏膜对钠的调节,使胆囊黏膜吸收水分能力下降而影响胆囊浓缩功能;加之胆汁中胆固醇成分增多,胆汁酸盐及磷脂分泌减少,有利于形成胆结石,妊娠是胆囊结石的重要诱因。临床上妊娠合并急性胆囊炎并不多见,是因为极少发生感染的原因。胆囊炎和胆石症可发生在妊娠期任何阶段,以妊娠晚期更为多见。

妊娠合并急性胆囊炎,绝大多数合并胆石症,主张非手术疗法,多数经非手术治疗有效。经非手术治疗效果不佳且病情恶化者,或并发胆囊积脓、胆囊穿孔及弥散性腹膜炎时,应尽快行手术治疗。于妊娠早、中期行腹腔镜切除胆囊,对母婴较安全,对妊娠无明显不良影响。于妊娠晚期手术时,应行术式简单的胆囊造瘘,保持引流通畅,伴胆管结石者,行切开取石及引流术。

1. 麻醉前评估和准备

尽量避免妊娠早期麻醉手术,麻醉前应该详细询问孕妇孕期、现病史、既往史、手术史、药物过敏史等,询问术前禁食禁饮时间,复习术前必要检查结果,包括血常规、血清电解质检查结果、凝血功能等,病情较重患者应该了解更多的相关检查信息。与患者充分沟通,解除患者恐惧心理。并且与外科医师、产科医师充分交流,总体掌握患者病情。体格检查重点检查孕妇张口程度,是否有黏膜水肿,头后仰、转动角度,气管是否居中等情况,评价是否属于困难气道,以做好麻醉准备。孕妇平时习惯的平躺体位也对术中麻醉有参考价值。

2. 麻醉方法

（1）麻醉方式：首选全身麻醉。

（2）麻醉诱导：麻醉诱导前应当根据个体情况充分准备好应对困难气道措施,麻醉诱导时用药剂量应当根据具体情况相应减小,诱导时尽量避免血流动力学指标大幅度波动,以保障子宫—脐动脉血液供应,同时应当选用临床用药记录良好的药物,减小致畸的可能性。气管插管时操作动作要轻柔,避免加重本来就存在水肿的咽喉区水肿程度。

（3）麻醉监测和维持：麻醉过程中应该常规监测血压、呼吸频率和幅度、SpO_2、尿量、体温等指标,有条件者最好监测 Et CO$_2$,孕 25 周以上的患者有条件应监测胎心率和宫缩描记图。麻醉维持可以采用静吸复合或者 TIVA(TCI)维持,术中避免使用氧化亚氮(笑气)吸入麻醉,尤其是在妊娠 15 ~ 56d 期间。

3. 术中麻醉管理

术中严密监测,及时处理可能出现的胆心反射,术中应当维持确切的镇痛效果,Et CO$_2$ 维持在 32 ~ 35mmHg,以适应孕妇妊娠期生理需要。妊娠中、晚期孕妇应该调整体位使子宫偏移以避免仰卧位综合征。术中液体维持量应相对增加以适应妊娠期血容量增加的需要。

(四)妊娠期妇科手术的麻醉

妊娠期常见需要实施手术的妇科疾病,妊娠期间与妇科相关的需要实施手术的疾病有卵巢囊肿蒂扭转、宫颈功能不全等,极其罕见的有因试管婴儿技术引起的宫内孕合并异位妊娠需要清除异位妊娠病灶者,偶见附件其他可疑恶性肿瘤需要立即手术切除者。

1. 麻醉前评估和准备

麻醉前应该详细询问孕妇现病史、既往史、手术史、药物过敏史等,询问术前禁食禁饮时间,复习术前必要检查结果,包括血常规、血清电解质检查结果、凝血功能等,病情较重患者应该了解更多的相关检查信息。与患者充分沟通,解除患者恐惧心理。并且与妇科医师、产科医师充分交流,总体掌握患者病情。了解患者呼吸循环状态是否稳定,有无活动性出血,进行全面的体格检查,了解患者的心肺功能,气道情况是否适合气管插管,是否属于困难气道,察看腰背部皮肤是否适合实施椎管内麻醉,检查背部是否有水肿,椎间隙是否容易定位等。

2. 麻醉方法

(1)麻醉方式:生命体征稳定的患者首选椎管内麻醉,尤其是妊娠早期的患者,采取椎管内麻醉时所用药物对胎儿影响较小。但是在椎管内麻醉不能满足手术需要或者不能实施椎管内麻醉时则要选择全身麻醉。

(2)麻醉诱导。

①根据手术方式、时间可以选择腰麻、连续硬膜外麻醉或者腰硬联合麻醉,实施腰麻穿刺点多选择 L$_{3~4}$ 椎间隙,腰麻药用量要相应降低。根据具体情况实施连续硬膜外麻醉穿刺点选择 T$_{11}$ ~ L$_1$ 进行硬膜外腔置管。

②选择全身麻醉诱导时尽量避免血流动力学指标大幅度波动,以保障子宫—脐动脉血液供应,同时应当选用临床用药记录良好的药物,减小致畸的可能性。如果评估可能为困难气道,则应做好充分准备。

(3)麻醉监测和维持:麻醉过程中应该常规监测血压、呼吸频率和幅度、SpO$_2$、尿量、体温等指标,有条件者最好监测 Et CO$_2$,孕 25 周以上的患者有条件应监测胎心率和宫缩描记图。连续硬膜外麻醉维持硬膜外腔应用局麻药的剂量要相应降低,防止阻滞平面过广,引起孕妇低血压;全身麻醉维持可以采用静吸复合或者 TIVA(TCI)维持,术中避免使用氧化亚氮吸入麻醉,尤其是在妊娠 15 ~ 56d 期间。麻醉时尽可能选用临床记录良好的药物维持麻醉。

3. 术中麻醉管理

术中应当维持确切的镇痛效果,Et CO$_2$ 维持在 32 ~ 35mmHg,以适应孕妇妊娠期生理需要。维持循环稳定以保障子宫、胎盘血流,防止因麻醉影响胎儿发育,尤其是在孕早期。妊娠中、晚期孕妇应该调整体位使子宫偏移以避免仰卧位综合征。术中液体维持量应相对增加以适应妊娠期血容量增加的需要。

（五）其他急腹症手术的麻醉

除外急性阑尾炎、胆囊炎和卵巢囊肿蒂扭转等疾病，妊娠期其他急腹症还有肠梗阻、胰腺炎、十二指肠溃疡穿孔等，这些急腹症也要及时急诊手术治疗，一旦耽误治疗时机，将导致严重后果。

1. 麻醉前评估和准备

麻醉前应该迅速评估患者状态，详细询问孕妇现病史、既往史、手术史、药物过敏史等，询问术前禁食禁饮时间，复习术前必要检查结果，包括血常规、血清电解质检查结果、凝血功能等，病情较重患者应该了解更多的相关检查信息。与外科医师、产科医师充分交流，总体掌握患者病情。了解患者呼吸循环状态是否稳定，有无活动性出血，快速进行全面的体格检查，了解患者的心肺功能，气道情况是否适合气管插管，是否属于困难气道，根据个体情况充分准备好应对困难气道措施，快速准备好相应麻醉物品和药物。

2. 麻醉方法

（1）麻醉方式：首选全身麻醉。

（2）麻醉诱导：醉诱导时用药剂量应当根据具体情况相应减小，诱导时尽量避免血流动力学指标大幅度波动，以保障子宫—脐动脉血液供应，同时应当选用临床用药记录良好的药物，减小致畸的可能性，尤其是孕 2 ~ 8 周的孕妇。气管插管时操作动作要轻柔，避免加重本来就存在水肿的咽喉区口水肿程度。

（3）麻醉监测和维持：麻醉过程中应该常规监测血压、呼吸频率和幅度、SpO_2、尿量、体温等指标，有条件者最好监测 Et CO_2，孕 25 周以上的患者有条件应监测胎心率和宫缩描记图，病情危重患者应当监测有创动脉血压、CVP、PCWP、血气分析等指标。全身麻醉维持可以采用静吸复合或者 TIVA（TCI）维持，术中避免使用氧化亚氮（笑气）吸入麻醉，尤其是在妊娠 15 ~ 56d 期间。麻醉时尽可能选用临床记录良好的药物维持麻醉。

3. 术中麻醉管理

术中应当维持确切的镇痛效果，Et CO_2 维持在 32 ~ 35mmHg，以适应孕妇妊娠期生理需要。维持循环稳定以保障子宫、胎盘血流，防止因麻醉影响胎儿发育，尤其是在孕早期。妊娠中、晚期孕妇应该调整体位使子宫偏移以避免仰卧位综合征。术中液体维持量应相对增加以适应妊娠期血容量增加的需要。对于存在感染性休克患者，应适当使用血管活性剂，维持患者循环稳定，如前所述可以选用去氧肾上腺素或者麻黄碱等。

（六）神经系统疾病手术的麻醉

神经系统疾病是非产科手术导致产妇死亡的主要因素之一。神经系统疾病包括原发性和转移性脑肿瘤、外伤及非外伤所致的急性脑损伤和蛛网膜下隙出血（Subarachnoid Hemorrhage，SAH）。非外伤性 SAH 包括颅内动脉瘤、动静脉畸形等。其他神经系统疾病如脑卒中、垂体肿瘤、癫痫、脑脓肿等也可导致 SAH。

1. 妊娠与神经系统疾病

（1）妊娠期颅内肿瘤：孕期原发性脑肿瘤的发生率并不高，但妊娠激素改变包括催乳素和孕激素的增加可以使肿瘤生长加快，使临床症状恶化或加重。孕期神经系统症状如恶心、呕吐、头痛等易被误认为是妊娠反应。在密切监护下多数患者可继续妊娠至胎儿成熟，神经外科手术一般延迟至产后。

（2）妊娠期蛛网膜下隙出血：SAH 占孕产妇死亡原因的 5% ~ 12%，在非产科因素孕产妇死亡中占第三位。血液进入脑室间隙可引起颅内高压症状。血液及其分解物可刺激脑膜、脑实质和血管，导致无菌性脑膜炎、脑激惹、迟发性脑缺血或血管痉挛。SAH 最常见的非产科原因是颅内动脉瘤破裂和动静脉畸形（Arteriovenous Malformations, AVMs）。虽然妊娠是否增加 SAH 的风险一直存在争议，但迄今为止尚无明确证据表明妊娠能增加动脉瘤破裂或 AVMs 相关的 SAH。

（3）妊娠期脑卒中：妊娠尤其是多胎和未治疗的先兆子痫是脑卒中发生的危险因素。妊高征可能是妊娠和产后妇女非出血性脑卒中和脑实质出血最常见的因素。继发于子痫的出血是血管痉挛、自身调节失调导致的严重高血压及突破血—脑脊液屏障的结果，其凝血功能障碍也可能起一定作用。

2. 妊娠期神经外科手术的麻醉

对颅内病变孕妇的麻醉关键在于严格控制血流动力学变化，避免颅内压升高引起再次出血导致神经系统损害加重，避免发生迟发性脑缺血，保证母婴健康。此外，要选择避免引起胎儿窒息、胎儿畸形和早产的麻醉药物和术中管理方法。

（1）麻醉前评估及准备：术前评价应包括详细的神经系统检查、确定病变部位、患者术中体位等。神经系统检查主要使用 Glascow 昏迷度评分对神经系统基本状况进行定量分析。对有颅神经受累症状和体征的患者应进行术前检查确定病变部位。患者术中体位也是术前评价应考虑的，自孕中期开始，患者在术中的体位不应为仰卧或俯卧位，应选择侧卧位，减少妊娠子宫对下腔静脉的压迫。

（2）麻醉方法。

①麻醉方式：全身麻醉。

②麻醉诱导：在诱导期间能否控制血流动力学参数及颅内压是选择麻醉诱导剂时最重要的考虑因素。血压过低将会导致低血流灌注区发生缺血改变及子宫血供减少。血压过高则会加重颅内高压。诱导剂量应个体化并注意血流动力学变化。常用麻醉诱导药物包括阿片类药物（芬太尼、舒芬太尼等）、丙泊酚和非去极化肌松剂。另外，可合用利多卡因或 β 受体阻滞剂艾司洛尔预防气管插管应激反应。诱导使用快速静脉诱导，困难气道患者可行清醒插管、光导纤维引导气管插管。

③麻醉监测和维持：在麻醉诱导前除建立常规心电、血压和呼气末二氧化碳监测外，还应准备多普勒胎心监护仪监测胎心率的变化。在神经血管手术中，术中可能发生大量而快速的出血，因此术前必须建立通畅的大静脉通道以利于术中输血。放置动脉导管和中心静脉导管测量动脉压和监测血容量也是有必要的。神经外科手术时间可能比较长，对于长时间手术的情况术中应该监测动脉血气分析，尤其是使用丙泊酚全凭静脉麻醉维持时则更应该监测，因为使用丙泊酚为孕妇实施麻醉中容易出现代谢性酸中毒。

目前提倡术中应用稳定的吸入或全凭静脉麻醉维持麻醉。吸入麻醉药对脑血流灌注的影响很小，并且能降低脑代谢耗氧量。但对于大脑自主神经调节异常的患者，最好应用非挥发性麻醉药，如丙泊酚也许更合适。氯胺酮能增加 CBF，去极化肌肉松弛剂琥珀酰胆碱可增加颅内压，因此禁用于神经外科手术。

（3）术中麻醉管理。

①控制性降压：通常在神经血管手术时，为预防和减少手术野出血，常用药物将血压维持在较低的水平。最常用的药物包括吸入麻醉剂、硝酸甘油和硝普钠。它们均有引起胎盘血流

灌注减少的危险,通常,收缩压降低 25% ~30% 或平均动脉压低于 70mmHg 可引起子宫胎盘血流减少。吸入麻醉剂可剂量依赖性降低血压和 CBF,但高浓度的吸入麻醉剂可抑制心肌收缩力,产生严重低血压,以致子宫血供减少,从而导致胎儿窒息,因此应使用低浓度的吸入麻醉剂(<0.5MAC)。硝普钠的代谢产物氰化物可在胎儿体内蓄积对胎儿毒性很大并可致死,如果使用必须短期、小剂量使用,如果出现母体酸中毒或药物耐受或输注速率超过 $0.5\mu g/(kg\cdot h)$ 时应停止使用。硝酸甘油的代谢产物亚硝酸盐可使胎儿发生高铁血红蛋白血症。因此,使用以上三种药物控制降压时,应密切监测胎儿心率和母体血压。

②过度通气:神经外科术中通常使用过度通气,因为低碳酸血症可降低脑血流。孕妇妊娠期生理改变,正常的 $EtCO_2$ 范围是 32 ~35mmHg,因此通常维持母体 $EtCO_2$ 接近 25mmHg 并不会发生胎盘氧的转运下降和脐血管收缩等不良反应。但胎儿状态不佳时,即使轻度过度通气也可能使胎儿发生缺氧和酸中毒。因此,应根据临床情况调整过度通气的程度和持续时间,并严密监测胎儿心率。

③利尿:对孕妇使用渗透性利尿剂甘露醇要慎重,并小剂量(0.25g/kg)使用,因为甘露醇可导致母体脱水致使孕妇血压降低、子宫胎盘血流灌注不足等,另外,甘露醇还可通过胎盘而在胎儿体内蓄积,导致胎儿严重脱水。呋塞米对母婴很少有不良反应,在某些情况下可代替甘露醇。即使如此,应用利尿剂要慎重,术中应动态监测母体血浆渗透压,使其至少维持在(300 ~310)mOsm/kg。

④输血及输液:长期以来,在神经外科中补液治疗使用晶体液还是胶体液问题上存在很大争议。通常,在颅内肿瘤切除术时由于血—脑脊液屏障受到破坏,其通透性增加,补液要以胶体液为主,避免脑水肿发生,同时要根据尿量和中心静脉压监测血容量。神经血管手术发生快速而大量的出血时,要及时输血。一般来说,对没有高危因素(如存在脑缺血及心肌缺血)的患者,可把其血红蛋白低于 8.0g/dL 或红细胞比容低于 24% ~25% 作为输血指征。同时要注意避免大量使用晶体液而引发脑水肿。

⑤低体温:轻度低温(32 ~34℃)可降低母体脑代谢、脑血流和心率,胎儿也处于低温状态,其代谢和心率也下降,但复温后可恢复正常。低温虽然可使子宫血管阻力增加,但并不会影响氧气交换,对胎儿并无不利影响。

(4)术后麻醉处理:手术刚结束时及术后均应注意避免发生高血压,因其可引起手术野出血及心血管并发症。β 受体阻滞剂艾司洛尔、拉贝洛尔及血管扩张药肼屈嗪、硝酸甘油和硝普钠可成功用于控制血压。术后肌松拮抗多选用阿托品而非长托宁拮抗新斯的明的毒蕈碱样作用,因为长托宁不通过胎盘,新斯的明却部分通过胎盘引起胎儿心动过缓。术后应根据患者自身情况来决定是恢复自主呼吸还是使用控制呼吸,如合并头面部外伤,特别是下颌下区外伤的患者可能存在严重的呼吸道水肿,故不应拔管。

总之,对颅内病变孕妇的麻醉关键在于严格控制血流动力学变化,避免颅内压升高,同时还应密切监测胎儿的心率变化。术中麻醉管理十分重要,主要包括合理控制降压、过度通气、利尿、输血及输液和低温等。

第四节　胎儿手术的麻醉

自从 1963 年 William Liley 报道首例为胎儿输血成功救治溶血性贫血胎儿的病例以来,逐渐出现了以胎儿诊断、治疗为内容的胎儿诊治学分支学科。随着近年来科技的发展,在包括对胎儿异常的实验室诊断、基因诊断、超声学诊断、超声心动图诊断、磁共振成像诊断等胎儿诊断学方面有重大进展,相应地在基因治疗、新生儿重症治疗计划、甚至为未出生胎儿在子宫内实施手术治疗等方面也取得了重大进展,因此,胎儿手术围术期母婴管理就成了麻醉医师的关注点。

一、胎儿手术简介

1963 年 Liley AW 为溶血性贫血胎儿实施了腹腔内输血,从那时起就开始出现了一门新兴的医学学科,通过多学科合作来诊断、治疗胎儿疾病。

近年来在实验室诊断、基因诊断、超声心动图、MRI 等诊断胎儿异常方面有重大进展,因而使为胎儿实施治疗措施成为可能,一旦诊断胎儿异常,就可以实施遗传咨询、新生儿监护预约安排或者实施宫内治疗,即实施胎儿手术。

(一)定义

为达到治疗胎儿的目的而在手术室对孕妇、胎儿或者两者都实施外科干预措施的过程称胎儿手术。通常包括:产程中子宫外治疗(EXIT)、妊娠中期切开手术和妊娠中期微创伤手术。

(二)产程中子宫外治疗

当产前诊断发现胎儿异常时,就可以计划为胎儿实施手术治疗,专家们认识到在夹闭脐带前实施手术可以使胎儿受益,因而最初的报道把这类操作称为"胎盘支持下手术"(Operation on Placental Support, OOPS),由于最初都是为经阴道分娩的胎儿实施手术,胎盘支持的时间很少超过 10min,所以操作仅限于气管内插管、检查颈部肿块等短时间处理,随着经验的增加,现在人们可以在剖宫产娩出胎儿后实施 EXIT,胎盘可以维持供血长达 1h 或更长时间,其适应证也逐步扩大。

(三)妊娠中期切开手术

如果在妊娠中期就发现了胎儿先天性异常,可以实施手术切开子宫完成胎儿手术后再缝合子宫与切口,使胎儿在被纠正了异常后继续在宫内发育成长直至足月分娩。例如脊髓膜膨出胎儿在孕 22 周时接受治疗可以避免与羊水长时间接触的损伤,从而不再发生便失禁和马蹄足等后遗症。

(四)妊娠中期微创伤手术

继腔镜外科技术成熟地用于成人手术以后,这一技术很快在小儿外科开展起来,随后该技术也被应用到胎儿手术领域内——胎儿镜技术。胎儿镜手术是将小穿刺套管(trocar)和胎儿镜经皮置入子宫内实施手术的过程,由于孕期子宫是充满羊水的,所以当灌注液体维持子宫扩张状态下,使用小胎儿镜可以获得良好视野以观察胎儿及胎盘,从而可以实施相应的手术。常见胎儿镜手术的适应证有:双胎间输血综合征(Twintwin Transfusion Syndrome, TTTS)实施异常血管交通支激光电凝术;双胎反向动脉灌注综合征(Twin Reversed Arterial Perfusion Sequence, TRAP)实施射频消融或双极电凝结扎无活性胎儿脐带;羊膜带综合征(Amniotic Band Syndrome,ABS)实施羊膜带分离术。

二、胎儿手术麻醉要点

胎儿手术麻醉与剖宫产手术麻醉完全不同,剖宫产手术时麻醉主要考虑麻醉产妇而尽量减少麻醉剂对胎儿的影响,以防胎儿娩出后因麻醉剂的作用而产生不良事件,所以多倾向于采用椎管内麻醉,如果选择全身麻醉,在娩出胎儿前麻醉维持要尽量减少麻醉剂的用量,以使新生儿出生后少受麻醉剂的影响;而胎儿手术时,胎儿同样受到外科手术的伤害刺激,因而此时的麻醉任务要同时兼顾母婴均在麻醉的保护之下,以减少母婴的应激反应。在这种情况下,我们希望麻醉剂能够尽可能多地通过胎盘到达胎儿体内,这就需要在维持孕妇麻醉的同时维持脐带血流的稳定,并且选用容易通过胎盘的药物实施麻醉。

(一)孕妇麻醉

妊娠期的生理学改变导致了孕妇麻醉过程中出现了一些需要特别注意的问题,如前所述,妊娠期孕妇呼吸系统、循环系统、消化系统、神经系统及体格形态均发生了巨大的改变,而胎儿手术时要求母体的循环稳定,血压不能波动太大以维持脐带血流稳定,所以全麻诱导时的用药就要精心设计,既要满足抑制诱导期应激反应的需要,又要保证胎盘的血流供应。

一般选用快速诱导气管插管全身麻醉主要注意:①快速诱导后气管插管,防止孕妇反流、误吸;②麻醉后采用合适的体位(例如左侧卧位)防止仰卧位低血压综合征影响胎盘血流;③孕妇对麻醉剂的需要量降低,麻醉过程中肌松剂和吸入药的用量要相应减少。

(二)维持胎盘血流稳定

维持胎盘血流以保证胎儿血供是胎儿手术麻醉的重要任务。胎盘血流供应不足导致胎儿缺氧是对胎儿最严重的打击,它将影响到妊娠中期胎儿的发育与生长,影响到新生儿的心血管稳定状态,甚至影响到胎儿的生命,所以麻醉过程中应当处理好这一问题。

麻醉时应该注意:①维持母体循环稳定,这是维持胎盘血流稳定的前提;②孕妇采用合适的体位(例如左侧卧位),这样免除了局部受压迫导致供血不足的顾虑;③严密监测手术中胎儿的液体、血液丢失量,及时补充。

整个手术操作应该在温暖湿润的环境下进行,防止胎儿液体丢失,胎儿体内循环血量很低,少量的出血都会导致胎儿低血容量。

(三)胎儿麻醉

研究证明胎儿也是有痛觉的,创伤性刺激同样会引起胎儿应激反应,从而对胎儿的生存状态产生威胁,所以麻醉过程中要同时考虑实施抑制胎儿应激反应的措施。目前使用的吸入麻醉剂都可以通过胎盘,因此临床上多采用吸入麻醉复合静脉注射肌松剂维持麻醉,也有报道在切开子宫前B超引导下胎儿肌内注射芬太尼和肌松剂直接为胎儿实施麻醉的方案。

麻醉时注意:①胎儿对麻醉剂很敏感,少量麻醉剂通过胎盘就能达到麻醉效果;②术中使用无菌超声心动图探头监测胎心率、每搏量及使用无菌脉搏血氧饱和度探头监测胎儿血氧饱和度等指标,有利于及时发现异常情况。

三、胎儿手术麻醉

(一)产程中子宫外治疗(EXIT)的麻醉

实施EXIT需要在全身麻醉下剖开母腹切开子宫的同时维持子宫胎盘的血流灌注正常,

从而达到胎盘维持循环下手术(Operations on Placental Support, OOPS)的目的,麻醉要求与剖宫产手术麻醉完全不同。

其不同点主要在于:①通常需要吸入高浓度的挥发性麻醉剂(超过2MAC)维持麻醉以使通过胎盘的麻醉药达到麻醉胎儿的目的;②不需要限制麻醉诱导到胎儿娩出的时间;③术中维持母体心排出量和血压有时可能需要静脉输注血管活性药物,例如麻黄碱、去氧肾上腺素或多巴胺等;④与常规剖宫产使用缩宫素以防止产后出血相反可能需要使用抑制宫缩的药物如硝酸甘油静脉输注;⑤胎儿只是部分娩出,需要胎盘血流维持血供;⑥胎儿手术时可以直接对胎儿实施麻醉,例如肌内注射芬太尼 20μg/kg;⑦在胎儿手术结束,胎儿完全娩出后要逆转子宫松弛状态,使用缩宫素防止产后出血。

1. 麻醉前评估与用药

麻醉前应该常规复习孕妇病史,详细查阅各项检查指标,与产科医师充分交流,总体掌握孕妇、胎儿病情。了解孕妇的心肺功能,气道情况是否适合气管插管,是否属于困难气道,根据个体情况充分准备好应对困难气道措施,准备好麻醉过程中可能用到的相应物品和药物,例如麻黄碱、去氧肾上腺素和硝酸甘油等。麻醉前用药的目的:①减少分泌物;②预防有害迷走神经反射活动;③解除焦虑;④减少麻醉操作的不适;⑤为手术准备合适的条件,比如使用防止宫缩药物。通常妊娠妇女避免使用镇静剂,但并不是绝对禁忌证,阿托品容易通过胎盘,引起胎心率变快,格隆溴铵不通过胎盘,是可以选择的抗胆碱能药物,为防止胃酸误吸,也可以使用适当的制酸剂。

2. 监测

OOPS 术中需要严密监测母、胎各项指标,主要包括监测孕妇血压、脉率、心电图、体温、呼吸频率、脉搏氧饱和度和呼气末 CO_2 浓度等常规监测项目,必要时需要监测有创直接动脉血压。

通过超声多普勒监测胎心率和心排出量,通过胎儿脉搏氧饱和度仪监测脉搏氧饱和度,必要时监测血气分析指标。

3. 麻醉处理

麻醉方式多选用全身麻醉;全身麻醉诱导时行快速静脉诱导,防止孕妇诱导期反流误吸。在手术开始时麻醉维持应吸入高浓度吸入麻醉药(2MAC)以使吸入药通过胎盘麻醉胎儿。

术中必须防止子宫压迫主动脉和下腔静脉,可以在孕妇右侧垫薄垫或者手术台向左倾斜15～30 度以使子宫左移避免压迫。术中监测 Et CO_2 浓度,使之控制在 32～35mmHg,防止呼吸性碱中毒,因为呼吸性酸中毒会导致氧离曲线左移,不利于组织供氧,胎盘氧合受到影响,从而也影响了胎儿的氧供应,而且碱中毒也使脐带血流量降低,不利于胎儿氧摄取。

实施 EXIT 的新生儿手术结束后应该在 NICU 进行监护治疗,所以在切开子宫前,在 B 超引导下肌内注射芬太尼 20μg/kg,然后再为胎儿实施手术,这样可以保证胎儿得到足够的镇痛剂,最大限度地减少手术刺激引起的应激反应。

在胎儿手术结束确保可以控制胎儿气道保证胎儿氧供的情况下才可以娩出胎儿、夹闭脐带,转入 NICU 治疗。此时对孕妇的处理应该开始降低吸入麻醉剂浓度或者停止吸入麻醉剂,以减轻、消除吸入麻醉剂松弛子宫平滑肌的作用,同时使用缩宫素以防产后出血。由于术中需要子宫松弛的时间较长,产妇失血量一般较多,所以术中要注意及时液体治疗并及时补充丢失的红细胞,积极纠正产妇低血容量。

（二）妊娠中期切开手术的麻醉

妊娠中期切开手术与 EXIT 最大不同点是手术结束后胎儿要放回子宫内继续生长发育直至成熟后分娩，所以此类手术的麻醉要相应地考虑与其相关的一系列问题。其麻醉处理有大部分与 EXIT 的麻醉处理相似，不同之处主要有麻醉过程中需要全程维持子宫松弛状态，术中需要限制液体输入以防术后孕妇发生肺水肿。

1. 麻醉前评估与用药

麻醉前应该常规复习孕妇病史，详细查阅各项检查指标，与产科医师充分交流，充分了解手术操作方式、治疗重点等内容。了解孕妇的心肺功能，气道情况是否适合气管插管，是否属于困难气道，根据个体情况充分准备好应对困难气道措施。充分了解胎儿麻醉前情况，包括详细了解 B 超、超声心动图、遗传学诊断和 MRI 等结果。麻醉前用药基本上与 EXIT 麻醉前用药相同。

2. 监测

妊娠中期切开手术麻醉的监测项目与 EXIT 麻醉中监测相同。

3. 麻醉处理

与 EXIT 相同，麻醉方式多选用全身麻醉；全身麻醉诱导时行快速静脉诱导，防止孕妇诱导期反流误吸。在手术开始时麻醉维持应吸入高浓度吸入麻醉药以使吸入药通过胎盘麻醉胎儿；必须防止子宫压迫主动脉和下腔静脉；术中监测 $EtCO_2$ 浓度，使之控制在 $32\sim35mmHg$，防止呼吸性碱中毒；为胎儿实施手术前 B 超引导下肌内注射芬太尼 $20\mu g/kg$ 以降低胎儿应激反应。

妊娠中期手术成功的关键在于手术结束以后仍然需要抑制宫缩，防止子宫因手术刺激导致宫缩增强引发早产/流产。所以手术中就开始静脉输注硫酸镁以抑制宫缩，然而使用硫酸镁增加孕妇发生肺水肿的风险，因此术中要适当限制静脉液体的入量，防止肺水肿。硫酸镁还增加肌松剂的敏感性，所以术中应当进行肌松监测。由于吸入高浓度麻醉剂同时限制液体入量，所以术中需要使用麻黄碱、去氧肾上腺素等血管活性药物维持母体合适的血压水平以维持胎盘正常血供。

（三）妊娠中期微创手术的麻醉

妊娠中期微创手术通常在超声引导下使用 5mm 穿刺套管（Trocar）在胎儿镜辅助下完成，胎儿 trocar 容许胎儿镜和纤维激光电凝电极通过以实施手术，因此在孕妇的腹部切口很小，胎儿镜下实施 TTTS 异常血管交通支激光电凝术、TRAP 射频消融或双极电凝结扎无活性胎儿脐带、ABS 羊膜带分离等手术对胎儿的刺激也不重，所以可以在椎管内麻醉或者全身麻醉下实施。

1. 麻醉前评估与用药

麻醉前应该常规复习孕妇病史，详细查阅各项检查指标，与产科医师充分交流，充分了解手术操作方式、治疗重点等内容。

了解孕妇的心肺功能，气道情况是否适合气管插管，是否属于困难气道，根据个体情况充分准备好应对困难气道措施。如果计划在椎管内麻醉下实施手术，要向孕妇详细解释手术不会对她造成伤害，令其做好心理准备。

充分了解胎儿麻醉前情况，包括详细了解 B 超、超声心动图、遗传学诊断和 MRI 等结果。麻醉前用药基本上与 EXIT 麻醉前用药相同。

2. 监测

妊娠中期微创手术麻醉的监测项目与 EXIT 麻醉中监测相同,对于时间较短、不对胎儿实施创伤性刺激的手术,可以不监测胎儿超声心动图。

3. 麻醉处理

通常胎儿镜手术可以在椎管内麻醉下实施,连续硬膜外麻醉、腰麻或者腰硬联合麻醉均可以满足手术需要。但手术过程中应当辅助静脉镇静以解除孕妇焦虑,可以静脉持续输注小剂量丙泊酚或瑞芬太尼,同时必须注意避免深镇静甚至静脉全身麻醉,因为产妇在深镇静或全麻状态下又没有控制气道情况下有误吸和气道梗阻的危险。这种麻醉方法的缺点是不能令子宫处于松弛状态,不能麻醉胎儿。胎儿镜也可以在全身麻醉下实施,可以使孕妇免除清醒焦虑状态,可以麻醉胎儿,利于手术操作,缺点是可能会抑制胎儿循环系统,减少子宫胎盘血供。

胎儿镜手术时需要温暖的生理盐水灌注子宫以维持子宫扩张便于手术操作,利于胎儿镜视野清晰,降低了羊水栓塞的风险。但是应该警惕生理盐水灌注可能会使大量水分经输卵管进入腹腔,经腹膜吸收水引起水中毒,甚至导致肺水肿,当灌注液入、出量之差超过 4L 时容易发生肺水肿,所以术中要严密监测灌注液的出入量,把出入量之差控制在 2L 以内。与妊娠中期切开手术相同,胎儿镜手术后也要抑制子宫收缩,所以也要使用硫酸镁等药物,因而术中也要控制液体入量,防止肺水肿发生。总之,胎儿手术是近年来新开展的胎儿治疗手段,尚处于发展阶段,胎儿手术麻醉也将得到发展,随着科技的进步,将会出现更加先进的监测手段和麻醉手段。

第三十三章 妊娠合并非产科疾病的麻醉处理

第一节 妊娠合并心脏病的麻醉处理

一、概述

妊娠合并心脏病的发病率高达0.4%~4.1%,是产妇死亡的第二大原因。妊娠及分娩过程中机体发生了一系列病理生理改变,心血管系统的变化尤为显著。因此,妊娠合并心脏病产妇的麻醉选择和实施,对于麻醉医师来说是一个巨大的挑战。

麻醉医师必须通晓妊娠期心血管系统、血流动力学的变化,掌握心脏病的本质特别是不同心脏病的病理生理特点,了解各种麻醉药物对心血管系统的影响以及处理各种术中并发症的常用方法。

(一)妊娠期心血管系统的变化

妊娠期间心血管系统主要发生四方面改变。首先,血容量增加,在妊娠晚期可增加50%左右。第二,体循环阻力(SVR)进行性下降,虽然心排出量增加30%~40%,但平均动脉压仍维持正常,收缩压略下降。第三,心脏做功增加,在分娩过程中,由于疼痛及应激,心排出量可增加40%~50%以上,对于有病变的心脏可能发生严重后果。而且,强烈的子宫收缩可导致"自体血液回输",使心排出量再增加10%~15%。第四,产妇往往处于高凝状态,对于一些高血栓风险的患者(瓣膜修补术后)容易导致血液栓塞。

(二)妊娠合并心脏病的分类

1. 风湿性心脏病

随着医疗技术的发展,风湿性心脏病的发病率有所下降。但是风湿性心脏病仍然是妊娠期间最常见的心脏病。主要是瓣膜性心脏病,包括二尖瓣狭窄、二尖瓣关闭不全、主动脉瓣狭窄、主动脉瓣关闭不全、以及三尖瓣病变。

2. 先天性心脏病

大部分先天性心脏病在妊娠前都已实施了心脏手术,只有少部分患者未进行手术。先天性心脏病主要分为:左向右分流(房间隔缺损、室间隔缺损、动脉导管未闭);右向左分流(法洛四联症、艾森曼格综合征);先天性瓣膜或血管病变(主动脉瓣狭窄、主动脉瓣关闭不全、肺动脉狭窄)等。

3. 妊娠期心肌病

妊娠期或产后6个月内出现不明原因的左室功能衰竭被称为妊娠期心肌病(也有人称之为围生期心肌病)。其发病率有上升趋势,有报道称7.7%的妊娠相关性孕妇死亡是妊娠期心肌病所致。

4. 其他

其他包括:冠状动脉性心脏病、原发性肺动脉高压、不明原因性心律失常。

(三)麻醉的总体考虑

1. 术前评估

对妊娠合并心脏病的孕妇实施麻醉前必须进行充分的评估,包括心脏病的类型、心脏病的解剖特点、病理生理改变特点。重点评估心功能状态以及对手术、麻醉的耐受程度。必要时联合心血管专家、产科专家一同会诊,以便做出正确的判断。

2. 麻醉选择

麻醉医师在选择麻醉方式时,除了重点考虑心脏病性质和风险分级,还应考虑以下问题:①患者对手术过程中疼痛的耐受程度;②子宫收缩引起的自体血液回输对患者的影响;③子宫收缩剂的影响;④胎儿娩出后解除了下腔静脉的受压所引起的血流动力学急剧改变;⑤产后出血。到目前为止尚没有一种麻醉方法是绝对适用或不适用的。常用的麻醉方法及其优缺点如下。

(1)全身麻醉:其优点为:能提供完善的镇痛和肌松;保证气道通畅及充分的氧和;避免椎管内麻醉所致的体循环血压下降等。但也存在一些缺点:若麻醉深度不当,气管插管和拔管过程易导致血流动力学剧烈变化;麻醉药物对心功能的抑制作用;增加肺循环阻力;增加肺内压,导致右心后负荷增加;插管困难发生率高;易发生反流误吸;全身用药对新生儿的影响等。全身麻醉可用于绝大多数妊娠合并心脏病,特别适用于右向左分流的先天性心脏病如法洛四联征和艾森曼格综合征、原发性肺动脉高压、肥厚型心肌病等。而对于其他类型心脏病患者,全身麻醉不如连续硬膜外麻醉更理想。

(2)椎管内麻醉:连续硬膜外阻滞麻醉是目前妊娠合并心脏病的主要麻醉方法,在高风险的心脏病患者中也有应用。若采用间歇、缓慢追加局麻药,能保持较稳定的血流动力学状态;避免全麻所致的各种不良反应(见前述)等优点。但是,硬膜外阻滞也存在阻滞不全的可能,以及神经损伤、全脊髓麻醉和椎管内出血等风险。

虽然对于一些病变较轻而且代偿完全的心脏病患者,单次蛛网膜下隙阻滞(腰麻)也可应用,但大多数学者并不主张单次腰麻用于妊娠合并心脏病患者,因为其可导致剧烈的血流动力学变化。

近年来较时髦的方法是连续腰麻,通过留置蛛网膜下隙微导管分次加入微量局麻药,从而达到镇痛完善、血流动力学扰乱轻的效果。已有较多的文献正面报道了该方法在妊娠合并心脏病患者中的应用。

(3)局部麻醉:目前已很少采用。只有在一些麻醉设施较差的小型医院偶尔被采用。

3. 术中麻醉管理

(1)妊娠合并心脏病患者的麻醉管理的基本原则是:①维持血流动力学稳定,避免或尽量减少交感神经阻滞;②避免应用抑制心肌功能的药物;③避免心动过速或心动过缓;④根据心脏病的不同类型,选择合适的血管活性药物;⑤避免腹主动脉、下腔静脉受压,保证子宫胎盘的血液灌注;⑥预防反流误吸;⑦对产妇和胎儿实行严密监护。

(2)术中监护首选无创性的方法,常规的检测项目包括:血压、心电图、脉搏血氧饱和度、呼吸等。至于是否需要进行有创性监测取决于患者心脏病的类型及其严重程度。如患者心功能较差、临床症状明显者可施行有创监测。但有些类型的心脏病,如右向左分流、严重的主动脉瓣狭窄、原发性肺动脉高压等,即使症状不明显或没有症状也有必要进行有创监测。包括中心静脉压(CVP)、桡动脉置管测压等。肺动脉导管测压需要较高的技术,而且有较高的风险,但在严重的心脏病患者进行此项监测还是很有必要的。但近来有人对肺动脉监测提出异议，认为此项监测风险过大，得不偿失。故建议使用无创性的经食管心脏超声作为首选的监测方法。

（3）术中应用子宫收缩剂的问题：对于妊娠合并心脏病患者，如果子宫收缩尚可，应尽可能避免使用催产素。即使有时必须使用，也应通过静脉缓慢滴注，切忌静脉注射。因为催产素能降低体血管阻力和血压，减少心排出量，增加肺血管阻力，外周血管总阻力的下降可引起快速性心律失常。合成的 $PGF_{2\alpha}$ 是一个强效子宫平滑肌收缩剂，可引起严重高血压、支气管痉挛、肺血管和体血管收缩等，因此也禁用于妊娠合并心脏病患者。米索是 PGE_1 的类似物，已成功用于产后出血。但对于有冠心病或高血压患者应慎重，因为它可导致血压的剧降。近来有学者建议使用一种称为 B – Lynch 的压力缝合器缝合子宫切口来避免使用子宫收缩剂。

（4）术中应用血管活性药物的问题：术中有许多情况都需要使用血管活性药物。但对于心脏病患者，合理选择血管活性药物尤为重要。麻黄碱、肾上腺素因兼有 α 受体和 β 受体激动作用，可引起心动过速、增加心脏做功，同时增加肺血管阻力。因而不适用于大多数心脏病患者。纯 α 受体激动剂如苯肾上腺素、间羟胺可引起反射性心率下降，可用于多数心脏病患者特别是有瓣膜狭窄或肥厚型梗阻性心肌病的患者，但对于有反流性病变的患者可能不利。

4.术后管理

产后头 3d 内，由于子宫收缩缩复，胎盘循环不复存在，大量血液从子宫回输至体循环，加之妊娠期过多的组织间液的回吸收，使血容量增加15% ~25%，特别是产后24h 内，心脏负荷增加，容易导致心脏病病情加重，甚至发生心力衰竭或心脏停搏。因此，妊娠合并心脏病的患者在产后72h 内必须予以严密监护，对于合并有肺动脉高压者需持续监护到术后9d。

另外，有效的术后镇痛对于妊娠合并心脏病患者极为重要。可优先选择患者自控硬膜外镇痛（PCA）。

二、各种类型心脏病的麻醉要点

（一）瓣膜性心脏病

瓣膜性心脏病分为先天性或继发性，风湿热是继发性病变的主要病因。总体上说，妊娠期间由于血容量增加及体循环阻力降低，反流性瓣膜性心脏病患者对妊娠的耐受性高，而狭窄性瓣膜病变因为不能随着前负荷的增加同步增加心排出量，对妊娠的耐受性差。

1.二尖瓣狭窄

二尖瓣狭窄占妊娠期风湿性心脏病的90%，大约25%的患者在妊娠期间才出现症状。二尖瓣狭窄可以是独立性病变也可伴有其他瓣膜病变。

（1）病理生理改变：二尖瓣狭窄的最主要病理生理改变是二尖瓣口面积减小导致左房向左室排血受阻。早期，左房能克服瓣膜狭窄而增加的阻力，但随着疾病的发展，左室充盈负荷不足，射血分数降低，同时左房容量和压力增加，并导致肺静脉压和肺毛细血管楔压升高，从而发生肺间隙水肿、肺顺应性下降、呼吸功增加。最终可发展为肺动脉高压、右心室肥厚扩张、右心衰竭。妊娠能加重二尖瓣狭窄，解剖上的中度狭窄可成为功能性的重度狭窄。而且妊娠合并二尖瓣狭窄发生肺充血、房颤、室上速的发生率增加。

（2）麻醉注意事项：妊娠期合并二尖瓣狭窄患者麻醉时应重点关注：①避免心动过速。因为心动过速时，舒张期充盈时间缩短较收缩期缩短更明显，导致心室充盈减少。若术前存在房颤,尽量控制室率在 110 次/分以下;②保持适当的血容量和血管容量。患者难以耐受血容量的突然增加,术中过快过量输液、强烈子宫收缩等都可导致心脏意外如右心衰竭、肺水肿、房颤等;③避免加重已存在的肺动脉高压。正压通气、CO_2 蓄积、缺氧、肺过度膨胀、前列腺素类子宫收缩剂等都可增加肺动脉阻力,应予以重视;④保持体循环压力稳定。对于重度二尖瓣狭窄,全身血管阻力下降时可被心率增快(心搏量固定)所代偿,但这一代偿很有限。所以,术中应及时纠正低血压,必要时用间羟胺静脉滴注。

至于术中监护,足月妊娠而无症状者,一般不建议有创监护。对于症状明显的高风险患者,可给予有创监护包括 CVP、PAWP 等。

麻醉选择:经阴道分娩者,建议优先选择连续腰段硬膜外阻滞镇痛,能较好保持血流动力学稳定。但近年有学者认为腰麻—硬膜外联合阻滞也是较好的镇痛方法。药物可采用局麻药加阿片类药,加用阿片类药能降低局麻药浓度又不增加交感神经阻滞。在产程早期,可硬膜外或蛛网膜下隙单独应用阿片类药物,也能取得很好的镇痛效果。对于椎管内麻醉禁忌者还可采用阴部神经阻滞的方法。

剖宫产麻醉的选择应考虑麻醉技术导致的体液转移、术中出血等问题。优先选择是硬膜外麻醉,通过缓慢注药来避免血流动力学波动。切忌预防性应用麻黄碱和液体预扩容。对于有症状者,术中补液应根据有创监测结果慎重进行。有些患者术前限制补液、应用 β 受体阻滞剂和利尿剂等,硬膜外麻醉时可发生严重低血压,此时可小心使用小剂量苯肾上腺素(不增加心率、不影响子宫胎盘血流灌注)及适当补液来维持血压。房颤患者若出现室率过快,可予以地高辛或西地兰控制室率在 110bpm 以下,也可使用电复律(但在胎儿娩出前慎用),功率从 25w/s 开始。窦性心动过速者可用普萘洛尔或艾司洛尔静脉注射。

某些重度二尖瓣狭窄者、或硬膜外阻滞禁忌者需行全身麻醉。只要麻醉深度适当,较好抑制喉镜置入、气管插管、拔管等操作所致的应激反应,全麻能够维持较稳定血流动力学。诱导药物避免应用对血流动力学影响较大的药物,建议使用依托咪酯。诱导前最好预防性应用适量 β 受体阻滞剂如艾司洛尔及阿片类镇痛剂。避免使用能导致心动过速的药物如阿托品、哌替啶及氯胺酮等。瑞芬太尼也是值得推荐的麻醉维持药物。催产素应慎用。

2. 二尖瓣关闭不全

二尖瓣关闭不全在妊娠合并心瓣膜病变中位居第二位。年轻患者中,二尖瓣脱垂是二尖瓣关闭不全的主要原因。单纯的二尖瓣关闭不全患者能很好耐受妊娠。但后期容易出现房颤、细菌性心内膜炎、体循环栓塞以及肺动脉充血。

(1)病理生理学改变:二尖瓣关闭不全,左室收缩期血液反流入左房,导致左房扩大,由于左房顺应性好,早期不易出现肺充血的表现。但随着病程进展,左房心肌受损,以及左房和肺毛细血管楔压升高及肺充血。由于左室慢性容量负荷过多,一部分血液反流入左房,心室需要通过增加做功才能泵出足够的血液进入主动脉,会导致左室心肌肥厚,晚期左室扩大。另外,通过主动脉瓣的前向血流可减少 50% ~60%,这取决于血流通过主动脉瓣和二尖瓣之阻力的比率。因此,降低左室后负荷可增加二尖瓣关闭不全患者射血分数。

在妊娠期,左室受损的患者难以耐受血容量增加,容易发生肺充血。不过妊娠时的外周血管阻力降低可增加前向性血流,相反分娩时或麻醉不完善时的疼痛、恐惧以及子宫收缩都可增加儿茶酚胺的水平而导致体循环阻力增高。

(2)麻醉注意事项:妊娠合并二尖瓣关闭不全麻醉时应重点关注:①保持轻度的心动过

速,因为较快的心率可使二尖瓣反流口相对缩小;②维持较低的外周体循环阻力,降低前向性射血阻抗可有效降低反流量;③避免应用能导致心肌抑制的药物。

麻醉选择:分娩时提供有效镇痛能避免产痛所致的外周血管收缩,从而降低左室后负荷。连续硬膜外阻滞和腰硬联合阻滞是首选的镇痛方法。

剖宫产麻醉也优先选择连续硬膜外或腰硬联合阻滞麻醉,因为这种麻醉能阻滞交感神经,降低阻滞区域的外周血管阻力,增加前向性血流,有助于预防肺充血。但需缓慢注药,避免血流动力学剧烈波动。

如果选择全麻,氯胺酮、泮库溴铵是值得推荐的药物,因为两者都能增加心率。如果术中出现房颤应及时处理。其他注意事项及术中监护也同二尖瓣狭窄。

3. 主动脉瓣狭窄

主动脉瓣狭窄是罕见的妊娠合并心脏病,发病率仅 0.5% ~3.0%。临床症状出现较晚,往往需经过 30 ~40 年才出现。因正常主动脉瓣口面积超过 $3cm^2$,只有当瓣口面积小于 $1cm^2$ 时才会出现症状。但一旦出现症状,病死率高达 50% 以上。妊娠不会明显增加主动脉瓣狭窄的风险。

(1)病理生理学改变:主动脉瓣狭窄导致左室排血受阻,使左室慢性压力负荷过度,左室壁张力增加,左室壁向心性肥厚,每搏心排出量受限。正常时心房收缩提供约 20% 的心室充盈量,而主动脉瓣狭窄患者则高达 40%,因此保持窦性心律极为重要。左室心肌肥厚及心室肥大导致心肌缺血,加之左室收缩射血时间延长降低舒张期冠状动脉灌流时间,最终发生左室功能不全,肺充血。主动脉瓣狭窄的风险程度取决于瓣膜口的面积及主动脉瓣口两端的收缩期压力梯度。收缩期压力梯度 >50mmHg 表明重度狭窄,风险极大。妊娠期由于血容量增加及外周阻力下降可增加收缩期压力梯度。

(2)麻醉注意事项:妊娠合并主动脉瓣狭窄的麻醉应重点关注:①尽量保持窦性心律。避免心动过速和心动过缓;②维持充足的前负荷,特别要避免下腔静脉受压,以便左室能产生足量的每搏输出量;③保持血流动力学稳定,只允许其在较小的范围内波动。

对于收缩期主动脉瓣口两端的压力梯度大于 50mmHg 者或者有明显临床症状者,建议给予有创监护(如前)。

麻醉选择:经阴道分娩者建议行分娩镇痛。连续硬膜外阻滞或腰硬联合阻滞用于分娩镇痛存在争议。因为主动脉瓣狭窄患者不能耐受交感神经阻滞引起的前负荷和后负荷的下降。尽管有文献报道成功地将 CSEA 用于主动脉瓣狭窄产妇的分娩镇痛,但并不主张其作为常规应用。蛛网膜下隙或硬膜外单纯注射阿片类镇痛药用于分娩镇痛值得推荐,因为其对心血管作用轻,不影响心肌收缩,不影响前负荷,不降低 SVR 等。

对于合并主动脉瓣狭窄患者行剖宫产的麻醉,区域麻醉和全身麻醉都可谨慎选用。但到底哪种麻醉方式更适合,存在争论。最近在《Anesthesia》上的两篇关于该类产妇麻醉方式选择的编者按,认为区域阻滞特别是椎管内麻醉存在深度的交感神经阻滞引起低血压、心肌和胎盘缺血的缺点。故有人提出,传统的硬膜外麻醉禁用于此类患者,但国内外大多数学者认为可谨慎使用。而全身麻醉可避免这些不良反应,提供完善的镇痛,而且在发生临床突发心脏意外时,保证气道通畅、充足氧供、使紧急心脏手术成为可能。因此,相对而言,全身麻醉更可取。全身麻醉的注意点参照二尖瓣狭窄。药物可选择对血流动力学影响较轻的依托咪酯联合适量阿片类药物及肌松药琥珀胆碱。应避免使用挥发性麻醉剂,但可应用氧化亚氮。同时尽量避免使用催产素。术中低血压可用间羟胺或苯肾上腺素。

4. 主动脉瓣关闭不全

主动脉瓣关闭不全可以先天性或后天性的。约 75% 的病例是由风湿热所致。该类患者往往有较长的潜伏期,因此常在 40~50 岁才出现症状。大部分主动脉瓣关闭不全的患者都能安全度过妊娠期,但仍有 3%~9% 的患者可能出现心力衰竭。

(1)病理生理学改变:主动脉瓣关闭不全时,左心室长期容量超负荷,产生左室扩张、心肌肥厚、左室舒张末期容量(LVEDV)降低以及射血分数降低等。病变程度取决于反流口的面积、主动脉与左心室间的舒张压梯度以及病程的长短。随着疾病的进展,可发生左心衰竭,肺充血及肺水肿等。妊娠可轻度增加心率,因此可相对缓解主动脉瓣关闭不全的症状。

(2)麻醉注意事项:妊娠合并主动脉瓣关闭不全的麻醉应重点关注:①避免体循环阻力增加。需要提供完善的镇痛,避免儿茶酚胺增加而导致 SVR 上升,术中可用硝普钠或酚妥拉明来降低 SVR;②避免心动过缓。该类患者对心动过缓耐受性很差,因心动过缓延长心室舒张期的持续时间,主动脉的反流量也增加,应维持心率在 80~100bpm;③避免使用加重心肌抑制的药物。

麻醉选择:经阴道分娩者建议优先选择硬膜外或腰硬联合行分娩镇痛。因为其降低后负荷、预防 SVR 上升和急性左室容量超负荷。

剖宫产的麻醉选择及处理与二尖瓣关闭不全基本相同。

5. 瓣膜置换术后

随着经济的发展和医学技术的提高,妊娠合并瓣膜性心脏病患者有许多都在产前施行了瓣膜置换术。对于此类患者,应了解是否有血栓形成、瓣膜流出口大小、有否心内膜炎及溶血等情况。但重点应关注抗凝剂的使用情况。为了避免双香豆素对胎儿的致畸作用,妊娠期间应用肝素代替进行抗凝治疗。因此,对此类患者实施椎管内麻醉时应评估凝血功能,以免硬膜外血肿、蛛网膜下隙出血等不良反应的发生。近来,也有人应用低分子肝素来抗凝。由于低分子肝素的半衰期长,除非停用 12~24h,否则对此类患者不得使用硬膜外或蛛网膜下隙阻滞麻醉。

(二)先天性心脏病

1. 左向右分流心脏病

主要有房间隔缺损(ASD)、室间隔缺损(VSD)及动脉导管未闭(PDA)等。

(1)室间隔缺损发病率占成人先天性心脏病的 7%。病情严重程度取决于缺损口的大小及肺动脉高压的程度。大部分无肺动脉高压者都能很好耐受妊娠。但少数较大缺损合并有肺高压者,病死率高达 7%~40%。妊娠期间血容量、心排出量增加可加重左向右分流及肺动脉高压。

①病理生理学改变:血液从左室分流至右室,增加肺血流,早期可通过代偿性肺血管阻力降低而保持正常的肺动脉压。晚期,特别是较大缺损的 VSD,分流量大,肺血管阻力不能代偿,可导致肺动脉高压,加上左室做功过度而发生左心功能衰竭,肺动脉高压加剧,最终致右心衰竭,当左右心室压力相等时,可出现双向分流或右向左分流。

②麻醉注意事项:VSD 患者的麻醉应重点关注:a. 避免体循环阻力增加。但对于伴有肺高压者,也不应过度降低体循环阻力;b. 避免心率过快;c. 避免肺循环阻力升高。以免发生分流反转。关于麻醉选择,剖宫产和分娩镇痛都可优先选择硬膜外或腰硬联合阻滞麻醉。必要

时也可选择全身麻醉。

（2）房间隔缺损：是最常见的先天性心脏病。病情进展缓慢，即使存在肺血流增加，也能较好耐受妊娠。但妊娠引起的血容量、心排出量增加可加重左向右分流以及右室做功增加，心力衰竭发生率增加。其病理生理学改变也类似于 VSD。麻醉注意事项：ASD 患者麻醉时应重点关注：①避免体循环阻力增加；②避免肺循环阻力下降，但对于肺动脉高压者应避免肺循环阻力增加；③防止并及时纠正室上性心律失常。麻醉选择可参照 VSD。

（3）动脉导管未闭：较大分流的 PDA 患者往往已接受手术治疗。而较小者临床发展缓慢，能较好耐受妊娠。

①病理生理改变：主要是主动脉血液直接向肺动脉分流。增加肺血流量，最终形成肺动脉高压、右心衰竭。严重者也可致右向左分流。

②麻醉注意事项：基本与 ASD 患者的麻醉相同。

2. 右向左分流的心脏病

（1）法洛四联征：对妊娠的耐受性很差，孕妇合并该心脏病的病死率高达 30%~50%。这种心脏病包括右心室流出道梗阻、室间隔缺损、右心室高压及主动脉骑跨等 4 个解剖及功能异常。

①病理生理改变：右心室流出道梗阻导致通过室间隔缺损的右向左分流，分流程度取决于室缺的大小、右室流出道梗阻的程度及右室收缩力。因此保持右室收缩力对于保持肺动脉血流和外周血氧饱和度很重要。但对于存在有动脉圆锥高压者，增加心肌收缩力可加重梗阻。另外，体循环压下降可加重分流及发绀。妊娠增加肺血管阻力、降低体循环阻力而加重分流。

②麻醉注意事项：法洛四联征患者麻醉时应重点关注：a. 保持血流动力学稳定，避免体循环阻力下降；b. 避免回心血量减少；c. 避免血容量降低；d. 避免使用能引起心肌抑制的药物。

麻醉选择：阴道分娩者建议分娩镇痛。可以选择阿片类药物全身用药、椎管内应用阿片类药物及谨慎使用连续硬膜外阻滞（如果 SVR 能很好维持的话）。第一产程椎管内单纯应用阿片类镇痛药是最安全的方法。第二产程骶管阻滞较硬膜外安全。小剂量氯胺酮在产钳术中应用被证明是安全的。

剖宫产麻醉应优先选择全身麻醉，虽然小剂量低浓度的硬膜外麻醉也可谨慎使用，甚至近来有人报道了成功地使用连续腰麻，但血流动力学变化难以预料，风险较大。麻醉诱导应缓慢，避免过剧的血压下降，可复合采用阿片类药、依托咪酯及肌松药。术中维持可采用瑞芬太尼、卤族类吸入麻醉剂（如异氟烷可维持正常或轻微升高右心室充盈压）。建议行有创监护，一旦出现体循环压下降，应予以及时处理。

（2）艾森曼格综合征：约占先天性心脏病的 3%。该病包括肺动脉高压、原有的左向右流出道由于肺动脉高压而发生右向左分流、动脉低氧血症。各种左向右分流的心脏病晚期都可发展成艾森曼格综合征。该病的病死率极高，达 50% 以上。其病理生理学改变与法洛四联征相似，右向左分流程度取决于肺动脉高压程度、分流孔大小、体循环阻力、右心收缩力等。妊娠可显著加重分流程度。麻醉注意点同法洛四联征。

（三）妊娠期心肌病

妊娠期心肌病又称围生期心肌病（Peripartum Cardiomyopathy，PPCM），是指既往无心脏病史，又排除其他心血管疾病，在妊娠最后一个月或产后 6 个月内出现以心肌病变为基本特征和充血性心力衰竭为主要临床表现的心脏病。该病发病率 1∶3000 到 1∶15000。其病因不明，可能与病毒感染、自身免疫及中毒有关。高龄、多产、多胎、营养不良的产妇中发病率较高。随着治疗技术的提高以及心脏移植的开展其病死率有所下降,但仍然在15%～60%左右,更有报道其病死率高达85%。

1. 病理生理学改变

主要是心肌受损,心肌收缩储备能力下降。分娩和手术应激都可增加心脏做功如心率增快、心搏量增加、心肌收缩加强等,导致心肌氧耗增加,进一步加剧心肌损害,舒张末期容量增加、心排出量下降,最终导致心室功能失代偿。

2. 麻醉注意事项

PPCM患者麻醉时应重点关注:①避免使用抑制心肌的药物;②保持窦性心律和正常心率;③避免增加心肌氧耗的各种因素;④谨慎使用利尿剂和血管扩张剂,注意控制液体输入量;⑤注意预防术中血栓脱落。

麻醉选择:经阴道分娩的产妇行分娩镇痛时可优先选用连续硬膜外阻滞镇痛。该方法有助于避免产痛所致的后负荷增加。对有心功能失代偿的患者,可缓慢注射局麻药加或不加阿片类镇痛药以降低心脏前后负荷。不主张硬膜外阻滞前常规给予预防性扩容或预防性使用血管活性药物。第二产程避免过度使用腹压,必要时可采用产钳或头吸器助产。产后慎用催产素。

剖宫产麻醉:全身麻醉和区域阻滞麻醉都可选用。虽然全身麻醉具有完善的气道管理、充分的氧供和完善的镇痛,但多种全麻药物都有加重心肌抑制的作用以及全麻插管和拔管过程增加心脏负荷。因此,PPCM患者选用全身麻醉的比例正在下降。若区域阻滞禁忌,可谨慎选用全身麻醉。全麻时可选用氧化亚氮、依托咪酯、瑞芬太尼等对心血管影响较小的药物。有人主张用喉罩来代替气管插管,以避免插管所致的过剧应激反应。区域阻滞可优先选择硬膜外麻醉,但需避免过快建立麻醉平面,导致血流动力学过剧改变。另外,腰硬联合麻醉也非常适用于该类患者,但需控制腰麻药物剂量。近年报道较多的、也被多数专家接受的方法是连续腰麻(CSA),采用小剂量局麻药加阿片类镇痛药缓慢注射,从而避免血流动力学过剧波动,又有较完善的镇痛和麻醉效果。术中若出现明显的心力衰竭,可使用血管扩张剂硝酸甘油和利尿剂如呋塞米(速尿),谨慎使用强心剂西地兰。若哮喘症状明显,必要时使用沙丁胺醇(舒喘灵)。

总之,该疾病风险较大,需做好充分的术前准备,必要时联合心内科医师会诊,做出正确判断,制订合理预案。严密术中监护,特别是有创监测。

第二节 妊娠女性哮喘病的围术期处理

哮喘病是妊娠并发症中最常见的一种,大约有4%的妊娠女性并发哮喘。妊娠合并哮喘,其围生期不良后果的危险性也增高,而控制哮喘则危险下降。妊娠期哮喘的控制不仅要考虑到对疾病本身的疗效,还要顾及治疗对孕妇及胎儿的影响。

一、定义、病理生理和分类

哮喘是累及免疫系统的多个方面,包括肥大细胞、嗜酸性粒细胞、中性粒细胞和 T 淋巴细胞等的呼吸道慢性感染性疾病。哮喘可引起急性支气管痉挛、呼吸道水肿、黏液栓形成和呼吸道管壁的重建。其临床表现是多种因素共同作用的结果。呼吸道炎症使血管通透性增加、黏液分泌增加,最终导致上皮细胞肥大和基底膜断裂,可能形成永久性瘢痕。哮喘病根据对治疗的反应和对强化治疗的需求分为轻度、中度和重度。

二、妊娠和哮喘

（一）哮喘对妊娠的影响

哮喘女性发生围产期死亡、先兆子痫、低出生体重和早产的危险增加。哮喘孕妇低氧血症、过度通气造成呼吸性碱中毒即低碳酸血症时可引起子宫动脉收缩,子宫血流减少,另外孕妇血液 pH 增高,增加了血红蛋白对氧的亲和力,减少了胎儿供氧,导致胎儿窘迫、宫内发育迟缓、新生儿窒息甚至死亡。早产的危险性增加与大剂量药物尤其是茶碱和口服糖皮质激素有关。

（二）妊娠合并哮喘的治疗

治疗支气管哮喘的药物最好使用吸入制剂,其全身吸收少、起效快并且持续时间与口服制剂一样长。吸入型类固醇制剂不良反应少,已广泛使用多年,迄今未见致畸报道,治疗孕期哮喘首选此类药物。在应用激素的同时,配合使用茶碱类和 β_2 肾上腺素受体激动剂等扩张支气管药物。另外,产时给氧、纠正水电解质酸碱平衡、抗感染及分娩期良好的心理准备亦不可忽视。

哮喘产妇中妊娠高血压的发生率增加,阿司匹林或 β 受体阻滞剂的使用必须慎重,因为其可诱发哮喘产妇的支气管痉挛。血管扩张药如肼屈嗪、钙通道阻滞剂、硝酸甘油和硝普钠是控制哮喘产妇妊娠高血压较好药物。

三、哮喘患者分娩的麻醉

（一）术前准备

对于哮喘患者,手术治疗前麻醉科医生应充分了解患者的病史,记录现在所用药物、哮喘发作频率、发作持续时间、发作与季节的关系、发作时的药物疗效都非常重要。体格检查时应特别注意是否有肺气肿,肺部是否有哮鸣音。肺功能检查对于确定气道疾病的存在,并与既往肺功能检查结果比较评估肺功能损害的程度是非常必要的。如果患者气道存在支气管收缩,那么进一步行支气管舒张试验(气道可逆性试验)也非常重要。如果吸入短效 β_2 受体激动剂以后,FEV_1 增加 30% 以上,这样的反应不是手术的最佳状态,但对支气管扩张剂的反应较好。

缓解期或无症状的患者,如果 2 年内没有支气管痉挛症状,也可不服用抗哮喘药,可免予进一步的检查。有些患者的哮喘处于活动期,2 年内间断或长期使用抗哮喘药,但术前检查没有听到肺哮鸣音。这些患者的选择性手术应根据季节性变应原的播散安排最合适的手术时机,如果发生上呼吸道感染,手术应延期 4~6 周。儿童期有哮喘病史的患者即使没有气喘症状,但其中 60% 的患者支气管激发试验仍显示气道高反应性,这些患者应选择诱发支气管痉挛可能性最小的手术方式。术前检查表明患者有哮喘症状时,选择性手术应延期进行,患者需要进一步的治疗控制哮喘的症状。

糖皮质激素上调 β_2 受体的数量、功能，并延长 β_2 受体激动剂的效应。糖皮质激素还能减轻气道炎症，降低哮喘发作的发生率。短程皮质激素带来的危险性极低，而且可以减少肺并发症的发生率，因此术前 2 年内有哮喘发作史的成人哮喘患者推荐手术前 3 天给予全身糖皮质激素治疗，泼尼松口服的推荐剂量为 $1.0\sim1.5mg/kg$，术后 24h 停药。此外，术前 6 个月接受全身皮质激素治疗的患者，整个围手术期均须继续给予全身糖皮质激素治疗。

(二)麻醉方式的选择

1. 椎管内麻醉

椎管内麻醉的最大优点是患者能够保持自主呼吸而无须气管插管，因此可使哮喘患者触发支气管痉挛的危险性显著降低。另外，椎管内麻醉还会降低儿茶酚胺水平和氧耗，这对哮喘患者分娩十分有利。

有些学者推测，由于交感神经阻断，因此脊髓麻醉和硬膜外麻醉可能比较容易使反应性气道疾病患者发生支气管痉挛。但研究表明，即使高胸段硬膜外麻醉也没有使气道高反应性患者肺功能恶化，气道对乙酰胆碱的反应也没有增高。由此可见，椎管内麻醉包括硬膜外和蛛网膜下隙阻滞是稳定期哮喘患者分娩常用的最好方法。但椎管内麻醉必须注意避免阻滞平面过高，否则会引起呼吸肌功能的抑制。若硬膜外或鞘内应用阿片类药物，必须仔细监护呼吸抑制的发生。

2. 全麻

如果椎管内麻醉禁忌时可选用全麻。全麻气管插管可刺激气道，触发支气管痉挛。许多方法可以使气道反射减弱，预防支气管痉挛。这些方法包括加深吸入麻醉以阻滞气道反射并直接松弛肌肉，使用毒蕈碱胆碱能受体拮抗剂(如阿托品、格隆溴铵)以阻断气道平滑肌的 M_3 受体，采用咽喉部局部麻醉减低气管插管对气道的刺激(但近来已不主张采用)，诱导麻醉前 30min 吸入 β_2 受体激动剂以直接松弛气道平滑肌或诱导时静脉推注利多卡因 $1mg/kg$ 减弱呼吸道反应。

剖宫产时麻醉诱导最常用的药物是硫喷妥钠、氯胺酮、丙泊酚或依托咪酯。硫喷妥钠对气道有收缩和松弛双重作用。大剂量硫喷妥钠麻醉抑制气道反射，但小剂量麻醉几乎不抑制这些反射。硫喷妥钠可致使某些患者释放组胺，理论上可引起哮喘患者支气管痉挛发作。硫喷妥钠在哮喘患者中常规应用是安全的。重要的是应用足以能减弱呼吸道反应的剂量($4\sim6mg/kg$)。但是，剂量大于 $4mg/kg$ 可引起胎儿抑制，因此，硫喷妥钠作为单一药物用于诱导对于抑制哮喘患者的呼吸道反应一直是不足的，需辅用其他全麻诱导药物。氯胺酮是一种强力镇痛药，而且几乎不引起呼吸和心血管抑制。氯胺酮抑制交感神经末梢去甲肾上腺素的重吸收而扩张支气管。迷走神经反射途径的抑制和平滑肌张力的直接松弛作用使氯胺酮对气道张力和反应性起有益的作用。但高血压心血管疾病患者使用氯胺酮时要特别小心，因为它有类交感神经作用。丙泊酚可有效地减弱呼吸道反应性，且具有弱支气管扩张作用。有研究认为，丙泊酚对降低气道张力和反应性比其他诱导剂优越，哮喘患者用丙泊酚诱导麻醉时气喘的发生率明显低于用硫喷妥钠。依托咪酯对气道张力的作用不清楚，对肥大细胞释放组胺的作用不明显，至今尚无关于引起哮喘患者不良气道反应的报道。

剖宫产全麻时必须使用肌肉松弛剂，现在临床常用的有罗库溴铵、维库溴铵、阿曲库铵和顺阿曲库铵。罗库溴铵和维库溴铵能安全应用于哮喘患者。阿曲库铵可使肥大细胞释放组胺而具有潜在的加重支气管痉挛的作用。胆碱酯酶抑制剂，如新斯的明使乙酰胆碱聚集于骨骼肌的运动神经末梢板,取代该部位的神经肌肉阻滞剂,使肌肉麻痹得到恢复。由于乙酰胆碱也聚集于副交感神经末端,引起唾液分泌和支气管痉挛从而加重呼吸道梗阻,但是应用毒蕈碱胆碱能受体拮抗剂(如阿托品、格隆溴铵)可减弱这些反应。依酚氯铵与新斯的明相比更不会引起支气管痉挛,是哮喘患者更好的选择。

剖宫产全麻使用的各种类阿片药均有呼吸抑制作用,因此哮喘患者使用时要慎重。吗啡、可待因和哌替啶(度冷丁)在大剂量时可刺激肥大细胞释放组胺可使哮喘患者发生强烈的支气管痉挛。新的类阿片药,如芬太尼、苏芬太尼和瑞芬太尼等没有这种不良反应。

卤化物用于剖宫产全麻维持,如恩氟烷、异氟烷、地氟烷、七氟烷,既可降低气道的基础张力,又可减弱对支气管收缩刺激的反应,特别适用于哮喘产妇。在一般临床使用的浓度下,卤化物通过调节细胞内钙浓度直接松弛收缩的气道平滑肌,这些麻醉药还通过对压力依赖性钙通道的直接作用抑制细胞外钙离子的进入而松弛收缩的气道平滑肌。卤化物松解气道平滑肌的另一条潜在的重要途径是降低平滑肌收缩器对钙离子的敏感性。分娩后不应为控制支气管痉挛而使用高浓度卤化物(>1.0MAC ~1.5MAC),因为高浓度卤化物能增加出血或子宫松弛后出血危险。

(三)术中哮喘发作的药物治疗

1.糖皮质激素

糖皮质激素其作用机制是抗感染、增加 β 肾上腺素能受体功能、增加机体对儿茶酚胺的反应、增加前列环素的支气管扩张作用。常用药物有甲强龙 1 ~2mg/kg 或 40 ~80mg 静脉推注,或 120 ~200mg 静脉维持;氢化可的松:4mg/kg 或 100 ~200mg 静脉推注,或 12mg/kg 静脉维持;地塞米松:5 ~10mg 静脉推注。

2.茶碱类

茶碱类是抢救重症哮喘首选。其作用机制是抑制磷酸二酯酶活性;增加 cAMP 功能;增加呼吸肌功能;抑制前列环素作用;抑制肥大细胞释放介质。常用药物有氨茶碱 5 ~6mg/kg 加入 50% 葡萄糖 20 ~40mL 静脉推注:0.5 ~1.0mg/(kg · h) 维持。肝病、心力衰竭者 0.2 ~0.3mg/(kg · h)维持。24h 内用过茶碱药者,则氨茶碱首剂为 3mg/kg 或直接予以维持量。每日总剂量不超过 1.2 ~1.5g。

3.肾上腺素能类药

肾上腺素能类药是轻、中度哮喘首选,重症者效果不佳。其作用机制是激动 β_2 肾上腺素能受体,激活腺苷酸环化酶。常用 0.1% 肾上腺素 0.3 ~0.5mL,有效则 15 ~30min 重复,2 次无效则停药。注意心悸、房颤、血压增高等不良反应。选择性 β_2 受体兴奋剂:沙丁胺醇、叔丁喘宁、氯喘等。常用 0.2% 沙丁胺醇气雾剂,每次吸入 0.1 ~0.2mg。

4.抗胆碱能药

抗胆碱能药其作用机制是阻止乙酰胆碱释放、提高细胞内 cAMP 水平、抑制病理性腺体分泌、减轻气道黏膜水肿。常用药物有 654 -2 注射剂 20 ~100mg 或东莨菪碱 0.6 ~0.9mg 静脉推注。心率慢者,可以给予阿托品 0.5mg。

总之,对哮喘产妇麻醉时必须尽可能预防和治疗急性哮喘发作。椎管内麻醉包括硬膜外和蛛网膜下隙阻滞是稳定期哮喘患者最佳的麻醉方法。必要时,如果选择合适的药物和采取预防措施,使用全麻也是安全的。

第三节　免疫功能紊乱妊娠妇女的麻醉

免疫系统导致免疫损伤时通过四种经典途径实现的:速发型超敏反应;细胞毒反应;循环免疫复合物性疾病;迟发型超敏反应。以下就常见的几种免疫疾病进行探讨。

一、速发型超敏反应

速发型超敏反应的临床症状取决于个体对抗原的易感性、接触抗原的量和暴露的情况,症状可以轻微,也可能危及生命,炎症介质可引起血管舒张和通透性增加,导致低血压和组织水肿;刺激呼吸道平滑肌收缩导致支气管痉挛;刺激神经导致瘙痒、皮肤红肿。

过敏反应的处理首先要终止接触致敏原,保持气道通畅、支持呼吸和循环。气道必须能够满足呼吸的需要。如果上呼吸道阻塞并伴有喘鸣与发绀,应立即行气管内插管或气管切开术。对于非心源性肺水肿和支气管痉挛的患者,人工通气时应延长通气时间并加用PEEP。胎盘屏障使胎儿避免暴露于炎症介质,因此过敏反应对胎儿的影响限于胎盘灌注和氧和不足,严重的低血压和低氧能够引起胎儿窒息。对产妇低血压和支气管痉挛可以使用最小有效剂量肾上腺素同时纠正子宫右倾并快速补液。幸运的是,在严重的过敏病例中大剂量使用肾上腺素,由于立即分娩胎儿,母体与胎儿的病死率也未见升高。肾上腺素的常用剂量是 $1\sim2\mu g/kg$ 或 $200\sim500\mu g/$次,肌内注射,每 $10\sim15min$ 重复一次直至静脉通道建立,如果症状持续,则需要静脉内滴注 $1\sim4\mu g/min$。抗组胺药对血管神经性水肿和荨麻疹特别有效,皮质醇可以减少复发和过敏反应延长的危险,沙丁胺醇和氨茶碱可用于治疗顽固性支气管痉挛。

如需行剖宫产,患者血流动力学稳定,无胎儿宫内窘迫征象,可采取局麻。但局麻后患者可能产生严重的咽喉水肿,这就使全麻变得困难。

二、特发性血小板减少性紫癜

特发性血小板减少性紫癜(ITP)是自身免疫机制使血小板破坏过多的临床综合征。文献报道大多数妊娠使病情恶化或处于缓解期的 ITP 病情加重,但不影响其病程和预后。ITP 对妊娠的影响主要是出血和围生儿血小板减少。

由于胎儿可能有血小板减少,经阴道分娩有发生颅内出血的危险,因此 ITP 产妇剖宫产的指征为:产妇血小板数低于 $50\times10^9/L$;有出血倾向;胎儿头皮血或胎儿脐血证实胎儿血小板数低于 $50\times10^9/L$。ITP 产妇剖宫产的最大危险是分娩时出血,选择常规全麻,术前应用大剂量肾上腺皮质激素减少血管壁通透性,抑制抗血小板抗体的合成及阻断巨噬细胞破坏已被抗体结合的血小板,备好新鲜血和血小板悬液。

三、风湿性关节炎

风湿性关节炎(RA)是一种累及活动关节的慢性疾病,常合并有其他系统器官功能不全,多见于女性且可发生于任何年龄阶段,病因不明。通常先累及手足部小关节,由关节轻微炎症、滑膜增厚至关节软骨破坏、关节强直活动受限,任何活动关节都可受累,包括颈椎、颞下颌关节、寰枢关节、腰椎的椎间关节等。

术前应测定关节的活动范围,评价椎管内穿刺和全麻气管插管的困难程度。一些患者因皮质醇治疗和缺乏活动引起骨质疏松,应特别小心发生骨折。对病情轻微无复合型畸形或无须药物治疗者,分娩止痛的方法同正常产妇一样。对服用非类固醇类消炎药者产后出血率增加,应准备好静脉通路并备血。对上呼吸道和颈椎畸形患者首选椎管内麻醉。严重上呼吸道畸形患者行全麻时,气管插管困难程度很大,可以考虑清醒插管、纤支镜等辅助插管,确保呼吸道通畅。如果条件允许,诱导前头颈部应放在合适的位置以避免神经系统后遗症。

四、系统性红斑狼疮

系统性红斑狼疮(SLE)是一种多发于青年女性,累及多脏器的自身免疫性结缔组织病。国外报道孕妇发病率为1/5000。一般认为妊娠不改变SLE患者的长期预后。妊娠后母体处于高雌激素环境,可诱发SLE活动,10%~30%的SLE患者在妊娠期和产后数月内病情复发或加重,合并胸膜炎、心包炎、狼疮肾炎、凝血功能障碍、关节炎和神经系统病变等。SLE不影响妇女的生育能力,但对胚胎和胎儿会产生不良影响,反复流产、胚胎胎儿死亡、胎儿生长受限、围生儿缺血缺氧性脑病发生率均较高。

SLE麻醉前应重点关注重要脏器的累及情况,如肾功能、心功能、凝血功能等。而且,SLE患者往往长期服用肾上腺皮质激素,应注意其肾上腺皮质功能及有无骨质疏松等情况。在无凝血功能异常及骨质异常时,可优先选择椎管内麻醉用于剖宫产。否则,选用全麻。SLE患者血浆内存在多种抗体会引起交叉配血异常,应提前准备好几个单位的相容性血。加强监测呼吸和循环功能。

第四节 分娩期人类免疫缺陷病毒感染

人类免疫缺陷病毒(Human Immunodeficiency Virus,HIV)感染是可导致获得性免疫缺陷综合征(Acquired Immunodeficiency Syndrome,AIDS)的病原体。妊娠妇女的HIV感染已经成为全球艾滋病流行中最令人关注的问题。估计现在世界上每年有230万HIV感染的妇女分娩,如果不经治疗,这些妇女分娩的婴儿中有20%~40%将被感染。而且,母婴垂直传播的婴儿预后不良,4岁时的病死率接近100%。

一、HIV的病原学

HIV-1是一种反转录病毒,是晶体病毒家族的一种亚型,属单链RNA病毒。最常见的传播途径为性传播。感染后2d内即可在回肠的淋巴结内、5d内在血浆内培养到病毒。病毒进入人体细胞后,通过逆转录酶产生双链DNA,而整合到宿主细胞。

HIV病毒感染可累及机体多个系统,包括神经系统、呼吸系统、心血管系统、血液系统、肾脏等。其中神经系统最常见的病变为脊髓病、外周神经炎、尺神经炎及Guillain-Barre综合征。呼吸系统主要表现为肺部的炎症。心血管系统可出现病毒性心肌病、肺动脉高压、右室功能异常及冠心病。血液系统可出现淋巴细胞增多、血小板减少等。

二、HIV感染的治疗

对于孕妇感染HIV的治疗首要目的防止HIV的垂直传播。母婴传播的途径有:①宫内感染,经胎盘或羊水传给胎儿;②分娩期感染;③母乳传播。因此胎盘屏障破裂、破膜时间延长超过 4h、高宫颈—阴道病毒负荷、缺乏齐多夫定(zidovudine)治疗和经阴道分娩使垂直传播率增加。最近证实母亲血浆 HIV RNA 水平是评价围产期 HIV 传播风险的最佳指标,将其水平降至 500 病毒拷贝/mL 以下即可明显减少这种垂直传播的风险。

目前对 AIDs 的治疗还没有取得突破性的进展。临床上还是以抗反转录病毒物为主,如齐多夫定(zidovudine)、拉米夫定(3 - TC)、尼维拉平(NVP)等。其他治理方法有疫苗与被动免疫、免疫调节疗法、物理疗法、基因治疗等。常规应用新的、作用更强大的抗反转录病毒治疗已经使 HIV 的发病率、病死率和垂直传播率显著降低,但目前尚无足够的资料证实这些药物对暴露于其中的新生儿的影响,虽然至今尚未在子宫和新生儿期间有 zidovudine 暴露史且为发生 HIV 感染的儿童中观察到不良反应,但仍需持续严格的评价以确保治疗的长期安全性。另外每一种药均有其独特的不良反应,其中最重要的是可能抑制母体细胞色素 P - 450 $(CYP)_3A_4$,从而影响其他药物代谢,如 Ritonavir 使芬太尼的清除减少了 67%。其他预防和治疗结核、梅毒、疱疹、卡氏肺囊虫、真菌感染的药物在产妇中的应用尚缺乏足够经验,因此仔细回顾病史、新近的实验室结果、咨询 HIV 专家将非常有益。

妊娠晚期需设法减少婴儿皮肤暴露于母血和生殖道分泌物的机会,建议妊娠 38 周足月分娩前选择性剖宫产以降低垂直传播率。

三、麻醉相关问题

(一)术前评估

由于 HIV 是一种复杂的、多系统、多器官疾病。必须进行仔细的术前评估。了解疾病进程、患者的功能状态及治疗用药的情况,特别是一些抗反转录病毒药物,对机体的免疫系统及药物代谢影响较大。了解实验室监测结果,特别是 CD_4^+T 淋巴细胞的数量,如果 CD_4^+T 淋巴细胞大于 $500 \sim 700/mm^3$ 表示病情尚稳定,大多数患者不需要应用抗反转录病毒药,因此也不需要考虑抗反转录药所致的药物相互作用。而其数量下降(如小于 $200/mm^3$)表明疾病处于进展期。对于这些 HIV 感染者,需要进一步的实验室检查数据,包括血常规、凝血功能、肝肾功能等以及胸部线片、心电图等,以了解患者对手术麻醉的耐受程度。如果患者已有心肺功能异常病史的,还需检查心脏超声、肺功能及动脉血气分析。

(二)麻醉选择

尽管理论上对全身麻醉有所顾虑,但实践证明全身麻醉还是可以安全用于 HIV 感染者。而且,全身麻醉所致的一过性的免疫功能变化并没有临床意义。是否选择全身麻醉的主要依据在于是否存在肺部疾患。如患者正在服用蛋白酶抑制剂、苯二氮卓类和阿片类药应限制在较小的剂量范围,术后常规监测时间延长,重点监测呼吸功能。

早期区域麻醉用于 HIV 感染患者曾引起争论。特别是关于腰麻或硬膜外麻醉的安全性问题,人们担心 HIV 可通过椎管内穿刺扩散到中枢神经系统。但这些顾虑是多余的,因为研究已经证实,HIV 感染者中枢神经系统是最早受累及的部位,而且,椎管内阻滞麻醉用于 HIV 感染的产妇的安全性已得到多位专家的证实。除非产妇本身存在禁忌证(如凝血功能异常、穿刺部位感染等),椎管内阻滞是 HIV 感染患者的适应证。椎管内麻醉可以减少阿片类用药,避免应用蛋白酶抑制剂所致药物代谢延缓可能引起的不良反应。

腰硬联合麻醉在产科处于增多的趋势,有散在报道认为在非 HIV 感染患者应用腰硬联合麻醉可发生脑膜炎,是否 HIV 感染产妇这种潜在并发症的风险会增加？虽然需进一步研究,但目前的证据和临床经验提示这种可能性不大。

四、麻醉医师的自我防护

(1)除常规更换手术隔离衣外,加穿一套手术隔离衣,戴双层手套。

(2)气管内插管时用一次性喉镜片,并戴防护眼罩,避免诱导时患者的呛咳物污染。

(3)小心使用各种利器,避免不必要的刺伤。

(4)麻醉结束应彻底消毒一切与患者有过接触的物品,包括麻醉机、监护仪、手术台等,丢弃所有一次性物品。

(5)如果暴露于有潜在感染可能的血液或体液,立即清理伤口和评估风险至关重要。目前推荐应用多种药物进行预防性抗病毒治疗(PEP),包括齐多夫定或拉米夫定至少 4 周,如可能,加用蛋白酶抑制剂,并注意定期复查。

第五节　分娩期合并肝炎患者的麻醉

病毒性肝炎为多种病毒引起的以肝脏病变为主的传染性疾病,目前已发现甲肝病毒(HAV)、乙肝病毒(HBV)、丙肝病毒(HCV)、丁肝病毒(HDV)、戊肝病毒(HEV)以及新的肝炎病毒庚肝病毒(HGV)、输血传播性病毒(TTV)、微小病毒 B19(Parvovirus B19)等均可引起病毒性肝炎,但以 HAV、HBV、HCV、HDV 为常见。我国属于乙型肝炎的高发国家,同时妊娠合并病毒性肝炎有重症化倾向,是我国孕产妇死亡的主要原因之一。

一、妊娠与病毒性肝炎的相互影响

(一)妊娠分娩对病毒性肝炎的影响

由于妊娠期肝脏可发生一些生理变化,如由于母体胎儿的营养及排泄,母体新陈代谢旺盛,肝脏负担增大;肝血流从非孕期占心排出量的 35% 降到 28%,胎盘激素阻碍肝脏对脂肪的吸收转运及胆汁的排泄;肝功能也与非孕期略有变化,如血清蛋白降低、α、β 球蛋白升高、A/G 比值下降、甘油三酯可增加 3 倍、胆固醇增加 2 倍、血浆纤维蛋白原升高 5%、谷丙转氨酶增高 2 倍等,这些生理变化可改变病毒性肝炎的病理生理过程和预后,如出现黄疸、肝功能损害较重,比非孕期容易发展为重症肝炎和肝性脑病,其病死率很高。

(二)病毒性肝炎对母体的影响

慢性肝炎者妊娠可使肝炎活动,诱发为慢性重型肝炎。慢性肝炎合并肝硬化的孕妇则 18% ~35% 发生食管静脉曲张出血,病死率高。早孕期病毒性肝炎可加重妊娠反应,常与正常生理反应相混淆而延误诊断,妊娠晚期的病毒性肝炎患者由于醛固酮的灭活能力下降,妊娠高血压综合征发病率增高,而且由于凝血因子合成障碍致产后出血,增加其病死率。在肝衰竭的基础上,以凝血功能障碍所致的产后出血、消化道出血、感染等为诱因,最终导致肝性脑病和肝肾综合征,直接威胁母婴安全。

(三)病毒性肝炎对围生儿的影响

妊娠早、中期肝炎患者流产率可达 20% ~30%;妊娠晚期肝炎患者早产率可达 35% ~ 45%,死产率为5% ~20%,胎膜早破率达25%,新生儿窒息率高达15%,而正常妊娠组上述各病的发生率均明显低于肝炎组。多重感染(即有两种或以上病毒复合感染)者比单一感染者预后更差。目前,尚无病毒性肝炎致先天性畸形的确切证据。母婴传播致宫内及新生儿肝炎病毒感染,乙、丙型肝炎多见,甲、戊型肝炎少见,围生期感染的婴儿有相当一部分转为慢性病毒携带状态,以后容易发展为肝硬化或原发性肝癌。

二、病毒性肝炎的分类与诊断

病毒性肝炎按临床表现可分为急性、慢性和重症肝炎 3 种类型,此外还有一特殊类型,即妊娠急性脂肪肝(Acute Fatty Liver of Pregnancy, AFLP)。各型诊断标准:①急性肝炎:近期内出现消化道症状和乏力,血清谷丙转氨酶(ALT)升高,胆红素升高,病原学检测阳性;②慢性肝炎:肝炎病程超过半年,或原有乙型、丙型、丁型或 HBsAg 携带史,本次又因同一病原再次出现肝炎症状、体征及肝功能异常。本型中根据肝损害程度,可分为轻度、中度和重度肝炎。轻度患者临床症状体征轻微或阙如,肝功能指标仅 1 ~2 项异常。重度患者有明显或持续肝炎症状,如乏力、食欲缺乏、尿黄、ALT 持续升高、血清蛋白降低,A/G 比值异常,血清胆红素升高≤正常值 5 倍,凝血酶原活动度小于 60%,胆碱酯酶 <2500U/L;③重症肝炎:起病 2 周内出现极度乏力、消化道症状和精神症状,黄疸急剧加深,血清胆红素≥正常值 10 倍,或每天上升≥10μmol/L,凝血酶原活动度小于 40%;④妊娠急性脂肪肝:为多发生于妊娠晚期的特殊类型肝损害。病因不甚明确,主要临床表现具重症肝炎的特点,不同的是病原学检查均阴性,病情发展更为迅速和凶险。

妊娠合并肝病的临床表现和预后主要取决于肝细胞损害程度。轻度慢性肝炎肝细胞损伤轻,孕期提高认识,加强监测,注意保肝和营养治疗,预后一般均较好,多数临床无明显症状,在严密观察肝功能、凝血指标及胎儿生长发育下继续妊娠,多数可达到妊娠晚期或足月自然临产,有阴道分娩条件者阴道分娩是安全的。重度或重症以及 AFLP 临床症状明显,多数有消化道症状,如恶心、厌食、上腹部不适及萎靡不振,临床上易当成一般的不适。尤其是重症或 AFLP 患者,病情多在 2 周内迅速恶化,其中 AFLP 由于无肝炎病史,血清学检查阴性,往往更不易得到及时认识,在出现胃肠道症状时多错当成胃肠炎治疗,影响早期诊断和治疗,这类患者应根据病情及时或尽早终止妊娠,终止妊娠的指征是:①黄疸重,血清胆红素持续升高 > 100μmol/L 或每天上升≥10μmol/L;②转氨酶进行性升高,胆酶分离;③凝血指标变化:PT、APTT 延长,血小板减少,凝血酶原活动度 <40%,纤维蛋白原下降等出血倾向。此三项指征中任一项明显加剧,均可为终止妊娠的指征。

三、合并重症肝炎产妇剖宫产的麻醉处理

(一)麻醉选择

在妊娠合并重症肝炎剖宫产的麻醉方式选择时,应根据患者的凝血功能及血小板综合考虑。麻醉要点在于维持呼吸循环的稳定,改善凝血功能及尽量应用对肝功能损害少的药物。

目前一般的观点认为,在血小板数大于 60×10^9/L,PT <20s,APTT <60s,PT 和 APTT 不大于正常值 1.5 倍的情况下,可慎重选用椎管内麻醉,它能减少全麻用药,在无血压下降的情况

下,对肝脏无明显影响。

当血小板数低于 60×10^9 时,则选用全身麻醉。因肝功能损害严重,在麻醉用药中应尽量选用对肝功能和肝血流影响小的药物,剂量也应酌减。此外还应考虑用药的时机,即药物对胎儿的影响。异丙酚和氯胺酮可以应用于重症肝炎孕妇。琥珀胆碱脂溶性很低,且易被胆碱酯酶迅速分解,难以快速通过胎盘,在常用剂量时极少向胎儿移行,破宫前给予适量的琥珀胆碱,可使子宫充分松弛,有助于胎儿的快速取出。阿曲库铵通过 Hofmann 降解,代谢不依赖于肝肾功能,有利于术后拔管。有报道对重症肝炎孕妇采用氧化亚氮(笑气)与异氟烷维持麻醉,术前后肝功能改变未发现显著性差异,说明上述药物在短时间内对肝功能的影响不大。

(二)麻醉管理

术前避免加重或诱发肝性脑病的因素,保护尚存的肝功能及胎儿,治疗肝性脑病,保护肾功能,补充凝血因子、血小板、新鲜血,防止出血及纠正低蛋白血症等,维持循环稳定,纠正低血压。术中管理应保持呼吸道通畅和持续给氧,维持循环稳定,避免发生低血压,因为缺氧和低血压可造成肝细胞损害加重。术中酌情使用血小板及纤维蛋白原和凝血酶原复合物,改善凝血机制障碍与 DIC。有分析认为胎儿娩出后子宫大出血,行子宫切除不仅能有效制止子宫出血本身,同时也减少了子宫内促凝物质继续释放入血,是治疗 DIC 的有效措施。人工肝支持系统是近年来出现的新技术,即用人工的方法清除血循环中因肝衰竭而产生有害物质的一系列装置,可使肝代谢功能得到一定代偿,从而为肝细胞的再生赢得时间,度过危险期获得康复。

第三十四章 产科麻醉药理学

第一节 麻醉药物的吸收、分布及胎盘转换

一、胎盘的生理学

胎盘是母体与胎儿实现物质交换的器官,对胎儿有保护、营养作用,并具有代谢和内分泌等生理功能。胎盘屏障将母体血与胎儿血隔开,其屏障功能远不如血—脑脊液屏障,生理性物质和绝大多数药物都可通过。

二、胎盘的转运功能及药物转运

1. 单纯扩散方式转运

O_2、CO_2、电解质、糖。

2. 易化扩散和主动转运

氨基酸、维生素等。

3. 胞饮作用转运

少量蛋白质、某些细菌、原虫等。绝大多数药物在胎盘通过单纯扩散转运。

三、影响胎盘内扩散因素

影响胎盘内扩散因素包括药物分子大小、药物浓度、脂溶性、极性、胎盘血流量。低分子量(<600 道尔顿)、高脂溶性、低离解度、低蛋白结合率的药物更易扩散也更容易通过胎盘。多数镇静、镇痛药和麻醉药都是低分子量、高脂溶性、低离解度、低蛋白结合率分子,因此可早期通过胎盘。

甾体类激素(脂溶性高)容易通过胎盘,而肝素(脂溶性低)不易通过胎盘。肌松药多呈水溶性、离子化、高分子量,因此不易通过胎盘,如琥珀胆碱、筒箭毒碱等。局麻药极性强,受蛋白结合率的影响,胎儿酸中毒可促使胎儿血中局麻药浓度升高。高血压、糖尿病、先兆子痫可损伤胎盘毛细血管屏障,从而导致药物非选择性通过胎盘。

多数药物在胎儿体内的血药浓度一般可达母体血药浓度的 40% ~ 100%,但地西泮在胎儿的血药浓度可超过母体,原因不明。

四、胎盘的代谢功能

(1)胎盘微粒体中存在细胞色素 P – 450 同工酶,有药物代谢作用。

(2)普鲁卡因、乙酰水杨酸可在胎盘中代谢,与母体比较属次要位置。

第二节 麻醉药物对子宫活动的影响

一、吸入麻醉药

氧化亚氮几乎不影响子宫收缩,对子宫胎盘循环无明显影响。但在单纯氧化亚氮麻醉下并不能阻断手术刺激所引起的应激反应,血浆儿茶酚胺浓度升高可引起子宫胎盘血流量下降。子宫收缩时的疼痛往往可导致交感神经兴奋性增高,使血中儿茶酚胺和肾上腺素大量增加。子宫肌层兴奋性不一致,出现多个兴奋点,造成不协调性子宫收缩,致使宫口扩张缓慢,产程延长,有研究认为,氧化亚氮可抑制支配子宫的交感神经兴奋性,使子宫收缩协调有力,宫口扩张加速,先露随之下降,引起神经反射,使垂体后叶释放更多的催产素,可加速分娩进展、缩短产程。

氟烷、安氟烷均有强力的子宫肌肉松弛作用,高浓度吸入时它们甚至还可抑制催产素的子宫收缩作用。但低浓度(小于 0.5MAC)时对子宫收缩几乎无影响。安氟烷、异氟烷吸入浓度低于 1.5MAC 时对子宫胎盘循环无明显影响,但由于它们均无子宫血管扩张作用,若血压下降,则子宫血流量相应减少。吸入麻醉药均可通过子宫胎盘屏障。

二、静脉麻醉药

目前所用的静脉麻醉药均可通过子宫胎盘屏障。

(一)硫喷妥钠

硫喷妥钠用量过多不仅可使母体血压下降,还可使子宫血流量下降,对新生儿有抑制作用,故用量不应超过 4mg/kg。

(二)氯胺酮

氯胺酮具有镇痛及子宫收缩作用。它对子宫收缩及子宫血流量的影响与其用量及有无宫缩有关。用量小于 1mg/kg 时它对子宫收缩、子宫血流量及新生儿的影响小,但用量超过 2mg/kg 时可引起子宫收缩并对新生儿有抑制作用。

(三)地西泮

地西泮不影响子宫收缩,用量为 0.5mg/kg 时对子宫血流量无影响。但大量用药后可引起血压下降及子宫胎盘血流量减少,有时胎儿血中浓度可超过母体浓度。

(四)麻醉性镇痛药

对子宫收缩及子宫胎盘血流量无影响,但对新生儿有明显的呼吸抑制作用。

三、肌肉松弛药

不影响子宫肌肉的收缩与松弛,对子宫血流量的影响是通过影响血压造成的,对子宫血管无直接作用。琥珀胆碱胎盘通过性较小、且很快被血浆胆碱酯酶分解,维库溴铵与阿曲库铵胎盘通过性低,临床用量对新生儿无抑制作用。

四、局麻药

有子宫血管收缩作用,子宫血流量下降程度与其血中浓度有关。文献报道,导致子宫血流量下降 60% 时局麻药血中浓度如下:利多卡因 200μg/mL,普鲁卡因 40μg/mL,布比卡因

5μg/mL。故若从硬膜外阻滞所用之浓度来看,利多卡因的安全性是相当高的。酯类与酰胺类局麻药均可通过子宫胎盘屏障,但由于前者可被胆碱酯酶分解,对胎儿影响小;后者与蛋白结合率高,胎盘透过性低。

五、其他

抗胆碱药阿托品、东莨菪碱均可迅速通过子宫胎盘屏障,使胎儿心率增快。但东莨菪碱可通过血—脑脊液屏障,向胎儿脑组织移行、有中枢神经抑制作用,故产科麻醉术前不使用东莨菪碱。

第三节　药物(麻醉及相关药物)对胎儿、新生儿的影响

从胎盘经脐静脉进入胎体的药物,约有 50% 进入肝脏被逐渐代谢,其余部分则从静脉导管经下腔静脉进入体循环,待到达脑循环时药物已经稀释,因此,脑组织中麻醉药浓度已相当低。但胎儿与新生儿血—脑脊液屏障的通透性高,药物较易通过,尤其在呼吸抑制出现 CO_2 蓄积和低氧血症时,膜通透性更增大。胎儿及新生儿的药物代谢有各自不同特点。

一、胎儿药物代谢动力学特点

(1)大部分药物经胎盘进入胎儿体内。

(2)存在羊水肠道循环。少量药物经羊膜进入羊水,被胎儿吞饮,胃肠道吸收,药物经胎儿肾脏排泄到羊水后可再被胎儿吞饮吸收。

(3)胎儿的血浆蛋白含量较低,游离型药物较多。

(4)药物不经过胎儿肝脏,胎血中药物浓度上升较快。

(5)胎儿肝的重量为体重的 4%(成人为 2%)。胎儿肝脏能代谢少量药物,临近分娩肝脏代谢的能力增强。近年来发现胎儿肝内的细胞色素 P－450,与 NADPH－细胞色素 C 还原酶、葡萄糖醛酸转移酶的活性等与成人无显著差异,因此肝脏对药物的解毒功能无明显差别。

(6)代谢反应方式:氧化、还原和水解,但无结合型反应。

(7)进入胎儿体内的药物需扩散回母体后,通过母体代谢、消除。

二、新生儿药物代谢动力学特点

(1)新生儿细胞外液较多,细胞外液与体重之比为成人的 2 倍,因而造成血药浓度相对较低,但新生儿血浆蛋白含量较少,药物与血浆蛋白的结合率也低,使游离型药物比例增大,药物作用增加。

(2)新生儿血—脑脊液屏障尚未健全,有些药物如抗生素等能在脑脊液中分布较多,造成对中枢神经系统的不良反应。

(3)肝内的药物代谢酶活性较低,易造成药物在体内的蓄积而引起对机体的损害,如水杨酸类等。

(4)肾组织结构发育不全,肾小球数量较小。按体表面积计算,新生儿的肾清除率仅为成

人的 30%～40%，肾小管排泄量比成人低 20%～30%，因此新生儿对药物排泄能力比成人低，而且相对缓慢，尤其对巴比妥类药排泄缓慢。

三、麻醉及相关药物对胎儿、新生儿的影响

用于产科麻醉的方法和药物，影响胎儿的关键是药物向胎盘的移行和药物对子宫收缩的影响。子宫—胎盘循环无自身调节功能，孕妇低血压严重影响胎儿血供；麻醉药和麻醉性镇痛药都有程度不同的中枢抑制作用，且均有一定数量通过胎盘进入胎儿血循环。因此，在用药时必须慎重考虑用药方式、剂量、用药时间以及胎儿和母体的全身情况。如果胎儿在药物抑制高峰时刻娩出，则有可能发生新生儿窒息，特别对早产儿更应慎重。

美国食品药品管理局（FDA）根据药物对动物和人类所具有不同程度的致畸危险，将药物对妊娠危险性等级分五级：A、B、C、D、X 级，供临床选择孕期安全用药参考。

A 级：在对照研究中，未发现妇女用药对妊娠初期，中期和后期的胎儿有危险，对胎儿伤害的可能性很小。常见药物：维生素 C、维生素 D、维生素 E、氯化钾、左甲状腺素钠等。需要特别提醒的是，这类药物也并非进入了"保险柜"，不遵照医嘱，自行加大剂量等不规范用药仍然是十分危险的。

B 级：在动物繁殖研究中（并未进行孕妇的对照研究），未见到药物对胎儿的不良影响。或在动物繁殖研究中发现药物有不良反应，但这些不良反应并未在早期孕妇对照实验中得到证实。常见药物：阿莫西林、氨苄西林、头孢类抗生素、红霉素、阿奇霉素、甲硝唑、克霉唑、阿昔洛韦、胰岛素、法莫替丁，布洛芬。

C 级：动物研究证明药物对胎儿有危害（致畸或胚胎致死等），但尚无孕妇相关的对照实验证实，或无法进行孕妇和动物实验研究。本类药物只有在对胎儿的益处大于对胎儿的危害时方可使用。常见药物：阿司匹林、氢化可的松、庆大霉素、硝苯地平、茶碱、制霉菌素、氧氟沙星、诺氟沙星等等。

D 级：药物对人类胎儿危险的证据确凿，孕妇使用必须权衡利害，仅在妇女生命受到威胁或患有严重疾病非用不可时方可使用。常见药物：白消安、碘、碘胺甲恶唑、卡马西平、劳拉西泮、西拉普利等。

X 级：在动物或人类中的研究已表明，药物可导致胎儿异常。已怀孕或可能怀孕的妇女禁用。常见药物：利巴韦林（常用的抗病毒药物）、艾司唑仑、氟伐他汀、洛伐他汀、紫杉醇等。

A、B 级药物，对胎儿无危害或无不良反应，孕期一般可安全使用，如多种维生素类，一些抗生素（如青霉素族、头孢类）等，阿莫西林属此类。C、D 级药物，对胎儿有危害（致畸或流产）但对孕妇有益，需权衡利弊后慎用。如一些抗生素、激素类药物。X 级，对胎儿有危害，对孕妇无益，此类为孕期禁用药，如抗癌药物，性激素（雌激素、合成孕激素）等。

（一）麻醉性镇痛药

麻醉性镇痛药如吗啡、哌替啶、芬太尼等，都极易透过胎盘，且对胎儿产生一定的抑制。

1. 吗啡（C 级）

吗啡为纯粹的阿片受体激动剂，有强大的镇痛作用，同时也有明显的镇静作用，并有镇咳作用（因其可致成瘾而不用于临床）。对呼吸中枢有抑制作用，使其对二氧化碳张力的反应性降低，过量可致呼吸衰竭而死亡。本品兴奋平滑肌，增加肠道平滑肌张力引起便秘，并使胆道、输尿管、支气管平滑肌张力增加。可使外周血管扩张，尚有缩瞳、镇吐等作用，吗啡可激动 μ、κ

及 δ 型受体,故产生镇痛、呼吸抑制、欣快成瘾等作用。可通过胎盘屏障到达胎儿体内,少量经乳汁排出,能对抗催产素对子宫的兴奋作用而延长产程,故禁用于临盆产妇。吗啡通过早产儿血—脑脊液屏障的浓度大于哌替啶,故禁用于早产儿。同时,吗啡易引起母体恶心、呕吐、头晕等不良反应,故目前在产科已基本弃用,代之以哌替啶或其他阿片类镇痛药。动物实验发现吗啡无致畸作用,但是会引起胚胎发育延迟、胎儿生长缓慢。吗啡对妊娠危险性等级为 C 级,若长期、大剂量使用则分级为 D 级,在妊娠期对孕妇有利情况下必要时可以短期、小剂量使用。

2. 哌替啶(B 级)

哌替啶是阿片类镇痛剂,孕妇肌内注射或者静脉注射后可以迅速通过胎盘,脐血高峰浓度可以达到母体的 75%,其代谢产物去甲哌替啶的半衰期长,大剂量、反复应用哌替啶可以使去甲哌替啶在体内蓄积,引起呼吸抑制、抽搐发作等毒性反应。研究证明,即使妊娠早期使用哌替啶也无致畸作用,美国最近的一项调查显示,有 39% ~ 56% 的产妇使用阿片类药物。哌替啶是分娩中最常用的阿片类镇痛药。母体肌内注射哌替啶 50 ~ 100mg,达峰效应时间为 40 ~ 50min;静脉注射剂量为 25 ~ 50mg,5 ~ 10min 起效,镇痛效应持续 3 ~ 4h。母亲用药 2 ~ 3h 后胎儿体内哌替啶的浓度达最高。母体静脉注射 50mg 后,2min 内胎儿血即可检出,6min 后母血与胎血内的哌替啶浓度可达平衡;改用肌内注射,脐静脉的哌替啶出现较延迟,浓度也较低。于分娩前 1h 肌内注射 50 ~ 100mg,娩出的新生儿与未用药者无明显差异。但如果在娩出前 2h 肌内注射,新生儿呼吸抑制率明显增高,4h 内娩出者,呼吸性酸中毒的程度增加。哌替啶通过胎盘的速度很慢,但是孕妇围产期使用哌替啶后会抑制新生儿呼吸长达几个小时,近年证实,哌替啶是通过其分解产物去甲哌替啶、哌替啶酸及去甲哌替啶醇(在胎儿肝内形成)抑制新生儿的呼吸中枢产生呼吸抑制。哌替啶生物降解需 2 ~ 3h,因此可以解释在胎儿娩出前 1h 用药,娩出的新生儿情况正常,于娩出前 2 ~ 3h 用同样剂量,则新生儿都有呼吸抑制现象,因此应在娩出前 1h 内或 4h 以上使用哌替啶。由于临床对胎儿娩出的时间不易准确估计,所以用药时间以越接近娩出越好。哌替啶有促进宫缩作用,增加宫缩频率及强度,故可使第一产程缩短,这可能与其镇痛以及其改善自主神经功能等作用有关。新生儿一旦出现呼吸抑制,可用丙烯吗啡 0.10 ~ 0.25mg 经脐静脉注入以对抗。哌替啶可能引起新生儿神经行为功能异常,随时间推移而消失。孕妇静脉使用哌替啶 1h 后胎儿心率变异性降低,通常心率变异性降低是胎儿窘迫的表现,说明胎儿缺氧或者是酸中毒,但是小、中剂量的哌替啶引起的这种效应是可逆的、暂时的,不代表胎儿状况不良。

最近的一项荟萃分析未能证明在分娩镇痛中其他药物(曲马朵、吲哚美辛、喷他佐辛、环丁甲羟氢吗啡和布托啡诺)作用优于哌替啶,还有人证实芬太尼和瑞芬太尼比哌替啶更好。

哌替啶对妊娠危险性等级为 B 级,在妊娠期对孕妇有利情况下可以短期、小剂量使用。

3. 芬太尼(C 级)

芬太尼是强效阿片受体激动剂,起效快,作用时间短,恢复快,可以迅速通过胎盘。适用于分娩中的连续用药,既可以静脉给药,也可以采用硬膜外患者自控给药的方式。芬太尼可在分娩第二期经硬膜外给予 100μg 而获得良好镇痛。芬太尼可提供充分镇痛而对新生儿的抑制较小。虽然芬太尼是一种有效的阿片类药物,但因其不良反应和作用时间短,限制了在产科的广泛应用。一项产科静脉使用芬太尼的研究报道,在分娩过程中使用过芬太尼的 11 例产妇,其中 4 例新生儿需要使用纳洛酮拮抗。芬太尼用于分娩镇痛的一般剂量为 25 ~ 50μg(静脉使用),峰效应在 3 ~ 5min 内出现,有效时间为 30 ~ 60min。虽然在使用 1μg/kg 的剂量后,分析脐带血或者 Apgar 评分并未发现阳性结果,但芬太尼胎盘转移迅速,仍应注意其不良反应的发生。动物实验证明芬太尼没有致畸作用,但是具有胚胎毒性(Embryocidal),大量临床研究证明围产期使用芬太尼对新生儿没有毒副作用,围产期使用芬太尼或者腰麻布比卡因中加入芬太尼对新生儿的呼吸频率、心率、神经行为及总体健康状况均无影响。然而,有个案报道芬太尼可以引起呼吸抑制、呼吸肌强直等不良反应。芬太尼可以引起胎儿心率变异性降低,却不引起胎儿缺氧,多数研究者认为在产科镇痛中静脉用芬太尼优于哌替啶。芬太尼对妊娠危险性等级为 C 级,若长期、大剂量使用则分级为 D 级,在妊娠期对孕妇有利情况下必要时可以短期、小剂量使用。

4. 舒芬太尼(C 级)

舒芬太尼是强效特异性 μ 型阿片受体激动剂,镇痛效果比芬太尼强几倍,具有良好的心血管血流动力学稳定性,起效迅速,药物在体内蓄积少,清除迅速,主要经肝脏代谢,动物实验未发现舒芬太尼有致畸作用,在人类使用舒芬太尼的致畸作用未见报道,其具体作用尚不清楚。舒芬太尼对妊娠危险性等级为 C 级,只有在妊娠期对孕妇有利情况下可以短期、小剂量使用。

5. 瑞芬太尼(B 级)

瑞芬太尼是一种新型短效 μ 阿片受体激动剂,美国 FDA 于 1996 年 7 月批准瑞芬太尼用于临床。它是在常规阿片构型基础上的哌啶衍生物,但是它包含一个酯键允许在血液和肌肉中通过非特异性酯酶代谢。与其他阿片类药物相比这种代谢方式使其具有独特的药代动力学特征。因此瑞芬太尼具有极其迅速的血浆清除和作用消减,其时—量相关半衰期较恒定,为 3~5min,持续使用不发生累积效应。现有的阿片类药物中,只有瑞芬太尼对产妇和新生儿都是经非特异性酯酶降解、代谢快,所以非常适于产科麻醉。有研究指出瑞芬太尼穿过胎盘的百分率,即脐静脉血和产妇动脉血的血药浓度比是 0.73~0.88,而脐动脉和脐静脉血药浓度比是 0.6,随后由于快速代谢或再分布或两者共同作用的结果使暴露于致死量的概率极小。这种特性使其成为在局部麻醉效果不佳时临床乐于接受的全身镇痛替代药物。综合在产科麻醉使用瑞芬太尼后的连续病例和随机调查的文献资料,推荐患者自控静脉镇痛时,间隔 1min 给半数有效剂量 0.4μg/kg 瑞芬太尼,或者首剂 25μg 间隔 5min 后以 0.05μg/(kg·min)的速度连续输注瑞芬太尼可提供满意的镇痛。有在困难分娩局部麻醉技术不适用时连续 34h 使用瑞芬太尼的记录,无不良反应发生。因为存在新生儿呼吸抑制的顾虑,在剖宫产术全麻诱导时通常不使用阿片类药物,但是在某些情况下,如产妇有合并疾病,增加产妇的心率和血压可能是有害的,此时应使用阿片类药物。已经有一些报道,在产妇合并心脏病、神经系统疾病、肝脏疾病、先兆子痫等疾病时,全麻诱导使用瑞芬太尼。有几项研究报道,在使用瑞芬太尼后新生儿因呼吸抑制需要给予纳洛酮,其中有一项报道分娩后的新生儿出现胸壁强直。因此使用瑞芬太尼时必须同时准备新生儿复苏的设备。

遗传毒性:瑞芬太尼的原核细胞基因突变试验、大鼠肝细胞程序外 DNA 合成试验(UDS)、基因断裂试验(CHO 细胞)和小鼠微核试验的结果均为阴性;但有代谢活化剂存在,体外小鼠淋巴细胞试验出现致突变作用。生殖毒性:①一般生殖毒性:瑞芬太尼 0.5mg/kg(按体表面积 mg/m² 计算,相当于临床最大推荐人用剂量的 40 倍)连续静脉注射 70 多天,雄性大鼠的生育力降低;雌性大鼠交配前 15d 每日静脉注射瑞芬太尼 1mg/kg,其生育力未受影响;②致畸敏感期毒性:大鼠和家兔分别静脉注射瑞芬太尼 5mg/kg 和 0.8mg/kg(按体表面积 mg/m² 计算,相当于临床最大推荐人用剂量的 400 倍和 125 倍)未见致畸作用。怀孕兔和大鼠注射放射性标记的瑞芬太尼后,发现其通过胎盘并进入胎仔体内;③围产期毒性:大鼠围产期静脉注射瑞芬太尼 5mg/kg(按体表面积 mg/m^2 计算,相当于临床最大推荐人用剂量的 400 倍),对 F1 代大鼠的存活、发育和生殖能力未见明显影响。一项随机、双盲实验报道瑞芬太尼成功用于孕妇实施手术而未发现不良作用,未见瑞芬太尼在孕妇使用后产生致畸作用的报道。关于瑞芬太尼在产科应用中的研究还远不能回答是否瑞芬太尼可令产科麻醉医师为产妇在分娩中提供较好的全身镇痛。虽然初步的报告已经显示其良好的使用结果,但是在更多研究充分评估其安全性之前提倡使用瑞芬太尼仍为时过早。瑞芬太尼对妊娠危险性等级为 B 级,在妊娠期对孕妇有利情况下可以短期、小剂量使用。

6.其他

镇痛新(喷他佐辛,Pentazocine,C 级)的作用时间约 2 ~ 4h,肌内注射 30mg 达峰效应时间为 1h,静脉注射 15 ~ 20mg 达峰效应时间为 15min,可发挥最强镇痛作用。较大量静脉注射可使血压轻度上升,心率增快。0.2mg/kg 的镇痛新所产生的呼吸抑制与 0.7mg/kg 的哌替啶相等。镇痛新可加强宫缩,缩短第二产程。胎儿对镇痛新的摄取能力较对哌替啶者强。喷他佐辛动物生殖实验没有发现其致畸作用和胎儿毒性作用,没有发现产妇分娩期使用喷他佐辛比使用其他镇痛剂的不良反应增加,喷他佐辛对妊娠危险性等级为 C 级,只有在药物对孕妇十分有利的情况下才可谨慎使用。

布托啡诺(C 级)是混合型阿片受体激动—拮抗剂,结构与纳洛酮相似。与其他阿片类药物相比,其潜在优势是较少引起的恶心呕吐。布托啡诺对 μ 受体有部分激动作用,同时也是 κ 受体激动剂,拮抗 α 受体、拮抗部分 μ 受体,对 σ 受体亲和力最小。布托啡诺的镇痛效应强,镇痛时间久,呼吸抑制和成瘾性发生率较低。可 1 ~ 2mg 肌内或静脉注射,有效时间维持 4h以上。对小鼠、大鼠和兔生殖期间研究,没有发现使用布托啡诺对器官形成有潜在的致畸性。但妊娠期大鼠以布托啡诺 1mg/kg(5.9mg/m^2)皮下给药时,与对照组相比,死产发病率升高;实验兔口服 30mg/kg(5.1mg/m^2)和 60mg/kg(10.2mg/m^2)剂量的布托啡诺也导致胚胎植入后流产的发病率增加。目前还没有在妇女妊娠 37 周前使用布托啡诺的严密对照研究,所以最好不要在妊娠期使用该药物。哺乳期妇女静脉给予布托啡诺注射液时,在乳汁中可以检测到少量布托啡诺,临床上可能对婴儿没有影响(母体每天使用 4 次,每次 2mg,乳汁中布托啡诺含量有 4μg/L),故哺乳期妇女用药应权衡利弊。布托啡诺对妊娠危险性等级为 C 级,只有在药物对孕妇十分有利的情况下才可谨慎使用。

μ 受体激动剂的优点是有"封顶效应",当增加剂量时不会进一步引起呼吸抑制。但是,由于这类药物可迅速通过胎盘并且导致胎心率先兆正弦模式变化,从而限制了在临床实践中的应用。尽管这种胎心模式的变化常常是良性的而且并无致命性伤害,但是产科医生不喜欢使用这种有潜在破坏胎心曲线的药物。还有报道,静脉或椎管内使用阿片受体拮抗剂或激动—拮抗剂可以促使产妇和阿片依赖性分娩的新生儿发生急性戒断综合征。

(二)非巴比妥类镇静药

非巴比妥类镇静药包括吩噻嗪类和苯二氮卓类,用于早产或剖宫产前的镇静。苯二氮卓类,如吲哚美辛、氯羟安定和咪唑安定可用于产科镇静和抗焦虑。但是这些药物易于通过胎盘,地西泮的消除半衰期长达 48h,其主要代谢产物 N - 去甲安定的消除半衰期超过 120h。更有证据提示在受孕早期暴露于苯二氮卓类药物可导致畸形,如唇裂。但最近对受孕头三个月应用苯二氮卓类药物的分析显示多数婴儿正常出生并且出生后发育正常。这些药物在产科中的应用显然与胎儿畸形无关,但是它可能与新生儿的其他一些问题相关,包括镇静,张力减退,发绀以及对应激代谢反应的损害。此外,由于这些药物的遗忘效应,产妇可能无法记得她的分娩经历。许多不良反应可以通过注射苯二氮卓类受体竞争性拮抗剂氟马泽尼来逆转。

1. 地西泮(D 级)

安定容易通过胎盘,静脉注射 10mg、30~60s 内,或肌内注射 10~20mg、3~5min 内即可进入胎儿。母体肌内注射 10mg、26~40min 后,脐静脉血平均浓度为 70ng/mL,而母体血浆浓度仅 38ng/mL,40min 后母胎血内的浓度方达平衡,其后胎血浓度再次增加,这与胎儿血浆蛋白对安定有较强亲和力有关。地西泮在新生儿的半衰期为 (30 ± 2.2) h,但 4~8d 后仍可检出其代谢产物(去甲安定)。地西泮可引起新生儿血内游离胆红素浓度增高,易诱发核黄疸。有人报告在产钳助产和臀位分娩时,使用地西泮比使用吸入麻醉引起的并发症少,故可用于产科。还有研究推测孕期服用地西泮可以导致腹股沟斜疝、先天性心脏畸形和先天性肥厚型幽门狭窄等疾患。孕期服用大剂量地西泮可以导致新生儿智力发育迟滞或者神经异常。地西泮对妊娠危险性等级为 D 级,妊娠期尤其是孕早期应谨慎使用。

2. 咪达唑仑(D 级)

咪达唑仑高度亲脂性,微溶于水,商品为盐酸盐,在体内释出亲脂性碱基,可迅速透过胎盘,但透过量少于地西泮,对胎儿的影响尚不清楚。抗焦虑、催眠及抗惊厥的效力为地西泮的 1.5~2 倍。咪达唑仑本身无镇痛作用,但可降低吸入全麻药的 MAC,与麻醉性镇痛药有协同作用;而有一定的呼吸抑制,对血流动力学也有一定影响。推荐剂量的 5 倍用于孕动物实验未发现有致畸作用,围产期孕妇使用咪达唑仑可以引起新生儿呼吸抑制。咪达唑仑对妊娠危险性等级也为 D 级,妊娠期尤其是孕早期应谨慎使用。

其他地西泮药(如氟哌啶、利眠宁)可与芬太尼、哌替啶合用,以消除产妇紧张、减轻疼痛而无呼吸循环不良反应。

3. 氯丙嗪(C 级)

氯丙嗪主要用于先兆子痫和子痫患者,以达到解痉、镇静、镇吐及降压作用。肌内注射 12.5~25.0mg 后 1.5~2.0min 可通过胎盘,对子宫活动无明显影响,但氯丙嗪过量引起中枢抑制,少数敏感者可出现一过性黄疸,患有严重肝损害者慎用。有人认为氯丙嗪的抗应激作用可提高新生儿出生率。临床多与哌替啶、异丙嗪合用。在啮齿类动物的生殖研究证实氯丙嗪有胚胎毒性,幼崽病死率增加,用药组子代反应降低,不排除永久性神经损伤的可能。孕期使用氯丙嗪的安全性尚未得到证实,氯丙嗪对妊娠危险性等级为 C 级,妊娠期应谨慎使用。

4. 异丙嗪(C 级)

异丙嗪是在产科中最常使用的吩噻嗪类药物。可与哌替啶联合使用(度非合剂),25~50mg 的剂量可防止呕吐。但是它增强鸦片类药物镇痛作用的能力还不明确。异丙嗪在母体静脉注射 1.5min 后即可在脐静脉血中检出,15min 之内达到平衡。异丙嗪对子宫肌张力无影响。个别产妇用药后出现躁动。妊娠早期使用异丙嗪可引起先天性心脏病、四肢畸形、唇裂等,妊娠晚期使用异丙嗪可诱发婴儿的黄疸和锥体外系症状。异丙嗪对妊娠危险性等级为 C 级,妊娠期应谨慎使用。

(三)巴比妥类药

巴比妥类药可迅速透过胎盘。药物在胎盘移行中受 PKa 的影响比脂溶性因素更大。如戊巴比妥的 PKa 为 8.02,异戊巴比妥的 PKa 为 7.78,两者脂溶性相同,但前者的胎盘转运速度比后者为快。硫喷妥钠静脉注射用于剖宫产时很少出现新生儿嗜睡,这是因为静脉注射后能转运到脑内的硫喷妥钠浓度较低。

戊巴比妥钠 0.1g 肌内注射或口服,可在 5~20min 内透过胎盘,但治疗量无明显呼吸抑制作用,对子宫活动也无明显影响。

苯巴比妥钠对中枢神经系统有广泛抑制作用,随用量增加而产生镇静、催眠和抗惊厥效应,大剂量时产生麻醉作用,作用机制现认为主要与阻断脑干网状结构上行激活系统有关。本品还具有抗癫痫效应,其机制在于抑制中枢神经系统单突触和多突触传递,还可能与其增强中枢抑制性递质 γ - 丁氨酸的功能有关。有报道认为孕妇服用苯巴比妥钠会使胎儿先天性异常的发病率增加 2~3 倍,而也有报道认为孕妇服用苯巴比妥钠会使胎儿先天性异常的发病率没有变化,虽然各种关于巴比妥类药物对动物致畸作用的报道相互矛盾,但是人们却发现孕妇使用此类药物是安全的。苯巴比妥钠对妊娠危险性等级为 D 级,孕期应当在对孕妇绝对有益时谨慎使用。

(四)吸入麻醉药

在分娩过程中,可使用亚麻醉浓度的吸入麻醉药来缓解产程中疼痛。这种疼痛缓解技术不能与吸入麻醉相混淆,后者可以产生意识模糊和保护性喉反射丧失。这种技术可以作为椎管内麻醉的辅助用药或者用于无法应用局部麻醉的产妇;可以间断性(在子宫收缩过程)或者连续性的给药。产妇可以自控用药,但是必须同时有一名医护人员在场。氧化亚氮和氟烷类吸入麻醉药已被成功地应用于分娩的麻醉。氟烷类吸入麻醉药麻醉效果与氧化亚氮相当或更佳,但由于可致困倦,气味难闻以及费用较高而受到限制。使用这类药物的最大风险就是意外的剂量过大导致的意识不清和保护性反射消失。此外,因多数采用半紧闭法给药,若产房没有换气系统,可能导致相关医护人员长期暴露在一个过高水平吸入麻醉药的环境中。

1. 氧化亚氮(未分级)

氧化亚氮—氧混合气作为单独或与其他技术联合应用已经很多年了。氧化亚氮可迅速透过胎盘,母胎间的血药浓度差约为 55%~91%,且随吸入时间延长而成比例增加。氧化亚氮对母体的呼吸、循环、子宫收缩力有增强作用,使宫缩力与频率增加。氧化亚氮吸入体内后显效快,30~60s 即产生作用,停止吸入后数分钟作用消失。同时,氧化亚氮镇痛作用强而麻醉作用弱,质量分数为 30~50,亚麻醉质量分数 >80 才有麻醉作用。这些药理学特点使氧化亚氮成为较理想的分娩镇痛药。氧化亚氮是目前研究最详尽的常用麻醉剂,以前人们认为该药不影响人体代谢,然而近代研究发现,氧化亚氮可能干扰嘧啶合成的重要生化通路,表现为对胎儿的致畸作用。氧化亚氮会降低血浆内色氨酸、蛋氨酸、苯丙氨酸和 s - 腺苷蛋氨酸的浓度,这是由于氧化亚氮抑制蛋氨酸合成酶,通过改变叶酸代谢来干扰 DNA 合成。然而有研究发现在氧化亚氮与芬太尼或者卤族吸入麻醉剂合用时,可以预防其致畸作用发生,从而推测氧化亚氮的致畸作用可能是用药后导致交感神经活动增强对母体的生理状态的影响引起的,但使用 α 受体阻滞剂却不能预防其致畸作用,因而氧化亚氮致畸作用的机制尚不清楚。人类妊娠中期使用氧化亚氮不产生致畸作用。氧化亚氮对妊娠危险性等级尚未确定,孕早期应当避免使用。

2. 安氟烷(B 级)与异氟烷(C 级)

安氟烷镇痛作用比氟烷稍强,低浓度(<0.05MAC)吸入对子宫收缩的抑制较轻,麻醉诱

导则较氟烷慢。异氟烷与前述强效麻醉药一样,引起与剂量相关的子宫收缩抑制,浅麻醉时对子宫抑制不明显,对胎儿也无明显影响;深麻醉对子宫有较强的抑制,容易引起子宫出血。4倍推荐剂量安氟烷在大鼠和兔生殖研究中未发现安氟烷对生育能力损伤或对胎儿的损害作用,尚无充分的孕妇对照实验来证明安氟烷对胎儿的影响。安氟烷对妊娠危险性等级为 B级,孕期应当在对孕妇绝对有益时谨慎使用。6 倍剂量异氟烷可以导致小鼠胚胎毒性,这方面尚没有充分的孕妇对照实验。异氟烷对妊娠危险性等级为 C 级,孕期应当在对孕妇绝对有益时谨慎使用。

3.七氟烷(B 级)与地氟烷(B 级)

就七氟烷理化性质而言,该药较氟烷更易通透胎盘,对子宫收缩的抑制强于氟烷。地氟烷对血流动力学影响弱于异氟烷,肌松效应在相同 MAC 条件下强于异氟烷和氟烷,故对子宫肌的抑制强于异氟烷,地氟烷可迅速通透胎盘。不使用 CO_2 吸收剂情况下 1MAC 浓度七氟烷在大鼠和兔生殖研究中未发现七氟烷对生育能力损伤或对胎儿的损害作用,在强碱存在状态下(例如存在七氟烷降解物或复合物 A 时)对七氟烷的发育与生殖毒性研究尚未开展,尚无充分的孕妇对照实验来证明七氟烷对胎儿的影响。大鼠和兔妊娠期间每天暴露在 1MAC/小时地氟烷累计 10~13d 未发现药物致畸作用,增大药物剂量使胚胎植入后胚胎病死率和母体毒性发生率增加,暴露累计 10MAC/小时的大鼠剖宫早产雄性幼崽体重降低发生率约为 6%。尚无充分的孕妇对照实验来证明地氟烷对胎儿的影响。七氟烷与地氟烷对妊娠危险性等级均为 B级,孕期应当在对孕妇绝对有益时谨慎使用。

(五)静脉麻醉药

1.氯胺酮(B 级)

氯胺酮是一种 NMDA 受体拮抗剂,可引起分离麻醉,早在 1968 年就已用于产科,具有催产、消除阵痛增强子宫肌张力和收缩力的作用,对新生儿无抑制,偶可引起新生儿肌张力增强和激动不安(有的报道占 2%)。在分娩过程中可使用亚麻醉剂量的氯胺酮(0.5~1mg/kg 或每 10mg/2~5min 直至总量在 30min 内达到 1mg/kg);25~50mg 剂量的氯胺酮可用于剖宫产手术时硬膜外阻滞不全,或在胎头娩出时静脉注射 0.25mg/kg,或在会阴侧切时静脉注射 0.6~0.7mg/kg。它的缺点是可能引起高血压和应激反应。大剂量氯胺酮(大于 2mg/kg)可引起拟精神病效应和子宫杂音增加,可能导致 Apgar 评分降低。氯胺酮禁用于有精神病史、子痫前期或先兆子宫破裂的孕妇。大量动物实验证明氯胺酮没有致畸作用,孕期大鼠使用人类用量十倍的氯胺酮也没有发现先天性畸形发病率增加,但是围产期大剂量使用会引起新生动物短暂的深度呼吸抑制,新生小鼠使用极大剂量氯胺酮可以引起神经元蜕变,脑皮质丧失。目前没有流行病学调查发现孕妇使用氯胺酮后出现新生儿先天性畸形的报道,也没有孕早期使用氯胺酮的报道,因而氯胺酮对人类孕期的致畸作用仍然不清楚。孕妇产程中使用氯胺酮可以引起新生儿短暂的抑制,表现为最初的 Apgar 评分偏低、需要复苏,这种情况在大剂量使用氯胺酮以及产程延长时更加明显,神经行为抑制时间可能长达产后 2d,产程中大剂量使用氯胺酮可以使新生儿肌张力暂时增加。氯胺酮药物对妊娠危险性等级为 B 级,但是胚胎发育器官形成期的安全性尚不清楚,孕期大剂量、长期使用是不安全的。

2.丙泊酚(B 级)

丙泊酚为水溶性乳剂,是目前常用的静脉全身麻醉药,催眠效能较硫喷妥钠强 1.8 倍,起效快,维持时间短,苏醒迅速,镇静程度深,有微弱镇痛作用,临床使用越来越广泛。该药可透过胎盘,大剂量使用(用量超过 2.5mg/kg)可抑制新生儿呼吸。丙泊酚的说明书强调:妊娠期丙泊酚除用于终止妊娠外,不宜用于产科麻醉。也有人报道,丙泊酚用于剖宫产有许多优点,患者迅速苏醒,未引起新生儿长时间呼吸抑制。但丙泊酚无论用于全麻诱导或维持,易于发生产妇低血压,故应慎用。哺乳期母亲用后对新生儿安全尚有顾虑。人类 6 倍推荐剂量的丙泊酚用于实验鼠或者实验兔均未发现致畸作用,给绵羊使用微高剂量的丙泊酚不影响子宫血流、母体和胎儿的动脉压。丙泊酚可以快速通过胎盘,短暂抑制胎儿神经系统,初生胎儿 Apgar 评分低,都可以迅速恢复。大剂量丙泊酚会暂时抑制新生儿神经行为功能。Gill Hilton 等报道了孕 9 周和孕 26 周的孕妇长时间静脉使用丙泊酚实施手术后,均怀孕足月顺利生产出健康婴儿。丙泊酚对妊娠危险性等级为 B 级,可以安全用于孕妇,但是妊娠早期暴露研究不充分,孕早期使用应当谨慎。

3. γ - 羟丁酸钠(未分级)

1961 年以来用于难产和胎儿窒息,具有增加宫缩频率和速度,强化催产药作用和促进宫缩的作用。可透过胎盘预防胎儿缺氧性脑并发症。一次静脉注射 60mg/kg,使脑血流量减少,改善脑代谢的抑制,氧耗量降低,葡萄糖消耗量减少,乳酸盐和丙酮酸盐产量下降。剖宫产时,当胎儿出现代谢性酸中毒而需快诱导时,可先注入 γ - 羟丁酸钠 40 ~ 60mg/kg,然后注入 2.5%硫喷妥钠 3mg/kg 与琥珀胆碱 1mg/kg,进行诱导插管,并以氧化亚氮及肌松药维持,可改善非机械性原因引起的胎儿心率变化。本药禁用于严重妊娠高血压综合征、先兆子痫或低钾血症产妇。

4. 硫喷妥钠(B 级)

硫喷妥钠是 1930 年就开始使用的速效静脉麻醉药,脂溶性高,静脉注射后迅速通过血—脑脊液屏障,对中枢系统产生抑制作用,依所用剂量大小,出现镇静、安眠及意识消失等不同的作用。1936 年始用于产科,迄今仍用于分娩第二期,不影响子宫收缩,可迅速通过胎盘,可能会引起胎儿呼吸抑制,但胎儿的摄取量与母体所用剂量不成正比关系。本药用于妊娠期的半衰期比非妊娠期者长 2 ~ 3 倍。健康新生儿的 Apgar 评分与所用剂量及脐静脉血中的药物浓度无直接相关。大剂量硫喷妥钠可能抑制新生儿呼吸,一般认为其诱导剂量不超过 4mg/kg。因胎儿窒息而需作急症剖宫产时由于巴比妥类药对脑似有保护作用,故仍可考虑用本药作麻醉诱导。孕期动物实验使用 1.5 ~ 3 倍人类使用剂量的硫喷妥钠未发现有致畸作用,人类一项回顾性研究调查了 152 例在孕早期使用硫喷妥钠的孕妇,未发现先天性异常发病率增加。硫喷妥钠对妊娠危险性等级为 B 级。

5. 依托咪酯(C 级)

依托咪酯为快速催眠性静脉全身麻醉药,其催眠效应较硫喷妥钠强 12 倍,具有类似GABA样作用,与巴比妥类药不同,本品在催眠作用开始时导致新皮层睡眠,降低皮质下抑制。动物研究证明,依托咪酯的作用有部分可通过对脑干网状系统的抑制和激活作用。本品对心血管和呼吸系统影响较小,可用于休克或创伤患者的全麻诱导,单次静脉注射量大可引起短期呼吸暂停,不增加组胺释放,可降低脑内压、脑血流和眼内压。使用 40 倍人类推荐剂量依托咪酯给孕大鼠应用实验后未发现先天性畸形发病率增加,没有人类孕期使用依托咪酯后导致胎儿先天性异常的报道,故其对孕期作用仍然不清楚。

6. 安泰酮和普尔安

可在胎儿娩出时短时间使用。本药可透过胎盘,对呼吸循环产生不同程度的影响,但不影响宫缩,对妊娠高血压综合征、癫痫、心脏病或低血容量患者,以及过敏体质者禁用。

(六)肌肉松弛药

琥珀胆碱(C级)脂溶性低,且可被胆碱酯酶迅速分解,故在常用剂量时,极少向胎儿移行,新生儿体内亦无此药。但用量在300mg以上或一次大量使用,仍会移行至胎儿,3.5min时可与母血浓度相平衡。动物实验已证明琥珀胆碱可向胎儿移行。如果孕妇胆碱酯酶活性异常,使用琥珀胆碱后,偶可引起母子呼吸抑制。

近年来开发的新型非去极化肌松药逐年增加,其中阿曲库铵(C级)和维库溴铵(C级)应用较为普遍,哌库溴铵(C级)和杜什氯铵(C级)为较新的肌松药。此后开发的以短效见长的美维松(C级)和中效的罗库溴铵(C级)、顺阿曲库铵(B级),使临床用药有更多的选择。上述药物都是高度水溶性药,故不易(并非完全不能)通过脂质屏障,如胎盘屏障。产科使用的理想肌肉松弛药应具有:起效快,持续时间短,很少通过胎盘屏障,新生儿排除该药迅速等。阿曲库铵的理化特点接近上述条件,它是大分子量的季胺离子,脂溶性低,50%与蛋白结合,所以通透胎盘屏障受限。有的作者观察,给剖宫产的产妇使用阿曲库铵0.3mg/kg,肌松满意,作用持续时间短,仅微量通过胎盘,母—胎间药物浓度比值为12%,娩出新生儿Apgar评分正常,只是出生后15分NAcs评分(神经学和适应能力计分)55%正常,45%较差,说明使用阿曲库铵后的新生儿自主肌肉张力较差,表现为颈部屈肌和伸肌主动收缩力较差,出生后15min时仍有残存肌松现象,对早产儿应以注意。

(七)局部麻醉药

局麻药注入硬膜外间隙,母体静脉血局麻药浓度可在20~30min时达最高值,脐静脉血中浓度在30min时达最高值。不同的局麻药通过胎盘的转运速度也不同,影响因素包括下述几方面。

1.局麻药的蛋白结合度

丁卡因为88%~95%,利多卡因为45%~55%;与胎儿血浆蛋白的结合度,布比卡因为51%~66%,利多卡因为14%~24%。局麻药与血浆蛋白结合度高者,通过胎盘量少,进入胎儿血的量也小。

2.局麻药的分子量

分子量在350~450D以下的物质容易通过胎盘,常用的局麻药的分子量都在400D以下,故均较易通过胎盘。

3.局麻药的脂质溶解度

局麻药中,脂质溶解度较高者,均较易于进入胎盘,后者决定于局麻药的pH值和油/水溶解系数,如利多卡因pH值为7.20,溶解度为30.2,较易通过胎盘。

4.局麻药在胎盘中的分解代谢

酰胺类局麻药如利多卡因、布比卡因,大部分在肝脏经酶的作用而失活,不被胎盘分解;其代谢过程也远较酯类局麻药缓慢。因此大量用酰胺类局麻药的不良反应较酯类者多,但由于前者作用可靠,渗透性强,作用时间较长,不良反应尚不多,故仍被普遍用于产科。酯类局麻药如普鲁卡因、氯普鲁卡因、丁卡因等,大多经血浆或肝内假性胆碱酯酶水解,也在胎盘内水解,因此移行至胎体的量少,故较安全。

(1)普鲁卡因(C级):普鲁卡因是酯类局部麻醉药,能暂时阻断神经纤维的传导而具有麻醉作用,对皮肤、黏膜穿透力弱,不适于表面麻醉。弥散性和通透性差,其盐酸盐的结合形式在组织中被解离后释放出游离碱而发挥局部麻醉作用。对中枢神经系统常量抑制,过量兴奋。首先引起镇静、头昏,痛阈提高,继而引起眩晕、定向障碍、共济失调,中枢抑制继续加深,出现知觉迟钝、意识模糊,进而进入昏迷状态。剂量继续加大,可出现肌肉震颤、烦躁不安和惊厥等中枢兴奋的中毒症状。小剂量有兴奋交感神经的作用,使心率加快、血压上升,剂量加大,由于心肌抑制,外周血管扩张、神经节轻度阻断而血压下降,心率增快。抑制突触前膜乙酰胆碱释放,产生一定的神经肌肉阻断,可增强非去极化肌松药的作用,并直接抑制平滑肌,可解除平滑肌痉挛。局部浸润普鲁卡因时,3~5min 即可通过胎盘,但对胎儿呼吸及子宫收缩均无影响。普鲁卡因对妊娠危险性等级为 C 级。

(2)利多卡因(B 级):利多卡因为酰胺类局麻药,血液吸收后或静脉给药,对中枢神经系统有明显的兴奋和抑制双相作用,且可无先驱的兴奋,血药浓度较低时,出现镇痛和思睡、痛阈提高;随着剂量加大,作用或毒性增强,亚中毒血药浓度时有抗惊厥作用;在低剂量时,可促进心肌细胞内 K^+ 外流,降低心肌的自律性,而具有抗室性心律失常作用;在治疗剂量时,对心肌细胞的电活动、房室传导和心肌的收缩无明显影响;血药浓度进一步升高,可引起心脏传导速度减慢,房室传导阻滞,抑制心肌收缩力和使心排出量下降。注射组织分布快而广,能透过血—脑脊液屏障和胎盘。麻醉强度大、起效快、弥散力强,药物从局部消除约需 2h,加肾上腺素可延长其作用时间。大部分先经肝微粒酶降解为仍有局麻作用的脱乙基中间代谢物单乙基甘氨酰胺二甲苯,毒性增高,再经酰胺酶水解,经尿排出,约用量的 10% 以原形排出,少量出现在胆汁中。利多卡因注入硬膜外间隙 3min 后,胎儿血内的浓度约为母血浓度的 1/2,加用肾上腺素可降低母胎血内浓度,但不能延缓透过胎盘的速率。动物实验大鼠孕期使用 6 倍人类推荐剂量的利多卡因后没有发现对胎儿有害作用,孕期硬膜外腔应用利多卡因后可以使部分胎儿产生轻度短暂的神经抑制,对孕妇妊娠早期使用过利多卡因者的调查研究发现无胎儿畸形发生,室性心律失常孕妇静脉使用利多卡因也都能生育正常的婴儿,目前认为孕期使用利多卡因实施神经阻滞对胎儿是安全的。利多卡因对妊娠危险性等级为 B 级,虽然口服利多卡因导致畸形的机会很低,但是表面麻醉时应当避免孕妇吞入利多卡因。

(3)布比卡因(C 级):布比卡因是酰胺类长效局部麻醉药,其麻醉时间比盐酸利多卡因长 2~3 倍,弥散度与盐酸利多卡因相仿,对循环和呼吸的影响较小,对组织无刺激性,不产生高铁血红蛋白,常用量对心血管功能无影响,用量大时可致血压下降,心率减慢。布比卡因的化学结构和药理作用与丙胺卡因类似,作用维持时间长,胎儿娩出时脐血内浓度约相当于母血的 30%~40%。对 β 受体有明显的阻断作用,无明显的快速耐受性。布比卡因可以迅速通过胎盘,母体的药物血浓度为胎儿药物血浓度的 4 倍。相当于人类最大用量 5 倍的布比卡因用于兔可以观察到胚胎毒性作用,而 9 倍的布比卡因用于大鼠则其后代生存率降低。目前尚无孕妇妊娠期使用布比卡因对胎儿发育影响作用的严密对照研究。布比卡因对妊娠危险性等级为 C 级,妊娠期应当慎用,但在分娩时麻醉和镇痛可以使用布比卡因,而禁用于宫颈旁阻滞。

(4)左布比卡因(B 级):左布比卡因为酰胺类局麻药,可以升高神经动作电位的阈值,延缓神经冲动的扩布,降低动作电位升高的速度,从而阻断神经冲动的产生和传导。麻醉作用的产生与神经纤维的轴径、髓鞘形成和传导速度有关。有数据表明布比卡因 R^+ 体的心脏毒性比 S-体更常见,故 S-体(即左旋)布比卡因多用于临床。左旋布比卡因是一种长效局麻药,和布比卡因的临床药效相似,而动物和人体实验已经证实其安全性比消旋体布比卡因更高。在绝大多数动物实验中,左旋布比卡因的致死剂量是消旋体的 1.3~1.6 倍。故左旋布比卡因具有更高的安全性。和消旋体一样,左旋布比卡因也能通过胎盘。据报道,在择期剖宫产术中,硬膜外给予0.5%左旋布比卡因30mL后,UV/M比值为0.3。研究证实,左旋布比卡因比布比卡因更适用于剖宫产的硬膜外麻醉。细菌突变试验、小鼠淋巴瘤突变试验、人淋巴细胞染色体畸变试验和小鼠骨髓微核试验均未发现左布比卡因具有致突变作用。将左布比卡因分别给予大鼠180mg/(m² · d)、兔220mg/(m² · d)(按体表面积计算,剂量约为最大临床剂量352mg/m²的一半),未见亲代和子代动物的生育力受到影响。目前没有孕妇妊娠期使用左布比卡因对胎儿发育影响作用的严密对照研究。给予哺乳期大鼠左布比卡因,幼仔体内可检测到少量药物。左布比卡因对妊娠危险性等级为B级,请在对孕妇的利益大于对胎儿风险的时候使用此药。

(5)丁卡因(D级):丁卡因是酯类局麻药,黏膜穿透能力强,用于黏膜麻醉,作用迅速,1~3min即生效,维持20~40min。药效强度为普鲁卡因的10倍,毒性也比普鲁卡因高10倍,毒性反应发生率也比普鲁卡因高,常由于剂量大、吸收快或操作不当引起,大剂量可致心脏传导系统和中枢神经系统出现抑制。禁用于浸润局麻、静脉注射和静脉滴注。丁卡因对妊娠危险性等级为D级,妊娠期慎用。

(6)罗哌卡因(B级):罗哌卡因是酰胺类局麻药,与多数酰胺类局麻药所不同的是它不是左消旋混合物而完全是左旋型单一对映结构体,因此其不良反应比消旋型局麻药小。罗哌卡因和布比卡因和甲哌卡因结构相似,是第一个市售的一种纯S-体局麻药物。其脂溶性>甲哌卡因0.75%布比卡因在起效时间和运动时间阻滞的时效没有显著差异。在离体兔心脏灌注试验中,与等浓度的丁哌卡因相比,罗哌卡因的心脏毒性较小。豚鼠和狗的体内试验结果表明,罗哌卡因对心脏节律性的影响作用较同等剂量的丁哌卡因为弱,而较利多卡因为强。研究表明硬膜外注射罗哌卡因麻醉知觉作用的持续时间与剂量有关,而且对下肢运动的阻滞作用显然也随剂量提高而增强。对大鼠和兔所进行的致畸试验未见罗哌卡因对器官发生以及胎儿早期发育有任何不利影响,以最大可耐受剂量对围产期及产后的大鼠进行研究,未见其对胎儿后期发育、分娩、哺乳、新生儿生存力及子代的生长有任何影响。另一大鼠围产期及产后的研究,将罗哌卡因与布比卡因作比较,发现在用药剂量低得多与游离血浆浓度也低的布比卡因即可观察到对孕母的毒性作用。关于产前孕妇使用罗哌卡因后对胎儿生长的影响尚无临床试验。罗哌卡因对妊娠危险性等级为B级,只有在对胎儿利大于弊的情况下才能让孕妇使用罗哌卡因。分娩时使用罗哌卡因作为产科麻醉或镇痛已有充分的实验记录,未见任何不良反应。

总之,产科常用局麻药除在胎儿窘迫、宫内窒息或酸中毒情况外,只要子宫、胎盘和脐带血流正常,pH维持在生理范围,氧合良好,在麻醉和镇痛时,并未见到临床应用剂量的局麻药对新生儿有何危害。

(八)常用镇静镇痛剂拮抗剂对胎儿的影响

1. 纳洛酮(B级)

纳洛酮为纯粹的阿片受体拮抗药,本身无内在活性。但能竞争性拮抗各类阿片受体,对μ受体有很强的亲和力。纳洛酮起效迅速,拮抗作用强。纳洛酮同时逆转阿片激动剂所有作用,包括镇痛。另外其还具有与拮抗阿片受体不相关的回苏作用。可迅速逆转阿片镇痛药引起的呼吸抑制,可引起高度兴奋,使心血管功能亢进。临床剂量无镇痛作用,不产生吗啡样的依赖性、戒断症状和呼吸抑制。可以迅速通过胎盘,孕妇静脉注射后2min内就可以在胎儿血浆内出现,在动物实验时使用人类最大等效剂量的50倍用量,未发现胚胎毒性,但是大鼠子代哺乳期出现持续性痛觉过敏(Hyperalgesia)现象。人类临床观察妊娠晚期使用纳洛酮可以引起胎儿总运动量、呼吸运动和心率增加,未发现有胎儿毒性反应。新生儿出生后可以立即安全使用纳洛酮,以逆转母亲产程中使用镇痛剂引起的呼吸抑制、嗜睡等状态。纳洛酮禁用于阿片类药物依赖性孕妇,否则会引起孕妇戒断综合征发作,同时也会刺激新生儿戒断综合征发作,引起多动、焦虑、嗜睡、痛觉过敏、恶心和肌痉挛等症状。纳洛酮对妊娠危险性等级为 B 级,不推荐孕妇常规使用,仅限于可能有阿片类药物过量的孕妇使用,例如使用阿片类药物后存在呼吸抑制、低血压、嗜睡等情况,并且要小剂量分次逐步给药,防止纳洛酮过量,一旦过量,可引起孕妇心肌梗死、肺水肿及恶性高血压等并发症。

2. 氟马西尼(C 级)

氟马西尼为苯二氮䓬受体选择性拮抗药,作用于脑苯二氮䓬受体,阻滞苯二氮䓬受体而并不产生苯二氮䓬药物的作用,能迅速逆转苯二氮䓬类及对中枢神经系统苯二氮䓬受体具亲和性的非苯二氮䓬类药物(如佑匹克隆、三唑并哒嗪类)的作用,也能部分拮抗丙戊酸钠的抗惊厥作用。抗精神病药常能增加体内催乳激素的水平,而苯二氮䓬类地西泮可使之降低,氟马西尼能拮抗此种降低催乳激素的作用。对地西泮、劳拉西泮或三唑仑产生耐受性及躯体依赖性的猴、猫、大鼠和小鼠,使用本品后可产生戒断症状。氟马西尼是具弱亲脂性的碱,与血浆蛋白质中度结合(约50%),结合的血浆蛋白质 2/3 为清蛋白,平均消除半衰期为 53min,通过生物转化迅速消除,分别以 90% ~95% 和 5% ~10% 随尿、粪便排出,主要代谢物羧酸无药理活性,与苯二氮䓬类药物同时给药时基本药动学参数不受影响。动物实验给在器官形成期或其后孕大鼠和孕兔使用几百倍人类推荐最大剂量的氟马西尼后没有发现其致畸作用,使用 60 倍人类推荐最大剂量的孕兔未发现胚胎毒性作用,但是在 200 倍剂量时发现了胚胎毒性作用。氟马西尼在孕妇使用的安全性尚不清楚,还没有氟马西尼是否通过胎盘的相关研究,临床上一些个案报道了妊娠晚期使用氟马西尼没有发现该药的胚胎毒性反应。氟马西尼对新生儿的作用临床资料也不多,也有安全使用此药物的个案报道。氟马西尼对妊娠危险性等级为 C 级,只有在药物对孕妇十分有利的情况下才谨慎使用。该药过量会引起抽搐发作,使用小剂量苯二氮䓬类药物后可以好转。

第三十五章　产科并发症

第一节　反流、误吸

反流指胃内压力和食管下段括约肌功能在多种因素的影响下发生改变,导致胃与咽部之间的压力差增大,胃内容物从胃内流入到咽部;而误吸是在发生反流的条件下,由于咽喉部的保护性反射受到抑制,胃内容物从咽进入到呼吸道,导致严重的呼吸系统并发症,胃内容物的反流和误吸是临床麻醉工作中遇到的最为严重的并发症之一,可造成急性呼吸道梗阻、吸入性肺炎。因此,避免产妇发生胃内容物的反流和误吸是麻醉医师应关注的重要问题。

一、反流与误吸的病理生理基础

呕吐与反流是胃内容物进入咽部的主要原因,当喉部的保护性反射被抑制时,胃内容物则进入气道,发生误吸。反流在麻醉过程中更为常见,主要取决于胃与咽部之间的压力差。反流与误吸发生的主要原因有三个。

1. 食管下段括约肌功能不全

正常情况下,食管下段括约肌能有效防止反流的发生。只在深麻醉状态下的呼吸道梗阻可造成胃食管结合处短暂性开放,食管下段括约肌会发生松弛。近年来研究表明,抗胆碱类药物、阿片类或静脉麻醉药、吸入麻醉药可减低食管下段括约肌张力,容易引起胃内容物的反流和误吸。

2. 胃内压升高

各种导致胃排空延迟的因素均可导致胃内压升高,引起反流和误吸。

3. 喉部反射功能不全

面对伤害性刺激时,咽喉部的保护性反射可关闭声门阻止胃内容物进入肺,应用全麻药和安定镇痛等药物时可抑制这种反射,导致胃内容物反流。

二、产妇发生反流和误吸的高危因素

1. 妊娠期间胃肠道的生理变化增加了孕妇误吸的危险

①放射线检查及胃超声检查表明在分娩期间胃排空减慢,大多数接受麻醉的产妇也存在胃排空延迟;②妊娠期间血浆促胃液素水平显著升高引起胃酸分泌增加,胃容量增加;③分娩时脱水和饥饿引起胃酸分泌增加;④妊娠期间增大的子宫向上挤压使胃内压从 $7.3cmH_2O$ 增加到 $17.2cmH_2O$。

2. 体位因素

膀胱截石位使胃内压从 $5.6cmH_2O$ 增加到 $8.8cmH_2O$。

3. 药物因素

术前和术中应用的抗胆碱类、阿片类、麻醉性镇痛药、静脉麻醉药、吸入麻醉药降低食管下段括约肌张力和延迟胃排空,导致胃反流增加;去极化肌松药琥珀胆碱引起全身肌颤和胃内压

升高,引起胃内容物反流。

4.困难气道因素

很多证据表明,在急诊手术全麻诱导期气管插管失败和不能有效控制气道极易发生胃内容物的反流和误吸。

5.其他因素

分娩时的恐惧、疼痛和饥饿酮症引起的应激反应可使胃排空延迟。传统习惯上临产孕妇多不限制禁食,甚至鼓励多进食才有力气分娩,以至于决定手术时孕妇处于"饱胃"状态。

三、胃内容物的性质

误吸所产生的危害与吸入胃内容物的性质、pH 值、容量以及是否有细菌感染密切相关。

固体吸入物将导致急性呼吸道梗阻,吸入物的大小决定了阻塞气道的程度。当大块吸入物阻塞气道时,可发生失声、呼吸窘迫、窒息。

当阻塞小气道时,受影响的小气道肺内气体逐渐吸收后,将导致远端肺不张,伴有或不伴有纵隔移位,以及氧饱和度下降。如果阻塞物非常小,气道的阻塞不会立即发生,但会发生出血、水肿以及炎性肉芽肿反应。

(1)高酸性胃液(pH < 2.5):当吸入的胃内容物的 pH < 2.5 时,即时出现斑片状甚至广泛肺不张,肺泡毛细血管受损,肺泡壁显著充血,肺间质和肺泡水肿;肺表面活性物质生成减少使肺顺应性下降,形成肺不张,导致通气/血流比值比例失调,肺内分流量增加和低氧血症。主要表现为心动过速、呼吸急促、唇及指甲发绀,缺氧症状并不因吸入氧气而改善,受累肺野还可闻及哮鸣音和啰音。

(2)低酸性胃液(pH > 2.5):肺损伤较轻,偶见广泛斑片状炎症灶,为多型核白细胞核和巨噬细胞所浸润。可迅速出现 PAO_2 下降和 QS/QT 的增加,一般均在 24h 内恢复,对 $PACO_2$ 和 pH 值影响较小。

四、误吸的临床表现

1.急性呼吸道梗阻

无论固体还是液体的胃内容物,均可引起气道机械性梗阻,吸气较呼气明显,迅速出现窒息,缺氧发绀,造成缺氧和高碳酸血症;同时血压骤升,脉搏细速。

2.Medelson 综合征

在误吸发生后不久或 2~4h 后出现哮喘样综合征,主要表现为心动过速、呼吸急促和发绀等缺氧症状,支气管痉挛和呼吸困难,受累的肺野可闻及哮鸣音和啰音。

3.吸入性肺不张

当大量吸入物阻塞气道时,可瞬间发生阻塞而无法通气,其后果严重。若只阻塞支气管,由于其分泌物的增多,可使支气管不完全性梗阻成为完全性梗阻,远侧肺泡被吸收后发生肺不张。肺受累的面积的大小和部位,取决于发生误吸时患者的体位和吸入物的容量,平卧时最易受累的部位是右下叶的尖端。

4.吸入性肺炎

呼吸道梗阻和肺不张导致肺内感染,引起肺炎,甚至发生肺脓肿。

五、反流、误吸的预防

1. 禁食和促进胃排空

关于分娩期间禁食的种类和量一直存在争议,许多研究者认为分娩期进食使胃内容积增大,术前 6h 患者应禁食,硬膜外麻醉下分娩不需要强行禁食。ASA 在 2006 年修订了产科麻醉指南,可供临床参考。

2. 减少胃液量和提高

麻醉诱导前 1~2h 肌内注射 H2 受体阻滞剂可使大多数产妇胃液 pH 值 > 2.5,胃内容量可持续小于 25mL;另外诱导前 30min 肌内注射质子泵抑制剂如奥美拉唑抗酸和减少胃容积效果最好。

3. 麻醉前处理

术前要重视对产科患者的气道进行评估,早期发现潜在的困难气道,以采取有力的措施有助于保证患者的安全。

4. 全麻诱导期的预防

(1)诱导期的体位:产妇应平卧于产床上,右侧臀部抬高 10°~15°或产床向左倾斜 15°以减少腹腔静脉受压,头下垫一小枕头,有利于更好暴露实行气管插管。

(2)预防肌颤:用小剂量非去极化肌松药可以预防肌颤和胃内压升高,也可避免肌颤引起的母体耗氧量增加。

(3)压迫环状软骨:在全麻诱导期于 C_6 椎体向背部和头侧压迫环状软骨可以闭塞食管,从而预防胃内容物的反流。当压迫软骨时,操作者可用另一只手支持颈项部以预防头和颈部屈曲,有利于喉镜暴露咽喉。如果过度用力,可能使气管向一侧移位,使气管插管困难或通气困难。

5. 麻醉中防止反流的措施

麻醉平面要满足手术的需要,良好的镇痛和肌松是防止呕吐和反流的前提,应及时发现和处理椎管内麻醉平面过广、过深引起的呼吸抑制,血压骤降等不良反应引起的呕吐。

6. 麻醉苏醒后防止反流的措施

研究表明,昂丹司琼有较强的抗呕吐的作用,是预防和治疗术后呕吐误吸安全有效的药物。

六、反流、误吸的治疗

一旦发生反流,应迅速使患者头偏向一侧,头低位,以便引流,并及时清除口、咽部呕吐物。如发生误吸后应立即行气管插管,吸引后进行辅助呼吸;可给予类固醇激素减少肺部炎性损伤,必要时气管内冲洗;及早应用抗生素以预防肺内感染;使用支气管扩张药抑制痉挛,增加肺顺应性,减少呼吸肌氧耗。

1. 肺灌洗及抗生素的使用

大量异物吸入后,需紧急实施气管内插管,行气管内吸引和灌流,灌注液可用加入抗生素的生理盐水,每次 5~10mL,反复冲洗,直至吸出液为清亮为止;早期大量使用抗生素,防治肺部感染。

2. 类固醇激素的使用

每日静脉应用 2~3mg/kg 氢化可的松,剂量在 6 周内逐渐减少。类固醇激素可降低病死率,减少气压伤的纤维化进一步发展,减少呼吸支持时间以减少肺部炎性损伤及肺部感染。

3.纠正低氧血症

采用机械性呼气末正压通气,使用血管活性药,肺表面活性物质,支气管扩张剂等一系列措施提高血氧分压。

4.其他支持疗法

保持水和电解质的平衡,纠正酸中毒。进行血流动力学、$P_{et}CO_2$、SPO_2、动脉血气分析及心电图的监测,必要时给变力性强心药和利尿药。

第二节　循环影响

在妊娠和分娩的过程中,孕妇的循环受到诸多因素的影响,心血管系统发生相应的变化,主要表现为在某些因素的影响下回心血量增加或减少,导致血压骤升或骤降,心率减慢,严重影响产妇的循环功能。麻醉医师应充分重视这些因素,采取适当的措施维持产妇的循环功能。

一、影响循环的因素

1.麻醉因素对循环的影响

剖宫产手术时无论是实施腰麻还是连续硬膜外麻醉,均易发生低血压,孕妇对交感神经阻滞引起的低血压尤其敏感。当局麻药节段性地阻滞交感神经血管收缩纤维后,引起阻力血管和容量血管扩张,随之回心血量减少,心排出量下降,导致低血压,其血流动力学改变程度与交感神经被阻滞的平面相一致。另外,被阻滞区域的毛细血管前括约肌调节功能暂时丧失,小动脉扩张,周围血管阻力下降。腰麻使静脉压下降,右心房压下降,通过静脉心脏反射可导致心率减慢。

2.体位因素对循环的影响

在妊娠晚期,子宫本身的血量占全身的16.67%,使回心血量减少;另外通过放射学检查发现,在平卧位时约有90%临产妇的下腔静脉被增大的子宫压迫,甚至完全阻塞,下肢静脉血将通过椎管内和椎旁静脉丛及奇静脉等回流至上腔静脉,使盆腔和下腔静脉的血流受阻,到达心脏的血液骤减,导致心排出量减少,血压骤降;此外,增大的子宫压迫膈,引起迷走神经兴奋,使心率减慢,使血压进一步下降。产妇在仰卧位出现血压骤降,伴随头晕、恶心、胸闷、出冷汗、脉率加快、面色苍白等症状,临床上称之为仰卧位低血压综合征。一般发生在妊娠28周后,特别是32~36周时最易发生。多数人症状发生在仰卧后1~10min,6~7min开始出现者最多。

3.胎儿取出后对循环的影响

胎儿取出后,腹腔压力骤减,大量血液聚集于腹腔,使回心血量骤减,导致血压明显降低。子宫收缩后大量的血液又被挤回心脏,使心脏负荷加重。

4.产程对循环的影响

第一产程时子宫收缩可使心排出量明显增加,心排出量可暂时增加20%左右,第二产程时孕妇屏气动作可使腹内压显著升高,增加回心血量,加重心脏负担。

5. 药物对循环的影响

快速静脉滴注麻黄碱 15mg 可引起血压陡升,缩宫素也可引起子宫收缩,导致血压升高。

二、循环紊乱的防治

(1)麻醉前应常规监测血压和开放静脉通道,给予预防性的输液扩容,增加心脏的前负荷,避免心脏前负荷急剧下降。

(2)产妇进入手术室后尽量采用向左侧倾斜 30° 体位或垫高产妇右髋部,使之向左倾斜 30°,以减少子宫对下腔静脉的压迫来预防仰卧位低血压综合征。

(3)使用血管活性药物维持循环:麻醉开始前 20min 内应每 2min 无创监测一次血压,手术过程中每 5min 测一次。收缩压低于 100mmHg 或低于正常水平的 30% 时应给予左侧卧位,加快输液速度,30～60s 无改善应静脉应用麻黄碱 5～15mg,必要时再次使用。

第三节 呼吸抑制

呼吸功能主要体现在通气与换气两个方面。呼吸抑制是指通气不足,主要表现为呼吸频率减慢及潮气量减低、PaO_2 降低、$PaCO_2$ 升高。其诊断标准为:①呼吸频率 >30 次/分或少于 6～8 次/分,或呼吸节律不规则,呼吸暂停;②潮气量 <200～250mL;③SpO_2 <85%。

一、呼吸抑制的分类

由于呼吸动作是在呼吸中枢调节下由呼吸肌的活动来实现,因此将呼吸抑制分为中枢性呼吸抑制和外周性呼吸抑制。

1. 中枢性呼吸抑制

中枢性呼吸抑制指呼吸中枢受到抑制而导致的通气不足。常用的静脉麻醉药、麻醉性镇痛药均可抑制呼吸中枢。在分娩时,尤其第二、三产程,由于疼痛的加重,孕妇每分钟通气量会增加,导致过度通气,因 CO_2 排出过多也可抑制呼吸中枢,发生明显的低碳酸血症和碱血症。

2. 外周性呼吸抑制

外周性呼吸抑制指外周呼吸肌麻痹和潮气量降低所导致的通气不足。使用肌松药是外周呼吸肌麻痹的常见原因;大量排尿由于血钾低下,也致呼吸肌麻痹。妊娠晚期孕妇仰卧位时,增大的子宫使腹压升高,导致腹式呼吸受限;另外膈肌被推挤上升,肺容量下降,潮气量降低。研究表明肥胖孕妇在坐位时对呼吸影响最小,而当仰卧位时可能改变潮气量,通气量和气道阻力。

二、呼吸抑制的处理

(1)对于任何原因所致的呼吸抑制,均应立即行有效的人工通气,将 SpO_2、$P_{ET}CO_2$ 维持在正常范围。通气方式依呼吸抑制程度选用,如果患者存有自主呼吸,但频率慢或潮气量不足,可行辅助呼吸予以适当补偿。实施辅助呼吸须与患者呼吸同步,否则可使自主呼吸消失。辅助呼吸用力一般不超过 15cmH2O。如患者无呼吸,须行控制呼吸,呼吸频率 10～15 次/分,潮气量 8~12mL/kg,压力为 15~20cmH$_2$O,吸呼比 1：1.5 或 1：2。

（2）对因治疗：对于麻醉药抑制呼吸,适当减浅麻醉;对麻醉性镇痛药造成的呼吸抑制,可用纳洛酮拮抗;对过度通气及肺过度膨胀所致的呼吸抑制,应适当减少通气量,并依自主呼吸节律行辅助呼吸,使 SpO$_2$、P$_{ET}$CO$_2$ 恢复到正常范围;对肌松药所致的呼吸抑制,可用抗胆碱酯酶药拮抗;对低血钾性呼吸肌麻痹应及时补钾;对脊神经阻滞的呼吸抑制须待阻滞作用消失后呼吸始能逐渐恢复。

第四节　产后高血压

产后高血压的定义尚未完全统一,它可以按照血压绝对值或平均动脉血压值来定义:①收缩压(SBP)≥140mmHg 或舒张压(DBP)≥90mmHg;②与孕前或妊娠早期(前三个月)血压水平比较,其收缩压(SBP)升高超过 25mmHg 或舒张压(DBP)升高超过 15mmHg。

一、产后高血压的分类

产后高血压并非为单一病种,它包括以下几种情况。

1.孕前高血压

15% 的妊娠可以合并有高血压,其诊断标准为 BP>140/90mmHg。高血压可以先于妊娠或在妊娠的第 20 周以前发生,多半会持续到产后 42d 以后,可以出现蛋白尿。

2.妊娠期高血压(妊高征)

高血压由妊娠诱发,可伴或不伴有蛋白尿。血压发生在妊娠第 20 周以后,且多半在产后 42d 以内恢复正常血压。

3.孕前高血压合并妊娠

高血压患者血压可在妊娠第 20 周以后进一步升高,尿蛋白定量超过 3.0g/24h。这种情况以前曾称为慢性高血压合并先兆子痫。慢性高血压患者产后可能出现脑病、心力衰竭、肺水肿及肾衰竭。高危因素:潜在的心脏病、慢性肾病、孕中期合并子痫、前置胎盘。

4.产后不能分类的高血压

如产后或产后 42d 内血压恢复正常应将其归为妊娠高血压,可伴或不伴有蛋白尿;如在重新评价时血压仍未恢复至正常则应考虑其为孕前高血压。

二、产后高血压的临床表现

1.轻度

主要临床表现为血压轻度升高,可伴轻度蛋白尿和(或)水肿,此阶段可持续数日至数周,或逐渐发展,或迅速恶化。

（1）高血压:血压≥140/90mmHg,或收缩压超过基础血压 30mmHg,舒张压超过基础血压 15mmHg。

（2）蛋白尿:蛋白尿的出现常略迟于血压升高,量微少,开始时可无。

（3）水肿:最初可表现为体重的异常增加(隐性水肿),每周超过 0.5kg。若体内积液过多,则导致临床可见的水肿。水肿多由踝部开始,渐延至小腿、大腿、外阴部、腹部,按之凹陷,称凹陷性水肿。踝部及小腿有明显凹陷性水肿,经休息后不消退者,以"+"表示;水肿延及大腿,以"++"表示;"+++"指水肿延及外阴和腹部;"++++"指全身水肿或伴腹腔积液者。

2. 中度

血压超过轻度妊高征,但不超过 160/110mmHg;尿蛋白(+)表明 24h 内尿蛋白量超过 0.5g,无自觉症状。

3. 重度

重度为病情进一步发展。血压可高达 160/110mmHg 或更高;24h 尿蛋白量达到或超过 5g;可有不同程度的水肿,并有一系列自觉症状出现。此阶段可分为先兆子痫和子痫。

(1)先兆子痫:在高血压及蛋白尿等的基础上,患者出现头痛、眼花、恶心、胃区疼痛及呕吐等症状。这些症状表示病情进一步恶化,特别是颅内病变进一步发展,预示将发生抽搐,故称先兆子痫。

(2)子痫:在先兆子痫的基础上进而有抽搐发作,或伴昏迷,称为子痫。少数病例病情进展迅速,先兆子痫征象不明显而骤然发生抽搐。子痫典型发作过程为先表现眼球固定,瞳孔放大,瞬即头扭向一侧,牙关紧闭,继而口角及面部肌颤动,数秒后发展为全身及四肢肌强直,双手紧握,双臂屈曲,迅速发生强烈抽动。抽搐时呼吸暂停,面色青紫。持续 1min 左右抽搐强度减弱,全身肌松弛,随即深长吸气,发出鼾声而恢复呼吸。抽搐临发作前及抽搐期间,患者神志丧失。抽搐次数少及间隔长者,抽搐后短期即可苏醒;抽搐频繁持续时间较长者,往往陷入深昏迷。在抽搐过程中易发生种种创伤,如唇舌咬伤、摔伤甚至骨折,昏迷中呕吐可造成窒息或吸入性肺炎。

三、产后高血压并发症及其防治

1. 心脏病的临床表现

在重度产后高血压的基础上,心脏前负荷即心室舒张末期容积不足则出现尿量减少、脉搏加快,此时如盲目扩容治疗可致肺动脉高压、急性肺水肿,表现为气急、发绀、端坐呼吸、咳嗽、吐大量粉红色泡沫样痰;体检时心率可达 160~180 次/分,心尖区闻及 Ⅱ~Ⅲ级收缩期杂音或奔马律,两肺有湿啰音;胸部 X 线片可见心脏扩大,肺纹理增粗;心电图示有 ST 段压低和(或)T 波倒置。心力衰竭先兆的表现为轻度咳嗽或夜间咳呛,易被临床医师忽视,误认为上呼吸道感染。此外,常有体重急剧增加而下肢水肿很轻,这种隐性水肿也易被忽视,对此必须予以重视。

2. 脑血管的临床表现

并发脑出血的妊高征患者在发病前数天或数小时内有以下前驱症状,头痛、眩晕或昏厥,运动或感觉障碍,视力模糊,脑血管意外一旦发生,则头痛、眩晕加剧,有喷射性呕吐、大小便失禁、偏瘫、意识模糊或昏迷、局限性或全身性抽搐、瞳孔缩小或两侧不等大、对光反射消失。有此典型表现时诊断并不困难,如何早期诊断以改善预后则至关重要。

3. HELLP 综合征的临床表现

HELLP 综合征伴有溶血、肝酶升高、血小板减少三大特征。典型的临床表现为乏力,右上腹部不适或疼痛,最近体重过度增加及其他一些描述的症状和体征。少数患者可有黄疸、视力模糊、低血糖、低血钠及肾源性尿崩症。患者常因子痫抽搐、牙龈出血和右上腹或腹侧部严重疼痛及血尿而就诊,也可有恶心、呕吐及上消化道出血或便血者。

四、产后高血压的防治

产后高血压病因复杂,应根据其好发因素以及病理生理变化特点采取对症治疗。

1. 降压药物的用药原则

①以不影响心排出量、肾血流量与胎盘灌注量为原则;②凡舒张压≥110mmHg 者当予以静脉滴注。肼苯哒嗪 12.5 ~ 25mg 加入葡萄糖液 250 ~ 500mL,静脉滴注,一般为每分钟 20 ~ 30 滴,血压维持在 140/90mmHg 即需减慢滴速维持;硝苯地平(Nifedipine)为钙离子慢通道拮抗剂,可阻止细胞外钙离子穿透细胞膜进入细胞内,并抑制细胞内在肌浆网的钙离子释放进入细胞质,使全身血管扩张,血压下降,剂量 10mg 舌下含服,每日 3 次或每 6h1 次,24h 总量不超过 60mg,7d 为一疗程,可用 3 ~ 5 个疗程,疗程之间,不必间歇。巯甲丙脯酸为血管紧张素转换酶(ACE)抑制剂,其作用机制为 ACE 抑制因子使血管紧张素Ⅰ(AT - Ⅰ)不能转化成血管紧张素Ⅱ(AT - Ⅱ),从而达到降压作用,并有抑制醛固酮的作用,剂量为 12.5 ~ 25.0mg,每日 2 次口服,降压效果良好。由于可显著扩张血管,同时可扩张肾血管,增加肾血流量,且无不良反应。少数重度患者血压很高,经上述药物治疗未能控制者,可在严密观察下使用硝普钠 50mg 加 5% 葡萄糖液 500mL,相当于每毫升含硝普钠 100μg,开始 6 滴/分钟,以后每分钟增加 2 滴(即 12μg),直至出现满意的降压效果为止,一般使血压控制在 140/90mmHg 左右,并需要 5 ~ 10min 测量血压一次,最大剂量为 100mg/24h。

2. 利尿药物的应用

呋塞米作用快,有较强的排钠、钾作用,可导致电解质紊乱和缺氧性碱中毒。心力衰竭及肺水肿患者以利尿剂与洋地黄类药物同时应用,疗效很好。常用呋塞米 20 ~ 40mg 加 5% 葡萄糖液 20 ~ 40mL,静脉注射,并可按病情予以重复使用,可有良效。剂量可酌情加大或改肌内注射均可。

3. 积极防治

积极防治急性肺水肿、脑血管意外、HELLP 综合征、子痫等产后高血压的并发症。

五、产后随诊

产后数月仍需随诊血压,对以后的妊娠及远期的心血管事件也需要咨询。出院时实验室检查仍异常者,应在产后继续随诊。子痫前期高血压及脏器的损害一般在产后 6 周恢复正常。如 6 周后继续检查,若是仍异常,要考虑可能是慢性的病理性改变。

第五节　麻醉并发症

一、产科患者困难气管插管

1. 产科困难气管插管的原因

在产科全身麻醉中,气管插管失败并不罕见,发生率大约为 1/300。与产科患者相比,非产科患者气管插管失败的发生率明显较低,大约为1/2230。产科和非产科患者气管插管失败发生率存在差别的确切原因并不是特别清楚,可能与下列因素有关。

(1)解剖生理因素:产妇常有肥胖,患者平卧时,肥胖可导致颈部伸展受限,从而使喉部位置更为靠前。另外,肥胖患者的颈部变短,使其呼吸道内具有丰富的咽部及腭部皱褶。妊娠期间,体液总量增加,即使在未出现并发症的妊娠妇女其上呼吸道黏膜亦存在水肿;妊娠高血压患者可伴有更广泛的喉水肿,并可导致与气管插管有关的问题。如呼吸道水肿可使黏膜充血和组织的脆性增加,反复的气管插管操作可造成上呼吸道出血,并能导致患者病情的急剧恶化。非先兆子痫患者亦可出现类似的呼吸道组织肿胀,此可能与分娩用力过度引起头颈部静脉充血有关。

(2)技术方面因素:头颈部位置摆放不当,产妇的乳房增大和充血亦可影响将直接喉镜插入口腔内,环状软骨压迫操作用力过度或压迫部位不正确可导致直接喉镜显露困难,环状软骨压迫操作者手的位置亦可因乳房增大和肥胖而升高,从而影响直接喉镜操作。

(3)精神方面的因素:与非妊娠患者的麻醉相比,产科麻醉更易引起麻醉医师紧张,从而增加气管插管的困难。产科全身麻醉几乎总是含有一种非确定性仓促因素,加上需同时考虑母婴的安全性,故可导致麻醉医师进一步的紧张,导致插管失败。

2.产科患者呼吸道的手术前评估

在实施各种麻醉前均应对产妇进行全面的评估,特别应注意对呼吸道的评估,以便预计有无困难气管插管或气管插管无法进行等特殊情况。

(1)病史:过去曾否发生过呼吸道问题? 医师要详细询问病史,用于评估产妇的呼吸道状况。

(2)呼吸道解剖学检查:呼吸道检查包括:门齿距离,口咽分类,腭下间隙(下颌骨长度及腭下组织顺应性),头颈活动范围,颈部(长度,粗细,肌肉发达度,是否容易触及环甲膜等),牙齿(长度,前突度),软腭形态,乳房(妨碍喉镜置入的程度)及各种病理状态(出血、水肿、感染、包块等)。还应根据诸如牙齿阙如、肥胖或气道梗阻表现等因素判断面罩通气的难易程度。

由于呼吸道评估试验的种类繁多,而且产科手术常为急诊手术,所以麻醉医师没有足够的时间来进行这些复杂的检查和预测。目前已有较为简单的产科患者困难气管插管评估法,虽然这套试验可能并不完善,但能引起麻醉医师对各种严重呼吸道解剖学畸形的注意。

3.产科全麻手术室应备用的设备和用具

最基本的麻醉器械应放置在伸手可得的位置,以便在紧急情况下拿取;另外,尚要定期检查各种器械的功能,以使其处于良好的备用状态。

4.麻醉诱导的处理

麻醉诱导前应进行一定时间的预充氧,如让产妇通过麻醉通气环路和紧密面罩自主呼吸100%氧至少3min。研究发现,产妇采用潮气呼吸预氧2～3min即可达到满意的肺去氮作用。预充氧后即可开始麻醉诱导。在给予麻醉诱导药物时,应轻轻给环状软骨施加压力,一旦患者意识消失,即应增大压迫环状软骨的力,施加的最佳压力通常为40牛顿(约4kg)。如果压迫环状软骨操作的方法正确,则不会使喉部解剖扭曲和变形。可用单手或双手进行环状软骨压迫操作。采用两手操作法时,用一只手在环状软骨上施加压力,另一只手则在颈后部施加对抗力,这样可保持较好的气管插管体位,是目前较受推崇的方法。单手压迫环状软骨趋于引起颈部明显弯曲,可增加气管插管的困难程度,除非在颈部下方用一硬物进行支撑。

5. 直接喉镜的插入

尽管将直接喉镜插入口腔内的操作在正常情况下相当简单,但在产妇由于许多因素的联合作用,可使该项简单操作变得极难实施。最常见的原因是患者的体位不当。如果麻醉诱导前注意保持患者头颈部处于正确的位置,则可避免此问题的发生。妊娠期机体的明显变化即是乳腺组织发育变大,由于其可缩小镜柄操作所需的空间,因此常可限制直接喉镜的插入操作。如果产妇将双上肢交叉于胸前,两侧乳房将会被进一步挤至中线,从而能占据将喉镜片插入口腔时操作镜柄所需的空间,此种情况可进一步加重插入喉镜的困难。麻醉诱导期间,将产妇的上肢放置于身体两侧或置于"托手板"上可预防此问题的发生。在麻醉诱导后,在进行直接喉镜操作前,看到应用肌肉松弛药后的肌颤消失十分重要。无论何种原因造成患者开口困难,均不适于继续尝试直接喉镜操作,应放弃气管插管,而按照气管插管失败处理方案进行处理。

6. 气管插管失败的处理

在产科麻醉中,如果发现直接喉镜无法显露声门或气管插管操作无法进行,应毫不迟疑地根据气管插管失败处理方案进行处理,气管插管失败后的应急处理措施,应在维持环状软骨压迫操作的情况下将产妇置于仰卧位,并使子宫向左侧移位。在产妇气管插管失败的处理中,尽可能采用100%氧进行肺通气十分重要。在气管插管失败的患者,如果采用面罩无法有效进行肺通气,此时要保持产妇处于仰卧位,而不要将其置于侧卧位。如果经调整患者头、颈部位置,最佳的呼吸道管理操作手法和使用通气道(口咽通气道或鼻咽通气道或两者)后仍难以进行通气,则需按通气失败处理方案进行处理。在面罩通气无效的紧急情况下,可使用根据呼吸道正常解剖结构设计的喉罩通气道(LMA)。如果用LMA也无法维持有效的肺通气,则必须迅速通过手术来建立通畅的呼吸道,最简单的方法是紧急环甲膜穿刺术。如果上述的所有方法均不能维持通气,最终的选择是行气管切开术。

二、产科椎管内麻醉并发症

1. 脊髓截瘫

(1)导致脊髓截瘫的因素:①穿刺或导管损伤:穿刺损伤脊髓极为罕见,若误穿入脊髓可产生剧烈疼痛,偶尔发生意识消失或暂时性血压增高。神经根受刺激或损伤较为常见,其感觉障碍多于运动障碍;②血肿或脓肿压迫:硬膜外腔血肿或脓肿压迫脊髓可引起瘫痪。硬膜外腔血管丛丰富,穿刺或放置导管易引起出血,出血发生率9.6%～25.9%。血肿压迫造成瘫痪在硬膜外麻醉神经并发症中占第一位。术前接受较长时间抗凝药治疗、凝血功能障碍或血小板减少症、多次穿刺不顺利或穿刺时有明显出血等,则容易引起硬膜外腔出血,形成血肿压迫。压迫对脊髓引起的损害与压力大小、压迫速度及受压部位有关。硬膜外血肿造成快速压迫,受压节段白质与灰质的功能迅速中断,出现急性横断性脊髓综合征,即感觉缺失与上下运动神经元严重功能障碍;③缺血性损害:蛛网膜下隙麻醉与硬膜外麻醉手术期间发生缺血性脊髓损害,造成感觉与运动功能障碍者时有发生,其原因包括麻醉中长时间或严重低血压,手术损伤脊髓的供血管,以及血管病变,局麻药中的肾上腺素浓度过高,硬膜外间隙内注入药液或空气压力过高等,实际上因麻醉低血压造成损害的极为罕见;④感染与中毒:麻醉器械消毒不严、无菌操作技术不良、产科镇痛污染、术后镇痛留置导管时间过长、邻近组织感染蔓延、血液或淋巴扩散,均可引起硬膜外腔、蛛网膜下隙及脊髓的感染。感染发生后有一般炎症表现,局部疼痛发热、体温升高、白细胞升高,脑脊液检查有阳性发现,硬膜外脓肿可形成脊髓或神经根压迫症状,但病程缓慢,应进行广谱抗生素治疗,手术排除脓液。麻醉后蛛网膜炎、脑膜炎及脊髓炎较为罕见,一旦发生后果极为严重,常造成永久性的神经功能障碍,甚至死亡。神经损害也可因将有害化学物、药物误注入硬膜外腔或蛛网膜下隙,据报道有将消毒液、酒精、氯化钾、重金属盐溶液、过量青霉素等误注入椎管内造成脊髓与神经根坏死。高浓度的局麻药注入神经组织也可引起损害,产生撕裂样疼痛,据报道在外周神经干注入药物可通过神经周围间隙向心性传播,使脊髓受到损害,椎旁注入溶于丙二酯的普鲁卡因使 15 例以上的患者发生永久性瘫痪;在髂窝远侧将青霉素注入坐骨神经发生了横断性脊髓炎;硬膜外腔注入含有葡萄糖酸钙的普鲁卡因后长期运动无力;注入氯化钾引起了痛性肌肉痉挛和神经损害;⑤孕妇原有疾病:某些疾病原已形成了神经功能障碍的基础,但未表现出临床症状与体征,在硬膜外麻醉或镇痛后巧合性出现了神经功能障碍,触发原因是硬膜外腔注药后引起硬膜外腔和蛛网膜下隙压力增高,诱发原有疾病所致的神经功能障碍。原有疾病包括椎管内肿瘤或转移性癌、脊柱结核、椎管狭窄、椎间盘突出、血管疾病、脊髓空洞症、艾滋病等;⑥孕妇自身性产科神经并发症:胎头对下行跨越骨盆边缘的腰骶神经的机械压迫,在头盆不称的情况下,腰骶干和闭孔神经容易受到压迫损伤;在截石位,股神经(L_{2-4})和股外侧皮神经(L_{2-3})在腹股沟韧带下通过容易受到压迫损伤;盆腔内髂血管发出的上行向低位脊髓供血的动脉受压;孕妇脊柱及脊柱内血管畸形(脊柱隐裂和脊柱动静脉畸形)。临床表现为:产后神经损伤脊柱根神经、腰骶神经根、腰骶神经干、周围神经,最常见的临床表现是股外侧皮神经病(感觉异常性股痛)、股神经病、骶部麻木(仅剖宫产后),分娩后头痛、腰背痛、垂足、症状性感觉异常,24% ~37% 神经损伤伴有运动障碍,症状持续时间平均 6.5 周至 2 个月,产妇症状大都能消退或改善,极少数永久截瘫。

(2)诊断:①首先确定是否有神经功能障碍:局麻药作用消失后,若下肢感觉运动功能未恢复或恢复后再消失,应高度怀疑有硬膜外血肿,应先告知病房医护人员观察下肢功能恢复情况;②确定病变部位是在脊髓或外周:根据主诉及仔细的神经功能检查,对运动、感觉、反射作出判断。若难以确诊时,可做 CT、MRI、腰穿、脊髓造影、动脉造影、肌电图等检查,肌电图对鉴别髓内病变与神经干损伤有一定价值;③确定功能性或器质性:长时间的皮肤麻木和肌肉瘫痪,多为器质性病变。感觉异常和括约肌功能障碍有时为功能性改变,治疗一段时间可以恢复;④若为器质性病变,还应确定在髓内或髓外:髓外压迫特征为在受压神经支配区出现疼痛或放射性疼痛,感觉通路受压区皮肤过敏或麻木,感觉障碍呈上行性发展,括约肌功能障碍出现较晚。运动通路受压区先有痉挛后出现瘫痪。髓内病变的感觉障碍呈下行性发展,括约肌功能障碍出现较早。通过脊髓造影、腰穿测压、脊柱 X 线照片、CT、MRI 等可确定诊断。

(3)治疗:①去除病因:硬膜外血肿应尽早手术探查,一般在 6h 内清除血肿效果较佳,若有感染应用广谱抗生素治疗,若为原发病则应治疗原发病;②减轻症状:当髓内有水肿或出血体征时,用抗生素与皮质激素治疗,有助于病变局限,并加速渗出液的吸收。单纯由于血管病变引起者,有时用血管扩张药或溶栓药可使症状改善。使用非麻醉性镇痛药对缓解疼痛和肌肉痉挛有效;③预防并发症:泌尿系和肺部感染是瘫痪患者死亡的主要原因,压疮形成增加患者痛苦,要加强护理和营养治疗,经常做被动性锻炼,防止肢体挛缩与畸形。

2. 脊麻后头痛

①脊麻后头痛特征:坐位站立时头痛加剧并持续,卧床后迅速缓解。头痛卧位不减轻应寻找其他病因,特别注意脑血栓形成、蛛网膜下隙出血、感染、颅内高压;②脊麻后头痛治疗:24h

强制卧床休息,补液不增加脑脊液的生成速度,不能防止头痛的产生,无改善症状作用。口服咖啡因或茶碱300mg,可减轻症状;硬膜外注射葡聚糖20~30mL,替代补血疗法尚未取得广泛认可和成功;硬膜外填充自体血15~20mL,疗效确切。

3. 硬膜外气体损伤(注射空气试验阻力消失法)

多于10~15mL空气注入硬膜外可造成气体神经并发症,20mL或更多空气进入硬膜外腔,气体头向扩散,颈部出现皮下气肿,30~40mL空气进入硬膜外腔,如果又有椎间孔狭窄,可压迫神经组织及其静脉血流致暂时性截瘫;如果硬膜被意外穿破,少量空气注入蛛网膜下隙也可造成并发症,大量空气注入会引起颅腔积气致严重头痛或短暂颅神经麻痹。

4. 寒战

硬膜外麻醉后患者发生寒战较为常见,剖宫产的患者硬膜外麻醉后寒战的发生率更高,它使产妇耗氧量增加,严重者可导致胎儿宫内窘迫。因此必须高度重视,给予妥善的预防及处理。

(1)原因及机制:①麻醉患者散热增加:由于椎管内麻醉导致部分交感神经被阻滞,阻滞区的血管不能发生代偿性的收缩,阻滞区皮肤温度明显增加,体温迅速通过传导的方式由中央室向外周室分布,中央室的体温随之下降,同时鼓膜温度降低,当鼓膜温度下降幅度接近0.5℃时,则开始发生寒战,提示硬膜外麻醉后寒战与中心体温降低有密切关系;②麻醉患者产热减少:体温调节中枢为保持恒定的温度,主要通过骨骼肌收缩以增加热能的产生来加以调节;但阻滞区的骨骼肌已丧失收缩产热能力,只有非阻滞区的骨骼肌产生收缩,因此会出现寒战的现象;③环境温度过低:包括室内温度过低,皮肤用易挥发消毒剂(如75%酒精)、且消毒面积过大,术中输注大量冷液体或温度较低的库存血,以及用大量的冷盐水反复冲洗腹腔等;④体温过高:见于合并急性感染的产妇;⑤热源反应:输液或输血导致的热源反应。

(2)预防及处理:①麻醉前访视:手术前1d,到病房了解产妇的情况及心理状态,给予必要的解释,包括硬膜外麻醉的可靠性、方式等。急症患者也要尽量多交流,减少产妇的恐惧感;②调整手术间温度湿度,减少机体散热。在秋冬及初春季节,气温偏低,术前术中保持体温很重要。手术间室温应保持在25℃左右,麻醉前要给产妇盖好被子,特别是进入产程有宫缩的产妇,往往是大汗淋漓,要注意给产妇擦汗保温。提醒术者尽量缩短皮肤消毒时间。手术间湿度应保持在40%~60%,以减少患者术中的蒸发散热;③输入预热液体:术中所输入的液体及冲洗腹腔所使用的液体应提前预热,以免不必要的热交换所引起的体热散失。术中所输库血也要进行适当预热;④术前及术中用药:术前应根据产妇具体情况给予镇静催眠药。术中给予镇静、镇痛联合用药,如哌替啶、曲马朵、氟哌啶、地西泮等;⑤及时处理输血或输液反应:此类反应除寒战外,还有皮疹等临床表现,应认真细致观察并加以区别,及时给予抗过敏处理;⑥吸氧:寒战能使血糖升高,心率、心律也出现相应变化,耗氧量增加,如果氧供不足,就很容易出现低氧血症。这对产妇及胎儿十分不利,为避免此反应发生,术中应持续面罩给氧。

5. 压疮

术后硬膜外阻滞时间过长,患者的感觉和运动迟迟未恢复。在麻醉后运动恢复停滞,轻微低血压,感觉恢复停滞的情况,很容易在臀部和足跟部形成溃疡。

6. 产后背痛

椎管内麻醉引起的相应部位不同的运动阻滞,如果药物扩散到骶段可使盆底肌肉张力消失,使孕妇采取一些使脊柱和骶髂关节过度紧张弯曲的姿势,导致产后过长时间背痛及运动障碍。

7. 阻滞平面偏高

怀孕期间黄体酮水平的升高使整个神经系统对全麻药和局麻药阻滞的敏感性增强,在妊娠晚期即使由于神经敏感性的提高相应减少了局麻药的用量也可能会出现霍纳综合征。当冷觉减退平面到达颈部即 C_2 水平,患者往往会主诉两个症状:首先患者抱怨有呼吸困难的感觉,进一步诉吞咽困难。这种短暂的神经药理并发症很少需要全麻或气管插管,应密切监测脉搏血氧饱和度和潮气量,将患者头转向一侧,面罩吸入 100% 氧,必要时吸出口腔内分泌物和痰液。

8. 神经阻滞延长

其原因是孕期神经敏感性的增加,但应引起临床的注意:①局麻药、阿片类药物及其他神经活性药物应适当调整用量;②掩盖一些同时发生的病理过程如硬膜外血肿,延误其诊断治疗。

9. 短暂性神经综合征与马尾综合征

TNS 是指脊麻后出现的下肢和臀部疼痛或感觉迟钝,最早由 Schneider 等定义。所有局麻药都可能导致 TNS,但利多卡因发生率相对较高,截石位和肥胖增加了 TNS 的危险性。TNS 引起的疼痛常在 72h 内自行缓解,病因不明,TNS 最成功治疗药是非甾体类抗感染药(NSAIDS)。

CES 是马尾神经损伤引起的膀胱、排便和下肢等功能障碍症候群。CES 的发生率随局麻药浓度、剂量增加而增加。

第六节 羊水栓塞

羊水栓塞(Amniotic Fluid Embolism)是指羊水中有形物质进入母体血循环而引起的一系列严重症状的综合征,以突发性低血压、低血氧及凝血功能障碍表现为主,是妊娠和分娩中发生的罕见而严重的并发症;临床变化复杂,主要死亡原因为突发性心肺功能衰竭,难以纠正的休克,大量出血或多器官功能衰竭。1926 年 Ricardo Meyer 首次报道了羊水进入母体的血液循环,但其机制尚不清楚,导致羊水栓塞发生的临床因素仍无法阻止和预防。

一、发病率

国内外文献报道不一致。国外报道羊水栓塞发病率为 1:8000 ~ 1:80000(Clark,1995),我国为 1:4829 ~ 1:14838,其病死率可高达 86%。实际发病率可能略高些,因为有不少羊水栓塞可能会被误诊为产科休克、产后出血或急性肺水肿,轻症的患者因短暂的一过性表现而漏诊。尽管羊水栓塞总的发病率很低,但是病死率却高,是围产期死亡的一个主要原因。

二、羊水栓塞的高危因素

(1)过强宫缩,使宫内压增高。多数学者认为过强子宫收缩与不恰当使用宫缩药有关。

(2)胎膜早破或人工破膜,高龄产妇、多胎经产妇。

(3)过期妊娠、巨大儿。

(4)死胎。

(5)前置胎盘、胎盘早剥、手术助产、中期妊娠钳刮术、剖宫产术、羊膜腔穿刺术等均可造成病理性血窦损伤。

三、病因

羊水中的内容物有胎儿的角化上皮细胞、毳毛、胎脂、胎粪、黏液等有形颗粒物质,这些有形颗粒物质进入母体循环后引起肺动脉栓塞。羊水中含有促凝物质,进入母血后可引起 DIC。此外,羊水中胎儿的有形成分对母体可能是一种致敏原,可导致母体过敏性休克。正常孕期及分娩过程中几乎无羊水进入母体循环,羊水进入母体血液循环的机制尚不清楚。

四、羊水进入母循环后的病理生理变化

1.过敏反应

羊水中胎儿的有形成分作为一种抗原,激发机体产生强烈的反应,释放免疫物质及前列腺素、组胺、白三烯、细胞因子等,产生过敏性休克样反应。

(1)休克:部分患者可有寒战表现,大部分立刻进入严重休克,且与出血不成比例。

(2)急性肺动脉高压:由于过敏性反应可引起肺血管痉挛,羊水中的 PGFα 也使肺血管痉挛,肺血管阻力升高。此外,羊水中的物质刺激迷走神经,使肺血管痉挛加重;肺动脉高压使右心前负荷加重,致急性右心衰竭;肺毛细血管通透性增高导致肺间质及肺泡型肺水肿。

(3)急性呼吸衰竭:过敏反应可使支气管痉挛造成通气障碍,呼吸困难可导致低氧血症、高碳酸血症。此外,肺动脉高压使肺毛细血管血流障碍及肺泡水肿,造成换气障碍,进一步加重缺氧,最终导致急性呼吸衰竭、成人呼吸窘迫综合征一系列肺部疾患。

(4)心搏骤停:由于肺动脉高压,肺血管受牵拉,迷走神经兴奋致心动过缓,甚至心搏骤停。

2.有形物质栓塞

有形物质聚集成大团块,堵塞下腔静脉或肺动脉主干,可造成猝死。如堵塞于肺小血管床,使血管机械性阻塞,可反射性引起血管痉挛、支气管痉挛,导致肺动脉高压和急性呼吸困难。

3.羊水中促凝物质

羊水中促凝物质主要是凝血活酶及纤溶酶激活,导致 DIC,出现高凝及纤溶亢进。由于 DIC 初期微血栓形成引起休克及脏器功能损害,晚期纤溶亢进而致严重出血。

4.严重缺血缺氧造成的多脏器功能障碍

如脑缺氧可致抽搐或昏迷,心脏缺血缺氧可致心力衰竭,肾缺血缺氧致急性肾衰竭,肺缺血缺氧致肺水肿、肺出血、成人呼吸窘迫综合征、呼吸衰竭等。

五、羊水栓塞引起猝死的病理生理

1.心搏骤停

1995 年 Clark 等总结羊水栓塞死亡患者中心搏骤停占87%、低血压占100%、肺衰竭占93%、抽搐占48%、凝血异常占83%。羊水中的前列腺素物质、内皮素等化学因子、细胞因子刺激肺动脉受体引起迷走神经高度兴奋而使心搏骤停。肺栓塞时也可引起血流动力学的急剧变化而致心搏骤停。部分患者因产后出血行子宫切除术时麻醉不完全,手术操作时牵拉使迷

走神经刺激而致心搏骤停。心源性因素在 1h 内猝死的占 80% ~90%,如不能及时复苏,大部分患者可在 10min 内死亡。

2. 肺动脉高压、肺循环衰竭

肺动脉压力急剧升高,肺血流减少,使肺血流与肺泡间气体交换受损,造成严重缺血缺氧,当血流受阻≥85% 可猝死。由于肺毛细血管内皮细胞受损,血管通透性增高致肺间质及肺泡水肿。迷走神经反射引起的支气管痉挛使血气交换及机械通气均受到障碍,缺氧更加严重。肺血管内皮细胞损伤,使血小板聚集,造成肺血管微血栓形成,肺栓塞的临床表现为突然发作的严重呼吸困难、发绀、烦躁不安、胸痛、咳嗽、咳粉红色痰、休克而死亡。

3. 循环衰竭

①右心衰竭:当肺动脉压≥40mmHg 时,右心后负荷明显增高,右心室充盈压增高,心脏指数下降,右心室急速扩张,周围静脉压升高,致右心衰竭;②左心衰竭:当右心衰竭时,右心排出量降低,肺血流量减少,回到左心血量减少,造成左心排出量减少,循环衰竭,血压下降。由于体循环压力下降,右心压力升高,冠状动脉供血不足,左心室内膜下心肌灶性坏死,心肌缺血缺氧加重,最后导致左心衰竭,循环衰竭,严重休克及组织灌注量不足,尤其是心脑缺血梗塞可致猝死。

4. 严重缺氧

严重缺氧表现为发绀、血氧分压、血氧饱和度急剧下降,氧合指数(血氧分压/血氧浓度)可下降到≤180mmHg 甚至≤110mmHg 以下,导致脑缺氧而抽搐、昏迷、死亡,心肌缺氧致休克、心力衰竭死亡。

5. 严重休克

羊水栓塞所致的休克发展迅猛。在不同阶段引起休克的原因不同,所以按一般抗休克治疗难以逆转,常导致猝死。

发病初期的休克主要原因为过敏反应及 DIC 高凝期,微血栓形成致微循环障碍以及心搏骤停,肺动脉高压致左心排出量降低,是急性循环衰竭所造成的,当 DIC 进入消耗性低凝状态及纤溶亢进期,出血是加重休克的主要原因。

六、临床表现

羊水栓塞特点为发病急、病情进展迅速、对孕产妇生命威胁大。好发于分娩过程中,尤其在胎儿娩出前后的短时间内,少数病例可以发生在临产前、产后 32h 内。多数产妇在发病时出现寒战、烦躁不安、咳嗽(呛咳)、气急、发绀、呕吐等前驱症状。如羊水侵入量极少,则症状较轻,有时可自行恢复。如羊水混浊或入量较多时,则出现典型的临床表现。

1. 呼吸循环衰竭

根据病情分为暴发型和缓慢型两种。暴发型为前驱症状之后,很快出现呼吸困难、发绀,心率增快、血压下降,甚至呼吸停止、心搏骤停。急性肺水肿时咳粉红色泡沫痰。缓慢型的呼吸循环系统症状较轻,待至产后出现流血不止、血液不凝时才被发现。

2. 全身出血倾向

部分羊水栓塞患者经抢救度过了呼吸循环衰竭时期,继而出现 DIC。呈现以大量阴道流血为主的全身出血倾向,如黏膜、皮肤、针眼出血及血尿等,且血液不凝。值得注意的是部分羊水栓塞病例,缺少呼吸循环系统的症状,起病即以产后不易控制的阴道流血为主要表现。

3.多系统脏器损伤

本病全身脏器均受损害,除心脏外,肾脏是最常受损害的器官。由于肾脏缺氧,出现尿少、血尿、氮质血症,可因肾衰竭而死亡;脑缺氧时患者可发生烦躁、抽搐、昏迷。

4.其他情况

中孕引产及钳刮术中偶尔亦可发生羊水栓塞,表现为一过性呼吸急促、烦躁、发绀、低血压、心率增快、胸闷后出现阴道大量流血。但因羊水成分简单,经积极处理后,一般可迅速恢复。

七、诊断

诊断主要依靠临床表现,诊断标准不一。轻症患者以及一些不典型的羊水栓塞患者可能因短暂的一过性表现而漏诊,因此羊水栓塞的早期诊断对临床早期治疗和降低孕产妇的病死率至关重要。凡在病史中存在羊水栓塞各种诱发因素,如产妇胎膜早破、人工破膜和剥膜、子宫收缩过强、高龄初产妇、多胎经产妇均可发生。在胎膜破裂、胎儿娩出后或手术中产妇突然出现寒战、烦躁不安、气急、尖叫、呛咳、呼吸困难、大出血、凝血功能障碍、循环衰竭及不明原因休克,出血与休克不成比例,首先应考虑为羊水栓塞。根据病史和上述临床表现可初步做出诊断,并在积极抢救的同时做出进一步的检查,以明确诊断。

1.凝血功能检查

休克患者表现的是凝血功能障碍,首先应当进行与 DIC 有关的实验室检查。目前,DIC 诊断的公认指标为:①血小板计数≤15×10^9/L 或进行性下降;②纤维蛋白原>1.5g/L;③凝血酶原时间≥15s 或超过对照3s 以上;④血浆鱼精蛋白副凝试验(3P 试验)阳性;⑤纤维蛋白降解产物(FDP)≥80μg/mL;⑥优球蛋白溶解时间≤120min。

2.寻找有形物质

抽取下腔静脉或右心房血5mL,放置或离心沉淀后,取上层物作涂片,镜检见到鳞状上皮细胞、毳毛、黏液,也可用苏丹Ⅲ染色寻找脂肪颗粒,可确诊为羊水栓塞。在抢救时往往做颈静脉穿刺或股静脉切开,可在插管时取下腔静脉血10mL,或在剖宫产、切除子宫时取子宫颈旁静脉丛血10mL。过去认为,从血涂片中找到羊水有形成分,是确诊羊水栓塞的可靠依据。最近有研究显示,在正常孕妇的血液中也可见到鳞状细胞、滋养细胞及来源于胎儿的其他碎片。

3.影像学检查

①X 线检查:大约90%的患者可以出现胸部 X 线片异常,床边胸部 X 线片检查可见双肺有弥散性点片状浸润影,向肺门周围融合,伴右心扩大和轻度肺不张,浸润的阴影可在数天内消失;②CT 检查:当羊水栓塞出现脑栓塞时,通过头颅 CT 检查可协助诊断。

4.心功能检查

①心电图检查:多可见右心房、右心室扩大,ST 段下降;②超声心动图检查:彩色多普勒超声检查有右心房、右心室扩大,心肌缺氧,心排出量减少及心肌劳损等表现。

5.特殊检查

(1)类胰蛋白酶升高:近年来认为羊水栓塞的发生是机体对羊水中的胎儿成分产生过敏反应,导致肥大细胞脱颗粒释放组胺、类胰蛋白酶和其他介质引起。类胰蛋白酶是肥大细胞分泌颗粒的主要成分,用免疫组化方法检测肺肥大细胞类胰蛋白酶可用于羊水栓塞的诊断。

(2)补体水平降低:有学者认为补体激活在羊水栓塞的发病中起重要作用,补体水平检测有助于羊水栓塞的诊断。

6.肺动脉造影术

目前认为,肺动脉造影是诊断肺动脉栓塞最有效、最可靠的方法,阳性率达85%~90%,可以确定栓塞的部位及范围。X线可见肺动脉内充盈缺损或血管终止。有局限性的肺叶、肺段血管纹理减少呈剪枝征象。由于肺动脉导管的插入还可以测量肺动脉楔压以提示右心衰竭是否存在,得到正确的肺动脉压及心排出量的结果,有利于心力衰竭的辅助诊断。

八、鉴别诊断

须与先兆子痫、急性心力衰竭、脑血管意外、血栓性肺栓塞、癫痫、癔症、其他原因引起的产后出血、药物反应、空气栓塞、自发性气胸、胃内容物误吸、仰卧位低血压综合征鉴别。

九、羊水栓塞的急救

羊水栓塞抢救成功的关键在于早期诊断、早期处理,以及早用肝素和及早处理妊娠子宫,归纳为以下几方面。

1.吸氧

应争取行正压持续给氧。有条件时可使用人工呼吸机,减轻肺水肿,改善脑缺氧及其他组织缺氧。

2.抗过敏

应用大剂量皮质激素抗过敏,常选用氢化可的松,即时500mg,一般每日1000~2000mg,静脉滴注。但激素可抑制网状内皮系统功能,使已激活的凝血因子不能及时清除而加重DIC,故反复应用时应注意,在使用肝素治疗的基础上应用本药为好。

3.解除肺动脉高压

供氧只能解决肺泡氧压,而不能解决肺血流低灌注,必须尽早解除肺动脉高压,才能根本改善缺氧,预防急性右心衰竭。常用药物有:①氨茶碱:具有解除肺血管痉挛,扩张冠状动脉及利尿作用,还有解除支气管平滑肌痉挛作用。剂量为0.25~0.50g加入10%~25%葡萄糖液20mL,静脉注射;②罂粟碱:对冠状血管和肺、脑血管均有扩张作用,是解除肺动脉高压的理想药物。剂量为30~60mg加入25%葡萄糖液20mL,静脉注射;③阿托品:解除肺血管痉挛,还能抑制支气管的分泌功能,改善微循环。剂量为0.5~1mg,静脉注射,每10~15min一次,至症状好转;④酚妥拉明:解除肺血管痉挛,剂量为20mg加入10%葡萄糖液250mL,静脉滴注。

4.抗休克

羊水栓塞引起的休克比较复杂,处理时必须综合考虑。①扩充血容量:应尽早、尽快扩充血容量,但应防止诱发心力衰竭。有条件者最好用肺动脉漂浮导管,测定肺毛细管楔压(PCWP),在监测心脏负荷的情况下补充血容量。如无条件测量PCWP,可根据中心静脉压指导输液;②纠正酸中毒:首次可给5%碳酸氢钠100~200mL,或根据公式计算:碳酸氢钠(g)=(55-测得的CO_2CP)×0.026×体重(kg),先注入计算量的1/2~2/3;③调整血管紧张度:休克症状急骤而严重或血容量虽已补足但血压仍不稳定者,可选用血管活性药物,常用多巴胺20~40mg加入葡萄糖液500mL内,静脉滴注,可保证重要脏器血供。

5.防治DIC

羊水栓塞诊断一旦确立,就应开始抗凝治疗,尽早使用肝素,以抑制血管内凝血,保护肾脏功能。首次应用肝素量1mg/kg(约50mg),加入生理盐水100mL内,静脉滴注,1h滴完。进行凝血功能检测,确定是否需要重复给药。应警惕严重的产后出血发生,最安全的措施是在给肝素的基础上输新鲜血,并补充纤维蛋白原、血小板悬液及鲜冻干血浆等,以补充凝血因子,防止产后出血。

6. 预防心力衰竭

可用快速洋地黄制剂去乙酰毛花苷(西地兰)0.2~0.4mg 稀释于 25% 葡萄糖液 20mL,静脉注射,必要时 4~6h 重复一次,总量每日 <1.2mg。另辅以呋塞米 40~80mg,静脉注射,防治心力衰竭,对提高抢救成功率具有重要意义。

7. 防治多器官损伤

在抗休克时必须注意肾脏的灌注,在血容量未补充前不用或慎用缩血管药物,当血容量补足后,血压回升而每小时尿量仍少于 17mL 时,应给予利尿药物治疗。无效者常提示急性肾衰竭,应尽早采用血液透析等急救措施。

8. 产科处理

及时的产科处理对于抢救成功与否极为重要。羊水栓塞发生于胎儿娩出前,应积极改善呼吸循环功能、防止 DIC、抢救休克等。如子宫颈口未开或未开全者,应行剖宫产术,以解除病因,防止病情恶化;子宫颈口开全,胎先露位于坐骨棘下者,可行产钳助产。术时及产后密切注意子宫出血等情况。如无出血,继续保守治疗;如有难以控制的产后大出血且血液不凝者,应立即行子宫切除术,以控制胎盘剥离面血窦出血,并阻断羊水沉渣继续进入血循环,使病情加重。

十、预防

若能注意以下几点,则对于预防羊水栓塞有利。

(1)人工破膜时不兼行剥膜,以减少子宫颈管的小血管破损。

(2)不在宫缩时行人工破膜。

(3)掌握剖宫产指征,术中刺破羊膜前保护好子宫切口上的开放性血管。

(4)掌握缩宫素应用指征。

(5)对死胎、胎盘早期剥离等情况,应严密观察。

(6)避免产伤、子宫破裂、子宫颈裂伤等。

第三十六章 产科重症及其麻醉处理

第一节 先兆子痫—子痫

先兆子痫是在世界范围内引起母亲严重并发症甚至死亡和胎儿死亡的主要原因,在第三世界国家尤其突出。引起孕产妇死亡的原因包括:脑血管意外、肺水肿和肝脏坏死。

先兆子痫最重要的特征是在妊娠 20 周后初次发生的高血压和蛋白尿,可进一步分为轻度、中度和重度。轻度先兆子痫的定义是既往血压正常的女性其舒张压超过 90mmHg,蛋白尿小于 0.3g/24h。重度先兆子痫是指满足如下条件中至少一项者:①间隔 6h 以上的两次测压,收缩压大于 160mmHg 或舒张压大于 110mmHg;②迅速升高的蛋白尿(>3g/24h);③24h 尿量少于 400mL;④脑激惹或视觉障碍症状;⑤肺水肿或发绀。此外,不论高血压的程度如何,只要有惊厥发生就应诊断为子痫。

一、病因学

先兆子痫—子痫的潜在机制目前仍未做出定论。一个主要理论是母体对胎儿组织出现了免疫排斥,最终引起子宫胎盘缺血。

二、病理生理学

许多研究已表明,先兆子痫中缺血胎盘释放的子宫肾素、血管紧张素能广泛地影响全身小动脉,这将导致其闭塞性痉挛,特别是直径 200μm 以下的小动脉更易发生痉挛,从而引起高血压、组织缺氧、内皮受损。同时血管内物质如血小板,纤维蛋白等通过损伤的血管内皮而沉积,进一步使小动脉管腔狭小,外周血管阻力增加,使血液浓缩,血容量不足,全血及血浆黏度增高及高脂血症,可明显影响微循环灌流,促使血管内凝血的发生。血管紧张素介导的醛固酮分泌增加可增加钠的重吸收与水肿。这些病理变化必将导致重要脏器相应变化和凝血活性的改变。涉及的系统包括以下几种。

中枢神经系统:中枢神经系统激惹可表现为头痛、视觉障碍、反射亢进甚至惊厥。其病因学更倾向于建立在血管痉挛和缺氧的基础上,而非原先认为的大脑水肿。与高血压脑病不同的是,惊厥并非与血压的升高直接相关。

心血管系统:尽管先兆子痫常伴有水钠潴留,但液体与蛋白从血管内转移至血管外可导致血容量不足。先兆子痫产妇平均血容量较正常产妇血容量低 9%,在重度病例中可低至 30% ~40%。外周血管收缩导致的体循环阻力增高和左室每搏功指数升高,易导致左室劳损,由此可能出现与中心静脉压和肺毛细血管楔压无甚关联的左室舒张功能障碍。因此容量治疗时应在 MAP、CVP 的监测下、在合理应用扩血管的药物下小心进行。

凝血系统:血小板附着于内皮损伤处导致消耗性凝血病,使多达三分之一的患者罹患血小板减少症,某些严重病例其血小板计数可急剧下降。此外还可能存在血小板功能的异常。严重病例可能进展为先兆子痫的特殊类型—HELLP 综合征,即:溶血(Hemolysis),肝酶升高(Elevated Liver Enzymes），血小板数降低（Lowplatelets），而高血压和蛋白尿反而是轻微的。

呼吸系统：可表现为肺水肿和上呼吸道（特别是喉）水肿，它可造成呼吸窘迫和气管插管困难，临床中应特别注意，但在病程末期以前很少出现肺的受累。肺水肿最常见于分娩之后，多是由于循环负荷过重、心力衰竭或惊厥时吸入胃内容物造成。

肝脏：肝功能实验室检查显示肝酶水平升高而活性降低，在 HELLP 综合征中尤为突出，这可能是由肝血流降低导致不同程度和范围的缺血或坏死引起。肝破裂是一项罕见但常可致死的并发症。

肾脏：在肾脏肾小球内皮细胞水肿和纤维素沉积，造成毛细血管收缩，肾血流和肾小球滤过率降低，出现少尿和蛋白尿的特征性症状。在伴有低血压和 HELLP 综合征时，疾病常常进展到急性肾衰竭，不过，肾脏的预后通常良好。

胎儿胎盘单位：胎盘灌注减少普遍会导致胎儿宫内发育迟缓，胎盘早剥和早产也有很高的发生率。通常需要提早分娩，从而导致胎儿不成熟。

三、围术期处理

先兆子痫的处理包括手术和非手术两方面。因为重症监护技术特别是心血管监控以及疼痛管理领域的专门技术均会起到重要的作用，所以严重先兆子痫病例的两方面处理都应有麻醉医师的参与。

减少母体和胎儿并发症的目标：处理高血压、预防与控制惊厥、提高组织灌注、液体疗法与少尿的处理、决定何时分娩、凝血功能异常的处理。在严重病例治疗应持续至分娩后24～48h。

1. 高血压的控制

先兆子痫患者在降低血压的同时维持甚至提高组织灌注很重要，因此把高血压降至正常水平低限并不恰当，将平均动脉压控制在 100～140mmHg（130/90～170/110mmHg）较合适。轻度先兆子痫可能只需要卧床休息，以避免主动脉和腔静脉受压。扩血管应在扩容之后进行，以避免血压下降。

（1）肼苯哒嗪：静脉注射，每次给药 5mg，随后以 5～20mg/h 的速度持续静脉滴注以控制血压。该药物是直接生效的血管扩张药，是用于控制先兆子痫性高血压的最常用药物，它可增加子宫胎盘和肾血流。双肼苯哒嗪起效缓慢（约 15min），重复给药应该间隔 20min。如果间隔时间不够可能会发生严重的低血压。低血压和心动过速通常对补液有良好的反应。

（2）甲基多巴：通常是有一定慢性因素的高血压患者的用药。标准剂量也可引起嗜睡、抑郁和体位性低血压。长期用药经验表明，孕妇分次用药，日剂量 1～3g 是安全的。

（3）硝苯地平：硝苯地平虽然是个合理的选择，但对于在先兆子痫患者中的应用尚未得到广泛研究。它的主要用途是对超高血压的紧急处理，常用剂量为 10mg 口服。短效硝苯地平的剂型为嚼服胶囊的形式，这种服药方法和广泛应用的舌下含服相比要有效和可靠得多。

（4）β 受体阻滞剂：由于 β 受体阻滞剂对妊娠中晚期胎儿有毒性作用，出于担心 β 受体阻滞剂对胎儿的影响，在妊娠危重患者使用这类药物是不明智的。然而有人报道拉贝洛尔已在小部分患者中成功使用。

（5）硝普钠/硝酸甘油（持续泵入）：硝酸甘油主要作用于静脉容量血管，在扩容之后疗效会降低。硝普钠，一种强效的阻力和容量血管扩张剂，具有起效快和持续时间短的特点，看似理想的降压药，然而出于其代谢产物——氰化物对胎儿毒性的担心，限制了该药的临床应用。

(6)静脉液体疗法:有作者报道扩充血浆容量可从本质上促使血管扩张,降低血压,改善局部血流,优化血管扩张药物的效果。然而在严重的特别是产后发生的先兆子痫中,血浆胶体渗透压降低伴有左室功能障碍,可导致肺水肿和脑水肿的高发率。因此如果对严重病例进行扩容,就必须监测肺毛细血管楔压。中心静脉压的绝对值对预测肺水肿的风险并无价值,但是通过观察 CVP 的反应谨慎地静脉滴注补液,也是判断心室处理新增容量能力的有用手段。

2. 惊厥管理

目前硫酸镁已被确立为预防反复的子痫惊厥的特效药。在先兆子痫患者惊厥的预防中,静脉注射镁剂的地位也是明确的。尚无文献明确表明什么是终止子痫惊厥的最佳药物。

(1)硫酸镁:既是有效的脑血管扩张药,又是强有力的儿茶酚胺受体拮抗剂。治疗血药浓度位于 2~4mmol/L。有两种普遍应用的给药方法:肌肉加静脉注射法,指的是静脉注射 4g 硫酸镁,静脉注射时间要超过 20min;加上一次肌内注射 210g,随后每 4h 在每侧臀部各肌内注射 5g。静脉注射法则给予 4g 的负荷剂量,然后每小时 1 至 3g 持续静脉泵入以维持治疗血药浓度水平。

镁剂注射的主要不良反应是神经肌肉阻滞,它和血浆镁浓度呈线性关系。通过每隔一小时检查膝反射的方法进行神经肌肉监测是判断早期毒性的标准手段。如果发生反射减退,应停止输液直至反射恢复。因为镁通过降低运动神经末梢乙酰胆碱释放,降低终板对乙酰胆碱敏感性和抑制骨骼肌膜兴奋性而增强去极化和非去极化肌松药作用时间和作用强度,在全麻应用肌松剂时最好有神经肌肉监测。肾脏是镁剂的唯一排泄途径,因此肾功能受损是使用镁离子的相对禁忌证。

(2)地西泮:仍是广泛用于终止惊厥发作的一线药物,每次给药 5~10mg,重复给药直至起效。可预防性使用地西泮 10mg/h 持续泵入,但可能导致过度镇静从而给气道带来危险。对胎儿特别是早产儿产生抑制是导致该药应用减少的主要原因之一。目前更倾向于使用硫酸镁。

(3)苯妥英:虽然该药在过去广泛用于子痫惊厥的预防和控制,但最近的证据并不支持这一用法。

惊厥的预防应该从出现头痛、视觉障碍、上腹痛或反射增强等大脑激惹征象时开始。单独的高血压并不一定是抗惊厥治疗的指征,惊厥也有可能在血压中度升高时发作,因此仅血压一项并非为预测惊厥发作可能性的可靠指标。

决定分娩:产科医师通常在母亲的疾病极其严重时采取择期剖宫产。这往往取决于母亲疾病和胎儿存活力之间的平衡。

四、麻醉与镇痛

(一)术前准备

1.详细了解治疗用药

详细了解治疗用药包括药物种类和剂量,最后一次应用镇痛药和降压药的时间,以掌握药物对母胎的作用和不良反应,便于麻醉方法的选择和对可能发生不良反应的处理。

2.临床观察

应常规观察硫酸镁用药后的尿量,有无呼吸抑制,检查膝反射、心率和心电图,有无房室传导阻滞,如有异常应查血镁离子浓度。一旦有中毒表现应给予钙剂拮抗治疗。

3. 术前停用降压药

应用 α、β 受体拮抗药；血管紧张素转换酶抑制剂，应在麻醉前 24～48h 停药。该类药与麻醉药多有协同作用，易导致术中低血压。

总之，麻醉医师必须确保血容量、肾功能以及高血压的控制和抗惊厥治疗是否已达到最佳状态。

（二）分娩镇痛

可以允许轻到中度先兆子痫患者继续正常分娩。如果凝血功能正常，及早进行硬膜外阻滞不仅有助于控制血压和扩张血管，还能减轻由疼痛引起的应激反应和儿茶酚胺释放，往往对患者的管理有所裨益。

（三）麻醉选择

先兆子痫剖宫产手术时怎样选择麻醉技术？是全身麻醉还是区域阻滞？母亲和胎儿的利益以及麻醉医师的相关技能都应被考虑在内。

全身麻醉是用于意识程度降低患者的唯一推荐方法，比如子痫、刚刚有惊厥发作或存在以下问题之一的患者：濒临子痫、严重凝血障碍、妨碍区域阻滞进针的解剖学问题、拟行区域阻滞的穿刺部位有感染。

1. 全身麻醉的实施

（1）气道评估：气道水肿并非总是可预见的，但是喘鸣或面部水肿的存在可作为线索。Mallampati 评分可能在分娩中产生显著变化，所以应在立刻要实施全麻之前进行评分。惊厥发作后期、舌或黏膜破裂口也可作为困难插管的警示征象，这类病例可能需要在清醒时行经鼻气管插管。

然而，由于这些患者困难气道的不可预见性，麻醉医师应针对不同病例准备相应的器具（比如管芯，喉罩，手术开放气道等）以及有经验的麻醉医师慎重对待困难或失败的插管。

（2）诱导：预充氧气至少三分钟后予快速诱导剂；硫喷妥钠 4～5mg/kg 或异丙酚 2mg/kg 或依托咪酯 0.2mg/kg（不用氯胺酮），加琥珀酰胆碱（1.0～1.5mg/kg）。

不过在这段时间必须用一定的方法减轻喉镜和插管带来的血流动力学反应。有些方法已证实对胎儿健康有害，比如利多卡因、β 受体阻滞剂和长效阿片类药物等。有人使用血管扩张药（硝酸甘油和硝普钠），但是对胎儿氰化物中毒和母亲颅内压变化的担心限制了其应用。在使用琥珀酰胆碱前给予阿芬太尼 10μg/kg 能缓解升压反应，而且由于其作用时间短，只引起最小限度的胎儿抑制。

硫酸镁既有血管扩张作用，又有抗儿茶酚胺的作用。诱导后予 40mg/kg 静脉推注既能缓和升压反应又不会导致随后的血压过低（在清醒时给药会导致疼痛）。$MgSO_4$ 和阿芬太尼可合并用于严重病例从而减少各自的剂量（30.0mg/kg＋7.5μg/kg）。但如果孕妇高危（MAP 达 180mmHg），也可使用更高的剂量（60mg/kg＋30μg/kg）。

不推荐使用肌松药，尤其是在使用硫酸镁之后，因为前者可能在诱导前导致严重的肌无力。需注意的问题是在给予硫酸镁之后，琥珀酰胆碱应带来的肌束颤动可能不出现，给予琥珀酰胆碱后应计时 60s 再尝试插管。

考虑到异氟烷可能引起脑血管痉挛或脑水肿或两者兼有，最好用中低浓度（0.5～1MAC）维持麻醉，并且在断脐后使用适当的阿片剂。

（3）拔管：拔管引起的过度心血管反应常常被忽视，但它可能和插管时的心血管反应一样严重且具灾难性。此时使用 $MgSO_4$ 和阿芬太尼是不合理的,可以使用血管扩张药物(β 受体阻滞剂,特别是艾司洛尔),或者也可使用利多卡因。

2. 区域麻醉的实施

长期有人坚持认为除了最轻微的高血压以外,脊髓麻醉并不适合用于先兆子痫患者,因为可能会导致急剧的低血压。

然而有学者研究脊髓麻醉在严重妊娠高血压综合征的应用后得到了乐观的结论:虽然在考虑到保守补液时低血压仍然是个问题,但是已经发现子宫胎盘血流并未减少甚至有可能增加,推测其可能的原因是小动脉扩张。

而实践告诉我们,正在使用血管扩张药(甲基多巴,硝苯地平,肼苯哒嗪等)治疗的稳定高血压患者是采用脊髓麻醉的合适候选病例,且术前药物管理得越好(液体加上血管扩张药),低血压的问题就越少,与未经治疗的患者相比较越不容易发生血压降低。对于血压未控制、新近诊断或严重的高血压病例,如果没有快速分娩的必要(胎盘早剥,严重胎儿心动过缓),硬膜外阻滞因其具有起效慢、可控性好而成为先兆子痫患者的最理想选择。

3. 硬膜外麻醉和蛛网膜下隙阻滞的实施应符合操作常规

(1)蛛网膜下隙阻滞:建议使用 26G 或更细的笔尖式穿刺针,根据患者的身高和腹围用 $1.0 \sim 1.6mL$ 的重比重(加上葡萄糖)0.5% 布比卡因进行麻醉。较高的患者需用较大的剂量,而体重较重的患者因其有较高的蛛网膜下隙压力,故而需要的量较少。阻滞平面高度的理想目标是 T_6。

(2)硬膜外麻醉:选择 $L_{1\sim2}$ 或 $L_{2\sim3}$ 的间隙实施硬膜外腔穿刺置管,使用标准试验剂量。负荷剂量应分次给予而非一次大量注入,从而使阻滞平面的高度缓慢上升,目标也是达到 T_6 的感觉平面。

我们在实施蛛网膜下隙阻滞时给予芬太尼的主剂量是 $10\mu g$,硬膜外麻醉则是 $50 \sim 100\mu g$,这会使感觉阻滞更加彻底。

不能仅仅应用扩容疗法简单处理低血压。更为理想的做法是使用合成胶体液(500mL 琥珀酰明胶溶液或羟乙基淀粉溶液)和晶体液(1000mL 乳酸钠林格液)扩容的同时,必要时分次静脉给予 5mg 麻黄碱,因为后者不会对子宫血流产生不利影响,维持血流动力学平稳。

五、术后监护

先兆子痫中 70% 的惊厥和肺部并发症在术后发生。喉水肿可能在术中恶化,拔管后也可能发生气道窘迫,严重时需要再次插管。只要有临床指征,抗高血压治疗就应继续;只要患者有症状,抗惊厥药物也应维持。如果在术中使用了有创监测,术后就应在重症监护环境下继续使用。

良好的术后镇痛可使这类病例的管理变得容易些。在少尿的情况下必须不断地密切关注液体平衡并加以纠正。

第二节 早 产

早产(Premature Delivery)是指妊娠满28周至不满37足周间分娩者。在围产期死亡中约有75%与早产有关。

一、病因学

与早产发生相关的因素有:①最常见的是下生殖道、泌尿道感染;②胎膜早破、绒毛膜羊膜炎,30%~40%早产与此有关;③子宫膨胀过度及胎盘因素:如羊水过多、多胎妊娠、前置胎盘及胎盘早剥等;④妊娠并发症与并发症:如先兆子痫、妊娠期肝内胆汁淤积症(Intrahepatic Cholestasis of Pregnancy,ICP)、妊娠合并严重贫血、心脏病、慢性肾炎等;⑤子宫畸形:如纵隔子宫、双角子宫等;⑥宫颈内口松弛;⑦吸烟、酗酒。

二、病理生理学

早产儿死亡的原因多为缺氧、颅内出血、呼吸窘迫综合征等。病理基础有:①早产儿的呼吸中枢和肺发育不全,毛细血管通透性高,易出现肺透明膜病等导致呼吸窘迫综合征;②早产儿的颅骨钙化不全,硬脑膜脆弱,脑血流调节功能不完善,因此容易出现产时窒息、脑出血等,尤其是在缺氧情况下,早产儿颅内压升高,易加重肺出血,硬肿症及颅内出血,最终导致死亡。因此选择合适的分娩方式或积极采取围产期的处理措施,力求产程平顺可降低围产期早产儿的病死率。

大量研究证实:在阴道分娩过程中恰当的镇痛与麻醉可降低围产期新生儿的病死率;剖宫产由于缩短了取胎时间,并避免早产儿在产道下降时的颅骨变形而可能出现的脑静脉窦破裂及大血管撕裂也降低了早产儿的病死率。

三、围产期处理

1.抑制宫缩药物的使用

(1)β_2-肾上腺素受体激动剂:能激动子宫平滑肌中的β_2受体,抑制子宫平滑肌收缩,减少子宫的活动。目前常用药物有:利托君和沙丁胺醇。

(2)硫酸镁:镁离子直接作用于子宫平滑肌细胞,拮抗钙离子对子宫收缩的活性,抑制子宫收缩。

(3)钙拮抗剂:是一类能选择性地减少慢通道的Ca^{2+}内流,从而干扰细胞内Ca^{2+}浓度而影响细胞功能的药物,能抑制子宫收缩。

(4)前列腺素合成酶抑制剂:前列腺素有刺激子宫收缩及软化宫颈的作用。前列腺素合成酶抑制剂可抑制前列腺素合成酶的合成或前列腺素的释放以抑制宫缩。

2.预防新生儿呼吸窘迫综合征

对妊娠35周前的早产,应用肾上腺糖皮质激素24h后至7d内,能促进胎儿肺成熟,明显降低新生儿呼吸窘迫综合征的发生率。

四、麻醉与镇痛要点

未成熟胎儿较到期新生儿更容易受产科镇痛与麻醉药物的影响。增强早产儿对药物敏感性的相关因素有:更少的药物结合蛋白;更高水平的胆红素,可以和药物竞争与蛋白的结合;由于血—脑脊液屏障发育不完善更多的药物进入中枢神经系统;体水多而脂肪含量低;代谢和清除药物能力低。

尽管早产儿有如上的这些缺陷,但事实上并不像我们想象的那么严重,在选择麻醉药物和技术时,考虑药物对新生儿的作用远没有预防窒息对胎儿的损伤重要。对于经阴道分娩者,硬膜外阻滞能消除产妇的下推感,松弛产道和会阴部;对于剖宫产分娩者应根据病情的紧急程度、母儿的状况、母亲的意愿等选择麻醉方式。

术中管理:麻醉医师应该注意:产科医师为阻止早产经常术前应用多种药物抑制子宫活动,已报道了许多由此引发的母体并发症:低血压、低血钾、高血糖、心肌缺血、肺水肿和死亡。因此,术前应用了 β_2 - 肾上腺素受体激动剂者硬膜外阻滞时应减少一次用药量以防止产妇血压大幅度下降;术前存在心动过速、低血压和低血钾时全身麻醉会增加低血压发生的危险性;紧急扩容需小心以防发生肺水肿;避免应用氟烷(心律失常)、泮库溴铵(心动过速);在非急诊条件下,从安胎停止到麻醉至少应延迟3h以便 β - 交感作用消退;尽管血清钾降低,但是细胞内钾浓度常是正常的,因此一般不需补钾。

五、对早产的患者,做好新生儿复苏的准备

Apgar 评分在5分以下者即为复苏的适应证,在3分以下为新生儿重度窒息,新生儿的复苏以保持呼吸道通畅和使肺膨胀为首要,吸痰一定要充分,同时要注意保暖,因为温暖的环境(32~34℃)对新生儿的复苏最为有利。抗酸治疗常采用脐静脉给予 5% $NaHCO_3$ 10mL。人工呼吸,在徒手复苏无效时,应立即喉镜直视下清理呼吸道,并气管插管,动作要轻柔,以纯氧控制呼吸,频率为30~40次/分,同时行心外按压。复苏时纳洛酮的应用:有研究发现 1min Apgar 评分与脑脊液 β - 内啡肽呈高度负相关,窒息新生儿脐血 β - 内啡肽浓度升高,可引起新生儿肺功能障碍,由于纳洛酮与非特异性吗啡受体结合,成为竞争性吗啡抑制剂,使吗啡样物质 β - 内啡肽失活而起到治疗作用,可消除因 β - 内啡肽升高所致的一系列生物效应。再者纳洛酮还可拮抗因麻醉性镇痛药引起的呼吸抑制。复苏时建议采用心前区皮下注射纳洛酮 0.4mg。

第三节　围产期出血

一、产前出血

产前出血(Antepartum Haemorrhage,APH),是妊娠期严重并发症,处理不当能危及母儿生命。最常见的产科原因为前置胎盘、胎盘早剥。

(一)前置胎盘(Placenta Praevia)

孕28周后胎盘部分或全部附着于子宫下段,甚至胎盘下缘达到或覆盖宫颈内口,其位置低于胎先露部,称前置胎盘。分为完全型、部分型、边缘型。前置胎盘由于胎盘种植于子宫下

段,部分并发胎盘植入,该部位肌层菲薄且已被动牵引伸长,缺乏足够有力的平滑肌层收缩止血,因此易发生产前出血休克与产后出血。

1.病因

(1)子宫内膜病变与损伤:如产褥感染、多产、人工流产、剖宫产等。

(2)胎盘发育异常:如多胎妊娠、糖尿病、母儿血型不合、副胎盘、膜状胎盘等。

(3)精卵滋养层发育迟缓。

(4)其他:孕妇年龄大、经产妇、吸烟、可卡因成瘾等。

2.诊断

当患者出现无痛淡红色阴道出血,尤其是怀孕第 7 个月以后应怀疑前置胎盘。超声可帮助确定诊断。

3.围产期处理

(1)期待治疗:适用于妊娠小于 36 周,胎儿存活,阴道流血不多,一般情况良好无须紧急分娩者。应绝对卧床休息,左侧卧位,吸氧;纠正贫血;适当用镇静剂;注意阴道流血情况,给予宫缩抑制剂,常用的有硫酸镁、沙丁胺醇,并应用地塞米松促胎儿肺成熟。

(2)终止妊娠:①剖宫产术:剖宫产是目前处理完全性及部分性前置胎盘的主要手段。切口应尽量避开胎盘附着处,胎儿娩出后给予宫缩剂,迅速徒手剥离胎盘,大纱垫压迫止血;也可在明胶海绵上放凝血酶置出血部位再加纱垫压迫;或缝合子宫下段开放的血窦;或结扎子宫动脉或髂内动脉;或纱布条填塞宫腔;上述措施无效时,行子宫切除术;②经阴道分娩:适用于边缘性前置胎盘、枕先露、出血量不多、短时间可经阴道分娩者。首先行人工破膜,使胎先露压迫胎盘止血,并可促进子宫收缩加速分娩,如出血量大或产程进展不顺利,立即改行剖宫产。

(二)胎盘早剥(Placental Abruption)

妊娠 20 周后或分娩期,正常位置的胎盘在胎儿娩出前部分或全部从子宫壁剥离称为胎盘早剥。胎盘早剥起病急、进展快,易发生凝血功能障碍,引起 DIC,休克及 DIC 使肾脏的血液灌注量减少,导致急性肾衰竭,也可引起垂体前叶缺血坏死(席汉综合征,Sheehan Syndrome)。产妇的病死率很高(1.8%~11.0%),而新生儿的病死率更高,超过 50%。

1.病因

(1)子宫血管病变:慢性高血压、慢性肾脏疾病、重度先兆子痫等。

(2)机械性因素:腹部外伤或孕期性交,外倒转胎位术、脐带过短等。

(3)宫腔内压力突然降低。

(4)子宫静脉压突然升高。

(5)其他:前次胎盘早剥、孕妇吸烟、子宫平滑肌瘤、经产妇等。

2.诊断

子宫触痛、张力过高和暗黑色、凝固的阴道出血是其特有的症状。但阴道失血量常会误导低估母体的实际失血量,胎盘后方可达 3000mL 以上的隐性失血而并无明显的外出血。然而,母亲血压和脉搏的改变会提示血容量不足。

3.围产期处理

(1)开放静脉,补充血容量,纠正休克。

(2)终止妊娠。

①剖宫产术:适用于胎儿窘迫,重型胎盘早剥尤其是初产妇,或孕妇病情恶化,不能在短时

间内分娩者,而不论胎儿是否存活。取出胎儿后应马上给予宫缩剂,并按摩子宫。若发现子宫胎盘卒中,通过注射宫缩剂、热盐水湿敷,若不奏效可行子宫动脉上行支或髂内动脉结扎,或用可吸收线大 8 字缝合卒中部位的浆肌层,多能止血而保留子宫。若属不能控制的出血,应行子宫切除。

②阴道分娩:适用于孕妇一般情况较好,短时间内能结束分娩者。应立即人工破膜,宫口开全后,助产缩短第二产程。胎儿娩出后,立即手取胎盘,给予宫缩剂。应密切观察血压、脉搏、宫高,监测胎心率变化。必要时改行剖宫产。

二、产后出血

产后出血(Post Partum Hemorrhage,PPH)系指胎儿娩出后 24h 内阴道出血量超过或达到 500mL,是分娩期严重并发症,是产妇死亡的重要原因之一。最新的研究报道在欧美发达国家产后出血居孕产妇死亡原因的第 2 位,占 21.3%,仅次于先兆子痫(28%),而在我国居产妇死亡原因的首位。

1. 病因

①子宫收缩乏力是最常见的原因,占产后出血总数的 70% ~ 90%;②胎盘因素:胎盘粘连、植入及畸形等;③软产道裂伤;④凝血功能障碍、羊水栓塞、重型胎盘早剥、重度先兆子痫等。

2. 诊断

胎儿娩出后 24h 内阴道出血量超过或达到 500mL 即可诊断。

3. 围产期处理

(1)补足血容量、面罩高浓度吸氧、子宫按摩以及使用促子宫收缩药物。缩宫素是一种合成的九肽激素,是预防和治疗宫缩乏力性产后出血的常规药物,应引起注意的是使用缩宫素时无须使用大剂量。因为缩宫素是通过缩宫素受体起作用的,而体内缩宫素受体数量有限,大剂量的缩宫素对缩宫素受体起下调作用,从而影响疗效,同时缩宫素是一种血管扩张剂,可加剧低血压,继而引起循环衰竭。另一常用药物甲麦角新碱常规不能静脉注射,因为可能引起高血压,发生脑血管意外,只有抢救时可考虑静脉使用。应该在监测血压的情况下缓慢注射,一般不少于 60s。

(2)立即采取措施,暂时阻断子宫血运。宫腔填塞纱条将子宫提出腹腔,止血带绕经双侧骨盆漏斗韧带、子宫动脉于子宫下段后方扎紧,可达到预期效果。

(3)经短期内积极治疗无效者,应行子宫切除。

三、产前、产后出血麻醉与镇痛要点

有产前、产后出血的产妇均有休克、重要脏器灌注不足的危险,因此麻醉医师除了提供麻醉以外更主要的是做好产妇复苏的准备。

1. 麻醉前准备

该类患者麻醉前应注意评估循环功能状态和贫血程度。除检查血、尿常规、生物化学检查外,应重视血小板计数、纤维蛋白原定量、凝血酶原时间和凝血酶原激活时间检查,并做 DIC 筛查试验。警惕 DIC 和急性肾衰竭的发生,并予以防治。胎盘早剥是妊娠期发生凝血障碍最常见的原因,尤其是胎死宫内后,很可能发生 DIC 与凝血功能障碍。DIC 可在发病后几小时内,甚至几分钟内发生,应密切注意监测。

2. 做好抗休克治疗的准备

必须开放两条静脉或行深静脉穿刺置入单腔或双腔静脉导管,监测中心静脉压,为快速补血、补液,及时纠正凝血异常作好准备。

术中除备好充足的血源还需做好成分输血的准备,如新鲜冷冻血浆、冷沉淀和浓缩血小板,在出血快速的情况下应使用加压输血器,大量输血易并发低体温,应及早使用液体加温的办法,在血源不足等特殊情况下可用 O 型血救急。

3. 麻醉选择

产前出血多属急诊麻醉,麻醉选择应依病情轻重,胎心情况等综合考虑。凡母体有活动性出血,低血容量休克,有明确的凝血功能异常或 DIC 或要求在 5～10min 内进行剖宫产终止妊娠者,全身麻醉是唯一安全的选择。

4. 做好人员及器械准备警惕困难气道。

5. 全麻期间应避免母体过度通气

过度通气可使胸膜腔内压升高,心排出量减少,引起子宫与脐血流量减少,同时呼吸性碱中毒可导致子宫血管收缩,可能导致胎儿低氧血症、胎儿代谢性酸中毒、降低 1min Apgar 评分以及延迟胎儿开始自主呼吸的时间。

6. 胎儿娩出后,立即使用宫缩剂

胎儿娩出后,立即使用宫缩剂子宫肌内及静脉注入,同时手法止血,若出血量太大,经短期内积极治疗无效者,应行子宫切除。

7. 预防急性能衰竭

记录尿量,如每小时少于 30mL,应补充血容量,如少于 17mL/h 应考虑有肾衰的可能。除给予呋塞米外,应即时检查尿素氮和肌酐,以便于相应处理。

8. 防止 DIC

胎盘早剥时剥离处的坏死组织、胎盘绒毛和蜕膜组织可大量释放组织凝血活酶进入母体循环,激活凝血系统导致 DIC。麻醉前、中、后应严密监测,积极预防处理。

第四节　产科和麻醉紧急情况的处理

如前所述,当前述各种危重产妇病情进一步发展均会导致紧急情况出现,例如出血紧急事件、气道紧急事件以及心搏骤停等。针对出血紧急事件发生的可能性,应当根据 ASA 产科麻醉指南在产房配备处理出血紧急事件的设备。紧急情况下可以使用特殊血型血液或者 O 型 Rh 阴性血,在难治性出血而没有库血可用的情况或者产妇拒绝库血时,有条件的可以考虑自体血液回收输血。应该根据患者治疗史和心血管风险因素等临床适应证来决定是否实施有创血流动力学监测,并且应因个体需要而实施。

美国心脏学会声明,如果心搏骤停发生,施救者最多有 4～5min 来决定是否可以通过基本生命支持和进一步心脏生命支持干预使心脏复跳。娩出胎儿可能通过缓解对主动脉腔静脉的压迫来改善心肺复苏产妇的效果,美国心脏学会进一步指出"妊娠期 >24～25 周的胎儿在母体心脏停搏后不超过 5min 内娩出者存活率最高",这就表明医师必须在产妇心搏骤停后约 4min 开始子宫切开。因此,在产房应当配备基本和进一步生命支持设备以降低母、胎、婴并发症。如果产程中和分娩时或者麻醉手术过程中发生心搏骤停,应当开始标准复苏操作,此外,应该维持子宫偏移(通常向左偏移),如果 4min 内母体循环没有恢复,产科医师应该立即实施剖宫产术。

第五节　病态肥胖患者的麻醉

肥胖源于过多的热量摄入和异常的新陈代谢,但遗传、环境、心理、经济、社会等因素也加剧了妊娠合并肥胖的增多。Michigan 的一个关于孕妇病死率的报告中指出,在麻醉所致的死亡患者中,80% 存在肥胖这一危险因素。

一、定义

肥胖的定义是脂肪过剩。在不肥胖的年轻女性中,身体重量的 20% ~25% 由脂肪构成,并随年龄的增加,脂肪的比例也增加。理想体重用 Broca 指数估计:理想体重(kg) = 身高(cm) -100,超过理想体重20%的人可以归为肥胖。用来计算肥胖的简单方法还有皮褶厚度、重量/高度指数、重量指数(身高/体重的立方根)等,最有用的是体重指数(BMI):体重指数(BMI) = 体重(kg)/身高(m^2),它与肥胖的程度有很好的相关性,并很少受身高的影响,BMI <25 正常,BMI 25 ~29.9 超重,BMI >30 明显肥胖,BMI >40 是病态肥胖。

妊娠期体重的增加不仅来自脂肪组织的增加,还有血容量增加、子宫增大和水肿。虽然孕妇中使用过许多关于肥胖的定义,如体重超过 80 ~114kg,超过理想体重的50% ~300%,但目前认为 BMI 是对临床和研究最合适的概念。

肥胖分两种亚型:单纯肥胖和 Pickwickian 综合征。单纯肥胖患者动脉 CO_2 分压在正常范围;有 5% ~10% 患者出现低通气量和高碳酸血症,即肥胖通气不足综合征(OHS),或 Pickwickian 综合征,包括极度肥胖、嗜睡、肺泡低通气量、低氧血症、继发性红细胞增多症、肺动脉高压、心脏肥厚等。

二、生理影响

妊娠和肥胖的生理变化已有广泛的研究,但很少有资料研究肥胖孕产妇。孕期主要变化来自激素的影响和子宫增大的生理影响。肥胖的异常由于多余脂肪代谢异常和机械性负荷增加引起。

(一)呼吸系统

肥胖和妊娠导致腰椎明显前凸,妊娠子宫底升高使膈肌上抬,腹部和胸部脂肪的大量堆积都限制肋骨运动,使胸廓顺应性降低。肺血容量增加及小气道关闭也使肺顺应性降低。另外,肥胖患者因心排量和循环血量增加使肺灌流量增加,肺通气量却由于小气道闭合和补呼气量减少而下降,使肺内分流增加。严重者可使动脉氧分压下降。

但妊娠并不是使肥胖所致的呼吸系统影响加剧。实际上有些情况还得以改善,比如黄体酮对平滑肌的松弛作用降低了气道阻力,减少了肥胖对呼吸系统的负性效应。

(二)心血管系统

妊娠期心排出量增加35%~45%,肥胖患者的心排出量和血容量随妊娠需要和脂肪组织营养需要的增加而增加,而且呼吸频率的增加和可能存在的低氧血症可刺激心排出量增加。正常妊娠时,由于血管阻力下降,血压降低,但在肥胖患者中由于血管阻力增加,血压可能升高。在一项对36周妊娠妇女的研究中显示,没有糖尿病、心脏病、高血压的肥胖孕妇组和非肥胖孕妇组之间,左室舒张末容积、射血分数和心脏指数没有差别,但肥胖患者妊娠晚期左心室半径/肌壁厚度的比值明显低于正常妊娠者。

(三)胃肠道功能

正常妊娠使胃排空时间延长,胃酸分泌增多,食道括约肌功能降低,肥胖孕妇由于胃内压升高使其发生率增加。体重大于72.57kg(160磅)的孕妇分娩时平均胃容量超过131mL,而正常体重的妇女仅为22mL。

三、麻醉处理

(一)术前评估

必须仔细评估呼吸系统和心血管系统,检查仰卧位时有无呼吸困难、水肿、头晕、眼花,有无高血压、冠心病等。气道的评估必不可少,目前导致孕妇麻醉死亡的主要原因是气管插管的失败。插管困难与面部、肩部、颈、乳房的肥胖程度有关,寰枕间隙消失、头后仰困难、颈椎弯曲、喉移位、乳房增大都使插管的困难程度加大。脉搏血氧计测定坐位、仰卧位、垂头仰卧位的氧饱和度可以辅助判断气道关闭程度。

(二)经阴道分娩麻醉

椎管内麻醉可以改善肥胖孕妇经阴道分娩的呼吸功能,阻止儿茶酚胺分泌增加引起的心排出量增加,对经阴道手术或剖宫产也非常有益,但肥胖孕妇行椎管内麻醉常遇到技术性困难,如穿刺体位、定位中线、定位穿刺深度、导管固定等,初次置管的失败率高达42%。如果椎管内麻醉困难,在血氧饱和度检测仪严密监护孕妇的呼吸情况下,在第一产程可通过静脉应用小剂量的阿片类药物,在第二产程初或全程氧化亚氮吸入,但必须保持意识清醒、喉反射活跃。

(三)剖宫产的麻醉

肥胖孕妇多因合并糖尿病或先兆子痫而具有剖宫产指征,椎管内麻醉是首选,其可避免气管插管,降低血压升高和呼吸系统并发症发生率。麻醉处理关键是防止误吸,严密管理呼吸道和通气,预防增加心脑血管压力和防止低血压。

1. 椎管内麻醉

肥胖孕妇常遇到椎管穿刺困难,硬膜外腔的深度与患者的体重、肥胖程度密切相关,常需准备特别长的穿刺针。对患者来说坐位比较舒适,也易于定位中线,而且患者腿抬高贴近胸前有助于脊柱弯曲。Wallace采用间接超声指导定位中线,通过测量皮板距离预测皮肤到硬膜外腔的垂直距离,可以提高穿刺成功率。一旦硬膜外腔定位后,建议导管至少插入5cm,以免由于皮下脂肪可动性导致的导管移位。

当患者坐位时插入硬膜外导管并固定在皮肤时,改侧卧位后导管会向皮端移位,这是因为皮肤至硬膜外腔的距离在侧卧位时加大,预防的最好办法是在侧卧位时加固导管。Hodgkinson 和 Hussain 证实一定容量局麻药的阻滞平面宽度与 BMI 和体重有关。有研究建议肥胖患者应用较少容量的局麻药可达到足够的硬膜外麻醉效果,可能是由于脂肪组织和主动脉下腔静脉受压使静脉扩张,硬膜外容积减少所致。腰硬联合麻醉具有起效快,阻滞完善,能满足长手术时间和术后镇痛需求等特点,是比较理想的麻醉选择。

2. 全麻

对于紧急剖宫产或有椎管内麻醉禁忌或技术问题无法行椎管内麻醉的患者,气管内全麻是必要的。首先是预防误吸的发生,预防措施是增加胃液的 pH 或减少胃容量。对择期手术,于手术前夜和当日清晨给予 H2 受体拮抗剂有助于降低胃液 pH 值。对肥胖孕妇有紧急剖宫产指征时,应立即给予 H2 受体拮抗剂和甲氧氯普胺来抑制胃酸分泌并有助于胃内容物的排出。

由于颈、肩、胸部大量脂肪堆积,肥胖孕妇多有气管插管困难,气管插管失败合并肺部误吸是肥胖孕妇麻醉死亡的常见原因之一。肩部上提,将头放置成吸气位,有利于喉镜的插入。对预测到有气道困难并时间允许,可应用适量的镇静药在局麻下行清醒纤支喉镜插管或置入喉罩(LMA)。肥胖外科患者和非肥胖孕妇采用 3min 预充氧和 4 次用力呼吸,增加动脉血氧饱和度的作用相同。在肥胖患者的研究中,Cambee 等证实 3min 预充氧比 4 次用力呼吸在呼吸暂停时氧饱和度下降慢。由于呼吸暂停时病态肥胖患者和孕妇氧饱和度下降很快,所以建议肥胖孕妇行 3~5min 的自主呼吸吸氧除氮。

硫喷妥钠(5mg/kg 理想体重或 350~500mg 标准剂量)和琥珀胆碱(1mg/kg 总体重或 120~140mg 标准剂量)快速麻醉诱导常用于急症或呼吸道通畅患者。最近 Bouillon 和 Shafer 的一篇综述在关于肥胖患者的用药剂量是依据总体重还是理想体重而定合理性的讨论中,提倡根据理想体重决定静脉用药剂量更合理。虽然理论上讲,孕期血容量增加能为增加剂量提供正当理由,但在孕期对麻醉药需要量的减少将会使其抵消。根据临床经验,谨慎的做法是试验正常剂量或比麻醉诱导药、阿片类、苯二氮卓类初始剂量稍微增加剂量,根据患者反应再追加用药。

Bentley 认为肥胖者的体表面积和假性胆碱酯酶增加,因此所需要的琥珀胆碱的剂量与体重和体表面积成正比。Vain 观察到虽然阿曲库铵在肥胖患者体内分布的容量没有增加,但要达到与非肥胖患者相当的阻断程度,需要加大药物浓度,建议依体重决定其剂量。由于阿曲库铵的代谢不依赖肝肾,即使使用较大剂量阿曲库铵也不延长神经肌肉阻断时间,但维库溴铵会由于脂肪肝或肝血流相对减少作用时间延长。

分娩前用 50% 氧化亚氮和低浓度吸入麻醉药维持麻醉,分娩后可以停用后者,给予短效阿片类药物。对非孕肥胖患者研究表明,较大潮气量的正压通气可以使气道封闭减到最低程度。在拔管前,肥胖孕妇必须保持完全清醒,呼吸和神经肌肉功能恢复,否则容易发生缺氧,回病房后应监测氧饱和度并吸氧。

(四)术后管理

术后低氧血症可持续几天,让患者保持坐位并吸氧,可以使气道闭合最小化并改善氧合作用。合并呼吸功能或心功能不全的肥胖患者,术后至少严密监测 24~48h。胃肠外、硬膜外、蛛网膜下隙内给阿片类药物镇痛可促进更好通气、早期活动预防深部血栓、早期肠功能恢复,但必须防止出现中枢性呼吸抑制或呼吸肌功能减弱。

第六节　妊娠糖尿病患者的麻醉

妊娠可引起机体能量代谢复杂变化,包括胰岛素分泌过多和抗胰岛素效应增加、空腹血糖低、对酮体易感等。胰岛素通过调节血糖、脂肪和蛋白质代谢对母婴健康起关键作用。妊娠糖尿在妊娠妇女中发病率高达 2% ~4%,其中90%的病例是妊娠期糖尿病(GDM)。GDM 被分为两型:A_1 型糖尿病空腹和餐后 2h 血糖分别低于 5.2mmol/L 和 6.67mmol/L,可通过控制饮食治疗,不需要胰岛素。A_2 型糖尿病空腹治疗和餐后 2h 血糖分别高于 5.2mmol/L 和 6.67mmol/L,需要胰岛素治疗。

非妊娠期糖尿病分为Ⅰ型和Ⅱ型,其中Ⅰ型糖尿病由于自身免疫破坏胰腺胰岛细胞引起,该类型患者依赖外源性胰岛素。Ⅱ型糖尿病与 GDM 相似,都是由于胰岛素抵抗引起的。90%以上的 GDM 产妇在分娩前病情会有所发展,30% ~50%的 GDM 产妇在未来 7~10 年可能发展成为Ⅱ型糖尿病。

一、糖尿病对妊娠的影响

(一)对孕妇的影响

GDM 主要由于对胰岛素抵抗增加引起胰岛素分泌相对不足,糖不能进入外周组织及糖利用下降,糖原分解增多,血糖增高。脂肪降解增多,游离脂肪酸释放过多引起酮体增多,酮体在体内聚集到一定程度会发生代谢性酸中毒如酮症酸中毒。另外,高血糖还可引起细胞内外渗透压发生变化,继发于尿糖的渗透性利尿使体内水分和电解质丢失增加,如果不及时治疗将引起血容量减少、酮体聚集、酸中毒和电解质紊乱。血浆高渗状态还可使细胞内钾外流,酸中毒加重细胞内钾外流。高血糖同时还可以使机体对感染的抵抗力下降,不利于伤口愈合。

在糖尿病孕妇中,高血压和先兆子痫的发生率高于正常人群,有肾病和高血压的糖尿病孕妇更易患肺水肿和左心室功能不全。

(二)对胎儿及新生儿的影响

糖尿病产妇所生新生儿病死率增加的主要原因有先天发育异常、胎儿宫内窘迫、巨大儿、早产和新生儿低血糖等。

巨大儿在糖尿病产妇中很常见,可能的机制是在糖尿病未控制的产妇存在胎儿高血糖症和高胰岛素血症。其确切机制还不清楚。糖尿病产妇的胎盘凹绒毛扩大而稠密,这些扩大的绒毛通过减少绒毛内间隙使子宫胎盘血流减少 35% ~45%,合并有心血管病变和肾功能不全的糖尿病产妇其子宫胎盘血流减少更加明显,宫内生长迟缓和新生儿代谢并发症同样与脐动脉血流减少有关。糖尿病未控制产妇还可引起胎儿血糖的慢性波动,由于葡萄糖胎盘通过率大于胰岛素,加上胎儿的胰岛素抵抗性,可引起新生儿低血糖。

二、麻醉前准备

对不同类型与不同阶段的患者采用不同的治疗措施,包括饮食疗法、口服降糖药和胰岛素治疗等,改善全身状况,增加糖原贮备,提高患者对麻醉、手术的耐受性。

(一)择期手术患者的麻醉前准备

糖尿病产妇理想的饮食控制为:30 ~50 卡/kg 体重。糖类食物应占总热量的 40% ~

50%,剩余的热量由脂肪和蛋白质提供。

麻醉手术前对糖尿病产妇血糖控制标准为:①空腹血糖控制在5.6mmol/L或更低,餐后2h血糖低于7.8mmol/L;②无酮血症、尿酮体阴性;③尿糖测定为阴性或弱阳性(+或++)。患者经过饮食控制疗法及口服降糖药物达上述标准,为避免术中发生低血糖,术前不要求血糖降到正常水平。已用长效或中效胰岛素的患者,最好术前2~3d改用普通胰岛素,以免麻醉与手术中发生低血糖。对酮症酸中毒患者,术前应积极治疗,纠正酮症酸中毒,待病情稳定后再进行手术。同时注意心、肝、肾等重要器官功能及各项化验检查结果。

(二)急诊手术的术前准备

糖尿病产妇行急诊手术时,首先应急查血糖、尿糖、尿酮体,做血清钾、钠、HCO_3^-、pH值等测定。如患者血糖高伴有酮血症时,权衡酮症酸中毒的严重性和手术的紧迫性,如果非紧迫性急诊应先纠正酮症酸中毒。酸中毒的主要原因是胰岛素的分泌不足所致,因此应以补充胰岛素为主纠正酸中毒。

如血糖>16.6~22.2mmol/L、血酮增高达(++++)以上,第1h给普通胰岛素100U,待血糖下降至13.8mmol/L时,每小时给普通胰岛素50U,静脉注射葡萄糖10g。同时严密监测血糖和尿糖;每4~6h给普通胰岛素10~15U,维持血糖8.3~11.1mmol/L。pH<7.1时应给5%碳酸氢钠250mL,根据血气及pH值结果调整剂量。

最好待尿酮体消失、酸中毒纠正后再行手术,如果是紧迫性急诊可边手术边纠正酮症酸中毒。

三、麻醉方法的选择

尽可能选择对糖代谢影响最小的麻醉方法和麻醉药物。硬膜外阻滞对糖代谢影响小,可部分阻滞交感肾上腺系统,减少母体儿茶酚胺的分泌,有助于对血糖的控制,还可能有利于胎盘灌注,对糖尿病产妇尤为有利,应作为首选方法。但对糖尿病产妇剖宫产实施硬膜外阻滞容易引起低血压,糖尿病产妇的胎儿比非糖尿病产妇的胎儿更易发生低氧血症及低血压,这对胎儿宫内生长迟缓和胎儿宫内窘迫者有很大危害。低血压的预防比治疗更为重要,可在麻醉前预防性快速输注林格液1000mL,麻醉完成后将手术台左倾15°使子宫左侧偏移可有效预防低血压的发生。

治疗低血压可通过快速输注液体和血管加压药。如果糖尿病产妇能很好地控制或分娩前不用含糖液体充分扩容,避免发生低血压,对于糖尿病产妇剖宫产实施腰麻也是安全的。全麻对机体的代谢影响较大,且该类患者可能出现插管困难,故不作为首选麻醉方法。对需要全麻的产妇应选择对血糖影响最小的全麻药如安氟醚、异氟醚、氧化亚氮及麻醉性镇痛药,麻醉深度适宜,麻醉期间加强对循环、呼吸、水电解质及酸碱平衡的管理。

不论选用何种麻醉方法,应避免使用肾上腺素等交感兴奋药,局麻药中不加肾上腺素,可用麻黄碱代替。

四、围术期处理

(一)术中葡萄糖和胰岛素的应用

术中血糖、尿糖的监测应作为常规监测项目,一般术中每2h测定一次,以控制血糖在5~6.94mmol/L,尿酮阴性、尿糖维持在(±)的程度为宜。

术中一般应用短效普通胰岛素。应根据血糖及尿糖结果给予胰岛素。糖尿病产妇分娩时,小量的胰岛素就可以维持血糖接近正常水平。美国推荐在分娩期持续低剂量给予胰岛素。

椎管内麻醉患者清醒时诉心慌、饥饿感、眩晕、出冷汗可考虑有低血糖。全麻期间患者出现不明显原因的低血压、心动过速、出汗、脉压增大或全麻停药后长时间不苏醒,也应考虑有低血糖可能,最好及时抽血查血糖,如低于 2.7mmol/L,可明确诊断。治疗通过静脉注射 50% 葡萄糖 20~40mL 即可。

(二)麻醉管理

在麻醉与手术期同应尽量避免严重缺氧、CO_2 蓄积、低血压等可使儿茶酚胺释放增加、导致血糖升高的不利因素。加强对呼吸管理,维持适宜的麻醉深度,保持血流动力学稳定,对糖尿病患者尤为重要。糖尿病患者胃排空时间延迟,术中注意预防呕吐误吸的发生。糖尿病患者对感染的抵抗力较差,在应用局麻或椎管内麻醉时,穿刺应严格无菌操作,如穿刺部位有感染应改其他麻醉方法,或避开感染部位,以防感染扩散。围术期感染的防治很重要,除生殖道感染外,术后留置导尿易发生泌尿道感染,应常规应用抗生素 3~5d,使母婴安全渡过围术期。术后由于胎盘排出后胰岛素的抵抗激素迅速下降,因此需根据血糖监测结果、调整胰岛素用量、同时注意酮症酸中毒、电解质平衡,防止低血钾。

第三十七章　新生儿复苏

新生儿窒息是指在产前、产时或产后各种原因引起气体交换障碍,在生后1min内,只有心跳而无呼吸者或未建立规律呼吸的缺氧状态。新生儿窒息是导致新生儿死亡、脑瘫和智力障碍的主要原因之一。新生儿窒息的原因有胎儿窘迫的继续、呼吸道阻塞、由于缺氧、滞产或产钳术引起颅内出血以及镇静剂、麻醉剂的应用等。

第一节　新生儿复苏的流程

一、初步复苏

新生儿复苏的关键是保证呼吸道通畅,建立有效的通气。初步复苏包括保暖、摆好体位、清洁呼吸道、擦干身体、刺激等环节。

(一)保持体温

窒息的新生儿保持体温的能力极差,应采取一系列措施来保持新生儿体温。体温控制的目的就是防止体温过低和避免医源性高温,保持正常温度。首先可将窒息新生儿置于辐射暖台上,擦干身体,不必盖毯子或毛巾,使辐射热源直接照射其身体。对于极低出生体重(体重<1500g)的早产儿,需要采用一些额外的保暖措施:①用塑料薄膜(食用级、抗热塑料)覆盖新生儿身体,防止热量散失,但要密切监测新生儿体温防止新生儿体温过高;②升高环境温度;③使新生儿与母亲皮肤直接接触。

(二)保持呼吸道通畅

胎儿娩出后,可用吸球或吸管吸出口咽部及鼻腔中的分泌物。但是不宜过分吸引,否则可导致喉痉挛、迷走神经性心动过缓,延迟自主呼吸的开始。应限制吸管的深度和时间,负压不宜超过100mmHg。但是目前不推荐常规吸引口咽及鼻的分泌物,即使对羊水胎粪污染的新生儿也不推荐使用。最近的一次大样本多中心的随机研究发现,分娩过程中对胎粪污染的新生儿常规吸引口咽及鼻部分泌物并不能降低胎粪吸入综合征的发生率。

(三)保持合适体位及刺激

新生儿应仰卧或侧卧,颈部轻度伸仰到吸气位置。值得注意的是,勿使颈部伸展过度或不足。在保证气道畅通的前提下,可通过一些刺激手段以诱发自主呼吸,如拍打或弹足底、轻柔摩擦背部、躯体或四肢。如果刺激不能诱发新生儿自主呼吸则表明新生儿处于继发性呼吸暂停,应给予进一步复苏。

二、进一步复苏

在复苏过程中应不断重复一个非常重要的循环:评价、决策和措施。评价的主要指标为以下三个指标:呼吸、心率和肤色。通过对三个指标的评估,做出进一步复苏的决策和采取进一步复苏的措施。

呼吸:喘息样呼吸不是有效的呼吸,需要和呼吸暂停一样给予辅助通气。

心率:心率应大于100bpm。临床上常常计数6s内新生儿的心跳数乘以10来计算心率。心率下降表明复苏效果不佳。

肤色:中央性发绀可通过颜面部、躯干皮肤及黏膜颜色来确定。四肢发绀在出生当时较常见,而且往往是正常的。皮肤苍白往往是低心排出量、严重贫血、低血容量、低体温或酸中毒的表现,应予以高度重视,并积极复苏。

对上述的三个指标的评估应贯穿于整个复苏过程。每一阶段复苏完成后都需进行一次快速评估,以决定是否进入下一阶段复苏。经过初步复苏后,如果新生儿建立了规则的呼吸,肤色变红润,心率大于100bpm,即可认为复苏成功,无须进一步复苏。如果出现喘息样呼吸、呼吸暂停、心率小于100bpm、皮肤苍白或全身青紫等,即应进入进一步复苏。进一步复苏包括建立有效人工通气,胸外心脏按压,药物治疗等。

(一)建立有效的人工通气

建立有效通气的关键是保持呼吸道通畅,除了前述的初步复苏中保持呼吸道通畅的措施外,还可以辅以气管插管、喉罩等措施。人工通气有多种模式,在不同状态下可采取不同的模式,另外,有效人工通气还需注意给氧问题。下面就分别予以叙述。

1. 给氧问题

对于足月新生儿,有中央性发绀或需用正压通气复苏时推荐使用100%氧。如果复苏开始时使用低于100%氧,出生后90s无症状改善者应提高氧浓度到100%。对于无氧源单位进行新生儿复苏时,也可采用空气。对于早产儿,应尽量避免使用100%氧,以避免过高的组织氧合,可以根据血氧饱和度的监测来及时调整吸入氧浓度,以保持血氧饱和度在90%以上,而血氧饱和度超过95%时应降低吸入氧浓度。如果复苏过程中,心率不能很快上升至100bpm以上,需要纠正存在的问题如通气模式、通气压力等问题并使用100%氧。

2. 辅助正压通气

正压通气主要包括持续气道正压通气(CPAP)和呼气末正压通气(PEEP)。对于经过初步复苏后30s新生儿仍呼吸暂停或喘息样呼吸、心率<100bpm、或者吸氧后持续性中央性发绀,应开始正压通气。对于足月新生儿,目前辅助正压通气中较常采用的首次通气平均峰压为30~40cmH$_2$O,通气频率为40~60次/分。如果辅助通气过程中有气道压监测,也许首次通气峰压20cmH$_2$O就很有效,但对于有些无自主呼吸的足月儿也许需要30~40cmH$_2$O。如果辅助通气过程中没有压力监测,则需根据下面叙述的有效通气的指标及时调整通气压力。对于早产儿,出生后即刻应用呼气末正压通气能对抗肺损伤,改善肺顺应性和气体交换。早产儿辅助正压通气的吸气峰压应低于足月儿,一般为20~25cmH$_2$O,也有人主张更低。只有在胸廓运动不明显或心率增加不显著时需要提高辅助吸气峰压。

复苏中,心率增加是有效通气的首要指标。其他的指标还有:肤色转红、自主呼吸建立、肌张力改善等。如果心率无显著改善,必须评估胸廓运动,以了解气道是否开放及通气压是否足够。

辅助通气可通过气囊面罩通气、喉罩通气、气管导管通气等方法。

气囊面罩通气:是最简单最快捷的方法,大部分窒息新生儿通过气囊面罩辅助通气就能复苏成功。无论使用何种复苏气囊面罩通气,都必须使面罩紧扣新生儿的口鼻。首先需要选择大小适当的面罩型号,使之刚好盖住口鼻,盖不住眼睛。其次,选择有柔软边缘的面罩,使之更易紧贴新生儿面部,密闭性更好,而且即使位置放错也不易损伤新生儿眼睛。

喉罩通气:与气管内插管相比,喉罩损伤小,操作简便;与面罩相比,喉罩密闭性更好。目前认为在气囊面罩通气失败、气管内插管不能进行或插管失败者可用喉罩进行通气。对于需要吸引气道内胎粪污染的羊水、胸外按压、需要气管内给药、以及极低体重儿的复苏时不能使用喉罩,需行气管内插管。

气管内插管通气:是最确切有效的通气途径。气管插管要求快速,最好在20s内完成。主要适应证为:气囊面罩加压通气效果不佳,胸廓不起伏;或面罩正压通气15～30s后,心率仍低于80～100bpm或1min后仍无自主呼吸;需要气道内吸引胎粪污染的羊水者;需要行胸外心脏按压者;需要经气道给药者等。气管导管必须选择合适的管径,可根据新生儿体重来定:体重<1000g,导管内径2.5mm;体重1000～2000g,导管内径3mm;体重2000～3000g,导管内径3.5mm;体重>3000g,导管内径3.5～4mm。气管导管插入的深度(导管管端至口唇的长度)也可根据新生儿体重来决定:体重<1000g,导管插入深度6cm;体重2000g,导管插入深度7cm;体重3000g,导管插入深度8cm;体重4000g,导管插入深度9cm。气管插管的方法:气管插管时新生儿应平卧,头在中心线位置,颈部轻度仰伸。插管者用左手拇指及食指握住喉镜柄,喉镜置入口内后,用中指及无名指扶助新生儿下颌,这样用手把喉镜及新生儿的头联结成一个整体,有利于稳定喉镜。为了帮助显露声门,可用左手小指按压舌骨,使喉头后移。声门暴露后,可用右手将合适的气管导管插入声门,如果声门关闭,需等待其开放,不可用管端推声门,否则会引起喉痉挛。如果等待20s声门还未张开,应暂停插管,行面罩气囊正压人工通气。待心率和肤色改善后重新插管。确定气管插管成功的标志:通气时两侧胸廓同时起伏;双肺均能听到呼吸音,但胃区无声音或很小;通气时胃区不扩张;呼气时,蒸汽凝结在管内壁;患儿的心率、肤色、肌张力逐渐恢复。如果上述临床征象不明显,可用CO_2监测仪加以确定。

(二)胸外心脏按压

胸外心脏按压的指征:充足供氧并有效通气30s后,心率仍小于60bpm。胸外心脏按压的部位:胸骨下三分之一,按压的深度为胸廓前后径的三分之一。目前常用的按压的手法有两种,即拇指法和双指法。

拇指按压法:双手环抱婴儿胸部,用双拇指按压胸骨,其余手指围绕胸廓及支持背部。双拇指并排放置,对于较小的新生儿也可将两拇指重叠放置,双拇指起按压作用,可保证足够的压力。用此法作心脏按压时,不可用全手紧抱或挤压全胸,以免限制正压通气的胸廓扩张,并且挤压过度,可造成肋骨骨折或气胸。

双指按压法:用一手的中指或食指按压胸骨,其他各指不可按压胸部。按压过程中,如果患儿背部缺乏硬床面支持,按压者可将另一手支撑患儿背部,使处于胸骨和脊柱之间的心脏更有效地受到挤压。如背部已有硬床面支撑时,则无须用手对患儿进行支撑。

按压的压力:正确掌握心脏按压时对胸骨的压力至关重要。一般以按压的深度为依据,目前主张按压的深度为胸廓前后径的三分之一。在按压—放松的过程中,着力的手指不能离开胸壁,按压时按压时间应略短于放松时间以利于血液流动。

按压的频率:按压频率应接近正常新生儿心率。目前建议每分钟按压90次(而不是传统的每分钟120次)。另外,胸外心脏按压必须与正压人工通气的频率密切配合,在按压放松时要保证胸廓能很好地扩张。按压与呼吸的比例为3:1,即每分钟按压90次,人工通气30次,共120次,每一循环(按压3次通气1次)需要用时2s。每次人工通气后的第一次按压时呼气。心脏按压时,应定期(每30s)评估呼吸、心率、肤色,当心率>60bpm,则停止胸外心脏按压,继续人工通气。

(三)药物治疗

新生儿复苏中很少应用药物治疗。新生儿心动过缓通常是因为肺部充盈不充分或严重缺氧,而纠正心动过缓的最重要步骤是充分的正压人工呼吸。但是如果在100%纯氧有效通气和心脏按压下,心率仍持续小于60次/分,应给予肾上腺素或扩容治疗,与此同时,阿片受体拮抗剂或血管升压素均可用于治疗。

1.肾上腺素

作用机制:肾上腺素是内源性儿茶酚胺,具有α、β肾上腺素能作用。但在成年动物的室颤模型中,起选择性α肾上腺素能作用,而没有β肾上腺素能作用。在新生儿中是否也如此仍值得探讨。

给药指征:100%氧正压通气和胸外按压至少30s后心率仍<60次/分。

剂量和给药途径:过去推荐首剂量的肾上腺素通过气管导管内给予,因为气管内给药迅速,而建立静脉给药途径需要时间。但动物实验显示气管内给药所需肾上腺素剂量远大于目前的推荐剂量,且有研究显示,通常的推荐剂量气管内给药是无效的。目前尚缺乏气管内给予肾上腺素剂量的可靠资料,因此一旦静脉途径建立,应尽可能静脉给药。

推荐的静脉给药剂量是每次0.01~0.03mg/kg。不推荐大剂量静脉给药,因为在动物和人的研究发现,如静脉给药达0.03~0.1mg/kg可引起高血压、心肌功能减低和神经功能的恶化。如气管内给药0.01~0.03mg/kg可能无效。因此,首选是静脉给药0.01~0.03mg/kg,如气管内给药应增加剂量,可考虑加至0.03~0.1mg/kg,但其安全性和有效性尚在进一步评估。

不论何种途径给药肾上腺素的浓度应为1:10000(0.1mg/mL)。

2.扩容剂

指征:有低血容量的新生儿、已怀疑失血或新生儿休克(苍白,低灌注,脉弱)且对其他复苏措施无反应时考虑扩充血容量。

扩容剂的选择:可选择等渗晶体溶液,推荐生理盐水。也可用全血或血浆10mL/kg或清蛋白10mL/kg静脉输注。在新生儿复苏扩容时,使用等渗晶体液比清蛋白更有效,清蛋白可能对严重窒息新生儿心肌造成损害。

方法:首次剂量为10mL/kg,经外周静脉或脐静脉缓慢推入(>10min)。在进一步的临床评估和反应观察后可重复注入。输血时可输产妇同型血;也可将脐带消毒,自脐动脉或脐静脉将胎盘血抽至注射器(每毫升血加肝素1~2U),经输血滤过器滤过后输入新生儿,无须配血型。补充血容量时应加强监测,窒息新生儿的脑血管自动调节功能丧失,给窒息新生儿和早产儿扩容过度会导致血容量超负荷或发生并发症,如脑水肿、颅内出血。

3.纳洛酮

作用机制:纳洛酮为阿片受体竞争性药物,它与分布在脑干等部位的阿片受体结合后,能有效阻断阿片类药物及内源性阿片样物质所引起的各种效应(呼吸抑制、血压降低和心率下降及促进缺血性脑水肿形成和发展),从而改善呼吸、抗休克和增加脑灌注。

给药指征:对发生呼吸抑制新生儿,不提倡在初期复苏阶段使用纳洛酮。如考虑使用,在此之前必须充分有效供氧以改善心率和皮肤颜色。只有当正压人工呼吸使心率和肤色恢复正常后,仍出现严重的呼吸抑制和母亲分娩前4h或分娩时应用阿片类镇痛药者,可使用纳洛酮。

剂量和给药途径:因缺乏新生儿的临床资料,气管和皮下给药在新生儿尚未得到肯定,故不推荐气管内给药,可静脉或肌内注射给药。与肌内注射比较,静脉给药有较高的血浆浓度,但半衰期短。目前推荐剂量为 $0.01 \sim 0.1 mg/kg$,但值得进一步研究。

注意:当大剂量使用此药时,在青春期及成人已报道有发生心律不齐、高血压和非心源性肺水肿;给母亲有吸毒史分娩的婴儿使用纳洛酮将会引起惊厥;由于纳洛酮半衰期短于母源性阿片类药物,因此应密切监测新生儿以免再次发生缺氧或通气不足。

4. 碳酸氢钠

给药指征:在一般的心肺复苏(CPR)过程中不鼓励使用碳酸氢钠。但如对其他治疗无反应或严重代谢性酸中毒(Apgar <6 分)使用。

给药方法:对呼吸性酸中毒应加强通气,促进二氧化碳的排出。对 1min Apgar ≤2 分,5min <5 分的新生儿,可给碳酸氢钠 $2 mmol/kg$ 缓慢静脉输注,同时过度通气,然后根据血气分析补充。如 $pH < 7.0$,$PaCO_2 < 45 mmHg$,可再补充缺少量的 1/4。可按下列公式计算:碳酸氢钠需要量(mmol) $= 0.6 \times$ 体重(kg) $\times$(正常 BE − 实测 BE)$\times 1/4$。如 $pH > 7.10$,可继续加强通气,5min 后如 $pH > 7.15$,只需持续通气,暂缓碳酸氢钠治疗。如无血气分析资料,对心搏呼吸停止者,每 10min 可给碳酸氢钠 $1 mmol/kg$。

注意:5% 碳酸氢钠是高渗液,大量快速输注可引起新生儿颅内出血;窒息新生儿通气不足,碳酸氢钠可与氢离子作用产生二氧化碳,$PaCO_2$ 可迅速增高,可能导致室颤和颅内高压,故碳酸氢钠输注速度不宜超过 $1 mmol/(kg \cdot min)$,同时加强通气维持 $PaCO_2$ 正常;在使用碳酸氢钠之前,应先治疗引起酸中毒的病因如低血容量和心力衰竭等。

第二节　复苏后的处理

一、亚低温治疗

(一)机制

脑缺氧缺血后将体温降低 $2 \sim 3℃$(亚低温),可减少脑代谢及生化方面的异常,从而降低脑损伤及改善功能。

(二)临床应用

选择性头部降温以达到肛温 $34 \sim 35℃$,未明显减少重度脑病新生儿 18 个月时的存活数,但对中度脑病有极大益处;对窒息新生儿早期使用全身性亚低温达到肛温 $33℃$,生后 12 个月有较少死亡及残疾。对有严重脑电抑制和惊厥的新生儿,亚低温治疗效果不佳。

(三)并发症

轻度降温虽可引起心动过缓和血压升高,但无须治疗。深度低温(中心体温 <33℃)可引起心律不齐、出血、血栓形成及败血症,适度的亚低温治疗尚无这些并发症。

(四)治疗推荐

尚无足够资料推荐在窒息新生儿复苏后常规使用全身性或选择性脑部亚低温治疗。

二、一般支持护理

(一)血糖

1. 血糖与新生儿脑代谢

一般情况下,人类大脑几乎完全依靠葡萄糖(占95%)提供能量。在新生儿,脑与体重的比率高,机体70%的葡萄糖用于大脑代谢。虽然新生儿大脑可利用乳酸或酮体作为能量,但这些物质很少且不能完全替代葡萄糖。另外,新生儿大脑的能量储备相对成人低,即使用于脑代谢的葡萄糖轻度减少也会引起脑细胞能量代谢失败。

2. 低血糖与新生儿脑损伤

低血糖影响新生儿大脑细胞膜离子转运,导致细胞内钙离子浓度增加、兴奋性神经递质如谷氨酸释放增加及脑电活动改变包括惊厥。在新生窒息复苏动物模型发现,低血糖与不良神经系统预后有关。当动物缺氧或缺氧缺血损害时,与正常对照组比较,低血糖导致大面积脑梗死和(或)降低存活率。一组临床研究显示,复苏后短时间内测得的低血糖(血糖<40mg/dL)与围产窒息后神经系统预后不良有关。

3. 治疗推荐

基于现有证据,使窒息复苏后脑损伤降到最低的理想血糖浓度尚不能确定。需要复苏的婴儿应监测并治疗低血糖,维持血糖在正常水平。

(二)脐带结扎的时间

虽然早产儿延迟结扎脐带(出生后30~120s)与提高平均血压及血细胞比容、减少脑室出血有关,但大多无须治疗。目前认为当需要复苏时不对脐带结扎的时间作要求。

第三节 放弃及中断复苏的努力

新生儿病死率及发病率的差异由不同地区和资源的可行性决定的,社会科学研究指出,对极危重新生儿在决定开始复苏以及继续生命支持的问题上双亲扮演重要的角色。产科医师、新生儿医师、父母三方来协调取得一致性的意见是非常重要的。

一、放弃复苏

对孕周<23周或体重小于<400g、无脑儿、肯定的13或18号染色体异常等新生儿进行复苏,其成功率极低,即使成功也遗留下严重的后遗症,预后极差。因此,放弃对这些新生儿进行复苏,是符合伦理道德的。

二、中断复苏

目前资料支持心搏停止10min后复苏的新生儿可死亡或存活后有严重残疾。如果持续充分复苏努力10min后仍无任何生命体征,则有理由停止复苏。当存活希望渺茫时临床医师不要对撤销生命支持有所犹豫。

第三十八章　小儿麻醉

有关小儿的年龄划分尚存在争论,通常是指自出生后至 12 岁。年龄在 1 个月以内者称新生儿,1 个月至 1 岁称婴儿,2~3 岁称幼儿,4~12 岁为儿童。年龄越小,在解剖、生理、药理方面与成人的差别越大,尤其不能把小儿简单地看成是成人的缩影。新生儿、幼儿时期各项生理功能都发生迅速而急剧的变化,与成人的差别大,至学龄儿童与成人的差别即减小。一般来说,小儿年龄大小和麻醉风险成反比。和年长儿相比,与婴幼儿麻醉相关的发病率和病死率风险更高,新生儿的麻醉风险最高。从事小儿麻醉必须熟悉与麻醉相关的小儿解剖学、生理学和药理学等特点,并应用相应的麻醉方法和适合小儿的监测设备,使小儿在麻醉期间能处于生理内环境相对恒定的状态,从而使小儿安全渡过麻醉和手术,并在术后顺利恢复。

第一节　与麻醉有关的小儿特点

一、解剖生理特点

(一)呼吸系统

婴儿头部及舌相对较大,颈短。鼻孔大小约与环状软骨处相等,气管导管如能通过鼻孔,一般均能进入气管。婴儿鼻腔较狭窄,易被分泌物或黏膜水肿所阻塞。由于婴儿主要经鼻腔呼吸,因此鼻腔阻塞可产生呼吸困难。鼻咽部淋巴组织丰富,腺样体增大,但不影响经鼻腔气管插管。婴儿喉头位置较高,位于第 3~4 颈椎平面(成人第 5~6 颈椎平面),且较向头侧及向前,其长轴向下向前,而会厌软骨较大,与声门成 45°角,因此会厌常下垂,妨碍声门显露。婴儿有时需用直型喉镜片作气管插管。近半个世纪的传统观念认为,婴儿喉头呈漏斗型,最狭窄部位是环状软骨处,该处呈圆形,气管导管通过环状软骨后行控制呼吸或肺脏扩张时,可无明显漏气,故婴幼儿一般不需用带套囊的气管导管;但 6 岁以后儿童,喉头的形状更接近于成人呈圆柱状,最狭窄部位在声门,而声门并不呈圆形,为防止控制呼吸或张肺时漏气,应该用带套囊的导管。但近十年的研究显示,全麻状态下的小儿,喉部的形状如同成人一样更类似于圆柱状,最狭窄的部位在环状软骨开口处;此处并非呈圆形,而是呈横径更窄的微椭圆形。这就意味着稍紧的,甚至是尺寸正合适的不带套囊的气管导管,即使泄漏压合适,也会对环状软骨环处的横向黏膜产生更大的压迫。因此,目前在小儿麻醉中有使用带套囊气管导管取代不带套囊导管的趋势。婴儿气管短,仅长 4.0~4.3cm,直径小,新生儿气管直径为 3.5~4.0mm(成人 10~14mm),环状软骨处的黏膜如水肿 1mm,气管直径即减少 50%。根据 Poiseuille 定律,呼吸阻力与呼吸道半径的 4 次方成反比,故直径减少 50%,阻力增加 16 倍。婴儿气管支气管分叉高,在第 2 胸椎平面(成人在第 5 胸椎平面)。气管支气管分叉处所成角度在小婴儿两侧基本相同,如气管导管插入较深,导管进入左侧支气管的机会与右侧相等。婴儿支气管的平滑肌较儿童少,小婴儿哮喘时,用支气管扩张药治疗常无效。

婴儿肋骨呈水平位,胸壁顺应性高,而肋骨对肺的支持少,难以维持胸内负压,因此,每次呼吸均有功能性呼吸道闭合。新生儿及婴儿肋间肌及膈肌中Ⅰ型肌纤维少,直到2岁才接近成人水平。Ⅰ型肌纤维可提供重复做功的能力,当Ⅰ型肌纤维缺少时,任何因素所致的呼吸做功增加,均可引起呼吸肌早期疲劳,导致呼吸暂停、二氧化碳蓄积和呼吸衰竭。婴儿胸式呼吸不发达,胸廓的扩张主要靠膈肌。如腹腔内容物增加,可影响膈肌活动,也即影响呼吸。

新生儿出生时支气管树虽完整,但肺泡数目少,出生后肺泡数继续增长直至8岁,此后肺体积的增加主要是肺泡的扩大。新生儿每一终末肺单位含340个肺泡,总数约24×10^6个;成人每一终末肺单位含3200个肺泡,总数约300×10^6个。新生儿肺泡面积约为成人的1/3,但代谢率约为成人的两倍,故新生儿呼吸储备有限。

新生儿潮气量(VT)小,仅20mL,6～7mL/kg,无效腔量(VD)按体重计,新生儿与成人相同,均为2.2mL/kg,无效腔量与潮气量之比(VD/VT)亦相同(0.3),但新生儿呼吸道容量小,故麻醉时器械无效腔量小。人工呼吸时潮气量也要小,以免肺泡过度扩张。新生儿肺泡通气量(VA)按比例约为成人的两倍,新生儿主要通过增加呼吸频率(而不是容量)来满足高代谢的需要,故婴儿呼吸频率较快。

新生儿时期即存在功能性余气,足以保持对吸入气的缓冲。婴儿功能残气量(FRC)及余气量(RV)与肺总容量(TLC)之比较成人为高,提示呼气后肺部存在较大量的余气。

新生儿总呼吸顺应性的绝对值很小,仅5mL/cmH₂O(成人170mL/cmH₂O),但比顺应性(Specific Compliance)即总呼吸顺应性与肺总容量或功能性余气量之比在新生儿和成人相同。同样,虽然新生儿呼吸道小,对气流的阻力大,达2.8kPa/(L·s)[成人为0.2kPa/(L·s)],但如联系肺容量测定气流阻力,新生儿与成人相仿。故人工呼吸时新生儿所用的压力与成人差别不大。与成人不同,婴幼儿外周(远端)呼吸道阻力占总阻力的百分比较多,且阻力分布不均匀。呼吸道阻力增加时,呼吸做功也增加,小气道易患疾病,导致呼吸困难。

新生儿血气分析显示有轻度呼吸性碱中毒及代谢性酸中毒,血浆HCO_3^-低。出生时卵圆孔及动脉导管未闭,心排出量中有20%～30%的分流,PaO_2较低,仅8～10.7kPa(60～80mmHg)。

总之,婴儿呼吸系统的特征是呼吸节律不规则,各种形式的呼吸均可出现。胸廓不稳定,肋骨呈水平位,膈肌位置高,腹部较膨隆,呼吸肌力量薄弱,纵隔在胸腔所占位置大,容易引起呼吸抑制。而头大、颈短、舌大、鼻腔、喉及上呼吸道较狭窄,唾液及呼吸道分泌物较多,均有引起呼吸道阻塞的倾向。婴儿有效肺泡面积/kg是成人的1/3,耗氧量/kg是成人的2倍,说明换气效率不佳,故小儿麻醉时应特别重视呼吸的管理。

(二)循环系统

新生儿由于卵圆孔和动脉导管未闭合,心室做功明显增加,尤以左心室更为明显,处于超负荷状态。与成人相比,新生儿的心肌结构,特别是与收缩性有关的心肌群发育差,心室顺应性较低,心肌收缩性也差,每搏量较小,心功能曲线左移,心脏储备较低。心脏对容量负荷敏感,对后负荷增高的耐受性差,在心室正常充盈的情况下,心排出量较少依赖Frank-Starling机制,而更多依赖心率。虽然小儿的基础心率比成人高,但在副交感兴奋、麻醉药过量或组织缺氧时均会导致心动过缓,心排出量严重减少。同时,小儿交感神经系统和压力感受器反射发育不完善,心血管系统中儿茶酚胺储备低,外源性儿茶酚胺用于婴儿的效果差。血管床对低血容量不能进行有效的血管收缩反应。新生儿和婴儿不能通过心动过速缓解血管内容量减少导致的低血压。小儿由于肌浆网发育不成熟致心肌内钙储备降低,小婴儿特别是新生儿更依赖于外源性(离子)钙,对于有钙通道阻滞作用的强吸入性麻醉剂更敏感。

小儿血容量按千克体重计,比成人大,但因体重低,血容量绝对值很小,手术时稍有出血,血容量即明显降低。新生儿血红蛋白约为170g/L,大部分是胎儿血红蛋白(fetal Hb)。胎儿血红蛋白氧离曲线左移,P-50为2.4kPa(18mmHg),成人P-50为3.5kPa(26mmHg)。6月时胎儿血红蛋白由成人血红蛋白替代,血红蛋白也降至110g/L,故6个月以内婴儿,血红蛋白携氧能力差。

正常新生儿收缩血压是8~10.7kPa(60~80mmHg)。脉搏120~140次/分;随着年龄增长,血压逐渐升高,脉搏亦渐下降。小儿麻醉时应测量血压,但袖套的选用应合适,袖套过宽,血压读数偏低;袖套过窄,血压读数偏高。正确的袖套宽度应是上臂长度的2/3。

(三)神经系统

小儿脑血管生理与颅骨的成熟状态与成人有着显著的差异。在小儿两岁内,其中枢神经系统经历了显著的结构和生理上的变化。正常的颅内压在早产儿略低,足月产儿为(2~6mmHg),儿童及成人(0~15mmHg)略高。一旦囟门和颅骨缝线闭合,儿童较成年人颅腔容积更小,颅内顺应性更低。小儿与成人相比,脑内容物含液体比例更高、脑脊液容量更小、脑内容物较颅内容量比例更大,因此更易发生脑疝。随着年龄的增长及神经发育,脑血流量、脑血流速度、糖和氧气的脑代谢率在儿童期达到峰值。由于血压随着年龄增长,低龄儿童特别是新生儿,由于血压的自我调节范围窄,对低血压的储备较差,发生脑缺血的风险增大。因此对新生儿低血压时应采取更积极的措施提高血压以减少脑缺血的发生,控制性降压技术在低龄儿童及新生儿应避免。

新生儿已有传导痛觉的神经末梢,外周神经与脊髓背角有交通支,中枢神经系统髓鞘已发育完全。胎儿及新生儿大脑皮层已有功能,怀孕28周可记录到胎儿有脑电活动变化。发育中的胎儿脊髓后角细胞含有β物质、降钙素基因相关肽、生长抑制素等与痛觉传递有关的递质,同时也存在β-内啡肽,婴儿存在精细的感觉通路和皮质内联系。新生儿对疼痛性刺激有生理及生化反应。现已确认:新生儿能感知疼痛,对伤害性刺激有应激反应,故新生儿应和成人一样,手术时要采取完善的麻醉镇痛措施。

(四)肝肾功能和胃肠系统

新生儿肝功能发育未全,与药物代谢有关的酶系统虽已存在,但药物的酶诱导作用不足。随着年龄的增长,肝血流增加,酶系统发育完全,肝脏代谢药物的能力迅速增加。新生儿对药物的结合能力差,导致新生儿黄疸,对药物的降解反应减少,以致药物清除半衰期延长。

早产儿肝脏糖原储备少,且处理大量蛋白负荷的能力差,故早产儿有低血糖和酸中毒倾向,当喂养食物中蛋白含量太高时体重并不增加。新生儿比婴儿血浆中蛋白和其他与药物结合的蛋白含量低,清蛋白浓度低时蛋白结合力低,血浆中游离药物的浓度高。

新生儿肾灌注压低且肾小球滤过和肾小管功能发育不全,按体表面积计,肾小球滤过率是成人的30%。肾功能发育很快,出生20周时,肾小球滤过率和肾小管功能已发育完全,至2岁时肾功能已达成人水平。新生儿吸收钠的能力低,易丧失钠离子,输液中如不含钠盐,可产生低钠血症。肾对葡萄糖、无机磷、氨基酸及碳酸氢盐的吸收也少,且不能保留钾离子。此外,新生儿对液体过量或脱水的耐受性低,输液及补充电解质应精细调节。

刚出生时,新生儿胃液pH呈碱性,出生后第二天胃液pH与年长儿呈相同的生理范围。吞咽与呼吸的协调能力在出生后4~5个月才发育完全,故新生儿胃食管反流的发生率高。当有胃肠道畸形时,常在出生后 24~36h 出现症状,上消化道畸形时有呕吐和反流,下消化道畸形有腹胀和便秘。

(五)体液平衡和代谢

小儿细胞外液在体重中所占比例较成人大,成人细胞外液占体重的 20%,小儿占 30%,新生儿占 40%~45%。小儿水转换率比成人大,婴儿转换率达 100mL/(kg·d),故婴儿容易脱水。婴儿脱水 5d,细胞外液间隙即空虚,成人脱水 10d 才达同样水平。细胞外液与细胞内液比率出生后逐渐下降,2 岁时与成人相近。

小儿新陈代谢率高,氧耗量也高,成人氧耗量 3mL/(kg·min),小儿 6mL/(kg·min),故小儿麻醉期间应常规吸氧。新生儿及婴儿对禁食及液体限制耐受性差,机体糖及脂肪储备少,较长时间禁食易引起低血糖及代谢性酸中毒倾向,故婴儿手术前禁食时间应适当缩短,术中应适当输注葡萄糖。

小儿基础代谢高,细胞外液比例大,效应器官的反应迟钝,常需应用较大剂量的药物,易于出现用药过量及毒性反应。麻醉时应考虑麻醉药的吸收和排泄,从而控制用药剂量。

(六)体温控制

新生儿体温调节机制发育不全,皮下脂肪少,而体表面积相对较大,容易散热,故体温易下降。人体体温调节可承受的外部环境低温值在成人是 0℃,在新生儿则是 22℃。新生儿无寒战反应,只能通过褐色脂肪以化学方式产生热量。褐色脂肪由交感神经支配,交感神经兴奋,释放去甲肾上腺素,刺激脂肪代谢,使三酰甘油水解而产热。体温下降时全身麻醉容易过深,引起呼吸循环抑制,同时麻醉苏醒延迟,术后肺部并发症增加,并易并发硬肿症,故新生儿麻醉时应采取保温措施(保温毯、棉垫包绕四肢),维持手术室内温度超过 27℃。

6 个月以上小儿麻醉期间体温有升高倾向,其诱因有术前发热、脱水、环境温度升高,应用胆碱能抑制药、术中手术单覆盖过多以及呼吸道阻塞等。麻醉期间体温升高,新陈代谢及氧耗量相应增高,术中易缺氧,体温过高术中可发生惊厥。

术前如有发热,应先行输液,应用抗生素、冰袋降温等措施,待体温下降后再手术。如系急诊手术,可先施行麻醉,然后积极降温,使体温适当下降后再进行手术,可减少手术麻醉危险性。

二、药理特点

小儿对药物的反应与许多因素有关,包括身体组成(脂肪、肌肉、水含量)、蛋白结合、体温、心排出量的分布、心脏功能、血—脑屏障、肝肾功能的成熟度以及是否伴有先天性畸形。生长发育中的变化都会显著影响药物的临床反应,确立年龄相关的药物治疗学尤为重要。

人体的组成(脂肪、肌肉和水的含量)随着年龄增长而变化,人体总水含量在早产儿明显高于足月儿,而足月儿也显著高于成人;脂肪和肌肉含量随着年龄增长而增加。这些人体构成的改变使小儿临床药理呈现以下主要变化:①应用水溶性药物时,由于小儿分布容积较大,按体重给药需以较大剂量达到需要的血液药物浓度(如大多数抗生素和琥珀酰胆碱);②应用依赖再分布至脂肪而终止其作用的药物时(如硫喷妥钠),小儿由于脂肪含量较少,临床作用时效较长;③同样,小儿肌肉含量少,应用再分布至肌肉的药物(如芬太尼),其作用时间也延长。

年长儿童往往肝肾功能发育成熟,蛋白、脂肪和肌肉的含量接近成人。年长儿童较新生儿,进入肝肾的血流占心排出量的比重更大。因此,大于 2 岁的小儿多数药物的半衰期较成人短或相当。总体而言,早产儿或足月新生儿药物消除延迟,超过 2 岁至 10 余岁的小儿药物半衰期缩短;小儿随着年龄接近成人,药物半衰期也逐渐延长至成人水平。

肝脏是药物代谢的主要器官,药物的代谢速率取决于肝脏的大小和肝微粒体酶系统的代谢能力。肝脏的大小(体积)与体重的比例从出生到成年逐渐缩小。药物代谢大部分经两个主要途径:即第 Ⅰ 相或降解反应(氧化、还原及水解);第 Ⅱ 相或合成反应(结合)。大部分 Ⅰ 相反应依靠肝微粒体酶进行。新生儿体内与药物代谢有关的酶系统发育不全,氧化药物的能力最差,而水解药物的能力与成人相仿。新生儿血液及血浆酶的活力和血浆蛋白含量低,血浆酶活力随着年龄的增长而增加,并与血浆蛋白的增加一致,1 岁时达成人值。总体而言,肝脏对药物生物转化的活性从胎儿期至成人呈双曲线式的变化:肝脏的代谢和清除在胎儿期至出生后 1 月为低值,至 1 岁达到成人水平,在青春期呈高峰,随后再缓慢下降至成人水平。

大多数药物及其代谢产物最终都经肾脏排泄。新生儿肾小球滤过率低,约为成人的 30%,影响药物的排泄。随着年龄增长,肾小球滤过率增高,在 1~1.5 岁达到成人水平。

除上述基本因素外,以下因素影响新生儿对药物的反应:①分布容积增大致药物排泄延迟;②肝肾功能发育不成熟;③与血浆蛋白结合降低致药物排泄变化。其他影响新生儿药代动力学和药效学的因素还包括:过早产、脓毒症、充血性心力衰竭、腹内压增加、控制通气和营养不良。这些因素都导致新生儿的药代动力学和药效学通常是因人而异的。

近年来学者们致力于研究生长发育伴随的药代动力学和药效学的改变,制订了合适的儿科用药指南,特别是通过成人剂量推算小儿用药尺度。临床上为了便于应用,可根据小儿的体型和年龄,依据成人用药剂量推算小儿的使用方法。更有学者提出可简便的将 1 个月、1 岁、7 岁、12 岁的小儿用药量分别设定为成人的 1/8、1/4、1/2 和 3/4。但值得注意的是,这些方法只是根据药物在体内的分布做出了相应的调整,而未把年龄相关的药效学变化考虑在内。

有关年龄相关的药效学特点,目前研究的较为详尽的是吸入麻醉药,而对常用的静脉麻醉药则知之甚少。小儿吸入麻醉药最低肺泡气浓度(MAC)随年龄而改变,早产儿麻醉药需要量比足月新生儿低,新生儿比 3 个月婴儿低,而婴儿则比年长儿和成人麻醉药需要量大。小儿呼吸频率快,心脏指数高,大部分心排出量分布至血管丰富的器官,加上血气分配系数随年龄而有改变,故小儿对吸入麻醉药的吸收快,麻醉诱导迅速,但同时也易于过量。

第二节 麻醉前准备与麻醉前用药

一、麻醉前准备

小儿由于住院,离开家庭及父母,麻醉医师术前必须对患儿进行访视,与患儿建立感情,并取得小儿的信任。对小儿手术而言,术前访视与准备比术前用药更为重要。国外 20 世纪 90 年代的调查显示,约有 65% 的患儿可能发生术前焦虑,高达 25% 的患儿需要肢体束缚才能完成麻醉诱导。对患儿不当的麻醉前处理会增加患儿的分离恐惧,使术后不合作状态概率增高,导致术后治疗更加困难。同时,还可能导致患儿的术后行为障碍等不良后果。术前应对麻醉操作过程、手术的必要性和可能出现的问题对家长进行解释和交流,因为家长感觉焦虑可能会影响患儿。术前放映录像或利用含图片的小册子介绍手术室设备、麻醉机、面罩等使小儿熟悉手术室环境,可消除其恐惧不安心理,减少精神创伤,从而避免术后产生抑郁、焦虑、夜梦及其他行为改变。术前访视时家长和患儿从麻醉医师处获得的相关信息越多,越利于他们应对手术和住院的压力。

麻醉前访视除了解患儿心理状况外,还应从家长处了解现病史及既往史,有无变态反应史、出血倾向、肾上腺皮质激素应用史以及麻醉手术史。家族中有无遗传性缺陷病或麻醉后长期呼吸抑制(可能血浆假性胆碱酯酶不足或有神经肌肉疾病)病史。应注意患儿体重,并与预计体重[年龄(岁)×2+8kg]比较,可了解患儿发育营养情况,有无体重过低或超重。体格检查时注意牙齿有无松动,扁桃体有无肿大,心肺功能情况以及有无发热、贫血、脱水等情况。脱水程度可从皮肤张力、囟门、眼球、神志、血压等体征来估计。如有脱水,应在麻醉前纠正,每脱水1%需输液10mL/kg。

应注意实验室检查资料,了解有无低血糖、低血钙以及钾钠情况,有无凝血障碍。凡肛温38℃以上,血红蛋白80g/L以下,严重心肺功能不全,严重水电解质紊乱等,除急诊外,择期手术均应延期,待病情改善后再行手术。此外,还应了解拟施手术的范围和体位、手术创伤程度以及可能的出血量。

二、术前禁食

术前禁食是择期手术的常规,以避免胃内容物引发的呼吸道并发症。然而,有许多研究证实,健康小儿和青少年禁食达8h与麻醉诱导前2~3h仍口服液体的小儿相比较,其残存的胃容量及胃液均无明显不同。此外,缩短禁食时间可提高患儿的舒适度,减少水分的丢失,这对婴幼儿十分重要。因此,现代小儿麻醉的趋势,是允许口服清流质直到麻醉前2~3h,这些液体可以为橙汁、软饮料或水;而对于母乳喂养的婴儿,禁食时间为麻醉前4h;非母乳喂养(如牛乳或配方奶粉)者,术前禁食时间与固体食物相似,应在6h以上。

生理学研究表明,正常情况下胃对液体的负荷排空很快。在第1h内,胃排空80%以上的液体负荷。胃的生理学研究支持缩短禁食时间,但这种情况只适合于非急诊手术,且不伴有食管或胃肠功能紊乱等危险因素的患儿。对于存在吞咽困难、胃食管反流、中枢神经系统受损或尿毒症的患儿,还应针对具体情况进行个体化考虑。

三、麻醉前用药

麻醉前用药的目的在于镇静与消除不安,使麻醉诱导顺利、减轻情绪障碍、抑制口腔和呼吸道分泌物、抑制异常反射、减轻疼痛、预防吸入性肺炎等。以下是小儿麻醉前用药的常用途径及其各自的优缺点。

麻醉前用药应根据小儿的生理状况、预计的手术时间、麻醉诱导方式等而个体化制订方案。6个月以下的婴儿麻醉前用药并不是必需的,而10~12个月的小儿离开父母会有明显的恐惧感,术前用药则必不可少。在美国,口服咪达唑仑(0.25~0.33mg/kg,最大剂量20mg)是最常用的麻醉前用药方案,5~10min产生镇静效果,能成功将患儿与父母分离的最短时间是10min,药效高峰在20~30min,45min内镇静作用消失。对于不能配合口服用药的小儿,可采用中等剂量的氯胺酮(2~4mg/kg)加用阿托品(0.02mg/kg)和咪达唑仑(0.05mg/kg)肌内注射;既往有小剂量咪达唑仑口服给药效果不佳病史的小儿,可使用氯胺酮(4~6mg/kg)配伍阿托品(0.02mg/kg)和咪达唑仑(0.5mg/kg,最大剂量20mg)口服给药,15min后起效,可达到较深程度的镇静。对于预计可能静脉置管困难或诱导前必须有静脉通路的小儿(如先心病的婴儿),可采用大剂量氯胺酮(约10mg/kg)和阿托品、咪达唑仑混合肌内注射以提供良好的静脉置管镇静条件。

糖果形状的口服透黏膜芬太尼具有舒适的口感,易透过口腔黏膜迅速吸收,吮吸糖棒后15~30min血药浓度达到峰值,10~20μg/kg就可以产生足够的镇静作用。但是咀嚼或是吞服会降低药效及其生物利用度。镇静、抗焦虑作用不如咪达唑仑强,并可发生皮肤瘙痒、增加恶心呕吐发生率及呼吸抑制的风险等。

肌内注射抗胆碱能药物会引起注射部位疼痛,对于麻醉诱导时的咽反射抑制效果也并不明显,在小儿并不应作为常规使用。但对于小于6个月的婴儿,强效的吸入麻醉剂诱导前45min肌内注射或口服阿托品(0.02mg/kg)可显著降低低血压的发生率。

可乐定是一种 α_2 肾上腺素能受体激动剂,通过激活中枢神经系统内的突触后 α_2 肾上腺素受体产生镇静和降低交感神经张力作用,导致外周血管扩张和血压下降、心率减慢。作为小儿麻醉前口服镇静药,镇静作用与口服咪达唑仑相当,镇痛作用机制尚不明确。术前30~40min口服2~4μg/kg的可乐定可产生足够的镇静和抗焦虑作用,作用时间可大于90min,常常需要辅助给氧。

右美托咪定比可乐定有更强的 α_2 受体亲和力。口服后吸收较好,镇静作用与可乐定相似。患儿在术前30~50min口服1μg/kg(推荐3~4μg/kg)的右美托咪定后,具有良好的镇静作用,神经性行为障碍的患儿也能顺利地接受静脉置管,无不良并发症发生,患儿父母满意度高。单次静脉注射0.5~1.0μg/kg的右美托咪定(缓慢注射5~10min),持续静脉输注0.5~1.0μg/(kg·h)可产生有效的镇静作用,并维持自主呼吸,降低突发躁动的发生率。右美托咪定作为严重不合作儿童的术前用药,已取得令人满意的效果。

盐酸戊乙奎醚(Penehyclidine Hydrochloride,长托宁)能通过血—脑屏障,兼有中枢和外周双重抗胆碱作用,有较强的抑制腺体分泌作用,可降低术后恶心呕吐的发生。选择性阻滞 M_1、M_3 胆碱受体,对心脏和突触前膜 M_2 胆碱受体无明显作用,因而不增快心率。半衰期长约10h。常用剂量为0.01~0.02mg/kg术前30min肌内注射或0.01mg/kg术前15min静脉注射。不良反应少见,多与用药剂量过大有关。

四、上呼吸道感染小儿

一般小儿每年会发生6~8次上呼吸道感染,呼吸道感染引起呼吸道敏感性和分泌物增加,可能增加喉痉挛、支气管痉挛和手术期间低氧的发生率。择期手术的小儿如果有上呼吸道感染症状则需要进行仔细的术前评估,包括详细的病史和体格检查。需行肺部听诊以排除下呼吸道受累可能,如果诊断有疑问可考虑行胸部X线片检查。此外,还要评估是否有发热、呼吸困难、咳嗽、咳痰、鼻塞、嗜睡、喘鸣。

虽然不加区分地推迟上呼吸道感染小儿的手术可以避免并发症的发生,但会增加患儿父母感情和经济上的负担。研究显示,小儿气道的高反应状态在上呼吸道感染发生后仍可持续6周以上,气道相关并发症在上呼吸道感染恢复期的小儿与处于急性期的小儿并无显著差别,因此如果小儿每年要发生6~8次上呼吸道感染,那就很难确定一个无症状期来行择期性手术。而且,这种操作模式也不适合当前手术病例不断增加、要求加快床位周转率的医疗环境。

另外,对于择期进行鼓膜置管术、扁桃体切除术、腺样体切除术和腭裂修补术的小儿,手术本身可改善其慢性上呼吸道的相关症状,除非患儿的呼吸道症状出现明显恶化加重或蔓延至下气道,手术就不应推迟。

目前认为,如果小儿出现并不复杂的上呼吸道感染症状(如无发热、有清亮分泌物且身体其他方面均健康)或是非感染引起的症状,则可以施行手术。如果患儿症状较严重,如有脓性分泌物、有痰的咳嗽、体温 >38℃、嗜睡或有肺部累及的征象,其择期性手术至少要推迟 4 ~6 周。同样的,如果发生可疑的细菌感染,则要行抗生素治疗,手术至少需要推迟 4 ~6 周。

第三节　麻醉方法和装置

全身麻醉是小儿麻醉最常用的方法,除小手术可采用面罩紧闭法吸入麻醉、静脉或肌肉麻醉下完成外,较大手术全麻均应在气管内插管麻醉下进行。此外,区域麻醉(蛛网膜下隙阻滞、硬膜外阻滞、臂丛阻滞及其他神经阻滞)在国内外的应用有增多趋势。

一、全身麻醉

(一)常用药物

1.吸入麻醉药

吸入麻醉药的最低肺泡有效浓度(MAC)在小儿随年龄而改变。对照研究显示,早产儿吸入麻醉药需要量比足月新生儿低,新生儿比 3 月婴儿低,而婴儿的 MAC 则比年长儿和成人要大。小儿由于呼吸频率快、心脏指数大,心排出量向血管丰富的器官分布的比例更大,吸入性麻醉药的摄取更为迅速。血液中吸入药物浓度上升迅速而心血管功能发育不完善,易致小儿特别是婴儿和幼儿用药过量。由于其在小儿安全边界较窄,在吸入诱导气管插管时过度追求足够的麻醉深度易使小儿处于药物过量、心血管不稳的危险边缘。在静脉通路开放前避免使用吸入麻醉药控制通气,快速降低吸入麻醉药的浓度、特别是在使用肌松药进行控制通气后,这些措施都可提高小儿使用吸入诱导的安全性。

(1)氟烷:氟烷是目前仍在使用的唯一一种烷烃结构的非醚类吸入性麻醉药,具有无刺激性,不燃烧爆炸,全麻药效强,早期抑制咽喉反射,使呼吸道分泌物减少,便于呼吸管理,价格低廉等优点,是小儿常用的全麻药。麻醉期间易出现心肌抑制、心排出量下降、低血压、心动过缓、心律失常等心血管抑制作用,与其他吸入性麻醉药相比更易发生过量。氟烷抑制呼吸,使肺泡通气量减少,为避免二氧化碳蓄积,麻醉期间应进行辅助或控制呼吸。氟烷的肝脏毒性作用并不比其他全麻药高。小儿"氟烷肝炎"全世界报道不足 20 例,与小儿已应用数百万例氟烷相比,其发生率很低,因此是安全的。对小儿短小手术、诊断性检查、吸入麻醉诱导、气道管理困难及哮喘患儿,氟烷是很好的吸入麻醉药。氟烷的缺点是血/气分配系数较高,脂肪/血分配系数也高,因此起效慢、维持时间长,再加上其麻醉效能强,目前所有的挥发罐能输送的最大吸入浓度 5%,对小儿而言较其他吸入性麻醉药更易引起过量,引发心血管及呼吸系统抑制。在肥胖小儿、使用酶诱导药、近期接受过氟烷麻醉以及对氟烷"敏感"的小儿,应相对禁忌使用氟烷。氟烷麻醉下散热较多,且使心肌对内源性或外源性儿茶酚胺应激性增加。氟烷麻醉下小儿出现心律失常往往与高碳酸血症和麻醉深度不足有关,最大剂量10μg/kg的肾上腺素可降低其在小儿使用时发生心律失常的风险。

(2)异氟烷:血/气分配系数为1.4,麻醉诱导及苏醒快,代谢降解产物仅0.17%,因此肝肾毒性小。异氟烷对呼吸道有刺激性,可引起咳嗽、屏气,甚至出现喉或支气管痉挛,不宜单独用于小儿麻醉诱导。可先用静脉麻醉,待小儿入睡后再吸入0.5%~1%异氟烷,以后将吸入浓度逐渐增至2%~3%,维持麻醉用1.5%~2%,常与氧化亚氮一氧合用,异氟烷较氟烷对循环抑制较轻,不增加心肌对儿茶酚胺的敏感性,可显著降低脑对氧的代谢率。血容量不足的小儿用异氟烷容易引起血压下降。在吸入浓度骤增或从吸入七氟烷突然改为异氟烷的情况下,偶可出现高血压,特别是在10余岁的小儿,这可能是由于刺激肺部受体导致交感活性的增加及激活了肾素—血管紧张素系统。

(3)七氟烷:血/气分配系数0.66,诱导及苏醒迅速,其MAC比氟烷及异氟烷高,新生儿MAC是3.3,1~6个月3.2,6~12个月2.5,1~3岁2.6,3~12岁2.3~2.5。与其他吸入性麻醉药合用氧化亚氮时不同,七氟烷的MAC值不随着混合吸入的氧化亚氮浓度成比例的降低。在1~3岁的小儿,混合氧化亚氮60%浓度吸入,七氟烷的MAC仅降低25%。

七氟烷气味比异氟烷好,易为患儿所接受,对呼吸道无刺激性,特别在未使用术前用药的小儿更有优势。吸入诱导时浓度即使最高达8%,发生屏气、咳嗽、喉痉挛及氧饱和度降低的概率亦低,目前已取代氟烷成为小儿麻醉吸入诱导的首选药物,在美国,七氟烷吸入诱导更是小儿麻醉最常用的简单有效的诱导方法。常用的七氟烷吸入诱导方法包括潮气量吸入法和单次肺活量吸入法。研究显示这两种方法在大于5岁的小儿,吸入7%的七氟烷,达到适当的麻醉深度(BIS值40~60)的时间和不良反应的发生率相似,但应用单次肺活量法小儿睫毛反射消失更快,且更易于被小儿接受,更值得推荐。而传统的潮气量吸入法,可在吸入纯氧的基础上混合七氟烷,逐步将浓度由2%至6%再提高至8%;或纯氧加8%七氟烷直接吸入;抑或8%七氟烷加氧气和氧化亚氮1:1混合吸入,三者差别微小。

在小儿,七氟烷能较好地维持心血管系统的稳态性,不影响心率、心脏指数及心肌收缩性,也不使心肌对肾上腺素致敏,与其他吸入性麻醉药相比,发生心律失常更少见。小儿吸入1MAC七氟烷,即使术前不使用阿托品,心率也能维持平稳。偶有报道在吸入超过1MAC,出现心率降低。对发绀型先天性心脏病的小儿,吸入七氟烷较氟烷出现低血压和氧饱和度降低的概率更低。在吸入浓度超过1.5MAC时,七氟烷比氟烷更能造成对呼吸的抑制,婴儿吸入1MAC,分钟通气量及呼吸频率均降低,但只轻度升高呼气末二氧化碳水平;吸入浓度8%七氟烷的小儿可引起呼吸暂停,使用咪达唑仑等术前用药能加重这种抑制作用。七氟烷在小儿进行吸入诱导时,偶有报道出现癫痫样发作或脑电图出现相关表现。

七氟烷体内代谢率为2.9%,比异氟烷高,但用药后肝肾功能仍正常。七氟烷与钠石灰相互作用可产生在动物实验中证实有肾毒性的代谢产物A,在小儿低流量紧闭麻醉应予注意,且该产物的浓度在闭合回路中随着小儿年龄的增长而增加。在个别极端案例中已有报道,大剂量的七氟烷和干燥的二氧化碳吸收剂产生大量热量导致吸收罐着火。

虽然七氟烷苏醒迅速,但与氟烷相比,患者苏醒期疼痛评分明显升高,往往需要早期使用其他镇痛药物。近期的研究发现,七氟烷比氟烷发生苏醒期躁动的可能性更高,治疗和预处理的方法包括使用右美托咪定,芬太尼或丙泊酚(1mg/kg),在小儿也有报道使用α$_2$-肾上腺素能受体激动剂可乐定、5-羟色胺受体阻滞剂托烷司琼(0.1mg/kg)、氯胺酮(0.25mg/kg)或纳布啡(0.1mg/kg)有效。

(4)地氟烷:血/气分配系数仅0.42,诱导及苏醒迅速,但地氟烷对呼吸道有刺激性,单独诱导时可发生呛咳、屏气、分泌物增加及喉痉挛,小儿喉痉挛的概率甚至可高达50%。临床上常先用氟烷或七氟烷吸入诱导后再改用地氟烷吸入,手术完毕患儿可迅速苏醒。地氟烷脂溶性低,故麻醉效能低,MAC高,新生儿为9.2,1~6个月为9.4,7~12个月为9.9,1~3岁为8.7,5~12岁为8。地氟烷对心血管抑制作用比异氟烷小,对呼吸的抑制作用不比氟烷和异氟烷强。地氟烷代谢率低,仅0.02%,是现有吸入麻醉药中体内生物转化最少的麻醉药。当快速吸入高浓度地氟烷时,因交感神经系统激活,偶尔可出现高血压及心动过速。由于其苏醒迅速,在停用该药前,要重视早期使用镇痛药物防止苏醒期疼痛及躁动。

2. 静脉诱导和维持药物

(1)氯胺酮:氯胺酮于20世纪应用于临床以来,曾一度是全麻的必选药物,尽管有苯环己哌啶的精神不良反应,但对呼吸循环影响较小,故仍有使用的价值。是目前仍在使用的唯一的苯环己哌啶类药。在小儿麻醉,特别是手术室外麻醉中应用广泛。单独注射氯胺酮时不呈类自然睡眠状,而呈木僵状。麻醉时眼睛可睁开,各种反射如角膜反射、咳嗽反射与吞咽反射可依然存在,对麻醉与手术失去记忆,神志完全消失,但肌张力增强、眼球呈凝视状或震颤,外观似浅麻醉,但镇痛效果好,尤其体表镇痛明显。近年来对其的深入研究发现氯胺酮除了麻醉性镇痛作用外还具有抗感染、脑保护、促进细胞凋亡、解除支气管痉挛和对抗由阿片类药物引起的痛觉过敏等作用。

氯胺酮静脉注射2mg/kg,注射后60~90s后入睡,维持10~15min,肌内注射5~6mg/kg,2~8min入睡,维持20min。氯胺酮使唾液及呼吸道分泌物增加,麻醉前必须应用抗胆碱类药物。氯胺酮适用于浅表小手术、烧伤换药、诊断性操作的麻醉以及全麻诱导。氯胺酮诱导时有暂时性心血管兴奋作用,使血压、心排出量、脉搏均升高,中心静脉压及外周血管阻力也增加。

早期曾认为氯胺酮安全而无并发症,甚至提出饱食患儿可选用氯胺酮麻醉。研究发现,氯胺酮麻醉时喉反射有抑制,故饱胃患儿不能用氯胺酮。新生儿或6月以下婴儿用氯胺酮后可发生呼吸抑制,应严密观察、及时处理。休克及低心排量小儿用氯胺酮后,由于其负性心肌肌力作用,可引起血压下降,甚至心搏骤停。国内外文献均已有报道,故休克患儿不宜用氯胺酮麻醉。

氯胺酮无肌松作用,也不抑制内脏反射,腹部手术不宜单独应用。氯胺酮增加脑血流及脑氧耗,增高颅内压,神经外科麻醉时应慎用。氯胺酮麻醉后恶心呕吐发生率高(33%~44%),术后苏醒延迟,有时呈烦躁不安,是其缺点,术后幻觉及噩梦在小儿少见,如与咪达唑仑或地西泮同用,发生率还可下降。

(2)丙泊酚:是具有高度亲脂性的静脉麻醉药,静脉注射后快速分布至血管丰富的器官,麻醉起效快而平顺,能在一次臂脑循环内发挥作用,呛咳、呃逆发生率低。麻醉强度是硫喷妥钠的1.8倍,代谢清除率快,是硫喷妥钠的10倍。由于小儿中央室分布容积大,且清除率快,故小儿丙泊酚剂量按千克体重计比成人大,需2.5~3mg/kg方能达到诱导效果。由于清除快,分布广,需连续静脉输注才能达到预计的稳态血药浓度,维持镇静催眠效果。丙泊酚有呼吸抑制作用,其发生及持续时间与剂量有关,2.5mg/kg静脉注射时20%患儿有呼吸暂停,故麻醉时需吸氧和加强呼吸道管理。使用丙泊酚后收缩压、舒张压、平均压、心排出量和体循环阻力有不同程度下降,但不引起心率增快,故可减轻气管插管的血流动力学反应。丙泊酚可直接抑制心肌,心肌氧耗量下降。丙泊酚可降低颅内压,脑氧耗量、脑血流及脑代谢率均有下降,眼内压也有降低。丙泊酚麻醉恢复时间早,患儿清醒迅速,脑功能如精神活动、认知能力恢复完善,麻醉后恶心呕吐发生率低。丙泊酚的缺点是注射部位疼痛,发生率高达33%～50%,应选择肘前大静脉注射,药液中加入利多卡因0.2mg/kg可减轻甚或消除注射痛。小儿用丙泊酚诱导时可发生不自主运动,其原因不明,因此在需绝对镇静的情况如CT、MRI检查时不宜用丙泊酚。丙泊酚无镇痛作用,手术时必须辅用其他麻醉药及镇痛药。由于诱导平顺,起效迅速,麻醉深度易控,苏醒快且脑功能恢复完善,术后恶心呕吐发生率低,故丙泊酚适于小儿门诊手术及某些诊断性检查的麻醉。由于市售丙泊酚制剂中含有鸡蛋和大豆成分,用于对这两种物质过敏的小儿要慎重。

(3)瑞芬太尼:瑞芬太尼是一种新型合成的镇痛剂,选择性作用于 μ 受体,具有阿片类药物的典型作用和不良反应,包括镇痛、镇静、呼吸抑制、肌张力增高和心动过缓,镇痛作用与芬太尼相当。它由非特异性血液及组织酯酶代谢,迅速水解为无生物活性的代谢物瑞芬太尼酸,具有起效快、代谢快与药量及时间无关的特点。2003 年瑞芬太尼正式进入国内市场,应用于临床以来由于其良好的可控性,成为越来越多的麻醉医师首选的阿片类药物。在小儿麻醉中,瑞芬太尼已用于:①麻醉诱导及维持;②TIVA;③TCI;④小儿心脏手术麻醉;⑤小儿 ICU 镇静和术后镇痛。研究证实瑞芬太尼应用于小儿麻醉具有以下特点:①起效迅速,易于调节;②术后镇痛作用弱;③停药后恢复快;④应用抗胆碱能药能预防或治疗瑞芬太尼引起的心动过缓或低血压;⑤与年长儿比较,<2 个月的小儿清除更快;⑥所测定的输注即时半衰期与模型的结果高度一致。在年长小儿,瑞芬太尼非常适合在需要术后早期评定神经系统状况的手术中使用。在心脏手术的小儿,也利于术后维持心血管系统的稳定,提供早期拔管和术后镇痛。

瑞芬太尼被非特异性酯酶水解代谢,其代谢受年龄、性别和体重的影响不大,不受肝、肾功能状况影响,在肝肾衰竭的小儿使用有很大的优势。即使长时间持续输注,停药后血浆药物浓度下降一半的时间仍为 3～6min。分布容积随年龄增长而降低,婴儿(<2 个月)的分布容积最大。清除率新生儿较低,2 个月～2 岁婴幼儿清除率较高,其后随年龄增长逐渐降低。各个年龄段的半衰期($t_{1/2}\beta$)无明显区别(3.4～5.7min)。

瑞芬太尼经静脉途径给药,推荐的负荷剂量 0.5 ～ 1μg/kg,接着以 0.2 ～ 0.5μg/(kg·min)的速率输注。在静脉注射或输注的速度大于 0.5μg/(kg·min)时可能发生低血压和心动过缓。当同时应用吸入麻醉药时,推荐输注瑞芬太尼的开始速率为 0.25μg/(kg·min)。瑞芬太尼可以减轻小儿对气管插管的反应,瑞芬太尼 1.25 ～ 3μg/kg 合用丙泊酚 4mg/kg 可使未使用肌松剂的情况下气管内插管更容易。

近年来研究显示,瑞芬太尼呈现剂量依赖性的阿片耐受及痛觉超敏现象,可能与瑞芬太尼作用时间短及 NMDA 系统激活有关。因此推测小剂量 NMDA 受体拮抗剂氯胺酮可以抑制这种快速耐药性,并降低这类小儿术后镇痛所需要的吗啡用量,但该结论仍存在争议。临床应用可以在即将或者接近手术结束时,给予长效的阿片类药物(如吗啡 0.05 ～ 0.2mg/kg),或者结合局部区域麻醉。

3. 肌肉松弛药

随着其他新型麻醉药物的出现,肌松药在儿科麻醉中的使用正在减少;然而,均衡的麻醉措施在小儿气管插管时可以提供最佳的插管条件。所谓均衡措施指浅、中等深度的麻醉并配伍用一种非去极化肌松药,这种方法还能减少不良反应的发生。那些需要深度肌松的外科手术仍然需要使用肌松药,肌松药还能减少麻醉药在婴儿和患病小儿中的用量。当然,最主要的是要根据实际临床情况选择肌松药及其剂量。

(1)琥珀酰胆碱:是目前临床上唯一应用的去极化肌松药,直到 20 世纪 90 年代初期,由于其起效快速和作用时间短,曾是小儿辅助气管插管的主要肌松药。小儿比成人对琥珀酰胆碱略有耐药,插管剂量需 1~2mg/kg。新生儿则需 2~3mg/kg,45s 即产生满意的肌松作用。当小儿静脉给药困难时,可用 4mg/kg 进行肌内注射,4min 后可提供足够的插管条件。

小儿用琥珀酰胆碱后胃内压增加很少,成人用琥珀酰胆碱胃内压平均增高 0.93kPa(95cmH_2O),最高达 4.02kPa(41cmH_2O),小儿仅增高 0.40kPa(4cmH_2O),对小儿饱胃者插管很有利。

静脉注射琥珀酰胆碱可引起血钾升高,对严重烧伤、创伤或截瘫患儿施行手术,禁用琥珀酰胆碱。小儿用琥珀酰胆碱可促使肌红蛋白释出,20% 患儿呈肌红蛋白血症。小儿使用琥珀酰胆碱后也可出现咬肌痉挛,这可以是正常变异反应,也可能是使用琥珀酰胆碱诱发恶性高热的并发表现。琥珀酰胆碱可引起窦性心动过缓伴结性和(或)室性逸搏,尤其小儿更易发生,有报道小儿在追加第二次剂量时发生心搏骤停。患肌强直和肌营养疾病的小儿,有报道在疾病被诊断前使用琥珀酰胆碱后出现高钾血症,随之发生心搏骤停。

正因为可能并发如此多的问题,美国 FDA 在药物包装盒上加以警告:小儿使用琥珀酰胆碱仅限于紧急插管或需要紧急气道保护的病例,或者无法开通静脉通路时可以肌内注射给药。从那时起,儿科麻醉使用该药的趋势开始下降。随着起效快、作用时间短的非去极化肌松药的临床应用,琥珀酰胆碱在临床上可能将逐渐被淘汰。

(2)泮库溴铵:泮库溴铵是一种强效的非去极化甾类肌松药,无神经节阻滞作用,组胺释放少,不产生支气管痉挛,但可引起心率增快,收缩压有上升倾向,特别适宜与芬太尼麻醉配合应用,可解除芬太尼所致的心率减慢作用,剂量为 0.08mg/kg 静脉注射,作用维持 30~45min。然而,对于大多数儿科手术而言,泮库溴铵的作用时间显得过长。因此随着 20 世纪 80 年代中等时效肌松药阿曲库铵和维库溴铵的引入,泮库溴铵的应用呈下降趋势。

(3)阿曲库铵:阿曲库铵是一种中等时效的双季胺苄异喹啉类化合物。在体内通过两条代谢途径降解。一条途径是 Hofmann 效应,速率随温度和(或)pH 增加而增加的非酶性降解。另一条是非特异性酯酶水解途径。静脉注射 0.3~0.6mg/kg,1~2min 即可进行气管插管,作用维持 15~30min。阿曲库铵优点是不引起心血管不良反应,大剂量及快速注射可致组胺释放,但其发生率仅约为箭毒的 1/3。肝肾功能不全及心脏病患儿应用阿曲库铵很适宜。由于其在小儿各年龄组均快速恢复、时效中等、常用剂量阿曲库铵严重不良反应的发生率低,因此有学者在儿科麻醉肌松药的选择中,将阿曲库铵作为万能药。但在美国,由于其组胺释放的不良反应(成人较小儿更常见),已为其代谢产物—顺式阿曲库铵所取代。

(4)顺式阿曲库铵:和阿曲库铵相似,顺式阿曲库铵是一种中等时效的肌松药,体内依赖 pH 和温度进行自主降解。然而,顺式阿曲库铵的效能比阿曲库铵强约三倍,这也使该药具有更显著的特点以及更少的组胺释放。效能增强所伴随的主要缺点是起效时间的延长,需要相对高的剂量 0.15mg/kg(约 3 倍 ED-95),才能在 2min 取得满意的插管条件。进一步增加药物剂量(4 倍 ED-95)并不会显著缩短起效时间。该药物的效能(ED-95)在婴儿、儿童和成人相似,在氧化亚氮—硫喷妥钠麻醉中,婴儿的 ED-50 和 D-95 与儿童相似,但药物的作用时间在婴儿与儿童比较延长 5~10min。在使用瑞芬太尼并吸入七氟烷的麻醉中,该药物婴儿较儿童起效快(74s 比 198s)、恢复至 T_{25} 的时间长(55min 比 41min)、恢复至 TOF 0.9 时间长(73min 比 59min),这可能与吸入麻醉药加速其起效,延长其恢复有关。在选择顺式阿曲库铵时,必须对这些药物在婴儿中的作用特点加以权衡。

(5)维库溴铵:是泮库溴铵衍生物,肌松强度是泮库溴铵的 1.5 倍,时效仅泮库溴铵的 1/3~1/2,维库溴铵无明显心血管作用。本药自肝脏摄取自胆汁排出,肾脏消除维库溴铵的作用较小,肾功能不全患儿仍可应用。插管剂量 0.1mg/kg,维持 25~30min。而对于新生儿和婴儿,由于器官功能的不成熟,0.1mg/kg 维库溴铵(约 2 倍 ED-95)可以产生超过 90% 的神经肌肉阻滞并且维持时间达 1h。因此儿科麻醉使用维库溴铵时需要注意一个问题:其活性在新生儿和婴儿中会明显延长。

(6)罗库溴铵及其拮抗剂:罗库溴铵的结构与维库溴铵相似,但起效更快。罗库溴铵体内代谢很少,主要经肾脏清除。七氟烷显著增加罗库溴铵的效能。小儿使用硫喷妥钠 5mg/kg 和阿芬太尼 10μg/kg 诱导麻醉后,注射 0.6mg/kg(2 倍 ED-95)罗库溴铵 60s 后能产生满意的插管条件;而使用七氟烷吸入麻醉诱导的小儿,注射 0.3mg/kg 罗库溴铵,在 2min 内 95% 的 2~7 岁儿童可产生满意的插管条件,1~3 岁幼儿 60s 可产生满意的插管条件。因此,在仔细评估气道排除困难插管后,罗库溴铵可以作为快诱导时替代琥珀酰胆碱的肌松药。已有多中心的研究评价了在婴儿肌内注射 1mg/kg 和小儿肌内注射 1.8mg/kg 罗库溴铵用于气管插管的插管条件、起效时间和持续时间,结果认为它并不足以取代肌内注射琥珀酰胆碱作为肌内注射诱导插管的理想药物。

罗库溴铵在婴儿和儿童的药物作用时间有较大差异。氧化亚氮麻醉时,标准插管剂量的罗库溴铵 0.6mg/kg 在婴儿的作用时间要长于儿童,新生儿 0.6mg/kg 剂量的作用时间较婴儿(5~12 个月)长。即使是 0.3mg/kg 罗库溴铵,无论是 T-25、T-75、RI 还是恢复至 TOF 0.7 的时间,0~6 个月的婴儿较 2~6 岁的小儿都延长。这种年龄相关的差异与维库溴铵相似。

1~2 倍 ED95 的罗库溴铵仅会轻微增加心率,对动脉血压没有影响。预注利多卡因或瑞芬太尼可以减轻罗库溴铵的注射痛。在可能存在未确诊肌营养不良的患儿,尤其是男孩中,当琥珀酰胆碱相对禁忌时可以使用罗库溴铵进行快诱导。

罗库溴铵的拮抗剂环糊精能通过选择性与罗库溴铵结合恢复正常的神经肌肉功能,而不影响乙酰胆碱、烟碱样受体或乙酰胆碱酯酶功能,该药与维库溴铵和泮库溴铵的结合能力稍弱。环糊精只与含有甾核的肌松药结合。苄异喹啉类药物,如阿曲库铵、顺式阿曲库铵、米库氯铵以及琥珀酰胆碱不受环糊精的影响。环糊精可以在 2min 内拮抗罗库溴铵的深度阻滞而没有心血管反应。环糊精的投入使用将会增加罗库溴铵的临床应用,并在快诱导时增加罗库溴铵的安全性。当出现 2 个 TOF 颤搐反应高度时,环糊精的有效拮抗剂量是 2mg/kg。

(7)米库氯铵 米库氯铵是临床唯一使用的短效非去极化肌松药,其作用时间较短与被正丁酸基血浆胆碱酯酶代谢有关。其 ED-95 是 0.08~0.1mg/kg,应用 2 倍 ED-95 量静脉注射,起效时间是 1.6~1.9min,与阿曲库铵、维库溴铵起效时间 2min 相似,但比琥珀酰胆碱起效时间(45s)慢。作用时间 14min,是阿曲库铵的 1/3,维库溴铵的 1/2。氟烷麻醉时,婴儿和儿童米库氯铵的 ED-95 分别是 85μg/kg 和 95μg/kg,而成人则是 45~81μg/kg。在婴儿,米库氯铵可同样迅速地产生与琥珀酰胆碱相同的肌肉阻滞效能,但膈肌抽搐和呛咳的发生概率较高。在儿童,米库氯铵阻滞完全则较琥珀酰胆碱慢。与七氟烷或丙泊酚配伍用时,药物在前者的起效时间较快,作用时间也较长。由于米库氯铵被正丁酸基血浆胆碱酯酶水解,该酶的缺乏会使药物的作用延长。大剂量快速注射米库氯铵(0.4mg/kg)会引发组胺释放,最常见的表现是短暂的皮肤潮红和血压降低。

由于该药药效较快、作用时间短,即使长时间使用也无蓄积作用,恢复时间也不因长时间用药而延长,停药后恢复迅速,对自主神经及心血管系统无不良反应,那些需要气管插管和(或)深度肌松的短时间手术可以选择米库氯铵。2009 年在德国调查发现,年龄低于 5 岁的小儿如果要选择肌松药进行气管插管,麻醉医师更愿意使用米库氯铵。因为其较短的作用时间,米库氯铵几乎不需要拮抗。近来研究表明,在新生儿 ICU 使用米库氯铵作为肌松药进行插管,插管时间和插管次数均会减少,同时严重低氧饱和度的发生率也降低。

(二)气管内插管麻醉和麻醉装置

1. 气管导管

气管插管可保证呼吸道通畅,减少呼吸道无效腔,便于呼吸管理及应用肌松药,优点较多。因此,小儿麻醉中以气管内插管麻醉最为常用,尤以重危患儿、婴儿、头颈、胸部手术以及腹部大手术、俯卧位、侧卧位手术全身麻醉时均应选用气管内插管麻醉,以策安全。气管插管的并发症包括插管损伤、喉水肿、导管扭曲、导管阻塞、呼吸阻力增加、拔管喉痉挛等。预防气管插管后喉水肿的措施有:①选用合适大小及优质的导管;②导管严格消毒;③麻醉期间避免导管与气管黏膜摩擦;④疑有喉水肿者,喉头局部用麻黄碱及地塞米松喷雾,同时静脉注射地塞米松。施行气管内麻醉期间需严密观察病情,注意预防上述并发症,但总的说来,气管插管优点远远超过其缺点,应尽量选用。

气管导管现多以对组织无刺激性的聚氯乙烯制成,导管以内径(mm)编号,管壁应薄,导管大小以 $1.53 \sim 2.04\text{kPa}(15 \sim 20\text{cmH}_2\text{O})$ 加压时有轻度漏气为合适,如以 $1.0\text{kPa}(10\text{cmH}_2\text{O})$ 加压时漏气明显,应更换气管导管。导管上有长度(cm)标志,经口腔插管时其长度为 12 + 年龄/2。固定导管时应了解插入长度,可避免插管过深。气管导管连接管的口径应与导管内径相等(可用塑料外套管将二者连接),并应紧密连接,不留间隙,以免连接处屈曲。插管后应做两侧肺部听诊,两肺呼吸音相等才可固定导管。侧卧位或俯卧位翻身后再进行两肺听诊,以及时发现导管滑出气管或误入一侧支气管。

在小儿麻醉中,究竟是选用带套囊的或是不带套囊的气管导管近年来仍存在广泛争议。在低龄儿童中使用无套囊的气管导管被广泛认为是安全的,而传统观念认为带套囊的气管导管应在 6 岁以上的小儿使用。而近年来,小儿麻醉中机械通气常规使用,压力支持通气机随之应用,由气管导管引起的阻力增加的问题在小儿就不那么显著了,气管导管引起的局部组织损伤更多的是因为气囊过度充气或在 ICU 中长时间带管。多项研究也证实,在小儿使用肌松药的麻醉中,带套囊的与不带套囊的导管术后并发症的发生率并没有差别,需重复插管的概率更低,因此可能更适合。同时随着小儿喉头部解剖结构的研究进展,气管导管设计制作技术不断发展进步,如新近研发使用的微套囊导管,套囊以聚氨酯为材料,更为柔软,充气后压力更均匀,位置更朝向环状软骨水平远端。因此,近年来即使在婴儿,使用带套囊的气管导管也较为常见。美国心脏病协会在新版(2005 年)"心肺复苏和心血管急救国际指南"中对小儿气管导管选用的描述已修改为:在住院患儿中,带套囊的气管导管与无囊导管一样能安全地用于婴儿和儿童(新生儿除外)。但所有的气管导管都与气管黏膜的局部损伤程度有关,在婴儿和低龄儿童风险最高,损伤后最严重的后果是声门下狭窄。虽然在临床操作中,很多情况下有套囊的导管要比无套囊的导管更有益处,但两种导管无疑都会造成气管损伤,并给小儿带来更加严重的后果。有套囊的导管是否存在其他方面的不良反应,需要更多的使用和报道加以深入探讨。关于这一问题争论可能还将继续,但是,无论是有套囊的还是没有套囊的,对气管导管的仔细选择以及置入气管内的正确方法都是最重要的,这取决于临床医师的判断和技术以及患儿的指征。使用带套囊的导管应比不带套囊的导管小半号,且气囊内的压力应小于 $25cmH_2O$ (18.4mmHg)。

在小儿,还有一系列特殊设计的气管导管用于不同的手术用途。异形管方便应用于头颈外科手术,可避免导管发生折叠、闭塞,减少意外拔管的危险。柯尔导管是一种上粗下细的、不带套囊,适用于新生儿的口插管,导管的气管部分比其他部分细,推荐用于新生儿复苏和短时间通气,但也有一些机构成功用于新生儿 ICU。加长管适用于一些需要补偿导管额外长度的状况,在一些气道严重缩窄的患儿(如哮鸣、气道软化)应用常规的导管不合适时,可能需要使用加长管。增强型气管导管特别适用于小儿头颈部手术,如纵隔肿瘤、胃镜、经食管超声检查等,不易受到外力的影响使导管折屈或压扁。激光导管专门为激光手术中保护气管导管和患儿避免受激光伤害而设计。

2. 喉罩(LMA)

自 1983 年喉罩问世以来,已广泛地应用于小儿麻醉。这种通气道将导管尖端接一卵圆形扁平罩,罩的周围镶嵌充气囊,经明视或盲探法插至咽喉部,覆盖声门部位,充气后在喉周围形成密闭圈,既可让小儿自主呼吸,也可施行正压通气。1.0、1.5、2.0、2.5、3.0 号喉罩,套囊的最大充气量分别为 4mL、7mL、10mL、14mL、20mL。与气管插管比较,喉罩刺激小,不引起呛咳,特别适用于自主呼吸下进行眼、耳鼻喉科短小手术。喉罩插入和拔出时心血管系统反应小,可避免血压和眼压的波动。对有先天性小颌、舌下坠、腭裂的 Pierre - Robin 综合征患儿,气管插管困难,可用喉罩通气道维持麻醉。对需频繁施行麻醉的患儿(如烧伤换药、放射治疗),用喉罩通气道保持呼吸道通畅,可避免反复气管插管。小儿喉罩充气囊的压力推荐是 $60cmH_2O$ 以下,有学者建议小儿喉罩内压应低于 $40cmH_2O$,以减少小儿喉痛及喉罩周围漏气的概率,并建议在使用喉罩时常规使用校订后的测压计测喉罩内的压力。

近年来小儿使用 LMA 时用纤支镜观察及 MRI 成像研究显示,小儿放置 LMA 位置不正的概率更高,在纤支镜下评价喉罩的位置分为 5 级,小儿置入喉罩后 1 级理想位置的比率只有70%,且导致并发症的风险与小儿的年龄成反比。LMA 用于小儿,气道梗阻的发生率高于成人近两倍。因为小儿舌体大,声门位置偏高偏前,会厌大且松软,常会遮盖咽部,造成气道阻力大,特别在小于 1 岁的婴儿中。小儿置入 LMA,除标准的 Brain 置入法,可采用逆转法提高小儿置入的成功率。LMA 用于更小的患儿会发生更多的气道梗阻、通气压力高、呼气末 CO_2 分压升高、喉罩漏气及气道并发症,因此在婴儿和新生儿使用 LMA 需要麻醉医师有更娴熟的技术并更为谨慎。术前用药及术中麻醉肌松药的应用、手术操作和并发症的影响等,可明显减低食管上、下端括约肌张力和正常生理保护反射(咳嗽、屏气等反射),存在潜在的反流、误吸风险。由于小儿胃液的容量相对较多、胃内压较高、pH 值低,因此在麻醉中反流误吸的危险性相对较大。为此,凡遇胃内容量加大,喉功能不全等反流误吸高危因素的患儿,全麻、急救复苏时不宜选用 LMA。LMA 是一个声门上的通气装置,所以对于张口困难、声门和声门上梗阻(咽喉部肿瘤、脓肿、血肿等)的患儿应用是有局限性的。

除 Brain 的传统喉罩外,近年来不同的生产商还设计了各种新型喉罩可应用于小儿,如

Ambu Aura – Once 喉罩、air – Q 喉罩以及 Portex 喉罩等。目前在小儿应用较为广泛,在任何年龄段均有适用尺寸的是引流型喉罩(Proseal LMA)。引流型喉罩在导气管的侧面有单独的引流管末端开口于气囊罩,放置到位后,引流管与食道相通,可置入胃管进行引流或吸引。该设计可完全隔离气道和消化道,避免了传统喉罩易引起胃扩张和反流的弊端,在小儿口咽部允许的泄漏压也更高($11 \sim 18cmH_2O$),一次放置成功的概率更高达90%。

3. 呼吸回路

气管插管或喉罩通气道插入后可连接 Ayre T 管装置(Mapleson E 型回路)或 Jackson – Rees 改良 Ayre 装置)维持麻醉。Ayre T 形管装置结构简单、无活瓣,对呼吸阻力小。当新鲜气流量达患儿分钟通气量的2倍时,可避免复吸入。气流量过低,二氧化碳可被复吸入,且麻醉药可被稀释,呼气端加延长管可减少空气稀释,从而增加氧及麻醉药浓度。气流量过高,可引起肺持续高压,麻醉药也浪费。Ayre T 装置主要供自主呼吸时应用,如需控制呼吸,需堵塞 T 管开口端加压,放开时减压,操作不方便。自1954年该装置问世以来,曾在数十年里被推荐于小于10kg的小儿使用。

Jackson – Rees 改良 Ayre 装置(Mapleson F 型回路)在 Ayre 装置基础上加螺纹管及贮气囊,便于控制呼吸,现已取代 Ayre 装置在小儿麻醉广泛应用,其优点是无效腔及呼吸阻力小,可单手加压,便于呼吸管理。缺点是干燥气体吸入,有体热丧失。

20世纪70年代以来,在小儿麻醉又推广应用 Bain 装置(改良型 Mapleson D 型回路)。此系双套管装置,是一根直径22mm、长1.5m的塑料呼气螺纹管,其内有一根输氧及麻醉气体的塑料管,两管形成一个同轴系统,具有结构简单,重量轻,使用方便,适用于任何年龄等优点。Bain 装置作为部分重复吸入系统可控制患儿二氧化碳浓度,避免麻醉时低碳酸血症,从而维持较满意的心排出量和脑血流量,避免氧离解曲线左移和细胞外钾离子减少。由于 Bain 装置的管道很长,尤其适用于神经外科及头面部手术,手术期间麻醉医师可远离患儿头部进行呼吸管理,而不致影响手术操作。应用 Bain 装置的气流量是100mL/(kg·min),最低气流量至少应为3.5L/min。自主呼吸时,气流量应比控制呼吸时增加50%。除上述装置外,各种无重复吸入活瓣在小儿麻醉已很少应用。

小儿应用循环紧闭法麻醉近年来逐渐得到推广,虽然没有特意为小儿应用设计的麻醉机,但成人麻醉机部件考虑到小儿特点经适当改进,小儿应用成人麻醉机进行循环紧闭麻醉是完全可行的。衔接管无效腔要小,用15mm 塑料螺纹管替代麻醉机上的22mm 橡胶螺纹管,储气囊改用750~800mL 容量,麻醉呼吸器内的呼吸风箱改用小儿风箱,同时麻醉期间进行控制呼吸,可以代偿呼吸阻力及无效腔的增加。

二、区域麻醉

在过去的几十年中,区域麻醉已逐步增多,并成为小儿患者手术或非手术治疗的主要疼痛处理方法。随着特别针对小儿的穿刺针和导管的发展,区域麻醉应用于小儿也更为安全和便捷。近十余年里,许多大样本的小儿研究涵盖了包括新生儿至青春期少年的各年龄段,评价了各种神经阻滞方法的适应证、禁忌证和不良反应。随着神经刺激仪的广泛应用,周围神经阻滞可安全的应用于未使用肌松药的全麻小儿。同时,超声引导技术为部位阻滞带来了重大的变革。超声技术的优势在于可将局麻药的扩散可视化,在穿刺针定位至药物扩散不佳时可做调整,在局麻药对神经形成完整圆形包裹时也可实时停药以减少用药量。

（一）骶管麻醉

骶管麻醉通过骶裂孔实施，是小儿尤其是婴幼儿最常用的硬膜外麻醉方式。小儿骶管裂孔相对较大，体表标志明显，且骶骨背面平、骶角突出易扪及，穿刺成功率较高，而且小儿骶管容积小，蛛网膜囊位置较低，局麻药物浸润完全，能够满足下腹部、会阴部以及下肢大部分手术的要求，并且连续骶管麻醉的应用，也可满足长时间手术的要求。小儿骶管内蛛网膜囊位置较低，如穿刺过深，亦有误入蛛网膜下隙造成全脊髓麻醉的可能。骶管麻醉应使用短斜面穿刺针以免刺破硬脊膜。随着年龄增长小儿骶骨轴线偏离腰椎中轴，骶裂孔更难定位，甚至可能闭锁。

婴幼儿骶管腔充满脂肪和疏松的网状结缔组织，这使得局麻药很容易扩散。6～7 岁儿童硬膜外间隙脂肪变得更紧密，局麻药不易扩散。脂肪内含许多无瓣膜的血管，意外的血管内注药可立即导致局麻药全身扩散，引起中毒症状。骶管腔与腰骶部神经丛周围间隙相通（特别是腰骶干），所以有必要注入足够剂量的局麻药以补充流失量才能获得满意的感觉阻滞平面。

骶管麻醉能满足多数低位手术要求（主要是脐以下），包括疝囊结扎术、泌尿道、肛门、直肠手术、骨盆以及下肢手术等。骶管麻醉主要用于 ASA Ⅰ～Ⅱ级的婴儿和幼儿，并通常复合浅全身麻醉。也可用于孕后 50～60 周以内婴儿以及早产儿（怀孕 37 周以前出生的婴儿）麻醉。因其硬膜外间隙脂肪呈液态，导管置入很容易，能提供持续时间较长的无痛感。包括美国在内的许多国家都常采用骶管麻醉，但穿刺部位接近肛区，括约肌功能失调的患儿有细菌感染的可能，因此一些国家对使用骶管麻醉有顾虑。经骶管可放置导管直达腰部和胸部硬膜外间隙，而无须选用经腰椎或胸椎棘突间隙硬膜外阻滞。骶管麻醉的禁忌证主要有骶骨畸形、脊膜突出和脑脊髓膜炎。

骶管麻醉的同时可将镇痛药加入局麻药中进行术后镇痛，所以容易被患儿及其家长接受。可单次给药或连续给药，选用低浓度的长效局麻药如 0.1% 或 0.125% 布比卡因或 0.2% 罗哌卡因，二者都具有长效的优势。骶管麻醉局麻药用量可参考许多数学模式和方程式计算，其中最可靠的是 Busoni 和 Andreucetti 的计算公式，Armitage 的计算公式更实用。分别注射 0.5mL/kg、1mL/kg、1.25mL/kg 局麻药可达骶、腰部上段和胸部中段感觉阻滞平面。大剂量局麻药（1.25mL/kg）偶尔可导致过高平面（超过 T_4 椎体）。如果所需局麻药超过 1mL/kg，则不宜采用骶管麻醉，最好选择更高位硬膜外麻醉。可联合的镇痛药有氯胺酮、曲马朵、可乐定、阿片类药等，但应注意术后的监护。

（二）蛛网膜下隙阻滞

蛛网膜下隙阻滞适用于大部分手术时间较短的婴幼儿下腹部和下肢手术。与在成人中的应用效果一样，它起效迅速、镇痛效果确切、肌松良好。蛛网膜下隙阻滞尤其适用于容易引起术后呼吸系统并发症的高危婴幼儿，包括早产儿、低体重儿、支气管发育不良、患有慢性呼吸道疾病等的患儿。这些患儿全麻术后发生呼吸系统并发症的概率明显增加，而应用蛛网膜下隙阻滞对呼吸功能几乎无影响，又能大大减轻全身麻醉的不良反应，术后镇痛良好，对生理功能影响少，操作简单，患儿术后恢复迅速。蛛网膜下隙阻滞也适用于孕后 60 周以下早产儿，尤其是那些发生过新生儿呼吸窘迫和贫血症（血细胞比容低于 30%）的早产儿，这些患儿全麻（包括七氟烷吸入麻醉）后更易发生延迟性呼吸暂停。饱胃也是蛛网膜下隙阻滞的适应证。蛛网膜下隙阻滞不影响保护性气道反射，发生误吸的风险很低，对那些有较高术后恶心呕吐风险的患儿是一个不错的选择。蛛网膜下隙阻滞还可用于那些有明显肺部疾病和神经肌肉疾病的患儿,以避免全身麻醉而使原有的呼吸功能不全恶化。区域麻醉不会诱发恶性高热,因此蛛网膜下隙阻滞还可用于那些恶性高热的易感患儿。

对于大于 5 岁的小儿应用蛛网膜下隙麻醉表现与成人相似,但更年幼的小儿常会出现血流动力学不稳,虽然并不会出现显著的低血压或心动过缓,但可有一过性的/可通过快速输液纠正的平均动脉压的下降或脑血流的降低。

小儿蛛网膜下隙常用局麻药有丁卡因、布比卡因、左旋布比卡因及罗哌卡因,剂量可按体重、年龄或脊柱长度(第七颈椎棘突至骶裂孔距离,简称椎长)计算。临床应用中,笔者单位常根据脊柱长度用药,下腹部手术用布比卡因 0.15mg/cm,下肢及会阴部手术用 0.12mg/cm,注药后 2min 起效,麻醉可维持 1.5 ~ 2h。

小儿蛛网膜下隙阻滞操作虽简单,但麻醉管理不能忽视,麻醉期间应吸氧,并常规监测血压、呼吸及氧饱和度,并应有麻醉机及急救物品准备在侧,以便随时处理。小儿特点是当下肢麻木或有内脏牵拉反应时,常难以忍受而出现哭闹,应及时应用辅助药物。小儿循环时间快,腰椎穿刺后损失的脑脊液易于恢复,故小儿脊麻后头痛发生率低。

(三)硬膜外阻滞

小儿硬膜外阻滞的应用指征,尚无一致意见。有些单位小儿腹部手术常规应用硬膜外阻滞,有些单位则仅在下腹部及会阴手术中应用。单次硬膜外阻滞已可满足大多数儿科手术麻醉,在可导致术后长时间疼痛的大手术则可放置硬膜外导管连续麻醉并用于术后镇痛。小儿施行硬膜外阻滞时,辅助药的用量必须控制,如大量应用多种辅助药物,反而使麻醉管理复杂化,亦易于引起呼吸循环并发症,故对适应证的掌握必须慎重。为解决小儿硬膜外阻滞内脏牵拉不适和阻滞平面高影响呼吸的问题,目前应用硬膜外阻滞与气管内全麻复合麻醉,这样硬膜外阻滞的优点可以保留,而牵拉不适可以消除,复合麻醉便于呼吸管理,可进行控制呼吸,可不必顾虑阻滞平面引起呼吸抑制。硬膜外与全麻复合,全麻药及肌松药用量可以减少,应激反应也减少,术毕可早期拔管,术后并发症少,术后可通过硬膜外导管进行硬膜外术后镇痛治疗。全麻与硬膜外阻滞复合应用使小儿硬膜外阻滞的应用指征扩大至胸腹部大手术,取得了良好效果,并在国内外获得推广。

小儿硬膜外腔含脂肪组织、淋巴管及血管丛较丰富,腔内间隙相对较少,而脂肪组织较为疏松,有利于药液扩散,但椎间孔通畅,药液由此漏至椎旁间隙的量也相对增多,故小儿硬膜外脊神经阻滞节段的数量并不完全按药液量的增加而呈比例地增加。小儿硬膜外腔脊神经细,鞘膜薄,故麻醉作用较成人出现早,药物浓度也可相应降低。随着年龄增长,小儿脊神经由细变粗,神经鞘膜由薄到厚,局麻药的有效浓度也和成人相似。

(四)外周神经阻滞

小儿不易合作,常需在浅全麻下施行神经阻滞,由于周围神经刺激器的临床应用,使小儿神经阻滞的效果提高,应用范围也有所扩大。

臂丛神经阻滞在小儿上肢手术应用较多,以腋路法为常用,在腋动脉上缘或下缘进针,当穿刺针出现与腋动脉一致的摆动时,确认针已进入腋鞘,注入 1% 利多卡因 0.8 ~ 1.0mL/kg,药液中加肾上腺素 5μg/mL。由于局麻药液量相对较大,阻滞效果常很满意,但注药时要防止注入血管内而导致局麻药毒性反应。此法不要求小儿指出异感,故常用,特别适用于急诊饱食小儿。除腋路法外,也可选用经肌间沟阻滞,进针后通过周围神经刺激器测定相应的肌颤搐部位,即使小儿在基础麻醉情况下,也可正确定位,提高臂丛神经阻滞成功率。

除臂丛神经阻滞外,下肢手术可用坐骨神经阻滞,对腹股沟手术可应用髂腹股沟下神经阻滞。

(五)超声引导在小儿区域阻滞中的应用

超声准确定位局麻药的给药部位的方法已经在区域阻滞中得到普及,超越了传统的坐标定位技术和神经刺激技术。超声实现了相关解剖结构的非侵入性成像,进而在直视下进针,提高了区域阻滞的成功率,降低局部麻醉药量30%～50%,从而可以在局麻药最大剂量范围内进行多处外周神经阻滞。而小儿个体较小,操作范围内的解剖结构更为精细;且区域阻滞常常需要在复合全身麻醉下实施,这样使神经损伤很难被观测到,大大增加了区域阻滞的危险性。超声引导穿刺技术可用于大多数类型的小儿神经阻滞,有助于避免传统方法引起的严重不良反应。超声引导神经定位对那些目前的神经定位技术不能起效的患儿更有益的,例如肌肉组织对刺激反应缺失的患儿。

连续硬膜外阻滞仍是小儿局部阻滞的基础。然而,胸段和高位腰段穿刺时硬膜穿刺针直接引起或过量麻醉药引起的脊髓意外损伤的风险令人担忧,而传统的硬膜外麻醉,包括负压定位技术,很难确定导管的最佳置入位置。

新方法包括硬膜外电刺激和硬膜外导管定位,主要是超声引导确定有关的神经解剖,实时监测穿刺以及导管的置入过程。超声引导可减少骨接触,更快地定位,直接观察到神经轴索结构,距皮肤的深度以及局麻药在硬膜外腔的扩散。此外,超声能定位导管末端本身或通过注入一些生理盐水后观察导管在硬脊膜的位移来推断它的位置。超声评估也被应用于脊髓成像和寻找骶尾椎扩大的间隙(骶管位置)。在骶尾部阻滞中,超声成像下的盐水试验是定位正确导管位置的可靠指标,在两岁以下儿童中成功率为100%。

在小儿,神经十分贴近皮肤,因此可以使用高频线性超声探头(10兆赫及以上)。通过超声的应用,脐旁阻滞和髂腹股沟阻滞已得到改进。在实时超声引导下,将0.25%左旋布比卡因0.1mL/kg双侧注入腹直肌鞘和腹直肌后方,能够为脐疝修补术提供足够的镇痛。儿童的后腹直肌鞘深度不易预测,这使得超声引导更适用于这一区域阻滞技术。超声引导应用于儿童髂腹股沟/髂腹下神经阻滞,0.25%左旋布比卡因的剂量可减少到0.075mL/kg即能满足麻醉需要。下肢手术的儿童,可联合使用超声引导和神经刺激技术行臀肌下坐骨神经置管术,以完成术中麻醉和术后镇痛。

腋路阻滞是最常应用于儿童的臂丛神经阻滞技术。但由于肌皮神经自喙突水平较早离开神经鞘,腋路往往阻滞不全。在超声引导下,可以在腋窝分辨臂丛各神经分支并在直视下注入局麻药,桡神经最先被阻滞,然后是尺神经、正中神经,最后是肌皮神经,超声技术可使腋路阻滞有效而完全。其他位点进行小儿臂丛神经阻滞,因为其操作风险较大以及成功率较低,使用一直受到限制。现在,经由超声引导可安全进行锁骨上/下臂丛神经阻滞,对于技术熟练的麻醉科医师,可完全避免气胸的发生,大大增加了操作的安全性和成功率。

第四节　麻醉期间的监测及管理

小儿麻醉期间情况变化快,应严密监测病情。监测项目根据病情及手术大小而有区别。现代化的监测仪器给临床提供很多方便,但任何仪器都不能代替麻醉医师的临床观察。目前公认的中等以上手术麻醉监测项目如下。

(1)麻醉过程中麻醉医师必须始终在场。

(2)血压及心率:心前区放听诊器可听心率、心律及呼吸音。

(3)心电图。

(4)脉搏—氧饱和度(SpO_2)监测。

(5)呼气末 CO_2($EtCO_2$)监测:使用无重复吸入装置时为保证通气量足够,无 CO_2 蓄积,监测 $EtCO_2$ 很有帮助。

(6)体温。

(7)尿量。

(8)呼吸环路内氧浓度及吸入呼出麻醉药浓度。

当然有条件时还可监测潮气量、分钟通气量、气道内压、胸肺顺应性、呼吸道阻力、肌肉松弛程度以及血气酸碱分析。

听诊器使用方便,应随时在麻醉期间作心前区听诊,可评估小儿心率、心律、心音强弱以及呼吸音性质,有经验的麻醉医师可通过心音强度的改变而估计心血管功能的改变。对非胸部手术听诊器可放置在心底部或胸骨切迹处,开胸手术可应用食管听诊器,插入食管后可清晰闻及心音及呼吸音。

血压由心肌收缩力、血容量及外周血管状态等因素组成。间接法测血压时,血压表袖套大小对测定数值的正确性有重要影响。无创自动血压计测血压,数值比较正确,即使新生儿也可测得血压。任何小儿手术均应测定血压,尤其是出血多的手术,血压测定对输血输液有指导意义。

小儿采用有创动脉穿刺置管的适应证包括:循环不稳的小儿;可引起大量失血[失血总量超过估测血容量(EBV)50%]、急性血液丢失 >10% EBV、大量体液转移(第三间隙损失量 >10% EBV)的重大手术;控制性降压;心肺转流;气体交换显著异常的小儿或可引起气体交换异常的手术(如开胸术)。偶尔也可用于无创测量法无法监测血压的小儿。在小儿,桡动脉由于表浅及易于置管是首选,其他常用的位置包括尺动脉、足背动脉、胫后动脉及股动脉。肱动脉穿刺由于可损伤正中神经并影响肘部侧支血流应尽量避免;相较于肱动脉,腋动脉由于侧支循环丰富可能更有优势。在新生儿,也可通过脐动脉行主动脉和下腔静脉置管。如动脉扪及困难,可予多普勒超声协助定位;经皮穿刺困难或失败的情况下可考虑外科手术切开。

脉搏氧饱和度仪是小儿麻醉监测中最大的进展,由于该仪器无创伤性,可连续测定,应用方便,数据可靠,为早期发现去氧饱和血症及低氧血症提供可靠的监测手段,提高了小儿麻醉的安全性。早期低氧血症患儿往往不出现心率、心收缩力和呼吸变化,也无发绀或心电图改变,单凭临床体征难以诊断,而氧饱和度仪可早期发现低氧血症并报警,提供早期诊断。除麻醉期间监测外,氧饱和度仪可监测全麻无通气期的氧合程度,提高了气管插管时的安全性。对全麻期间应用呼吸机可监测其氧合效果,用 SpO_2 还可指导吸氧浓度及气管拔管时机。目前氧饱和度仪监测已广泛应用于麻醉监测、诊断性检查术中麻醉、术后转送途中、重症监护病房、呼吸机治疗等,提高了安全性。

呼气末 CO_2($EtCO_2$)监测对小儿麻醉期间呼吸管理有重要意义,通过 $EtCO_2$ 监测,可了解术中有无通气不足或过度。当气管导管误插入食管或呼吸道管道脱落时,$EtCO_2$ 迅即下降并报警。此外,$EtCO_2$ 可反映肺血流情况并及时发现恶性高热。美国麻醉学会已将 SpO_2 及 $EtCO_2$ 作为麻醉期间常规监测项目,可及时发现麻醉期间严重并发症。Cote 等曾对 402 例小儿麻醉时应用 SpO_2 及 $EtCO_2$ 进行了单盲法研究,其结论是:①对去氧饱和血症,$EtCO_2$ 远比 SpO_2 及临床判断灵敏,可提供早期报警;②对危及生命的并发症如气管导管误入食管、导管滑出、气管导管堵塞、呼吸环路管道脱落等,$EtCO_2$ 可提供早期报警,但这些并发症常因缺氧而引起重视;③$EtCO_2$ 监测降低了高碳酸血症及低碳酸血症的发生率;④≤6 个月婴儿容易引起严重缺氧及 CO_2 蓄积并发症;⑤如同时应用 SpO_2 及 $EtCO_2$ 监测,可显著降低呼吸系统并发症。以上事实说明:麻醉期间常规监测 SpO_2 及 $EtCO_2$ 可显著提高麻醉安全性。

麻醉期间吸入及呼出气麻醉气体浓度的监测使麻醉的安全性提高。低流量紧闭麻醉时,必须监测吸入及呼出气氧及麻醉药浓度,以确保麻醉期间安全。大手术时应进行血气分析,除了解 PaO_2 及 $PaCO_2$ 外,并可对全身酸碱情况进行分析,并做出相应处理。

小儿麻醉期间体温变化很大,体温增高或降低均可能发生,麻醉期间监测体温很有必要。除普通温度计测口腔及肛门温度外,为连续测定体温,现常用半导体测温计测量,使用很方便。现已明确,小儿麻醉期间体温应与血压、脉搏、呼吸同时测定,并记录于麻醉单上。

尿量的测定很有临床意义,大手术应放置导尿管,测定每小时尿量。正常尿量为每小时 $1 \sim 2mL/kg$。小儿每小时尿量 $>20mL$,婴儿 $>10mL$,提示肾功能无明显异常。

小儿中心静脉置管的适应证包括:外周静脉置管困难,中心静脉压监测,需输注高渗或致血管硬化的液体及可引起显著静脉气栓致循环不稳的手术。中心静脉压结合动脉血压可提供很多循环系统的信息,如能配合肺毛细血管楔压及心排出量测定,对保证大手术患儿的安全很有帮助。小儿中心静脉穿刺置管可通过颈内静脉、颈外静脉、锁骨下静脉、脐静脉和股静脉。小儿颈内静脉穿刺并发症较多,而颈外静脉穿刺便捷,虽穿刺针较难进入上腔静脉,但颈外静脉压与颈内静脉压相差不大,也可用颈外静脉作中心静脉压测定。新生儿可通过脐静脉置管行液体复苏,但要注意因导管可进入门静脉分支,输注致硬化的或高渗液体发生永久性肝损伤的概率较高。在小儿,也可使用二维超声辅助颈内静脉穿刺定位,提高中心静脉穿刺的成功率。

小儿麻醉期间肌松药的应用日益广泛,肌松监测在小儿也得到推广。通过刺激尺神经拇内收肌的收缩反应记录,有助于正确掌握肌松药剂量、是否需要加药,手术完毕根据四个成串刺激(TOF)的比值决定是否可以拔除气管导管。对手术结束呼吸迟迟不恢复,肌松仪监测可鉴别呼吸暂停的原因而便于治疗。

目前小儿麻醉大部分采用多种药物的复合麻醉,给判断麻醉深度带来一定困难,与以往单纯根据某一药物的麻醉分期并不符合。而麻醉深度是对镇静水平、镇痛水平、刺激反映程度等指标的综合反应,而这些指标的中枢反应区域又不尽相同,所以麻醉深度必须是多指标、多方法综合检测的结果。在近几十年,出现了 BIS(脑电双频指数)、AAI(听觉诱发电位指数)、Narcotrend、频谱熵等多种麻醉深度监测方法。BIS 监测是研究最多应用最广的。对于成人而言,BIS 值 85 ~ 100 代表正常状态,65 ~ 85 代表镇静状态,40 ~ 65 代表手术麻醉状态,低于 40 可能呈现爆发抑制。虽然对于小儿目前尚无统一标准,但 BIS 作为一种能持续和可靠地测定镇静、催眠药物作用的方法,已被广泛应用,它可以同步、定量地反映患儿的镇静程度。BIS 监测与目前临床常用的镇静评分方法有良好的相关性,BIS 也可作为小儿镇静程度的监测指标。研究表明 BIS 值与小儿呼气末七氟烷、异氟烷浓度呈负相关。最近也有研究证明了 BIS 与丙泊酚浓度间存在相关性,通过 BIS 可指导丙泊酚的诱导剂量,不但减少了丙泊酚的使用量,而且能够维持血流动力学的稳定。BIS 用于小儿麻醉深度监测时,随着药物浓度的增加,BIS 值也相应地降低并呈一定的量效关系。BIS 值同样会受神经阻滞的影响,研究表明骶管阻滞可以降低幼儿全麻时的 BIS 值,而腰麻则降低婴儿的 BIS 值。但是,BIS 值主要源自对成人 EEG 的资料分析,这一针对成人的设备和 BIS 运算法则是否同样适用于小儿,尚没有明确的定论。由于小儿在生长发育过程中,随着年龄的增长,自身的 EEG 形式存在着显著的差异,这种较大的个体差异将可能影响 BIS 监测在小儿麻醉中的应用。

第五节　麻醉期间输血输液

　　小儿麻醉手术期间输血输液是保证手术安全的重要措施。麻醉和手术期间的液体治疗虽然历经 50 多年的发展,取得了很多共识,但是在诸如“开放性输液或限制性输液策略”、“胶体液或晶体液”以及“血容量监测和判断”等方面仍然存在较大的分歧,而关于小儿围手术期最佳液体治疗方案至今也无定论。但麻醉手术期间液体需要量应包括以下五方面:①每日正常生理需要量;②术前禁食所致的液体缺失量或手术前累计缺失量;③麻醉手术期间的液体再分布;④麻醉导致的血管扩张;⑤术中失血量。

一、正常生理需要量

　　液体的正常生理需要量与热卡消耗有关。目前一般采用的液体维持需要量根据 1957 年 Holliday 和 Segar 提出的小儿代谢需求来计算,体重 3 ~ 10kg 的小儿热卡消耗量为 100kcal/(kg·d),体重 10 ~ 20kg 的小儿每日热卡消耗量为 1000kcal + 50kcal/kg,体重 >20kg 的小儿每日热卡消耗量 1500kcal + 20kcal/kg。正常情况下,每消耗 100kcal 热量,因氧化而产生 17mL 液体,同时需要 67mL 液体以排出代谢产物,另有 50mL 液体自皮肤及呼吸道丧失(不显形失水),故每消耗 100cal 热量需补液 100mL。而 1988 年 Lindahl 发现术中麻醉小儿的能耗要低于 Holliday 和 Segar 计算的 50% ,但他认为在麻醉状态下每代谢 100cal 热量需要 166mL 的水,两个研究在液体需求量方面的观点是一致的。因此,小儿的补液原则可以参考每小时维持量(4/2/1 原则)和(或)日维持量。

　　例如:15kg 小儿每小时需要量:40 + (2 × 5) = 50mL/h。15kg 小儿每日需要量:1000 + (50 × 5) = 1250mL/d 同时,Holliday 和 Segar 根据人乳中分离出的电解质量计算电解质的维持量。小儿每日钠和钾的需求量分别是 3mmol/kg 和 2mmol/kg,这种组合成分的电解质液是低张性电解质液。但目前认为,围手术期液体治疗的一个关键点是维持适当的血管内液体容积而不引发低钠血症。围手术期多种原因可导致低钠血症,包括输注低渗液体、恶心呕吐、疼痛、术中和术后应激诱发的非低血容量性刺激引发抗利尿激素释放,但最主要还是使用低张液体引起。急性低钠血症导致神经元水含量过多(脑水肿),可引起头痛、恶心、呕吐、肌无力等亚临床症状。小儿由于脑组织体积对脑腔容量的比值更大,更易罹患严重的低钠性脑病。因此围手术期液体输注应以等张液体为主。

术中生理需要量的计算应从患儿进入手术室开始计算,直至手术结束送返病房,即每小时维持量×在手术室停留的小时数。

二、术前禁食所致的液体缺失量或手术前累计缺失量

术前液体缺失量和脱水状况的评估各有不同,择期手术患儿没有或者只有慢性进行性的液体丢失,而急诊手术或严重外伤患儿却处于动态的血液或肠液丢失状态,很难评估他们的液体平衡情况。

择期手术的术前液体缺失通常由术前禁食所致。禁食缺失量的计算方法是:每小时维持量×禁饮小时数。根据 1975 年 Furman 等提出的方案,主张禁食缺失量的 50% 在第 1h 补充,剩余 50% 在第 2h、3h 内补充。而 1986 年 Berry 提出根据小儿的年龄和创伤严重程度修订了液体治疗指南,考虑到较小儿的细胞外液丢失较多,因此,婴幼儿在麻醉后第一小时的补液量比较大儿的量多。≤3 岁小儿,术中第一小时补液量为 25mL/kg;而 ≥4 岁小儿第一小时补液量为 15mL/kg。需注意的是,以上两种补充术前缺失量的方案都是基于过去的"午夜后禁食",即禁食达 6~8h 的患儿。根据新的禁食禁饮指南,如果患儿在术前禁食时间较短,或术前已接受静脉输液,则第 1h 的补液量可以减少,临床上应视具体情况而做适当调整。

三、麻醉手术期间的液体再分布

术中体液的分布与转移涉及"第三间隙"的概念。手术创伤可使 ECF 转移分布到损伤区域,引起局部水肿;或因疾病致体液淤滞于腔体内(如肠麻痹、肠梗阻时大量体液积聚于胃肠道内),这部分液体虽均衍生于细胞外液,但功能上却不再与第一间隙(组织间液)和第二间隙(血浆)有直接的联系,故称这部分被隔绝的体液所在的区域为第三间隙。

术中第三间隙缺失量取决于手术操作范围。小手术约为 $1mL/(kg \cdot h)$(如腹股沟斜疝),腹部大手术 $15~20mL/(kg \cdot h)$,早产儿的坏死性小肠结肠炎可达 $50mL/(kg \cdot h)$。一般建议对手术创伤失液小手术可按 $2mL/(kg \cdot h)$ 补液,中等手术按 $4mL/(kg \cdot h)$,大手术按 $6mL/(kg \cdot h)$ 补液。这些数字只是指导原则,还要依据患儿的反应做适当调整。相对于较大儿和成人,较小儿的细胞外液比重大,因此,小儿越小,丢失细胞外液的相对比例越大。第三间隙损失量应当用晶体液(生理盐水或乳酸林格液)补充。在神经外科手术中,第三间隙缺失量应当忽略不计。

四、麻醉导致的血管扩张

麻醉药物和麻醉方法均会引起血管扩张,使循环血容量相对减少,通常在麻醉开始即应遵循个体化的原则及时输注晶体液或胶体液,以维持有效循环血容量。全麻时血管扩张所致的缺失量一般为 5~7mL/kg。

五、术中失血量

手术失血主要包括红细胞和凝血因子丢失及血容量减少,须进行针对性的处理。目前公

认的输注红细胞悬液的指征是:增加携氧能力或避免出现携氧能力受损;用于地中海贫血或镰形细胞病患者抑制或稀释其内源性血红蛋白。临床实践中,近20年里已有若干个小儿输注红细胞及其他血制品的指南发布。在1996年ASA的指南中认为:小儿输注红细胞悬液的明确指征是血红蛋白<60g/L,特别是急性发生的贫血;血红蛋白>100g/L的小儿不应输注红细胞;而血红蛋白60~100g/L的小儿应结合临床是否有氧合不良的风险综合考虑;简单地使用血红蛋白的多少作为是否输血的唯一标准并不合适。传统上也有专家建议:手术中失血<10%血容量,可不输血而仅输平衡液;失血>14%血容量,应输红细胞混悬液,同时补充平衡液;失血10%~14%血容量,应根据患儿情况决定是否输注血液制品。

过去一般认为患儿的输血指征应比成人高10~20g/L,才能保证小儿氧的运输和氧弥散量。在小儿ICU的调查中发现,RBC实际输血阈值的差别很大,从Hb 70g/L到130g/L不等。2007年发表的一项多中心、随机、对照研究发现,对于Hb<95g/L且病情稳定的危重患儿,限制性输血(Hb<70g/L)和开放性输血(Hb<95g/L),发生多器官功能不全或院内感染等其他不良事件和转归均无明显差异。因此可以认为,在儿科患者中限制性输血与开放性输血的安全性相同,在病情稳定的重症患儿中的输血阈值为Hb 70g/L也是可行的。

无论遵循何种输血标准,临床医师应该认识到输注红细胞的目的是确保组织充足的氧供,小儿的临床征象与血红蛋白水平对判断是否需输血同样重要。例如,需要积极观察患儿是否存在心动过速、呼吸急促、尿量减少、四肢冰凉等表现。有条件可以进行酸碱平衡及乳酸水平的监测,甚至可监测混合静脉血氧饱和度。而新生儿(<4个月)由于促红细胞生成素对机体低氧供的反应不同于大龄儿,且体液系统排除异源性红细胞抗体的反应不足,输血时更应慎重权衡其效益—风险比。

一旦决定输注红细胞,估计患儿的血容量(Estimated Blood Volume,EBV)十分重要,这与血制品和其他液体的输入量密切相关。此外,麻醉医师还要在开始输入RBC悬液之前计算允许失血量。患儿的EBV一般与年龄和体型部分相关,新生儿血容量85mL/kg,小儿70mL/kg,肥胖小儿65mL/kg。估计完患儿的循环血容量后,可以进一步简单地计算最大允许失血量(Maximal Allowable Blood Loss,MABL)。简单的计算公式是:MABL=(初始Hct-目标Hct)/初始Hct×EBV。

例如,体重为25kg的患儿,血容量为70mL/kg×25kg≈1750mL。如果初始Hct为36%,目标Hct为21%,那么,MABL=(36%-21%)/36%×1750≈730mL。

在大量出血输血时(通常定义为失血量超过EBV)往往需要使用新鲜冰冻血浆(FFP)补充凝血因子。对于已知有凝血因子损害的小儿,如大面积烫伤或凝血病,在失血量超过1倍EBV之前就应输注FFP。而术前无凝血因子损害的健康小儿在失血量超过1~1.5倍EBV前则不需要使用FFP。该原则适用于失血后输注浓缩红细胞的小儿,输注全血的小儿即使失血量超过血容量数倍也不需要FFP。值得注意的是,即使失血量超过血容量1倍,PT(凝血酶原时间)和PTT(部分凝血活酶时间)也只会轻度延长。

当失血量超过血容量的1~1.5倍,并以浓缩红细胞、晶体、清蛋白或其他非血制品替代容量后,往往需要输注FFP。当然,是否需输注FFP还需结合凝血情况及PT和APTT的实验室结果。目前并没有小儿的相关研究清楚地界定PT和APTT的阈值来代表病理性出血需要输注FFP以补充凝血因子。一般而言,PT>15s或APTT>60s(超过基础值的1.5倍)并伴有异常渗血可作为输注FFP纠正凝血功能障碍的指征。而实验室检查异常,但无异常渗血,且手术区域对血肿形成的后果又相对较安全(如整形外科手术而不是神经外科手术),则可继续观察,延迟输注 FFP。

需要输注的 FFP 容量取决于凝血因子缺乏的严重程度和是否存在消耗性凝血病。一般而言,至少需输注小儿血容量 30% 的 FFP 才能纠正 PT 和 APTT 的延长。在小儿,若输注 FFP 的速度超过 $1.0mL/(kg \cdot min)$,常会伴有严重的低钙血症及心脏抑制并低血压,特别是在使用强效吸入麻醉剂的小儿。因此,在快速输注 FFP 时需补充外源性氯化钙($2.5 \sim 5mg/kg$)或葡萄糖酸钙($7.5 \sim 15mg/kg$)。婴儿输注 FFP 时更易发生低钙血症,可能是由于其游离钙和代谢柠檬酸盐的能力较低;而肝移植小儿、肝功能或肝血流灌注受损小儿也因为代谢柠檬酸盐的能力受损而发生低钙血症的风险增大。

疾病因素(如特发性血小板减少性紫癜、化疗、感染或弥散性血管内凝血)或大量失血导致的血液稀释均可导致血小板减少。疾病因素导致血小板减少的小儿即使对血小板计数 $\leq 15 \times 10^9/L$ 也有较好的耐受性而无须输注血小板,而大量失血所致血小板减少的小儿当血小板计数 $\leq 50 \times 10^9/L$ 时就必须补充外源性血小板。有学者认为,可经验性地根据术前血小板计数估计术中失血所致的血小板需求。术前血小板计数升高的小儿在失血量超过 4 倍血容量前无须输注血小板;而术前血小板计数较低的小儿(约为 $\leq 100 \times 10^9/L$),在失血量达 $1 \sim 2$ 倍血容量时就需要补充血小板;术前血小板计数正常的小儿($150 \sim 350) \times 10^9/L$ 则在失血量 ≥ 2 倍血容量时需要输注血小板。另外,除了那些出血倾向至关重要的重大手术(如神经外科手术、心脏手术或器官移植手术),临床渗血情况应作为是否需要输注血小板的标准指征。初始的输注剂量约为 $0.1U/kg \sim 0.3U/kg$。输注该剂量后血小板计数能上升多少取决于是否存在血小板抗体和血小板损耗的速率。

六、小儿术中是否需输注葡萄糖液

在过去的 20 年中,对于是否使用含糖液作为小儿术中维持液体一直是争论的焦点。众所周知,特别是在新生儿,低血糖可引起脑损伤。为避免小儿在围手术期出现低血糖,过去提倡在术中常规应用激素,但是当时的人们却低估了高血糖的风险。大量研究已证实,尽管术前禁食,由于对麻醉和手术的应激反应使血糖增加,多数患儿的血糖水平仍属正常。即使延长禁食时间,在术前发生低血糖的风险也很低(1% ~ 2%)。因此,大多数患儿没必要在围手术期使用含糖液,也没必要去监测血糖。

围手术期高血糖也是临床上广泛关注的问题。高血糖可引起渗透性利尿、继发性脱水和电解质紊乱,高血糖还可增加缺氧/缺血性脑病或脊髓损伤的风险。我们通常使用的 5% 葡萄糖液,其含糖浓度约为正常人血糖的 50 倍,其能量供应对能量需求较高的早产儿或新生儿可能较为合适,但对较大小儿可造成高血糖的概率为 0.5% ~ 2%。这种高血糖的发病率在区域阻滞的小儿由于应激反应小,概率则较低。也有研究发现,行日间手术的患儿存在无症状性低血糖风险;还发现有少数患儿在术中输入无糖液体,其血糖的实际表现为降低。

因此,有学者提出,为达到平衡,可用低浓度的含糖液,在术中得以维持正常的血糖水平。一般来说,大于 4 ~ 5 岁的患儿在术中常规使用无糖等张液。对于婴幼儿,可以输入含有 1% ~ 2% 葡萄糖的乳酸林格液,葡萄糖以 $120 \sim 300mg/(kg \cdot h)$ 的速度输注,可以维持可接受的血糖水平,又可以抑制脂肪代谢。

新生儿和早产儿对葡萄糖有特殊需要,可能是由于葡萄糖储备不足和胰岛素经胎盘从母体转移至胎儿所致。对这些小儿至少应输入5%葡萄糖液,而母亲患糖尿病的新生儿应接受10%葡萄糖液。对这些患儿应测定术前血糖水平,并通过经常测定血糖水平以指导葡萄糖的输入。除糖以外,液体中还应含有足量的电解质,可应用1/4~1/2浓度的生理盐水。新生儿可通过增加尿量排出多余的水,因此,对稍超负荷容量的调节能力胜过对低钠溶液的耐受。由于新生儿的远曲肾小管对醛固酮缺乏足够的反应力,尿中极易丢失钠,所以新生儿手术中应予补充。如使用不含电解质的5%葡萄糖溶液,容易引起低钠血症,尤其当血钠低至120mmol/L,可引起水中毒并导致脑水肿和抽搐。

七、胶体液在小儿的使用

目前可用的胶体液分为天然的蛋白质胶体(清蛋白)和合成胶体(羟乙基淀粉,右旋糖酐类和明胶)。

清蛋白是天然血液制品,5%清蛋白的渗透压为2.67kPa(20mmHg),接近于生理性胶体渗透压,能够维持血压和血浆胶体渗透压,因此是小婴儿比较理想的胶体液。已证实,未足月儿在低血压时使用4.5%的清蛋白比20%的清蛋白更加有效,这说明清蛋白的容量治疗在维持或重建心血管稳定性方面比浓度更重要。虽然其仍然是新生儿和小婴儿的扩容治疗时使用的金标准胶体液,但由于其价格昂贵,促使不少国家转向其他胶体液,如英国和爱尔兰更愿意使用明胶,而法国及不少欧盟国家更偏好羟乙基淀粉。

明胶是由牛胶原制成的一种多肽,小儿使用明胶已有多年的历史,小婴儿也可使用明胶。国际上的指南对于明胶的生产过程有特殊的要求以尽量减少其传播疯牛病的风险。明胶的扩容效力明显低于清蛋白或羟乙基淀粉:仅相当于输入量的70%~90%。肾脏的快速排除作用使其扩容效果持续时间较短,仅与晶体液相当。输入明胶后可能发生对动物蛋白及其交联物质的过敏和类过敏反应。明胶基本对凝血功能无不良影响,且无剂量限制。明胶液为轻度低张液。

羟乙基淀粉(Hydroxyethyl Starch,HES):HES溶液是由玉米淀粉加入等张盐溶液中制备而成的。有多种HES溶液,其物理及化学特性与溶液浓度、平均分子量、取代级及C_2/C_6的比值有关。高分子量(如450kD)、高取代级(如0.7)的HES溶液可以有明显的蓄积作用及不良反应,包括容量超负荷、干扰凝血功能及瘙痒。在脓毒症或脓毒症休克患儿中应用HES(200/0.6)作为血浆扩容剂,是导致急性肾衰竭的一项独立危险因素。HES(200/0.5)用于脑死亡的肾移植供者的容量恢复时,可导致肾移植受者的肾功能损害。目前最新的第三代HES(6%,130/0.4,万汶)有更低的分子量及取代级,因此其在体内的蓄积更少、不良反应也更少。可快速代谢的HES溶液即使在围手术期大量应用也不会增加肾损害的风险,用于脑外伤患儿也是安全的。由于HES以生理盐水作为溶液,HES也可能导致高氯性酸中毒。类过敏反应虽罕见,但仍可能发生。许多国家的医疗官方限定了HES的日允许输入量和持续输注的时间。大多数小儿麻醉医师和儿科医师已认识到HES的不良反应,因此,在未足月儿和新生儿都不使用HES,新生儿胶体液的选择只有明胶或清蛋白。

目前,尚没有证据表明在围手术期选择胶体液还是晶体液会影响到病死率或发病率,也没有发现病死率与某种液体的使用有关。在这种情况下,如何选择液体并没有一个通用的原则。综合考虑术中体液丢失的性质(水或血浆),替代的胶体对于血管内容积、凝血的连锁效应、微循环和可能导致的过敏反应及费用,小儿术中的液体治疗应先选用晶体液(生理盐水或乳酸林格液）。其优点包括经济、对凝血影响小，无过敏，无输血引起的传染性疾病的风险。通常，乳酸林格液 15～20mL/kg 在 15～20min 以上时间输注可重建心血管稳定。输注总量 30～50mL/kg 的晶体液后，为维持血管内渗透压稳定应该使用胶体液（清蛋白或合成胶体）。而综合分析这些胶体液的过敏反应、价格、需使用血制品的概率及患儿使用的长期愈后，并没有哪一种胶体更有优势。

第六节　麻醉并发症及其处理

　　小儿对麻醉的代偿能力有限，根据多年来临床资料分析，小儿麻醉并发症的发生与下列因素有关：①麻醉前准备不足：术前未认真地询问病史，未做必要的体格检查和生化检查，对术前高热、上呼吸道感染、严重水电解质紊乱（脱水、低血钾、低血钙）、低血糖等未做适当处理，情况未改善即进行手术，因而麻醉期间并发症明显增多。目前认为即使急诊手术也应作适当术前准备后再进行手术；②麻醉器械准备不足：小儿不论施行何种麻醉方法，均应准备氧、吸引器、小儿适用的面罩加压吸氧装置、麻醉机、螺纹管、咽喉镜、小儿气管导管，以便随时应用。不要待麻醉过程中病情发生剧变时才临时寻找麻醉抢救器械，以免延误病情的及时处理；③麻醉方法选择不当或药物逾量：应根据小儿不同病情及手术部位而选择合适的麻醉方法，不应过分信赖一种麻醉方法来配合各种小儿手术。如对时间冗长的小儿手术，过度依赖氯胺酮麻醉，氯胺酮常明显超量，可引起麻醉苏醒延迟，严重的可导致呼吸循环抑制；小儿硬膜外阻滞时局麻药或辅助药用量过多，常引起局麻药毒性反应或辅助用药过量导致呼吸循环抑制；对饱食、肠梗阻患儿，为预防麻醉期间呕吐误吸，应及时施行气管插管，以免术中呕吐物误入呼吸道，造成严重后果；④麻醉期间观察及监测不够：小儿麻醉期间机体生理状况改变很快，如麻醉医师对麻醉期间出现的危象如呼吸费力、呼吸抑制、皮肤苍白或发绀、脉搏细弱、血压下降、心率变慢、体温过高或过低等未能及时发现和处理，可造成严重后果；⑤输液输血不当：小儿细胞外液在体液中所占比重比成人显著增加，细胞外液的转换率也大，手术中对细胞外液和血液的丧失如未及时补充，可造成血容量不足、休克、少尿等并发症，临床上曾有门诊小手术因麻醉苏醒延迟又未及时输液，造成严重脱水休克的教训。小儿血容量绝对值小，如输液过多，可引起心力衰竭、肺水肿，也应避免。临床上因输血输液逾量引起的并发症比输液不足更多见。

　　从以上因素可以看出：只要术前做好充分准备，配备必要的小儿麻醉器械，麻醉期间使用监测仪器（特别是脉搏—氧饱和度仪和呼气末 CO_2 监测）并严密观察患儿，及时发现及处理各种异常情况，麻醉并发症是可以减少至最低限度的。

一、呼吸系统并发症

（一）低氧血症

　　与成人相比，小儿（尤其新生儿）代谢率高（肺泡通气量与 FRC 比值大和需氧量多），使之在呼吸暂停或上呼吸道失去控制时发生快速的缺氧导致低氧血症。引起小儿低氧血症的原因很多，若无导管脱出或支气管痉挛等问题，健康小儿最常见的导致氧饱和度逐渐降低的原因是由肺不张引起的右向左分流。小儿气道失去控制也是常见的原因。患儿苏醒期经常出现屏气,会导致腹内压和胸内压升高及声门关闭,也可能引起血氧快速大幅度的下降。

如果是由肺不张引起的低氧血症,此时关注的重点是肺复张,单纯提高吸入氧浓度和增加新鲜气体流量,不能明显改善低氧饱和度。单次手动肺膨胀至 $30cmH_2O$ 保持 30s,或者能够接受的相近设置可使脉搏氧饱和度数值很快恢复至正常。如果该方法不能纠正低氧饱和度,则应寻找低氧饱和度的其他原因。

气道失去控制最容易发生在麻醉诱导中和诱导后即刻。麻醉诱导时,解剖上较窄的上气道直径会进一步减小。肿大的扁桃体和增生体会增加小儿气道梗阻的概率。如果气道出现阻塞(观察到三凹征和膈肌过度运动),可以闻及由于声门部分关闭引起的吸气音异常(喘鸣音)。随着气道关闭的加重逐渐出现无声。为了纠正这种恶化的情况,应当紧扣面罩,呼吸回路预充纯氧(和七氟烷),关闭泄气阀给呼吸回路加压,维持 $5 \sim 10cmH_2O$ 的压力。必要时,可使用口咽通气道、鼻咽通气道、提下颌和持续正压通气。屏气的最佳治疗方法是吸入纯氧和持续正压通气。

(二)喉痉挛

喉痉挛是由于各种原因致甲状舌骨肌缩短,声带合拢,假声带及声门上皱襞的软组织涌阻于声门口造成,吸气及呼气因而阻塞。发生喉痉挛主要触发因素是喉部、胸腔、腹腔或盆腔的内脏神经受刺激而引起的正常反射。除了小儿易发生这一因素外,上呼吸道感染、浅麻醉也是常见的易发因素;喉头的异物刺激,如分泌物、血液、口咽通气道、拔管过程是主要的诱发因素。发生在拔管后即刻的喉痉挛常是由于浅麻醉下拔除气管导管或异物(血液、胃液或黏液)刺激喉部所致。

不管何种类型的喉痉挛,处理的第一步都是用双手托下颌,同时用纯氧面罩加压通气。通气时不要与闭合的声门对抗,否则只会把气体压入胃内。如果小儿存在微弱的自主呼吸,应当与小儿自主呼吸同步以增强呼吸作用。

如果喉痉挛持续不缓解,有胸部呼吸运动而依旧没有声带发声,则给予阿托品 $20\mu g/kg$ 和丙泊酚 $1 \sim 2mg/kg$。使用阿托品应当宁早勿晚。阿托品将维持心搏且延缓或防止心动过缓。预防性静脉注射丙泊酚可以防止喉痉挛,而治疗性给药则可以起到缓解作用。

如果上述操作仍无法有效通气,则可能发生完全性喉痉挛,或者是喉远端的气道发生梗阻。对于完全性喉痉挛,应迅速给予琥珀酰胆碱,静脉注射 $1.0 \sim 2.0mg/kg$ 或者肌内注射 $4.0mg/kg$。不要等到心动过缓发生后才给予这些药物。如果某些对应用琥珀酰胆碱为禁忌的患儿(如大面积烧伤患儿等),可以给予维库溴铵或罗库溴铵。由于环糊精可在 3min 内逆转罗库溴铵的作用,不久后罗库溴铵可能取代琥珀酰胆碱成为喉痉挛的治疗选择之一。

(三)术后呼吸暂停

所有婴儿特别是早产儿,容易出现术后呼吸暂停。呼吸暂停是指不能解释的呼吸停止时间超过 $15 \sim 20s$,或者呼吸停止时间未超过 15s,但伴有心动过缓(心率 <80bpm)、发绀、苍白或者明显的肌张力下降。婴儿特别是早产儿中枢神经系统发育不全,对 CO_2 反应能力下降、对缺氧反应异常,不引起高通气反应而导致呼吸暂停。其他影响因素包括:肋间肌和膈肌发育不全、气道易于塌陷等。呼吸暂停的类型分为三种类型:中枢性、梗阻性和混合性。中枢性呼吸暂停的特点是缺乏呼吸驱动;梗阻性呼吸暂停是有呼吸驱动,但没有气流;混合性是两种机制同时存在。

小儿术后呼吸暂停的危险因素与孕龄和孕后龄(孕后龄＝孕龄＋出生后年龄)呈较强的反比关系,术前即存在的持续性的呼吸暂停和贫血(血细胞比容小于30％)也是危险因素。早产儿全麻后的呼吸暂停尤应注意。在术后恢复室的非贫血婴儿呼吸暂停的发生率,孕龄32周的早产儿直到孕后龄56周才小于1％,而孕龄35周的患儿在孕后龄54周就可小于1％。全麻药和镇静催眠药均可降低呼吸驱动力,导致婴儿在孕后龄56周之内发生中枢性呼吸窘迫。吸入麻醉药还可以松弛咽部肌肉,增加了新生儿梗阻性呼吸暂停的发生率。最近的荟萃分析认为,如果排除术前给予镇静药物的患儿,腰麻术后呼吸暂停的发生率较低。

对于术后呼吸暂停的高危患儿,必须在麻醉后住院观察24h,期间监测心肺功能。目前一些麻醉学者更倾向于孕后龄48周或52周作为安全界限。何时、如何实施半择期手术(如腹股沟疝修补术,尽管被认为是择期手术,但仍有嵌顿危险,不能将其作为真正的择期手术对待),对早产儿仍是有争议的问题。对此类早产儿实施腰麻可有效降低患儿术后呼吸暂停的发生率与减少机械通气的时间。对于真正的择期手术,最好延期至孕后龄52周以后,但这仍存有争议。有研究认为咖啡因(10～20mg/kg)能降低早产儿全麻后呼吸暂停的危险,但由于样本数少,其作用还需大样本研究加以明确。

二、循环系统并发症

小儿麻醉期间,心率、心律及血流动力学改变较呼吸系统少见。正常婴儿应用阿托品后心率可增快达180次/分,一般情况下并无不良后果。麻醉期间心率减慢可因低氧血症、迷走神经刺激或心肌抑制所致。心动过缓在小儿麻醉时提示有危险性因素存在。婴儿依靠心率维持心排出量,当心率减慢时,心排出量随之降低。术前阿托品剂量不足,氟烷麻醉时可引起明显心动过缓,静脉注射琥珀酰胆碱也可引起心动过缓。心脏手术中心率变慢可能因房室传导阻滞引起,可用异丙肾上腺素静脉泵注或安置心脏起搏器治疗。小儿对缺氧、失血等代偿能力差,如未及时治疗,可导致心搏骤停。

心搏骤停是麻醉期间最严重的并发症,围手术期心搏骤停的危险因素,20世纪50年代报道主要是箭毒,六十年代早期报道主要是气道阻塞、随后报道主要是通气不足和药物相关事件(尤其是麻醉药过量)引起。随着麻醉技术的进步,小儿麻醉期间心搏骤停发生率与病死率已逐步下降,各国不同医疗机构报道的概率和危险因素也不尽相同。根据2007年报道的美国明尼苏达州Mayo医学院1988～2005年的92881例小儿病例,围手术期心搏骤停在非心脏手术中的发生率是2.9:10000,在心脏手术中的发生率是127:10000。而2007年根据美国小儿围手术期心搏骤停登记程序(Pediatric Perioperative Cardiac Arrest Registry,POCA)的资料报道,1998年～2004年发生的397例心搏骤停的病例中193例(48.6％)是由麻醉因素引起,这193例病例中3/4是ASAⅢ～Ⅴ级的患儿。其中最常见的危险因素是心血管因素(41％)和呼吸因素(27％),药物因素(18％),操作与设备因素(5％)。心血管因素中最常见的可识别的唯一原因是失血相关的低血容量,大多数发生于脊柱融合术或开颅手术。喉痉挛导致的气道阻塞是最常见的呼吸道原因,更常见于术后而非麻醉诱导时。药物相关的心搏骤停ASAⅠ～Ⅱ级患儿比ASAⅢ～Ⅴ级患儿更常见,多数与氟烷或七氟烷的心血管抑制相关,少数与使用琥珀酰胆碱后高血钾相关。操作和设备相关的心搏骤停多是中心静脉穿刺的并发症,与损伤(即气胸、血胸或血气胸)或心动过缓和低血压有关。麻醉引起心搏骤停的病死率约为28％,其先兆因素为ASA分级和急症手术。

因此,在麻醉期间需加强心电图监测,可早期发现各种心律异常,及时诊断心搏骤停。发现心搏骤停时应立即停止麻醉,进行胸外按压,静脉注射肾上腺素,非气管内插管麻醉者应立即作气管插管,并用纯氧作过度通气。小儿胸壁弹性较好,胸外挤压效果满意,与成人有所不同。

三、反流、呕吐和误吸

麻醉期间的反流、误吸是小儿麻醉期间死亡的重要原因之一。呕吐主要发生在诱导期及苏醒期,小儿由于贲门括约肌发育不全,胃排空时间较长,故麻醉时呕吐可能性较大。出生6个月内的婴儿由于食管腹腔段发育不全,食管下端括约肌收缩力不足,进食后发生反流是正常的。30%的婴幼儿直至4岁仍存在这种反流现象。麻醉时面罩下加压供氧常使胃充气,致胃内压增高造成反流。多数麻醉药具有降低食管下端括约肌收缩力的作用,从而增加胃—食管反流的可能性。

麻醉期间引起呕吐的原因较多。饱胃、术前禁食时间不足、麻醉药物的影响、麻醉及手术操作刺激、术后疼痛及缺氧和低血压,均可触发呕吐。围麻醉期发生呕吐、反流的严重后果在于胃内容物的误吸。误吸可发生在麻醉诱导时、术中以及术后的任何阶段,清醒患儿由于存在咳嗽反射,呕吐时很少发生误吸。婴幼儿误吸的发生率高,可能与婴儿神经系统发育不完善、保护性反射能力较弱、腹部膨隆、胃液相对量较多以及呼吸管理难度大有关。

对于误吸应以预防为主。氯胺酮麻醉后喉反射受到抑制,饱胃患儿易致呕吐、误吸。急诊饱胃患儿,腹胀明显者应行有效的胃肠减压,麻醉前先用吸引器抽吸胃内容物后,再开始麻醉。诱导过程应尽量减少咽喉刺激的发生。一旦发生呕吐或反流,应立即将患儿头偏向一侧,并置于头低位,充分吸引口腔、咽喉部位的反流物,防止误吸。对发生严重误吸者,应迅速行气管内插管控制呼吸道,并立即行气管内冲洗。必要时应用呼气末正压通气(PEEP)纠正低氧血症,避免和(或)减轻肺部损害所致的并发症。适当应用抗生素预防和治疗误吸后的肺部感染。

四、体温异常

小儿年龄越小,基础代谢率越高,体温中枢发育不完善,极易受外界环境的影响而发生异常体温。与成人相比,小儿体表面积相对较大,热量丢失快。另外,婴幼儿代谢产热功能尚不健全,主要是通过棕色脂肪产热,而非寒战方式产热。麻醉和交感神经阻滞可抑制这种产热方式。输入冷的库血,也会引起低体温。如果不采取保温措施,所有患儿围手术期都会出现体温过低。低温可导致多种并发症,包括:苏醒延迟、肌松恢复延迟、凝血功能障碍、苏醒期氧耗增加和感染率增高等。围手术期往往需要使用多种方法来维持患儿的体温。

(1)增加手术室室温:可以减少手术开始时的热量流失,室温每升高1℃,患儿热量损失约减少7%。

(2)尽量减少患儿暴露的时间:患儿一旦脱掉衣服体温即开始下降,因此不到必须时刻不要脱掉患儿的衣服。

(3)在身体暴露部位覆盖毯子:可以使热量损失减少约30%。婴儿的头部是热量丢失的主要部位,应注意加以包裹。

(4)静脉液体加温:可以预防需要输入大量液体的患儿发生低体温。

(5)加热灯、红外加热器以及预热输注液体都可能有一定作用。

(6)循环加温水毯:作用有限,因为它只能减少背部热量丢失,而背部热量丢失本来就很少。

(7)空气加温毯:是一种常用的预防术中低温的方法。使用时应注意避免弄湿空气加温毯。因为潮湿的加温毯不仅不能加温,反而会在短时间内使患儿体温下降。

很多麻醉医师为了防止患儿体温降低过度使用保温设备,结果导致体温过高。在进行头面部手术时,体腔未打开,整个身体被覆盖,即使有热量的丢失也非常有限。术前使用阿托品会减少出汗,使散热减少。夏季室温过高,患儿禁食时间过长、脱水都可能引起体温升高。

五、神经系统并发症

中枢神经缺氧可因麻醉期间缺氧造成,由于麻醉技术的进展,目前已很少发生。一旦发生脑缺氧,患儿术后昏迷,甚或有抽搐,必须及时低温、脱水治疗,并加强氧疗,有抽搐者可应用地西泮或硫喷妥钠治疗,如治疗不及时,即使患儿清醒,也可能造成智能低下、痴呆等后遗症。麻醉期间惊厥常因局麻药中毒或高热所致。恩氟烷及氯胺酮麻醉时可发生肌震颤,减浅麻醉后很快消失,通常无后遗症。周围神经损伤常因体位不当所致,上肢外展过度可造成臂丛神经损害,腓总神经也可因体位压迫而损伤,均应注意避免。

六、其他

肝肾功能改变与麻醉期间缺氧及低血压有关。小儿"氟烷肝炎"虽极少见,但已有肝病的小儿以不用为宜。婴儿尤以新生儿吸氧时间长、浓度高,可引起氧中毒,表现为眼晶状体后纤维增生,应引起注意。

第七节　术后管理和术后镇痛

一、术后管理

(一)一般处理

手术麻醉结束后,全麻患儿应仔细清除呼吸道及口咽部分泌物后再拔除气管导管,待呼吸道通畅,通气良好,病情稳定后送麻醉苏醒室。自手术室转送至苏醒室途中应将患儿头转向一侧,转送途中应吸氧,并作脉搏氧饱和度监测。

手术后要特别注意呼吸系统护理,苏醒期由于全麻药、麻醉性镇痛药以及肌松药的残余作用,可引起呼吸抑制而导致通气不足。手术后切口疼痛,腹胀均可引起通气不足,导致低氧血症。早期低氧血症的临床症状常不明显,需监测脉搏氧饱和度始能发现,苏醒期应常规吸氧。麻醉后循环系统的管理应尽量维持血容量和心排出量正常,纠正低血压,适当输液和补充电解质。术后要注意体温变化,新生儿手术后要保温,应将新生儿置于暖箱内观察及护理,幼儿及儿童要防止体温升高。

小儿全麻苏醒期常可发生寒战,可能与血管扩张、散热增加有关。寒战使氧耗量增高,对寒战患儿应面罩给氧。虽然新的强效全麻药已用于临床,但全麻后恶心呕吐仍时有发生,苏醒期应严密观察。对区域麻醉患儿,术后要注意麻醉平面恢复情况,有无神经系统并发症、尿潴留、头痛、恶心呕吐等,此外,也应注意呼吸循环情况。

随着全麻药物和技术的进展,小儿全麻后苏醒更快,而门诊日间手术需求也日益增多,严格的离开麻醉苏醒室的标准已不再那么重要。但考虑到小儿病理生理情况变化较成人快,病房的监护措施相对薄弱,小儿离开苏醒室前应确保符合以下条件。

(1)小儿完全清醒或很容易就能唤醒。

(2)气道通畅,保护性反射存在。

(3)吸室内空气时氧饱和度≥95%,或吸氧/不吸氧时氧饱和度能维持于术前水平。

(4)没有低体温,如有体温升高已控制。

(5)疼痛、恶心和呕吐已控制。

(6)没有活动性出血。

(7)生命体征平稳。

(二)苏醒期躁动

儿童发生麻醉后躁动的概率较成人高,随着七氟烷、地氟烷等较为新型的全麻药在临床上广泛使用,小儿全麻苏醒期躁动又重新引起了人们的关注。自麻醉中苏醒的患儿可经历一系列不同的行为表现异常过程,常用的描述词汇为:苏醒期兴奋,苏醒期谵妄(ED)及苏醒期躁动(EA)。由于在患儿苏醒期很难完整评估患儿的心理状态,所以,目前大多数学者建议将这三种词汇在苏醒期归为一种情况考虑。

目前对苏醒期躁动并没有统一定义,其临床表现多种多样,这些患儿易激惹、执拗、不合作、语无伦次、无法抚慰、持续哭吵、踢或打人。一般在麻醉后苏醒的最初30min内发生,具有自限性(5~15min),一般自行缓解。也有报道躁动不安及逆行性回归行为可持续2d。

苏醒期躁动的发生率为一般10%~50%,也有报道高至80%。其与麻醉可能的相关因素为:快速苏醒、疼痛、年龄、药物和焦虑等。麻醉后躁动常更多地发生在使用新型的溶解度较低的吸入麻醉气体麻醉后,如地氟烷、七氟烷,其他的麻醉气体中较少。据此推测,使用挥发性麻醉气体后快速苏醒时,可能因为患儿突然清醒发现自己处于一个陌生的环境而加剧了患儿潜在的恐惧感,从而诱发躁动。而麻醉后躁动的报道常见于七氟烷、地氟烷,也见于异氟烷,较少见于氟烷。考虑到七氟烷诱发脑电图变化同地氟烷/异氟烷麻醉中观察到的表现相似,但与氟烷麻醉发现不同,躁动可能与这些麻醉药相似的CNS作用有关,可能因干扰CNS的神经元突触的抑制和兴奋间的平衡而影响脑活动。镇痛不足可以是躁动的原因,有研究显示预先给予镇痛药的方法成功降低了躁动的发生率,提示疼痛可能是其主要原因;但另一方面,即使在有效镇痛或无痛的情况下仍有麻醉后躁动发生,因此苏醒期的疼痛与躁动相关,但并不是导致躁动发生的唯一因素。而年龄因素与小儿麻醉后躁动相关,七氟烷麻醉在3~5岁的学龄前儿童较学龄儿童更易发生苏醒期躁动,这可能与大脑成熟度在此现象发生中的作用有关。小儿及其家长在术前严重焦虑也同样增加了麻醉苏醒时躁动的可能性,有研究显示,小儿的焦虑评分每提高10分,他们出现明显的ED症状的可能性提高10%。

由于术后躁动病因尚不明确,至今没有拟定过清晰的预防策略。通常还是以镇痛和镇静药进行预防和处理。目前推荐多种预先镇痛方式包括骶管阻滞、芬太尼、痛力克、可乐定及右美托咪定来消除疼痛可能产生的不适及烦躁。常用的药物剂量为:芬太尼1~2μg/kg静脉注射,或丙泊酚0.5~1mg/kg静脉注射,或咪达唑仑0.02~0.1mg/kg静脉注射均可用于治疗ED。单次推注右美托咪定0.5μg/kg对于治疗苏醒室内ED也有效。

二、术后镇痛

过去的传统观念认为小儿不会感受像成人一样的疼痛,这一观点已被证实是彻底错误的。事实上,在胎儿24周时,疼痛的传导和感受的神经通路即已存在并功能完善,即使是在新生儿期进行的包皮环切术,如不能提供完善的麻醉和镇痛,也会在生理学上产生短暂的影响,长期还会产生行为学的影响,特别是导致免疫系统的改变。而传统上,医务人员及家长往往低估或错误地判断小儿术后的疼痛程度,并对治疗疼痛的药物(如阿片类或非甾体类镇痛药)的不良反应过度忧虑或夸大,导致小儿术后镇痛不全。事实上,完善而安全的术后小儿镇痛不仅有赖于应用先进的技术方法,更需要准确的疼痛评估、严密的观察和及时有效的处理。

(一)小儿疼痛评估

最常用的疼痛评估方法是"自我评估",在大龄小儿和成人,最常用的自我评估方法是视觉模拟评分(VASs)和数字量表评分(0不痛;10最痛)。对于年幼至3岁的小儿可采用图片或语言描述的方法评价疼痛,最简单和常用的是"六张脸评分量表"。这些自我评价的方法在认知功能障碍及麻醉状态下的小儿应用有一定的局限性。对于这类小儿可采用综合评估脸部表情、肢体活动和对伤害性刺激反应的哭声强度和性质的行为学方法,其中准确度较高的是用于新生儿的CRIES量表和用于表述疼痛困难的小儿的FLACC修订版量表。

(二)小儿术后疼痛治疗的原则

(1)简单:方式尽量简单化,运用小儿易接受的形式。

(2)安全:剂量由小到大,定时限量给药,用药时要得到医护人员或父母的指导和照看。

(3)有效:保证镇痛效果,小剂量复合给药。

(4)适当监测:疼痛治疗期间密切监测呼吸、循环指标和不良反应。

小儿在生理及心理上尚未成熟,治疗计划更应个体化和多途径。术后儿童疼痛的程度因手术部位和手术大小而有所不同。腹部手术术后疼痛又分为两种类型:一是持续的伴有恶心呕吐的钝痛,这种疼痛对阿片类药物敏感;另一种是由于咳嗽、活动所致的锐痛,这种疼痛对吗啡不敏感而对神经阻滞及非甾体类抗感染药敏感。应根据手术的部位及大小选择作用部位及机制各不相同的不同药物和不同的方法相联合的平衡镇痛方式。近年来,超前镇痛的观念已广泛为人们所接受。对于小儿的术后疼痛,在手术前即开始计划,并与患儿、其父母或监护人和围手术期相关医护人员共同制订疼痛治疗方案。在术前、术中和术后采取超前的、多模式或平衡的镇痛方案,联合应用小剂量的阿片类药物作用于脊髓或脊髓以上中枢的阿片受体及外周伤害性感受器;或非阿片类药物,如NSAIDs作用于外周伤害性感受器降低其对伤害性刺激的敏感性、局麻药在外周硬膜外腔或蛛网膜下隙作用于传入神经通路、NMDA拮抗剂和α_2肾上腺素受体激动剂,最大限度地控制疼痛并使不良反应最小化。在证实镇痛方案安全有效后才能让患儿离开PACU。小儿疼痛在术后24~72h内最严重,个别患儿可能持续数日或数周。术后早期可定时给药,后期可以根据疼痛评估结果按需给药。对镇痛药物的不良反应和手术的其他不良反应如术后恶心呕吐,应积极治疗。同时应反复评估患儿术后疼痛,根据患儿对镇痛药物的反应和所需的镇痛药物剂量,加以个体化应用。

(三)小儿镇痛方法

1.表面局麻

丙胺卡因可与利多卡因组成复方皮肤表面麻醉药膏(EMLA),可用于包皮环切等手术后的疼痛治疗。也可在局部行浸润麻醉,缝皮前在切口皮下注射长效局麻药。适用于各种小型和中型手术。还可以在局部切口皮下埋管后持续泵注局麻药。

2.持续静脉注射阿片类镇痛药

持续静脉注射阿片类镇痛药是小儿术后镇痛的主要方法,可以对多种原因引起的疼痛进行治疗,并提供较为恒定的镇痛水平。吗啡是最常用的阿片类镇痛药,对大于 1 个月的婴儿,$10 \sim 30\mu g/(kg \cdot h)$ 吗啡可以提供充分的镇痛,而且不良反应小。而新生儿吗啡的消除半衰期明显延长(6.8h,早产儿可达到 10h),因而输注的速度也应有所降低,一般降至 $5\mu g/(kg \cdot h)$。如果出现呼吸抑制,应先停止用药直到不良反应消除再重新设置一个较低的剂量,通常改为原剂量的一半。芬太尼镇痛效果确切,血流动力学稳定,是控制小儿短时疼痛的良好镇痛药,已发现其呼吸抑制并发症发生率较成人少。新生儿、早产儿芬太尼清除半衰期延长,持续输注半衰期更长。当出现阿片类药物导致的呼吸抑制时,可采用纳洛酮 $0.5 \sim 2\mu g/kg$ 静脉注射。

3.患儿自控镇痛(PCA)和护士或家长控制镇痛(NCA)

近年来临床上对大于 7 岁儿童的术后镇痛已普遍采用 PCA 技术。PCA 在一定程度上解决了患儿镇痛药需求的个体化,在保证了镇痛效果的同时,又降低了疼痛治疗用药过量引起的呼吸抑制及其他不良反应。如果使用 PCA,术前必须对患儿进行充分的宣教和鼓励,教会患儿使用镇痛泵按钮。同时设定锁定时间,保证每小时有最大剂量限制,以策安全。同时,适当联合应用一些非阿片类镇痛药如非甾体类抗感染药,以增强镇痛效果,减少阿片类药物用量。术后在进行可能引起疼痛的操作前,如更换敷料,追加一次自控量的阿片类药物。

4.区域阻滞镇痛

区域阻滞镇痛包括外周神经阻滞、骶管阻滞和硬膜外镇痛。通过置管连续神经阻滞如臂丛、坐骨神经,用于四肢手术后镇痛,多可获得满意效果。儿童骶裂孔体表标志明显,便于穿刺,因此骶管给药镇痛比成人常用,适用于儿童下肢和下腹部手术的镇痛。对于儿童下肢和下腹部小手术,常使用单次注射法,也可以采用置管法连续给药。持续硬膜外镇痛尤其适于儿童腹部大手术,只要硬膜外导管的尖端位于合适的体表节段,少量低浓度的局部麻醉药就可以产生良好的镇痛效果,而且降低了局麻药中毒的危险及运动阻滞的程度。儿童硬膜外阻滞具有良好的血流动力学稳定性,尤其是 7 岁以下的小儿,即使是高位胸段硬膜外阻滞也很少发生低血压。但是考虑到儿童硬膜外穿刺的安全性,通常选用的穿刺点为 $L_{3 \sim 4}$。

婴儿和成人对局麻药的代谢也不相同,容易发生局麻药毒性反应。小儿最常用的连续硬膜外阻滞镇痛的局麻药是较低浓度的布比卡因和罗哌卡因,浓度范围为 0.0625% ~ 0.125%,浓度超过 0.125% 时因其毒性反应及不良反应较大,已很少用于 PCEA。最简单常用的浓度是0.1%,由于其浓度较低,镇痛效果往往不确切,常需要辅以小剂量的阿片类药物,但这样同时也带来了一系列的不良反应,如呼吸抑制、恶心呕吐、皮肤瘙痒及尿潴留。目前认为,新生儿硬膜外持续应用布比卡因的时间应限制在 24 ~ 36h。小于 4 个月的婴儿使用布比卡因推荐剂量不超过 $0.2 \sim 0.25mg/(kg \cdot h)$,较大的婴儿和儿童不超过 $0.4 \sim 0.5mg/(kg \cdot h)$。局麻药也可辅用可乐定 $1 \sim 2\mu g/kg$ 或氯胺酮 $0.5mg/kg$,镇痛时间也明显延长。

5.非甾体类抗感染药(NSAIDs)

NSAIDs 现已广泛用于儿童各种手术的术后镇痛,是平衡镇痛中最常用的药物。NSAIDs用于小儿时,胃肠道症状较成人少见,且安全剂量范围大,故在儿童镇痛时应首先考虑。目前常用对乙酰氨基酚、酮洛酸,布洛芬。NSAIDs 与阿片类药物具有协同作用,合用时可以减少阿片类药物的用量,加快撤药过程,从而降低不良反应的发生。

6.非药物疗法

小儿术后镇痛除了前述药物治疗外,情感支持、精神抚慰、心理干预等非药物疗法也有很好的治疗作用。这些方法可以通过调节思想、行为和感受达到减轻疼痛及相关应激程度的作用,其中分散注意力和催眠最有效。对新生儿或小婴儿,还可通过哺乳或吸吮蔗糖溶液而产生一定的镇痛作用,这可能与激活人体自然保护机制和内源性阿片系统、促进 5－HT 的释放有关。

第三十九章　疼痛医学

第一节　三叉神经痛

三叉神经痛在病因上通常可分为原发性和继发性两种。原发性三叉神经痛病因尚不明确。继发性又称症状性,是指由三叉神经本身或邻近组织的病变而引起疼痛的发生,同时伴有神经系统体征,其病因多种多样,有血管性病变、肿瘤性病变、颅骨的畸形以及多发性硬化等。而原发性三叉神经痛在临床上更为常见,通常听说的三叉神经痛即指原发性三叉神经痛。原发性三叉神经痛是一种临床上常见的、顽固的、异常痛苦的疼痛性疾病。有些患者反复发作数十年不得治愈。本病的主要特点是在三叉神经分布区内出现阵发性剧痛,患者往往难以忍受,严重影响生活和工作。本病诊断较容易,但治疗棘手,是多学科临床研究的热点问题之一。

一、有关解剖

头面部的疼痛传导通路由以下几个环节构成:①第一级神经元,位于半月神经节,周围突随三叉神经分支分布于头面部皮肤及眼口鼻腔黏膜,中枢突上传入脑桥的第二级神经元;②第二级神经元,位于三叉神经脊束核(司痛、温觉),经丘系交叉到对侧脑桥被盖腹侧,传入第三级神经元,形成三叉丘系;③第三级神经元,位于丘脑腹后内侧核,经内囊后肢沿丘脑中央辐射到达中央后回下部的感觉中枢。三叉神经自半月神经节发出,三大分支分别为眼神经、上颌神经和下颌神经。眼神经是最小的一个分支,属于感觉神经。从半月神经节前上内侧分出,向前穿经海绵窦外侧壁,经眶上裂入眶,入眶前分为额神经、泪腺神经和鼻睫神经。眼神经还有与动眼神经、滑车神经和展神经等感觉纤维的交通支。额神经入眶后前行经上睑提肌和骨膜间分为眶上神经和滑车上神经。分布于额部、上眼睑头皮前部的皮肤,眶上神经纤维末梢可延伸至颅顶部。眼神经最内侧的分支是鼻睫神经,出眶后发出睫长神经、滑车下神经,终支是筛前神经。睫长神经自鼻睫神经发出,从视神经的内、外侧入眼球,包含鼻孔开大肌的交感纤维、虹膜的感觉纤维。筛前神经穿过筛前孔到颅窝,分布于硬脑膜后穿筛板入鼻腔。上颌神经由半月神经节前部经圆孔出颅,入翼腭窝,穿眶下裂入眶,终支为眶下神经。

上颌神经在翼腭窝内发出数支神经分支,有翼腭神经、颧神经、眶下神经和牙槽神经后支。与颜面部疼痛相关的上颌神经分支有:①下睑支(分布于下睑的皮肤及黏膜);②鼻外支(分布于鼻外侧皮肤);③鼻内支(分布于前庭皮肤);④上唇支(分布于上唇及附近颊部皮肤和黏膜)。上颌神经最大的终支为眶下神经。下颌神经后股主要是感觉神经纤维,包括属于感觉的舌神经、耳颞神经和只含一小束运动纤维的下牙槽神经。舌神经走终支分布于舌黏膜深层,支配舌体的前2/3黏膜感觉。下行时与面神经的鼓索神经分支相交通。下牙槽神经为下颌神经后股最大的一支,在下颌骨的内侧面进入下颌骨管,向前分出分支到犬牙、切牙、下磨牙和前磨牙。在出颏孔前分为两支:一支为颏神经出颏孔,另一支仍在下颌管中前行,称为切牙支,形成下牙丛和较小的下唇支,支配下唇部的感觉。颏神经末梢分布于下唇及相应的口角至中线的牙龈。耳颞神经分出耳支和颞支,分布于颞区和头皮的外侧皮肤,走行中也发出小分支到下颌关节、外耳道、鼓膜、耳屏、耳郭上部和颞下颌关节、腮腺以及顶部的皮肤。此外还有分支支配汗腺分泌、小血管运动和腮腺分泌功能。

二、发病机制

原发性三叉神经痛病因尚不明确,关于其发病机制存在以下几种假说。

1. 血管压迫假说

三叉神经的中枢轴突受血管压迫,特别是神经根入脑桥处受压迫被推断为大多数三叉神经痛患者可能的病因。神经脱髓鞘可能改变了三叉神经的电活动。血管压迫合并神经脱髓鞘或神经损伤几乎见于所有需手术的患者。当血管(大多数是动脉,偶尔是静脉)由神经处分离或去除微血管压迫,患者的阵发性疼痛几乎立即消失。磁共振成像研究术前血管神经关系,显示需外科手术患者血管和三叉神经有接触的比例很高。同时研究显示无症状的对照组中有6% ~32% 的神经血管有接触。

2. 结构损伤假说

结构损伤导致的病理过程涉及疼痛时的功能、生化、形态水平变化。研究神经痛涉及鞘磷脂和免疫细胞,其病理生理作用是直接通过神经信号起作用或通过炎症介质或生长因子间接起作用。但是,对于三叉神经痛来讲,其在神经元和非神经细胞的病理生理改变还未完全阐明。

3. 三叉神经节病变假说

最近由 Rappaport 和 Devor 提出的三叉神经节病变假说包括癫痫活动、回路环、神经元间联系以及中枢联系的改变等,几乎能用以阐述三叉神经痛所有的临床特性。他们假设血管压迫产生三叉神经根损坏,导致一小部分三叉神经节神经元过度兴奋,以此作为燃烧点,引起更多的神经节受累。

4. 受体异常假说

松扎大鼠下牙槽神经模型造成慢性窄缩性神经损伤,会导致大鼠一系列行为异常,表现为其三叉神经感觉异常或感觉迟钝和机械性痛觉过敏。这种痛觉过敏持续至术后60d。该疼痛模型已被广泛用于三叉神经痛的研究。在上述模型上,巴氯芬对机械刺激引起的过度反应有对抗作用,能部分减轻痛觉过敏,但其剂量已超过其能避免运动协调障碍的剂量。巴氯芬抗痛觉过敏的作用能被 CGP_{35348} 完全拮抗,故其完全是通过 GABAB 受体起作用的。

实验证据表明激动 α_2 肾上腺受体能使三叉神经节神经无超极化,产生抑制性作用。另外,证实 α_2 肾上腺受体的 mRNA 信号在单一三叉神经节的神经元细胞内表达。在没有神经损伤的情况下,无论是在三叉神经元细胞胞体或是初级传入终末,激动 α_2 肾上腺受体在三叉神经系统会对伤害性传递有抑制作用。有研究报道显示,腹腔内急性注射 $5-HT_{1A}$ 受体的激动剂 F_{13640} 和 F_{13714},在三叉神经下牙槽神经松扎模型中能产生显著的镇痛作用。提示 $5-HT_{1A}$ 受体的激动剂可能在三叉神经痛的机制中起作用。

5. 炎性介质改变假说

有报道称,IL-6 和 NGF 与三叉神经损伤后的机械性痛觉过敏有关,因此,IL-6 和 NGF 的释放可能部分参与从损伤的三叉神经处异位释放。

三、临床表现

三叉神经痛患者主要表现为在三叉神经分布区内反复发作的阵发性剧烈疼痛。主要见于中老年人。女性略多于男性。疼痛大多为单侧,以面部三叉神经一支或几支分布区内、骤然发生的闪电式剧烈面部疼痛为特征,患者常描述成撕裂样、触电样、闪电样、针刺样、刀割样或烧灼样剧痛。以三叉神经第 2 支、第 3 支发病率最高。疼痛以面颊、上颌、下颌、唇部或舌部最明显。在上唇外侧、鼻翼、颊部、舌尖等处稍加触动即可诱发,故称"扳机点"。三叉神经痛的发作常无预兆,疼痛历时数秒至数分钟。

突发突止,间歇期完全无痛。重者发作时在床上翻滚,并有自杀倾向。每次发作时间由几秒钟到几分钟不等。一般神经系统检查无阳性体征。

四、诊断依据

三叉神经痛的诊断一般不难。诊断主要依据患者的临床表现,一般不需要特殊的辅助检查,当怀疑为继发性三叉神经痛时,应有针对性地进行相关辅助检查如颅脑 CT、MRI 等。三叉神经痛的主要诊断要点如下所示。

(1)发痛部位为三叉神经或其某一分支或某几分支的分布区。

(2)多为突然发作的阵发性剧烈疼痛,不发作时绝大部分患者完全无痛,仅极少数重症患者仍有轻度疼痛。

(3)大多数患者有明确的"扳机点",即触发点,刺激这些部位可引起疼痛发作,但发作刚过去有短暂不应期,即短期内再刺激"扳机点"可暂不引起发作。

(4)95% 以上的三叉神经痛患者为一侧发病。

(5)疼痛发作时不合并恶心、呕吐等伴随症状。

(6)一般抗感染镇痛药完全无效。

(7)迁延不愈,病程冗长。

五、鉴别诊断

虽然三叉神经痛的诊断并不难,但误诊仍时有发生。本病应注意与下列疾病相鉴别。

1.三叉神经支炎

三叉神经支炎属于继发性三叉神经痛,此病多发生于眶上神经分布区,亦为持续性剧痛,发作后数日,部分患者额部出现带状疱疹。少数患者可累及眼神经主支而发生角膜炎与溃疡。病原体是一种病毒。此病有自限性,大多在 1～3 周自行痊愈。消炎镇痛药物、维生素或局部外用双氯芬酸软膏、注射糖皮质激素溶液等治疗皆有效。

2.牙源性三叉神经痛

牙源性三叉神经属继发性三叉神经痛,临床常可遇到将本病误诊为牙痛的,应详细检查牙部有无病变。牙源性三叉神经痛的阵发性不明显,但仍有明显的"扳机点";牙痛无"扳机点",另外牙痛的发作与食物冷热关系很大。

3.副鼻窦炎或肿瘤

上颌窦、额窦、筛窦疾病患者均可引起头面部疼痛。鉴别时应特别注意:鼻腔检查,注意两侧是否通畅,细查各鼻窦的投影点有无压痛;鼻腔有无分泌黏液或脓液;疼痛的发作性是否明显;上颌窦癌患侧面部可有肿胀;上颌窦及额窦的透光检查阳性;影像学检查有助于明确诊断。

4. 半月神经节

附近的肿瘤发生于半月神经节和小脑脑桥角处的肿瘤并不罕见,如听神经瘤、胆脂瘤、血管瘤、脑膜瘤或皮样囊肿等,这些肿瘤引起的疼痛一般并不十分严重,不像三叉神经痛那样剧痛发作,而是轻中度持续性疼痛。另外,可同时伴有外展神经麻痹、面神经麻痹、耳鸣、眩晕、听力减退、三叉神经支感觉减退,以及颅内压增高的症状,如头痛、呕吐和视盘水肿等。颅底X线检查,岩骨尖区或内耳道区有骨质破坏。CT、X线造影检查有助于诊断。

5. 膝状神经节

痛膝状神经节在发出鼓索神经之前,发出岩大浅神经,以副交感神经纤维支配泪腺,司理泪腺分泌。中间神经主要司理舌前2/3的味觉及耳鼓膜和外耳道后壁的皮肤黏膜感觉,也有部分纤维司理颌下腺、舌下腺及口、鼻腔黏液腺的分泌。膝状神经节神经痛为阵发性,但发作时痛在耳内深部,向其附近的眼、颊、鼻、唇等多处放射,并在外耳道后壁有"扳机点"。这些患者多合并面神经麻痹或面部抽搐,并有时在软腭、扁桃体窝及外耳道等处发生疱疹并导致味觉丧失。

6. 舌咽神经痛

疼痛亦为阵发性,大多在吞咽时诱发。疼痛从扁桃体区及舌根部起,向外耳道、耳前、耳后、耳郭或患侧面部放射。发作时患者多习惯用手压迫下颌角下方。舌根背面外侧及扁桃体处可有"扳机点",颈处皮肤则无"扳机点"。吞咽动作、说话及转头、大笑均可诱发剧痛,吞咽酸、苦食品时尤甚。发作时易出现心动过缓或眩晕。患病年龄多在35～65岁。该病较为少见,发病率约为三叉神经痛的1%。以1%丁卡因液涂布咽后壁或扁桃体区的"扳机点"可停止疼痛发作。此外,三叉神经痛发作部位在舌尖及舌缘亦可作为鉴别点。

7. 偏头痛

偏头痛是周期性发作、轻重不同的单侧头痛,有时亦表现为前额部头痛。此病发作前多有先兆,如同侧眼看到闪光或视力减退,甚至一过性同侧偏盲。头痛发作时间可持续数小时至数日不等。发作多有一定的时间规律。难以确诊时可试验性口服麦角胺治疗有助于鉴别。

六、治疗

由于三叉神经痛的病因和病理改变至今还不清楚,因此治疗的目的应是长期镇痛。镇痛的方法多种多样,可分为无创和有创两类治疗方法。无创治疗方法包括药物治疗、中医中药、针灸疗法、物理治疗等,适用于病程短、疼痛较轻的患者,也可作为有创治疗方法的补充治疗方法。有创治疗方法主要包括注射疗法、射频热凝疗法和手术疗法。

1. 药物疗法

(1)卡马西平(Carbamazepine):别名痛惊宁、叉癫宁、酰胺咪嗪,为咪嗪类抗癫痫药,亦为传统抗三叉神经痛药。口服,开始每日2次,以后可每日3次。每日0.2～0.6g,分2～3次服用,每日极量1.2g。其不良反应有头晕、嗜睡、厌食、失眠、皮疹、肝功能损害等。此药可与0.1g苯安英钠同服。

(2)苯妥英钠(Sodium Phenyoin):别名大仑丁(Dilantin),为白色粉末,无臭,味微苦。易溶于水,几乎不溶于乙醚或氯仿,在空气中易潮解。本品为乙内酰脲类抗癫痫大发作和抗精神运动性发作药,对大脑,皮质运动区具有高度选择性抑制作用。除可用于三叉神经痛外,也可用于抗高血压、抗心律失常及维持和预防癫痫发作。用于三叉神经痛,口服,每次100～

200mg,每日2~3次;用于心律失常,每次100~200mg,每日2~3次;用于高血压,每次100mg,每日3次;防止癫痫大发作和精神运动性发作,每次50~100mg,每日3次。

2. 中药治疗

中医学认为,三叉神经痛属"头痛"、"偏头痛"、"面痛"等范畴。古医书中有"首风"、"脑风"、"头风"等名称记载,如《素问·风论》:"首风之状,头面多汗恶风,当先风一日则病甚,头痛不可以出内。"有些三叉神经痛患者,经服用中药后有效,可使疼痛发作减轻或停止。

3. 三叉神经痛注射疗法

三叉神经周围支阻滞是治疗三叉神经痛的常用方法。注射部位主要是三叉神经分支通过的骨性孔道,如眶上孔(眶上切迹)、眶下孔、下齿槽孔、颏孔、翼腭孔等。所用药物包括局麻药、无水酒精、苯酚溶液、多柔比星、链霉素等。三叉神经周围支注射治疗的效果与操作者的技术水平和患者的病情程度以及局部解剖变异等因素关系密切。

(1)眶上神经阻滞术

①穿刺操作方法:患者取仰卧位,在眶上眉毛外,眼眶上缘中、内1/3交界或离正中线2.5~3cm处扪及切迹或用棉签触压眶缘找到放射性痛点的位置,皮肤消毒及局部麻醉后,采用5号针头自切迹或压痛点垂直刺入皮肤直达骨面,若无放电样感,则调整针头方向在附近寻找,出现放射痛时注药则效果较好。

②常用药物:常用1%~2%普鲁卡因或1%利多卡因及神经阻滞合剂等。神经破坏药则可选用95%酒精、无水酒精或苯酚制剂。

③适应证:适用于三叉神经第1支痛局限于眶上神经分布区者。单纯局麻药阻滞也可用于治疗前额部带状疱疹后遗神经痛和头痛。

④并发症:注药后常有上眼睑水肿,多在数日内消退。故注射前应先与患者详细说明。注射酒精后,少数患者残留局部疼痛可达2周,严重者可局部注射利多卡因数次以缓解。

(2)眶下神经阻滞术

①穿刺操作方法:患者仰卧,头取中立位。局部皮肤消毒后,操作者戴无菌手套,先在眶下缘正下方1cm,距鼻中线3cm处扪及眶下孔。或采用连线定位方法:由眼外眦到上唇中点连一直线,再由正视前上方时瞳孔中点向同侧口角连一直线,两线的交叉点即为眶下孔的体表投影点。自眶下孔标志的内下方,约位于鼻翼旁1cm处以5号细短针头刺入皮肤,同时用另一只手的食指压住眶下缘,以防针尖滑向上方而伤及眼球。然后使针尖向上、后、外方向倾斜穿刺,直达眶下孔附近骨面,以针尖在周围轻轻试探并寻找眶下孔。当针尖滑入骨孔时可有落空感,患者随即出现放射样疼痛。然后使针尖与外、上、后方成40°~45°时沿眶下孔缓慢深入约5mm,回吸试验无血,先注入1%利多卡因0.5~1mL,待眶下神经分布区出现麻木后,再缓慢注射95%酒精或无水酒精0.5~1mL或其他药物。

②适应证:适用于三叉神经第2支痛局限于眶下神经分布区者。

(3)后上齿槽神经阻滞术

①后上齿槽孔的解剖:上颌骨的后侧即颞下面的最突出部分为上颌结节,后上齿槽孔即位于此结节上。该孔是后上齿槽神经进入上颌骨而达臼齿的必经之路,多数为单孔,少数变异为2~3个,个别亦可阙如。

②穿刺操作方法:患者取仰卧位,头部转向健侧。穿刺点在颧骨下缘与齿槽嵴夹角处,即相当于过眼眶外缘的垂线与颧骨下缘的交点。局部消毒后,先用手指将附近皮肤向前下方拉

紧(有利于下一步进针时针尖朝内侧倾斜),继之以 5 号针头自穿刺点稍向后、上、内方刺入直达齿槽嵴的后侧骨面,然后紧贴骨面缓慢深入 2~2.5cm,即达后上齿槽孔附近,一般情况下很少出现放电样疼痛。回抽试验无血,先注入 1% 利多卡因 2mL,待白齿出现麻木感后,再注射 95% 酒精或无水酒精 1mL 或其他药物。后上齿槽神经阻滞还可经口腔入路穿刺。患者取仰卧位,局部消毒后,用 10cm 长、中部弯曲成约 150° 的针头,在第 2~3 白齿间隙上的黏膜皱襞处以 45° 向后上方刺入,并紧贴骨面深入至 2.5~3cm 即达上颌结节。有人认为此法较容易发生感染,在采用酒精进行阻滞时应注意。

③适应证:适用于三叉神经第 2 支痛局限于后上齿槽神经分布区患者。

④并发症:酒精阻滞后易发生局部肿胀、轻微血肿,可自行消退。

(4)上颌神经阻滞术

①上颌神经的解剖和定位:上颌神经主干经圆孔穿出颅腔至翼腭窝,并在此处开始发出分支。由于圆孔穿刺非常困难,而且可发生严重并发症,故上颌神经阻滞一般在翼腭窝处穿刺。翼腭窝位于颅底下面、眼眶后方、颞下窝内侧,内有上颌神经、蝶腭神经节、上颌内动静脉以及填充其间的脂肪组织。此窝为宽 0.3~0.4cm、深约 1cm 的裂隙,呈漏斗状,尖端朝下。其前壁由上颌骨后面内缘与腭骨眶突构成,经此处的眶下裂向前与眼眶相通;后壁为蝶骨翼突及大翼,上端由圆孔向后通颅腔,另有翼管与破裂孔相通;内壁为腭骨垂直板,经上面的蝶腭孔向内通向鼻腔;外侧为空隙,即翼上颌裂,经此处向外通向颞下窝;顶盖由蝶骨体和大翼根部构成;而翼腭窝的下端则缩窄为翼腭管,向下经腭大孔和腭小孔与口腔相通。上颌神经位于翼腭窝的上部深处,蝶腭神经节位于神经干下方约 2mm 处。翼腭窝外侧开口称翼颌裂,又称镰状裂,上宽下窄,长约 1.5cm,最宽处约 0.5cm。此裂距离颧弓的颧颞缝(相当于颧弓中点)下缘约 4cm。腭大孔居于硬腭后部,上颌骨齿槽突与腭骨之间,在末位白齿的内侧,即生有第 3 白齿者,在该齿内侧,否则在第二白齿内侧。该孔距硬腭后缘约 0.5cm,距腭正中缝和上白齿齿槽缘距离大致相等。由腭大孔经翼腭管至圆孔的距离约 3cm,翼腭管的长度为 0.8~2cm。最窄处横径仅 1.5~3mm,其轴向近于矢状位,与上白齿咬合面约成 135°。

②穿刺操作方法:常用方法有以下 3 种。

侧入路:患者仰卧,头转向健侧。穿刺点定于颧弓下缘中点的乙状切迹处,约为眼眶外缘与外耳道连线中点的下方。以 7 号长 8cm 的针头自该点垂直刺入,进针深度 4cm 左右即可触及骨面,为蝶骨翼突外侧板,标记进针深度,然后退针 2cm,稍调整方向朝前方重新刺入,直至针尖滑过翼外骨板前缘,再继续进针 0.5cm 即进入翼腭窝。不可过深,以免刺入鼻腔或眶下裂。若出现上颌部放射性疼痛,立即固定针头,并使针斜面向上,回抽无血,注入 1% 利多卡因 1mL。待上颌部麻木又无眼肌麻痹后,再注射 95% 酒精或无水酒精 0.5~1mL,或用其他药物。

前侧入路:体位同上。穿刺点定于颧骨下缘最低点,即经眼眶外缘的垂线与颧骨下缘交点。以 7 号长 8cm 的针头自该点皮肤向后、上、内方刺入。从侧面看,针头应朝向颧弓下缘中点,并且应紧贴上颌骨的骨面渐向内方深入。进针约 2cm 即达上颌结节,然后继续沿骨面进针,大约至 4cm 后即可出现落空感而滑入翼腭窝。有时可因进针的角度偏外触及翼突外板基底部而受阻,应退针少许,并调整方向使针尖稍偏内侧重新进针,直至滑过翼突前缘。然后继续深入 0.5cm 即可触及神经而出现放电样疼痛,由此处至皮肤的距离一般不超过 5cm。注药方法和剂量与侧入路相同。注意穿刺针不可刺入过深,以免刺入眼眶内引起眼外肌麻痹,甚至影响视神经导致失明。

经口腔腭大孔穿刺法:患者取坐位,头向后仰,尽量张口。穿刺点在腭大孔稍前方。腭大孔位于末位白齿(第3或第2)内侧的硬腭上,如从该白齿舌面向腭正中缝虚拟划一垂线,则中、外1/3交界处即为腭大孔。若上白齿脱落,则可靠硬腭的后缘确定腭大孔的前后位置,该孔多在硬腭后缘前方0.5cm处。口腔黏膜消毒和局部麻醉后,采用长细针头(事先在距离针尖4cm处弯成约135°的钝角)自腭大孔的稍前方由前下向后上方穿刺,若遇骨面受阻,则用针头在附近试探进针,直至针尖经腭大孔落空滑入翼腭管内。在翼腭管内继续缓慢进针2.5~3cm,可出现放电样疼痛,即表明已达翼腭窝并触及上颌神经。注药方法和剂量同上。遇有翼腭管弯曲或异常可导致穿刺失败。此外,尚可因局部感染导致硬腭黏膜溃疡,应严格无菌操作,治疗后3d内口服抗生素以预防感染。

(5)颏神经阻滞

①操作方法:患者仰卧,头转向健侧。扪及颏孔的位置并标记。皮肤消毒和局部麻醉后,由标记点的后外上方并与皮肤成45°向前下方穿刺直达骨面,可刺入颏孔并出现放电样疼痛。否则可略退针,用针尖在附近骨面寻找颏孔,直至进入孔内,针尖可进入颏孔内0.5~1cm,回吸无血,先注入1%利多卡因1mL,观察数分钟出现下唇和颏部的皮肤感觉减退后,缓慢注射95%酒精或无水酒精0.5~1mL或其他药物。注射药物时,应用手指压紧颏孔周围软组织,以防止酒精流到孔外,损伤周围组织引起疼痛。

②适应证:适用于原发性三叉神经第3支痛,主要痛区及触发点位于颏部、下唇及其附近黏膜者。

(6)下齿槽神经阻滞

①操作方法:a. 口外法:患者仰卧,肩下垫薄枕,头转向健侧并略向后仰。穿刺点定于下颌骨下缘稍下偏内,下颌角前方1.5~2cm处。左手食指紧贴下颌骨后缘(右侧穿刺指尖朝上,左侧则朝下),以指示进针方向。右手持针由穿刺点刺入皮肤达下颌骨内侧面,与左手食指平行并沿骨面向上缓慢进针3.5~4cm,出现放电样疼痛,则表示已达下颌孔。回吸无血,即可注入1%利多卡因1~2mL,待下颌部麻木后,再注入95%酒精或无水酒精0.5~1mL;b. 口内法:患者坐位,头后仰并尽量张口。在白齿的后方可见一尖端朝上、面向前内方的白齿后三角。其外斜边为下颌前缘,较锐利,在第三白齿外侧;其内斜边则为下颌支另一骨缘,较圆钝,在白齿之后,向后即为较平坦的下颌支内侧面。穿刺点取白齿咬合面的上1cm的内斜边处(如为牙脱落者,则可选上、下齿槽缘间线中点水平的内斜边处)。自穿刺点黏膜由前内向后外方进针直达骨膜,如未遇到骨质,则表示针头过于偏向内侧。最后,将针头紧贴下颌支的内侧骨面、与下白齿咬合面平行方向缓慢进针1.5~2cm,待出现颏部放射痛,即表示已触及下齿槽神经。注药方法及剂量同上。

②适应证:适用于原发性三叉神经第3支痛,其主要痛区和触发点位于下白齿、颊部及其附近黏膜,或经颏神经阻滞失败或无效者;下齿槽神经分布区的继发性疼痛,如癌痛、带状疱疹后遗痛等;下颌部口腔科治疗操作的局部麻醉。

③并发症:偶有反射性下颌挛缩,不需特殊处理,可自行缓解。

(7)下颌神经阻滞:在颅底卵圆孔附近阻滞下颌神经,可使该神经分布区感觉丧失。针尖可不进,入卵圆孔内,但有时酒精能在神经支内向上扩散,进入半月神经节,由此也可获得半月神经节阻滞的长期镇痛效果。

①卵圆孔的解剖和定位:卵圆孔位于蝶骨大翼后部,多在蝶骨翼突外板后缘的后侧或后内

侧,少数位于其后外侧。国内一组 1284 个颅骨卵圆孔及其周围结构的观察与测量结果表明,卵圆孔的长径为 4~13mm(左侧平均为 6.4mm,右侧为 6.6mm),其中 6~8mm 者约占 80%。卵圆孔的短径为 1~7.5mm,平均 3.2mm,3~4mm 者占 86%,小于 2mm 者仅占 2.8%。卵圆孔为圆形或近圆形者占 6.8%。卵圆孔与翼突外板后缘根部延长线一致者占 48.4%。卵圆孔外口向前外倾斜者占 94.2%,向后内倾斜者占 5.8%(可致穿刺困难)。卵圆孔与棘孔合二为一者占 1.8%,与颞岩裂相合者 1.9%。有 6 例三者合并为一。卵圆孔的后外侧为棘孔,脑膜中动脉经此孔进入颅腔,其内侧有咽鼓管及破裂孔,后者为颈内动脉进颅腔的通道。

②操作方法:单纯在卵圆孔处阻滞下颌神经时,穿刺点可取颧弓下缘中点,即相当于眼眶外缘与外耳道间距离的中点。患者仰卧,头转向健侧。以 7 号长 8cm 穿刺针自穿刺点垂直刺入皮肤,并缓慢进针约 4cm(不超过 5cm),触及骨面即为翼突外板根部,此深度即为由穿刺点至卵圆孔的距离,标记此深度。然后退针至皮下,调整方向使针尖向后(向耳侧)以 15°~20° 并略微向上重新刺入同样的深度或略深,遇有向下颌或舌部放射痛,即表明已达卵圆孔并触及下颌神经。

③适应证:三叉神经第 3 支痛,或颏神经及下齿槽神经阻滞无效者;三叉神经第 3 支分布区的癌痛、带状疱疹后神经痛等;下颌部口腔科操作的局部麻醉处理。

4.半月神经节阻滞

采用半月神经节阻滞治疗三叉神经痛目前已在国内外应用,注射的药物包括酒精、甘油、苯酚甘油等。多年来,这一注射疗法已被证明能有效治愈三叉神经痛。但因其注射技术难以掌握,而且治疗效果随着各人的技术不同而大有出入。国内有报道,镇痛期超过 1 年者达 87%。而国外文献报道,治愈率相差悬殊,有的高于 98%,有的则低于 40%。由于药物扩散的可控性较差,近来已倾向于采用更易于精确控制的影像引导下射频热凝术。

(1)穿刺入路的选择:半月神经节阻滞的穿刺途径有侧入路法和前入路法。侧入路法的重要标志为下颌切迹,此切迹的后方为下颌骨髁状突,前方为下颌骨喙突,穿刺进针点是在喙突后方,当半张开口时髁状突约向下移位 1cm,此位置可使侧入路法易于成功。前入路法的主要标志为正视位的瞳孔及颧弓中点,颧弓中点相当于颞骨的颧结节的前方,穿刺进针点是在喙突前方,正对第 2 白齿处。近来随着医疗影像设备的普及,卵圆孔穿刺操作多在 C 臂 X 线机、CT 扫描、DSA 成像引导下进行。

(2)术前准备

①注射前需要向家属详细交代治疗方法、预期效果和可能发生的并发症等问题,取得患者知情同意及必要的配合。

②治疗前患者要清洗头面部、理发、剃胡须。

③全面进行体格检查,了解全身脏器功能状况,尤其注意眼耳情况、血压、心电图、出血时间和凝血时间。

④应安排有足够的治疗时间(一般约为 2h),不能匆忙进行。

⑤备好各种用具及药品,包括 5mL 及 1mL 注射器,无菌手套,2.5% 碘酒,酒精棉球,无菌巾与纱布,长 10~14cm 的 7 号(或 23 号)穿刺针各一支(带有针芯),2% 利多卡因等有关治疗用药及无水酒精,7 号注射针头,并检查急救药品和相关设备是否齐全、有效。

(3)穿刺操作方法

①体位:患者仰卧,头取中立位,双眼正视上方。

②定位:常用即体表划线法和影像定位法。体表划线法:我们在实践中总结出双线定位法,即经患侧眼眶外缘的纵轴平行线与经口裂的水平延长线,二线交点即为穿刺进针点。影像定位法:在 C 臂 X 线机透视下显示卵圆孔,将 C 臂图像增强器向患侧倾斜15°～20°,向足端倾斜30°～45°,依据患者头部位置、脸型、有无牙齿及咬合情况具体调节倾斜角度,直至清晰,显示卵圆孔,影像投照位置约在患侧上颌窦与下颌骨之间、患侧下颌切迹与上齿根部连线上。

③穿刺:接心电、脉搏氧饱和度监测及吸氧管后,常规消毒铺巾,用长约10cm、外有绝缘套的射频穿刺针经定点穿刺。划线法可经另两条线调整进针的方向,即定点与瞳孔中点连线及定点与颞下颌关节结节连线,前者矫正进针的内外方向,后者矫正进针的前后方向。复制疼痛后,再细微调节针尖位置,直至进针骨质阻挡感消失,即进入卵圆孔,进针深度为 5～7cm。若针尖触及自卵圆孔出颅的下颌神经,患者可述下唇部疼痛。可凭感觉沿骨面继续试探进针,滑入卵圆孔并触及下颌神经,患者可有下颌部的放射性疼痛。最后将针尖再推进0.3～0.5cm,上颌部出现剧痛即表明进入半月神经节内。影像法则在射频穿刺针影像引导下进行穿刺,针尖直对卵圆孔。

④到位:如果穿刺针尖的位置合适,则轻微活动针体,患侧面部的患支分布区即有电击样的疼痛麻木等不适反应和感受。可再经影像进一步证实,侧位透视显示针尖在蝶鞍斜坡与颞骨岩部形成的夹角内,具体位置因毁损靶神经不同而异。第三支射频针尖进卵圆孔的位置应偏向后外侧,深度应距斜坡约0.5cm;第二支毁损针尖进卵圆孔的位置应在正中,深度应刚好抵在斜坡上;第一支针尖进卵圆孔的位置应偏向前内侧,应略超过斜坡。然后经电刺激进一步定位穿刺针尖是否处于准确位置。同时毁损第二支和第三支时,针尖位置同第二支,但选用常裸露端的射频针,单支毁损用短裸露端的射频针。

⑤电刺激:将中性电极(无关电极)连接于患侧肩部或上肢,将刺激电极插入射频针内。施加电刺激,根据放射性疼痛定位反应,确定射频针尖穿刺进入卵圆孔的位置是否正确。先施以 0.5～1mA 的高频电刺激。如果穿刺针尖的位置合适,则患侧面部的患支分布区可有电击样的疼痛麻木等不适反应和感受。如果位置不准确,须反复调整进针深度和方向,再给予电刺激,直至患侧面部出现相应的反应和感受。一般电刺激强度逐渐加大,所需的强度越低,说明穿刺针尖的位置越准确,治疗效果越好。如果超过 2mA 仍无反应,说明穿刺针的针尖偏离神经组织,应重新调整穿刺针的位置。直至正侧位透视显示针尖位置合适。

⑥射频热凝:经方波电刺激校对穿刺针的位置准确无误后,可开始热凝。原则上应从短时间低热开始,逐步缓慢加温,以减轻患者的痛苦。温度在 60℃ 以下不容易使神经纤维发生蛋白变性,达不到治疗目的。而温度超过 85℃ 以上时,可损伤神经周围组织而产生严重的并发症。可先加热到60℃维持 1min,然后再酌情加热至 70℃、80℃和 85℃。为防止并发症,温度最高不超过 90℃。每次升温后,维持 0.5～1min,同时不断用针刺及棉絮擦拭皮肤,测试患支分布区的痛觉和触觉,直至痛觉消失,同时保留触觉为止。一般患者的最终加热温度在70～80℃,最终加热温度持续为 120～180s。本方法需取得患者配合。治疗前应讲清楚,在局部麻醉下施行此种治疗具有一定的痛苦,必须取得患者的理解和配合,并注意从 60℃ 开始缓慢升温,避免突然高温所引起的剧烈疼痛。患者不能耐受升温时的疼痛时,可给予丙泊酚静脉麻醉后再行射频热凝治疗,可直接升温至 85℃,热凝时间 120～180s。同时毁损第一、三支或全部第一、二、三支时针尖进卵圆孔的位置应偏向内侧,深度应先略超过斜坡,射频热凝 120～180s后退至斜坡以下,再行射频热凝 120～180s。

⑦术后处理:操作完毕,拔出穿刺针,按压穿刺点2~3min,以无菌敷贴覆盖穿刺点,并以冷水或冰水外敷穿刺部位,以防止局部出血及肿胀。患者术中应用广谱抗生素预防感染,术后常规应用脱水药治疗3d。同时密切观察并发症情况。

(4)适应证:①本注射疗法适用于一切较严重而顽固的三叉神经痛患者,尤其是具有开颅手术禁忌的老年和体弱及慢性病患者;②三叉神经痛同时累及第2、3支,1、2支或全部3支,并经各周围支阻滞无效者;③面部的晚期癌痛;④面部带状疱疹后神经痛。

(5)并发症:半月神经节阻滞可能引起多种并发症,而且有时非常严重。大多由于穿刺方向不准或进针过深损伤附近的血管和脑神经,或酒精剂量较大并流入蛛网膜下间隙引起损害。

①阻滞范围内感觉丧失或异常:2%~5%的患者在治疗后可出现感觉异常和不同程度的"麻木性痛苦",大多为酒精注射过量引起。部分患者在治疗后可出现麻、针刺、冰冷、虫爬、奇痒等异常痛苦的感觉。这些患者若还保留触觉和感觉,可再次重复半月神经节酒精注射,使感觉完全消失。

②眩晕综合征:是比较常见的并发症,约占半月神经节阻滞患者的四分之一。多在注射利多卡因或酒精后0.5~1min出现。在30min内消失,有的可持续数日。一般不需特殊处理。

③咀嚼困难:是三叉神经运动根受累所致。患者表现为同侧咀嚼无力,牙齿咬合不紧,易发生颞下颌关节脱位,另有的患者可出现张口困难。经数日或数月后可自行恢复。

④其他脑神经损害:药物损伤第Ⅶ对脑神经引起同侧面神经麻痹。而第Ⅲ、Ⅳ、Ⅵ对脑神经受累时,则出现上睑下垂、复视及瞳孔散大等。

⑤同侧失明及角膜病变:失明是最严重的并发症。亦有少数人在治疗后发生角膜炎和角膜溃疡。主要是由于针尖进入卵圆孔过深或酒精剂量较大损伤邻近的视神经所致。

5.射频热凝疗法

射频热凝疗法是一种微创伤性神经毁损疗法,其利用可控温度作用于神经节、神经干和神经分支等部位,使其蛋白质凝固变性,从而阻断神经冲动的传导。目前,射频热凝疗法在临床疼痛治疗领域发展很快,已广泛应用于治疗三叉神经痛及其他多种神经病理性疼痛。与三叉神经半月神经节酒精阻滞术相比,热凝术可控性好,治疗效果良好,年老体弱者亦可以良好耐受,因而依从性好。并发症较少,目前尚无死亡等严重并发症报道。虽然复发率较高,但由于操作方便,能重复实施,可最终达到长期镇痛的目的。

(1)穿刺入路:采取前入路法穿刺,在C臂X线透视或CT扫描引导下进行。

(2)操作方法

①穿刺卵圆孔:患者仰卧,头取中立位,双眼正视前方。穿刺采用前入路法,定点方法同上。局部消毒后在穿刺点局部进行浸润麻醉。先将中性电极(无关电极)连接至患侧下肢。用特制的长约10cm、外有绝缘套的射频穿刺针进行穿刺,直至到达卵圆孔。穿刺均在影像引导下进行。

②电刺激确认射频穿刺针针尖的位置:根据放射性疼痛反应,确定穿刺到达卵圆孔后,尚需用脉冲电刺激判定射频穿刺针针尖的位置是否正确。先将刺激电极插入射频针内,然后施以0.5~1mA的高频电刺激。如果穿刺针尖的位置合适,则患侧面部的患支分布区可有电击样的疼痛麻木等不适反应和感受。如果位置不准确,须反复调整进针深度和方向,再给予电刺激,直至患侧面部出现相应的反应和感受。一般电刺激强度逐渐加大,所需的强度越低,说明穿刺针尖的位置越准确,治疗效果越好。如果超过2mA仍无反应,说明穿刺针的针尖偏离神

经组织,应重新调整穿刺针的位置。直至正侧位透视显示针尖位置合适。

③温控热凝:经方波电刺激校对穿刺针的位置准确无误后,可开始加热。原则上应从短时间低热开始,逐步缓慢加温,以减轻患者的痛苦。温度在60℃以下不容易使神经纤维发生蛋白变性,达不到治疗目的。而温度超过85℃以上时,可损伤神经周围组织而产生严重的并发症。可先加热到60℃维持1min,然后再酌情加热至70℃、80℃和85℃。为防止并发症,温度最高不超过90℃。每次升温后,维持0.5~1min,同时不断用针刺及棉絮擦拭皮肤,测试患支分布区的痛觉和触觉,直至痛觉消失,同时保留触觉为止。一般患者的最终加热温度在70~80℃,最终加热温度持续2min左右。

(3)适应证:三叉神经第1、2、3支痛患者;面部晚期癌痛患者。

(4)不良反应及并发症

①操作中疼痛:本方法需取得患者配合。治疗前应讲清楚,在局部麻醉下施行此种治疗具有一定的痛苦,必须取得患者的理解和配合,并注意从60℃开始缓慢升温,避免突然高温所引起的剧烈疼痛。

②手术后反应:有些患者治疗后可出现一过性头痛、头晕、恶心甚至呕吐,数小时内可自行缓解;有的患者在治疗结束后1~2周毁损神经支配区有串跳感,有的可持续很长时间;或在治疗后1~2周仍有疼痛,但较原发疼痛程度低,可自愈,不必急于近期再次行射频热凝术。

③颅内出血:半月神经节内侧邻近海绵窦和颈内动脉,穿刺损伤易致出血,严重者可形成颅内血肿。

④其他脑神经损害:如面部轻瘫等。

⑤颅内感染:严格无菌操作可有效防止颅内继发感染。尤其需要注意防止穿刺针穿破颊黏膜将细菌带入颅内。

⑥带状疱疹:可在手术后数日出现在毁损神经所支配皮区,较常见于眶上神经分布区,其机制尚不清楚。局部可涂喷阿昔洛韦软膏或可的松软膏,数日即可愈合。

⑦角膜炎:角膜反射消失是半月神经节热凝术的一个较为严重的并发症,严重者可形成麻痹性角膜炎和角膜溃疡,最终可致失明。治疗操作过程中应注意适度控制射频热凝的温度和时间,并随时观察角膜反射的变化。一旦发生角膜反射消失,应嘱患者戴墨镜,并涂抹眼膏保护角膜,防止角膜炎和角膜溃疡。角膜反射消失后常需数月才能逐渐恢复。

⑧面部感觉障碍:大多数患者治疗后可遗留不同程度的面部皮肤感觉障碍。Menzel报道315例患者中,半月神经节射频热凝治疗后约93.1%的患者面部遗留不同程度的麻木感或烧灼感。有学者报道325例患者中,治疗后面部均有轻度麻木感,少数患者有蚁行感,经过一段时间均可明显缓解。在治疗前,应向患者及家属详细说明治疗达到的目的、实施方法和可能产生的不良反应及并发症。

6. 微球囊压迫疗法

微球囊压迫法是近年来治疗三叉神经痛的新技术。采用气管插管下全身麻醉,在X线透视引导下进行半月神经节穿刺。以14号套管针经面部皮肤穿刺。到位后,拔出针芯,将Fogarty微球囊放入半月神经节。用注射器接球囊外的导管接头,注入1~2mL造影剂,使球囊膨胀,形成约1cm×1.5cm的鸭梨形,并维持数分钟。压迫结束后抽出造影剂,使膨胀的球囊复原。拔出球囊与穿刺针,压迫穿刺点止血。有报道120例患者中,手术后即刻成功率为93%,1例手术后成功,但半年后复发并再次治疗有效,远期效果尚有待进一步观察。

7.手术治疗

三叉神经痛目前常用于治疗三叉神经痛的手术有:周围神经撕脱术、经颅中窝三叉神经感觉根切断术、三叉神经脊束切断术、三叉神经根减压术和颅后窝三叉神经根微血管减压术等。应用较多的为周围神经撕脱术和经颅后窝微血管减压术。

(1)周围神经撕脱术:李剑农教授等研究发现,原发性三叉神经痛患者三叉神经周围分支的病变比主干更严重。周围分支表现纤维肿胀、增粗、髓鞘疏松改变、神经周围纤维结缔组织增生压迫神经和滋养血管病变等;而主干病变则表现为严重而普遍的空泡变性、纤维松解、断裂和脱髓鞘改变。由于三叉神经痛多发生在中老年,供养三叉神经的动脉多发生硬化、缺血,故可致神经纤维营养代谢异常而发生变性。外周神经分支周围纤维组织增生对血管的压迫致使血供进一步恶化,加重神经变性,终致神经纤维脱髓鞘而发生"短路串线"现象。这一发现不仅明确了三叉神经痛患者主干及神经根切断术后复发的原因,而且为周围神经撕脱术的应用提供了理论依据。手术时,应尽可能撕脱至近心端正常段,以减少手术后复发。

(2)微血管减压术:众多临床资料表明血管压迫三叉神经是原发性三叉神经痛的原因之一。微血管减压术治疗三叉神经痛已为越来越多的学者所采用。临床实践表明,微血管减压术治疗原发性三叉神经痛的效果是确切的。手术采用2%的利多卡因浸润麻醉或全麻。沿标记线作切口,依次切开皮肤、皮下组织、肌肉及骨膜,以骨膜剥离子逐层分离,然后以颅骨钻开一直径约2cm的骨窗。在手术显微镜下轻轻向后上方牵开小脑,向前沿小脑幕在岩静脉与第Ⅶ、Ⅷ对脑神经间剪开桥池蛛网膜,将微型脑压板放入达三叉神经根部,自神经出脑桥处向远端探查血管压迫情况。将压迫在三叉神经根部的血管用显微剥离子轻轻分开,并在神经与血管之间夹放一块自体小肌片。若在不同的方向及部位有多条血管压迫时,应分别夹放数块小肌片或取一块较大肌片,将该段受血管压迫的神经包绕以与血管隔开。此时嘱患者自己用手撞击扳机点及做平时易诱发疼痛的动作,若无疼痛则达到减压目的。仔细观察确无活动性出血后逐层缝合关闭切口。

第二节　舌咽神经痛

舌咽神经痛为一种局限于舌咽神经分布区的发作性剧烈疼痛。也分为原发性和继发性舌咽神经痛两类。可与三叉神经痛相伴发。

一、有关解剖

舌咽神经或第Ⅸ对脑神经系混合性神经,内含运动、感觉和副交感神经纤维。与迷走神经、副神经一起经颈静脉孔穿出颅腔。舌咽神经主干自颅底相下通过颈动脉和静脉之间、茎突及其附着肌内侧,并绕茎突咽肌下缘弯向前行而达舌咽部。

二、发病机制

(1)继发性舌咽神经痛多见于茎突过长或茎突综合征。只有耳深部剧痛,但咽部不痛者称为耳痛性舌咽神经痛,极少见。也可见于颈静脉孔区、颅底、鼻咽部、扁桃体等的肿瘤,局部蛛网膜炎或动脉瘤。

（2）原发性舌咽神经痛病因及发病机制尚未明了，可能为神经脱髓鞘病变引起舌咽神经的传入冲动与迷走神经之间发生"短路"的结果。

近年来因显微血管外科的发展，临床上发现有些患者舌咽神经受椎动脉或小脑后下动脉的压迫。

三、临床表现

舌咽神经痛是以舌咽部、耳深部的短暂发作性剧烈疼痛为主要特征的一种疾病。临床极少见，其发生率与三叉神经痛相比约为 1∶88。发病多见于 35 岁以后，男性相对多见。疼痛性质与三叉神经痛相似，主要表现为吞咽时短暂性刀割样、烧灼样或钻刺样剧痛。疼痛位于扁桃体、舌根、咽、耳道深部等处，可因吞咽、讲话、咳嗽、打呵欠等诱发，每次发作仅数秒至数十秒至 1～2min，从舌侧或舌根部向同侧耳深部放射。骤然发作并停止。停止发作时无任何症状。有的可伴咽喉痉挛、心律失常、低血压性昏厥等。检查时无异常所见，偶于同侧下颌角后有压痛，或舌后对苦味感觉过敏；各种味觉刺激均感觉为苦味。有的患者在咽后壁、舌根、扁桃体窝处可有疼痛触发点。舌咽神经痛的主要特征为用 4% 丁卡因喷涂于舌侧可使疼痛减轻或消失。

四、诊断依据

（1）扁桃体、舌根、咽、耳道深部等处的短暂发作性剧烈疼痛。

（2）中年男性多见，常因吞咽、谈话、咳嗽而诱发。

（3）检查时无异常所见，偶于同侧下颌角后有压痛，或舌后对苦味感觉过敏。有的患者在咽后壁、舌根、扁桃体窝处可有疼痛触发点。

（4）以 4% 丁卡因喷涂于舌根可使疼痛减轻或消失为其主要特征。

五、鉴别诊断

1. 三叉神经痛

三叉神经第Ⅲ支痛易与舌咽神经痛混淆。但三叉神经痛时，疼痛部位在舌前部而非舌根，通常累及下颌神经的分布区，不向外耳道放射，疼痛触发点在下唇、颊部或舌尖等处。必要时可做可卡因试验或用普鲁卡因局部封闭三叉神经第Ⅲ支，以资鉴别。

2. 喉上神经痛

喉上神经为迷走神经的分支。该神经疼痛可单独存在，也可与舌咽神经痛伴发。疼痛发作常起自一侧喉部，该处常有显著压痛，如在该区行局麻，往往疼痛暂获缓解，可以鉴别。

3. 中间神经痛

中间神经痛为一侧耳部剧痛，发作时间较长，常伴外耳道或耳郭疱疹，有时可引起周围性面瘫。个别不典型者仅表现为耳痛，与单纯表现为耳痛的舌咽神经痛不易区别。有人认为，对这种患者行手术治疗时除切断舌咽神经根外，还需同时切断中间神经根，以确保治疗效果。

4. 继发性舌咽神经痛

疼痛常为持续性，有阵发性加重，无触发点。检查中可见患侧有某种舌咽神经功能障碍（如舌咽部感觉和舌后部味觉减退、咽反射迟钝、软腭运动无力等）或其他阳性神经体征，以及有局部病变发现（如鼻咽部肿瘤），必要时可做特殊辅助检查，如头颅 CT 扫描、摄颅底或颅骨

X 线片等。

六、治疗

1. 药物治疗

治疗三叉神经痛的药物均可用于本病。1% 丁卡因或 1% 潘妥卡因直接涂抹咽部、舌根部扳机点处或表麻喷雾可获得短时间的镇痛作用。用 0.5 ~ 1mg 阿托品静脉注射或颠茄酊 5mg 口服可以预防心动过缓、心脏停搏、昏厥、抽搐等。

2. 舌咽神经阻滞

经药物治疗效果不佳或症状严重者,可考虑行药物神经注射治疗,如用利多卡因、无水酒精、酚甘油、东莨菪碱、维生素 B_{12} 等。可经咽部入路和颈部入路两种方法,将穿刺针置入舌咽神经周围,注入药物损毁或营养神经,以减轻症状。

颈部入路时需经咽颈部进针到颈静脉孔附近,该部位舌咽神经与迷走神经、副神经伴行,注入药物时易同时阻滞或损伤这些神经,故操作应谨慎。

咽部入路阻滞疗法,适用于各类患者,对扁桃体和舌根部有扳机点的原发性舌咽神经痛患者以及不能耐受手术的患者尤为适用。①从舌咽弓的外侧下方进针向扁桃体下极的后外侧刺入 1 ~ 1.5cm,注药阻滞舌咽神经扁桃体支;②从舌腭弓附近的舌外侧表面进针向舌根部刺入,注药阻滞舌咽神经的舌支。注入神经破坏剂前可先注入 2% 的利多卡因 1mL,以确定注射的准确性并可减轻酚甘油引起的疼痛。此方法简便,便于掌握,技术要求较低,适于门诊治疗,不良反应包括穿刺时损伤血管而出血、注射后病变复发等,对复发者可考虑行再次注射。

3. 舌咽神经射频电凝

由于该方法不可避免地影响舌咽神经的运动根,故限制了它的应用,仅适用于颅底部癌肿、病侧声带功能已丧失者。

4. 手术治疗

手术从颅内切断患侧舌咽神经及迷走神经最高的 1 ~ 2 根神经纤维。须严格掌握适应证。

(1)舌咽神经和迷走神经上部根丛切断术:采用颅后窝一侧切口。

(2)面、舌咽和迷走神经束切断术:采用枕下部中线切口,切除枕骨大孔后缘和寰椎后弓,在第二颈神经后根的中点水平切断该神经束。

(3)微血管减压术:颅后窝一侧切口,解除小脑后下动脉或椎动脉对舌咽神经的压迫。

第三节　糖尿病性神经疼痛

糖尿病是周围神经病变中最常见的病因。在 1887 年,Pryce 在一位糖尿病患者身上同时从临床和病理生理两方面描述了疼痛对称性发生的多发性周围神经病。糖尿病性神经病是糖尿病最常见的并发症之一,但肌电图、神经传导速度及脑诱发电位的检查发现早期轻微神经系统改变的发生率可高达 92% ~ 96%。糖尿病性神经病可累及感觉、运动和自主神经,多以感觉性症状为主。疼痛是糖尿病性神经病的常见症状之一,因此也称为糖尿病痛性神经病

（Painful Diabetic Neuropathy，PDN）。病变主要见于周围神经、脊髓后根，亦可见于脊髓后索及肌肉，病理表现为神经纤维节段性脱髓鞘性变化，轴索膨胀变性、纤维化及运动终板肿瘤等。早期诊断早期治疗可降低糖尿病性神经病的发病及发展。

一、发病机制

糖尿病性神经病的发病机制尚未完全阐明，现在认为主要与糖尿病引起的糖、脂肪、磷脂等代谢障碍及由于周围神经等的滋养血管的动脉硬化、中外膜肥厚、玻璃样变性甚至闭塞等血管性障碍有关。起病初主要是与高血糖有关的代谢性神经病有关，高血糖可使位于神经膜细胞内的醛糖还原酶活性增加，将过多的葡萄糖催化生成山梨醇，山梨醇脱氢酶再将其氧化为果糖，山梨醇和果糖都是高渗性物质，它们在神经细胞内的积聚过多可引起神经细胞内的渗透压增高，造成水钠潴留，致使神经细胞水肿、变性、坏死，并引起神经纤维脱髓鞘和轴索变性。但血糖的控制与神经病情并不一致，说明存在其他因素。血管性病变可能是造成糖尿病性神经病变的重要原因之一，高血糖可使血管结构蛋白和胶原蛋白发生非酶性糖基化，使小动脉和毛细血管的内皮细胞增生，内膜、基底膜增厚，毛细血管通透性增加，轻则影响微循环，使神经组织损伤；重则引起管腔变窄，血液黏度增高，血流淤滞，甚至形成血栓，使神经组织缺血、缺氧。脂质代谢异常和血管活性因子减少可能也参与了糖尿病神经病变的发生发展。此外，糖尿病神经病变还与醛糖还原酶、对氧磷脂酶的基因多态性以及一氧化氮合酶、有丝分裂原活性蛋白激酶基因表达增加有关。

二、临床表现

临床表现除有糖尿病的多饮、多食、多尿、消瘦、疲乏、血糖升高及糖尿等症状外，神经系统也有明显的症状和体征。糖尿病性神经病根据病变特点可以分为五种临床类型：①糖尿病性自主神经病变；②糖尿病性多发神经病变；③糖尿病性单神经病变；④糖尿病性神经根病变；⑤糖尿病性肌萎缩。

1. 糖尿病性自主神经病变

自主神经病变常与感觉性神经病的发生相关。尽管自主神经的临床评估大多限于心血管系统和泌尿生殖系统，然而自主神经病变在各系统均有表现。病理及临床症状表明，患者的交感和副交感神经的传入和传出纤维均可受累。①在心血管系统：患者在活动、深呼吸时心率的调节反应减弱，甚至心脏完全性失神经，心率固定；由于交感缩血管神经变性，站立时窦弓反射减弱，心率增加不明显，不能调节动脉压的明显降低，发生直立性低血压，严重者产生头晕、黑蒙、昏厥等症状；其他可表现为静息性心动过速、无痛性心肌梗死、猝死等；②在泌尿生殖系统：尿意减弱、排尿次数减少、膀胱容量增大，形成低张力性膀胱，排尿困难，易发生尿路感染和肾功能障碍；男性患者常见阳痿、逆行射精等性功能障碍；③在胃肠道系统：迷走神经对消化道的调节功能减弱，引起食管蠕动和胃排空能力减弱，表现为上腹不适、饱胀、恶心、呕吐、腹泻、便秘等；由于胆囊收缩功能减弱，易发生胆石症、胆囊炎；④眼：可表现为瞳孔缩小、扩张障碍等。在神经内分泌系统，可有胰多肽、生长抑素等激素水平的改变。另外，患者可有出汗异常：下肢无汗而头、手、躯干大量出汗，进食时明显，即"味觉性出汗"。

2. 糖尿病性多发神经病变

多发神经病变是糖尿病性多发神经病变中最普遍的类型。患者常主诉肢体远端对称性麻木、感觉迟钝或疼痛，疼痛多为隐痛、刺痛、烧灼痛，夜间尤甚。大多起病隐匿，自下向上进展，下肢较重。部分患者可能有感觉过敏,偶尔有不宁腿综合征。体检可发现袜套、手套式感觉减退或缺失,跟、膝腱反射减弱或消失。小纤维受累为主者,常有痛温觉和自主神经功能减弱,可在感觉障碍较严重的部位即趾骨、足跟、踝关节等处发生溃疡,形成经久难愈的"糖尿病足",给患者造成极大的痛苦;有的患者趾关节、跖趾关节发生退行性病变,形成 Charcot 关节。大纤维受累为主者,可表现为步态不稳、容易跌倒等感觉性共济失调。

3. 糖尿病性单神经病变

糖尿病能引起多种中枢和周围神经病变。糖尿病患者脑神经麻痹的发生率明显高于非糖尿病患者,以动眼神经麻痹最为多见,可单发、也可双侧受累,患者常主诉突发的眶周剧烈疼痛合并复视,检查显示眼肌麻痹,可存在特征性的上睑下垂。其次为滑车、外展、面神经麻痹,可表现为多组脑神经受损。最常发生的周围神经损伤为尺神经、正中神经、股神经和腓总神经,多为亚急性或慢性起病,可对称,也可单发,表现为下肢肌肉萎缩、疼痛,肌力减弱。另外,患者可有多处嵌压性神经病,常见挤压部位易患性增加,出现多处压迫性麻痹,如腕管综合征(压迫正中神经)、肘管综合征(压迫尺神经)、跖管综合征(压迫胫神经)。

4. 糖尿病性神经根病变

糖尿病性神经根病变是糖尿病病变中很突出的但很少被了解的一种。多发性神经根病变可侵及胸壁、腹部、背部、大腿前侧、臀部和足部,可为双侧的、对称的,也可能为单侧的,通常病史中会有相关性的突发的胸、腹、背或四肢疼痛,可有感觉迟钝、感觉缺失。累及下肢时,可能会有膝腱反射和跟腱反射消失。

5. 糖尿病性肌萎缩

糖尿病性肌萎缩也称糖尿病性脊髓病是一种特殊的临床综合征。可表现为类似慢性脊髓灰质炎的脊髓前角细胞损害,脊髓痨样后根、后柱损害,及与亚急性脊髓联合变性相似的后索及侧索变性。患者常有严重的疼痛和近端下肢、臀部、大腿前侧无力或者远端四肢无力。疼痛通常不对称,首先发生在一侧肢体,逐渐发展,到后来累及对侧的肢体,常不累及上肢。常有骨盆带、肩胛带及四肢近端肌肉萎缩。糖尿病伴低血钾时可有低钾性麻痹。这些改变多认为系糖尿病性血管引起的持续性脊髓供血不足所致。

三、辅助检查

由于电生理检测技术的不断改进,糖尿病性神经病的诊断阳性率逐渐提高。实验室检查可以明确有无病变、确定病变范围、病变程度、判断预后,并可发现亚临床病变,对早期诊治提供依据。肌电图呈神经源性改变,神经传导速度(NCV)、末端运动潜伏期(DmL)可反映神经病的脱髓鞘特性,呈现为 NCV 减慢、DmL 延长;而运动或感觉动作电位波幅下降,反映轴突丧失。大多数报道显示下肢受累早于上肢、远端重于近端、感觉神经异常早于并重于运动神经异常,与临床表现一致。近年来,F 波、H 反射、体感诱发电位(SEP)在糖尿病性神经病领域中的应用,为诊断神经病变提供了新的工具。腓肠神经活检:对临床症状不典型的神经病,有鉴别诊断意义。血糖、肾功能检查也是必要的。糖化血红蛋白是由血红蛋白与细胞内外的蛋白质结合而成,可反映近期(1~3 个月)的血糖代谢状况。大多数文献均表明其与电生理检测结果呈负相关,比空腹血糖和餐后 2h 血糖更为可靠。

四、诊断依据

临床有糖尿病基础,存在周围神经损害的症状、体征或电生理检测的异常,并排除其他原因引起的肢体麻木、无力、疼痛，即可诊断糖尿病性神经病。

五、鉴别诊断

1. 系统性红斑狼疮(SLE)

SLE 是由于自身抗体和免疫复合物导致的多系统病变，其中约 50% 累及中枢神经系统，也可出现脑神经麻痹和多发性周围神经病等。CSF 中淋巴细胞轻度增高，蛋白可轻度增高。SLE 患者脑内多有血管病变和损害周围神经。主要为小动脉和微动脉受累，光镜下可见玻璃样变性、血管周围炎性浸润以及内膜增厚，血管壁坏死和纤维素沉积，血管腔内有血小板和纤维蛋白血栓。一些患者神经系统症状和体征有自发性缓解，提示血管病变所致的缺血是可逆性的，并非永久性的损害。免疫异常在发病机制中起着重要作用。

2. 血管源性神经病

血管源性神经病系指一类由于供给周围神经的血管病变而导致的缺血性神经病。常见于结节性多动脉炎、伯格病、淀粉样变性、动脉粥样硬化、机械性压迫等。由于病因、病程、病情严重程度、累及范围不同，故临床表现也有较大的差异。其共同特点是临床病情与神经缺血严重程度、累及范围具有平行关系。

3. 高血糖性神经病

见于初诊为糖尿病的患者及血糖控制不佳的患者，有时诉下肢远端有麻木等不快的异常感觉。经治疗血糖恢复正常时，以上症状迅速消失，治疗开始前的神经传导速度减慢也常迅速改善。可以认为糖尿病患者的高血糖水平与末梢神经功能异常是相关的，治疗可使神经症状迅速改善，提示本病的病理不是神经纤维变性和脱髓鞘，而是代谢障碍。

六、治疗

控制疼痛是糖尿病性神经病变中最困难的处理措施之一。考虑到疼痛常伴抑郁，因此，充分认识潜在的抑郁并加以治疗成为患者必不可少的部分。大多数糖尿病的自然病程是疼痛自然缓解。

1. 严格控制高血糖

应控制饮食，控制血糖，纠正体内代谢紊乱，这是糖尿病性神经病治疗和预防最根本的措施。神经病变与高血糖有关，即使是近期出现的高血糖或一日之内血糖波动较大，都可使神经传导速度减慢，因此糖尿病神经病变治疗的基本原则是控制好血糖。对高渗性昏迷、酮中毒昏迷及低血糖性昏迷应积极抢救。

2. 药物治疗

（1）维生素：大剂量 B 族维生素、烟酸等药物可促进神经功能的恢复。维生素 B_1 维生素 B_6 等缺乏可发生神经病变，但试用维生素 B_1、维生素 B_6 及维生素 B_{12} 治疗均无肯定效果。维生素 B_{12} 的衍生物甲钴胺—弥可保每次 $500\mu g$，每日 3 次口服；针剂，每次 $500\mu g$，一周 3 次肌内注射，可有一定疗效。

（2）镇痛药物：镇痛药治疗疼痛性糖尿病性神经病变尽管可短期用于自限性的症状，但效果不佳。临床试验证明用布洛芬或舒林酸对于缓解神经病理性疼痛是有效的，但对于使用阿片类药物仍存在争议，因其作用不确切，可致成瘾和便秘，能加剧自主性神经病的症状。

（3）抗抑郁药：三环类抗抑郁药作为神经性疼痛辅助药物已有很长时间了，它们被认为能够阻断神经对去甲肾上腺素和 5 - 羟色胺的再摄取，因此具有抑制伤害性传导通路神经递质的作用。阿米替林 25mg,每日 2～3 次,或丙米嗪,50～100mg 睡前服,有利于睡眠,但较强的抗胆碱能不良反应也限制了使用。5-羟色胺再摄取抑制药也被证实对神经性疼痛有效,常用帕罗西汀、舍曲林等药物。

(4)抗惊厥药和抗心律失常药:抗惊厥药和抗心律失常药在治疗周围神经痛时常在三环类抗抑郁药之后作为二线药物使用。这些药物可减少自发性放电导致的初级伤害性感受器的细纤维的损害。卡马西平每次 100～200mg,每日 2～3 次,对锐痛较有效,对钝痛疗效不佳。加巴喷丁能够缓解与糖尿病变相关的疼痛,但价格较贵。利多卡因能够缓解顽固性疼痛,并能维持很长时间。其他如辣椒素、可乐定、右美沙芬等药在部分患者也取得了一定疗效。

(5)其他:用血管扩张药、醛糖还原酶抑制药、肌醇、乙醚-L-肉碱、抗自由基制剂、神经营养因子、前列腺素等药物治疗,对临床症状或电生理改变有不同程度的改善。

3. 理疗

脉冲电刺激可能对于减轻糖尿病性神经病的烧灼样疼痛有效。在腰部的局部皮肤使用经皮神经电刺激对一些患者有效。电针疗法对于缓解慢性糖尿病性神经病变的疼痛也有效。脊髓电刺激为缓解慢性糖尿病性神经病变疼痛提供了一条新的、有效的途径,并可改善运动耐量。

4. 骶管阻滞

骶管阻滞作为临床常用的麻醉方法,具有操作方便、起效迅速、镇痛完善、对患者生理功能干扰轻微等优点。骶管阻滞治疗糖尿病性神经病变,不仅能够明显缓解下肢疼痛、肢体麻木等临床症状,还可以通过扩张下肢血管、改善神经纤维营养代谢,使受损的神经纤维得以修复。骶管阻滞时可以采用低浓度局麻药(利多卡因或布比卡因)混合小剂量阿片类镇痛药(芬太尼)及维生素 B_{12} 或其衍生物进行骶管阻滞,一般注药后约 10min 下肢疼痛即可缓解。骶管阻滞治疗期间,局麻药的作用可使患者的下肢有不同程度的麻木感,但由于使用的局麻药浓度较低,不影响患者下肢活动。下肢血管的扩张可使患者的血容量相对不足,因此除补足液体外,应减少患者活动,避免发生直立性低血压。

5. 对症治疗

对疼痛、腹泻、阳痿、神经源性膀胱、直立性低血压采取对症治疗措施。如胃轻瘫可用胃动力药,如多潘立酮每次 10mg,每日 3 次;尿潴留可用针灸、按摩或新斯的明 0.5mg,肌内注射,必要时可行导尿术、保留导尿术或膀胱造瘘。

第四节　中枢性疼痛

中枢性疼痛(Central Pain)作为专业术语在 20 世纪中期已经提出,20 世纪 70 年代才开始对此有所研究和认识。目前对中枢性疼痛尚无统一的定义,概念也众说不一,较为混杂。国际疼痛学会(IASP)提出的中枢痛的新概念为由中枢神经系统的病变或功能失调所引起的疼痛。这里的核心是由于中枢神经系统内的原发过程,而不是外周引发的疼痛,外周引发的疼痛虽伴有中枢机制,但也不属于中枢痛。如臂丛撕脱、幻肢痛引发的疼痛,虽有中枢机制,但并不属于中枢痛。中枢性疼痛常发生于老年人,引起中枢性疼痛的病灶多位于脊髓、脑干、丘脑、大脑皮质、皮质下等痛觉传导通路,其中以丘脑病灶引起的丘脑痛发生率最高。其临床表现为发作性或持续性烧灼、针刺样剧烈疼痛,任何轻微刺激皆能触发,刺激强度与疼痛程度不成比例,其发作常延迟于诱发因素之后。以疼痛学分类,可将其归于神经病性疼痛、神经源性疼痛或全身性疼痛,表现形式多为慢痛。中枢性疼痛在解剖学上分为脊髓相关的疼痛和脑相关的疼痛,两者表现的症状和体征可能完全不同。其代表性疾病是丘脑痛、瓦伦伯格综合征、脊髓损伤后疼痛、卒中、多发性硬化等。另外,也有将由于神经症、精神分裂等疾病引起的精神(心理)疼痛归属于中枢性疼痛。脊髓相关的疼痛与脑相关的中枢性疼痛流行病学是不同的。

脊髓相关的疼痛最主要的原因是外伤,其中交通意外是最常见的,占60%～70%。其他少见的原因是手术治疗不当、炎症、肿瘤、血管病及先天性疾病。而脑相关的中枢性疼痛主要原因是血管病,少见的原因有肿瘤和炎症。

中枢痛的具体病因主要有:脑脊髓的血管意外如梗死、出血、血管畸形等,可有急性和慢性进行性病变;多发性硬化,即脑桥、延髓或脊髓的多发性硬化或肿瘤;外伤性脑损伤,如子弹穿透伤、交通意外等;脊髓空洞症、延髓空洞症,常导致中枢痛,但与病变发生速度的缓急无关;脑脊髓脓肿、肿瘤;病毒、梅毒引起的脊髓炎;癫痫;帕金森病;卒中,病变大多在丘脑。

一、发病机制

中枢性疼痛的机制与外周伤害性疼痛的机制明显不同。一般外周组织病变和损伤所造成的伤害性刺激经上行传导束到感觉皮层,都会产生即时的定位准确的疼痛感,因果关系较为明确。例如遇到手部刀割伤,几乎所有人(特殊情况除外)都会感到性质相同的十分明确的疼痛,只是个体的耐受性有差别。与此不同的是,在中枢神经系统内沿脊髓、脑干、丘脑到皮质的传导通路上几乎任何部位的病理损害都有产生中枢性疼痛的可能,但是即使是上述相同结构的相同病理损害,却只有部分患者出现中枢性疼痛,即因果关系不十分明确。因此,不能用伤害性冲动传入模式及疼痛的闸门机制解释中枢性疼痛。临床观察到中枢性疼痛存在明显的个体差异,心理和社会因素也起着重要作用。最近的研究表明中枢性疼痛的病理生理很复杂。中枢性疼痛常与丘脑的腹后外侧核有关。丘脑是将来自脊髓和脑干的各种感觉信息向大脑皮质传递的中继站,并对疼痛信息进行初步整理、记忆和储存。丘脑损伤后,这些储存在丘脑的疼痛信息就会失控地不断提供给大脑而产生疼痛感。这主要是因为丘脑至大脑皮质的传导功能发生改变,包括抑制性和敏感性缺失。一种可能的机制是正常情况下不会激活痛觉神经元的阈下刺激使这些神经元产生了放电。损伤后,未受累的温度觉神经元兴奋后可激活痛觉神经元,从而引发疼痛。尽管丘脑病变仍是主要原因,但是大脑皮质病变也是导致中枢性疼痛的一个重要原因。临床证据表明在中枢神经传导路径完全阻断(如脊髓断裂)的情况下,大脑仍能感到类似来自远端肢体伤害性刺激所引起的疼痛,这种疼痛感觉往往延迟于损伤之后,并持久存在。边缘系统参与疼痛的情绪反应,心理因素和情感反应在中枢性疼痛中所起的作用远远超出在其他伤害性疼痛中所起的作用,这一现象已得到广泛认识,并得到临床治疗的证实。

脊髓后角胶状质(板层Ⅰ、Ⅱ)是痛觉信息处理的主要初级部位,当脊髓损伤后,后角对痛觉信息的调控功能发生改变,在没有伤害性刺激传入的情况下,非伤害性刺激(机械压迫或温热刺激)也可产生明显的痛觉体验,即非痛信息对痛信息的易化作用。当脊髓完全离断时,因缺乏远端传入信息,而使正常的疼痛抑制控制机制被消除,主要体感投射通路上的神经元会产生异常的高频发放,从而产生痛感。

新近的研究表明,在中枢神经系统内(特别是在脊髓内)N－甲基－D－天冬氨酸(NMDA)受体对疼痛调制机制起重要作用。NM－DA受体是一种兴奋性氨基酸受体,不仅在脊髓伤害性刺激的传导中具有重要作用,而且是介导病理性脊髓损伤的关键受体。实验表明,NO和NMDA共同参与温热刺激的过敏反应。

二、临床表现

中枢性疼痛经典的三联征为:固定位置的烧灼样疼痛、对冷刺激异常的感觉以及接触可加重疼痛。不论产生于脑水平的损害,还是脊髓水平的损害,都有以下共同特点:疼痛可能累及身体的很大部分,或局限在某个位置,疼痛的区域常与躯体感觉障碍或消失的区域部分或全部一致,即临床检查时发现有感觉减退或感觉丧失的肢体而为患者主诉疼痛的肢体。疼痛常延迟于原发性损害(诱发因素)之后立即出现或延迟几年,长达2~3年。大多数自发性中枢痛是持续存在的,并没有无痛间隔。疼痛的性质与外周神经损害所致的非传入性疼痛相类似,患者描述的常为持续性钝痛、麻刺样痛、烧灼样痛或束带紧箍感,有时可有短暂性刀割样或电闪样急性疼痛发作。疼痛的强度从低到极高不等,即使疼痛强度轻或中等,患者评价这种疼痛也是严重的,这是因为其难忍性持续性给患者带来痛苦。皮肤刺激、身体运动、内脏刺激、神经和情绪的改变均可加重中枢痛。患者大多伴有痛觉超敏,即正常情况下不产生疼痛的刺激,如触、轻压、温热、稍冷而诱发疼痛。

中枢性疼痛的患者常有明显的原发性中枢神经系统病变的体征,如深浅感觉障碍、运动功能障碍、反射异常等,患者可能有肌无力的迹象,这可能是由已知的神经损伤或患病部位的损伤引起的。患者多有躯体感觉异常,可作为中枢痛患者的诊断依据,主要有以下感觉异常:感觉减退、感觉过敏、感觉异常和感觉迟钝、麻木、反应潜伏期延长、后感觉、积累等。

三、诊断依据

根据特定的病史和患者对疼痛的描述常可以做出诊断。患者有中枢神经系统疾病史,如卒中、多发性硬化症、脊髓外伤、脊髓空洞症等。临床表现为神经病理性疼痛的特点,有明显的原发性中枢神经系统病变的体征和感觉异常。脑脊液化验,表现为原发神经系统疾病的特点,炎性反应较常见,如细胞数增多、蛋白增高等。CT、MRI可显示神经系统损伤的征象。肌电图可表现为受累神经传导速度减慢。定量感觉测定(QST)可表现为各种感觉异常。临床上需作伤害感受性和心理性中枢痛的鉴别诊断。

因疼痛是患者个人的主观感受,难以用客观指标来衡量。因此,迄今尚无一种行之有效的客观疼痛评定方法。目前常用的疼痛评估法多采取患者描述或问卷量表的形式,同样适用于中枢性疼痛的评估。临床上多采用较为简便实用的方法,如视觉模拟评分法(VAS)、简式McGill疼痛问卷(MPQ)评定法、六点行为评分法以及疼痛整合评分法等。

四、治疗

尽管最近关于中枢神经系统损伤所致疼痛的病理研究已很深入,但中枢性疼痛治疗仍是个难题,在治疗中所做的努力更多的在于减轻或缓解疼痛,而难以达到消除疼痛。部分中枢性疼痛有可逆性,有些脑卒中后或脊髓炎所致的中枢痛不经特别治疗或经一般对症治疗后可缓解。一般病程多达4个月至半年以上。对于中枢痛,尚无通用的、非常有效的治疗方法,目前治疗脑卒中后疼痛已经不局限于某一种疗法,而是采取综合治疗的方法。治疗方案应包括药物治疗、物理疗法和心理支持疗法等。

1. 原发病治疗

中枢性缺血性疾病往往经扩张血管、降低血液黏度、改善脑供血治疗后,一些患者的中枢性疼痛症状会有所缓解。多发性硬化或急性脊髓炎经系统性内科治疗后,疼痛症状也会明显缓解甚至消除。

2. 药物治疗

治疗中枢性疼痛的药物主要有以下几类。

(1)镇痛药:①应用中枢性非阿片类镇痛药,少数患者的疼痛有一定程度的减轻。目前常用药物有:曲马朵、右旋美沙芬、可乐定、对乙酰氨基酚等。曲马朵为中枢神经系统抑制药中的非成瘾类镇痛药,结构与阿片类衍生物有相似之处,治疗剂量不具有阿片类药物的不良反应。目前认为有前景的是中枢性镇痛药受体拮抗药和中枢性 α_2 - 肾上腺素受体(α_2 - AR)激动药。兴奋性氨基酸的 NMDA 受体拮抗药氯胺酮对中枢性疼痛有确切的治疗效果,已用静脉滴注、口服方法进行治疗,右旋美沙芬临床应用也已见明显疗效。可乐定为 α_2 - AR 激动药,近10 余年有关可乐定在镇痛方面的研究日益增多,临床上与其他镇痛药合用可减少后者的用量;②对于严重的顽固性中枢痛,在其他类镇痛药治疗无效的情况下,可选用阿片类药物,常用的有吗啡控释片(美施康定)、羟考酮缓释片(奥施康定)等。但是阿片类药物提供的镇静作用多于镇痛作用;③非甾体消炎镇痛药抑制前列腺素(PG)的合成,减弱伤害性刺激的传入而达到镇痛作用,以往认为此类药物对中枢性疼痛无效,近来有报道使用此类药物后,有些患者的中枢性疼痛得到一定缓解,推测可能对脊髓内 PG 的合成有一定的抑制作用。因此,也可在临床上试用。

(2)抗抑郁药:临床资料显示,服用抗抑郁药物有助于缓解某些中枢性疼痛,特别是对情感反应较明显、抑郁问卷评分较高的患者给予抗抑郁药物治疗有时会得到明显效果。常用的有阿米替林 50~100mg/d,每天分 2 次,也可小剂量 10~20mg/d,以前者为普遍,但是其明显的抗胆碱能不良反应明显影响卒中后患者的功能恢复,老年人更容易出现这种不良反应。此外,盐酸氯丙米嗪、帕罗西汀、多塞平等药物也较常用。

(3)抗惊厥药:中枢性疼痛的临床及临床前研究表明损伤的中枢神经系统区神经元的过度兴奋在中枢性疼痛发生中起重要作用,抗惊厥药物通过 γ - 氨基丁酸介导的抑制作用,调整钠钙通道,降低神经元的异常兴奋或抑制兴奋性氨基酸。兴奋性神经元的抑制是抗惊厥药物治疗癫痫和中枢性疼痛的基础,第一代(苯妥英、苯二氮卓类、丙戊酸盐、卡马西平)及第二代(拉莫三嗪、加巴喷丁、托吡酯)抗惊厥药均用于中枢性疼痛,这些药物被认为与抗抑郁药阿米替林有相同的功效。卡马西平、苯妥英钠,剂量均可从每次 100mg,3 次/天开始,如镇痛作用不明显可每次再加 50mg,但应注意观察其不良反应。

(4)局麻药、抗心律失常药:中枢性疼痛患者的肌张力障碍的治疗很重要,因为对这种肌张力障碍的治疗往往可以使疼痛部分或完全缓解。利多卡因可能是治疗中枢性疼痛最有效的药物,Atta 等证明利多卡因可以改善自发性疼痛(如烧灼痛)。利多卡因多采取静脉内 1mg/kg 试验性一次性注射,继而每 30min 以 1mg/kg 的速度缓慢静脉滴注,此后酌情调节。另外,也可口服美西律。

此外,应用一定剂量的苯二氮卓类药物(地西泮、氯硝西泮)或中枢性肌松药(如巴氯芬、替扎尼定等)也有辅助镇痛作用。尤其是替扎尼丁被认为是一种安全有效地降低卒中后相关的肌肉痉挛和疼痛的药物,并且能保持肌力,提高生活质量。

3. 阻滞治疗

星状神经节及其他部位的交感神经节阻滞可改变中枢痛受累区。脑下垂体阻滞治疗脑卒中后瘫痪性下肢痛、丘脑痛、脊髓及腰椎损伤性下肢痛等中枢痛也取得明显效果。

4. 物理治疗

近年来动物研究资料表明,刺激某类脊髓损伤或周围神经损伤动物的脊髓,可以提高 γ - 氨基丁酸的水平,这种物质是一种神经性疼痛的抑制剂;许多报道和回顾性研究也表明脊髓刺激术可能是治疗脊髓损伤相关疼痛的一种方法。深部脑刺激术已被证明对丘脑综合征有效;有一试验表明皮质刺激术对深部脑刺激术无效的患者可能有效,特别是对顽固的截肢术后的幻肢痛综合征有效。脊髓损伤性中枢痛采用脊髓电刺激、脑深部电刺激(DES),70% 有非常满意的效果。物理因子对中枢性疼痛的作用机制可能是:①减少或消除能引起疼痛的感觉系统内细胞的自发性激动;②干扰已受到伤害性刺激影响的感觉系统的信息传入;③增加正常的抑制性机制的活动;④影响大脑皮质对感觉信息的分析,或以较强的可接受的感觉刺激来抑制异常感觉"兴奋灶"。因物理因子没有药物常见的不良反应和成瘾性,应作为首选治疗手段。脊髓脑深部刺激多以脑室管周围(PAG)、脑室周围(PVG)的灰质区为刺激靶区,对于主要表现为单个肢体疼痛或疼痛区域较为局限的中枢性疼痛患者,可在疼痛部位采用经皮电刺激神经(TENS)疗法或调制中频电疗法,高频 50 ~ 100Hz,低频 1 ~ 4Hz 刺激,反复短列冲动,将此法与放松疗法、心理暗示结合起来,可提高痛阈,减轻疼痛反应。

5. 中医治疗

中医治疗中枢痛多采用针刺治疗。针刺时可产生"酸"、"麻"、"胀"等针感,这些针感信息经脊髓上行传入,在脑的各级水平上激活了与内源性痛觉调制系统有关的结构和中枢神经递质系统,从而产生镇痛效应,这一作用得到我国学者广泛研究工作的证实。临床上除可采用针刺穴位镇痛外,还可用 He - Ne 激光进行穴位照射镇痛,或用强度较大的激光进行交感神经节照射治疗,可有一定的镇痛作用。另外,按摩、拔罐、中药内服外用也有一定疗效。

6. 心理治疗

心理因素在中枢性疼痛中所具有的重要作用已受到广泛重视。应综合考虑患者的社会、家庭背景、文化程度及心理因素,给予患者心理及精神上的支持治疗,并指导家属积极配合,充分理解、帮助患者,采取心理疏导、认识、松弛等心理治疗方法,消除患者的悲观恐惧情绪,学会放松自己。积极配合推拿按摩手法进行肢体功能康复。必要时配合放松疗法、生理反馈疗法、催眠疗法以及药物治疗,可有效地改善患者精神状态,减轻疼痛症状。

7. 手术疗法

当上述各种方法实施后仍不能达到有效镇痛,且疼痛成为患者难以忍受的主要症状并严重影响患者生活质量时,可考虑进行外科手术治疗,但是疗效均不能肯定。

第五节　癌性内脏疾病疼痛

一、定义

癌性内脏疼痛一般是指由肿瘤引起的一类与癌症相关的慢性顽固性疼痛,往往伴随实质或潜在的内脏组织损伤。如肿瘤侵犯或压迫实质性脏器及空腔性脏器,引起局部坏死、溃疡、炎症等,导致严重的疼痛是造成癌症晚期患者主要痛苦的原因之一。除了具有内脏痛的一般特点,多为钝痛、范围弥散、常伴有其他部位的牵涉痛和较强的自主神经反应等。癌性内脏疼痛还具有癌症疼痛的特点,即主要由癌症或癌症治疗过程刺激内脏组织,激活内脏神经感受系统而引发,多表现为性质剧烈、持续存在、镇痛药物疗效较差等。

二、病因

癌性内脏痛的基本原因是由于肿瘤的直接侵蚀或压迫,肿瘤细胞一般呈膨胀性或者浸润性生长,易形成肿块而压迫周围组织或阻塞各种管道,如淋巴管、肠管等引起疼痛。浸润性生长也可以侵犯神经、血管、淋巴管和胸、腹膜等而导致疼痛。另外,肿瘤细胞的高代谢和乏氧易造成组织代谢产物增加,特别是一些致癌物质,如氢离子的增加,可以引起疼痛。根据发生机制的不同,疼痛的病因进一步可以分为以下几点。

(一)组织毁坏

当肿瘤侵及破坏胸膜、腹膜或脏器神经组织,如肺癌侵及胸膜可致胸痛。

(二)压迫

肿瘤容积增大,压迫邻近脏器和神经组织。神经组织受肿瘤压迫常常同时并存神经受侵蚀,如腹膜后肿瘤压迫腰、腹神经丛,可引起腰、腹疼痛。

(三)阻塞

空腔脏器被肿瘤阻塞时,可出现不适、痉挛,完全阻塞时可出现剧烈绞痛,如胃、肠及胰头癌等引起的消化道梗阻。

(四)张力

肿瘤体积增大,而组织包膜容积不变,导致局部组织出现胀痛,如原发及肝转移肿瘤生长迅速时,肝包膜被过度伸展、绷紧便可出现右上腹剧烈胀痛。

(五)炎症

肿瘤溃烂,经久不愈,并发感染引起炎症反应,可引起患者剧痛,如胃癌和肠癌。

三、发病机制和病理

癌性内脏疼痛的发生机制尚不完全清楚。目前一般认为,内脏机械或化学刺激激活机械感受器及化学感受器,通过 Aδ 纤维或 C 纤维传至中枢,产生痛觉。Aδ 纤维是一种有髓鞘的神经纤维,直径为 $1 \sim 4\mu m$,C 纤维是无鞘神经纤维,直径较细,为 $0.2 \sim 1.0\mu m$。单一的疼痛刺激引起双重感觉,两种纤维同时活动,但冲动到达中枢的时间不同,C 纤维比 Aδ 纤维慢 1.4s。刺激之后,先感到快速、定位精确但不剧烈的锐痛,继而是弥散的钝痛,程度较强,前者称为"第一疼痛",后者称为"第二疼痛"。内脏感觉的传入通路基本上与躯体一致,但纤维占多数为 80%。内脏的痛阈较高,对膨胀、痉挛、缺血性强直收缩和化学刺激较敏感(常引起剧烈疼痛,多伴有呼吸、血压变化,以及出汗、竖毛、呕吐、肌紧张增强等反应)。另外,一个脏器的传入纤维常常经几个节段的脊神经进入中枢,而一个节段的脊神经又可包括几个脏器的传入纤维。例如,胃传入节段包括胸$_{6-9}$,与肝、胆、胰、脾、十二指肠等重叠。因而疼痛常较弥散而难以准确定位。内脏的神经支配是双重的,痛觉冲动主要由交感神经传入,盆腔脏器由骶部副交感神经传入,气管和食管上部由脑神经(舌咽神经和迷走神经)传入。此外,内脏疼痛还有牵涉痛,可能是由内脏传入与躯体传入的两个通路在同节的脊髓背角细胞中发生聚合,相互作用,再由同一的传导通路传至大脑皮质,以致使疼痛定位发生偏差,进而反映到躯体传入所属脊神经支配的皮肤区。例如,胆囊疼痛可反射到右侧背部肩胛角下,胰腺疼痛可放射到腰背部等。

四、症状

癌性内脏痛的基本原因是由于肿瘤的直接侵蚀或压迫,发病因素源于胸、腹、内脏器官,常见于肿瘤压迫血管、神经、筋膜、肠管引起脏器缺血,侵及胸、腹膜、肝、胰的转移引起包膜紧张等,疼痛定位不明确,范围较广泛。疼痛常可引发较强的自主神经功能紊乱,如大汗淋漓等和骨骼肌痉挛。性质为急慢性钝痛、绞痛、胀痛等,可放射到远处的体表即牵涉痛,常伴有各系统症状。例如:①肺癌:肺癌侵及胸膜可引起胸痛,而胸膜受侵时,咳嗽会使疼痛加剧;②胃肠癌:胃癌疼痛可在进食时疼痛加剧。胃癌及肠道肿瘤出现肝或腹腔淋巴转移,可出现腹及腰背痛。肠道肿瘤出现局部溃疡、炎症可有腹部疼痛伴大便异常。肠道梗死和肠系膜缺血可引起肠绞痛;③食管癌:食管癌患者因局部溃疡、炎症可出现胸骨后烧灼性疼痛,伴有进食哽咽感,偶可出现胸背痛。食管癌放射治疗后,可因放射损伤引起胸背部放射性疼痛,此种疼痛与进食无明显关系;④其他部位的肿瘤,如乳腺癌、宫颈癌、宫体癌等发生其他内脏器官的转移都可引起相应部位疼痛。

癌性内脏痛,除了自身的症状特点外,也有癌性疼痛共同的症状,如:①全方位疼痛:强调晚期癌症疼痛是多方面因素的结果,包括躯体的、心理的、社会的和精神的因素;②势不可挡的疼痛:随着癌症的进展,疼痛强度加大,患者身心体力逐渐无法承受;③伴有自主神经异常和心理学异常以及躯体化症状:持续疼痛导致自主神经和精神异常,如出现情绪异常、失眠、抑郁、焦虑不安或焦虑与忧郁同时存在等,对治疗失去信心,以及周身不适等;④社会性疼痛:癌症患者意识到他们将要因死亡与家人离别而痛苦沮丧等。

五、治疗

癌性内脏痛常见胸腔、腹腔或盆腔脏器的原发性或继发性肿瘤所致,疼痛原因是肿瘤的直接侵蚀或压迫,损伤腹腔脏器或者盆腔脏器引起的。如机械性刺激肠系膜的扭曲和牵拉、肿瘤压迫血管、神经、筋膜、肠管引起脏器缺血、扩张,侵及胸、腹膜、肝、胰转移引起包膜紧张,胆道或胰管内的梗阻等损害,都可以引起机体的疼痛感觉。早期疼痛定位不明确,疼痛部位与内脏损害几乎不相关,由于内脏传入神经在脊髓的分散分布,初期的内脏痛弥散且轻微,多表现为钝痛且难以确切定位。当肿瘤后期侵犯交感神经支配的结构,例如壁腹膜时,才会有明确的刺激痛位点,疼痛可以定位明确。癌性内脏痛临床表现呈多样性,给临床诊断及治疗增加了难度。癌性疼痛治疗主要目的如下:①持续、有效地消除疼痛;②降低药物的不良反应;③将疼痛及治疗带来的心理负担降到最低;④最大限度地提高患者的生活质量。

控制癌症疼痛的治疗方法分为四大类,即病因治疗、镇痛药物治疗、侵入性治疗、心理治疗等。根据患者具体情况,动态评估、合理地、有计划地综合应用有效止痛治疗手段,最大限度地缓解癌症患者的疼痛症状,从而改善患者的生活质量。

(一)止痛药物治疗

药物治疗是癌痛治疗最基本、最有效、最常用的方法。尤其早期轻度癌痛患者应采用药物治疗。药物治疗具有安全有效、作用迅速、风险小、费用合理等优点。癌痛治疗应遵循三阶梯治疗原则,依照患者具体情况制订个体治疗方案。在选择药物治疗之前,要明确疼痛的病因、评估疼痛的强度和性质,早期疼痛干预,合理选择药物,全程充分镇痛。预防与积极处理不良反应,并密切观察治疗效果。

1. 药物治疗原则

应按照 WHO 癌症三阶梯止痛治疗原则,并注意五个细节。

(1)口服给药:应尽量选择无创、简便、安全的给药途径;口服给药是首选给药途径,不能吞咽或存在口服吸收障碍的患者,可采用非口服途径,如透皮贴剂、栓剂纳肛止痛,也可持续静脉或皮下输注止痛药。

(2)按阶梯用药:根据疼痛程度,有针对性地选用不同强度的镇痛药物。轻度疼痛选择非甾体抗感染药物(NSAIDs);中度疼痛选择弱阿片类药物,低剂量强阿片类药物也可用于中度疼痛的治疗。重度疼痛可选用强阿片类药,并可合并 NSAIDs。如果患者诊断为神经病理性疼痛,首选三环类抗抑郁药物或抗惊厥类药物等。

(3)按时用药:癌痛多表现为持续性慢性过程,按时给药止痛药物可在体内达到稳态血药浓度,有效缓解基础性疼痛。常选择持续镇痛时间长的控缓释型药物。按时给药后,患者的疼痛可缓解,如出现暴发性疼痛时,还应按需给予快速止痛治疗,常选择起效快的即释型药物。

(4)个体化治疗:按照患者病情和癌痛缓解剂量,制订个体化用药方案。制订止痛方案前,应全面评估患者的具体情况,如肝肾功能、基础疾病、全身状况等,有针对性地开展个体化的止痛治疗。

(5)注意具体细节:止痛治疗时的细节是指可能影响止痛效果的所有潜在因素,既包括疼痛的全面评估、准确的药物治疗、动态随访等,又包括患者的心理、精神、宗教信仰、经济状况、家庭及社会支持等诸多方面。

2. 药物治疗

(1)第一阶梯药物:阿司匹林是第一阶梯代表药物,也是最早人工合成的 NSAIDs,可有效缓解轻度癌性疼痛及各种炎性疼痛。NSAIDs 通过抑制前列腺素(PG)合成过程中的限速酶即环氧合酶(COX),使花生四烯酸不能转变为前列腺素而发挥解热、镇痛、抗感染作用。

目前,已发现三种 COX 同工酶,即 COX-1、COX-2 和 COX-3,对作用机制了解得比较清楚的是前两种酶。COX-1 为结构酶,存在于正常组织中,维持胃肠、肾脏、血小板等组织器官的生理功能;COX-1 受抑制会产生消化道溃疡、穿孔、出血、肾损伤等不良反应。COX-2 为诱导酶,只有在受炎症因子刺激时才在炎症组织中表达产生,参与炎症反应和炎性疼痛。理想的 NSAIDs 应选择性抑制 COX-2,产生

抗感染、止痛作用而不影响 COX-1,减少器官毒性。阿司匹林主要作用于 COX-1,镇痛剂量下对胃肠道的不良反应及出血风险堪忧,因此不再普遍提倡用于慢性疼痛。继而取代阿司匹林的第一阶梯代表药物分为对乙酰氨基酚和 NSAIDs。对乙酰氨基酚有解热镇痛作用,但

无抗感染作用,不属于 NSAIDs 类药物,适用于除炎性疼痛之外的各类轻度疼痛。

NSAIDs 按其对 COX 同工酶抑制作用的特点主要分为 4 类。

①COX - 1 倾向性抑制剂:主要作用于 COX - 1,阿司匹林属此类药物;②非选择性 COX 抑制剂:吲哚美辛、布洛芬、萘普生均属此类药物;③选择性 COX - 2 抑制剂:萘丁美酮、美洛昔康属此类药物;④特异性 COX - 2 抑制剂:塞来昔布属此类。

临床使用 NSAIDs 时应谨慎评估用药风险,遵循以下原则。

①轻度非炎性疼痛时,首选对乙酰氨基酚止痛,疗效不佳或合并炎性疼痛时考虑使用 NSAIDs 治疗;②任何 NSAIDs 均不宜长期应用,有以下高危因素情况下更应慎重使用:a. 肾毒性高危人群:年龄 >60 岁、体液失衡、多发性骨髓瘤、糖尿病、间质性肾炎、肾乳头坏死、同时使用其他肾毒性药(如环孢素、顺铂等)和经肾脏代谢的化疗药物。b. 胃肠道毒性高危人群:年龄 >60 岁、消化道溃疡病或酗酒史、重要器官功能障碍(包括肝衰竭)、联合应用类固醇类药物。c. 对于合并心血管疾患,心脏毒性、血小板减少或出凝血紊乱高危因素的患者,也应当慎用 NSAIDs 药物。NSAIDs 类药物可能增加化疗引起的不良反应(特别是抗血管生成药物);③不推荐同时使用两种 NSAIDs,因为疗效不增加,而不良反应可能加重;④用 NSAIDs 时,注意与其他药物的相互作用,如 β 受体阻滞剂可降低 NSAID 药效;应用抗凝剂时,避免同时服用阿司匹林;与洋地黄合用时,应注意洋地黄中毒;⑤服用 NSAIDs 时,要定期监测患者的血压、尿素氮、肌酐、血常规、大便隐血等;⑥对乙酰氨基酚日剂量上限 3g/d,仅适用于正常肝功能的患者。考虑到对乙酰氨基酚的肝脏毒性,为防止过量,对乙酰氨基酚、阿片复方制剂使用需非常慎重或避免使用。

(2)第二阶梯药物:弱阿片药物,常用药物有可待因、布桂嗪、曲马朵、奇曼丁(曲马朵缓释片)等。曲马朵的定义是"非阿片类中枢镇痛药"为弱阿片受体激动作用及部分抗抑郁作用,可用于治疗轻、中度疼痛。临床证据显示弱阿片类药物也存在天花板效应。即使是最大剂量,曲马朵的镇痛效果依然不如吗啡1/10。早期低剂量起始的强阿片类药物,如吗啡、羟考酮、芬太尼等,也逐渐用于中度疼痛的治疗,便于调整剂量,而且当病情进展、疼痛加重时,患者也不必再行阿片药物转换。

(3)第三阶梯药物:强阿片药物是中、重度疼痛治疗的首选药物。吗啡、羟考酮、芬太尼、氢吗啡酮、芬太尼透皮贴剂是常用强阿片类药物。

①阿片类药物治疗前应明确:a. 阿片未耐受患者:未使用过阿片类药物的患者包括那些间断使用阿片类镇痛药物的患者。b. 阿片类药物耐受患者:已按时服用阿片类药物至少一周以上,且每日总量至少为口服吗啡 50mg、羟考酮 30mg、氢吗啡酮 8mg、羟吗啡酮 25mg 或其他等效药物。对于阿片类药物未耐受患者,阿片初始用药应首先短效阿片药物个体化滴定剂量。

②初始剂量滴定:短效阿片药物的剂量滴定阶段,目的是尽快止痛,确定有效的止痛剂量,对于未使用过阿片类药物的中、重度癌痛患者,推荐初始使用吗啡即释片进行治疗;根据疼痛程度,拟定初始固定剂量 5 ~ 15mg,q4h;用药后疼痛不缓解或缓解不满意,应于 1h 后根据疼痛程度给予滴定剂量。第一天治疗结束后,计算第二天药物剂量:次日总固定量 = 前 24h 总固定量 + 前日总滴定量。第二天治疗时,将计算所得次日总固定量分 6 次口服,次日滴定量为前 24h 总固定量的 10% ~ 20%。依法逐日调整剂量,直到疼痛评分稳定在 0 ~ 3 分。如果出现不可控制的不良反应,疼痛强度 <4,应该考虑将滴定剂量下调 25%,并重新评价病情。对疼痛病情相对稳定的患者,可考虑使用阿片类药物控缓释剂作为背景给药,在此基础上备用短效阿

片类药物,用于治疗暴发性疼痛。

③持续用药:使用长效阿片类药物稳定控制疼痛,期间备用短效阿片类止痛药。当患者因病情变化,长效止痛药物剂量不足时,或发生"爆发痛",立即给予短效阿片类药物,控制爆发痛应优选起效快、作用时间短的止痛药,解救剂量为前24h用药总量10%~20%。每日治疗爆发痛的剂量应计入次日阿片总量,再折算成分次给药的剂量,按时给予。

每日短效阿片解救用药次数应小于3次/天,爆发痛发作频次应控制小于3次/天。阿片类药物之间的剂量换算,可参照换算系数表。吗啡是最常用癌痛镇痛药,血浆半衰期只有3h。缓释吗啡与吗啡的生物利用率相同,但缓释制剂可以提供更长时间的镇痛效果。一般缓释吗啡推荐的给药间隔时间为12h,但在临床上,考虑到少数患者对阿片药物的个体差异,为镇痛充分,可以间隔8h用药。临床常用缓释吗啡有盐酸羟考酮(奥施康定)5mg、10mg、20mg、40mg;硫酸吗啡缓释片(美施康定)10mg、30mg。美菲康(盐酸吗啡缓释片)10mg、30mg。患者出现吞咽困难、口腔溃疡、胃肠道梗阻或恶心呕吐无法口服药物,可选择无创给药经皮贴剂,维持持续的阿片药血药浓度。常用的芬太尼透皮贴剂以恒定的速度释放芬太尼,通常可以维持72h(3d)。开始使用芬太尼透皮贴剂时,芬太尼首先渗透进入敷贴部位的皮下脂肪,形成一个皮下芬太尼的"贮藏池",然后进入血液,大约12h后达到芬太尼的稳态血药浓度,约能维持72h。芬太尼贴剂目前国内有两种剂型:25μg/h和50μg/h芬太尼透皮贴剂。芬太尼透皮贴剂的生物利用度非常高,约为90%。因为血药浓度缓慢升高,所以芬太尼透皮贴剂不适合用于快速缓解疼痛患者,因为在皮下脂肪贮藏,去掉贴剂后芬太尼的消除时间仍较长,所以阿片类药物的不良反应也会持续数小时才能逐渐缓解。因此芬太尼透,皮贴剂适合用于疼痛症状稳定,用于阿片药物耐受患者,且已经明确24h阿片类药物用量的患者。尽管芬太尼释放速度相对恒定,但一些因素也会影响芬太尼的释放与吸收,例如剧烈活动、局部按压、体温升高、洗热水澡等,随着皮肤血流的增加,芬太尼的释放速度也会加快。芬太尼贴剂的不良反应,局部皮肤瘙痒、红疹等较少见,以及阿片类药物不良反应等症状。通常对症处理后,癌痛患者都可以很好地耐受芬太尼透皮贴剂。

④阿片类药物不良反应防治:阿片类药物的不良反应主要包括便秘、恶心呕吐、嗜睡、瘙痒、头晕、尿潴留、谵妄、认知障碍、呼吸抑制等。阿片类药物的不良反应大多是暂时性或可耐受的。便秘与其他不良反应不同,不会随着长期使用而减轻。因此,所有阿片药物使用者需要同时服用通便药物,通便药物成分中至少包括刺激胃肠蠕动的成分,如番泻叶、比沙可啶等。可视患者具体情况,决定是否联合粪便软化剂,如多库酯、蒽醌等。

正确使用阿片类药物,极少出现呼吸抑制。阿片类药物所致的呼吸抑制,多出现在阿片初始滴定和快速增加时,一般不会在剂量稳定时发生,除非患者代谢、药物排泄产生变化或同时使用其他镇静药。过度镇静是药物过量的最初表现,继而会发展为呼吸抑制。对于病情稳定的过度镇静患者,首先阿片药物减量或停止使用、吸氧唤醒等治疗。有明显呼吸抑制者,使用纳洛酮0.4mg,用10mL生理盐水,稀释后,1~2min静脉推注,直至呼吸频率恢复满意。治疗目的是逆转呼吸抑制而不是逆转阿片药物镇痛效应,应防止快速纳洛酮静推,可能会引起拮抗阿片药物作用,出现疼痛危象。

(4)神经病理性疼痛辅助用药

①抗抑郁药物 a.三环类抗抑郁药:三环类抗抑郁药是抗抑郁类药用于镇痛辅助治疗的首选药物。主要的常用药物有:阿米替林、去甲替林、丙米嗪、多塞平、氯米帕明等。该类药物主

要用于神经病理性疼痛的辅助用药。三环类抗抑郁药系5－羟色胺能药物,可提高中枢神经系统的5－羟色胺能张力,有助于降低疼痛感受。因此可能在低于抗抑郁剂量下利用其5－羟色胺能特性发挥镇痛作用。b.选择性5－羟色胺再摄取抑制剂(SSRIs):SSRIs包括西酞普兰、氟西汀、帕罗西汀、舍曲林等,主要抑制突触前神经末端的5－羟色胺再摄取,几无心脏毒性和抗胆碱效应,镇静作用也明显减轻,但未证明神经病理性疼痛的效果强于三环类抗抑郁药物。c.非典型抗抑郁药/其他药物:文拉法辛、萘发扎酮、米氮平和曲唑酮具有与三环类抗抑郁药类似的辅助镇痛作用,但各种药物的不良反应和相互作用特征不同。

②抗惊厥药物:抗惊厥药用于神经病理性疼痛有一定疗效,对尖锐的刺痛、刀刺样或电击样神经病理性疼痛有效,对无这些特征的患者也可能有效。但其作用机制尚需要进一步确定,可能与其非选择性阻断钠离子通道有关。神经组织中存在大量钠通道,其中有些对伤害感受起到重要调节作用。这些受体主要存在于无髓鞘神经纤维,神经损伤后密度升高。

各种抗惊厥药物的药理效应类似,但药代动力学差异很大。卡马西平可诱导肝药酶表达,可能影响其他药物的代谢,因此同时服用多种药物的患者应慎用。加巴喷丁、普瑞巴林和奥卡西平的酶诱导作用较弱,因此,药物相互作用也较少。由于抗惊厥药物的不良反应可能更大,因此常用于抗抑郁药物无法缓解疼痛时。

③催眠和镇静药物:镇静催眠药可降低机体活动性、诱导睡眠、缓解焦虑状态。许多药物除产生治疗的目标效应以外,可产生抑制作用,与许多抗组胺药和抗抑郁药的不良反应类似。由于苯二氮卓和此类其他药物的潜在药物依赖性,因此不宜常规使用,但对某些慢性疼痛患者可能有用。多数情况下,对慢性疼痛患者的失眠应给予治疗,但镇静催眠药应作为二线选择。

(二)癌痛微创治疗

多数癌痛包括癌性内脏痛可以通过药物得到较好的控制。一般而言,癌痛的微创治疗是药物治疗效果不佳或者出现不能耐受的不良反应时的选择。但随着癌痛治疗技术的更新和临床实践的发展,这种观念也在逐渐变化。通常,当肿瘤患者疾病和疼痛发展到较严重程度、经过较长时间大剂量阿片类药物及其他镇痛药物治疗而失去效果时,疼痛多已演变为顽固性疼痛,微创或有创治疗可能难以完全奏效或已经错过最佳治疗时机。实际上,部分微创治疗在癌痛治疗的早期即可适时进行,以期在不影响患者全身状态、意识水平和精神生理及日常活动等情况下更有效地控制疼痛,减少包括阿片类在内的药物的不良反应,提高生活质量。目前癌痛的微创治疗方法主要包括神经介入、椎管内镇痛装置植入、椎体成形术以及神经外科介入手术。其中神经外科手术包括周围神经切断术、背根神经节切除术、背根入髓区毁损术、脊髓前外侧柱切断术、脊髓正中切开术、丘脑内侧毁损术、扣带回毁损术、中脑毁损术及垂体摘除术等,通常需要全身麻醉且多数术式不良反应过大,限制了此类技术的临床应用。

1.神经介入治疗

(1)神经介入治疗概述:神经介入治疗是指精确定位目标神经,利用物理或化学方法对神经进行阻滞、毁损或调制,从而缓解或消除疼痛。神经介入治疗直接作用于神经,阻断或抑制疼痛信息的传入,具有镇痛效果确切,对患者直接影响较小等优点,因此在部分癌痛患者可以考虑早期就适时、适宜地介入。随着肿瘤进展,部分局限的肿瘤转移灶所引起的顽固或剧烈疼痛也可利用神经介入方法治疗,与全身镇痛治疗和肿瘤治疗联合。癌痛神经介入治疗可采取局麻药阻滞、化学毁损、物理毁损等方式。其中局麻药阻滞通常用于交感神经(可多次进行)介入治疗,以及用于试验性阻滞以确定责任神经。化学毁损和物理毁损是临床癌痛神经介入治疗的常用方式。化学毁损的常用药物有无水酒精、酚甘油和多柔比星等。化学毁损的优势在于毁损较完全,疗效确切,但易产生局部粘连,增加了再次治疗穿刺定位的难度。物理毁损包括射频、冷冻等,前者临床使用更为普遍。物理毁损的特点是定位更为准确,毁损范围较小,因而相对不易产生明显粘连,需要时可重复治疗。射频有利用电刺激定位的优势。

神经介入治疗中,神经调制即神经电刺激也是癌痛治疗的可选方法之一。但由于价格昂贵、癌痛患者生存期等因素,在癌痛治疗中临床应用受到限制。疼痛治疗常用的电刺激治疗,包括脊髓电刺激和外周神经电刺激,此外还有深部脑刺激和运动皮层刺激,但临床应用罕见。脊髓刺激和外周神经电刺激对肿瘤引起的局限性疼痛有效,尤其是对肿瘤引起的神经病理性疼痛效果最佳。疼痛责任神经毁损是癌痛临床最常用的神经介入方法,可部分或完全消除相应神经支配范围内的疼痛。对于癌肿侵犯体神经引起的躯干四肢痛,可选择神经根物理或化学毁损术。对于局限的躯干及头颈部体神经性疼痛,末梢或周围神经破坏术常有效。腹腔内脏的癌性疼痛则可以进行腹腔神经丛、下腹下丛阻滞。对于交感神经相关的四肢疼痛,交感神经阻滞或毁损多可满意镇痛。

(2)神经介入的适应证与禁忌证:①以下癌性疼痛可首选神经介入治疗:a. 局限于数个脊髓节段的体神经痛;b. 局限于三叉神经支配范围内的头面部顽固或剧烈疼痛;c. 部分胸、腹、盆腔痛;d. 与交感神经相关的四肢痛。②神经介入治疗禁忌证:a. 患者及家属不同意;b. 患者不能配合治疗;c. 凝血功能障碍患者,应注意包括化疗药物在内的肿瘤治疗的可能影响;d. 治疗局部感染;e. 一般状况极差或其他原因不能耐受手术者。

(3)癌痛神经介入治疗的基本原则:①明确诊断,全面评估。治疗前应充分了解患者病情和状况,确定是否为神经介入治疗的适应证,排除禁忌证;②在充分评估的前提下,应考虑尽量早期进行治疗,而不必等到镇痛药物、放化疗和外科治疗等不能控制时才进行;③知情同意,应向患者或家属详细说明治疗方案,包括神经介入治疗的原理及优缺点以及该治疗可能带来的风险;④明确神经介入治疗的目标神经,即确认疼痛的责任神经,必要时可行试验性阻滞;⑤准确定位,应重视 X 线、CT、超声等影像学引导方法的重要性,掌握穿刺技术,以提高穿刺成功率,减少穿刺损伤和并发症的发生;⑥并发症的防治,治疗前应有预案,一旦出现相关并发症,及时处理;⑦强调多模式综合治疗,而非单纯依靠神经介入治疗控制疼痛,要重视药物治疗以及内、外科肿瘤治疗和心理治疗的联合应用。

(4)癌痛治疗中常见的神经介入治疗的目标神经,包括脊神经、脑神经、交感神经和内脏神经丛。

①脊神经介入治疗:理论上,因为各种肿瘤的发生和转移,所有脊神经包括颈神经、胸段脊神经(肋间神经)、腰段脊神经、骶尾部神经和颈丛、臂丛、坐骨神经及其分支均可成为介入治疗的目标神经。临床实践中胸段脊神经介入治疗较为多见,包括蛛网膜下隙脊神经后根阻滞(毁损)术、硬膜外神经阻滞(毁损)术、神经根及外周和末梢神经阻滞(毁损)技术。脊神经介入操作相对简单,对老年人群及一般情况较差的患者均可使用,且可不需要特别繁杂或昂贵的医疗设备,但影像学引导如 X 线、CT、超声等可提高穿刺定位的准确性和疗效。脊神经毁损的缺点在于仅对支配范围内疼痛有效,而且毁损后可能导致机体功能尤其运动功能障碍。同时,部分患者在神经毁损后可出现神经支配范围内感觉异常,包括紧束感、蚁行感等,应事先与患者及家属沟通。对于第 4 颈椎水平以下半侧躯体痛、且预计生存期不超过 1 年的患者,可考虑行经皮脊髓丘脑束切断术(射频热凝或化学毁损)。

②脑神经介入治疗：癌痛的脑神经介入治疗较不常见，因为肿瘤的增大、浸润，给原本就空间不大的头面部神经阻滞操作带来困难，而且由于脑神经分布复杂并具有重要的特殊性功能，其毁损性治疗常常受到很大限制。但三叉神经支配范围内的癌痛，其治疗效果较好。相对常见的治疗靶神经有三叉神经、舌咽神经、迷走神经和喉上神经等。

③交感神经介入治疗技术：部分癌痛系交感神经维持性疼痛（SMP）或兼有 SMP 性质，因而可采用交感神经介入治疗。其中星状神经节阻滞可治疗乳腺癌根治术后弥散性手术瘢痕部、同侧上肢、腋窝和肩等部位的灼性神经痛以及上胸部肿瘤侵及臂丛神经或大血管引起的上肢肿胀、青紫和灼痛等。胸交感神经节介入则可治疗肺癌及恶性肿瘤转移所致胸痛、上肢痛和上腹部痛。对于骨盆及盆腔内脏器官肿瘤引起的下肢淋巴回流障碍性水肿及灼性神经痛，行腰交感神经节介入治疗多可缓解；对于直肠癌术后原位肛门痛或肛门区转移癌痛，可行奇神经节介入治疗。

④内脏神经丛介入治疗：自 1919 年 Kappis 首次提出腹腔神经丛阻滞术（NCPB）以来，内脏神经丛阻滞技术已经成为临床腹部癌痛治疗常用的方法。对于胰腺、肝胆和胃等上腹部器官肿瘤或转移癌引起的脾曲以上范围的疼痛，NCPB 常可取得满意效果，内脏大小神经介入近年亦得到重视。对于下腹及盆腔内脏器官肿瘤来源的疼痛，则可行下腹下神经丛介入治疗。明确腹腔神经丛、下腹下神经丛等支配范围内的疼痛后，可尽早使用物理或化学方法的进行神经介入治疗。内脏神经丛介入治疗，除外科手术时可在直视下直接进行外，应在影像学引导下进行穿刺定位。常用的影像学引导方法包括 X 线、CT、超声，最近亦有报道利用 MR 引导和定位进行腹腔神经丛化学毁损。CT 引导因其影像清晰、定位准确在临床上得到越来越多的应用，可清楚显示腹膜后间隙的解剖结构，如胰腺、腹主动脉、腹腔干及肠系膜上动脉以及后腹膜淋巴结转移等，从而可确定穿刺点、选择进针路线，并可显示穿刺针的准确位置及与周围结构的相对关系，避免损伤重要器官。应用对比剂，CT 还能准确反映注射液在体内的弥散情况。CT 的不足之处是进针时无法持续引导，操作相对复杂，费用较高，患者需保持体位较长时间。此外，腹腔神经丛介入亦可在超声内镜（EUS）引导下经食管或胃内进行，此方法可清楚显示腹主动脉及其腹腔干分支，穿刺距离近、定位准确，操作相对简单，可实时观察注射液体弥散效果。Gress 等比较了 EUS 和 CT 引导下的 NCPB 对慢性上腹疼痛的治疗效果，认为 EUS 引导下的 NCPB 疗效更好。MR 引导对软组织显示更为清晰，且无放射性，但需要特殊穿刺针和监护设备。

内脏神经丛介入治疗常见的并发症有局部疼痛、腹泻和血压下降。Eisenberg 报道腹腔神经丛毁损后，三种并发症的发生率分别为 96%、44% 和 38%。更严重的并发症包括神经功能失调、神经痛、括约肌功能丧失、脊髓梗死、气胸、胸腔积液、肾脏穿孔和腹膜后血肿，还有发生心包炎的报道。总体而言，内脏神经丛的严重并发症发生率较低。腹腔神经丛阻滞是发展最为成熟的内脏神经丛介入治疗方法，其穿刺方法包括术中直视下穿刺、EUS 引导下经食管或胃穿刺、前路经腹腔穿刺、后路单针经腹主动脉穿刺、后路双针穿刺等，其基本的定位标志均为腹主动脉与腹腔干夹角处。腹腔神经丛阻滞一般使用无水酒精，剂量 10～20mL。无水酒精的弥散范围对疼痛缓解具有决定性意义，如酒精在腹腔干动脉的左右上下 4 个象限均有扩散，疼痛远期缓解率可达 100%；而如仅扩散 3 个象限远期疼痛缓解仅有 50% 不到；而如仅扩散 1～2 个象限，则疼痛几乎无远期缓解。

上腹下丛则有前路经腹腔穿刺和后路单针或双针穿刺方，其定位标志为第 5 腰椎前缘下

2/3 或腹主动脉分叉。奇神经节穿刺则经过骶骨尾骨间椎间盘进行。

总体而言,内脏神经丛介入治疗可有效控制腹腔癌性疼痛,但常常不能完全消除疼痛,因此仍需要综合包括肿瘤治疗和药物治疗在内的其他治疗方法。如肿瘤同时侵犯腹壁及后腹膜,有时需配合进行脊神经阻滞才能取得最佳疗效。此外,也可酌情选用经蝶窦脑下垂体阻滞术。

2. 椎管内中枢靶控镇痛系统置入

(1)椎管内靶控镇痛系统置入概述:椎管内靶控镇痛系统置入的基本原理和主要操作步骤是将特殊导管放置于椎管内(硬膜外或蛛网膜下隙),持续给予镇痛药物。也可将导管放入脑室内,避免由于脊柱椎体骨质破坏压迫引起脑脊液回流不通畅进而影响镇痛效果。椎管内用药的基本优势包括两个方面,一是用药的效率显著提高,其次是可以使用局麻药物。以吗啡为例,达到同等镇痛效果,蛛网膜下隙的用量仅为口服剂量 1/300,硬膜外用量则为口服剂量 1/40,因而明显减少了阿片类药物用量。同时,可以持续输注低剂量局麻药物,直接作用于神经,阻断痛觉信号的传入,且基本不影响患者的运动功能。植入导管放置在硬膜外腔和蛛网膜下隙均可。但硬膜外腔放置导管药物需求量较大、使用局麻药物对输注速度有要求,而且较长时间使用易产生硬膜外腔粘连从而影响药物扩散和疼痛治疗效果。尤其一旦出现感染,治疗难度较大。因此,临床实践中更多选择导管植入蛛网膜下隙。1979 年 Wang 等首次将吗啡蛛网膜下隙注射控制癌痛以来,鞘内镇痛用于治疗各类慢性顽固性疼痛在全世界范围得到了广泛认可。

目前临床使用的椎管内镇痛装置有两种,一种是全植入式装置(IDDS),一种是通道植入。前者是将特殊导管放置于椎管内(硬膜外或蛛网膜下隙),然后将可编程镇痛泵置入患者皮肤下,用皮下隧道方式将导管与泵相连接,泵内的储药器可储存吗啡或其他药液。后者皮下仅植入输液港经皮下隧道与椎管内导管相连,植入后再以弯针透皮插入输液港,外接镇痛泵。两种植入输注系统均可将药液经导管持续、缓慢、匀速输入硬膜外或蛛网膜下隙,达到控制疼痛的目的。全植入式装置整个系统置于皮下,因而发生感染概率明显减少且不影响患者洗澡,但价格昂贵、容量有限,相应限制了局麻药物的应用。通道植入式装置因通过连接针与外用镇痛泵连接,故增加了发生感染的机会且患者洗澡不便,但其镇痛泵盒容量弹性大、局麻药物使用不受影响、使用 PCA 方式较方便,相应对颈 4 平面以下癌痛可取得更好的镇痛效果,同时其价格相对便宜,临床应用更为广泛;通道植入式装置对导管置放平面、术后护理以及院后长期使用的系统管理提出了较高要求,国内在此方面已经积累了较丰富经验。吗啡和齐考诺肽是美国 FDA 批准可用于鞘内镇痛的药物。吗啡 + 布比卡因推荐为一线治疗复合药物是基于大量的临床应用和明确的安全性。氢吗啡酮推荐为一线治疗药物是基于大量的临床应用和明确的安全性。芬太尼也被 APCC 专家推荐为伤害性疼痛的一线药物。除使用药物可能产生的不良反应外,较长期使用椎管内镇痛装置植入的不良反应或并发症包括感染、导管移位、脱落、阿片类药物诱导痛觉过敏(OIH)和导管尖端肉芽肿炎等。

(2)椎管内镇痛装置植入的适应证:①包括阿片类药物在内的药物治疗效果不佳;②出现严重的药物毒副作用;③阿片类药物镇痛剂量需求过大;④神经介入治疗效果不佳或不宜行神经介入治疗。

(3)椎管内镇痛装置植入禁忌证:①患者及家属不同意;②患者不能配合治疗;③凝血功能障碍患者,应注意包括化疗药物在内的肿瘤治疗的可能影响;④治疗局部感染;⑤一般状况极差或其他原因不能耐受手术者。

3.其他

(1)经皮椎体成形术:对于伴有骨质破坏或椎体病理性压缩性骨折的患者,经皮穿刺向椎体或其他部分骨质内注入生物材料(多为聚甲基丙烯酸甲酯)能立即止痛,还可增加其强度与稳固性,有效预防椎体和其他骨的进一步塌陷与脊椎变形。一般接受治疗后患者疼痛即可缓解,而在治疗后24h内患者活动能力可明显提高。据报道,多于70%的椎体恶性肿瘤患者可因此获益,生活质量显著提高。该技术主要适用于骨恶性肿瘤引起的椎体骨折性疼痛。但椎体后缘有明显破坏或明显后凸压迫神经者不宜接受该治疗,因为可能出现渗漏或加重后凸,从而进一步压迫神经。有凝血功能障碍或不能耐受手术者,亦不应进行手术。

(2)神经外科手术治疗:神经外科手术治疗主要包括周围神经切断术、背根神经节切除术、背根入髓区毁损术、脊髓前外侧柱切断术、脊髓正中切开术、丘脑内侧毁损术、扣带回毁损术、中脑毁损术及垂体摘除术等。其中,多数术式因不良反应过大,目前很少使用。

目前,背根入髓区毁损术使用较多,该方法主要破坏由背根分支外侧部和后外侧束的兴奋性内侧部组成的痛觉传导神经纤维,同时部分保留背根入髓区中的抑制性神经结构,并减弱感受痛性刺激传入纤维的局部兴奋性,抑制来源于脊髓网状丘脑路径的伤害性神经冲动。对骨关节恶性肿瘤引起的神经源性疼痛效果较好。

(三)心理治疗

癌痛患者大多存在心理问题,随着疼痛时间的持续,疼痛程度的加强,患者心理问题更为突出。严重的疼痛是导致患者自杀倾向的主要因素之一,而心理治疗可以调整患者的心理紊乱,有助于缓解疼痛程度,改善患者的生命质量。因此,在癌性疼痛治疗中,要重视患者的心理问题,在给予镇痛的同时进行心理治疗,会减轻心理问题对疼痛的影响,明显提高镇痛效果和患者的生命质量。

1.支持性心理治疗

我们把对患者的指导、劝解、疏导、鼓励、安慰、心理保证等均作为支持性心理治疗的内容,应用范围极广。当一个人遇到社会问题,诸如工作、学习、生活或人际关系严重受挫;恋爱婚姻或家庭遭到破裂;或遇到精神和躯体疾病时所引起的精神紧张,情绪紊乱、剧烈心理矛盾,以至消极悲观,有自杀观念时,均需要给予支持疗法。即使疾病已到晚期阶段,或已成残疾,也可通过支持疗法,引导他们面对现实,鼓励想些对人生有意义的事情,使情绪愉快起来。在患者临终时,也用支持疗法,使他们平静地离去。进行支持疗法时,治疗者必须热心对待患者,对他们的身心痛苦寄于高度同情,即使他们的想法和做法不对,也要尊重他们。以下几点是取得疗效的保证:①倾听:治疗者不论在任何情况下都要善于倾听患者的叙说,不管讲的多么啰嗦,多么激动都要认真耐心地倾听,这不仅为了了解患者的病情,而且会使患者感到治疗者非常认真地关心他们的疾苦,从而产生一种信赖,感到自己不是孤立的,树立起勇气和信心。另外患者尽情倾吐也会感到轻松许多;②解释:在与患者之间建立起信任关系和对患者的问题有了充分的了解后,才向患者提出切合实际的和真诚的解释与劝告,患者时常记不得那么多,治疗者要用通俗易懂的语言,对建议和劝告反复多次地讲,使他在谈话后能够仔细领会;③保证:在患者焦虑和苦恼时,尤其一时处于危机之中时,给予保证是十分有益的。但若对患者了解不够,保证不能实现时,患者会感到受欺骗,使治疗前功尽弃,因此治疗者提出的保证要有足够的依据,能使患者深信不疑,这样信任是取得疗效的主要保证。谈及疾病的预后时,治疗者应该给患者足够的信心,尽可能向好的方面回答,可以同时附上几条希望和建议,如戒烟、多进食等;④建议:治疗者一旦在患者的心目中建立起权威地位,他所提出的建议才是强有力的,但治疗者的作用在于帮助患者分析问题,让患者从中了解到问题的焦点。一般由治疗者提出建议和劝告,而让患者自己找出解决问题的办法,并鼓励他们走出第一步;⑤调整关系:治疗者过多地为患者提供支持时,患者容易产生依赖,什么问题都要治疗者做主。出现这种情况时,要渐渐地引导他们把希望寄予一个更广泛的人群,如亲人、单位等。

2.认知疗法

临床上常用的一种以认知疗法为原理的治疗方法叫 ABC 技术。其中的 A 代表刺激物,B 代表个人的观念,C 代表情绪和行为的结果。通常我们只注意到了 A 和 C 之间的关系,甚至认为 A 和 C 之间是必然的关系,忽视了 B 在其中的调节作用。在不同的个体身上,B 的差别是很大的,不恰当的 B 必然会导致不良的结果。治疗者的任务之一,就是把患者所持的错误的观念调整成合理的、科学的、现实的、理智的、积极的、相对获益的和损失相对小的等观念。所以,我们在治疗时,要做到良好的医患关系→详细的患者资料→找出错误的认知观点→纠正错误的观点→产生相对良好的结果。癌痛治疗应当是多学科、多模式的综合治疗,除针对肿瘤本身的各种根治或姑息性治疗方法外,更提倡其他阶梯疗法与微创治疗合理的联合使用,从而进一步整体提高癌痛治疗水平。

第六节　盆腔炎疼痛

盆腔炎即盆腔炎症,是指女性内生殖器及其周围结缔组织、盆腔腹膜炎症的总称,包括子宫肌炎、子宫内膜炎、输卵管卵巢炎、盆腔结缔组织炎及盆腔腹膜炎。病变可累及盆腔多个部位。急性盆腔炎病程超过 6 个月仍迁延不愈,则发展为慢性盆腔炎。

一、病因与发病机制

盆腔炎常见病因主要为阴道和子宫感染,如宫腔不洁操作、不洁性交、产褥期感染等。病原菌大多为人分枝杆菌、混合性厌氧菌、沙眼衣原体、淋病奈瑟菌和支原体等。其次,盆腔粘连也是病因之一。

盆腔急性炎症时,局部组织脏器充血、水肿、炎性渗出物聚积导致粘连,周围组织张力增高则进一步引起炎症扩散,出现弥散性腹膜炎、盆腔疼痛及不孕等表现。细菌毒素及炎症反应释放各种化学致痛物质(如乙酰胆碱、缓激肽、5－羟色胺、前列腺素、组胺和 P 物质等)作用于盆腔脏器神经末梢也引起疼痛。

据报道,有 8%～35% 急性盆腔炎患者会发展为慢性盆腔疼痛,但具体机制尚不明确。可能与盆腔组织器官间粘连、组织纤维化、张力改变及与盆腔骨骼肌肉紊乱有关。盆腔炎门诊治疗抑或住院治疗并不影响其发展成为慢性盆腔疼痛的概率(两者慢性盆腔痛发病率分别为34% 和 30%)。

二、临床表现

（一）腹痛

盆腔炎患者腹痛定位不太明确,可局部痛也可弥散痛,疼痛表现呈现多样化:大多为下腹部隐痛不适、下坠感及腰骶部坠胀,腹痛严重者有双侧大腿放射痛,盆腔炎症波及壁腹膜则有定位精确的下腹针刺样剧痛,若盆腔组织器官粘连则出现牵扯痛。急性输卵管炎、子宫内膜炎常表现为双侧下腹部剧烈疼痛,而输卵管卵巢囊肿破裂时腹痛虽可暂时减轻,但随之则会发生突然的持续性剧烈疼痛。性交后、月经前后或劳累后腹痛常会加重,还可有痛经、白带增多等表现。

（二）发热

盆腔炎起病急骤时,可有寒战、高热(39～40°C)。衣原体感染或迁延为慢性盆腔炎者,多无发热。

（三）其他表现

1. 生殖系统

①白带异常:盆腔炎患者可出现大量血性、脓性或水样白带并伴有臭味,若产褥期感染则为泥土色恶露;②慢性盆腔炎还可引起月经增多或失调以及继发不孕。

2. 自主神经功能紊乱

部分患者可出现不同程度自主性神经功能紊乱的症状,如头晕、乏力、焦虑等。

3. 消化及泌尿系统症状

部分患者也可出现恶心、食欲缺乏、腹胀腹泻等消化系统症状,或膀胱、直肠刺激症状。

（四）体格检查

1. 腹部

若盆腔炎症波及腹膜时,患者有腹部压痛及反跳痛,疼痛剧烈时拒按。

2. 妇科检查

盆腔炎轻者,妇科检查大多无异常或仅有轻微宫颈举痛、宫体压痛或附件区压痛。宫颈管或宫腔急性炎症双合诊检,阴道穹隆触痛,宫颈举痛,摇摆痛,宫体大而软,压痛明显,双附件区增厚、压痛。当病情迁延至慢性盆腔炎时,多可扪及活动受限的后位子宫,输卵管增粗压痛,形成输卵管卵巢囊肿和输卵管积液时可触及囊性包块。炎症累及宫旁结缔组织致宫骶韧带增粗及宫旁组织增厚可有触痛。若病变范围广泛形成冰冻盆腔时,子宫活动则明显受限。宫腔急性炎症时,阴道窥视检查可见子宫有大量脓性或污秽血性、有臭味分泌物外溢。

（五）辅助检查

1. 实验室检查

盆腔炎患者血常规白细胞总数及中性粒细胞增高。阴道、宫颈管分泌物与后穹隆穿刺抽液涂片及细菌培养检测可明确病原体,为合理使用抗菌药物提供参考。血清抗衣原体 IgM 可作为急性输卵管炎衣原体感染诊断指标以及输卵管性不孕的追踪检测指标。

2. 子宫内膜活检

盆腔炎患者取子宫内膜于显微镜下观察,若子宫内膜表面上皮在每 400 倍视野内检出 5 个以上的中性粒细胞,每 120 倍视野检出 1 个以上的浆细胞对急性输卵管炎诊断具有敏感性和特异性。

3. 超声波检查

对有盆腔包块、盆腔积脓、输卵管卵巢脓肿的患者,进行超声波检查有助于诊断。超声显像可见盆腔内积液、输卵管增粗等声像,若已形成输卵管卵巢炎性包块则可初步提示包块性质,如有囊实性混合性包块内部回声杂乱就应与卵巢恶性肿瘤鉴别。

4. 腹腔镜检查

盆腔炎患者腹腔镜检可直接观察到患者盆腔病变范围与程度,如输卵管、卵巢等脏器的肿胀、渗出、粘连状态,同时于炎性病灶区抽取脓液标本细菌培养与药敏试验,为选择有效抗菌药物治疗提供依据。此外,腹腔镜检还可在直视下取活检或定位刮宫诊疗,但盆腔粘连严重者应谨慎实施腹腔镜检查。

三、诊断与鉴别诊断

(一)诊断

依据患者典型病史(宫腔、阴道感染及不洁手术、性交史)、临床表现(下腹痛、发热、异常白带)、体格检查(子宫压痛、宫颈举痛等)及辅助检查(血常规异常、病原体检测、超声及腹腔镜检查等)即可诊断盆腔炎与盆腔炎疼痛。盆腔炎分期:美国疾病控制与预防中心(CDC)将慢性盆腔炎诊断标准分为三类,存在以下一个或多个表现时才开始进行经验性治疗。旨在提示医务人员在何种情况下需要考虑盆腔炎以及进一步评价盆腔炎程度以提高诊断的准确性。

1. 最低诊断标准

①宫颈举痛;②子宫压痛;③附件压痛。

2. 附加标准

①患者体温超过38.3℃;②宫颈或阴道异常黏液脓性分泌物;③阴道分泌物生理盐水涂片见到白细胞;④红细胞沉降率升高;⑤C反应蛋白升高;⑥实验证实的宫颈淋病奈瑟菌或衣原体阳性。

3. 特异标准

①子宫内膜活检证实子宫内膜炎;②阴道超声或磁共振检查显示输卵管增粗,输卵管积液,伴或不伴有盆腔积液、输卵管卵巢肿块;③腹腔镜检查发现输卵管表面明显充血、输卵管壁水肿或输卵管伞端或浆膜面有脓性渗出物。

(二)鉴别诊断

1. 子宫内膜异位症

患者腹痛与月经有关,可表现为经量增多,痛经。妇科检查可触及附件包块、后位子宫固定、子宫后壁触痛性结节。盆腔超声及腹腔镜检查发现异位的子宫内膜或巧克力囊肿即可确诊。

2. 陈旧性异位妊娠

育龄期女性有停经或下腹剧痛史。妇科检查可触及子宫后方或一侧边界清楚的硬性包块(机化血块),不活动,轻微触痛。盆腔超声检查探及子宫后或侧方有完整包膜、边界清楚的异常包块则有助于明确诊断。

3. 阑尾周围脓肿

患者中上腹痛伴恶心、呕吐,疼痛逐渐加重可转移为持续性右下腹痛。体格检查腹肌紧张、压痛及反跳痛,右下腹或盆腔内扪及固定不活动肿块,压痛。血常规白细胞增高,彩超检查可见右下腹杂乱回声包块,CT亦可见右下腹密度不均包块。

4.盆腔肿瘤子宫内膜癌

盆腔肿瘤子宫内膜癌多见于绝经前后妇女,特别是绝经后出现不规则阴道出血者,应早期进行子宫内膜诊刮检查以明确诊断。卵巢癌常发生于围绝经期妇女,可出现腹腔积液、盆腔包块及消瘦、血清CA_{125}可增高,B超、腹腔镜及盆腔CT检查发现盆腔肿块有助于诊断。

四、治疗

(一)治疗原则

急性盆腔炎必须根据致病菌及药敏结果选择有效抗生素尽快控制感染,预防进一步转为慢性盆腔炎及盆腔痛。慢性盆腔炎疼痛根据病变部位及患者主诉,采取多模式及互补替代医学的综合治疗,包括患者教育、药物治疗、中医中药、理疗、神经阻滞、神经介入、手术治疗、心理治疗等。

(二)一般治疗

盆腔炎急性期采取半卧位卧床休息,有利于脓液积聚于直肠子宫陷窝使炎症局限。注意维持水电解质及酸碱平衡,高热时予以降温,禁止滥用糖皮质激素避免感染扩散。注意营养,加强锻炼,增强体质,劳逸结合。

(三)控制感染

盆腔炎急性感染期应彻底抗感染治疗以免迁延为慢性炎症。抗菌药物使用原则:联合用药,选用药物毒性小,同时针对需氧菌及厌氧菌的广谱、高效抗生素,一旦明确病原菌则根据药敏试验结果及时调整;药物剂量及治疗疗程应充足,以静脉途径给药为佳。盆腔炎慢性炎症期因致病菌产生了一定耐药性且药物不易吸收,抗生素宜采用全身与局部联合应用。

(四)腹痛治疗

盆腔炎腹痛的治疗应谨慎,首先应明确病因进行专科病因治疗;其次,在排除内脏穿孔、出血、肠梗阻等急腹症后,在专科治疗基础上适度镇痛并密切观察病情变化,切忌盲目镇痛掩盖病情。同时应高度重视各种治疗方法的适应证与禁忌证。盆腔炎疼痛以综合镇痛治疗为主,包括药物治疗、物理治疗、心理治疗、神经阻滞及手术治疗等。当药物治疗无效或不良反应限制其应用时,需要考虑区域阻滞技术或手术治疗。

1.药物治疗

(1)非麻醉性镇痛药:①非甾体类抗感染镇痛药(NSAIDs):NSAIDs通过抑制环氧化酶活性,抑制花生四烯酸转化为前列腺素以及抑制缓激肽释放,具有止痛及抗感染作用,可达到中度止痛的效果。这类药物包括阿司匹林、吲哚美辛、萘普生、萘普酮、双氯芬酸、布洛芬、尼美舒利、罗非昔布、塞来昔布等。盆腔炎疼痛可给予布洛芬0.4~0.8g口服,每日2~4次;或塞来昔布200mg口服,每日1~2次。常见不良反应主要有胃黏膜损伤、胃溃疡穿孔、肝肾功能损害及抗血小板聚集出血等,可预防性使用胃黏膜保护剂,如硫糖铝类、铋剂等。合并有消化道溃疡或凝血功能障碍者慎用;②曲马朵:为人工合成非阿片类中枢性镇痛药,作用于中枢 μ-阿片类受体以及去甲肾上腺素和血清张力素镇痛。可用于治疗中度疼痛。曲马朵50~100mg口服,每日2~3次,日最大剂量≤400mg。不良反应包括出汗、眩晕、恶心呕吐、口干、便秘等。

(2)阿片类药物:阿片类药物与脑、脊髓中枢特异性阿片受体结合发挥镇痛作用,用于治疗中到重度疼痛。此类药物包括可待因、双氢可待因、氢吗啡酮、羟考酮、美沙酮、吗啡、芬太尼等。应正确使用阿片类镇痛药。慢性、顽固性、中重度盆腔痛患者在除外急腹症及充分抗感染治疗后可短期给予硫酸/盐酸吗啡缓释片 30mg 口服,q12h,或盐酸羟考酮控释片 10mg 口服,q12h,一旦患者腹痛缓解就可以逐渐停用阿片类止痛药。常见不良反应:恶心呕吐、便秘、镇静、尿潴留及呼吸抑制等,还可产生耐药性、潜在的药物成瘾与滥用等。恶心呕吐给予氟哌啶醇、甲氧氯普胺,在阿片类止痛药用量趋于稳定后,所有恶心呕吐症状可消失。便秘给予大便软化剂、缓泻剂等通便药物。如果患者出现显著的过度镇静症状,则应减少阿片类止痛药的剂量。尿潴留患者应避免膀胱过度充盈,给患者良好的排尿时间和空间,避免同时使用镇静药,采取流水诱导法、热水冲会阴部法和(或)膀胱区按摩法诱导自行排尿。呼吸抑制患者应保持呼吸道通畅,鼻导管/面罩吸氧、给予纳洛酮拮抗,必要时气管插管、机械通气控制呼吸。如出现药物耐受,可调整剂量,必要时更换阿片类药物。

(3)抗抑郁药:抑郁症与慢性盆腔痛存在关联性,但目前尚无充分证据证明抗抑郁药对慢性盆腔疼痛有实质性改善作用。三环类抗抑郁药,如丙米嗪、阿米替林、多塞平、氯米帕明、去甲替林等作用于下丘脑及边缘系统,阻断单胺递质(主要为肾上腺素和 5-羟色胺),在治疗其他疼痛的过程中显示可能改善慢性盆腔疼痛。慢性盆腔痛患者可给予阿米替林小剂量(12.5mg,qn)起用,视病情缓慢增量至 25~50mg。不良反应主要有口干、视力模糊、窦性心动过速、尿潴留、青光眼加剧、体位性低血压、头昏、镇静、嗜睡、便秘、锥体外系症状等。因镇静作用较强,宜晚间睡前服用。如出现严重不良反应,应酌情减量或停药。

(4)抗癫痫药:加巴喷丁和普瑞巴林对于慢性盆腔炎合并神经病理性疼痛患者也具有一定效果且不良反应较少,也可与阿米替林等抗抑郁药联合应用。加巴喷丁为 γ-氨基丁酸衍生物,改变 γ 氨基丁酸代谢及电压激活钙通道的辅助亚单位发挥作用治疗神经病理性疼痛,普瑞巴林通过调节钙通道减少神经递质的钙依赖性释放治疗神经病理性疼痛。此两种药物都应从小剂量开始,逐渐滴定增加剂量。加巴喷丁首次 100~300mg 睡前服用,以后每 2~3d 增加 300mg,一日三次,最大可增至每天 3600mg。常见不良反应包括嗜睡、眩晕、步态不稳,疲劳感,常见于用药早期,多数患者能逐渐耐受。普瑞巴林 75mg 或 150mg,每日 2 次,日最高剂量 600mg。常见不良反应有头晕、嗜睡、口干、水肿、视物模糊、体重增加及集中注意力困难等,但症状较轻。

(5)其他药物:①α-糜蛋白酶:胰腺分泌的一种蛋白水解酶,能迅速分解变性蛋白质,利于粘连分解和炎症吸收。可用于创伤或手术后伤口愈合、抗感染及防止局部水肿和积血。α-糜蛋白酶 5mg 肌内注射,隔日 1 次,7~10 次为 1 个疗程,需注意过敏反应的防治;②糖皮质激素:药理作用包括抗感染、免疫抑制、抗休克、抗毒等作用,严重盆腔炎患者在充分抗感染治疗后可短时应用以抗感染镇痛。地塞米松 0.75mg,口服 3 次/日。注意,停药前需逐渐减量。需警惕糖皮质激素大剂量、长期使用不良反应较多,应谨慎应用并加以预防。合并库欣综合征、动脉粥样硬化、肠道疾病或慢性营养不良的患者及近期手术后的患者慎用。急性心力衰竭、糖尿病、有精神病倾向、青光眼、高脂蛋白血症、高血压、重症肌无力、严重骨质疏松、消化性溃疡病、妊娠及哺乳期妇女也应慎用。

2.物理治疗

物理治疗可通过温热刺激,促进盆腔局部组织血液循环,改善局部组织代谢,利于盆腔炎症吸收和消退。常用理疗方法有超短波、微波、超激光、离子导入、高频热疗、经皮脉冲电刺激治疗及经阴道电刺激治疗等。需注意物理治疗禁忌证:生殖器恶性肿瘤,心、肝、肾功能不全及活动性肺结核,高热,过敏体质,月经期及孕期。应避免对卵巢的物理治疗。理疗每日1次,10次为一个疗程。

3. 神经阻滞治疗

有研究表明,外周神经阻滞(如腹股沟神经、生殖股神经、阴部神经等)、腰骶椎硬膜外腔阻滞、交感神经阻滞(下腹下丛及奇神经节)及局部类固醇注射可以起到抗感染止痛、改善循环、营养神经、调节交感神经功能等作用,对盆腔炎疼痛具有一定效果。据报道,在腹壁、阴道、低部痛点局部注射麻醉剂,能缓解68%慢性盆腔疼痛患者症状。此外,A型肉毒杆菌毒素注射也可改善女性盆底肌肉痉挛引起的相关疼痛。

4. 神经介入治疗

(1)射频治疗:对于慢性盆腔炎疼痛患者,周围神经阻滞有效但可能疗效维持时间较短,故对经保守治疗难以缓解的重度盆腔疼痛可考虑应用脉冲射频神经调节或神经毁损术等治疗,以延长镇痛作用时间。射频治疗并发症并不常见,主要有神经瘤、毁损周围神经支配区域运动障碍和感觉障碍,与手术操作、毁损神经选择及射频温度选择有关。

(2)脊髓电刺激:脊髓电刺激是通过把电极放置在椎管硬膜外腔后间隙,给予电流刺激脊髓后柱的传导束和后角感觉神经元,电脉冲干扰外周或脊髓水平产生的疼痛信号向大脑的传递从而起到镇痛作用。对于保守治疗无效的慢性盆腔疼痛、难治性盆腔疼痛及严重盆腔非伤害性疼痛患者或许具有一定效果。美国食品药品监督管理局(FDA)已批准外周或脊髓电刺激用于治疗盆腔脏器紊乱疾病,同时也可用于治疗盆腔疼痛的功效测试实验。但SCS术前须做好患者全面的心理评估。脊髓电刺激不良反应主要为电极和电流刺激引起的不适感,可通过电刺激调节参数避免。SCS禁用于植入部位皮肤有感染者和带有心脏起搏器患者。

(3)鞘内药物输注系统植入:通过埋于患者体内的蛛网膜下隙药物输注系统,将阿片类和(或)局麻药输注到蛛网膜下隙,直接作用于脊髓相应受体/通道部位,阻断疼痛信号向大脑传递,缓解疼痛。主要适用于经"三阶梯"镇痛治疗,疼痛控制不佳的晚期癌性疼痛患者及顽固性非癌痛患者,如顽固性盆腔疼痛。主要不良反应有导管移位断裂、堵塞、尖端肉芽肿形成及药物毒性反应等。

(4)高强度聚焦超声(HIFU)骶前神经毁损治疗:HIFU能够在体外将超声波束聚焦于靶组织生热,从而对病灶神经组织产生消融作用而又不损伤周围正常组织,在超声精确定位下,骶前神经在热辐照范围内损毁。具有非侵入性、微创伤优点,适用于盆腔炎慢性发作患者。

5. 手术治疗

慢性盆腔炎有三种基本的手术方法:子宫切除术、粘连松解术和神经切断术。①子宫切除术缓解盆腔疼痛疗效优于药物治疗,缓解率可达78%~95%。但子宫切除术多针对无生育要求的慢性盆腔炎患者,在彻底的保守治疗失败后,经过全面细致地评估,同时除外泌尿系统、胃肠道系统、骨骼肌肉系统疾病和心理障碍后再考虑实施;②粘连分解术对致密粘连尤其影响肠管的慢性盆腔炎患者更受益,但分解术后还有再次粘连可能,手术也有肠损伤风险,不推荐常规采用;③骶前神经切除术对性交痛缓解明显,主要适应证是经系统内科治疗无效的顽固性盆腔中重度疼痛。对手术者技术要求较高,有加重便秘、尿急等风险,故需做好充分的术前评估技能准备及充分的患者沟通。

6. 心理治疗

加强盆腔炎疼痛患者健康宣教及心理疏导,解除患者顾虑,增强治疗信心也是非常重要和十分必要的。

7.针灸治疗

针灸通过释放内源性阿片类物质、使单胺类物质对脊髓背角神经元持续抑制可起到镇痛效应,不良反应较少,可作为盆腔炎疼痛辅助治疗方法。

8.康复治疗

经引导按摩肛提肌等也可有效治疗盆腔肌肉骨骼原因引起的疼痛。

第七节　子宫内膜异位症疼痛

一、定义

子宫内膜异位症是指具有活性的子宫内膜组织(腺体和间质)出现在子宫内膜以外部位而引起的疾病,这些部位包括脐、肾、肺、胸膜、膀胱、乳腺以及输尿管等处,以卵巢和宫骶韧带最常见,其次为子宫、直肠子宫陷凹、腹膜脏层、直肠阴道隔等部位。子宫内膜异位症疼痛目前认为是一种包括痛经、性交痛、排便痛、非经期慢性盆腹肌性痛的非特异性疼痛综合征。

二、病因

子宫内膜异位症的病因有多种理论,但均不能解释其真正原因,这些理论有以下几种。

(一)经血逆流学说

月经不畅时,经血容易发生逆流,使得子宫内膜随经血进入腹腔,散落于卵巢或者邻近盆腔腹膜,并且继续生长或者蔓延,最终发展成子宫内膜异位症。

(二)体腔上皮化生学说

体腔上皮能通过化生转变为功能性子宫内膜,特别是倒流经血中的内膜碎片,可能是一种激惹因子。

(三)淋巴及静脉播散学说

远离盆腔部位的器官如肺、大腿皮肤以及肌肉等发生子宫内膜异位症可能是淋巴或静脉播散的结果。

(四)免疫学说

异位内膜的种植或排斥与机体的免疫功能有关,在自身免疫功能正常的情况下,妇女免疫系统可以杀灭经期自输卵管流入腹腔的内膜细胞。

若局部免疫功能不足或者内膜细胞数量过多时,免疫系统无法将其杀灭,会引发子宫内膜异位症。

(五)卵泡黄素化不破裂学说

该学说认为患者为一种无排卵的特殊类型,由于促性腺激素减少而影响卵巢功能或使卵泡对黄体生成素反应迟钝而影响排卵,可造成腹腔雌孕激素水平低下,使子宫内膜细胞易于种植腹腔。

（六）其他

除上述多种病因的学说外，子宫内膜异位症发病的高危因素包括，①遗传因素：本病15%~20%有家族史；②不孕与妊娠：不孕是子宫内膜异位症的危险因素，妊娠有保护治疗作用；③盆腔手术史：刮宫、剖宫产、肌瘤剔除术等常导致子宫内膜异位症；④二恶英：是一种化学制剂，在垃圾燃烧后的灰迹中含量很高，二恶英可以促进子宫内膜种植。

子宫内膜异位症疼痛的病因为患者体内病灶可能与周围组织发生粘连进而出现牵拉，或病灶出现囊肿，且随着囊肿的不断生长，体积逐渐增大，对周围组织产生压迫。除了病灶本身直接引发疼痛外，腹腔中的病变发生炎性反应也可引起疼痛。

三、发病机制

关于子宫内膜异位症疼痛的发病机制，目前仍然不清楚，异常神经分布、炎症介质以及机械牵拉性疼痛等是近年来国内外的研究热点。具体的疼痛发病机制可能与以下因素有关。

（一）病灶周期性出血

由于病灶对内分泌仍然具备反应，因此，只要存在盆腔内病灶，即可出现周期性出血，血液中的单核细胞转变成病灶中的巨噬细胞，后者可诱发低级别的无菌性慢性炎症反应，从而触发盆腔疼痛。

（二）腹腔炎症反应

随着疾病的进展，巨噬细胞释放各种细胞因子、生长因子以及前列腺素等致痛活性因子并触发病灶神经生长，从而激活前列腺素疼痛信号途径，参与子宫内膜异位症疼痛发生过程。

（三）病灶内神经生长

病灶的生长势必伴随着血管和神经的生长，血管与神经的生成及其之间的相互作用在子宫内膜异位症的发病机制中起重要作用。研究发现，子宫内膜异位症病灶内可检测出神经生长相关蛋白 GAP43，提示子宫内膜异位症病灶存在神经生长现象。研究还发现，病灶神经纤维分布密度与患者疼痛症状的严重程度呈现显著相关性。给予孕激素等治疗后，患者疼痛症状减轻，病灶神经分布密度显著减少。这说明子宫内膜异位症病灶出现神经纤维分布是子宫内膜异位症患者疼痛的主要原因。

（四）外周神经敏化

外周神经敏化是子宫内膜异位症疼痛的主要发生机制。研究发现，子宫内膜异位症病灶存在伤害感受器，有害刺激产生神经冲动传入至脊神经根（DRG）再上传至大脑。另外，子宫内膜异位症病灶上的敏化伤害感受器还可影响或作用相邻脊髓节段的 DRG 产生痛觉共敏，进一步加剧个体痛觉过敏。子宫内膜异位症患者经外科手术切除病灶后，其痛觉过敏显著下降，可证实子宫内膜异位症患者存在外周神经敏化现象，这些发现更加证实了子宫内膜异位症存在外周神经敏化现象。

（五）中枢神经敏化

通过子宫内膜异位症实验动物模型发现腹腔内卵巢子宫内膜异位囊肿可诱发阴道痛觉过敏，提示子宫内膜异位症疼痛存在内脏牵涉痛，即中枢神经敏化现象。这也就是为什么我们临床上不能完全消除子宫内膜异位症患者疼痛症状的根本原因。

四、病理

子宫内膜异位症基本病理变化为异位子宫内膜随卵巢激素变化而发生周期性出血，导致周围纤维组织增生和囊肿、粘连形成,在病变区出现紫褐色斑点或小泡,最终发展为大小不等的紫褐色实质性结节或包块。镜下观:早期可见到典型的子宫内膜腺体及间质,晚期病灶见不到内膜细胞,但可见到含铁血黄素的巨噬细胞。巧克力囊肿壁最常见的形态是囊壁内衬上皮大部分被破坏,只能见到少部分不完整的上皮,间质部分或全部被含铁血黄素细胞所取代。

五、症状

痛经是其最主要的症状,发生率为 65.5%,一般出现在月经前 1~2d,月经期 1~2d 加剧,以后逐渐减轻,月经干净后缓解。而非经期的下腹部或是盆腔的隐痛、性交痛被认为是诊断异位症有价值的症状之一,经期肛门坠痛或排便痛是异位症较为特异性的症状。子宫内膜异位症疼痛的特点主要包括:①表现形式多样,如痛经、慢性盆腔痛、性交痛和大便痛等。②定位不清,可放射到腰部、大腿内侧等部位。③可伴有泌尿道和肠道刺激症状,如尿频尿急、大便次数增多以及便秘症状。④可伴焦虑、烦躁、易怒、失眠等。子宫内膜异位症疼痛性质多呈持续性,随病情的进展而加重,但与病变的程度并不一定成正比。

六、体征

典型子宫内膜异位症子宫后倾位,活动度差或固定。在直肠子宫陷凹、宫底韧带或子宫后壁下段等部位有触痛性结节或片状增厚。于一侧或双侧附件处触及与子宫粘连的肿块,活动度差,囊性,有压痛。三合诊检查,可更清楚地触及阴道后穹隆及直肠壁的结节。若病变累及直肠阴道隔,可在阴道后穹隆扪及隆起的小结节或包块,甚至有时可直接看到局部隆起的蓝色斑点或结节。特异部位病灶表现各异;脐内结节突起,有周期性触痛等。较大的卵巢子宫内膜异位囊肿在腹部可扪及囊性包块,腹壁瘢痕子宫内膜异位病灶可在切口瘢痕内触及结节状肿块,囊肿破裂时出现腹膜刺激征。

七、诊断

子宫内膜异位症患者疼痛的明确诊断往往比较困难,因为疼痛的强度与特点和子宫内膜异位症疾病的严重程度没有明显的相关性。即使周期性或与月经相关的疼痛也不能预示为子宫内膜异位症。此外,还有 30%~50% 的病例缺乏典型症状,如没有痛经,月经正常,无不孕,此类患者常合并盆腔炎症,如果经过积极正规抗感染治疗后患者的症状未见好转,应考虑到子宫内膜异位症的可能。

除上述疼痛的症状和体征外,子宫内膜异位症患者尚有以下表现。

(一)月经异常

内在性的子宫内膜异位常伴有月经过多、经期延长或月经淋漓不尽,这些都与卵巢功能异常有关。

(二)不孕

子宫内膜异位症与不孕密切相关,其发生率高达 40%~50%,盆腔解剖结构改变和输卵管结构或功能异常,干扰胚胎的运输。

(三)非子宫部位的异常出血

异位症病灶可侵犯气管引起每次月经来潮时有少量或是大量咯血;肺、胸膜病灶可引起气胸、胸腔积血等;泌尿系统异位病灶可导致月经期血尿、肾盂积血;结肠病灶可引起周期性便血;腹壁瘢痕异位症可有周期性瘢痕疼痛、增大甚至出血。

八、辅助检查

（一）影像学检查

1. 超声检查

超声检查是最常用的影像学诊断方法，早期的子宫内膜异位症病灶影像学诊断多无特殊表现。典型子宫内膜异位症超声表现为子宫后方或侧方的囊肿，包膜粗糙，内为密集细小强光点反射或不规则反射，彩色超声可见囊内无血流。

2. 磁共振成像

MRI 可多平面直接成像，并直观了解病变的范围、起源和侵犯的结构，对软组织的显示能力较强，故 MRI 应用于子宫内膜异位症，对辨认附件囊肿，了解盆腔粘连情况很有价值。

（二）腹腔镜检查

腹腔镜检查是目前诊断子宫内膜异位症的最佳方法，特别是对盆腔和 B 超检查均无阳性发现的不育或腹痛患者更是唯一手段，往往在腹腔镜下对可疑病变进行活检即可确诊为子宫内膜异位症。然而，近年来的研究表明，子宫内膜异位症病灶的形态多种多样，其活性差异很大，腹腔镜诊断的子宫内膜异位症仅有 50% 得到病理证实。

（三）实验室检查

1. 生化指标

CA_{125} 测定是公认的辅助诊断子宫内膜异位症的非创伤性检查，敏感性随子宫内膜异位症分期增加而增加，早期子宫内膜异位症患者血清 CA_{125} 多正常，卵巢子宫内膜异位囊肿浸润较深、盆腔粘连广泛者血清 CA_{125} 多升高。子宫内膜异位症患者 CA_{125} 呈中度表达，腹腔液中表达程度高于血清，如 CA_{125} 与抗子宫内膜抗体两者同时异常可确诊。对子宫内膜异位症诊断有意义的生化指标还有抗碳酸酐酶抗体、白介素（IL）－6、可溶性细胞分子（SICAM－1）和腹腔液肿瘤坏死因子（TNF）等，这些指标诊断子宫内膜异位症的价值均有待于进一步研究证实。

2. 免疫学测定

免疫学测定主要是细胞免疫、体液免疫和补体的测定，子宫内膜异位症患者体内细胞免疫功能明显下降，CD_4 与 CD_8 比值下降。体液免疫指标及补体明显增高，IgG、LgA、C_3 及 C_4 均升高。由于子宫内膜异位患者体内产生抗子宫内膜抗体及抗磷脂抗体，故两者的测定值均升高，显示自身免疫现象。

九、鉴别诊断

（一）慢性盆腔炎合并盆腔包块

患者多有急性盆腔炎病史，反复感染发作史。经常下腹痛，除月经期外平时也有隐隐作痛，可伴有发热和白细胞、C 反应蛋白升高，盆腔检查时，可扪及炎性包块，有压痛。抗感染治疗有效，B 超扫描提示包块界限不清。

（二）子宫腺肌症

本病的痛经与异位症相似，甚至更加剧烈。子宫多呈对称性增大，有时呈结节状，多与异位症合并存在，不易鉴别。超声可见肌层中不规则强回声。

十、治疗

笼统地对子宫内膜异位症进行治疗是不科学的，应根据患者的年龄、症状、病变部位、范围、婚育情况以及有无并发症等选择最佳的治疗方法。治疗目的是缓解或消除症状、缩小或消除病灶、改善或促进生育、减少复发。治疗原则，症状轻微者采用期待疗法；有生育要求的轻度患者先行药物治疗，重度患者行保守手术；年轻无生育要求的重度患者可采用保留卵巢功能手术辅以激素治疗；症状和病变均严重的无生育要求的患者可行根治性手术，现将子宫内膜异位症疼痛的治疗方法分述如下。

（一）药物治疗

单独使用药物或术前、术后药物治疗，被视为治疗子宫内膜异位症疼痛症状最有效的措施。目前子宫内膜异位症药物治疗的重点主要放在无阳性体征、病灶轻微不愿手术及子宫内膜异位症术后的患者。这些药物主要包括非甾体抗感染药、口服避孕药、孕激素及抗孕激素药物、雄激素衍生物、促性腺激素释放素激动剂等。药物的选择要兼顾效果及不良反应两个方面，如果效果相似，则应选择不良反应低或者不良反应可能控制的药物。另外，还要根据以往治疗情况、药物费用等方面进行考虑。

1. 非甾体抗感染药（NSAIDs）

早期即有多个随机对照研究，证实了 NSAIDs 治疗痛经的确切疗效。NSAIDs 主要通过抑制环氧合酶（COX）来减少前列腺素产生、抑制其活性而减轻疼痛。主要不良反应是胃肠道反应，甚至引起消化道溃疡，另一个少见的不良反应是肾功能损害，如为试验性治疗则不能超过6个月。NSAIDs 可缓解子宫内膜异位症相关盆腔痛还可限制其发展，但仅作为一种减痛治疗，不推荐用于重度子宫内膜异位症的患者。

2. 口服避孕药（COCs）

通过阻断卵泡的发育，减少雌激素的产生，使子宫内膜萎缩，减少经血倒流，缓解子宫内膜异位症疼痛。目前多主张采用连续性低剂量的 COCs 与 NSAIDs 联合用药，作为一线药物以治疗子宫内膜异位症不伴包块的疼痛患者。也有研究报道，对子宫内膜异位症痛经患者使用COCs，痛经程度及慢性盆腔痛程度明显减轻，有卵巢子宫内膜异位囊肿者，囊肿直径明显缩小。

3. 孕激素

孕激素能直接抑制子宫内膜间质细胞增生，影响内膜基质金属蛋白酶表达，抑制血管生成，并诱导子宫内膜发生蜕膜化反应，使子宫内膜萎缩，并可明显缓解子宫内膜异位症疼痛症状，其优点为廉价，有效，顺应性好，但也有一定的不良反应，包括突破性出血、乳房胀痛、体液潴留及消化道症状等。因此，目前主张开始低剂量的孕激素片剂口服，如甲羟孕酮（20mg/d）2～3个月，然后改用曼月乐（患者未做子宫切除）或醋酸甲羟孕酮100mg 每2周肌内注射1次，使总疗程达6～9个月（患者已作子宫切除或能耐受顺应性好）。孕激素已作为二线治疗子宫内膜异位症疼痛患者的选择药物。

4. 睾酮类衍生物

代表性药物为丹那唑，是 17-α 乙炔睾酮衍生物，主要通过抑制下丘脑促性腺激素释放激素的脉冲式释放，抑制卵巢功能，使子宫内膜萎缩，出现闭经；也可以直接作用于子宫内膜和卵巢，竞争雌激素受体，使雌激素不能对子宫内膜发挥作用。用药后，血浆中雄激素浓度增高，雌二醇和雌酮量减少，出现闭经，使异位的子宫内膜萎缩，大量资料证实，丹那唑能有效降低子宫内膜异位症患者的临床疼痛症状。由于其明显的不良反应，包括男性化和肝功能损害，限制了其临床应用，而局部使用的制剂可能有一定的应用前景。有报道，对子宫内膜异位症疼痛患者阴道内使用达那唑200mg/d,可有效缓解痛经、性交痛以及排便痛等症状,并且无明显不良反应。

5. 促性腺激素释放素类似物

GnRHa 为人工合成的短肽类化合物,作用与天然 GnRH 相同,能促进垂体细胞释放黄体生成素和尿促卵泡素,但因其与垂体 Gn－RH 受体的亲和力强,从而对垂体产生相反的降调作用,即垂体分泌的促性腺激素减少,从而导致卵巢分泌的激素显著下降,使异位内膜明显退化,疗程一般为半年。

这类药物主要包括布舍瑞、戈舍瑞林、曲普瑞林等,主要不良反应为低雌激素引起的围绝经期症状及骨质疏松症状,通常采用"反向添加治疗法"来缓解这些症状。应用 GnRHa 制剂 6个月以上者,平均骨量丢失达 4% ~ 6%,反向添加疗法可使骨量维持在对人体安全的水平。术前应用 GnRHa 制剂 2 ~ 3 个月,可使病灶萎缩,血管形成减少,有利于提高手术成功率。术后用 GnRHa 制剂 6 个月可延长病灶复发的时间。

(二)手术治疗

药物治疗无效、疼痛不能缓解或影像学显示病灶达到手术指征者,应采取手术治疗。手术目的是消除病灶、缓解或解除疼痛、促进生育、减少和避免复发。手术方式包括下述几种。

1. 保守性手术

保守性手术主要用于年轻、有生育需求的患者,手术尽量切净病灶及分离粘连,保留子宫及其附件,尽快修复组织,提高术后妊娠成功率,降低复发率。手术方法包括切除腹膜病灶、剔除卵巢异位囊肿、切除深部浸润结节以及分离粘连等。目前学界主张切除病灶,而不主张应用电凝和激光等物理方法破坏病灶,除非这些病灶部位特殊不适合切除而做破坏性手术。有报道,保守性手术完全切净病灶后 1 年疼痛缓解为 60% ~ 90%,术后 5 年为 50% ~ 80%,术后 10年为 50% 。

腹腔镜能看到的最小病灶为 180μm,所以选用腹腔镜手术能更精确地将细小病灶或周边病灶切除。完全切除深部浸润性子宫内膜异位症是保守手术的难点,腹腔镜比较容易进入腹膜后间隙,又有放大作用,对辨别病灶具有优势。因此,目前主张腹腔镜下处理深部浸润病灶,但具有一定的风险。

2. 半根治手术

半根治手术主要适用于病灶范围广泛,且无生育要求的重症患者,尽量切除所有可见的异位病灶,松解所有粘连并切除子宫,保留一侧或双侧卵巢组织。该手术方式因切除了子宫,阻止经血倒流,同时卵巢血运受到影响,功能减退,因而减少了复发。

3. 根治性手术

根治性手术主要适用于病情严重,病灶范围广,双侧卵巢均被子宫内膜异位囊肿破坏而无法保留者;药物治疗、保守手术、半根治手术无效者;年龄已接近绝经期者。手术范围除了切除子宫和附件外,其他可见或可触及的病灶也应一并切除,当卵巢切除后,体内残留的异位内膜灶也将逐渐自行萎缩退化以至消失。

4. 手术和药物联合治疗

(1)术前用药:估计手术难以彻底切除或手术有可能损伤重要器官者,术前可先用药物治疗 2 ~ 3 个月,以使异位病灶缩小、软化,从而有可能缩小手术范围,降低手术难度。

(2)术后用药:如果病变较轻或手术切除较彻底,术后可暂不用药;如果不能彻底切除病灶,术后应继续用药2~3个月,使残留的内膜异位灶退化,以降低术后疼痛复发率,具体方法视病情而定。

第八节　盆腔粘连疼痛

盆腔包括解剖的骨性骨盆及骨盆内和邻近的结构,其脏器包括下腹部结构(盲肠、阑尾、回肠、乙状结肠和输尿管、膀胱、前列腺、输精管壶腹和精囊、直肠)、男性外生殖器(阴茎、阴囊、睾丸、尿道、肛管、肛门、会阴肌)、神经系统、软组织、肌肉结构等。女性则包括乙状结肠、回肠、子宫、输卵管、卵巢、直肠、膀胱、阴道、尿道等。引起盆腔疼痛原因很多,有内脏疼痛、骨骼疼痛、软组织痛和粘连疼痛等。因此,熟知相关解剖知识和疾病情况,做出正确的诊断是盆腔疼痛处理的关键。许多疼痛常常与内科、外科和妇产科相关,本节主要讨论盆腔粘连引起的疼痛。盆腔粘连是指盆腔内的组织器官,如子宫、输卵管、卵巢等器官由于感染细菌或者病毒后,组织器官发生炎性病变。如子宫输卵管炎、卵巢炎等,这些疾病会导致组织充血、水肿、分泌物增加,发生子宫粘连、输卵管粘连、卵巢与输卵管粘连等。也可能是异物反应和盆腔手术的后果,以手术创伤为最常见。据报道,患者中79%有既往手术史,尤其是妇科手术和阑尾切除术。

一、盆腔粘连病因

妇科炎症引起盆腔粘连,最常见的就是盆腔炎和附件炎,如果患者没有及时接受正规系统的治疗,就有可能导致细菌或病毒进一步感染,从而引起盆腔粘连的发生。有结核病史者,如果患者曾经患有过结核病的,如肺结核、盆腔结核等,结核分枝杆菌同样可以导致盆腔粘连的发生,从而影响女性的生育。子宫内膜异位症是青春期女性最常见、最好发的疾病,有的子宫内膜异位到卵巢,就形成卵巢巧克力囊肿;如果异位到盆腔就形成盆腔粘连,盆腔粘连与邻近器官的手术也有一定关系,常见的盆腔手术包括阑尾手术、子宫肌瘤手术或卵巢手术,如果手术后没有经过正规的消炎治疗,很有可能会出现感染现象,盆腔粘连也是这些手术最常见的并发症之一,所以这些手术过后,建议患者尽早下床活动,以防止发生盆腔器官粘连症状。还有一种情况会出现疼痛,就是外科手术后部分会出现肠粘连,比较严重的情况是出现肠梗阻。子宫内膜异位症也是盆腔粘连疼痛的主要原因,是指子宫内膜腺体和间质异位并种植于子宫腔以外的部位,是一种育龄妇女常见的、多因素影响的、雌激素依赖的、慢性良性疾病,全世界大约有7000万女性患病。盆腔疼痛是其主要临床症状之一,盆腔粘连是子宫内膜异位症的特征性病变,粘连部位与疼痛症状密切相关。

二、症状与影响

盆腔粘连症最常见的症状是盆腔疼痛,有26%的盆腔疼痛妇女原发病因为盆腔粘连症。粘连还限制了腹腔内脏器的运动,导致不适。最严重的并发症是肠梗阻,发生率为6%~8%,通常在手术30d后出现。盆腔粘连还可改变盆腔解剖结构,影响输卵管蠕动,导致输卵管阻塞或阻止卵泡破裂而引起不孕。

（一）早期症状不明显

全身症状多不明显，有时可有低热，易感疲劳。病程时间较长，部分患者可有神经衰弱症状。

（二）疼痛

慢性炎症形成的瘢痕粘连以及盆腔充血，可引起下腹部坠胀、疼痛及腰骶部酸痛。常在患者劳累、性交、月经前后加剧。

（三）不孕症的出现

由于盆腔淤血，患者可有月经增多，卵巢功能损害，月经失调，输卵管粘连阻塞时可致不孕。

三、治疗

盆腔粘连疼痛多数与内科、外科、妇产科等临床学科的疾病所致。其中一些疾病，如肠粘连等病情复杂，风险大，有时需要手术治疗，因此不能只考虑给予止痛治疗，还有对原发病及病因进行治疗，需要对相关疾病进行了解，对于剧痛者，在明确诊断和治疗方法后可给予止痛。

（一）药物治疗

单一用药往往难以取得理想效果，多采用联合用药。应特别注意药物的相互作用，经常检查药物的反应，尽量减少药物的种类和剂量，以减少不良反应和费用。常用的药物如下。

1. 止痛药

止痛药包括非甾体抗感染药（NSAIDs），NSAIDs 和作用较温和的麻醉剂的复合剂以及纯麻醉剂。

2. 抗抑郁药

抗抑郁药不仅可对抗抑郁情绪，还有机制未明的镇痛作用。抗抑郁药用于慢性疼痛的疗效并不十分可靠，但由于可作为麻醉药的替代品且不易被滥用、依赖性低等优点而被广泛应用。盆腔痛的过程中，可针对胃肠症状，膀胱刺激征和骨骼肌肉痛等进行治疗。

3. 其他药物

其他药物如醋酸甲羟孕酮可通过抑制卵巢功能减少盆腔充血，以缓解相关疼痛。

（二）腹腔镜治疗

腹腔镜是诊断盆腔粘连的金标准，而腹腔镜下粘连分解术也成为金标准术式。腹腔镜技术的长足发展，使得其在慢性盆腔痛的诊断和治疗上具有不可替代的地位。许多观察性研究证实，腹腔镜粘连分解对于 60%～90% 的慢性盆腔痛患者能缓解症状。但目前，还没有女性慢性盆腔痛患者腹腔镜下粘连分解术的循证医学研究。

（三）心理治疗

对没有明显器质性病变，但有心理障碍的患者应进行心理治疗。可从简单的方法开始，如从教育和消除疑虑入手，逐步进行特殊的心理治疗技术，如放松疗法、认知疗法、支持疗法等。

（四）多学科综合治疗

慢性疼痛有其起始病因和组织损伤以外的成分，这需要获得包括妇产科医生、心理医生、理疗师的综合性多学科治疗。随机对照研究认为，这种治疗模式相对于传统方法能提高患者的生活质量，对于缓解疼痛方面没有明显优势。

参 考 文 献

[1]戴体俊,刘功俭.麻醉学基础[M].上海:第二军医大学出版社,2013.

[2]黄卫民,田慧中,莫利求.镇痛与局麻骨科手术图谱[M].广州:广东科技出版社,2016.

[3]卿恩明,赵晓琴.胸心血手术麻醉分册[M].北京:北京大学医学出版社,2011.

[4]赵俊.中华麻醉学[M].北京:科学出版社,2013.

[5]傅志俭.麻醉学高级系列丛书.疼痛诊疗技术[M].北京:人民军医出版社,2014.

[6]宋德富.麻醉科合理用药[M].北京:人民军医出版社,2011.

[7]严敏.临床麻醉管理与技术规范[M].杭州:浙江大学出版社,2015.

[8]孙增勤.实用麻醉手册[M].北京:人民军医出版社,2016.

[9]阮满真,黄海燕,万佳.现代麻醉恢复室手册[M].北京:人民军医出版社,2015.

[10]曲元,黄宇光.临床麻醉系列丛书妇产科麻醉分册[M].北京:北京大学医学出版
社,2011.

[11]边步荣.急症麻醉学[M].长春:吉林大学出版社,2013.

[12]田玉科.麻醉临床指南[M].北京:科学出版社,2013.

[13]艾登斌,帅训军,姜敏.简明麻醉学[M].北京:人民卫生出版社,2016.

[14]邓小明,姚尚龙,于布为,等.现代麻醉学[M].北京:人民卫生出版社,2014.

[15]吴新民.麻醉学高级教程[M].北京:人民军医出版社,2015.

[16]郑宏.整合临床麻醉学[M].北京:人民卫生出版社,2015.

[17]杨拔贤,李文志.麻醉学(第3版)[M].北京:人民卫生出版社,2013.